LES

GRANDS ÉCRIVAINS

DE LA FRANCE

NOUVELLES ÉDITIONS

PUBLIÉES SOUS LA DIRECTION

DE M. AD. REGNIER

Membre de l'Institut

MÉMOIRES

DE

SAINT-SIMON

TOME X

PARIS. — TYPOGRAPHIE A. LAHURE
Rue de Fleurus, 9

MÉMOIRES

DE

SAINT-SIMON

NOUVELLE ÉDITION

COLLATIONNÉE SUR LE MANUSCRIT AUTOGRAPHE

AUGMENTÉE

DES ADDITIONS DE SAINT-SIMON AU JOURNAL DE DANGEAU

et de notes et appendices

PAR A. DE BOISLISLE

Membre de l'Institut

Et suivie d'un Lexique des mots et locutions remarquables

TOME DIXIÈME

PARIS

LIBRAIRIE HACHETTE ET Cie

BOULEVARD SAINT-GERMAIN, 79

1893

MÉMOIRES

DE

SAINT-SIMON

L'année commença par des bals à Versailles; il y en eut quantité en masque. Mme du Maine en donna plusieurs dans sa chambre[1], toujours gardant son lit parce qu'elle étoit grosse, ce qui faisoit un spectacle assez singulier[2]. Il y en eut aussi à Marly, mais la plupart de ceux-là sans mascarades[3]. Mme la duchesse de Bourgogne s'amusa fort à tous[4]. Le Roi vit en grand particulier, mais souvent,

1702.
Bals à la cour et comédies chez Mme de Maintenon et chez la* princesse de Conti**.

1. *Journal de Dangeau*, tome VIII, p. 290, 292 et 322.
2. Ce détail n'est pas pris au *Journal*.
3. *Journal*, p. 299, 300, 302. On verra plus loin, p. 66, que M. et Mme de Saint-Simon y figurèrent, comme sans doute à Versailles, chez Mme de Noailles et chez la duchesse du Maine, et comme à Trianon (*Journal*, p. 302 et 338).
4. Son mari venait de renoncer pour toujours à la danse, disant que « c'étoit un malheur de n'être pas adroit, mais qu'il y avoit tant d'autres qualités plus essentielles, et plus à souhaiter dans les hommes, qu'il songeroit à acquérir, et qu'il espéroit, par là, réparer ce qui lui manquoit. » Dangeau ajoute (p. 301) : « On s'aperçoit tous les jours qu'il songe à tout ce qu'il y a de plus noble et de plus honnête. »

* Le manuscrit porte : *le*.
** Cette manchette est quatre lignes trop bas dans le manuscrit, au revers de la page 321.

et toujours chez Mme de Maintenon, des pièces saintes comme *Absalon*[1], *Athalie*[2], etc. Mme la duchesse de Bourgogne, M. le duc d'Orléans, le comte et la comtesse d'Ayen, le jeune comte de Noailles[3], Mlle de Melun[4], poussée par les Noailles, y faisoient les principaux personnages en habits de comédiens fort magnifiques[5]. Le

1. Tragédie de l'académicien Duché de Vancy (1668-1704), qui avait abandonné la poésie frivole pour ne plus composer que des œuvres pieuses à l'usage de Saint-Cyr, comme la tragédie de *Jonathas*, jouée par les mêmes acteurs, chez Mme de Maintenon, en 1699 et 1700, et celle d'*Absalon*, ou des livrets classiques et mythologiques pour l'Opéra. Fils d'un secrétaire général des galères, et admis d'abord à Saint-Magloire, puis forcé d'en sortir pour quelque indiscrétion, il avait obtenu par Mme de Maintenon un emploi dans la ferme des aides de Languedoc, puis avait suivi les princes dans leur voyage, en qualité de secrétaire du duc de Noailles, et, au retour, avait pris la place et la pension de Racine à Saint-Cyr. *Absalon* lui valut un cadeau de sa protectrice et une pension de mille livres du Roi, qui, selon le *Mercure* de février 1702, avait été très satisfait de cette pièce. On lui commanda une *Débora* pour 1703; mais il mourut sans l'avoir achevée. Il était membre-élève de l'Académie des inscriptions depuis le 29 juillet 1701.

2. Cette fois, il a écrit : *Atalie*. — J'ai déjà eu l'occasion de rappeler (tome VI, p. 172-173) que cette tragédie avait été jouée deux ou trois fois par les demoiselles de Saint-Cyr, mais presque à huis clos.

3. Emmanuel-Jules, huitième fils du maréchal (six étaient morts en naissant ou jeunes), né le 6 décembre 1686, lieutenant de Roi en Guyenne depuis 1695. Nous le verrons (p. 359) mourir à Strasbourg, des suites d'une blessure, le 20 octobre 1702. Son éducation, comme celle de ses frères, avait été achevée par l'illustre Rollin.

4. Anne-Julie, seconde fille de Mme d'Espinoy : tome V, p. 334.

5. La représentation d'*Absalon* eut lieu le jeudi 19 janvier, après un mois d'études. Le Roi eut soin de dîner de meilleure heure et de revenir de Marly plus tôt, pour voir la pièce. Elle se jouait sur un joli théâtre dressé dans le cabinet de Mme de Maintenon. Dangeau dit (p. 295-296) : « Mme la duchesse de Bourgogne, qui y représentoit la fille d'Absalon, avoit un habit magnifique, brodé de toutes les pierreries de la couronne. M. le duc d'Orléans y représentoit David; le comte d'Ayen, Absalon; la comtesse d'Ayen, Tharès, femme d'Absalon; Mlle de Melun, la femme de David, et le petit comte de Noailles y faisoit aussi un personnage. Les autres acteurs étoient Baron le père et quelques domestiques de M. de Noailles. Tous les habits étoient fort beaux, et la pièce fut fort bien jouée. » — Pour *Athalie*, les rôles furent ainsi distribués : Mme la

vieux Baron[1], excellent acteur, les instruisoit et jouoit avec eux, et quelques domestiques de M. de Noailles[2].

duchesse de Bourgogne, Josabet; M. le duc d'Orléans, Abner; le comte d'Ayen, Mathan: la comtesse, Salomith; la présidente de Chailly, Athalie; le comte de Lesparre, Joas; Champeron, le fils de Joad; Baron, Joad. Voyez la notice de M. Paul Mesnard, dans les *Œuvres de J. Racine*, tomes III, p. 562-564, et VII, p. 432-433. — On a une lettre de Mme de Maintenon au comte d'Ayen (recueil Geffroy, tome II, p. 1-2), sur la préparation d'*Athalie*, et une de Madame au roi Philippe V, des plus piquantes (*Mémoires de Louville*, tome I, p. 214-216[a]), sur la première représentation d'*Absalon*, suivie de musique et d'une petite pièce comique, où Mme la duchesse de Bourgogne eut moins de succès que dans la tragédie, tandis que le duc de Berry, le petit comte de Noailles et la comtesse d'Estrées y firent beaucoup rire. Il y eut une seconde représentation d'*Absalon* le 3 février (*Journal*, p. 309), une troisième le 22 (p. 332; *Mercure*, février 1702, p. 376, 377 et 385), et autant d'*Athalie* (*Dangeau*, p. 303, 320, 322, 323, 332 et 334; *Mercure*, février 1702, p. 381-385). Le Roi, ces jours-là, au lieu de se mettre dans un fauteuil au milieu de la salle, se tenait à la porte donnant sur la chambre de Mme de Maintenon, où il rentrait de temps en temps pour travailler avec les ministres. Le *Mercure* de février (p. 376-386 et 400) rendit compte de ces représentations et du succès qu'elles avaient eu. La *Gazette de Rotterdam* de 1702, n°s 5 *bis* et 7, en parla également. La dernière fois, on joua, après *Absalon*, *les Précieuses ridicules*, où le duc d'Orléans et le marquis de la Vallière « réjouirent fort la compagnie. »

1. Michel Boy, dit Baron, fils de comédiens du Roi, baptisé à l'église Saint-Sauveur le 8 octobre 1653, avait quitté le théâtre de bonne heure, en 1691, et avait obtenu une pension de quinze cents livres le 7 décembre 1697 (Arch. nat., O^1 41, fol. 183); mais il eut la permission de reprendre sa place à la Comédie en 1720, et il ne mourut que le 22 décembre 1729, plus célèbre comme acteur ou comme homme à bonnes fortunes que comme auteur de farces et de comédies que Dangeau lui-même trouvait très mauvaises. Son portrait, par de Troy, a été gravé plusieurs fois. Charles Coypel le peignit aussi dans le rôle de *Nicomède*, où il eut plus de succès que jamais lors de sa rentrée en 1720. « Sa déclamation est simple, naturelle, et tous ses gestes et ses traits jouent quand même il ne joue point, » dit à cette occasion Mathieu Marais (*Mémoires*, tome I, p. 288).

2. Voltaire a dit, dans le *Siècle de Louis XIV* (éd. Bourgeois, p. 526-527) : « C'est une des contradictions de nos mœurs que, d'un côté, on

[a] La lettre est du 6 février (original chez M. le duc de la Trémoïlle); mais l'auteur de ces *Mémoires* a intercalé en tête une autre lettre qui était de la veille.

Lui et son habile femme[1] étoient les inventeurs et les promoteurs de ces plaisirs intérieurs[2], pour s'introduire de plus en plus dans la familiarité du Roi, à l'appui de l'alliance de Mme de Maintenon. Il n'y avoit de place que pour quarante spectateurs. Monseigneur, les deux princes ses fils, Mme la princesse de Conti, Mme du Maine, les dames du palais, Mme de Noailles et ses filles y furent les seuls admis. Il n'y eut que deux ou trois courtisans en charge et en familiarité, et pas toujours[3]. Madame y fut admise avec son grand habit de deuil : le Roi l'y convia parce qu'elle aimoit fort la comédie, et lui dit qu'étant de sa famille si proche, son état ne la devoit pas exclure de ce qui se faisoit en sa présence dans un si grand particulier[4]. Cette faveur fut fort prisée; Mme de

ait laissé un reste d'infamie attaché aux spectacles publics, et que, de l'autre, on ait regardé ces représentations comme l'exercice le plus noble et le plus digne des personnes royales. On éleva un petit théâtre dans l'appartement de Mme de Maintenon. La duchesse de Bourgogne, le duc d'Orléans y jouaient avec les personnes de la cour qui avaient le plus de talent. Le fameux acteur Baron leur donnait des leçons et jouait avec eux. La plupart des tragédies de Duché, valet de chambre du Roi[a], furent composées pour ce théâtre.... Ces occupations formaient l'esprit, et animaient la société. » Comparez ce que dit Saint-Simon, en 1707 (tome V de 1873, p. 134), des comédies jouées par la duchesse du Maine.

1. Le maréchal et la maréchale de Noailles.

2. La première lettre d'*intérieurs* corrige un *d* effacé du doigt.

3. C'est à Dangeau que tout cela est emprunté presque textuellement. — Quelques jours auparavant, et sans doute en prévision de ces représentations, le Roi avait décidé que désormais on n'admettrait plus chez Mme de Maintenon, en dehors des dames du palais, de Mme d'Heudicourt et de la duchesse de Guiche, que les femmes conviées par la duchesse de Bourgogne (*Dangeau*, p. 286-287; *Sourches*, p. 180).

4. C'est en effet ce que Madame elle-même raconte dans la lettre citée ci-dessus, et notre auteur l'avait annoncé par avance lors de la mort de Monsieur : tome VIII, p. 363. Les quelques mois écoulés depuis lors avaient été durs à passer pour elle, sans pouvoir prendre sa part des spectacles variés sans cesse, comédies ou opéras. Voyez deux de ses lettres à la raugrave Louise, dans le recueil Jaeglé, tome I, p. 278 et 287. Nous la retrouverons aux représentations de Fontainebleau, p. 292.

[a] Duché n'avait point de charge chez le Roi.

Maintenon voulut lui marquer qu'elle avoit oublié le passé[1]. Longepierre[2], celui même qui avoit été chassé de chez M. du Maine pour avoir entêté M. le comte de Toulouse d'épouser Mlle d'Armagnac[3], dont la mère et la fille furent longtemps exclues de tout[4], et ne se seroient pas

Longepierre. [*Add. StS. 412*]

1. Allusion à la scène racontée dans notre tome VIII, p. 349-355.

2. Hilaire-Bernard de Requeleyne, dit le baron de Longepierre, né à Dijon le 18 octobre 1659, mort à Paris le 30 mars 1721. C'était le fils d'un maître des comptes assez riche, et, dès sa première jeunesse, il avait manifesté des dispositions étonnantes pour la traduction des auteurs grecs en vers français. Attaché d'abord à l'éducation du comte de Toulouse, il passa ensuite dans la maison de M. le duc d'Orléans, qui, dès 1703, lui sert une pension très considérable, douze mille livres (*Dangeau*, tome IX, p. 183, avec l'Addition n° 412). Par la suite, il fut, pendant cinq ou six mois de 1709, sous-gouverneur du duc de Chartres, et, en 1713, il eut la charge de secrétaire des commandements de la duchesse de Berry. C'est alors qu'il fit, avec les abbés d'Estrées et de Thésut, un *Mémoire historique du gouvernement de la France par les Conseils sous la troisième race*, dont j'ai eu l'occasion de signaler une copie écrite de la main de Saint-Simon lui-même (Dépôt des affaires étrangères, vol. *France* 1195). Notre auteur put connaître Longepierre chez la duchesse; mais il le retrouva aussi au Palais-Royal, faisant parfois fonction de secrétaire pour les affaires secrètes d'Espagne (*Mémoires de Noailles*, p. 268), ou attaché à la personne du duc de Chartres. Ce fut un fin bibliophile; ses reliures à la Toison sont recherchées.

3. Charlotte de Lorraine, cette fille du grand écuyer dont Saint-Simon nous a dit qu'il avait été question pour lui-même, en 1695 : tome II, p. 260 et 506. Peu après, elle avait manqué le jeune duc de Lesdiguières, et, en 1699, le margrave d'Anspach, qui, selon Madame (recueil Brunet, tome I, p. 228), se blessa de voir trop de familiarité entre elle et le galant marquis de Villequier, et se déroba aux pièges que lui tendaient les parents. Dangeau, en août 1703, parle d'un projet de mariage avec le duc de Saint-Pierre. Un autre projet sur le prince d'Elbeuf manqua en 1705, et enfin nous verrons qu'en 1706 elle refusa de laisser négocier avec le cardinal de Médicis, qui venait de déposer son chapeau, à moins que le Roi n'eût besoin de cette alliance. Les *Lettres* LXXXI et XCVII *de Mme Dunoyer* (tome IV, p. 39-40 et 384) parlent, non seulement du mariage projeté avec le duc de Saint-Pierre, mais d'une longue liaison avec le comte de Toulouse, laquelle serait allée jusqu'au mariage sans l'opposition du Roi. C'est précisément ce que dit notre auteur.

4. En effet, on voit par le *Journal de Dangeau* (tomes II, p. 12 et 82,

sauvées de la plus profonde disgrâce sans l'amitié du Roi pour Monsieur le Grand[1], Longepierre, dis-je, étoit enfin revenu, s'étoit accroché aux Noailles, et avoit fait une pièce fort singulière, sous le titre d'*Électre*[2], qui fut jouée sur un magnifique théâtre chez Mme la princesse de[3] Conti, à la ville[4], avec le plus grand succès. Monseigneur et toute la cour, qui s'y empressa, la vit plusieurs fois. Cette pièce étoit sans amour, mais pleine des autres passions, et des situations les plus intéressantes[5]. Je pense

et V, p. 57 et 253) que ces dames furent toujours exclues de Marly jusqu'en août 1695. Bien plus anciennement, en 1667-1668, la mère avait été chassée de la cour pour dénonciations contre Mme de Montespan (*Mémoires de Mademoiselle*, tome IV, p. 65 ; *Louise de la Vallière*, par M. Jules Lair, p. 185).

1. Bien entendu, Dangeau ne mentionne pas cette intrigue, sur laquelle notre auteur reviendra encore deux fois, mais en ne parlant plus que du comte de Toulouse, et non de son frère le duc du Maine. Nous verrons que c'est par ce dernier, et aussi par la duchesse d'Orléans, que Longepierre obtint la charge de secrétaire des commandements de la duchesse de Berry.

2. La fille d'Agamemnon, qui persuade à son frère Oreste de venger la mort de leur père tué par Égisthe : sujet traité par Eschyle, Sophocle, Euripide, et qui devait être repris, après Longepierre, par Crébillon, Voltaire et d'autres. « Pièce d'un caractère nouveau, n'y ayant point d'amour, et pourtant ne laissant pas d'intéresser si fort que tout le monde y pleure, annonce la *Gazette de Rotterdam* de 1702, n° 5 *bis*. Les passions n'y sont pas émues par la tendresse, mais par la vengeance. Le sieur Baron s'y est surpassé. M. de Longepierre ne veut pas qu'on la joue à Paris. » La tragédie de Longepierre ne parut devant le public parisien qu'en 1719, sur le théâtre du Palais-Royal, grâce à l'appui du duc et de la duchesse d'Orléans ; mais, à ce que dit Dangeau, les cabales empêchèrent qu'elle n'eût du succès. Elle fut imprimée en 1730. Les critiques estiment qu'elle renferme quelques détails très remarquables dans cinq actes traînants et remplis d'inutilités ; mais celle des tragédies de Longepierre qui eut le plus de succès, ce fut *Médée*, dans une reprise du mois de novembre 1728. J.-B. Rousseau a ridiculisé Longepierre sous le pseudonyme du traducteur Dandinière.

3. Le *d* de cette préposition surcharge un *a*.

4. C'est-à-dire à la résidence particulière qu'elle possédait dans la ville de Versailles : voyez notre tome V, p. 300.

5. Il a déjà dit (tome VI, p. 172) que l'absence d'amour dans *Esther*

qu'elle avoit été faite ainsi dans l'espérance de la faire voir au Roi; mais il se contenta d'en entendre parler, et les représentations en furent bornées à l'hôtel de Conti[1]. Longepierre ne la voulut pas donner ailleurs[2]. C'étoit un drôle intriguant, de beaucoup d'esprit, doux, insinuant, et qui, sous une tranquillité, une indifférence et une philosophie fort trompeuse, se fourroit et se mêloit de tout ce qu'il pouvoit pour faire fortune. Il fit si bien, qu'il entra chez M. le duc d'Orléans, où nous le retrouverons[3], et où, avec tout son art et son savoir-faire, il montra vilainement la corde et se fit honteusement chasser. D'ailleurs il savoit, entre autres, force grec[4], dont il avoit aussi toutes les mœurs.

La mort de la duchesse de Sully[5] priva les bals du meil- Mort de

et dans *Athalie*, et le caractère de ces sujets saints en rendaient le succès plus difficile.

1. Les 22 janvier, 5 et 12 février : *Journal de Dangeau*, p. 298, 312 et 321; *Mémoires de Sourches*, tome VII, p. 187; *Mercure* de février, p. 379-381. Dangeau dit, la première fois : « Monseigneur alla dîner chez Mme la princesse de Conti à la ville, où l'on joua le soir, dans sa galerie, *Électre*, qui est le plus bel ouvrage qu'on ait vu depuis la mort de Corneille et de Racine. Longepierre en est l'auteur. La pièce fut jouée à merveille, et le vieux Baron joua avec les comédiens, quoiqu'il ait quitté le théâtre il y a longtemps. Toute la cour y étoit, hormis le Roi, qui n'a pas voulu honorer ce spectacle de sa présence. » La salle ne comportait qu'une centaine de places, toutes numérotées.

2. Voyez ci-dessus, p. 6, note 2.

3. A partir de la Régence, dans les intrigues du duc de Noailles et de Dubois avec lord Stair.

4. Voltaire a dit de lui : « Longepierre imita les poètes grecs en ne mêlant point l'amour à des sujets sévères et terribles; mais aussi il les imita dans la prolixité des lieux communs et dans le vide d'action et d'intrigue, et ne les égala point dans la beauté de l'élocution, qui fait le grand mérite des poètes. » Il avait traduit en vers français Anacréon, Sapho, Bion, Moschus et Théocrite. C'était un des confidents de Racine.

5. M.-A. Servien, duchesse douairière de Sully : tome I, p. 95 et 554, et tome II, p. 12. Elle mourut à Paris le 15 janvier : *Journal de Dangeau*, tome VIII, p. 288 et 293; *Mémoires de Sourches*, tome VII, p. 183-184; *Mercure* du mois, p. 296-300; *Lettres de Mme de Sévi-*

la duchesse de Sully.

leur et du plus noble danseur de son temps, le chevalier de Sully, son second fils[1], et que le Roi faisoit danser quoique d'âge à y avoir renoncé[2]. Sa mère étoit fille de Servien surintendant des finances, à qui étoit Meudon, où il avoit tant dépensé. Elle étoit pauvre[3] quoiqu'elle eût eu huit cent mille livres, et que, par l'événement, elle fût devenue héritière; mais Sablé, son frère[4], s'étoit ruiné dans la plus vilaine crapule et la plus obscure, quoique fort bien fait et avec beaucoup d'esprit[5], et l'abbé Servien, son autre frère, qui n'en avoit pas moins, et avoit été camérier du Pape, ne fut connu que par ses débauches, et le goût italien, qui lui attira force disgrâces[6]. Ainsi périssent en bref,

gné, tome IX, p. 470. On crut que trop de docilité à écouter les médecins avait causé cette mort prématurée.

1. Maximilien-Henri de Béthune, qui devint duc de Sully en 1712 : tome II, p. 135. C'est lui qui épousa la comtesse de Vaux, fille de Mme Guyon, et qui donna l'hospitalité à Voltaire, en 1716, dans le château de Sully. Nommé mestre de camp en octobre 1701, il servait en Italie.

2. *Journal de Dangeau*, tomes I, p. 110, VII, p. 28, 226, 229, 237, 243, 251, IX, p. 120, et XII, p. 64. Il dansa encore à Marly le 21 janvier 1708, ayant trente-neuf ans passés.

3. Tome II, p. 284.

4. Louis-François Servien, marquis de Sablé et de Boisdauphin, baron de Châteauneuf, grand sénéchal d'Anjou, mort le 29 janvier 1710, à soixante-six ans, sans alliance, mais laissant une bâtarde mariée à un Bellinzani. Voyez, sur cette famille, une grande Addition au *Journal de Dangeau*, tome XIII, p. 195 et 196.

5. Comparez l'article de sa mort, en 1710 (tome VIII de 1873, p. 45). Ce fut un des amants commodes de Mme Ulrich. Il avait été mis à la Bastille pendant quelques jours du mois de février 1689, mais seulement pour offense à un maître des requêtes qui venait de lui faire perdre quelque affaire (*Dangeau*, tome II, p. 334; *Sourches*, tome III, p. 39). Les clefs des *Caractères* l'ont identifié avec ce PHILIPPE qui (tome II, p. 308), déjà vieux, raffine sur la propreté et sur la mollesse.

6. Il faut distinguer deux abbés Servien qui vivaient en même temps et étaient cousins germains : Hugues, fils de l'ambassadeur Ennemond Servien (frère du surintendant), mort en 1723; Augustin, propre fils du surintendant, qui mourut le 6 octobre 1716. C'est de ce dernier qu'il s'agit ici; il succéda à un oncle, en 1659, comme abbé du Perray-Neuf et de Saint-Jouin-de-Marnes, avec le prieuré de Sainte-Catherine-

et souvent avec honte, les familles de ces ministres si puissants et si riches, qui semblent, dans leurs fortunes[1], les établir pour l'éternité[2].

Mort étrange de Lépinau.

Lépinau[3], commis de Chamillart pour dresser les arrêts[4] de finances, étoit perdu depuis trois mois[5]. C'étoit un homme doux et poli bien que commis principal, et homme à mains nettes quoique de tout temps employé aux finances[6]. Il étoit aimé et estimé de tout le monde, et

du-Val-des-Écoliers. Le fils de l'ambassadeur, employé dans les négociations diplomatiques en Italie, eut, grâce à l'appui du Roi et de M. de Chaulnes, une charge de camérier d'honneur, puis une autre de camérier secret participant, sous les papes Clément IX, Clément X et Innocent XI, jusqu'au jour où, en 1687, ses intrigues pour brouiller le cardinal d'Estrées et M. de Lavardin le firent rappeler de Rome et exiler dans son abbaye de Cruas, à deux cents lieues de Paris. Évidemment notre auteur confondait ce diplomate et camérier avec son cousin et contemporain, qui n'eut jamais de charge à la cour pontificale, ni de mission en Italie, mais jouit du plus triste renom (Chansonnier, mss. Fr. 12 690, p. 411, et 12 692, p. 229; *Archives de la Bastille*, tome XI, p. 7). C'était un des viveurs cyniques du Temple : exilé de Paris et de la cour en 1712, on dut l'enfermer à la Bastille en janvier 1714, et il n'en sortit qu'après la mort du Roi, grâce au duc de Sully.

1. *Leur* est au singulier, et *fortunes* au pluriel.

2. Cette conclusion se répétera chaque fois qu'il sera reparlé des Servien ou d'autres familles de ministres; elle a été déjà employée pour les Lionne (tome V, p. 99) et pour Sillery (*ibidem*, p. 86).

3. Pierre Lépinau (Saint-Simon a écrit ici : *Lépineau;* dans la manchette : *Léspineau*, ou *Lépineau*, comme Dangeau), pourvu d'une charge de secrétaire du Roi le 10 juin 1690, en remplacement du grand trésorier Morstein.

4. Avant *arrests*, il a biffé *finances*.

5. *Dangeau*, p. 303; *Sourches*, p. 164 et 188; *Gazette de Rotterdam*, 1701, n° 50 *bis*, et 1702, n° 2; *Gazette d'Amsterdam*, 1701, n° ci. Au dire de ces feuilles, on avait employé la baguette divinatoire et la clef suspendue dans un verre d'eau pour chercher par où il avait pu quitter Paris.

6. Attaché au Contrôle général dès le temps de Colbert, maintenu par le Peletier avec des fonctions analogues à celles d'un secrétaire particulier, c'est lui qui, depuis le ministère de M. de Pontchartrain, rédigeait les analyses des lettres adressées à celui-ci et les minutes des réponses. Outre le service des arrêts dont parle Saint-Simon, il avait aussi celui des rentes constituées sur l'hôtel de ville de Paris. (Arch. nat., Papiers du Contrôle général.)

n'étoit point marié. Étant à Paris, et sorti une après-dînée seul à pied[1], il ne revint plus, et son corps fut enfin trouvé[2] près du pont de Neuilly[3], dans la rivière[4]. Ce pauvre homme, apparemment, fut pris par des scélérats pour le rançonner et détenu longtemps, puis assassiné et jeté dans la rivière, sans que, quelques soins[5] qu'on ait pris de le chercher, puis de faire toutes les perquisitions possibles de ce crime, on en ait pu rien apprendre[6].

Mort La mort de l'abbé de Watteville[7] fit moins de bruit;

1. Pour aller chez son beau-frère le financier Rolland.

2. Le 24 janvier 1702 : Bibl. nat., ms. Fr. 8123, fol. 228, et ms. Clairambault 452, fol. 313-314 ; *Gazette d'Amsterdam*, 1702, nos VI, X et XI; *Gazette de Rotterdam*, n° 5 *bis*.

3. C'était un pont de vingt et une arches en bois, construit par Christophe Marie. La jouissance en avait été donnée par Louis XIII, en 1637, et pour trente ans, à Mlle d'Hautefort (*Mémoire de la généralité de Paris*, p. 357).

4. Selon les *Mémoires de Sourches*, le corps était attaché à un pieu dans le fond de l'eau, la tête portait l'empreinte de trois coups de marteau, et le visage était si défiguré, qu'on ne put constater l'identité qu'à la marque de la chemise et à quelques cicatrices. Le crime parut ne dater que d'une quinzaine de jours seulement, quoique la disparition remontât à trois mois.

5. *Quelque* (avec l'abréviation ordinaire) est au singulier, et *soins* au pluriel.

6. Une aventure survenue dans le même temps à un commis de M. Bignon fit prendre des mesures sévères. Cinq ans après, on arrêta, comme auteur ou comme complice de l'assassinat de Lépinau un sous-lieutenant de la capitainerie des chasses de Saint-Germain nommé de Fouquerolles ou de Feuquerolles; mais la dénonciation, venue d'un soldat qui prétendait avoir été l'un des exécuteurs du crime de 1702 sur l'instigation de cet officier des chasses, était calomnieuse : il fallut que le Roi réhabilitât l'innocent par un arrêt du Conseil (*Dangeau*, tome XI, p. 237-238; *Sourches*, tome X, p. 205 et 208; *les Correspondants de la marquise de Balleroy*, tome I, p. 10), et que le Chancelier lui-même lui adressât une lettre d'excuse, le 24 novembre 1706.

7. Jean de Watteville, né vers 1613 à Besançon, devint, après les aventures qui vont être racontées tout à l'heure, abbé de Baume-les-Moines (1659), coadjuteur de Luxeuil (1660), haut doyen de l'église métropolitaine de Besançon (1664), premier maître des requêtes au parlement de Dôle (1665), grand bailli du pays d'Amont (1668), comte-

mais le prodige de sa vie mérite de n'être pas omis[1]. Il étoit frère de ce baron de Watteville, ambassadeur d'Espagne en Angleterre, qui fit à Londres[2], le 10 octobre 1661, un espèce d'affront[3] au comte, depuis maréchal d'Estrades, ambassadeur de France, pour la préséance[4], dont les suites furent si grandes[5], et qui finirent par la

et aventures de l'abbé de Watteville. [*Add. St-S. 413*]

abbé de Saint-Josse, en Picardie (1670); mais il se démit de tout en 1680, sauf l'abbaye de Baume, où il mourut le 4 janvier 1702.

1. Voici le passage du *Journal de Dangeau* qui annonce cette mort à la date du 4 février (p. 310-311, avec l'Addition) : « Le vieux abbé de Watteville (il écrit : *Vatteville*, et Saint-Simon aussi) que nous avons vu ici longtemps est mort depuis quelques jours. Il avoit l'abbaye de Baume, en Franche-Comté, et une autre abbaye en Picardie. C'étoit un homme dont la vie avoit été pleine d'événements fabuleux jusqu'au temps que le Roi prit la Franche-Comté, et, depuis ce temps-là, il avoit mené une vie extraordinaire. Il étoit Franc-Comtois et frère de Watteville, ambassadeur d'Espagne en Angleterre, qui eut cette grande affaire avec M. d'Estrades, alors ambassadeur de France à Londres. Les Watteville sont de la maison de Conflans. » Cette histoire « fabuleuse » fut tout aussitôt recueillie par l'abbé de Saint-Pierre, qui, plus tard, en tira un argument pour prouver que « la bonne police doit empêcher que les mineurs n'engagent jamais leur liberté aux monastères avant vingt-cinq ans, si ce n'est pour quatre ou cinq ans » (tome XIII de ses *Ouvrages de morale et de politique*, éd. 1737, p. 150-167; reproduit dans le tome II du *Radoteur* en 1777). En outre, plusieurs notices ont été consacrées à Watteville dans les recueils de l'ancienne province de Franche-Comté, notamment par Désiré Monnier (*Annuaire du département du Jura*, 1845, p. 174-195) et par Abry d'Arcier (*Mémoires de la Société d'émulation du Jura*, 1880, p. 261-307; reproduite presque intégralement et textuellement, quoique sous une autre indication d'auteur, dans le *Bulletin de la Société de Poligny*, 1885, p. 274-282 et 289-297). Aucune de ces biographies ne présente ni références ni pièces justificatives de quelque nature que ce soit; ce sont plutôt des romans imités du récit de l'abbé de Saint-Pierre ou de celui de Saint-Simon.

2. Il a écrit : *Londre*.

3. Ayant d'abord écrit : *un affront*, il a corrigé *un* en *le*, et écrit en marge : *10 oct. 1661 un espèce d'*. — Nous avons déjà rencontré *espèce* employé ainsi au masculin. Le cardinal de Retz en usait de même.

4. Ces trois mots sont ajoutés en interligne.

5. Le conflit était depuis longtemps à l'état aigu, comme le prouvent les relations de tous les événements où les ambassadeurs pouvaient se trouver face à face.

déclaration que fit au Roi le comte de Fuentès[1], ambassadeur extraordinaire d'Espagne envoyé exprès, que les ambassadeurs d'Espagne, en quelque cour que ce fût, n'entreroient jamais en concurrence[2] avec les ambassadeurs de France. Cela se passa le 24[3] mars 1662, en présence de toute la cour, et de vingt-sept ministres étrangers, dont on tira acte[4]. Ces Wattevilles sont des gens de qualité de Franche-Comté[5]. Ce cadet-ci[6] se fit chartreux de bonne heure, et, après sa profession, fut ordonné prêtre[7]. Il avoit beaucoup d'esprit, mais un esprit libre, impétueux, qui s'impatienta bientôt du joug qu'il avoit

1. Lisez : *la Fuente*. Non nommé dans le premier récit de cet incident, mais dans le second : tome IV, p. 100. Voyez les *Mémoires du marquis de Villars sur la cour d'Espagne*, éd. Morel-Fatio, p. 191, et *le Comte de Cominges*, par M. Jusserand (1892), p. 22-30.

2. Jusqu'ici il avait employé *compétence*, au sens de compétition.

3. Il a corrigé *27* en *24*.

4. Du Mont, *Corps diplomatique*, tome VI, 2e partie, p. 403-404. Il n'y avait que vingt-quatre ministres étrangers, plus Monsieur, Condé, son fils et le Chancelier. — Il a déjà été parlé trois fois de cet incident, dans nos tomes III, p. 240-242, IV, p. 99-100, et VIII, p. 58. D'ailleurs, Louis XIV lui-même le considérait comme une véritable victoire sur l'Espagne, à ce point qu'il le fit rappeler à la postérité par une des inscriptions de la place des Victoires, et que Coysevox représenta l'audience du 24 mars 1662 sur un vase en marbre qui orne encore la terrasse de Versailles, à l'angle de l'appartement du Régent.

5. Voyez notre tome III, p. 240, note 3. C'était une des six anciennes familles du comté de Berne, en Suisse, et ils prétendaient avoir la même origine que les Sinzendorf d'Autriche. C'est comme catholiques qu'ils étaient venus s'établir en Franche-Comté.

6. Le père, cadet du premier marquis de Conflans (voyez notre tome III, p. 239-240), s'était établi en Espagne, y avait eu le commandement des gardes du Cardinal-Infant et un grade de général de cavalerie, mais avait péri assassiné en 1631. Le frère aîné céda à Jean la charge de mestre de camp du régiment du cercle de Bourgogne employé en Milanais, pour aller prendre part à la révolution de Naples.

7. Étant au service en Milanais, comme il vient d'être dit, et ayant tué un gentilhomme espagnol, il se sauva à Paris; mais, pris de la terreur de l'enfer, il se fit d'abord capucin, puis chartreux au couvent de Bonlieu, tout voisin du château de sa famille. Selon l'abbé de Saint-Pierre, il n'avait que dix-sept ans lors de cette entrée en religion.

pris[1]. Incapable de demeurer plus longtemps soumis à de si gênantes observances[2], il songea à s'en affranchir[3]. Il trouva moyen d'avoir des habits séculiers, de l'argent, des pistolets, et un cheval à peu de distance. Tout cela peut-être n'avoit pu se pratiquer sans donner quelque soupçon : son prieur[4] en eut, et, avec un passe-partout, va ouvrir sa cellule, et le trouve en habit séculier, sur une échelle, qui alloit sauter les murs[5]. Voilà le prieur à crier; l'autre, sans s'émouvoir, le tue d'un coup de pistolet et se sauve[6]. A deux ou trois journées de là il s'arrête pour dîner à un méchant cabaret seul dans la campagne, parce qu'il évitoit tant qu'il pouvoit de s'arrêter dans des lieux habités, met pied à terre, demande ce qu'il y a au logis. L'hôte lui répond : « Un gigot et un chapon[7]. — Bon! répond mon défroqué, mettez-les à la broche[8]. » L'hôte lui veut remontrer que c'est trop des deux pour lui

1. Pellisson, qui a eu à parler de lui dans son *Histoire de la conquête de la Franche-Comté en 1668*, lui attribue « un tempérament froid et paisible en apparence, ardent et violent en effet; beaucoup d'esprit, de vivacité et d'impétuosité au dedans, beaucoup de dissimulation et de retenue au dehors; des flammes couvertes de neige et de glace; un grand silence, ou un torrent de paroles propres à persuader.... » L'abbé de Saint-Pierre dit qu'après trois ou quatre ans d'une vie édifiante, son tempérament et les souvenirs du monde le poussèrent à quitter le froc pour reprendre l'épée.

2. « On appelle *observances légales* certaines pratiques ou cérémonies pénibles établies par la loi de Moïse » (*Académie*, 1718). Le sens s'était étendu aux règles religieuses, comme Furetière le disait trente ans auparavant, et quelques écrivains modernes s'en servent encore.

3. Cela se passait en 1633, selon certains auteurs.

4. Jean de Tournon, ancien officier de cavalerie.

5. Après *murs*, il a biffé *de sa cellulle*.

6. Selon l'abbé de Saint-Pierre, le prieur, averti par un domestique et le trouvant prêt à escalader le mur de l'enclos, voulut l'arrêter par sa robe, et appela à l'aide. « Le jeune chartreux tire un grand couteau de sa gaine, et en donne cinq ou six coups au prieur, le jette mort sur la place, escalade son mur, et s'enfuit dans le petit bois. »

7. Le *p* de *chapon* corrige une *f*.

8. C'est seulement une longe de veau dans le récit de l'abbé de Saint-Pierre.

seul, et qu'il n'a que cela pour tout chez lui. Le moine se fâche, et dit qu'en payant c'est bien le moins d'avoir ce qu'on veut, et qu'il [a] assez bon appétit pour tout manger. L'hôte n'ose répliquer et embroche. Comme ce rôti s'en alloit cuit[1], arrive un autre homme à cheval, seul aussi, pour dîner dans ce cabaret. Il en demande[2]; il trouve qu'il n'y a quoi que ce soit que ce qu'il voit prêt à être tiré de la broche. Il demande combien ils sont là-dessus, et se trouve bien étonné que ce soit pour un seul homme. Il propose, en payant, d'en manger sa part, et est encore plus surpris de la réponse de l'hôte, qui l'assure qu'il en doute à l'air de celui qui a commandé le dîner. Là-dessus le voyageur monte, parle civilement[3] à Watteville, et le prie de trouver bon que, puisqu'il n'y a rien dans le logis que ce qu'il a retenu, il puisse, en payant, dîner avec lui. Watteville n'y veut pas consentir: dispute; elle s'échauffe[4]; bref, le moine en use comme avec son prieur, et tue son homme[5] d'un coup de pistolet. Il descend après tranquillement et au milieu de l'effroi de l'hôte et de l'hôtellerie, se fait servir le gigot et le chapon, les mange l'un et l'autre jusqu'aux[6] os, paye, remonte à cheval, et tire pays[7]. Ne sachant que devenir, il s'en va en Turquie, et,

1. Comme il allait être cuit. Voyez les nombreux exemples réunis par Littré, à ALLER 31°. « La Guyenne s'en va perdue, » écrit quelque part Condé (*Histoire des princes de Condé*, tome VI, p. 213).

2. Il demande à dîner.

3. *Civiliment*, dans le manuscrit.

4. Ces trois derniers mots sont ajoutés en interligne.

5. Ayant d'abord écrit : *et le tue*, Saint-Simon a biffé *le*, et ajouté en marge : *son ho*.

6. La première lettre d'*aux* surcharge un *o*.

7. « On dit : *tirer de long*, *tirer pays*, pour dire : s'en aller, s'enfuir » (*Académie*, 1718). — Dans le récit de l'abbé de Saint-Pierre, le voyageur, qui était un officier, demande successivement à partager avec l'abbé (Watteville avait pris le costume séculier et la perruque courte) sa chambre à coucher et la longe de veau, puis se résigne à coucher sur la paille et à manger n'importe quoi, et c'est le lendemain seulement que, n'ayant pu se retenir de qualifier comme il convenait une

pour le faire court[1], se fait circoncire, prend le turban, s'engage dans la milice. Son reniement[2] l'avance, son esprit et sa valeur le distinguent : il devient bacha[3] et l'homme de confiance en Morée, où les Turcs faisoient la guerre aux Vénitiens[4]. Il leur prit des places, et se conduisit si bien avec les Turcs[5], qu'il se crut en état de tirer parti de sa situation, dans laquelle il ne pouvoit se trouver à son aise. Il eut[6] des moyens de faire parler au généralissime de la République, et de faire son marché avec lui. Il promit verbalement de livrer plusieurs places et force secrets des Turcs[7], moyennant qu'on lui rapportât, en toutes les meilleures formes, l'absolution du Pape de tous les méfaits de sa vie, de ses meurtres, de son apostasie, sûreté entière contre les chartreux, et de ne pouvoir être remis dans aucun autre ordre[8], restitué plénièrement au siècle[9] avec les[10] droits de ceux qui n'en sont jamais sortis, et pleinement à l'exercice de son ordre de prêtrise[11], et pouvoir de posséder tous bénéfices quelcon-

pareille malhonnêteté, et ayant accepté une provocation en duel de ce soi-disant abbé, il fut tué sur-le-champ.

1. Ici, Saint-Simon omet toute une série d'aventures, l'arrivée de Watteville chez un parent qui lui fournit les moyens de « tirer pays, » son voyage à travers la France jusqu'en Espagne, son séjour à Madrid sous le nom de chevalier d'Hautecourt, le meurtre du fils d'un grand qui le force à se retirer dans un couvent dont l'abbesse était de sa connaissance, sa fuite à Lisbonne avec une des religieuses, de là à Smyrne, où sa compagne meurt en débarquant, et enfin à Constantinople.

2. « Sorte de blasphème par lequel on renonce à Dieu, » dit Furetière en 1690. Littré n'a pas relevé le présent emploi.

3. Seule forme alors usitée, mais non admise par *l'Académie*. Elle était venue des États barbaresques.

4. Ci-après, p. 362. — 5. *Turs* corrigé en *Turcs*.

6. *Eut* est en interligne, au-dessus de *trouva*, biffé.

7. Ici encore, *Turs*, mais non corrigé.

8. La première lettre d'*ordre* a été corrigée en *O* majuscule.

9. Expression que Littré n'a pas relevée, et qui se retrouvera p. 200.

10. Avant *les*, il a biffé *tous*.

11. Ce dernier membre de phrase a été ajouté d'abord dans l'interligne suivant, puis biffé là et reporté dans l'autre interligne.

ques. Les Vénitiens y trouvèrent trop bien leur compte pour s'y épargner, et le Pape crut l'intérêt de l'Église assez grand à favoriser les chrétiens contre les Turcs, qu'il[1] accorda de bonne grâce toutes les demandes du bacha. Quand il fut bien assuré que toutes les expéditions[2] en étoient arrivées au généralissime en la meilleure forme, il prit si bien ses mesures, qu'il exécuta parfaitement tout ce à quoi il s'étoit engagé envers les Vénitiens. Aussitôt après il se jeta dans leur armée, puis sur un de leurs vaisseaux, qui le porta en Italie. Il fut à Rome; le Pape le reçut bien, et, pleinement assuré, il s'en revint en Franche-Comté dans sa famille, et se plaisoit à morguer[3] les chartreux[4]. Des événements si singuliers le firent connoître à la première conquête de la Franche-Comté[5]. On le jugea homme de main et d'intrigue; il en

1. Emploi irrégulier, peut-être par mégarde, d'*assez que*.

2. *Expédions*, par mégarde, dans le manuscrit.

3. Verbe qu'on rencontre dans tous les bons écrivains du dix-septième siècle, mais qui est tombé hors d'usage. « Braver quelqu'un en le regardant d'un air fier et menaçant, » disait *l'Académie*.

4. Selon l'abbé de Saint-Pierre, c'est avec le chef de l'armée impériale de Hongrie qu'il aurait négocié une trahison moyennant qu'on obtînt sa grâce du Pape et du roi d'Espagne, et il serait rentré en Franche-Comté vers le temps de la bataille de Saint-Gothard, c'est-à-dire en 1664; mais le récit franc-comtois dit qu'au bout de quinze ou dix-huit ans, se sentant menacé par la mort du vizir qui l'avait protégé, il chercha asile à Venise, et que cette république sollicita pour lui à Rome, à condition qu'il livrerait par trahison une ou plusieurs places de Morée. Le pape Alexandre VII lui donna en 1659 l'abbaye de Baume, et le roi Philippe IV d'Espagne alla jusqu'à solliciter en sa faveur l'archevêché de Besançon, qui vint à vaquer en mars 1662 : mais le Pape ne consentit à lui conférer que le haut doyenné, bien que le chapitre y eût déjà pourvu par l'élection, et Philippe y joignit la charge de premier maître des requêtes près le Parlement (13 décembre 1665). Voyez la *Gallia christiana*, tome XIV, col. 130-131. La légende dit qu'il avait rapporté d'Orient un magnifique rubis, qui aurait orné jusqu'à la Révolution la crosse abbatiale d'une de ses parentes.

5. En 1668 : voyez le début du chapitre IX du *Siècle de Louis XIV*, *l'Histoire de la conquête de la Franche-Comté*, par Pellisson, l'*Histoire des états généraux et des libertés publiques en Franche-Comté*, par le

lia directement[1] avec la Reine mère[2], puis avec les ministres, qui s'en servirent utilement à la seconde conquête de la même province[3]. Il y servit fort utilement; mais ce ne fut pas pour rien : il avait stipulé l'archevêché de Besançon, et en effet, après la seconde conquête, il y fut nommé[4]. Le Pape ne put se résoudre à lui donner des bulles : il se récria aux meurtres, à l'apostasie, à la circoncision; le Roi entra dans les raisons du Pape, et il capitula avec l'abbé de Watteville, qui se contenta de l'abbaye de Baume, la seconde de Franche-Comté[5], d'une

président Clerc (1879), et l'*Histoire de la réunion de la Franche-Comté à la France*, par M. L. de Piépape (1881), tome II, p. 207-220, 315-333, etc.

1. Cet adverbe est ajouté en interligne.

2. Elle était morte depuis deux ans; c'est avec le prince de Condé que Watteville s'entendit. Cette erreur n'est pas dans l'Addition n° 413, p. 416.

3. C'est lors de la première conquête de 1668 qu'après avoir proposé à ses compatriotes de faire de leur pays un quatorzième canton suisse, il tourna tout à coup en faveur de Louis XIV, qui arrivait avec son armée, entraîna après lui le marquis d'Yenne, et, de concert avec celui-ci, livra Gray et plusieurs autres places, dont la chute compléta l'œuvre de conquête et lui fut payée par une gratification de deux mille louis, la charge de grand bailli d'Amont, la confirmation de la coadjutorerie de l'abbaye de Luxeuil, et une autre coadjutorerie pour sa sœur. Quand la paix d'Aix-la-Chapelle eut rendu le pays aux Espagnols, ils commencèrent contre Watteville une procédure de trahison; mais, comme ses juges le laissèrent fuir en France, la procédure tomba, et, de son côté, ainsi que le marquis d'Yenne, il fit paraître un mémoire justificatif, une apologie de sa conduite. Son frère mourut alors en Espagne, peut-être de chagrin de ce qui s'était passé. Dans la seconde conquête, celle de 1674, les historiens cités plus haut ne donnent point de rôle à l'abbé de Watteville; mais il vint reprendre possession de Baume, du haut doyenné, etc. Voltaire a dit quelques mots, dans le *Siècle de Louis XIV* (p. 149), de « cet abbé autrefois officier, puis chartreux, puis longtemps musulman chez les Turcs, et enfin ecclésiastique, » cédant à l'appât d'un grand doyenné et d'autres bénéfices. Jules Chiflet, dans les *Mémoires* publiés par l'Académie de Besançon (tome V, p. 91, 175-176, 206 et 307-308), avait visé à innocenter son compatriote.

4. Cela n'est point possible; car, depuis 1662, il y avait un titulaire, M. de Grammont, qui resta archevêque jusqu'en 1698; mais Watteville avait le haut doyenné de la cathédrale depuis 1664.

5. Baume-les-Messieurs ou les-Moines, à dix-sept kil. N. de Lons-

autre bonne en Picardie[1], et de divers autres avantages. Il vécut depuis dans son abbaye de Baume[2], partie dans ses terres, quelquefois à Besançon, rarement à Paris et à la cour, où il étoit toujours reçu avec distinction. Il avoit partout beaucoup d'équipage, grande chère, une belle meute[3], grande table, et bonne compagnie. Il ne se contraignoit point sur les demoiselles[4], et vivoit non seulement en grand seigneur et fort craint et respecté, mais à l'ancienne mode, tyrannisant fort ses terres, celles de ses abbayes, et quelquefois ses voisins; surtout chez lui très absolu. Les intendants plioient les épaules, et, par ordre exprès de la cour, tant qu'il vécut, le laissoient faire et n'osoient le choquer en rien, ni sur les impositions, qu'il régloit à peu près comme bon lui sembloit dans toutes ses dépendances, ni sur ses entreprises, assez souvent violentes[5]. Avec ces mœurs et ce maintien, qui se faisoit craindre et respecter, il se plaisoit à aller quelquefois voir les chartreux, pour se gaudir[6] d'avoir quitté leur froc. Il jouoit fort bien à l'hombre[7], et y gagnoit si souvent

le-Saunier, a encore sa belle église. Philippe IV, roi d'Espagne, avait donné cette abbaye à Watteville en 1659, et y fut remplacé, le 16 avril 1702, par l'évêque de Dol, frère de Chamillart. On n'y était admis que sur preuves de quatre degrés de noblesse. Le revenu était de treize mille livres.

1. C'est en juin 1670 que Louis XIV lui donna la commende de Saint-Josse, près Montreuil-sur-Mer. Cette abbaye de bénédictins, fondée en l'an 793, valait cinq mille livres. L'abbé avait titre de comte.

2. Ici, *Baune*, dans le manuscrit.

3. Il entretenait aussi un haras. C'est lui qui fit tailler dans le rocher à pic les échelles de Baume, de près de cinq cents pieds de haut, pour la commodité de sa chasse.

4. Il passait pour avoir gardé ses habitudes de Turquie ou de Morée et pour entretenir une espèce de harem, à la tête duquel était une sultane favorite, devenue plus tard la dame Lucas.

5. Ses biographes ont recueilli nombre de traits et d'anecdotes; mais l'abbé de Saint-Pierre les a passés sous silence, pour n'insister que sur les derniers actes d'une piété tardive et d'un repentir peut-être sincère.

6. Vieux verbe que nous retrouverons, mais qui n'était plus que du style très familier, et qui n'a pas place dans l'*Académie* de 1718.

7. Jeu espagnol dont il a déjà été parlé au début des *Mémoires*,

codille[1], que le nom d'*abbé Codille* lui en resta[2]. Il vécut de la sorte, et toujours dans la même licence et dans la même considération, jusqu'à près de quatre-vingt-dix ans[3]. Le petit-fils de son frère a, longues années depuis, épousé une sœur de M. de Maurepas[4] du second lit[5].

tome I, p. 71. Il se jouait avec quarante cartes, à deux, trois, quatre ou cinq personnes. Voyez le *Boileau* de Berriat Saint-Prix, tome I, p. 235.

1. Espagnol : *codillo*. « On appelle *perdre codille* lorsqu'on ne fait pas le nombre de mains prescrit pour gagner, ni pour la remise; alors, ceux qui ne font pas jouer *gagnent codille* » (*Dictionnaire de Trévoux*).

2. Nous avons déjà un abbé *Tayaut :* tome V, p. 131.

3. Il paraît, au contraire, que ses dernières années furent consacrées à l'expiation et aux œuvres pieuses. Depuis 1680, il s'était démis de tout, et retiré à Baume. C'est là qu'il mourut en 1702, et qu'on lui fit cette épitaphe assez énigmatique :

> *Italus et Burgundus in armis, Gallus in albis,*
> *In curia rectus, presbyter abbas adest.*

L'acte mortuaire, que le prince Eugène de Bauffremont-Courtenay a bien voulu me communiquer, porte que le défunt a reçu tous les sacrements « avec une piété profonde et l'édification de tous les religieux, et un jugement solide qu'il conserva jusqu'au dernier moment de sa vie, en qui l'on vit tout ce que peut faire la grâce pour l'homme et tout ce que l'homme peut faire par la grâce. » L'acte lui donne quatre-vingt-huit ans. Voyez la *Gallia christiana*, tome XV, col. 161 et 181-182.

4. Jean-Frédéric Phélypeaux, comte de Maurepas et de Pontchartrain, mais connu uniquement sous le premier titre comme ministre de Louis XV et de Louis XVI, naquit le 9 juillet 1701 et fut reçu chevalier de Malte de minorité le 4 août 1703, puis succéda à son père Jérôme de Pontchartrain, disgracié après la mort de Louis XIV, comme secrétaire d'État, le 8 novembre 1715, commença à exercer par lui-même en mars 1718, et reçut en outre, en 1723, le département de la marine, rétabli après la suppression des conseils. Pourvu de la charge de secrétaire-commandeur des ordres du Roi le 5 mars 1724, élu membre honoraire de l'Académie des sciences le 11 août 1725, il se démit de sa charge de secrétaire des ordres en 1736, pour prendre celle de grand trésorier (1er août) jusqu'en 1743, et, la même année, il fut nommé membre honoraire de l'Académie des inscriptions et belles-lettres. En janvier 1738, il fut promu ministre d'État; mais, le 24 avril 1749, une disgrâce le força de se démettre de sa charge de secrétaire d'État. Rappelé en mai 1774 par Louis XVI, comme ministre d'État et chef du conseil des finances, il mourut le 21 novembre 1781, octogénaire.

5. Le baron de Watteville, l'ambassadeur, n'avait pas eu d'enfants :

Mariage de Villars et de Mlle de Varengeville*.

Villars, aux portes de la fortune[1], fit un riche mariage[2]: il épousa Mlle de Varengeville[3], belle et de fort grand air[4], sœur cadette[5] de la femme de Maisons, président à

c'est à la branche issue d'un frère aîné de leur père qu'appartenait Maximilien-Emmanuel, marquis de Watteville et de Conflans, baron de Châtelvillain, etc., marié, le 12 mai 1729, à Pontchartrain, avec Marie-Louise-Rosalie Phélypeaux, née en juin 1714, sœur de la duchesse de Nivernois et demi-sœur de M. de Maurepas, et fille de Jérôme de Pontchartrain et de sa seconde femme, une l'Aubespine-Verderonne parente éloignée de la mère de notre auteur. Il mourut, dernier mâle du nom, en 1777, et ses deux sœurs, les dernières Watteville, en 1794 et 1797.

1. Nous l'avons vu revenir de Vienne le 20 août 1701 et rendre compte des affaires d'Allemagne : tome IX, p. 72.

2. Mariage célébré à Paris le 31 janvier ou le 1er février 1702 selon le *Journal de Dangeau*, tome VIII, p. 299, 300 et 312, le 2 selon les *Mémoires de Villars* lui-même, éd. Vogüé, tome II, p. 13. Le contrat avait été signé les 29, 30 et 31 ; la noce eut lieu chez le vieux Courtin, de qui le Roi avait bien voulu demander des nouvelles quand on était venu lui demander son agrément (*Sourches*, tome VII, p. 189). Voyez le *Mercure* de janvier, p. 399, et de février, p. 277-280. Villars lui-même dit, dans ses *Mémoires* (p. 12-13), qu'il « étoit bien déterminé à quitter le service, s'il n'étoit pas du nombre des premiers maréchaux de France, et l'incertitude le porta à se rendre enfin aux instantes sollicitations que lui faisoit sa famille pour se marier, persuadé d'ailleurs qu'il trouveroit des partis plus avantageux tant qu'il seroit dans l'espérance prochaine de la dignité de maréchal de France, que s'il paroissoit y renoncer en se retirant du service. Il épousa donc, le 2 février 1702, Mlle de Varengeville, dont l'aînée avoit épousé le président de Maisons, homme distingué par sa naissance, par la charge de président à mortier à Paris, par son mérite personnel, et qui avoit quarante mille écus de rente. »

3. Jeanne-Angélique Roque de Varengeville, qui fut plus tard dame du palais de la reine Marie Leszczynska, de juillet 1725 à décembre 1727, et ne mourut que le 3 mars 1763, à quatre-vingt-huit ans. C'est à elle que feu M. Charles Giraud a consacré, en 1881, un volume apologétique : *la Maréchale de Villars et son temps.*

4. « Toute jeune, belle et très bien faite, » dit le *Mercure*. On conserve aujourd'hui au château de Vaux-Villars son portrait peint par J.-B. Vanloo, avec attributs mythologiques. M. le vicomte de Vogüé, de l'Académie française, en possède aussi un très beau.

5. *Cadette* surcharge *de la*, effacé du doigt.

* Au-dessus de la manchette, une autre main a écrit : *30 janvier 1702.*

mortier[1], fort belle aussi, mais moins agréable[2]. Elles n'étoient qu'elles deux, sans frère, et, par l'événement, Mme de Villars a tout eu, le fils unique de Mme de Maisons[3] étant mort fort jeune, et son fils unique très promptement après lui, encore en enfance[4], tellement que cela a joint des biens immenses[5] à ceux que Villars avoit amas-

1. Claude de Longueil, dit le président de Poissy, puis de Maisons, fils du chancelier d'Anne d'Autriche et petit-fils du surintendant des finances (tome III, p. 98), épousa : 1° le 13 avril 1693, Marie-Madeleine de Lamoignon, morte le 15 septembre 1694; 2° le 27 février 1698, Marie-Charlotte Roque de Varengeville, qui mourut le 5 mai 1727, dans sa quarante-sixième année : femme de beaucoup d'esprit, au dire de Villars, qui l'aimait passionnément, et jouissant d'une grande considération dans le monde parlementaire; mais, selon Saint-Simon (tome XI de 1873, p. 373-374), elle et son mari étaient, au point de vue de la religion, des esprits forts, et même s'en targuaient publiquement.

2. Il est inutile de revenir sur l'erreur qui a fait croire quelque temps, par suite d'une homonymie, que Villars avait épousé une demoiselle Pirou le 26 avril 1691 : à cette date, il se trouvait à l'armée de Flandre. Mais, plus tard, ses amis, Mme de Coulanges, entre autres, et Mme de Grignan, avaient voulu le marier avec Mlle Dugué de Bagnols, fille de l'intendant, et la mère de cette demoiselle eût souhaité ce mariage. Ce qui est particulier, c'est qu'il y avait un second prétendant, le président de Maisons, et que ce président, on vient de le voir, épousa en 1698 la fille aînée des Varengeville, née à Venise comme sa sœur Jeanne-Angélique. (*Lettres de Mme de Sévigné*, tome X, p. 427, 476, 477 et 483.) Celle-ci avait trente ans de moins que Villars. Il obtint de ne pas retourner à l'armée d'Alsace avant la fin de juin, et sa femme accoucha d'un fils, au bout de moins de neuf mois, le 4 octobre.

3. Jean-René de Longueil, marquis de Maisons, Poissy, etc., né le 14 juillet 1699, nommé conseiller au Parlement en 1716, et pourvu, dès le 27 juin de la même année, de la charge de président à mortier, qu'il commença à exercer à l'âge de vingt ans et quelques jours, fut reçu le 23 août 1726 membre honoraire de l'Académie des sciences, comme collectionneur de plantes, de médailles et de curiosités, et mourut de la petite vérole le 13 septembre 1731, ayant été marié deux fois. Sa seconde femme se remaria, en 1733, avec le marquis de Ruffec, second fils de notre auteur.

4. René-Prosper, né du premier mariage avec Mlle Charron de Ménars, le 17 mars 1731, et mort d'une chute le 21 octobre 1732 (*Mémoires de Mathieu Marais*, tome IV, p. 436).

5. *Imenses*, dans le manuscrit.

[Add. StS. 414 et 415] sés[1]. Varengeville[2] s'appeloit Roque[3], étoit de Normandie, et moins que rien[4]. Courtin, doyen du Conseil, si bien avec le Roi, si connu par ses ambassades, duquel on a souvent parlé ici[5], n'avoit qu'un fils abbé, qui prit le petit collet par paresse et par débauche, avec lequel il est mort[6], et deux filles : le président de Rochefort, du par-

1. La *Gazette de Rotterdam*, n° 5 *bis*, dit qu'elle apportait plus de quatre cent mille livres, sans compter ce qui lui devait revenir de sa mère et de son grand-père Courtin, mais que le marié « montrait » plus de cinq cent mille livres. Selon les *Mémoires de Villars*, les biens de la sœur cadette avaient été fort augmentés par la gestion de ses tuteurs.

2. Ce nom est écrit en interligne, au-dessus de *Son beaupère*, biffé.

3. Saint-Simon écrit : *Rocq*, et : *Varangeville*.

4. « Mlle de Varengeville sera riche; mais sa naissance est peu de chose, » écrivait en 1701 le duc de Chevreuse (*Correspondance de Fénelon*, tome I, p. 114). — C'est Varengeville, près de la paroisse de Doudeville, élection de Caudebec, où le cœur de Villars fut transporté, dit-on. Le grand-père de sa femme et de Mme de Maisons acquit cette terre et d'autres voisines de l'abbaye de Valmont, en 1660. Il s'appelait Pierre Roque, était secrétaire des commandements, maison et finances du frère du Roi (Arch. nat., O[1] 7, fol. 278 v°, et K 578, n° 189), et veuf d'Anne Rouillé. Il avait rempli les fonctions de lieutenant général à Rouen pendant la Fronde (*Mémoires de Mme de Motteville*, tome II, p. 315). Autour de Mlle de Montpensier, on ne l'aimait point (*Mémoires*, tome III, p. 264); en revanche, par les *Mémoires de Daniel de Cosnac* (tome I, p. 273-274), qui font de lui un portrait peu flatteur, esprit à part, nous voyons que Monsieur le traitait mieux que tous ses autres domestiques. Cette situation lui procurait même l'honneur de prendre part au jeu du Roi : Chéruel, *Mémoires sur Foucquet*, tome II, p. 34, et *Ministère de Mazarin*, tome III, p. 268. Il fut inhumé à Doudeville le 7 octobre 1673. Son fils, Jacques Roque, peut-être le Varengeville qui accompagna le maréchal de Gramont à Madrid (*Gazette* de 1659, p. 1098), fut d'abord pourvu de la survivance de secrétaire des commandements de Monsieur; mais, l'inimitié du chevalier de Lorraine l'ayant forcé de se retirer (*Lettres de Mme de Sévigné*, tome IV, p. 36 et 103-104; *Mémoires de Sourches*, tomes I, p. 74, note 1, et IV, p. 131), Pomponne, dont la femme était sa parente, et Courtin lui procurèrent, en avril 1678, l'ambassade de Venise. Il en revint après les trois années réglementaires, ne servit plus, et mourut à Paris vers le 11 octobre 1692.

5. En dernier lieu dans le tome VI, p. 258-259.

6. François Courtin, abbé du Mont-Saint-Quentin depuis 1678, eut un nom dans la société épicurienne du Temple, et fit même quelques vers,

lement de Bretagne, en épousa une[1]; Varengeville obtint l'autre[2] par ses richesses, belle et vertueuse avec de l'esprit et de la conduite, qui demeura toujours avec son père veuf, dont elle gouvernoit la maison, et, par lui, se mit très agréablement dans le monde[3].

Délibération sur le voyage de Philippe V en Italie.

L'affaire du jour étoit alors la résolution à prendre sur le voyage du roi d'Espagne en Italie; mais, comme le mérite des affaires n'est pas toujours ce qui en forme la décision, l'intrigue avec laquelle celle-ci fut contredite et soutenue mérite bien quelque détail. Louville, plus instruit que personne des affaires d'Espagne par la confiance des deux cours, et par l'influence que lui donnoit sur toutes la faveur et la confiance entière du roi d'Es-

comme ses amis la Fare, Rousseau, Chaulieu, etc.; mais il est plus connu par cette lettre où Voltaire dit que Courtin,

Gros, gras, rond, séjourné,
Citadin de Papimanie,
Porte un teint de prédestiné,
Avec la croupe rebondie;

et par ce rondeau de J.-B. Rousseau, qui lui dédia l'ode II de son livre II :

En manteau court, en perruque tapée,
Poudré, paré, beau comme Déïopée,
Enluminé d'un jaune vermillon,
Monsieur l'abbé, vif comme un papillon,
Jappe des vers qu'il prit à la pipée....

Il mourut à Passy, le 5 janvier 1739, âgé d'environ quatre-vingts ans.

1. Jean-Baptiste de Larlan, seigneur de Kercadio et de Rochefort, en Bretagne, conseiller au Grand Conseil le 18 avril 1685, puis président à mortier au parlement breton, le 20 octobre 1692, épousa, le 17 novembre 1684, Marie-Madeleine Courtin. Son beau-père lui fit alors quitter le titre de comte de Rochefort (*Dangeau*, tome I, p. 66). Nous le verrons perdre sa charge dans l'insurrection des Bretons contre le Régent. Sa femme était morte dès le le 27 février 1698, à trente-quatre ans.

2. Charlotte-Angélique Courtin, mariée le 6 octobre 1678 (*Mercure* du mois, p. 68-69), et morte le 6 mars 1732, à soixante-onze ou treize ans.

3. Il est question d'elle dans la correspondance des Grignan et des Coulanges. Lors du voyage de son père en Italie (*Gazette* de 1679, p. 276, et de 1681, p. 319 et 330), il se produisit un incident que l'éditeur des *Archives de la Bastille* (tome V, p. 364, note 3) semble avoir interprété avec malveillance. Il sera reparlé de la famille en 1703.

pagne[1], étoit celui qui avoit imaginé ce voyage d'Italie, qui l'avoit fait goûter à M. de Beauvillier et à[2] Torcy, et qui, une fois assuré de leur approbation, l'avoit mis en tête au roi d'Espagne dès avant son départ de Madrid[3]. Louville étoit plein d'esprit et de sens, ardent, mais droit, et, persuadé une fois, rien ne le faisoit démordre[4], et aussi peu s'arrêter[5]. L'engouement où la vivacité et l'abondance

1. Nous l'avons vu, en dernier lieu, venir à la cour de France pour expliquer les incidents de Figuières, et surtout pour obtenir le consentement de Louis XIV au projet de voyage en Italie. Il est à remarquer que le *Diario* d'Ubilla se tait sur la part prise par ce Français aux affaires de l'Espagne, et ne prononce même son nom que par hasard.

2. Le second *à* est en interligne.

3. Tome VIII, p. 215-218, etc. C'est en juillet 1701 qu'un premier mémoire sur ce sujet fut envoyé à Versailles; il existe au Dépôt des affaires étrangères (vol. *Espagne* 91, fol. 44-79), ainsi que le rapport (vol. 89, fol. 220-232). L'arrivée du mémoire espagnol fit grand bruit (*Journal de Dangeau*, tome VIII, p. 160; *Gazette d'Amsterdam*, n° LXIV); Louis XIV déclara qu'il approuvait son petit-fils d'aller repousser l'invasion allemande, mais qu'il était nécessaire de remettre ce voyage à l'année suivante (*Mémoires de Louville*, tome I, p. 191-192 et 196-197, lettre du 7 août, dont l'original appartient à M. le duc de la Trémoïlle), et, ces instances concordant avec l'avis du Conseil d'Espagne, Philippe V résolut de ne s'embarquer qu'au mois de mars suivant (*Dangeau*, p. 217). Voyez le *Diario* d'Ubilla, p. 361 et suivantes, et le livre de M. Alfred Baudrillart, *Philippe V et la cour de France*, tome I, p. 88 et suivantes. L'ambassadeur Marcin et la princesse des Ursins appuyèrent Louville et le valet intime la Roche (voyez notre tome VIII, p. 183, note 3, et le tome IX, Appendice, p. 393 et 408) pour triompher de l'opposition du cardinal Portocarrero et des principaux conseillers espagnols.

4. Très paradoxal, on le voit soutenir contre Torcy (lettre du 17 juillet 1702) que le vrai centre de la monarchie espagnole est à Milan et en Italie, non à Madrid.

5. Sa maxime était de ne rien faire à demi : voyez ses *Mémoires secrets*, tome I, p. 140 et suivantes, et son portrait dans le tome I de *Philippe V et la cour de France*, p. 131-132 On se rappelle que, dans l'affaire de la saccade du vicaire (tome VIII, p. 584 et suivantes), dès ses débuts à la cour d'Espagne, il avait rencontré opposition, défiance et inimitié, mais s'était promis de n'en tenir aucun compte et d'aller toujours droit dans la voie où lui semblerait être l'intérêt de son maître. Il se maintiendra ainsi, mais non sans peine, jusqu'en 1703.

des pensées et des raisons le jetoient quelquefois exposoit ce feu à des indiscrétions. Il en commit en rendant compte au Roi des affaires d'Espagne, et du desir et des raisons du roi d'Espagne pour aller en Italie. Il s'échappa sur l'état de l'Espagne, sur les Espagnols, et sur quelques personnages considérables[1]. Chargé de rendre compte du mariage du roi d'Espagne, il ne put taire ce qui s'y étoit passé, de l'incartade des dames espagnoles au souper du jour des noces, des pleurs et de l'enfance de la reine, qui, cette nuit-là, ne voulut jamais coucher avec le roi et ne parloit que de s'en retourner en Piémont, enfin de tout[2] ce que j'ai raconté sur ces noces[3]. Outre qu'il devoit ce compte au Roi, inutilement lui auroit-il voulu cacher une aventure si publique au souper, et le reste connu de tout l'intérieur du palais, en particulier de Mme des Ursins et de Marcin, qui n'auroient osé n'en pas écrire[4]; mais Louville parloit au Roi en présence de Mme de Maintenon, qui de plus savoit par le Roi ce qu'il apprenoit de Louville dans son cabinet tête à tête[5]. Louville étoit créa-

1. C'est grâce à ces indiscrétions, comme on l'a pu constater dans les tomes VIII, p. 526-528, et IX, p. 106, 107, etc., que notre auteur fut initié à tant de détails de la cour espagnole et des événements qui s'y étaient succédé depuis 1699; on le verra ci-après, p. 451-452, traité comme un confident très sûr par Louville, et il le mettra encore à contribution lorsqu'il reviendra en 1703, rapportant, avec sa correspondance particulière, bon nombre de pièces précieuses du cabinet de son maître, qui remplissent le volume appartenant aujourd'hui à M. le duc de la Trémoïlle, tandis que la correspondance avec les Beauvillier et avec Torcy, lettres et minutes, en quatre gros volumes, appartient à Mgr d'Hulst, héritier actuel de Louville. Mgr d'Hulst a daigné les mettre à notre disposition; j'en donne quelques pièces à l'appendice n° I.

2. *Tout* a été ajouté en interligne. — 3. Tome IX, p. 306-307.

4. Ils s'en étaient cependant référés, ou à peu près, au rapport verbal que Louville devait faire de leur part.

5. C'est chez Mme de Maintenon que Louville, arrivant le 12 novembre de Figuières, avait fait son premier rapport au Roi (notre tome IX, p. 107, note 2, et p. 306). De son côté, M. de Torcy accoutuma le Conseil à ne rien décider touchant les affaires d'Espagne sans avoir l'avis du marquis.

ture du duc de Beauvillier, ami intime de Torcy[1], et très bien avec le duc de Chevreuse, et il se donnoit pour tel[2] dans le compte qu'il rendoit et les questions que le Roi lui fit, entre quantité[3] d'affaires, de choses et de détails particuliers, inconnus la plupart, les autres seulement par leur superficie[4] au duc d'Harcourt, qui, sitôt après l'arrivée à Madrid, et si longtemps, avoit été à la mort, et fort longtemps après encore à se remettre à la Zarzuela, éloigné du bruit de la cour et de l'embarras des affaires[5]. Tout cela[6] aliéna Mme la duchesse de Bourgogne, qu'on entêta[7] que Louville[8] avoit rendu de mauvais services à la reine sa sœur. Plusieurs de ses dames, ennemies de M. de Beauvillier par des intrigues de cour, ou pour plaire à Mme de Maintenon, firent et excitèrent encore plus de bruit contre Louville[9], et tous les amis de M. d'Harcourt firent *chorus*[10]. On a vu en leur lieu[11] la haine de Mme de Maintenon pour les ducs de Chevreuse et de Beauvillier, d'autant plus grande que, sur le point de les chasser, elle s'étoit trouvée

1. Tomes VIII, p. 215-216, et IX, p. 307.
2. Ici, un point au manuscrit. — 3. *Quantité* surcharge *une pa*[*rtie*].
4. Seulement connus en superficie.
5. Tome VIII, p. 217 et 227. Dans le tome suivant, p. 316, 398, etc., nous avons vu le duc céder définitivement la place à Marcin, revenir en France, et rentrer à la cour.
6. Après *cela*, il a biffé *luy*.
7. Le Supplément du *Dictionnaire de Littré* ne signale de pareils emplois que pour le participe ou le passif d'ENTÊTER. Voyez ci-dessus, p. 5.
8. Ayant d'abord écrit l'abréviation de *que* et *il*, il a surchargé *il* en *Louville*, à la fin de la ligne, puis l'a biffé là et récrit en interligne, au commencement de la ligne suivante.
9. Voyez les *Mémoires de Noailles*, p. 128, et ceux de *Louville* lui-même, d'après sa correspondance, tome I, p. 328-350, l'article de M. Alfred Baudrillart sur Mme de Maintenon, dans la *Revue des Questions historiques*, année 1890, tome I, p. 103-104, son livre sur *Philippe V*, tome I, p. 132-133, etc.
10. « Mot latin qui n'a d'usage qu'en cette phrase : *faire chorus*, en parlant de plusieurs personnes qui chantent ensemble à table, et ordinairement le verre à la main » (*Académie*, 1718).
11. Tome IV, p. 70-71, et tome V, p. 144-165, année 1698.

impuissante, et ces deux seigneurs peu à peu[1] revenus, eux et leurs femmes[2], mieux et plus familièrement que jamais auprès du Roi. On a vu encore[3] l'affection que Mme de Maintenon portoit à M. d'Harcourt, et combien elle l'avoit servi, et on [en] a vu aussi l'impure mais[4] puissante source[5], et combien il en avoit su profiter. Ce délié courtisan comptoit bien en tirer un plus grand parti. Sa santé, moins que ses vues, lui avoit fait demander son congé et presser son retour[6]; sa réception les avoit confirmées[7] : il s'agissoit de ne pas laisser refroidir de si favorables dispositions. Mme de Maintenon le conduisoit par la main. Sous prétexte des affaires d'Espagne elle lui procuroit des entretiens fréquents avec le Roi, et, comme les affaires d'Espagne influoient sur toutes les autres, Harcourt, par son conseil, passoit avec[8] le Roi des unes aux autres, et, par cet appui, en étoit écouté. Si Beauvillier et Torcy étoient dans sa disgrâce, il s'en falloit peu que le Chancelier ne se trouvât au même point[9]. On a vu[10] qu'après leur grande liaison il lui étoit devenu pesant aux finances, et que le desir qu'elle eut d'y avoir un contrôleur général tout à elle avoit, plus que toute autre raison, poussé Pontchartrain à la place de chancelier, qu'il desiroit lui-même infiniment, et pour la grandeur de la charge, et pour se défaire des finances, qu'il abhorroit.

Brillante situation d'Harcourt, qui lui fait espérer d'être ministre.

1. Le second *peu* est ajouté en interligne.
2. Il a écrit, par mégarde, *leurs*, au pluriel, et *femme*, au singulier.
3. En 1700 : tome VII, p. 289-290.
4. *Mais* surcharge *sou[rce]*, et, à la ligne suivante, *il* surcharge *ce s^gr^*.
5. Les anciennes relations, prétendues galantes, de son père le marquis de Beuvron avec Mme Scarron.
6. Voyez, dans notre tome IX, appendice IV, p. 349, la lettre de Louville en date du 29 août 1701. A défaut du bâton de maréchal, Harcourt revenait avec le titre de duc.
7. Tome IX, p. 28 et 316.
8. La première lettre d'*avec* surcharge *d[es]*.
9. Celui-ci, d'autre part, n'était en communauté d'idées ni avec Beauvillier, ni avec Torcy : ci-après, p. 30.
10. En 1699 : tome VI, p. 282, 286-292, 297 et 299.

La cessation d'occasion de mécontentement avoit d'autant moins ramené Mme de Maintenon à lui, qu'il ne s'étoit jamais soucié de s'en rapprocher, et que son mépris marqué pour son successeur aux finances, et pour toutes les opérations qu'il y faisoit, avoit formé un éloignement entre eux qui fomenta l'ancien levain de Mme de Maintenon, protectrice déclarée de Chamillart. De cette sorte, de quatre ministres qui formoient le conseil d'État[1], elle n'en avoit qu'un à elle : elle vouloit donc y faire entrer Harcourt, accoutumer le Roi à lui, et l'y disposer par ces conversations fréquentes, qui se tournoient en consultations[2]. Elle l'avoit lié avec M. du Maine et avec les plus accrédités valets du Roi de sa dépendance, et surtout avec Chamillart. Lui, de son côté, avoit gagné, à force de souplesses et de respects bien ménagés, la roguerie sauvage de M. de la Rochefoucauld[3], qui, envieux-né de tous et de tout, haïssoit MM. de Chevreuse et de Beauvillier sans savoir pourquoi[4]. Harcourt avoit gagné le peu de gens que leurs privances approchoient du Roi, et s'en étoit rendu ainsi tous les accès favorables. Le grand vol qu'on lui voyoit prendre, et que nul autre homme de qualité n'avoit pu jusqu'alors atteindre[5], lui frayoit le chemin à toutes ces unions[6], et il devenoit d'un air distingué d'être en liaison avec lui : il n'en faut pas tant dans les cours pour avoir à en choisir. Telle étoit la position de M. d'Harcourt à Versailles[7]. La sienne à Madrid

Position brillante d'Harcourt

1. Beauvillier, Pontchartrain, Torcy, Chamillart.

2. Les premières lettres d'*en cosultations*, ainsi écrit par mégarde, en surchargent d'autres illisibles.

3. Nous en avons eu un exemple lors de la venue de Portland en France : tome V, p. 69-70.

4. Tomes IV, p. 93, et V, p. 156. Il dira plus tard que ce duc, « envieux-né jusque d'une cure de village, » fut des plus ardents à clabauder contre Beauvillier et Chamillart en 1708.

5. *Atteidre*, avec une lettre en moins, dans le manuscrit.

6. *Unions* est écrit en interligne, au-dessus de *liaisons*, biffé.

7. La correspondance confirme tout cela : ci-après, p. 443 et suivantes.

n'étoit pas moins riante. De Saint-Jean-de-Luz à Madrid[1], et dans le peu qu'il y fut en santé, le roi d'Espagne l'avoit fort goûté[2]. Un peu avant le départ, il lui avoit confié son desir d'aller en Italie, il l'avoit prié de le servir auprès du Roi son grand-père sur ce dessein, enfin il l'avoit pressé d'y venir lui mettre les armes à la main, et de le conduire pendant la campagne. Non content d'une ouverture si flatteuse, il lui avoit écrit plusieurs fois depuis les mêmes choses, et avec le plus grand empressement de l'avoir avec lui à l'armée et de s'y gouverner par ses conseils, et il le demandoit au Roi[3]. Tant de faveurs et de brillante fortune passoit les bornes, non de l'ambition d'Harcourt, qui étoit sans bornes, mais de la route qu'il s'étoit destinée. Rien de plus contradictoire que d'entrer ici dans le Conseil, et d'être celui du roi d'Espagne à l'armée d'Italie commandée sous lui par MM. de Villeroy[4] et de Vaudémont, dont il connoissoit le crédit et les appuis[5]. Ce fut donc un embarras d'autant plus grand pour Harcourt, qu'il se vouloit ménager l'Espagne pour ressource, si les obstacles pour entrer dans[6] le Conseil se trouvoient trop forts. En ce cas son projet étoit de retourner en Espagne quand Philippe V y seroit de retour, et

en Espagne. Son embarras entre les deux. [Add. S^tS. 416]

1. Dans le voyage de 1701 : tome VII, p. 333, et tome VIII, p. 59-62, 103, 104, etc.

2. Voyez son éloge par Louville lui-même, dans la lettre du 29 août 1701 : tome IX, p. 380.

3. Le duc comptait déjà remplacer Catinat : tome IX, *ibidem.*

4. *Villeroy* surcharge *Vendosme.*

5. « Aussitôt que Louis eut appris la déconvenue de Villeroy, il manda M. d'Harcourt, qui s'était rendu dans ses terres de Normandie, et lui offrit le commandement de l'armée; mais, ce duc s'étant excusé pour des raisons de santé que les malins nommèrent *la maladie du portefeuille*, autrement l'envie d'occuper la place de M. Chamillart, le choix du Roi désigna le duc de Vendôme à son refus : ce qui était un vrai triomphe du parti Torcy contre la cabale. » (*Mémoires de Louville*, tome I, p. 211, d'après une lettre de la duchesse de Beauvillier en date du 26 février, qui fait partie du recueil de Mgr d'Hulst.)

6. La première lettre de *dans* corrige *au.*

de prendre de là un vol nouveau et des forces nouvelles pour forcer, à son retour ici, la porte du Conseil. Il ne se falloit donc pas montrer contraire au voyage d'Italie, pour ne pas perdre la confiance du roi d'Espagne et la ressource qu'il méditoit; mais, étant[1] si à portée d'arriver dès lors au comble de ses desirs, il avoit surtout à se garder d'une absence si étrangement à contre-temps, et, engagé comme il se trouvoit à ne pas quitter la personne du roi d'Espagne en Italie, il falloit, sur toutes choses, lui rompre ce voyage, et encore plus le rompre avec assez d'adresse pour qu'il n'en pût pas être accusé, ou du moins convaincu. Ce n'étoit pas une conduite aisée, surtout vis-à-vis d'un homme aussi avisé, aussi pénétrant que Louville, convaincu de l'importance de faire faire ce voyage et chargé de le persuader à notre cour, ardent d'ailleurs, et fortement appuyé du duc de Beauvillier, de Torcy, et du Chancelier, qu'il avoit gagné par ses raisons, quoi[que] mal avec M. de Beauvillier et très enclin aux avis contraires aux siens[2].

Caractère d'Harcourt.

Harcourt[3], avec les manières les plus polies, les plus affables, les plus engageantes, les plus ouvertes, étoit l'homme du monde le plus haut, le plus indifférent excepté à sa fortune, le plus méprisant avec toutefois le bon esprit de consulter, soit pour gagner des gens, soit pour faire

1. *Estant* est écrit en interligne.

2. Le pluriel a été ajouté après coup à *au* et à *sien*. — Voyez ci-dessus, p. 27-28.

3. Comparez le portrait qui va suivre avec celui que nous avons déjà eu au tome VII, p. 289-290, et avec celui qui viendra en 1703 (tome III de 1873, p. 391-393). Les recueils de *Caractères* des années 1702 et suivantes ne disent presque rien de lui, sauf le texte inédit du Musée britannique (ms. Addit. 29 507, fol. 25), qui s'exprime ainsi, en 1703 : « Le duc d'Harcourt s'est rendu fameux par ses négociations à la cour d'Espagne et le testament du feu roi catholique, dont on veut qu'il soit le principal instrument. C'est un homme de moyenne taille, et d'un esprif vif et pénétrant, admirable pour les négociations et pour le cabinet. On croit qu'il ne sera pas longtemps sans se ressentir de l'estime que son maître a pour lui. »

sien ce qu'il en tiroit de bon. Il avoit beaucoup d'esprit, juste, étendu, aisé à se retourner et à prendre toutes sortes de formes, surtout séduisant, avec beaucoup de grâces dans l'esprit. Sa conversation la plus ordinaire étoit charmante; personne n'étoit de meilleure compagnie : ployant, doux, accessible, facile à se faire tout à tous; et par là s'étoit fait extrêmement aimer partout et s'étoit fait une réputation. Il parloit d'affaires avec une facilité et une éloquence naturelle et simple[1]. Les expressions, qui entraînoient, couloient de source; la force et la noblesse les accompagnoient toujours. Il ne falloit pas toutefois s'y fier, si les affaires étoient mêlées avec ses vues : il ne souffroit pas patiemment ce qui les contredisoit. Le sophisme le plus entrelacé[2] et le mieux poussé lui étoit familier; il savoit y donner un air simple et vrai, et jeter force poudre aux yeux par des interrogations hardies, et quelquefois par des disparades, quand il en avoit besoin. L'écorce[3] du bien public et de la probité qu'il montroit avec assez de délicatesse pour persuader, sans avoir l'air de s'en parer, n'avoit rien qui le pût contraindre : jamais elle ne lui passa l'épiderme. Il avoit l'art d'éviter d'y être pris; mais, s'il lui arrivoit de se prendre dans le bourbier, une plaisanterie venoit au secours, un conte, une hauteur[4] : en un mot, il payoit d'effronterie, et ne se détournoit pas de son chemin. Il marioit merveilleusement l'air, le langage et les manières de la cour et du grand monde avec le propos, les façons et la liberté militaire, qui l'une à l'autre se donnoient du prix; droit et franc, quand rien ne l'en détournoit; au moindre besoin, la fausseté même, et la plus profonde, et toujours plein de vues pour soi, et de desseins personnels; naturellement gai, d'un travail facile, et jamais incommode par inquiétude, ni à

1. *Naturelle* est au singulier, et *simples* au pluriel.
2. Emploi du verbe *entrelacer* qui n'a pas été relevé par Littré. Saint-Simon a écrit : *entrelassé*.
3. *L'écorce* a été biffé une première fois, et récrit en interligne.
4. *Une hauteur* a été ajouté après coup, en interligne.

la guerre, ni dans le cabinet, jamais impatient[1], jamais important, jamais affairé, toujours occupé, et toujours ne paroissant rien à faire[2]; sans nul secours domestique pour le dehors et pour sa fortune : en tout, un homme très capable, très lumineux, très sensé, un bel esprit, net, vaste, judicieux, mais avare, intéressé, rapportant tout à soi, fidèle uniquement à soi, d'une probité beaucoup plus qu'équivoque[3], et radicalement corrompu par l'ambition la plus effrénée. Il étoit l'homme de la cour le plus propre à devenir le principal personnage, le plus adroit en détours, le plus fertile[4] en souterrains et en *manéges*[5], que le liant de son esprit entretenoit avec un grand art, soutenu par une suite continuelle en tout ce qu'il se proposoit. Il avoit eu l'habileté de persuader au Roi qu'il étoit l'homme le plus instruit de l'Espagne, et le seul qui en connût les affaires et les personnages à fonds[6]. Il étoit pourtant vrai que, fort délaissé, fort suspect et fort éloigné de tout à sa première ambassade jusqu'au moment

1. Ces deux mots ont été ajoutés en interligne.

2. Ne paraissant avoir rien à faire, ou ne laissant pas paraître qu'il eût rien à faire.

3. C'est ce que Mme de Maintenon appelait sa « vertu romaine » (tome VII, p. 342, note 4). Dans les conseils à Philippe V, Louis XIV l'avait recommandé comme aussi habile qu'honnête : voyez ses *Œuvres*, tome II, p. 463.

4. *Fertile* surcharge un second *adroit*.

5. Il a déjà parlé de ces « manèges » et de ces « souterrains » en 1696 : tome III, p. 226.

6. C'est sans doute avec cette intention qu'il écrivit à Mme des Ursins, le 3 février 1702, une lettre qui a été publiée par Hippeau dans les *Mémoires de l'Académie de Caen*, année 1862, p. 402-403, lettre toute flatteuse, en même temps que pleine de conseils sur la conduite à tenir vis-à-vis de la reine et sur la nécessité de donner au roi plus de confiance en lui-même; mais Louville avait-il été réellement séduit, lorsque, en août 1701, il écrivait ceci (lettre donnée dans notre tome IX, appendice IV, p. 350) : « Il faut convenir que cet homme-là a de très grands talents, un esprit excellent pour les affaires, et qu'il est propre à bien des choses, sans compter la guerre, où je suppose qu'il excelle comme tout le monde le dit » ?

que la reine[1] voulut traiter avec lui, ou peut-être l'amuser et le tromper par l'Amirante, et qu'ayant eu défense d'écouter rien de cette part, le dépit qu'il eut[2] le fit retirer à la campagne, à tirer des lapins, jusqu'à son rappel lorsqu'on voulut faire déclarer le traité de partage à Charles II, et n'y pas exposer la personne et le caractère de l'ambassadeur[3]. M. d'Harcourt n'avoit donc pu revenir de cette première ambassade bien instruit et au fait des choses d'Espagne, et, à sa seconde, à peine fut-il arrivé à Madrid, qu'il tomba dans cette grande maladie qui dura en grand danger, ou à se rétablir à la Zarzuela, loin de la cour et des affaires, jusqu'au départ du roi d'Espagne pour la Catalogne, et au sien pour revenir[4]. Ce n'étoit donc pas pour être fort instruit, et néanmoins il persuada au Roi tout ce qu'il voulut là-dessus, parce qu'il convenoit aux vues de Mme de Maintenon sur lui que le Roi le crût tel qu'il se vantoit à lui d'être. Dans cette opinion, le Roi en peine de[5] se déterminer sur le voyage du roi d'Espagne en Italie entre Louville et le duc d'Harcourt, qui l'en dissuadoit de toutes ses forces, chacun soutenu de ses appuis, on vit avec surprise un phénomène nouveau à la cour[6] : le Roi ordonna à ses ministres, c'est-à-dire au duc de Beauvillier, à Torcy et à Chamillart, de s'assembler chez le Chancelier, et au duc d'Harcourt de s'y trouver pour y débattre le pour et le contre de ce voyage d'Italie, et lui faire le rapport des avis[7]. Jamais

Conférence très singulière.

1. La seconde femme de Charles II.
2. Ce verbe est écrit en interligne, au-dessus d'un premier *eut*, biffé.
3. Tome VII, p. 125-126 et 246.
4. Ci-dessus, p. 26.
5. *De* est en interligne, au-dessus d'un premier *de*, biffé.
6. C'est le mardi 10 janvier que se produisit ce « phénomène. »
7. *Journal de Dangeau*, p. 290 : « Il y eut hier, après dîner, une conférence chez M. le Chancelier, où se trouvèrent les quatre ministres, le duc d'Harcourt et M. de Pontchartrain[a]. Le Roi, étant au Conseil dimanche, ordonna cette conférence-là, que M. Chamillart avoit deman-

[a] Saint-Simon oublie celui-ci, qui cependant n'était pas ministre.

une pareille assemblée de ministres hors du Conseil et de la présence du Roi; beaucoup moins personne admis à délibérer avec eux, et, ce qui étoit de plus surprenant, un seigneur que sa qualité de seigneur en excluoit plus constamment et plus radicalement que nul autre. Aussi une telle distinction apporta-t-elle une extrême considération à Harcourt, et le fit-elle regarder comme celui qui avoit levé le charme, et qui étoit tout contre[1] d'entrer dans le Conseil[2]. Louville, avec Mme de Maintenon contraire, n'étoit pas bastant[3] pour être de la conférence; Beauvillier et Torcy étoient pleins et persuadés de ses raisons : il ne fut pas seulement question de l'y admettre.

Raisons pour et contre le voyage.

En faveur du voyage, on alléguoit l'indécence de l'oisiveté d'un prince de l'âge et de la santé du roi d'Espagne[4],

dée. Dans la conférence chez le Chancelier, M. de Chamillart se mit au-dessous du duc d'Harcourt, et la conférence fut longue et roula fort sur le commerce. » Saint-Simon se trompe donc sur l'objet de la réunion.

1. « Locution qui ne paraît pas devoir être imitée, » dit le *Dictionnaire de Littré*. Elle n'est point dans *l'Académie* de 1718.

2. En annonçant qu'il a de fréquentes conférences avec le Roi et a assisté au conseil tenu chez le Chancelier, la *Gazette de Rotterdam* (n° 4, de Paris, 20 janvier) dit qu'il pourrait bien être fait ministre. La *Gazette d'Amsterdam*, dans son n° VI, annonce, non seulement qu'il sera fait maréchal et commandera en Italie, mais que, lors des conférences tenues chez le Chancelier, par M. de Beauvillier et les secrétaires d'État, il « a présenté un mémoire touchant l'état des affaires d'Espagne, avec ses considérations sur la guerre. »

3. Adjectif déjà rencontré dans notre tome II, p. 158.

4. Aux objections venant de Versailles Mme des Ursins répondait que c'était la seule perspective qui pût réveiller la sensibilité de son roi : « Trop froid dans tout le reste, je l'ai vu toujours tout de feu pour ce voyage. Quand il n'espérera plus, je suis persuadée qu'il sera au désespoir. » (Lettre du 9 janvier 1702, à Torcy.) Le même jour, Philippe écrivait à Mme de Maintenon cette lettre, aujourd'hui conservée dans la collection Morrison (*Catalogue*, tome V, p. 152) : « Je vous prie, Madame, de confirmer le Roi mon grand-père dans la résolution de m'accorder son consentement pour passer en Italie. J'espère cela de l'amitié que vous m'avez toujours témoignée, et dont je vous demande cette marque. L'envie que j'ai de faire ce voyage augmente tous les jours, et, depuis qu'on l'a publiée, j'y trouve ma gloire intéressée. Je

tandis que toute l'Europe s'armoit pour lui ôter ou lui conserver ses couronnes; le peu de prétexte qu'on pouvoit prendre de la nécessité de veiller lui-même au gouvernement de ses États, et son peu d'expérience et de connoissance; l'influence fâcheuse qu'en recevroit sa réputation, et le respect de sa personne dans tous les temps; le plein repos où on devoit être sur la fidélité de l'Espagne et des ministres qui gouverneroient en son absence, et sur lesquels tout portoit, même en sa présence, dans la jeunesse de son âge et la nouveauté de son arrivée; l'importance de l'éloigner de bonne heure de l'air de fainéantise et de paresse des trois derniers rois d'Espagne, qui n'étoient jamais sortis de la banlieue de Madrid, et s'en étoient si mal trouvés; l'approcher au contraire de l'activité de Charles V[1], et le former de bonne heure par le spectacle des différents pays, des divers génies des nations à qui il avoit à commander, et par l'apprentissage de la guerre et de ses différentes parties, dont il auroit à entendre parler et à décider toute sa vie; enfin, l'exemple de tous les rois dont aucun, excepté ces trois derniers d'Espagne, ne s'étoit dispensé d'aller à la guerre : sur quoi celui du Roi n'étoit pas oublié. On ajoutoit[2] la nécessité de montrer à Milan, et surtout à Naples, avec ce qu'il venoit d'y arriver[3], un[4] jeune roi, dont ils n'avoient vu aucun depuis Charles V, et un roi qui commençoit une lignée nouvelle, dont la présence lui attacheroit de plus en plus ces différents États par le soin qu'il prendroit à leur plaire, et par quelques bienfaits répandus à propos qui sortiroient, et sur les lieux, immédiatement de sa main[5]. A ces raisons on opposoit le danger d'aban-

me porte fort bien, et je serai dans peu de jours en état de sortir et d'agir à l'ordinaire. Je vous prie, Madame, d'être bien persuadée de l'estime et de l'amitié que j'ai pour vous. PHILIPPE. »

1. Celui-ci n'était allé en Italie que malgré son Conseil.

2. *On* et les premières lettres d'*ajoustoit* surchargent d'autres lettres.

3. La conspiration de septembre 1701. — 4. *Une*, dans le manuscrit.

5. Ces considérations et les objections qui vont suivre se retrouvent

donner l'Espagne presque aussitôt que le roi s'y étoit montré; l'embarras et le danger de sa personne dans

dans une lettre que le cardinal de Janson écrivait de Rome, le 23 août 1701, à M. de Torcy, et que feu M. Hippeau a publiée, parmi d'autres papiers du duc d'Harcourt, dans les *Mémoires de l'Académie de Caen*, 1862, p. 466-467. En voici le texte : « J'admire comme vous, Monsieur, la généreuse résolution du roi d'Espagne de vouloir lui-même venir se mettre à la tête de son armée et de celle du Roi pour défendre ses États d'Italie, et, pour répondre à l'honneur que vous me faites, et à votre confiance en me demandant mon sentiment sur cela, je prendrai la liberté de vous dire que S. M. C. ne pouvoit rien faire de plus glorieux ni de plus utile pour chasser les Allemands d'Italie, affermir la fidélité de ses sujets, dissiper toute la malignité des malintentionnés dans le *Milanois* et dans le royaume de Naples, et établir dans tous ses États une réputation exemplaire, et donner à tous ses sujets une joie sensible de voir leur souverain, ce qui ne leur est pas arrivé depuis Charles-Quint. Il y a sur cela quelques réflexions à faire : la première est d'exposer ce prince aux périls d'une guerre où, apparemment, on sera obligé de donner quelque bataille; et si les Impériaux s'établissent en quartier d'hiver en Italie, il seroit obligé d'y rester quelque temps, ou de retourner en Espagne sans avoir la gloire d'en chasser les ennemis. La seconde, c'est la dépense extraordinaire qu'il sera obligé de faire et à l'armée et à visiter ses États, où il faudra qu'il répande beaucoup d'argent; car il ne pourroit pas se dispenser d'aller à Naples et en Sicile. Et, en dernier lieu, je ne sais si une longue absence d'Espagne lui convient dans les conjonctures présentes. Je sais bien que rien ne seroit plus capable de l'autoriser, et à présent, et pour le reste de son règne, auprès de ses peuples et des grands de son royaume; mais il y a à considérer si le Conseil qu'il laissera à Madrid fera assez autorité en son absence : j'apprends qu'il y a beaucoup de mécontents du gouvernement présent, qui pourroient se prévaloir de l'éloignement de leur roi; mais, comme je ne vois pas cela de près, il seroit difficile que je pusse en bien juger. Cependant je suis persuadé qu'à l'égard de l'Italie, sa présence pour quelques mois y feroit un effet merveilleux, et ôteroit aux Impériaux toute espérance de révolution et de pouvoir s'y établir, et donneroit une consolation à tous ses peuples. LE CARDINAL DE JANSON-FORBIN. » — Parmi les lettres de Louis XIV à son petit-fils que la Beaumelle a publiées dans le tome VI des *Mémoires de Mme de Maintenon*, éd. 1789, p. 263-288, et dont les originaux font partie du volume de la correspondance de Louville possédé par M. le duc de la Trémoïlle, celle du 7 août 1701 fait connaître que ces sentiments étaient aussi ceux du Roi bien avant l'arrivée de Louville. « L'Archiduc ne vient point en Italie, disait-il. J'avoue que la pensée que vous aviez me fait un sensible plaisir. Elle

l'armée d'Italie; enfin[1], le peu d'argent à employer à des dépenses plus indispensables qu'à une pompe de voyage et de campagne, qui ne se pouvoit éviter en les faisant faire au roi d'Espagne, et qui coûteroit infiniment[2]. Louville ne demeuroit pas court à ces objections[3] : il répon-

est digne de votre sang, et je souhaiterois que l'état de vos affaires et la saison vous eussent permis de l'exécuter; mais il ne faut pas y songer pour cette année. Non seulement je consentirai que vous passiez au printemps en Italie, si la guerre dure encore, mais, dès à présent, je vous le conseille indépendamment de ce que l'Archiduc ou le roi des Romains pourront faire. Rien ne vous donnera plus de réputation et de gloire dans le monde, particulièrement dans vos royaumes. Gardez le secret de cette résolution, si vous voulez qu'elle réussisse quand vous l'exécuterez. Vous gagnerez le cœur de vos sujets, vos ennemis seront forcés à vous estimer et à vous craindre. Que je serai heureux quand je vous verrai dans ce haut point de gloire où j'espère que votre courage vous élèvera! Je vous aimerai mille fois davantage, et, mon estime se fortifiant, ma tendresse augmentera en vous voyant tel que je vous desire, et que je me persuade que vous serez. » Dans les lettres suivantes, des 21 août et 8 octobre, il renouvelle son approbation. Torcy, « enlevé » de cette idée, avait envoyé son *voto* à Louville dès le 7 août.

1. *Enfin* est ajouté en marge.

2. L'Espagne ne comptait que sur Louis XIV pour l'argent et pour les troupes ou les vaisseaux; aussi écrivait-il à M. de Marcin, le 30 octobre (Baudrillart, *Philippe V*, tome I, p. 89) : « Je soutiens de tous côtés les frais de la guerre, et, bien loin d'être aidé par l'Espagne à défendre ses propres États, je trouve des contradictions de sa part dans tout ce que je veux faire de plus avantageux pour elle. Si le zèle de mes sujets n'a point de bornes, ils en trouveront enfin aux moyens de m'assister.... »

3. « Le cardinal, le président de Castille, les principaux conseillers d'État ne cessaient d'écrire à Philippe pour le détourner de son projet, ou, tout au moins, pour le déterminer à revenir à Madrid en attendant le jour de l'exécuter. Le duc d'Harcourt appuyait auprès de Louis XIV les vues de Portocarrero[a]; Marcin, Louville, la princesse des Ursins étaient, au contraire, les partisans les plus fermes de l'expédition.... » (Baudrillart, *Philippe V*, tome I, p. 91.) Même division à Versailles. Dangeau dit, à la date du 17 décembre (p. 261) : « On agite fort la question s'il est à propos pour le bien des affaires que le roi d'Espagne passe ce printemps en Italie pour se mettre à la tête des armées. Les avis sont partagés, et il y a beaucoup de bonnes raisons de part et d'autre. »

[a] Trois mémoires de lui, dans ce sens, se trouvent au Dépôt des affaires étrangères, vol. *Espagne* 94, 98 et 108.

doit à la première que, loin qu'il y eût du danger de tirer Philippe V de Madrid, la gloire de l'occasion en plairoit à toute l'Espagne; que, dans ce commencement d'arrivée et d'engouement, il y falloit accoutumer les seigneurs, qui, dans d'autres temps, ne seroient pas si maniables à ce qu'ils regarderoient comme une nouveauté, et qu'il n'étoit que très bon de faire éprouver à Madrid l'éclipse d'un soleil dont la présence le rendoit heureux et abondant, et dont le retour après, et la présence, y seroit bien plus goûtée et chérie; à la seconde objection, que la gloire, la réputation, le respect et l'attachement personnel s'acquéroient très principalement et très solidement par les travaux et les périls, lesquels étoient bien moindres pour les rois que pour les autres hommes, et qui souvent faisoient un heureux bruit à bon marché; enfin, sur la dépense, qu'il n'y en avoit aucune plus utile ni plus nécessaire que celle qui alloit à remplir des vues si principales; que la dépense même se pouvoit beaucoup modérer avec la plus grande bienséance, et qu'un jeune prince n'en étoit que plus aimé et plus estimé en retranchant les pompes, les fêtes et tout l'inutile pour ne pas fouler ses peuples, et employer ses finances à les protéger et à les défendre; qu'un voyage de guerre n'étoit pas celui d'un mariage ou d'une entrevue, et que le simple nécessaire, réduit à la juste mesure de la dignité d'un jeune roi qui ne va qu'en passant visiter ses nouveaux sujets pour se mettre à la tête de son armée et y faire ses premières armes, n'étoit pas si coûteux qu'on se le vouloit persuader. Ces raisons pour et contre, leurs subdivisions, leurs suites, leurs conséquences, c'est ce qui fut débattu chez le Chancelier[1].

1. Cette conférence, on l'a vu, n'avait pour objet que le commerce, certainement celui de la France avec l'Espagne. Dangeau l'affirme (ci-dessus, p. 33, note 7), et il est évident qu'une discussion purement politique n'aurait pu se faire sans le Roi. Au contraire, le dimanche 22 janvier, c'est en sa présence que la décision fut prise, et, cette fois, le duc d'Harcourt n'y était pas. Le *Journal* dit d'abord (p. 298, avec l'Addition n° 416) : « Outre le conseil d'État qu'il y eut le matin

Harcourt, à qui il étoit capital d'empêcher ce voyage, n'y oublia rien dans cette conférence, appuyé de Chamillart; les deux autres, d'un sentiment contraire, entraînèrent à demi le Chancelier, qui ne se soucioit plus de faire sa cour à Mme de Maintenon[1]. Il avoit toujours ménagé Monseigneur, et lui avoit fait tous les plaisirs qu'il avoit pu tandis qu'il avoit eu les finances. Harcourt, qui n'oublioit rien, commençoit à se lier avec les deux sœurs Lillebonne[2]. Il avoit entretenu Monseigneur; mais ce prince avoit donné des audiences à Louville, il aimoit le roi d'Espagne; tel qu'il étoit[3], il sentoit que son empressement d'aller en Italie étoit appuyé de bonnes raisons, et que sa gloire personnelle y étoit intéressée; il en avoit embrassé le sentiment, et l'appuyoit. Le compte qui fut rendu au Roi de la conférence ne lui apprit rien de nou-

comme à l'ordinaire, le Roi tint encore le même conseil l'après-dînée, et l'on croit qu'il s'y agita de décider si le roi d'Espagne passeroit en Italie, et la manière dont il y passeroit, si on prenoit cette résolution-là. On croit les avis partagés là-dessus, et que le duc d'Harcourt, dans les différentes conversations qu'il a eues avec le Roi et avec les ministres, insiste fort à empêcher ce voyage.... » Puis (p. 298-299) : « Nous apprîmes le soir, au coucher du Roi, qu'il avoit été résolu dans le Conseil que le roi d'Espagne passeroit en Italie ce printemps. Nous lui donnerons des vaisseaux qui le porteront droit à Naples; M. de Pontchartrain a déjà reçu l'ordre du Roi pour faire tenir ces vaisseaux-là prêts. Louville repartira incessamment pour aller à Barcelone porter cette nouvelle à S. M. C., qui souhaitoit passionnément que le Roi approuvât son dessein et lui donnât les moyens de l'exécuter. » La même nouvelle, en quelques lignes, est enregistrée dans les *Mémoires de Sourches*, p. 187. Par la correspondance de Louville on voit que la lutte fut très vive, et la victoire difficile à remporter sur la cabale de Chamillart et du duc d'Harcourt unis à Mme de Maintenon. D'Harcourt surtout « rassemblait le courtisan dans tous les coins » pour dire que c'était une résolution pitoyable, etc. De là serait venue la rancune de ces trois adversaires de Louville, rancune qui aboutit à lui faire quitter l'Espagne l'année suivante.

1. D'après le recueil de Lamberty (tome II, p. 2-4), M. de Torcy était presque seul en faveur du projet, avec le Roi et Monseigneur.

2. Les amies de Monseigneur : tome IX, p. 39-46.

3. Ce verbe est en interligne, au-dessus d'un premier *estoit*, biffé.

veau. Son goût, par son propre exemple, penchoit au voyage; Mme de Maintenon et Chamillart le retenoient en suspens. Dans ce même temps, le Roi, qui méditoit une grande promotion d'officiers généraux, eut envie de faire des maréchaux de France en même temps[1]. Il est certain qu'il en écrivit quatre de sa main auxquels il se vouloit borner, qui étoient Rosen, Huxelles, Tallard et Harcourt. Il[2] s'ouvroit alors de beaucoup de choses à Harcourt : il lui parla de la promotion d'officiers généraux, il lui fit sentir quelque chose de celle des maréchaux de France. Harcourt, qui mouroit de peur de l'être[3] parce qu'il sentoit bien qu'on l'enverroit servir, et qu'il ne vouloit pas s'éloigner sur le point qu'il se croyoit d'entrer dans le Conseil, dissuada le Roi d'en faire. Ce qui ne se comprend pas d'un homme d'autant d'esprit, c'est que sa vanité le porta à s'en vanter jusqu'au marquis d'Huxelles, à qui il en parla dans un coin de la galerie, peut-être en lui répondant sur ce que l'autre le sondoit pour hâter cette promotion. Huxelles, surpris et encore plus outré du propos d'Harcourt : « Mort....[4] ! lui dit-il, si vous n'étiez pas duc, vous vous en seriez bien gardé; » et lui tourna le dos en furie[5]. Pendant tous ces manèges, Harcourt, avec le meilleur visage du monde, se plaignoit de coliques la nuit, d'insomnies, et de toutes sortes de maux qui ne pa-

Harcourt arrête la promotion des maréchaux de France. Son imprudence. Il se perd auprès du roi d'Espagne, et se ferme après le Conseil.

1. Ce bruit courut en effet dans le public : *Gazette d'Amsterdam*, Extr. III et XII; *Gazette de Rotterdam*, n° 2; *Mémoires de Villars*, tome II, p. 12.

2. *Il* surcharge *on*, et l'élision *s'* corrige un *c*.

3. Nous avons vu (tome VII, p. 289, note 3, et p. 291, note) qu'un bruit persistant avait couru, dès 1700, de sa nomination à cette dignité.

4. *Mort de Dieu!* ou plutôt *Mort de ma vie!* Il a déjà supprimé la finale de « pardieu! » dans un autre récit : tome IV, p. 263. Argan jure, dans Molière (*Œuvres*, tome IX, p. 403), « par la mort non de diable! » Ces jurons n'ont jamais été admis dans le *Dictionnaire de l'Académie*.

5. Courtisan de Monseigneur et de la Choin, « sous un masque d'indifférence et de paresse, il brûloit d'envie d'être quelque chose, surtout d'être duc. » (Suite du tome III de 1873, p. 386.) Il sera compris, ainsi que les trois autres, dans la promotion de maréchaux en 1703.

roissoient point, pour se tenir une porte ouverte à refuser de servir et de s'éloigner; et, toujours porté par sa protectrice, avoit de fréquents entretiens avec le Roi, dans lesquels il frondoit toujours l'avis de ses ministres. La plupart de ces entretiens rouloient sur l'Espagne, ou sur la guerre. Cette opposition d'Harcourt revint souvent, par le Roi même, à Chamillart. Soit que les ducs de Beauvillier et de Chevreuse, ses amis particuliers, lui fissent faire des réflexions, soit qu'il en fît de lui-même, il ouvrit les yeux sur le risque personnel dont le menaçoit l'entrée d'Harcourt au Conseil. Il comprit que, parvenu à ce comble de ses desirs et n'ayant plus rien à craindre, il ne songeroit qu'à empiéter la principale autorité; qu'étant homme de guerre, et surtout de détail, ce seroit à ses dépens qu'il s'autoriseroit[1]; qu'il auroit peine à résister à un homme aussi entreprenant, qui partageoit au moins avec lui la faveur et l'appui de Mme de Maintenon, et qui, avant que de se voir dans le Conseil, ne craignoit pas de faire contre[2] aux ministres et à lui-même dans les entretiens qu'il avoit avec le Roi. Il pensa donc sérieusement à éviter ce péril, et à éloigner Harcourt en le faisant maréchal de France, et servir en cette qualité; mais, le Roi incertain par ce qu'Harcourt lui avoit représenté[3], on prétend qu'un événement fortuit acheva d'empêcher qu'il n'y eût des maréchaux de France; je dis *on prétend*, parce que, encore [que] j'aie eu alors tout lieu de croire l'anecdote que je vais raconter[4], je n'en suis pas assuré avec certitude[5]. Voici le fait. Mme la duchesse de Bourgogne, Mme la

1. Littré cite deux exemples, de Bossuet et de Fénelon, de *s'autoriser* pris au sens d'acquérir de l'autorité. Comparez ci-dessus, p. 36, note.

2. *Faire contre*, terme du jeu de la Bête, se dit lorsque, un des joueurs faisant jouer, un autre déclare qu'il joue aussi (*Académie*, 1718).

3. Membre de phrase formant une proposition absolue, où est sous-entendu le participe *étant*, comme ci-dessus, p. 30, ligne 5, et p. 33, ligne 17.

4. *Reaconter*, dans le manuscrit.

5. Il doit l'emprunter à l'abbé de Choisy, qui l'a racontée en ces termes (*Mémoires*, tome II, p. 34, janvier 1703) : « Le maréchal de

duchesse de Bourgogne et Tessé.

qui, par ses grâces, ses manières flatteuses et amusantes, et son attention de tous les instants à plaire au Roi et à Mme de Maintenon, s'étoit rendue familière avec eux jusqu'à usurper toutes sortes de libertés[1], remuant un soir les papiers du Roi sur sa petite table chez Mme de Maintenon, trouva cette liste des quatre maréchaux de France. En la lisant, les yeux lui rougirent : elle s'écria, en s'adressant au Roi, qu'il oublioit Tessé, qui en mourroit de douleur, et elle aussi. Elle se piquoit d'aimer Tessé parce qu'il avoit fait la paix de Savoie et son mariage, et elle s'apercevoit bien que, par cette raison, cela plaisoit au Roi. Il fut fâché cette fois qu'elle eût vu ce papier, et, soit qu'il eût déjà résolu[2] de ne point faire de maréchaux de France, ou qu'il fût buté alors à ne pas faire Tessé, il répondit avec émotion à la princesse qu'elle ne s'affligeroit pas, et qu'il n'en feroit aucun[3]. Cependant le roi

Tessé a été fait maréchal de France à peu près de la même manière que M. de Vivonne[a]. Le Roi travailloit chez Mme de Maintenon avec M. Chamillart, et faisoit la liste des maréchaux de France qu'il devoit déclarer le lendemain. Mme la duchesse de Bourgogne regardoit pardessus l'épaule, et vit que Tessé n'en étoit point. Elle sautoit et dansoit, rioit à son ordinaire; elle se mit tout à coup à pleurer. Le Roi en voulut avoir la raison. « Ah! Monsieur, lui dit-elle, vous déshonorez celui à qui je dois l'honneur d'être à vous, celui qui m'a faite « tout ce que je suis! » Le Roi parut fâché que son secret fût découvert, et, de colère, déchira la liste. Les maréchaux ne furent faits qu'un an après; au lieu de quatre, il y en eut dix, afin de donner place à Tessé. » Les *Mémoires de Villars*, tome II, p. 12, donnent quelque authenticité à cette anecdote, en disant ceci : « On ajoutoit que la Dauphine, pour laquelle le Roi et Mme de Maintenon avoient une amitié très vive, ne voyant pas dans ce nombre le comte de Tessé, son premier écuyer, avoit empêché la promotion. » Nous verrons, en 1703, que Tessé lui dut alors le bâton.

1. Voyez, en dernier lieu, notre tome IX, p. 59, et comparez les tomes IV de 1873, p. 169-170, V, p. 214, VIII, p. 55-57, et IX, p. 197.

2. La troisième lettre de *resolu* surcharge une *f*.

3. Tessé était alors enfermé dans Mantoue, ne pouvant que rarement écrire à Mme la duchesse de Bourgogne, encore plus rarement recevoir

[a] Vivonne avait eu le bâton grâce à la faveur de sa sœur.

d'Espagne écrivoit lettres sur lettres au Roi sur son voyage d'Italie[1]; le temps s'avançoit, il falloit se déterminer. Chamillart, tout doucement détaché d'Harcourt, cessa ses oppositions par rapport aux finances comme entrant dans les raisons du voyage et dans le goût que le Roi y montroit. Il fut résolu, et Louville dépêché pour en informer le roi d'Espagne[2]. Harcourt alors se sentit perdu avec lui, et sa ressource de retourner en Espagne, si besoin lui en étoit, évanouie. Il avoit tergiversé et s'étoit caché tant qu'il avoit pu sur ce voyage; mais la conférence chez le

Le voyage résolu, et Louville dépêché au roi d'Espagne.

des nouvelles de la cour; dans les lettres publiées par M. le comte de Rambuteau, on ne trouve aucune allusion à cette promotion manquée. Cependant elle fut encore annoncée, ou plutôt présentée comme prochaine, par la *Gazette de la Haye*, sous la date du 6 mars, et comme devant comprendre MM. d'Harcourt, d'Huxelles, de Tallard, de Tessé, d'Estrées, de Créquy, et le prince de Rohan, de la maison de Lorraine (*sic*).

1. Nous n'avons pas encore la série de lettres du roi d'Espagne que doit publier M. l'abbé Alfred Baudrillart, et dont il n'a donné que l'analyse ou de courts fragments dans le tome I de *Philippe V et la cour de France;* mais un certain nombre de lettres de Louis XIV ont été publiées autrefois par la Beaumelle, dans ses *Mémoires sur Mme de Maintenon* (ci-dessus, p. 36, note), puis par le général de Grimoard, dans les *Œuvres de Louis XIV*, tome VI, p. 79 et suivantes. Une de ces lettres, celle du 23 janvier, écrite après le conseil décisif du 22, ayant été livrée à la publicité sur le moment même, l'effet en fut tel à Madrid, que Louis XIV dut se donner la peine de rassurer les conseillers espagnols de Philippe V, qui redoutaient ou feignaient de redouter que le véritable projet de ce roi fût d'abandonner l'Espagne pour l'Italie (Baudrillart, *Philippe V*, tome I, p. 92-93). La lettre du 23 janvier se trouve dans le *Journal de Dangeau*, tome VIII, p. 329-330, avec double date du 23 et du 21; dans la *Gazette de Leyde* et dans celle de *Rotterdam*, n° du 2 mars; dans les *Pièces intéressantes et peu connues* (1781), tome III, p. 116, avec date fausse du 3; dans les *Mémoires de Noailles*, p. 103-104; dans les *Œuvres de Louis XIV*, tome VI, p. 79-82, et, en partie, d'après la minute du Dépôt des affaires étrangères (vol. *Espagne* 102, fol. 79), à l'endroit cité de l'ouvrage de M. Baudrillart.

2. Louville partit vingt jours après le conseil du 22 janvier, emportant la pleine approbation de ce qu'il ferait. Les lettres que la cour lui avait remises restèrent entre ses mains, comme je l'ai dit plus haut, et se retrouvent aujourd'hui dans le volume qui appartient à M. le duc de la Trémoïlle. Voyez ci-après, Additions et corrections, p. 607, etc.

Chancelier lui avoit forcé la main. Il sentit bien que Louville ne cacheroit pas son[1] opposition au roi d'Espagne et le refus dont je parlerai bientôt[2], que le duc de Beauvillier ne lui laisseroit rien ignorer, et beaucoup moins Torcy. Cela le résolut à redoubler d'efforts pour entrer dans le Conseil et profiter de sa situation présente. Je ne sais si la vanité le trahit, ou s'il crut imposer à ceux qu'il craignoit par un raffinement de politique. Quoi qu'il en soit, il ne craignit pas de plaisanter avec un air de hauteur et d'assurance de la peur des ministres de le voir entrer dans le Conseil, qui n'en fermoient pas l'œil d'inquiétude, disoit-il[3], tandis qu'il dormoit les nuits tout d'un somme, et il eut ou l'imprudence ou la fausse politique de tenir ce propos-là même à Louville dans les derniers jours qu'il demeura pour recevoir les dernières instructions par rapport au voyage arrêté d'Italie. Harcourt disoit très vrai pour la moitié; mais, pour la tranquillité de son sommeil, elle n'étoit pas aisée à persuader. Ses entretiens continuoient sur le même[4] pied, jusqu'à ce qu'enfin sa trop grande assurance y mit fin, et renversa pour lors son espérance. Il avoit pris à tâche d'être toujours diamétralement opposé aux avis des ministres; il avoit commencé à s'expliquer sur eux au Roi avec un mépris moins couvert, et à lui montrer des abus et à lui proposer des réformes : un jour que le Roi insistoit avec lui sur l'opinion de ses ministres, et qu'Harcourt la contredisoit fortement, il lui échappa de dire que ces gens-là n'étoient pas capables de la moindre bagatelle. Cette parole mit fin aux entretiens et aux consultations du Roi avec lui, et lui ferma la porte du Conseil déjà entr'ou-

1. *Son* surcharge une lettre illisible.
2. Ci-après, p. 88. — Ce dernier membre de phrase : *et le refus*..., est ajouté en interligne, au-dessus d'un *et* biffé. Plus loin, il y a un *la* biffé entre *ne* et *luy*, et *rien* (on avait lu jusqu'ici : *point*) corrige la négation *pas*.
3. Verbe et pronom ajoutés en interligne.
4. Ce *mesme* est ajouté en interligne.

verte. Le Roi, jaloux de ses choix, et qui n'avoit pas dessein de changer son Conseil, comprit alors qu'en y admettant Harcourt, il auroit à essuyer une division continuelle, une diversité d'avis sur tout, à la fin des querelles et des prises qui le gêneroient autant que ce qu'il en avoit éprouvé entre Louvois et Colbert. Dès lors il résolut de n'augmenter point son Conseil d'un personnage qui y seroit si fâcheux à ses ministres, dont l'importunité retomberoit sur lui, aussi bien que l'embarras à se déterminer entre des avis toujours opposés[1]. Les matières d'Espagne, qui avoient servi de chausse-pied à ces entretiens, étoient épuisées avec Harcourt; la confiance sur[2] les autres affaires cessoit avec la pensée de le faire ministre : avec elle aussi[3] tombèrent les entretiens et les consultations. En vain Harcourt chercha-t-il à se raccrocher, en vain Mme de Maintenon essaya-t-elle de le rapprocher, et tous deux de faire naître des prétextes et des occasions de nouveaux entretiens : tout fut inutile. Le Roi avoit pris son parti, et tint ferme à n'avoir plus de particuliers avec lui, mais d'ailleurs le traitant bien, et même avec distinction. Ce changement l'affligea au dernier point : il avoit évité le bâton de maréchal de France, comme le plus dangereux écueil, avec tout le soin possible; il avoit également échoué à s'entretenir avec le roi d'Espagne et à rompre son voyage d'Italie, et il se voyoit frustré de ce grand but auquel il vouloit atteindre, et dont il s'étoit trouvé si longtemps tout près[4]. Mme de Maintenon, qui, pour ses vues particulières, n'en fut pas moins désolée que lui, le soutint et le consola par l'espérance de profiter plus heureusement, pour ne pas dire plus sagement, d'autres conjonctures qui pourroient naître, et qui pourroient

1. Il en sera de même en 1709.
2. La première lettre de *sur* surcharge *a*[*vec*].
3. *Aussy* est en interligne.
4. Le 18 mars, il vint prendre congé du Roi pour se rendre aux eaux de Forges ou bien à celles de Bagnoles : *Gazette d'Amsterdam*, nos XXV et XXVI.

le porter de nouveau au même but, auquel, pour lors, il n'étoit plus possible de songer[1].

Retour de Catinat.

Catinat, arrivé d'Italie, où sa patience avoit essuyé de si cruels dégoûts, salua le Roi à son dîner un jour qu'il avoit pris médecine[2]. Le Roi lui fit un air assez gracieux, lui dit quelques mots; mais ce fut tout : nul particulier; le Roi ne lui dit pas même qu'il l'entretiendroit[3], et le modeste maréchal ne montra pas seulement qu'il le desirât[4], et s'en retourna tranquillement à Paris[5].

1. Nous verrons le duc d'Harcourt renouveler *ses tentatives* pour entrer au Conseil, et échouer encore, en 1705, 1708 et 1709. — Que Saint-Simon ait eu de Louville ou d'un autre les détails qu'on vient de lire sur l'intrigue de 1701 et 1702, deux faits sont certains : d'une part, l'hostilité de M. d'Harcourt contre Louville[a], qui ne tarda pas à se traduire par des effets positifs en Espagne; d'autre part, l'opposition faite par ce duc aux vues de M. de Beauvillier, de M. de Chevreuse, de Torcy, de tous ceux, en un mot, que Saint-Simon considérait comme ses meilleurs amis. Un passage de l'*Histoire de Louis XIV*, par Bruzen de la Martinière (tome V, p. 302), à l'année 1703, est ainsi conçu : « Le marquis de Chamillart demanda d'être déchargé des finances; il fut exaucé, on mit à sa place un neveu par les femmes du fameux Colbert, nommé Desmaretz.... Toute la France eût souhaité de voir les affaires de la guerre en d'autres mains. On nommoit publiquement le maréchal d'Harcourt comme l'homme du Royaume le plus propre à remplir ce poste important; mais les souhaits furent inutiles. » Voltaire a critiqué ce passage, emprunté, dit-il, à « l'histoire de l'ex-jésuite la Motte, rédigée par la Martinière, » comme signifiant que « Chamillart fut destitué du ministère des finances en 1703, et que la voix publique y appela le maréchal d'Harcourt » (*Siècle de Louis XIV*, p. 390, note 1); mais le sens est que Desmaretz fut alors adjoint à Chamillart pour le décharger d'une partie de son fardeau des finances, et qu'on aurait souhaité voir le ministre remplacé à la guerre par M. d'Harcourt.

2. Cela a déjà été raconté par anticipation en 1701 : tome IX, p. 86.

3. *Entretiendrit* corrigé en *entretiendroit*.

4. Cependant, outre l'entrevue du 29 janvier, la *Gazette d'Amsterdam* (n°s VIII, XII et XIV) parle d'une audience particulière, et la *Gazette de Rotterdam* (n° 7, de Paris, 6 février), d'une conversation de deux heures avec Mme de Maintenon.

5. Avant même qu'il n'arrivât, on avait su que son intention était

[a] Et cependant on a vu qu'il l'avait vivement soutenu dans l'affaire de la saccade du vicaire.

Promotion* d'officiers généraux.

La promotion d'officiers généraux dont j'ai parlé[1] se fit enfin[2]; elle fut prodigieuse : dix-sept lieutenants généraux, cinquante maréchaux de camp, quarante et un brigadiers d'infanterie, et trente-huit de cavalerie[3]. Avant que d'expliquer[4] où elle me conduisit[5], il faut dire que je me fis recevoir ce même hiver au Parlement. Le Roi, qui, sur ses bâtards, a toujours commencé de fait toutes les distinctions qu'il leur a données avant que de les leur accorder par des brevets, des lettres, des déclarations et des édits, et qui, depuis longtemps, avoit établi qu'aucun pair n'étoit reçu au Parlement sans lui en demander la permission, qu'il ne refusoit jamais, s'étoit mis à la différer, si le pair n'avoit pas vingt-cinq ans, pour mettre peu à peu une différence d'âge entre ses enfants naturels et eux, par un usage qu'il pût après tourner en règle[6]. Je le savois, et j'avois exprès différé ma réception plus d'une année au

Ma réception au Parlement; pièges que j'y évite.

de ne plus servir et de se retirer à Saint-Gratien : *Journal de Dangeau*, tome VIII, p. 287. Nous l'en verrons bientôt revenir (ci-après, p. 119), rentrer dans les bonnes grâces du Roi, au moins en apparence, et recevoir le commandement de l'armée d'Allemagne.

1. Ci-dessus, p. 40.

2. Le Roi la déclara à la fin du conseil du dimanche 29 janvier, lut la liste devant les ministres, et la fit communiquer ensuite par Chamillart : *Journal de Dangeau*, tome VIII, p. 303-306; *Mémoires de Sourches*, tome VII, p. 189-198; *Mercure*, janvier 1702, p. 408-444, et corrections dans le mois de février, p. 337-363; *Gazette d'Amsterdam*, n° XII; *Gazette de Rotterdam*, n° 6 *bis*, etc.

3. Trente-neuf brigadiers de cavalerie, ou même quarante en y comprenant Silly dont il sera parlé ailleurs. Dangeau, que suit notre auteur, avait mis en tête de sa liste ces totaux : dix-sept lieutenants généraux, cinquante maréchaux de camp, quatre-vingt-dix brigadiers.

4. *De* corrigé en *d'*, et *expliquer* en interligne, au-dessus de *dire*, biffé.

5. Ci-après, p. 52 et suivantes.

6. Voyez les réflexions que Saint-Simon avait faites sur ce point, avant de rédiger ses *Mémoires* : 1° dans le mémoire de 1711 sur les *Changements arrivés à la dignité de duc et pair;* 2° dans la notice Saint-Nectaire (*Écrits inédits*, tomes III, p. 82-83, VI, p. 294, et VIII, p. 270).

* *Promotin*, par mégarde, dans le manuscrit.

delà des vingt-cinq ans[1], sous prétexte de négligence. Il fallut aller chez le premier président Harlay, qui m'accabla de respects[2], chez les princes du sang, chez les bâtards. M. du Maine se fit répéter le jour marqué; puis, d'un air de joie contenu par celui de la politesse et de la modestie : « Je n'aurai garde d'y manquer, me dit-il ; ce m'est un honneur trop grand d'y assister, et[3] trop sensible que vous veuillez bien que j'y sois, pour ne m'y pas trouver; » et, avec mille compliments, me conduisit jusqu'au jardin, car c'étoit à Marly, où j'étois ce voyage. Le comte de Toulouse et M. de Vendôme me répondirent plus simplement, mais ne parurent pas moins contents, ni moins polis et attentifs à remplir tout ce qu'ils devoient, comme avoit fait M. du Maine. Depuis que le cardinal de Noailles avoit reçu la pourpre romaine il ne venoit plus au Parlement, parce qu'il n'y pouvoit prendre[4] sa place qu'au rang de l'ancienneté de sa pairie[5]. Je pris le temps de

1. *Ans* est en interligne, au-dessus d'un premier *ans*, surchargeant d'autres lettres et biffé. — Il était né en janvier 1675 : tome I, p. 21.

2. On allait voir aussi les présidents à mortier et les conseillers de grand'chambre, mais sans les prévenir.

3. *Et* en interligne, au-dessus d'*et trop*, biffé. — 4. Verbe en interligne.

5. C'est en avril 1674, et comme compensation à l'abandon des droits de justice temporelle qui appartenaient à l'archevêché de Paris, que le duché-pairie de Saint-Cloud fut érigé au profit de François de Harlay-Champvallon, alors titulaire du siège; mais celui-ci, déjà conseiller-né au Parlement de par son titre diocésain, ne gagnait à la pairie que les entrées du Louvre, et point de rang particulier, soit à la suite des pairs ecclésiastiques, soit au-dessus des simples ducs et pairs, puisque, depuis 1673, les cardinaux eux-mêmes ne pouvaient plus avoir séance au Parlement que s'ils étaient pairs et en leur rang d'ancienneté de pairie : il se borna donc d'abord à la simple jouissance, comme duc à brevet, des lettres de 1674, et c'est seulement en 1690 qu'il se décida à en faire faire l'enregistrement et à prendre séance. L'abbé le Gendre prétend (*Mémoires*, p. 126-127) que cela se fit sur les instances du premier président Harlay, qui désirait qu'un archevêque-pair de son nom célébrât la messe de rentrée de la Cour. D'autre part, cet enregistrement se compliqua de la compétition du duc de Charost, comme les *Mémoires* nous le raconteront en 1711 (tome IX de 1873, p. 102-

son audience publique pour l'aller convier. « Vous savez, me dit-il, que je n'ai plus de place? — Et moi, Monsieur, lui répondis-je, qui vous y en connois une fort belle, je viens vous supplier de la venir prendre à ma réception. » Il se mit à sourire, et moi aussi : nous nous entendions bien tous deux; puis me vint conduire au haut de son degré, les battants des portes ouvertes[1], et passant tous deux de front, moi à sa droite. M. de Luxembourg fut le seul duc qui n'entendit pas parler de moi à cette occasion : j'avois toujours sur le cœur l'étrange arrêt qu'il avoit obtenu, et dont j'ai assez parlé ci-devant[2] pour n'en rien répéter; je me flattois que nous y pourrions revenir quelque jour, et je ne voulus pas donner atteinte à cette espérance par une reconnoissance solennelle et personnelle du droit qu'il lui avoit acquis. Je n'étois point raccommodé avec lui : ainsi je ne lui en fis faire aucune honnêteté. Dongois[3], qui faisoit la fonction de greffier en chef du Parlement[4], à qui ses accès et sa capacité avoit donné autorité en beaucoup de choses dans le Parle-

105). Il n'eut lieu que le 18 août 1690, tandis que l'enregistrement et l'installation de M. de Charost s'étaient faits dix jours avant, et l'archevêque, en venant prendre séance, à la dérobée, le 19, de grand matin, eut le déboire de trouver Charost et bon nombre de pairs déjà réunis, et ne put s'asseoir qu'au-dessous d'eux tous. Aucune érection de pairie n'ayant eu lieu depuis, M. de Noailles se trouva être aussi le dernier des ducs et pairs, et, après avoir prêté serment au Parlement comme archevêque, le 9 mai 1696, il s'abstint d'y aller prendre séance comme duc et pair, d'autant plus que, devenu cardinal, l'affront eût été double pour lui. Son successeur agit de même, ainsi que l'explique le duc de Luynes dans ses *Mémoires*, tome V, p. 82.

1. Sur cet honneur, réservé exclusivement aux ducs et duchesses chez les princes du sang, on a un mémoire du dix-huitième siècle : Arch. nat., O[1] 1049. Nous avons vu au tome VI, p. 613, ce qui se faisait chez les enfants de France. — Le manuscrit porte bien *ouvertes*, au féminin.

2. En dernier lieu, dans le tome IX, p. 67-68, à l'occasion de la mort de la mère de ce duc.

3. Nicolas Dongois, neveu de Boileau : tome II, p. 237.

4. Il était greffier d'audience de la grand'chambre.

ment[1], étoit par là connu et recherché[2]. Je le connoissois fort, et pris langue avec lui du détail de ce que j'avois à[3] faire. Tout obligeant et honnête homme qu'il étoit, le bonhomme me tendit trois pièges : il ne falloit pas s'attendre à moins de sa robe ; mais je les sentis tous trois, et tout d'abord, et je me préservai de tous les trois. Il me dit donc qu'il convenoit, pour le respect du Parlement, d'y paroître cette première fois en habit tout noir, sans dorure; que, pour celui des princes du sang, dont le manteau court descendoit plus bas que l'habit[4], le mien ne débordât pas mon justaucorps, et que, pour celui du premier président, j'allasse, comme c'est la coutume, le matin même après[5] ma réception, le remercier, mais avec mon habit du Parlement[6]. Ces trois respects ne me furent pas si grossièrement dits, mais insinués avec esprit. Je n'en fis pas semblant; mais je fis directement le contraire, et, instruit de la sorte, j'en avertis ceux qui furent reçus dans la suite, qui s'en gardèrent comme j'avois fait; et c'est par ces sortes de ruses, pour le dire en passant, que sont venues tant de choses à l'égard des ducs, dont l'excès affermi a de quoi plus que surprendre. Je devrois ajouter ici ce qu'il se passa en cette occasion entre M. de la Rochefoucauld et moi, qui nous disputions la préséance ; je réserve[7] à le raconter de suite au temps qu'il

1. Entre autres mémoires historiques qui nous sont restés de lui, les Archives en possèdent un (K 620) sur les pairs de France.

2. Voltaire a dit de Dongois, dans son épître à Boileau :

> Bon bourgeois qui se crut un homme d'importance.

3. La préposition *à* surcharge *af[faire]*.

4. Ce manteau était le seul costume particulier qu'ils prissent pour cette occasion.

5. Saint-Simon, ayant écrit *après* en interligne, au-dessus de *de*, biffé, a biffé ce premier *après*, pour le récrire, également en interligne, avant l'autre.

6. Nous verrons que le duc et pair qui se présentait avait un bouquet de plumes au chapeau.

7. Avant ce verbe, il a biffé le pronom *le*, et, plus loin, *au temps* est écrit en interligne, au-dessus de *lors*, biffé.

fut question de la juger[1]. Il ne vint point à ma réception, et tout se passa alors avec toute l'amitié qui s'étoit entretenue entre nous depuis la liaison[2] que le procès contre M. de Luxembourg y avoit formée[3], et que la qualité de gendre de M. le maréchal de Lorge, son plus ancien et intime ami[4], ne gâtoit pas. Dreux[5] père du grand maître des cérémonies, nouvellement monté à la grand chambre[6], fut le rapporteur que je choisis, parce que c'étoit un vrai et intègre magistrat[7], que je le connoissois plus que les autres, et qu'ils sont flattés de rapporter nos réceptions[8]. Je lui envoyai le matin même, suivant l'usage, ainsi qu'au premier président et procureur général[9], un service de vaisselle d'argent. Lamoignon, premier président[10], commença celui de [ne] le point accepter, qui a[11] toujours duré depuis lui[12]. Dreux, nouveau venu à la grand chambre et tout enterré dans ses sacs[13], ignoroit parfaitement

1. En 1711 : tome VIII de 1873, p. 355-360. Comparez la notice Saint-Simon, dans le tome XXI, p. 214.
2. *Laison*, dans le manuscrit. — 3. Tome II, p. 71, etc.
4. Ci-après, p. 337. — 5. Tome VI, p. 306, note 7.
6. Sa réception au Parlement datait de 1667.
7. « Homme droit et franc, » a-t-il dit en racontant la belle lutte de générosité entre ce conseiller et son ami Chamillart devenu contrôleur général : tome VI, p. 307.
8. Comme Saint-Simon l'a expliqué ailleurs sur le prince de Monaco (*Écrits inédits*, tome VI, p. 91-94), c'était assez récemment qu'au lieu d'un avocat demandant avec apparat la réception du duc et pair son client, l'usage s'était introduit de donner à celui-ci un conseiller pour rapporteur et de faire déposer des conclusions écrites du procureur général. Il n'y avait donc plus à compter sur un panégyrique éloquent, pompeux, du requérant et de sa famille. Toutefois, s'il s'agissait d'une érection nouvelle, le premier président faisait un compliment, et le récipiendaire répondait de son mieux.
9. MM. de Harlay et Daguesseau.
10. Guillaume de Lamoignon, premier président de 1658 à 1677 : tome III, p. 326.
11. L'auxiliaire *a* surcharge *t*[*oujours*].
12. On trouvera dans l'appendice II, p. 457, sur la réception de Saint-Simon, un passage conforme des *Mémoires du duc de Luynes*.
13. Les sacs de procédures : tome VI, p. 311.

l'un et l'autre usage : il trouva fort mauvais que je lui eusse envoyé un présent, et demanda pour qui on le prenoit; il le renvoya comme une offense qui lui étoit faite, et n'apprit qu'après que ce n'étoit qu'une formalité[1].

Je quitte le service. [*Add. St-S.* 417]

La réforme qui suivit la paix de Ryswyk fut très grande et faite très étrangement[2] : la bonté des régiments, surtout dans la cavalerie, le mérite des officiers, ceux qui les commandoient, Barbezieux, jeune et impétueux, n'eut égard à rien, et le Roi le laissa le maître. Je n'avois aucune habitude avec lui : mon régiment fut réformé[3], et, comme

1. La réception eut lieu le 3 février; on en trouvera les pièces ci-après, à l'Appendice, n° II. Il n'en est dit mot ni dans le *Journal de Dangeau*, ni dans les *Mémoires de Sourches*. La *Gazette* se borna à l'annoncer (p. 72), sans aucun des détails honorables que, soixante-sept ans plus tôt, presque jour pour jour (1er février 1635), elle avait donnés à ses lecteurs sur la réception de Claude de Saint-Simon, alors favori déclaré de Louis XIII : voyez notre tome I, p. 440. Seule, la *Gazette de Rotterdam* inséra cet article dans son n° 7 *bis* : « Le duc de Saint-Simon fut reçu le 3 de ce mois au Parlement, où assistèrent tous les princes. Ils furent présents au jugement d'un procès entre la duchesse de Lesdiguières et M. de Chamlay. Celui-ci le gagna avec dépens. »

2. En terminant le récit de sa dernière campagne de 1697, il n'avait pas pensé à annoncer cette réforme générale. Voyez ce qu'en disent Dangeau, dans son *Journal*, tome VI, p. 282, 295, 316, 340, 344, 467, et les *Mémoires de Sourches*, tome VI, p. 13, 17, 22, 30, 45, 49, 56, 90 et 98-99. On commença par licencier, en février 1698, vingt régiments de cavalerie et quatorze de dragons, presque la moitié des régiments suisses, les seconds bataillons des allemands, les régiments royaux danois, les hussards du Roi, et vingt régiments d'infanterie sur les cinquante nouveaux; puis, en mai, cinq régiments de cavalerie, autant de dragons, cent compagnies d'infanterie, et soixante de carabiniers; en juillet, douze des nouveaux régiments d'infanterie; enfin, en novembre, six régiments de cavalerie, cinq de dragons, vingt-quatre régiments d'infanterie, et trois cents compagnies de garnisons. D'après le général Susane il ne resta que soixante régiments de cavalerie et quinze de dragons. Cette réforme, disent les *Mémoires de Sourches* (tome VI, p. 17), se fit « sans observer de rang ni d'ancienneté, mais seulement suivant le bon plaisir du Roi. » A l'ordinaire, on commençait par réformer les officiers les moins anciens et les mettre à la suite d'un autre régiment.

3. Le régiment gris de cavalerie levé en 1689 par le prince Paul de Lorraine, acheté par le chevalier du Rozel après Nerwinde, et revendu

il étoit fort bon[1], il fit présent de ses[2] débris à des royaux[3], au régiment de Duras[4], et jusqu'à ma compagnie fut incorporée dans celui du comte d'Uzès, son beau-frère[5], dont il prenoit un soin particulier[6]. Ce me fut un sort commun avec beaucoup d'autres, qui ne m'en consola pas. Ces mestres de camp réformés sans compagnie furent mis à la suite d'autres régiments : j'échus à celui de Saint-Mauris[7]. C'étoit un gentilhomme de Franche-Comté que je n'avois vu de ma vie, dont le frère[8] étoit lieutenant général

tout aussitôt (novembre 1693) à Saint-Simon, pour le prix de vingt-six mille livres : tome I, p. 282-283.

1. Nous en avons eu l'état détaillé en 1694 : tome II, p. 153, note 3. Sur douze compagnies, sept, dont celle du mestre de camp lui-même, étaient bonnes, cinq mauvaises ou médiocres. Depuis lors, la situation ne s'était pas améliorée : voyez ci-après, p. 459.

2. *Ces* corrigé en *ses*.

3. A des régiments royaux. On a vu (tome I, p. 227, note 2) quelle était la différence des régiments gris, appartenant au mestre de camp et portant généralement son nom, et des régiments royaux.

4. Second fils du maréchal, et cousin germain de Mme de Saint-Simon, Jean-Baptiste de Durfort, né le 28 janvier 1684 et devenu duc de Duras par la mort de son frère aîné en 1697, lui avait aussi succédé comme mestre de camp d'un régiment créé en 1688. Il passa brigadier en 1704, maréchal de camp en 1710, lieutenant général en 1720, maréchal de France en 1741. Il eut l'Ordre en 1731, le gouvernement du Château-Trompette en 1734, la pairie et le gouvernement de la Franche-Comté en 1755, et mourut à Paris le 8 juillet 1770.

5. François de Crussol, dont la sœur avait épousé Barbezieux : tome VII, p. 184-185, et tome VIII, p. 14. Il possédait depuis le 17 février 1698 l'ancien régiment de Saint-Silvestre, avec lequel il fit toutes les campagnes d'Italie, puis celles de Flandre jusqu'en 1709.

6. Selon le général Susane (*Histoire de la Cavalerie*, tome III, p. 279), une seule compagnie fut réservée, celle du lieutenant-colonel Maisontiers, signalée comme tout à fait mauvaise dans l'état de 1694. Cet officier finit par devenir brigadier en 1719.

7. Claude-Joseph de Saint-Mauris de Châtenois, chevalier de Malte en 1675, d'abord capitaine aux carabiniers, promu mestre de camp en janvier 1696, avait perdu une jambe à la Marsaille. Il fut fait brigadier en 1704, se retira en 1705, et mourut en 1726.

8. Charles-César, marquis de Saint-Mauris, avait quitté le service de l'Espagne après la conquête, pour devenir major d'un régiment

et estimé. Bientôt après, la pédanterie, qui se mêloit toujours avec la réalité du service, exigea deux mois de présence aux régiments à la suite desquels on étoit. Cela me parut fort sauvage. Je ne laissai pas d'y aller ; mais, comme j'avois eu diverses incommodités, et qu'on m'avoit conseillé les eaux savonneuses de Plombières[1], je demandai la permission d'y aller, et y passai trois ans de suite le temps d'exil à un régiment où je ne connoissois personne, où je n'avois point de troupe, et où je n'avois rien à faire. Le Roi ne parut point le trouver mauvais. J'allois souvent à Marly ; il me parloit quelquefois, qui étoit chose bien marquée et bien comptée : en un mot, il me traitoit bien, et mieux que ceux de mon âge et de ma sorte. Cependant on remplaça[2] quelques mestres de camp de mes cadets ; c'étoient d'anciens officiers qui avoient obtenu des régiments à force de services et de temps : je me payai de cette raison. La promotion dont on parloit ne me réveilla point : on n'étoit plus dans un temps à se prévaloir de dignités ni de naissance ; excepté des actions[3], et sur-le-champ[4], personne n'étoit distingué de l'ordre du tableau[5]. J'avois trop d'anciens pour songer à être bri-

franc-comtois le 16 août 1674, puis avait levé, en 1688, un régiment de cavalerie, était devenu brigadier en 1690, maréchal des logis de la cavalerie de l'armée de Catalogne en 1693, maréchal de camp en 1696. Son régiment passa alors à son frère cadet, mais fut réformé en 1698, sauf la compagnie du mestre de camp et celle du lieutenant-colonel. Le nouveau propriétaire le rétablit dès le commencement de 1701, et ne fut remplacé, dans le commandement, qu'en septembre 1702, par M. de Parabère. La belle conduite du marquis de Saint-Mauris à Friedlingue le fit faire lieutenant général le 23 décembre 1702, et il continua de servir en Allemagne, mais y mourut en mai 1704. Il était alors gouverneur de Neuf-Brisach.

1. Tome VII, p. 241, note 2.

2. On remit en place, à la tête d'un régiment : le mot est pris au *Journal de Dangeau*, tome VIII, p. 270.

3. A moins qu'on ne pût se prévaloir d'actions de guerre.

4. Ces quatre mots ont été ajoutés en interligne.

5. Expliquant longuement cette « pernicieuse » invention de Louvois,

gadier ; tout mon objet étoit un régiment, et de servir à la tête, puisque la guerre s'ouvroit, pour n'avoir pas le dégoût de la commencer pour ainsi dire aide de camp de Saint-Mauris et sans troupe, après avoir été préféré par distinction, en arrivant de la campage de Nerwinde, pour en avoir un, l'avoir bien rétabli, et y avoir, je l'ose dire, commandé avec application et réputation les quatre campagnes suivantes, qui avoient fini la guerre[1]. La promotion se déclara, qui surprit tout le monde par le grand nombre[2] ; jamais, à beaucoup près, il n'y en avoit eu de pareille. Je parcourus avidement les brigadiers de cavalerie[3] pour voir si mon tour approchoit de près; je fus bien étonné quand j'en vis cinq à la queue, mes cadets. Leur nom n'est jamais sorti de ma mémoire et y est tou-

dans le résumé du règne de Louis XIV, il dira (tome XII, p. 52) que « les gens nés pour commander aux autres demeurèrent dans les idées, et ne se trouvèrent plus dans aucune réalité. » Et ailleurs (p. 53) : « Au moyen de cette règle, excepté des occasions rares et singulières, comme d'action distinguée, de porter une grande nouvelle de guerre, etc., il fut établi que, quel qu'on pût être, tout ce qui servoit demeuroit, quant au service et aux grades, dans une égalité entière. » Et encore (p. 53-54) : « De là dépendoit tout le reste des autres avancements, qui ne se firent plus que par promotions suivant l'ancienneté, qu'on appela *l'ordre du tableau*. De là tous les seigneurs dans la foule de tous les officiers de toute espèce, de là cette confusion que le Roi desiroit, de là, peu à peu, cet oubli de tous et dans tous de toute différence personnelle et d'origine, pour ne plus exister que dans cet état du service militaire devenu populaire, tout entier sous la main du Roi, beaucoup plus sous celle de son ministre.... »

1. Voyez nos tomes II, III et IV, années 1694, 1695, 1696 et 1697, et ci-après, l'appendice III, p. 459.

2. Ci-dessus, p. 47.

3. Les mestres de camp ou colonels de dragons qui suivent : duc de la Feuillade, Wartigny, Goas, Grignan, Levis, Mauroy, Fiennes, Plancy, Canillac (des mousquetaires), Bouzols, Fontbeausard, Conflans, Coigny, d'Espinac, Montpeyroux, d'Avignon, Serizy, Sébeville, Courlandon, Balivières, Villemur, la Vallière, Montplaisir, la Luzerne, Longuerue, la Messelière, prince de Bournonville, d'Esseville, Janson (des mousquetaires), Gouffier (des chevau-légers), Villiers-le-Morhier, prince de Talmond, Cilly, Renepont, d'Ourches, Vendeuil, Streiff, Ayen, Ruffey.

jours demeuré très présent : c'étoit d'Ourches[1], Vendeuil[2], Streiff[3], le comte d'Ayen[4] et Ruffey[5]. Il est difficile de se sentir plus piqué que je le fus : je trouvois l'égalité confuse de l'ordre du tableau suffisamment humiliante ; la préférence du comte d'Ayen, malgré son népotisme[6],

1. Charles, dit le comte d'Ourches, d'une famille attachée depuis longtemps au service des ducs de Lorraine, était entré comme capitaine au régiment de cavalerie du Roi en 1687, avait eu une compagnie dans divers autres régiments, puis la lieutenance-colonelle des carabiniers, et possédait depuis le 20 décembre 1693 le régiment levé en 1688 par le maréchal de Boufflers. Il servit en Italie de 1701 à 1704, fut fait brigadier en 1702, vendit son régiment en 1705, étant passé maréchal de camp dans la promotion d'octobre 1704, fut promu lieutenant général le 1er octobre 1718, et mourut en Lorraine, le 19 mars 1746, à quatre-vingt-un ans.

2. Timoléon de Clérambault de Vendeuil, neveu de celui que nous avons rencontré en 1700 (tome VII, p. 327), d'abord attaché au régiment de Bachivilliers, était devenu mestre de camp le 27 mars 1694, et avait servi en Catalogne jusqu'en 1697. Il venait de figurer aux combats de Carpi et de Chiari, et périt à Luzzara, la main emportée par un boulet.

3. Charles-Frédéric, baron de Streiff, appartenait à une famille livonienne qui s'était distinguée au service de la France depuis le temps du duc de Weymar. Il n'était que lieutenant-colonel, avec une commission de mestre de camp datée du 28 avril 1694. Il passa brigadier en 1702, maréchal de camp à la promotion d'octobre 1704, mais fut blessé à mort le 20 juillet 1706, en commandant l'attaque de l'île du Marquisat, sur le Rhin. « Très brave officier, » dit le maréchal de Villars, qui l'employait beaucoup (*Mémoires*, tome II, p. 213). Il avait servi sous le maréchal de Lorge en 1690.

4. Le mari de Mlle d'Aubigné n'avait le régiment de cavalerie de son père que depuis les derniers jours de 1694.

5. Anne-Marie-Louis Damas, comte puis marquis de Ruffey (écrit ici : *Ruffé*), mousquetaire en 1684, ensuite capitaine et major de cavalerie, commandait un régiment depuis le 8 janvier 1696, et avait servi en Catalogne. A Carpi, il avait chargé trois fois les cuirassiers impériaux, et il avait pris part aussi au combat de Chiari. Fait brigadier en 1702, maréchal de camp en 1704, sous-lieutenant de la première compagnie des mousquetaires et lieutenant général en 1710, il reçut la charge de sous-gouverneur du roi Louis XV le 1er avril 1716, eut le gouvernement de Saint-Venant en 1721, celui de Maubeuge en 1722, et mourut à Paris le 23 septembre 1722.

6. Comme neveu par alliance de Mme de Maintenon. — Ce terme de

et celle de quatre gentilshommes particuliers[1] me[2] parut insupportable. Je me tus cependant, pour ne rien faire de mal à propos dans la colère. M. le maréchal de Lorge fut outré et pour moi et pour lui-même; Monsieur son frère[3] ne le fut guères moins, et par l'inconsidération pour eux, et, tel qu'il fût[4] volontiers pour tout le monde, il avoit pris de l'amitié pour moi[5]. Tous deux me proposèrent de quitter : le dépit m'en donnoit grande envie; la réflexion de mon âge, de l'entrée d'une guerre, de renoncer à toutes les espérances du métier, l'ennui de l'oisiveté, la douleur des étés à ouïr parler de guerre, de départs, d'avancements de gens qui s'y distinguent, qui s'y élèvent, qui acquièrent de la réputation, me retenoit puissamment. Je passai ainsi deux mois dans ce déchirement, quittant[6] tous les matins, et ne pouvant bientôt après m'y résoudre. Poussé enfin à bout de cet état avec moi-même, et pressé par les deux maréchaux, je me résolus à prendre des juges à l'avis desquels je me rendrois, et à les prendre en des états différents. Je choisis le maréchal de Choiseul, sous qui j'avois servi, et bon juge en ces matières[7], M. de Beauvillier, M. le Chancelier, et M. de la Rochefoucauld. Je leur avois déjà fait mes plaintes; ils

népotisme ne s'employait que pour les papes ou les cardinaux qui conféraient à leurs proches l'administration des affaires ou leur assuraient exclusivement les bénéfices du pouvoir.

1. *Particulier* est pris ici au sens de n'avoir aucune attache, ni de famille, ni d'emploi, ni de situation personnelle, qui sorte du commun.

2. Il a écrit : *ma*, par mégarde.

3. Le maréchal de Duras.

4. *Fust* est en interligne, au-dessus d'*estoit*, biffé.

5. Dans le portrait de ce maréchal, de qui il nous a déjà raconté plusieurs sorties mordantes, il dira (tome IV de 1873, p. 182) : « Il n'aima jamais rien que son frère, et assez Mme de Saint-Simon, avec quoi j'avois trouvé grâce devant lui, en sorte que j'en ai toujours reçu toutes sortes de prévenances et de marques d'amitié. »

6. Quittant le service, comme sept lignes plus haut.

7. Ce maréchal fut un des quatre témoins qui déposèrent dans son information de vie et mœurs : ci-après, p. 454.

étoient indignés de l'injustice, mais les trois derniers en courtisans. C'étoit mon compte : ce génie[1] étoit propre à tempérer leur conseil, et, comme je n'en cherchois qu'un bon qui fût approuvé dans le monde, de gens de poids et qui approchoient du Roi, surtout qui ne fût pas sujet à légèreté, imprudence, ni repentir, ce fut à ceux-là que je déterminai d'abandonner la décision de ma conduite. Je me trompai : les trois courtisans furent du même avis que les trois maréchaux; tous me dirent avec force qu'il étoit honteux et insoutenable à[2] un homme de ma naissance, de ma dignité, qui avoit servi avec honneur, assiduité et approbation quatre campagnes à la tête d'un beau[3] et bon régiment, réformé jusqu'à sa compagnie sans raison, demeuré dans une aussi nombreuse promotion, et y voir cinq de ses cadets avec la dernière injustice, recommençât la guerre, non seulement sans brigade, mais sans régiment, mais sans troupe et sans compagnie, avec, pour toute fonction, d'être à la suite de Saint-Mauris; qu'un duc et pair de ma naissance, établi d'ailleurs comme je l'étois, et ayant femme et enfants, n'alloit point servir comme un haut-le-pied[4] dans les armées, et y voir tant de gens si

1. Ce caractère propre du courtisan.

2. Cinq lignes plus loin, il perdra de vue ce commencement de tournure.

3. *Beau* corrige *bo*[*n*].

4. « On dit figurément et familièrement : *faire haut le pied*, s'enfuir. — On dit qu'on renvoie des chevaux *haut le pied*, pour dire : à vide, sans être attelés ni montés.... » (*Dictionnaire de Trévoux*.) De là ce substantif composé, que le même dictionnaire explique ainsi : « C'est, à l'armée, un officier d'équipage : commis *haut-le-pied*. On ne doit point se formaliser de ce terme, qui est connu dans les armées d'une manière à ne point attirer de déshonneur sur celui qu'on qualifie ainsi dans les états. Autrefois les commissaires des guerres sans charge et sans commission se nommoient de la sorte. On dit encore, dans l'artillerie : commissaires *haut-le-pied*, et, dans les vivres, ceux qui ne sont attachés à aucun emploi, et qu'on envoie de côté et d'autre, suivant les occurrences, se nomment ainsi. » Cette acception subsiste même de nos jours, mais n'est pas acceptée par l'Académie.

différents de ce [que] j'étois, et, qui pis étoit, de ce que j'y avois été, tous avec des emplois et des régiments; qu'après une si nombreuse promotion j'attendrois longtemps un régiment vacant, aboyé des familles et des officiers[1], encore plus longtemps une brigade, avec tous les dégoûts de la situation où je me trouvois; que, cette injustice faite mon beau-père et son frère vivants, maréchaux de France, ducs, et tous deux capitaines des gardes du corps[2], que pouvois-je espérer quand ils ne seroient plus? Ils ajoutèrent toute la différence de quitter par paresse ou par pis, d'avec quitter par des raisons aussi évidentes, après avoir vu, fait et servi avec distinction; que, à tout compter, il y avoit bien loin, et bien des dégoûts et des hasards de fortune à essuyer, entre ce que j'étois et le but qui me retiendroit au service, outre que l'injustice qui m'étoit faite me reculoit beaucoup, et influoit sur le délai de tous les autres pas. En un mot, tous six séparément m'accablèrent des mêmes raisons comme s'ils les avoient concertées ensemble. Je ne les avois pas pris pour juges pour appeler après de leur décision : je pris donc mon parti; mais je crus[3] souvent l'avoir bien pris, que je sentois que je balançois encore. J'eus besoin de ma colère et de mon dépit, et de me rappeler encore ce que j'avois vu arriver à M. le maréchal de Lorge, à la tête de l'armée du Rhin, par les intendants la Fond[4] et la Grange soute-

1. Nous avons déjà eu, au tome IV, p. 207, ce même participe *aboyé*, mais dans le sens de décrié. Le *Dictionnaire de l'Académie* de 1718, au verbe ABBOYER (*sic*), cite ce seul emploi du participe : « Un débiteur *abboyé* de tous ses créanciers; » mais auparavant il a dit que, dans le sens figuré, *abboyer après quelque chose* signifie la convoiter, la poursuivre ardemment, comme, par exemple, *abboyer après une charge;* définition et exemples maintenus encore dans la dernière édition.

2. Ci-après, p. 339.

3. Ayant d'abord écrit : *je le crus avoir souvent*, il a biffé *le*, mais en oubliant de biffer aussi le premier *avoir* écrit avant *souvent*.

4. Claude de la Fond, ayant succédé à son père comme garde des rôles des officiers de France en 1671, devint conseiller au Grand Conseil en 1673 et maître des requêtes en 1676, fut ensuite commissaire par-

nus de la cour[1], et au maréchal de Choiseul dans le même emploi, que j'ai l'un et l'autre racontés en leur[2] lieu[3], sans compter tout ce qui se trouve à essuyer de ce genre avant que d'arriver au commandement des armées. Près de trois mois[4] se passèrent dans ces angoisses intérieures jusqu'à ce que je pusse me déterminer. Finalement, je le fis à la fin[5], et, lorsqu'il en fallut venir à l'exécution, je suivis encore le conseil des mêmes personnes : je ne[6] laissai point échapper de paroles de mécontentement, et, content du public, et surtout du militaire, sur mon oubli dans la

ticulier en Picardie en 1681, puis alla en Franche-Comté, comme intendant de la marine et des troupes, de 1683 à 1698, et suivit aussi l'armée du Rhin, comme intendant, de 1689 à 1693, mais passa à l'intendance d'Alsace et de l'armée d'Allemagne le 24 janvier 1698, la quitta, sur sa propre demande, en novembre 1699, et ne mourut que le 23 avril 1719. C'était le fils d'un partisan, et le marquis de la Trousse, ayant épousé sa sœur, lui avait assuré les bonnes grâces de Louvois. En 1709, le maréchal de Villars (*Villars d'après sa correspondance*, tome I, p. 337 et 343) le recommandait encore à Mme de Maintenon comme un homme de sens et d'esprit, très zélé pour le service.

1. Jacques de la Grange, intendant d'Alsace et ancien commissaire des guerres, remplaçait à l'armée du Rhin, depuis 1693, le précédent intendant, renvoyé sur les plaintes de M. de Lorge : tome II, p. 163 et note 2, et ci-après, p. 352.

2. *Leur* est en interligne, au-dessus de *son*, biffé.

3. Tome II, p. 163, et tome III, p. 224-227. Ni dans le premier endroit, ni dans le second, il n'a parlé de la Fond, qui avait quitté l'armée du Rhin et cédé la place à son collègue la Grange avant que Saint-Simon n'y arrivât avec son régiment; mais nous avons mis au tome II, p. 163, note 4, sous le nº 86, l'Addition à Dangeau dont le sujet reviendra ci-après, p. 351, et où Saint-Simon insistait sur les mauvais services rendus par la Fond à M. de Lorge. Ici, il ne fait qu'une simple allusion; ce n'est pas la première fois que le souvenir d'anecdotes racontées dans une Addition lui fait croire que le récit en a été transporté dans les *Mémoires*.

4. Ces quatre mots sont en interligne, au-dessus de *Deux mois*, biffé, et le second *mois* surcharge *donc*.

5. Il n'a pas remarqué cette redondance de *finalement* et *à la fin* en revisant son manuscrit.

6. *Ne* est en interligne, au-dessus d'un premier *ne*, surchargeant probablement *mais*.

promotion[1], je le laissai dire pour moi[2]. La colère du Roi étoit inévitable; ces Messieurs m'y avoient préparé, et je m'y étois bien attendu[3]. Oserois-je dire qu'elle ne m'étoit pas indifférente? Il s'offensoit quand on cessoit de servir: il appeloit cela le quitter, encore plus des gens distingués; mais ce qui le piquoit au vif, c'étoit de quitter sur une injustice, et il le faisoit toujours, du moins longtemps sentir. Mais les mêmes personnes ne mirent jamais de proportion entre cette suite de quitter, qui, après tout, à mon âge, avoit son bout[4], et la honte et le dégoût de servir dans la situation où j'étois. Ils crurent cependant que le respect et la prudence vouloient également tout le ménagement qui s'y pouvoit apporter. Je fis donc une lettre courte au Roi, par laquelle, sans plainte aucune, ni la moindre mention d'aucun mécontentement, et sans parler de régiment ni de promotion, je lui marquois mon déplaisir que la nécessité de ma mauvaise santé[5] m'obligeât à quitter son service, dont je ne pourrois me consoler que par une assiduité[6] auprès de sa personne qui me procureroit l'honneur de la voir et de lui faire ma cour plus

1. Il n'était pas le seul déçu. L'annotateur des *Mémoires de Sourches* cite des brigadiers qui avaient cru être faits maréchaux de camp et des maréchaux de camp qui comptaient passer lieutenants généraux, de même que des colonels ou des mestres de camp qui eussent voulu passer brigadiers. Quelques-uns, étant restés, furent compris dans la promotion supplémentaire du mois de décembre suivant; mais, en somme, il y eut un certain nombre de démissions comme celle de Saint-Simon : voyez ci-après, appendice III, p. 462-464.

2. Ces deux mots sont en interligne, et les précédents éditeurs avaient eu tort de les rattacher à la phrase qui suit, et d'altérer ainsi le sens des deux phrases.

3. Le commencement du participe *attendu* surcharge un premier *att*[*endu*].

4. Cesserait un jour de produire ses effets.

5. En réalité, il était de complexion très délicate; on a vu plus haut que, chaque année, les eaux de Plombières lui étaient nécessaires, et il rapportera, par la suite, plus d'une preuve de sa faiblesse corporelle.

6. *Assuidé*, dans le manuscrit.

continuellement. Ma lettre fut approuvée, et, le mardi de la semaine sainte[1], je la lui présentai moi-même à la porte de son cabinet comme il y rentroit de la messe. J'allai de là chez Chamillart, que je ne connoissois point du tout[2]. Il sortoit pour aller au Conseil. Je lui fis de bouche le même compliment, sans le mêler de rien qui pût sentir le mécontentement, et tout de suite je m'en allai à Paris. J'avois mis gens de plusieurs sortes en campagne, hommes et femmes de mes amis, pour être informé de ce qu'il échapperoit au Roi, où que ce fût, sur ma lettre. Je demeurai huit jours à Paris, et ne retournai à Versailles que le mardi de Pâques. Je sus du Chancelier que, le Conseil appelé, et entrant le mardi saint dans le cabinet du Roi, qu'il lisoit ma lettre, qu'il[3] appela aussitôt après Chamillart, auquel il parla un moment en particulier. Je sus d'ailleurs qu'il lui avoit dit avec émotion : « Hé bien ! Monsieur, voilà encore un homme qui nous quitte ! » et que, tout de suite, il lui avoit raconté ma lettre mot pour mot. D'ailleurs je n'appris point qu'il lui fût rien échappé. Ce mardi de Pâques, je reparus devant lui pour la première fois depuis ma lettre, à la sortie de son souper. J'aurois honte de dire la bagatelle que je vais raconter, si, dans la circonstance, elle ne servoit à le caractériser. Quoique le lieu où il se déshabilloit fût fort éclairé, l'aumônier de jour, qui tenoit, à sa prière du soir, un bougeoir allumé, le rendoit après au premier valet de chambre, qui le portoit devant le Roi venant à son fauteuil. Il jetoit un coup d'œil tout autour, et nommoit tout haut un de ceux qui y étoient, à qui le premier valet de

Bagatelles qui caractérisent; bougeoir.

1. C'est-à-dire le 11 avril; mais Dangeau place cela à la fin du lundi 10 (p. 384, avec l'Addition n° 417) : « M. le duc de Saint-Simon, à cause de sa mauvaise santé, a prié le Roi de trouver bon qu'il se retirât du service; il n'étoit que mestre de camp réformé. » Les recherches pour retrouver sa lettre au Dépôt de la guerre n'ont pas donné de résultat.

2. Il racontera ci-après, p. 406, l'origine de leur liaison.

3. Une conjonction *et*, ajoutée en interligne avant le troisième *que*, a été biffée.

chambre donnoit le bougeoir[1]. C'étoit une distinction et une faveur qui se comptoit, tant le Roi avoit l'art de donner l'être à des riens. Il ne le donnoit qu'à ce qui étoit là de plus distingué en dignité et en naissance, extrêmement rarement à des gens moindres en qui l'âge et les emplois suppléoient[2]. Souvent il me le donnoit, rarement à des ambassadeurs, si ce n'est au Nonce, et, dans les derniers temps, à l'ambassadeur d'Espagne[3]. On ôtoit son gant, on s'avançoit, on tenoit ce bougeoir pendant le coucher, qui étoit fort court, puis on le rendoit au premier valet de chambre, qui, à son choix, le rendoit à quelqu'un du petit coucher[4]. Je m'étois exprès peu avancé, et je fus très surpris, ainsi que l'assistance, de m'entendre nommer, et, dans la suite, je l'eus presque aussi souvent que je l'avois eu jusque-là. Ce n'étoit pas qu'il n'y eût à ce coucher force gens très marqués à qui le donner ; mais le Roi fut assez piqué pour ne vouloir pas qu'on s'en aperçût. Ce fut aussi tout ce que j'eus de lui trois ans durant[5], qu'il n'oublia aucune bagatelle, faute d'occasions plus importantes, de me faire sentir combien il étoit fâché. Il ne me parla plus ; ses regards ne tomboient sur moi que par hasard ; il ne dit pas un mot de ma lettre à M. le maréchal de Lorge, ni de ce que je quittois. Je n'allai plus à Marly, et, après quelques voyages, je cessai de lui donner la satisfaction du refus. Il faut épuiser ces misères[6]. Quatorze ou quinze mois après[7], il fit un voyage à Trianon. Les Princesses avoient accoutumé de nommer chacune deux dames pour

1. Déjà dit au tome V, p. 65-66. — 2. *Supplecoient*, dans le manuscrit.

3. Il traitait toujours celui-ci avec distinction : tome VII, p. 374. En 1698, il a donné aussi le bougeoir au comte de Portland : tome V, p. 65.

4. Tome VI, p. 82.

5. Voyez les *Aventures du baron de Fæneste*, éd. 1855, p. 32.

6. Voyez le tome VII de 1873, p. 253. Il racontera une tentative de rapprochement, de la part du Roi, en 1707.

7. On voit alors, en juin 1703, Trianon très fréquenté et le Roi allant s'y promener presque chaque jour, puis y séjournant d'un jeudi à un mardi : *Journal de Dangeau*, tome IX, p. 213-217.

le souper, et le Roi ne s'en mêloit point pour leur donner cet agrément[1]. Il s'en lassa ; les visages qu'il voyoit à sa table lui déplurent, parce qu'il n'y étoit pas accoutumé : les matins, il mangeoit seul avec les Princesses et leurs dames d'honneur ; et il fit une liste lui-même, et fort courte, des dames qu'il vouloit le soir, et l'envoyoit à la duchesse du Lude, chaque jour, pour les faire avertir. Ce[2] voyage étoit du mercredi au samedi : ainsi, trois soupers. Nous en usâmes, Mme de Saint-Simon [et moi[3]], pour ce Trianon-là comme pour Marly, et, ce mercredi que le Roi y alloit, nous fûmes dîner chez Chamillart à l'Étang, *pour aller de là* coucher à Paris. Comme on s'alloit mettre à table, Mme de Saint-Simon reçut un message de la duchesse du Lude pour l'avertir qu'elle étoit sur la liste du Roi pour le souper de ce même jour. La surprise fut grande ; nous retournâmes à Versailles. Mme de Saint-Simon se trouva seule de son âge, à beaucoup près, à la table du Roi, avec Mmes de Chevreuse et de Beauvillier, la comtesse de Gramont, et trois ou quatre autres espèces de duègnes favorites ou dames du palais nécessaires[4], et nulle autre. Le vendredi elle fut encore nommée, et avec les mêmes dames ; et depuis, le Roi en usa toujours ainsi aux rares voyages de Trianon. Je fus bientôt au fait, et j'en ris : il ne nommoit[5] point Mme de Saint-Simon pour Marly, parce que les maris y alloient de droit quand leurs femmes y étoient, ils y couchoient, et personne n'y voyoit le Roi que ce qui étoit sur la liste ; à Trianon, liberté entière à tous les courtisans d'y aller faire[6] leur cour à toutes les heures de la journée ; personne n'y couchoit que le service le plus in-

Soupers de Trianon.

1. Il a déjà dit cela en 1696 : tome III, p. 138. Comparez notre tome VIII, p. 237-238, la suite des *Mémoires*, ci-après, p. 357, et le tome XII, p. 69.
2. *Ce* surcharge *Il*, effacé du doigt.
3. Mots oubliés.
4. Voyez nos tomes IV, p. 302-303, et IX, p. 63.
5. Il a écrit, par mégarde : *momoit*.
6. *Faire* surcharge des lettres illisibles.

dispensable, pas même aucune dame[1]. Le Roi vouloit donc marquer mieux, par cette différence, que l'exclusion[2] portoit sur moi tout seul, et que Mme de Saint-Simon n'y avoit point de part. Nous persévérâmes dans notre assiduité ordinaire sans demander pour Marly[3]; nous vivions agréablement avec nos amis, et Mme de Saint-Simon continua de jouir à l'ordinaire[4] des agréments qui ne se partageoient point avec moi, et que le Roi[5] et que Mme la duchesse de Bourgogne avoient commencé longtemps avant ceci[6] à lui donner[7], et qui s'augmentèrent toujours. J'ai voulu épuiser cette[8] matière de suite, qui, par rapport au caractère du Roi, a sa curiosité; reprenons maintenant où nous en sommes demeurés[9]. J'ajouterai seulement ici qu'après la promotion, le Roi donna force pensions militaires[10], et qu'il fit la galanterie à M. le maréchal de Lorge de lui[11] mander qu'il avoit choisi le plus beau de tous les régiments de cavalerie gris que la promotion mettoit en vente[12]

1. C'était la règle depuis 1694 : *Dangeau*, tome IV, p. 483-484; *Sourches*, tome IV, p. 326. A cause des huit dames invitées en plus pour le souper par les quatre princesses, on faisait deux grandes tables au lieu d'une grande et une petite, comme le 28 février 1702, seul jour où Dangeau nomme parmi les danseurs M. et Mme de Saint-Simon : *Journal*, tomes VII, p. 110, et VIII, p. 338.
2. L'article élidé corrige *s*[*on*].
3. « Marly, Sire! » disait-on sur le passage du Roi.
4. Comme à l'ordinaire.
5. Après *Roy*, il a biffé ces mots : « par consideration p^r elle, et p^r me faire sentir aussy cette difference ».
6. Les trois derniers mots sont en interligne.
7. Tome IV, p. 304-306.
8. La fin de *cette* et la première lettre de *matiere* surchargent des lettres illisibles.
9. Ci-dessus, p. 62.
10. *Dangeau*, p. 270-271 et 308; *Gazette de Rotterdam*, n° 2 *bis*, de Paris, 6 janvier; *Gazette* du P. Léonard, M 766, lettre du 7 janvier 1702. Quarante anciens officiers eurent des pensions, de six cents à douze cents livres, sur les revenants-bons des Invalides.
11. *Luy* surcharge *ma*[*nder*].
12. Par suite des nominations de brigadiers au grade de maréchal de camp.

pour en donner la[1] préférence à son fils[2], depuis assez peu capitaine de cavalerie[3].

Duc de Villeroy arrivé d'Italie.

Le duc de Villeroy[4] arriva le 6 février, envoyé par son père pour rendre[5] compte au Roi de bien des détails et de projets qui auroient emporté trop de temps par des dépêches[6]. Bien lui prit de ce voyage; trois jours après il eut tout lieu de le sentir.

La promotion si nombreuse dont j'ai parlé, et qui me fit quitter vers Pâques, s'étoit faite et déclarée le 29 janvier[7]. Le mercredi 8 février on alla à Marly, où il y eut des bals[8]. Nous fûmes du voyage, Mme de Saint-Simon et moi, comme souvent nous en étions[9]. Le lendemain, jeudi 9[10], Mahony, officier irlandois de beaucoup d'esprit et de valeur[11], arriva d'Italie avec la plus surprenante

1. *La* corrige *l'*[*agrément*].
2. Guy ou Guy-Nicolas de Durfort, comte de Quintin, âgé de dix-neuf ans, frère de Mme de Saint-Simon : tome II, p. 266. Nous allons le voir perdre son père, puis se marier, à la fin de l'année, avec une fille du ministre Chamillart.
3. *Journal de Dangeau*, tome VIII, p. 306. Selon le général Susane (tome III, p. 242), c'est le 10 février 1702 que le roi lui donna le commandement de l'ancien régiment de Saint-Aignan (1671), possédé par les Rohan-Soubise depuis 1687. Il ne le garda que jusqu'en janvier 1705. C'est le même que devait acheter en 1717 le fils aîné de notre auteur.
4. Le fils aîné du maréchal, qui l'avait accompagné en Italie comme maréchal de camp.
5. L'abréviation *p^r^* et les premières lettres de *rendre* surchargent un second *envoy*[*é*], effacé du doigt.
6. *Journal de Dangeau*, p. 313; *Sourches*, p. 205.
7. Ci-dessus, p. 55. — 8. *Dangeau*, p. 314-315.
9. Dangeau ne parle point d'eux; mais il raconte que le duc de Villeroy, qui avait été assigné à six heures du soir pour venir chez le Roi, ne put arriver à l'heure parce que sa chaise de poste se rompit en revenant de Paris.
10. *Dangeau*, p. 315-319; *Sourches*, p. 206-212.
11. Daniel Mahony, major du régiment irlandais de Dillon, reçut, à cette occasion, une commission de colonel réformé, avec mille livres de pension. Après la campagne de 1703, où M. de Vendôme lui avait donné le commandement de Brescello, on l'envoya en Espagne, et tout le reste de sa carrière se fit dans ce royaume. Philippe V lui accorda,

nouvelle dont on eût ouï parler en ces derniers siècles[1]. L'action s'étoit passée le premier février[2].

Journée de Crémone.

Le prince Eugène, qui en savoit plus que le maréchal de Villeroy[3], l'avoit obligé d'hiverner au milieu du Milanois, et l'y tenoit fort resserré, tandis que lui-même avoit établi ses quartiers fort au large, avec lesquels il inquiétoit fort les nôtres[4]. Dans cette situation avantageuse, il

en 1704, un régiment de dragons irlandais, puis un titre de brigadier, le grade de maréchal de camp en février 1706, le titre héréditaire de comte de Brihuega et le gouvernement de Carthagène en octobre et novembre 1706, le grade de lieutenant général et une commanderie de Saint-Jacques en décembre 1710. Il vint épouser en 1712 la veuve de lord Clare, retourna en Espagne, et y mourut, à Ocaña, en janvier 1714.

1. C'est Dangeau qui dit (p. 315) que ces « nouvelles... sont si extraordinaires, qu'il n'y a nul exemple de cela dans l'histoire ancienne, ni dans la moderne. » Pour Bossuet et pour l'abbé le Dieu (*Journal* de celui-ci, tome II, p. 209-210), l'événement n'était pas moins que miraculeux.

2. Il ne suivra pas le récit de Dangeau (p. 315-319), mais sans doute celui de Mahony lui-même, comme l'a fait l'auteur des *Mémoires de Sourches*, p. 207-211. Comparez le *Diario* d'Ubilla, p. 365-368, et les relations de la *Gazette*, p. 72 et 81-82, de la *Gazette d'Amsterdam*, n°s XIV-XVII et XIX, du *Mercure* supplémentaire de février (récits de MM. de Revel, d'Arène, de Praslin, Mahony, etc.), des *Nouvelles des cours*, avec réflexions de Gueudeville, tome VI, p. 240-263, et de la *Gazette de Rotterdam*, n° 8; l'*Histoire militaire* de Quincy, tome III, p. 612-630; les *Mémoires de Feuquière*, tome III, p. 18-33, ou les autres historiens résumés dans l'*Histoire de Louis XIV*, par Bruzen de la Martinière, tome V, p. 261-266, et les rapports reproduits dans l'Appendice du tome II des *Mémoires militaires*, par le général Pelet, p. 658-689.

3. Ici, Saint-Simon a écrit sur la marge intérieure de son manuscrit : « Voir p. 10 des Pièces la lettre du M[l] de Villeroy au card. d'Estrées. » Cette lettre, dont il avait sans doute pris le texte dans le *Journal de Dangeau*, 24 mars (p. 361-365), a été publiée par P.-A. de la Place dans le recueil des *Pièces intéressantes et peu connues* (1701), tome VIII, p. 75-86, et note, p. 87-88, puis dans les *Œuvres de Louis XIV*, tome VI, p. 528-533, mais ne se trouve pas dans les *Mémoires militaires* de Pelet. Nous la donnons ci-après, appendice IV.

4. Nous avons laissé l'armée des Couronnes prenant ses quartiers d'hiver. Pour les opérations de janvier 1702, voyez les *Mémoires militaires*, tome II, p. 131-152. A l'exemple du prince Eugène, le maréchal de Villeroy mit ses troupes en mouvement le 7 de ce mois, pour

conçut le dessein de surprendre le centre de nos quartiers, et, par ce coup de partie qui le mettoit au milieu de notre armée et de notre pays, de dissiper l'une et de se rendre maître de l'autre, et par là se mettre en état ensuite de prendre Milan et le peu de places de ce pays, toutes en fort mauvais ordre, et d'achever ainsi sûrement et brusquement sa conquête. Crémone étoit ce centre[1]. Il y avoit un gouverneur espagnol et une fort grosse garnison[2]; quelques autres troupes y étoient encore entrées à la fin de la campagne, avec Crenan, lieutenant général[3], pour y commander tout. Praslin, dont j'ai parlé quelquefois[4], y commandoit la cavalerie comme brigadier : il venoit d'être fait maréchal de camp, mais la promotion n'étoit pas encore parvenue jusqu'à eux ; et Fimarcon[5] commandoit les dra-

les distribuer dans le Crémonais, le Milanais, l'Alexandrin, le Tortonais et le Montferrat, et fixa son quartier général à Crémone, en y établissant un pont fortifié sur le Pô, afin de contenir le duc de Parme, fort suspect dans sa neutralité, presque autant que le duc de Modène, qui venait de livrer Brescello aux Impériaux.

1. Voyez les plans gravés à cette occasion, dans la collection Hennin, nos 6747-6758 du catalogue, au Cabinet des estampes. Une vue de la ville, telle qu'elle était quand l'armée française la prit en 1796, est au musée de Versailles, n° 2486.

2. Douze bataillons et douze escadrons, à savoir : infanterie, trois bataillons de Royal-Vaisseaux, deux de Royal-Comtois et un de chacun des régiments de Médoc, Cambrésis, Croy, Beaujolais, Dillon, Bourke et Rouergue; cavalerie, trois escadrons de Dauphin, deux de Narbonne, deux de Wiltz et deux de Montpeyroux; dragons, trois escadrons de Fimarcon (*Mémoires militaires*, p. 658). Le gouverneur espagnol s'appelait Diego de la Concha. La ville était fermée de bonnes murailles, avec quelques bastions et un fossé rempli par les eaux de l'Oglio, et l'on savait que les Français avaient pris toutes les précautions contre une attaque possible : *Gazette d'Amsterdam*, n° xi, de Venise.

3. Pierre de Perrien, marquis de Crenan : tomes II, p. 309, et V, p. 365.

4. Gaston-Jean-Baptiste de Choiseul d'Hostel, marquis de Praslin, tomes I, p. 269, II, p. 327, et IV, p. 158, 163 et 174.

5. Jacques de Cassagnet, marquis de Fimarcon, petit-fils par sa mère du maréchal de Roquelaure, était né à Agen le 15 mars 1659, avait eu d'abord une compagnie dans le régiment de dragons de son frère aîné,

gons. Vers les derniers jours de janvier, Revel[1], premier lieutenant général de l'armée, étoit arrivé à Crémone, et, par son ancienneté, y commanda au-dessus[2] de Crenan. Il reçut ordre du maréchal de Villeroy, qui visitoit ses quartiers, d'envoyer un gros détachement à Parme, que le duc de ce nom[3] lui demandoit pour sa sûreté, et qu'on eut lieu de soupçonner depuis de l'avoir fait de concert avec le prince Eugène pour dégarnir Crémone d'autant[4]. Sur les nouvelles de différents mouvements des ennemis, Revel, en homme sage, se contenta de faire et de tenir le détachement prêt, sans le faire partir. Le maréchal de Villeroy finit sa promenade par Milan, où il conféra avec le prince de Vaudémont, d'où il arriva le dernier janvier à Crémone, d'assez bonne heure. Revel alla au-devant de lui, lui rendit compte des raisons qu'il avoit de retenir le détachement qu'il lui avoit ordonné d'envoyer à Parme[5]; il en fut fort

et avait succédé à celui-ci, comme colonel, quand il était mort de blessures reçues à Steinkerque. Promu brigadier à la suite de l'affaire de Crémone, maréchal de camp en octobre 1704, le marquis obtint la lieutenance général des provinces de Roussillon, Cerdagne et Conflent en 1713, le gouvernement de Villefranche en 1717, le grade de lieutenant général en 1718, le gouvernement de Mont-Louis en 1723, le collier des ordres en 1724. Mort à Lectoure, le 15 mars 1730.

1. Charles-Amédée de Broglie, comte de Revel : tome IV, p. 170.

2. *Au* corrige un *p*. — 3. François Farnèse : tome V, p. 73.

4. *Dangeau*, p. 318-319 : « Mahony a conté au Roi une particularité de M. de Parme qui ne laisse pas de nous donner quelque soupçon. Ce prince avoit mandé, quelques jours auparavant, au maréchal de Villeroy, qu'il lui vouloit livrer Plaisance, et qu'il lui envoyât pour cela huit cents hommes de pied et cinq cents chevaux, qui arrivassent à Plaisance le dernier du mois, où il se transporteroit lui-même pour leur livrer sa place. » Cependant on sut, après coup, que le duc devait être sincère dans ses intentions. Voyez les *Mémoires de Lamberty*, tome II, p. 4.

5. *Dangeau*, p. 319. Comparez, dans les *Mémoires militaires*, tome II, p. 152-153 et 672-675, le rapport du maréchal lui-même. Ce cas de désobéissance à un ordre précis ne valut à Revel que des éloges et les plus hautes récompenses; mais le cardinal de Bouillon, du fond de son exil, en prit texte pour y comparer la conduite qu'il avait tenue à Rome en 1699, et dont le Roi avait méconnu les raisons d'être : son

approuvé du maréchal, qui[1] soupa en nombreuse compagnie, où il parut fort rêveur. Il ne laissa pas de jouer après une partie d'hombre; mais on remarqua que ce ne fut pas sans distractions, et il se retira de fort bonne heure[2]. Le prince Eugène étoit informé qu'il y avoit à Crémone un ancien aqueduc[3] qui s'étendoit loin à la campagne, et qui répondoit dans la ville à une cave d'une maison occupée par un prêtre[4]; que cet aqueduc avoit été nettoyé depuis assez peu de temps, et cependant ne[5] conduisoit que peu d'eau, et que la ville avoit été autrefois surprise par ce même aqueduc[6]. Il en fit secrètement reconnoître l'entrée dans la campagne; il gagna le prêtre chez qui il aboutissoit, et qui étoit voisin d'une porte de la ville qui étoit murée et point gardée[7]; il fit couler dans Crémone ce qu'il put de soldats choisis, déguisés en prêtres et en paysans, qui se retirèrent dans la maison amie[8], où on se pourvut le plus et le plus secrètement qu'on put de haches. Tout bien et promptement préparé, le prince Eugène donna un gros détachement au prince Thomas de Vaudémont, premier lieutenant général de son armée et fils unique du

mémoire est dans le ms. Nouv. acq. fr. 780, fol. 177-180. Revel était d'ailleurs connu pour son indépendance et son esprit entreprenant.

1. *Qui* corrige *et il.*

2. Aucun de ces détails n'est dans le *Journal*. Les *Mémoires de Feuquière* incriminent fortement le manque de vigilance du maréchal et de ses lieutenants. On verra ci-après, p. 483, que le bruit courut qu'ayant passé la soirée au bal, il avait défendu qu'on l'éveillât.

3. Il écrit ici *aqueduc*, et ensuite *acqueduc*.

4. Le prévôt de l'église Santa-Maria-Nuova.

5. La première lettre de *ne* surcharge un *d*.

6. Ce détail sur l'aqueduc n'est pas emprunté au *Journal;* mais la *Gazette de Rotterdam* le signala dans son n° 9 *bis* (de Paris, 10 février), comme remontant au temps de Charles VIII. J'ai cherché en vain quelque épisode de ce genre dans les *Annales Cremonenses*, par Cavitelli, soit sous le règne de Charles VIII, soit sous celui de Louis XII.

7. L'aqueduc débouchait dans le fossé entre la porte de Milan et celle d'Ogni-Santi, comme on peut le voir sur le plan qui fut publié alors.

8. Ce mot est en interligne, au-dessus d'un premier *amie*, surchargeant un autre mot illisible.

gouverneur général du Milanois pour le roi d'Espagne; il lui confia son entreprise, et le chargea de s'aller rendre maître d'une redoute qui défendoit la tête du pont du Pô, pour venir par le pont à son secours, quand on seroit aux mains dans la ville[1]. Il détacha cinq cents hommes d'élite, avec des officiers entendus, pour se rendre par l'aqueduc chez le prêtre, où les gens qu'il y avoit fait couler les attendoient, et devoient avoir bien reconnu les remparts, les postes, les places et les rues de la ville, et, avec eux, aller ouvrir la porte murée au reste des troupes. En même temps il marcha en personne et en force pour se rendre à cette porte. Tout, concerté avec justesse, fut exécuté avec précision, et tout le secret et le bonheur possible. Le premier qui s'en aperçut fut le cuisinier de Crenan, qui, allant à la provision à la première petite pointe du jour, vit les rues pleines de soldats dont les habits lui étoient inconnus[2]. Il se rejeta[3] dans la maison de son maître, qu'il courut éveiller : ni lui ni ses valets n'en vouloient rien croire; mais, dans l'incertitude, Crenan s'habilla en un moment, sortit, et n'en fut que trop tôt assuré. En même temps le régiment des Vaisseaux[4] se mettoit en bataille dans une place, par un bonheur qui sauva Crémone. D'Entragues[5],

1. Ci-après, p. 75-76.

2. Ce détail ne se retrouve dans aucune des relations que j'ai sous les yeux, même celle du maître d'hôtel de Crenan, publiée par le *Mercure*. Les *Mémoires de Sourches* disent (p. 208) que l'alerte fut donnée à quelques officiers par les bourgeois chez qui ils logeaient.

3. La syllabe *re* a été ajoutée après coup en interligne.

4. Régiment d'infanterie à trois bataillons, formé en 1638 par l'archevêque Sourdis, lieutenant général des armées navales, mais devenu royal en 1667. On peut trouver son histoire dans les ouvrages de Roussel (tome VIII) et du général Susane (tome IV), sur l'infanterie; de plus, M. le vicomte O. de Poli lui a consacré une étude spéciale en 1885.

5. Hyacinthe de Montvallat, chevalier d'Entragues, baptisé dans le lieu de ce nom le 3 mai 1670, reçu page du Roi en 1685, puis pourvu d'une sous-lieutenance aux gardes, avait acheté le régiment de Bugey en 1697, et ensuite celui des Vaisseaux, en 1699, pour soixante-dix mille livres. Il mourut dans la journée qui va être racontée.

gentilhomme particulier[1] de Dauphiné[2], en étoit colonel : c'étoit un très honnête garçon, fort appliqué, fort valeureux, qui avoit une extrême envie de faire et de se distinguer, et qui avoit appris et retenu la vigilance du maréchal de Boufflers, dont il avoit été aide de camp, et qui, lui ayant trouvé de l'honneur et des talents, le protégeoit beaucoup[3]. D'Entragues vouloit faire la revue de ce régiment, et la commençoit avec le petit jour[4]. A cette clarté encore foible, et ses bataillons déjà sous les armes et formés, il aperçut confusément des troupes d'infanterie se former au bout de la rue en face de lui. Il savoit, par l'ordre donné la veille, que personne ne devoit marcher, ni autre que lui faire de revue; il craignit donc tout aussitôt quelque surprise, marcha[5] sur-le-champ à ces troupes, qu'il trouva impériales, les charge, les renverse, soutient le choc des nouvelles qui arrivent, engage un combat si opiniâtre, qu'il donne le temps à toute la ville de se réveiller, et à la plu-

1. Même locution que ci-dessus, p. 57.

2. De Rouergue, et non de Dauphiné. Entragues, aujourd'hui Entraygues, est une petite ville du département de l'Aveyron, sur la Truyère et le Lot, avec restes de château féodal.

3. Les *Mémoires de Sourches* (tome VII, p. 58) disent en effet que son attachement au maréchal de Boufflers avait fait sa fortune et celle de son frère aîné, et que le maréchal, en mai 1701, avait obtenu une pension pour lui, dans ces singulières conditions : « Le chevalier d'Entragues, colonel du régiment des Vaisseaux, s'étant mis auprès du carrosse du Roi, qui alloit y monter pour aller à la chasse, lui fit la révérence, et lui dit en prenant congé de lui : « Sire, voilà le pauvre « d'Entragues qui mangera souvent du pain de munition pendant la « campagne, mais qui ne laissera pas de servir Votre Majesté avec plus « d'exactitude et plus d'application que tous les autres. » Le Roi lui répondit : « J'y ai pourvu, car je vous ai donné une pension de trois « mille livres. » Comparez le *Journal de Dangeau*, tome VII, p. 95. Effectivement il se distingua dans cette première campagne : *Sourches*, tome VII, p. 120.

4. Toute cette partie du récit est propre à Saint-Simon. Comparez les rapports donnés dans l'Appendice du tome II des *Mémoires militaires*, p. 661 et 666.

5. *Marche* corrigé en *marcha*.

part des troupes de prendre les armes et d'accourir, qui, sans lui, eussent été égorgées endormies. A cette même pointe[1] du jour, le maréchal de Villeroy écrivoit déjà tout habillé dans sa chambre[2] : il entend du bruit, demande un cheval, envoie voir ce que c'est, et, le pied à l'étrier, apprend de plusieurs à la fois que les ennemis sont dans la ville. Il enfile la rue pour gagner la grand place, où est toujours le rendez-vous en cas d'alarme; il n'est suivi que [d']un seul aide de camp et d'un seul page[3]. Au détour de la rue, il tombe dans un corps de garde, qui l'environne et l'arrête. Lui, troisième, sentit bien qu'il n'y avoit pas à se défendre : il se jette à l'oreille de l'officier[4], se nomme, lui promet dix mille pistoles et un régiment, s'il veut le lâcher, et de plus grandes récompenses du Roi; l'officier se montre inflexible, lui répond qu'il n'a pas servi l'Empereur jusqu'alors pour le trahir[5], et, de ce pas, le conduit au prince Eugène, qui ne le reçut pas avec la même politesse qu'il l'eût été de lui en pareil cas[6] : il le laissa quelque temps à sa suite, pendant lequel le maréchal voyant amener Crenan prisonnier et blessé à mort, il s'écria qu'il

Maréchal de Villeroy pris.

1. Il a écrit, par mégarde : *pinte*.

2. Nos autres relations, y compris celle même du maréchal, que l'on trouvera ci-après, appendice IV, racontent qu'il était encore au lit. Cependant le *Mercure*, p. 122 et 129, et l'Extraordinaire XV de la *Gazette d'Amsterdam* le disent déjà habillé et travaillant depuis deux heures.

3. « Le maréchal de Villeroy, s'étant éveillé au bruit, monta à cheval avec un aide de camp et un page seulement, et, tenant un pistolet à la main et sa canne de l'autre, voulut aller à la place.... » (*Sourches*, p. 209.)

4. Un Irlandais, officier au régiment de Bagny : *Mercure*, p. 124.

5. C'est le texte de Dangeau, et aussi celui des *Mémoires de Sourches*, l'un et l'autre venant de Mahony; mais Saint-Simon se rapproche plus littéralement du second.

6. Il se loua cependant, dans ses relations, de la civilité bien connue du prince Eugène et de M. de Commercy; du reste, l'un et l'autre étaient singulièrement affairés, sinon même effarés. Plus tard, on opposa à ce traitement peu courtois celui qu'avait reçu en 1692 le duc de Würtemberg dont il sera parlé ci-après, p. 350. En général, Eugène se montrera dur pour ses prisonniers.

voudroit être[1] en sa place[2]. Un moment après, ils furent envoyés tous deux hors de la ville, et ils passèrent la journée à quelque distance, gardés dans le carrosse du prince Eugène[3]. Revel, seul lieutenant général désormais[4], et commandant en chef par la prise du maréchal de Villeroy, tâcha de rallier les troupes. Chaque rue fournissoit un combat, la plupart[5] dispersées, quelques-unes en corps, plusieurs à peine armés[6], et jusqu'à des gens en chemise, qui tous combattoient avec la plus grande valeur, mais la plupart repoussées et réduites pied à pied à gagner les remparts[7], ce qui les y rallia toutes naturellement. Si les

1. *Estre* est en interligne, et les premières lettres de *voudroit* corrigent *aur*[*oit*].

2. Dans sa relation au cardinal d'Estrées, il dit simplement avoir vu passer, hors de la ville, M. de Crenan, blessé. Mais l'auteur des *Mémoires de Sourches*, p. 211, rapporte qu'un trompette qui fut envoyé aux ennemis le lendemain, pour savoir des nouvelles du maréchal, lui ayant parlé de la blessure de M. de Crenan, le maréchal s'écria qu'il eût voulu être à la place de celui-ci.

3. « Le marquis de Crenan, qui s'étoit mis à la tête du régiment des Vaisseaux et de quelques autres troupes rassemblées, avoit été blessé, pris et mené hors de la ville dans une cassine; mais, comme il avoit l'épaule fracassée, le prince de Commercy l'avoit fait ramener dans sa maison, où le chevalier de Croy avoit été aussi amené, et on les y avoit laissés prisonniers sur la parole du marquis de Crenan. » (*Sourches*, p. 210.)

4. Ici, il recommence à suivre de près le texte de Dangeau, p. 316, ou le récit dont Dangeau s'est servi.

5. La plupart des troupes.

6. *Armés* est bien au masculin, après *dispersées*, au féminin.

7. « Tous les carrefours, remparts et places étoient remplis de corps morts. Les dames et les moines ne laissoient pas d'être aux fenêtres, pour voir à qui la ville resteroit. Il seroit difficile d'exprimer, dans un combat de postes comme celui-ci, toutes les belles actions qui s'y sont faites dans cette journée, particulièrement dans une ville d'une si grande étendue, où ceux de la droite ne pouvoient savoir ce qui se passoit à la gauche que par le rempart, dont on avoit conservé la communication au moyen des troupes qu'on avoit laissées sur l'esplanade du château, les ennemis occupant le cœur de la ville.... » (Rapport de M. de Vaudrey, dans les *Mémoires militaires*, p. 669-670.)

ennemis s'en fussent emparés, ou qu'ils n'eussent pas laissé à nos troupes le temps de s'y reconnoître et de s'y former avec toutes leurs forces, le dedans de la ville n'eût jamais pu leur résister. Au lieu donc de faire effort ensemble pour chasser nos troupes des remparts, ils ne s'attachèrent qu'au dedans de la ville. Praslin, ne voyant point Montgon, maréchal de camp[1], s'étoit mis à la tête des bataillons irlandois, qui, sous lui, firent des prodiges : ils tinrent dans la place et nettoyèrent les rues voisines[2]. Quoique continuellement occupé à défendre et à attaquer, Praslin s'avisa que le salut de Crémone, si on la pouvoit sauver, dépendoit de la rupture du pont du Pô, pour empêcher les Impériaux d'être secourus par là et rafraîchis. Il le répéta tant de fois, que Mahony l'alla dire à Revel, qui n'y avoit pas songé, qui trouva l'avis si bon, qu'il manda à Praslin de faire tout ce qu'il jugeroit à propos. Lui, à l'instant, envoya retirer ce qui étoit dans la redoute à la tête du pont. Il n'y avoit pas une minute à perdre, le prince Thomas[3] de Vaudémont paroissoit déjà : tellement qu'on [n'] eut que le loisir de retirer ces troupes, et de rompre le pont, ce qui fut exécuté en présence même du prince Thomas de Vaudémont, qui, avec toute sa mousqueterie[4], ne le put empêcher[5]. Il étoit lors trois heures après midi.

1. Ci-après, p. 80-82.

2. Ils s'avisèrent de rouler devant eux des tonneaux pour aller charger l'ennemi à la baïonnette (*Sourches*, p. 209; comparez le rapport de M. de Vaudrey, p. 667-668, et le *Mercure*, p. 95 et 154-155).

3. Il a écrit : *Th.*, en abrégé. — 4. Il écrit : *mousquetterie*.

5. *Mercure*, p. 76, 137 et 400. Voltaire dit (*Siècle de Louis XIV*, p. 330) : « Jamais ville n'avait été surprise avec plus de sagesse, ni défendue avec tant de valeur. La garnison était d'environ cinq mille hommes. Le prince Eugène n'en avait pas encore introduit plus de quatre mille; un gros détachement de son armée devait arriver par le pont du Pô, les mesures étaient bien prises : un autre hasard les dérangea toutes. Ce pont du Pô, mal gardé par environ cent soldats français, devait d'abord être saisi par les cuirassiers allemands, qui, dans l'instant que le prince Eugène entra dans la ville, furent commandés pour aller s'en emparer. Il fallait, pour cet effet, qu'étant entrés par la porte du Midi,

Le prince Eugène étoit à l'hôtel de ville à prendre le serment des magistrats[1]. Sortant de là, et en peine de voir ses troupes foiblir en la plupart des lieux, il monta avec le prince de Commercy au clocher de la cathédrale[2], pour voir d'un coup d'œil ce qu'il se passoit dans tous les endroits de la ville, et en peine aussi de ne voir point arriver le secours qu'amenoit le prince Thomas de Vaudémont[3]. A peine furent-ils au haut du clocher, qu'ils virent son détachement au bord du Pô, et le pont rompu, qui rendoit ce secours inutile. Ils ne furent pas plus satisfaits de ce qu'ils découvrirent dans tous les différents lieux de la ville et des remparts[4]. Le prince Eugène, outré de voir son entreprise en si mauvais état après avoir touché de si près à la

voisine de l'égout, ils sortissent sur-le-champ de Crémone, du côté du nord, par la porte du Pô, et qu'ils courussent au pont. Ils y allaient : le guide qui les conduisait est tué d'un coup de fusil tiré d'une fenêtre ; les cuirassiers prennent une rue pour une autre, ils allongent leur chemin. Dans ce petit intervalle de temps, les Irlandais se jettent à la porte du Pô ; ils combattent et repoussent les cuirassiers. Le marquis de Praslin profite du moment : il fait couper le pont ; alors le secours que l'ennemi attendait ne peut arriver, et la ville est sauvée. »

1. Ce détail n'est pas dans le *Journal*, mais bien dans les rapports de M. de Vaudrey et autres, et dans les *Mémoires de Sourches*, p. 209-210, qui disent : « Comme le combat dura très longtemps, et que le prince Eugène se croyoit maître de la place, il étoit monté à un clocher, d'où il donnoit ses ordres, et avoit envoyé chercher les principaux bourgeois pour leur faire prêter le serment au nom de l'Empereur.... »

2. Ce *torrazzo*, de cent vingt et un mètres de haut, relié à la cathédrale par une rangée de loges, passe pour le plus élevé de l'Italie. Il appartenait à la maison de ville, et date du treizième siècle.

3. Ci-dessus, p. 70-71. Selon l'annotateur des *Mémoires de Sourches*, p. 209, on sut depuis que c'était aussi pour observer si le marquis de Créquy n'arrivait pas au secours de ses camarades, comme cela eût pu et dû se produire.

4. De son clocher, le prince envoya sommer un bataillon irlandais de passer sous ses ordres ; mais, outrés de cet affront à leur fidélité, les officiers arrêtèrent le parlementaire et se mirent à charger vigoureusement (*Sourches*, p. 210). Ce parlementaire était précisément leur compatriote qui avait fait prisonnier le maréchal de Villeroy : *Mémoires militaires*, p. 666 et 670.

conquête[1], hurloit et s'arrachoit les cheveux en descendant. Il pensa dès lors à la retraite, quoique supérieur en nombre. Fimarcon faisoit merveilles cependant avec les dragons, qu'il avoit fait mettre pied à terre[2]. En même temps Revel, qui voyoit ses troupes accablées de faim, de lassitude et de blessures, et qui, depuis la première pointe du jour, n'avoient pas eu un instant de repos, ni même de loisir, songeoit aussi de son côté à les retirer, ce qu'il pourroit, au château de Crémone, pour s'y défendre au moins à couvert et y obtenir une capitulation[3] : de sorte que les deux chefs opposés pensoient en même temps à se retirer[4]. Les combats se ralentirent donc sur le soir en la plupart des lieux, dans cette pensée commune de retraite, lorsque

1. Un beau souper de fête était déjà préparé pour les princes chez un de leurs partisans.

2. *Dangeau*, p. 317; *Sourches*, p. 210; *Mercure*, p. 74; rapport de M. de Revel, dans les *Mémoires militaires*, p. 659.

3. Selon Villars (*Mémoires*, tome II, p. 15), le siège du château eût pris deux jours au moins, pendant lesquels il serait venu du secours.

4. Dans les détails recueillis après coup par l'auteur des *Mémoires de Sourches*, il dit (p. 217) : « Sur la fin de l'action, on étoit si peu persuadé que les ennemis se retirassent, qu'on commençoit à faire entrer des troupes dans le château et à y faire voiturer des vivres pour se retirer dedans et y tenir jusqu'à ce qu'on eût du secours. Un capitaine d'infanterie qui étoit posté sur le rempart, auprès de la fausse porte, ayant remarqué que les ennemis se retiroient, en avoit envoyé avertir, et on ne l'avoit pas voulu croire. Pour s'en mieux éclaircir, il avoit fait descendre un sergent et quelques soldats dans le fossé, lesquels lui avoient rapporté que certainement les ennemis se retiroient; il en avoit envoyé avertir les généraux, lesquels, sur son avis, avoient tourné toutes leurs forces de ce côté-là, et ç'avoit été en cet endroit où les dragons de Fimarcon avoient achevé de chasser les ennemis. Ce qui avoit commencé à rétablir les affaires des François étoit que, le régiment royal des Vaisseaux ayant pris les armes avant le jour pour la revue et l'exercice, il avoit été tout prêt pour attaquer les ennemis en corps aussitôt qu'on s'étoit aperçu qu'ils étoient dans la ville, et il l'avoit fait avec une merveilleuse valeur, allant charger les cuirassiers de l'Empereur avec la baïonnette[a] dans le fusil, et ne tirant qu'à bout portant.... »

[a] Les éditeurs ont lu : *baguette*, à cause de l'orthographe *bayonette*.

nos troupes firent un dernier effort pour chasser les ennemis d'une des portes de la ville qui leur ôtoit la communication du rempart où étoient les Irlandois, et pour avoir cette porte libre pendant la nuit et pouvoir par là recevoir du secours. Les Irlandois secondèrent si bien cette attaque par leur rempart, que le dessus de la porte fut emporté; les ennemis conservèrent le bas de la porte de plain pied à la rue[1]. Un calme assez long succéda à ce dernier combat. Revel cependant songeoit à faire retirer doucement les troupes au château, lorsque, sur ce long calme, Mahony lui proposa d'envoyer voir ce qui se passoit partout, et se proposa lui-même pour aller aux nouvelles et lui en venir rendre compte[2]. Il faisoit déjà obscur : les batteurs d'estrade en profitèrent. Ils virent tout tranquille, et reconnurent que les ennemis s'étoient retirés. Cette grande nouvelle fut portée à Revel, qui fut longtemps, et beaucoup d'autres avec lui[3], sans le pouvoir croire. Persuadé enfin, il laissa tout au même état jusqu'au grand jour, qu'il trouva les rues et les places jonchées de morts et remplies de blessés. Il donna ordre à tout, et dépêcha Mahony au Roi, qui y avoit fait merveilles[4]. Le prince Eugène marcha toute la nuit avec le détachement qu'il avoit amené[5], et se fit suivre fort indécemment par le maréchal de Villeroy, désarmé et mal monté[6], qu'il envoya à Ustiano[7], et depuis,

1. Ces opérations sont expliquées dans le rapport du duc de Vendôme : *Mémoires militaires*, p. 680-686, et ms. Fr. 14177, fol. 210.

2. Ce détail n'est donné par aucune relation.

3. Ces deux derniers mots sont en interligne.

4. Lettre datée de la nuit même (*Mémoires militaires*, p. 660) : « Les régiments Irlandois et de Bourke ont fait des merveilles.... M. de Mahony, porteur de la présente, en pourra rendre un bon compte à S. M.... »

5. Cette retraite se fit « avec beaucoup de précipitation et en grand désordre » (*Dangeau*, p. 320).

6. Il avait un léger coup de pertuisane au côté, un coup d'épée à la main (*Dangeau*, p. 321).

7. Voyez ses lettres ci-après, p. 467-471. Ustiano est une petite ville sur l'Oglio, où les Impériaux avaient jeté un pont. Selon un lardon hollandais, le prince Eugène, passant par là, alla rendre visite à son prison-

sur les ordres de l'Empereur, à Insprück[1], qui le fit après conduire à Gratz, en Styrie[2]. Tous ses gens et son équipage lui fut envoyé à Ustiano, et le suivit depuis[3]. Crenan mourut dans le carrosse du maréchal de Villeroy, allant le joindre à Ustiano[4]. D'Entragues, à la revue et à la valeur duquel on fut redevable du salut de Crémone, ne survécut pas à une si glorieuse journée. Le gouverneur espagnol fut tué[5] avec la moitié de nos troupes; les Impériaux y en perdirent un plus grand nombre[6], et man-

nier, et celui-ci lui demanda de rendre témoignage qu'il avait fait son devoir : triste extrémité, dit le gazetier, pour un général si orgueilleux, qui n'appelait jusque-là son adversaire que « le petit abbé brigadier. »

1. Ou Innsbrück, capitale du Tyrol et ancienne résidence d'une branche archiducale qui en avait porté le nom. — Voyez la *Gazette d'Amsterdam* de 1702, n° XVII, correspondance d'Insprück. De là le prisonnier écrivit à Chamillart, au Roi et au cardinal d'Estrées les lettres que nous avons dans le *Journal de Dangeau* et dans les *Mémoires militaires*.

2. Il écrit : *Stirie*, comme le *Moréri*. — Gratz, en basse Styrie, au sud de Vienne, derrière les Alpes Noriques, possédait un beau château où Ferdinand II avait résidé quand il n'était qu'archiduc. Ce fut M. de Sinzendorf qui y conduisit le maréchal, d'après la *Gazette de Rotterdam*, n° 10.

3. Voyez ci-après, p. 292 et 376-377, la fin de sa captivité et son retour.

4. Le 9 février : *Dangeau*, p. 322 et 324; *Sourches*, p. 214 et 216. « Le Roi témoigna le regretter extrêmement, et tous les courtisans furent touchés de sa perte, parce qu'il avoit travaillé toute sa vie à se faire aimer et estimer de tout le monde, et qu'il y avoit réussi. » Il avait fait des legs à M. d'O et à plusieurs autres, et nommé Saint-Pouenge son exécuteur testamentaire (*Gazette de Rotterdam*, n° 9 *bis*).

5. Ci-dessus, p. 68. Il avait reçu plusieurs blessures, mais ne mourut que le surlendemain : *Mercure*, p. 402, 403, 427 et 428.

6. « Nous avons eu la moitié de la garnison tués ou blessés; mais les ennemis y ont encore perdu bien plus de gens que nous, et ils avoient mené là tous les grenadiers de leur armée, leur meilleure infanterie, et beaucoup d'officiers » (*Dangeau*, p. 317). L'Appendice du tome II des *Mémoires militaires* contient (p. 665) un état récapitulatif de nos pertes. Royal-Vaisseaux avait trois officiers tués, dix-sept blessés et quatre prisonniers, cent quatre-vingts soldats tués, deux cents blessés et quarante-sept prisonniers; Royal-Comtois, cent quatre-vingt-trois soldats tués et cinquante-quatre blessés, etc. Selon Dangeau (p. 341), on vérifia que les Impériaux avaient perdu deux mille sept cents morts

Aventure de Montgon.

quèrent un coup qui finissoit en bref en leur faveur la guerre d'Italie[1]. Montgon, maréchal de camp[2], essuya là une aventure qui ne rétablit pas sa réputation[3]. Il sortit à pied au premier grand bruit, et il rentra incontinent chez lui : il prétendit avoir été jeté par terre et foulé aux pieds des chevaux des ennemis ; il se dit fort blessé, et se mit au lit, d'où il envoya se rendre prisonnier au plus voisin corps de garde, et demander d'être mis en sûreté[4]. Il passa ainsi

et laissaient soixante-douze prisonniers de plus qu'ils n'en avaient fait. L'état de leurs pertes est donné dans le n° XIX de la *Gazette d'Amsterdam*. Le prince Eugène fut fort blâmé à Vienne, dit la *Gazette* (p. 98). *Celle-ci* publia une relation de Venise (p. 102), où tout d'abord le bruit avait couru du succès de cette entreprise, baptisée par Tessé du sobriquet de *crémonade* (*Lettres à la duchesse de Bourgogne*, p. 140).

1. Les chansonniers purent faire coup double en persiflant à la fois le prince Eugène et son prisonnier. « C'est un miracle, écrivait Mme de Maintenon à l'évêque de Chartres; les troupes du Roi ont fait au delà de ce qu'on auroit pu leur demander, et chaque officier en son particulier a pris son parti avec une vigueur et une présence d'esprit qui a sauvé le Milanois » (recueil Geffroy, tome II, p. 4). Un des membres-élèves de l'Académie des inscriptions, le numismatiste Henrion, lut à ses confrères, le 3 mars, une ode latine en trente-sept strophes sur la surprise de Crémone. On y trouva « du génie et de la latinité, » mais trop de longueurs et d'inventions. L'abbé Tallemant, secrétaire perpétuel, proposa, le 31 du même mois, un sujet et une légende de médaille à placer dans la continuation de l'*Histoire métallique du Roi*.

2. J.-Fr. Cordebœuf de Beauverger, comte de Montgon : tome III, p. 120, et ci-dessus, p. 75.

3. *Dangeau*, tome VIII, p. 317, 328 et 334.

4. Dangeau dit (p. 317) : « Montgon, maréchal de camp, avoit eu, dès le commencement du combat, son cheval tué, et avoit été pris; un escadron de cuirassiers de l'Empereur lui avoit passé sur le corps. Mais, à la fin du combat, il s'est trouvé en liberté, on ne sait pas encore comment. » Les *Mémoires de Sourches* de même (p. 211) : « Le marquis de Montgon ayant eu son cheval tué, et une compagnie de cavalerie lui ayant passé sur le corps, il avoit été prisonnier pendant six heures; mais apparemment les ennemis avoient été si pressés dans leur retraite, qu'ils ne l'avoient pas pu emmener. » Les camarades de Montgon, M. de Revel, M. de Vaudrey, affirment, dans leurs rapports, qu'il a été renversé de cheval et foulé aux pieds. Voyez Quincy, *Histoire militaire du règne de Louis XIV*, tome III, p. 618 et 628-629.

cette terrible journée dans le repos entre deux draps. Il y apprit Crémone prise, puis reprise; alors sa sauvegarde[1] eut besoin qu'il lui en servît, et il obtint de Revel de la renvoyer libre. Le fâcheux fut qu'il ne se trouva sur Montgon aucune blessure. Le prince Eugène le réclama[2] comme prisonnier, et lui ne demandoit pas mieux; nos généraux prétendirent qu'il avoit recouvré sa liberté avec la place. Le Roi voulut avoir l'avis des maréchaux de France, et toutefois, avant de l'avoir eu, il manda que ce n'étoit pas la peine de disputer[3]. On ne disputoit plus : le prince Eugène s'étoit rendu. Montgon ne laissa pas de l'aller trouver[4]; mais le prince Eugène, qui ne vouloit point de prisonniers incertains, le renvoya libre[5]. Cette

1. Un officier et six soldats. — Nous savons déjà ce que c'était qu'une sauvegarde : tome II, p. 306, note 3, 335, note 2, et Additions, p. 506; ci-après, p. 355. On peut voir dans les *Mémoires de Mme de la Guette*, p. 90-91, 94-96 et 111-112, quels services rendaient ces soldats préposés par les belligérants, moyennant une bonne rétribution, à la défense des personnes et des biens contre les maraudeurs de leur propre parti, et ce qu'en dit Arnauld en 1692 : *Œuvres de Racine*, tome VII, p. 40-41. Une lettre de sauvegarde donnée par le grand Condé a été publiée dans le *Bulletin de la Société de la Moselle*, 1868, p. 154.

2. Ce mot est en interligne, au-dessus de *demanda*, biffé.

3. Voici exactement le texte de Dangeau (p. 328) : « Le prince Eugène redemande M. de Montgon comme son prisonnier, et M. de Montgon, qui n'avoit point donné sa parole, prétend être libre. Le Roi a exposé le fait, avec toutes les circonstances, à ses ministres, qui ont conseillé de prendre l'avis des maréchaux de France, comme plus capables qu'eux de juger cette affaire-là. » Ils se réunirent chez leur doyen M. de Duras et votèrent au scrutin secret : *Gazette de Rotterdam*, de Paris, 17 février.

4. Ce fut l'avis du Roi (ci-après, p. 486), notifié avant même que les maréchaux de France eussent remis leurs opinions, qui n'étaient pas unanimes; d'ailleurs, Montgon avait lui-même, par avance, écrit au prince Eugène qu'il s'en rapportait à son appréciation et s'irait remettre à lui dès que ses blessures seraient guéries, à moins d'ordres contraires de Versailles (*Dangeau*, p. 334).

5. Dangeau dit, le 26 avril (p. 398) : « Le prince Eugène a renvoyé M. de Montgon à Crémone; il a exigé seulement de lui qu'il seroit encore huit jours sans servir. Il a jugé qu'il n'étoit point prisonnier, et l'a fort bien traité. » Voyez la *Gazette de Rotterdam*, nos 15 et 18, et la *Gazette d'Amsterdam*, Extr. XXVIII.

aventure, qui fit grand bruit et grand tort à Montgon[1], l'eût perdu auprès du Roi sans Mme de Maintenon, protectrice déclarée de tout temps[2] de sa femme, de la vieille Heudicourt, sa belle-mère[3]. J'appris cette nouvelle dans ma chambre, par M. de Lauzun. Aussitôt j'allai au château, où je trouvai une grande rumeur et force pelotons de gens qui raisonnoient. Le maréchal de Villeroy fut traité comme le sont les malheureux qui ont donné de l'envie[4]. Le Roi

Villeroy hautement protégé du Roi

1. Le cas fut discuté dans le *Mercure* du mois de mars, p. 255-273, où l'on trouvera la lettre de Montgon au prince Eugène, un mémoire du général Visconti, la lettre du prince sommant Montgon de venir à Ustiano, et la réponse de Montgon.

2. Les deux premières lettres de *temps* surchargent *de*.

3. Voyez notre tome III, p. 213-222. Chaque fois qu'il a parlé de cet officier, dont « l'esprit réparait la valeur, » ç'a été avec des insinuations malveillantes sur sa prudence : tomes III, p. 120 et 222, et IV, p. 166.

4. Comme d'ordinaire, on fit force chansons et caricatures, soit en France, où le public s'estimait heureux de perdre un si mauvais général, soit en Hollande : voyez les caricatures dans la collection Hennin, déjà indiquée ci-dessus, les chansons et lardons dans le Chansonnier de Gaignières-Clairambault, ms. Fr. 12 693, p. 9-23, 33-35, 37-74, 77-81 et 119, dans les Papiers du P. Léonard, Arch. nat., MM 828, fol. 107, et dans le *Nouveau siècle de Louis XIV*, tome III, p. 61-89. Ce dernier recueil contient un bon nombre de pièces où se retrouvent presque tous les détails de la journée du 1er février, et dont le refrain est que la France gagnait encore plus à être privée des services d'un général déjà honteusement battu à Chiari, qu'à avoir repoussé la tentative du prince Eugène. Madame écrivait, à ce propos (recueil Jaeglé, tome I, p. 290-291, 16 mars) : « Le maréchal de Villeroy n'entend pas raillerie, à moins que ce ne soit lui qui raille. Il est fier de sa nature : ce doit lui être une grande mortification de se voir prisonnier. Les chansons qu'on a faites sur lui se chantent sur de tout vieux airs qui datent du temps des Barricades de Paris. » M. A. Vingtrinier en a réimprimé un certain nombre dans sa brochure : *le Dernier des Villeroy*, p. 59-65. Brossette, en envoyant à Boileau une relation en vers latins publiée par un jésuite, ajoutait (*Correspondance de Boileau et Brossette*, p. 102-103) : « J'ai pensé que cette relation pourra ne vous être pas inutile par rapport à l'histoire du Roi. Je sais bien que cette histoire chargée de prodiges nous fournira des événements bien plus grands que celui-ci ; mais je doute qu'elle nous apprenne rien de plus étonnant, ni de plus singulier. L'intérêt particulier que je prends en la personne de M. le maréchal de Villeroy

prit hautement son parti, et[1] publiquement : il témoigna, en dînant, à Mme d'Armagnac, combien il étoit sensible au malheur de son frère, et l'excusa en montrant même de l'aigreur contre ceux qui tomboient sur lui[2]. La vérité est que ce n'étoit pas à lui, qui arrivoit à Crémone la veille de la surprise, à savoir cet aqueduc et cette porte murée, ni s'il y avoit déjà des soldats impériaux introduits et cachés. Crenan et le gouverneur espagnol étoient ceux qui en devoient répondre, et le maréchal ne pouvoit mieux que d'aller au premier bruit à la grand place, ni répondre de sa capture au détour d'une rue en s'y portant. Son fils,

et traité en favori.

me fait peut-être regarder sa malheureuse détention comme une chose plus extraordinaire ou plus fâcheuse qu'elle ne l'est en effet; mais, quoi qu'il en soit, je vous avoue que je ne suis pas revenu de mon étonnement, ni de ma douleur. » Gueudeville fit, comme d'habitude, un article très mordant, dans ses *Nouvelles des cours*, tome VI, p. 251-260. Le P. Léonard a recueilli aussi (Arch. nat., MM 828, fol. 107) une pièce intitulée : *Satire à Daphnis*.

1. La conjonction *et* a été ajoutée en interligne.

2. Dangeau ne parle pas de discours adressé à Mme d'Armagnac en dînant; mais voici ce qu'il rapporte sous la date du mardi 14 (p. 322; voyez ci-après, p. 89) : « Le Roi alla, l'après-dînée, se promener à Marly, et, durant sa promenade, il parla fort du maréchal de Villeroy, et de la manière du monde la plus tendre et la plus obligeante. Il marqua qu'il étoit fort étonné, et indigné même contre les gens qui insultoient au malheur du maréchal; il ajouta qu'il croyoit que l'amitié dont il l'honoroit lui attiroit une partie de la haine que l'on a contre lui. Il se servit même du mot de *favori*, terme qui ne lui étoit jamais sorti de la bouche pour personne. Enfin il parla longtemps comme un homme qui veut et sait soutenir les malheureux, et c'est une grande consolation pour la famille du maréchal, et cela fait bien voir le bon cœur du Roi, qui n'abandonne jamais ceux qui le servent et sont attachés à lui. » Voltaire ayant lu et employé ce passage du *Journal* dans le chapitre XVIII du *Siècle de Louis XIV* (éd. Bourgeois, p. 331), et la Beaumelle ayant alors contesté l'authenticité du fait ou des paroles du Roi, Voltaire répliqua, dans son Supplément, que, non content de trouver ces paroles dans le *Journal*, il se les était fait confirmer par d'autres témoignages, notamment celui du cardinal Fleury. La *Gazette d'Amsterdam* de 1702, nos XVII et XX, fit observer que Louis XIV avait de même pris la défense du maréchal de Créquy après sa honteuse défaite à Consarbrück, en 1675.

qui étoit à Marly avec sa femme[1], l'emmena[2], à cette nouvelle, à Versailles, où étoit la maréchale de Villeroy. J'étois extrêmement de leur amis[3]. Je les trouvai le lendemain dans la plus morne douleur. La maréchale, qui avoit infiniment de sens et d'esprit[4], et du plus aimable[5], n'avoit point été la dupe de l'éclat de l'envoi de son mari en Italie : elle le connoissoit, et elle en craignoit les événements; celui-ci l'accabla, et [elle] fut longtemps sans vouloir voir personne que ses plus intimes, ou des gens indispensables[6]. La duchesse de Villeroy ne revint plus à Marly à cause des bals, dont Mlle d'Armagnac ne perdit aucun, quoique son père et ses oncles[7] prissent feu pour le maréchal de Villeroy et toutes sortes de mesures pour lui. Au sortir de dîner du jour de l'arrivée de Mahony[8], le Roi s'enferma seul avec lui dans son cabinet[9]. Cependant la cour étoit nombreuse dans sa chambre, et ce qui surprit fut d'y voir Chamillart y attendre comme les autres, en proie aux questions. Il vanta fort les principaux officiers et le gros des autres et les troupes, et il s'étendit sur les merveilles de Praslin[10], et sur sa présence d'esprit d'avoir

1. La fille de Louvois : tome II, p. 131. — 2. On lit : *l'emena*.

3. Ci-après, p. 413. La maréchale était sœur unique du feu duc de Brissac, beau-frère de Saint-Simon : tome I, p. 22.

4. *De sens et* est ajouté en interligne.

5. Voyez son portrait en 1708, date de sa mort.

6. Lui-même fut reçu comme ami intime, dira-t-il plus tard en parlant de la mort de la maréchale.

7. Monsieur le Grand, M. de Marsan et le chevalier de Lorraine.

8. Le jeudi 9, à Marly.

9. Ce qui suit n'est pas raconté par Dangeau, non plus que le précédent détail sur les Villeroy; mais voici ce qu'on trouve dans les *Mémoires de Sourches* (tome VII, p. 212) : « Le duc de Villeroy n'eut pas plus tôt appris la prison du maréchal son père, qu'il courut à Versailles pour en donner part à sa mère la maréchale, et aviser avec elle ce qu'ils avoient à faire dans une si fâcheuse conjoncture. Le soir, il revint à Marly et eut un moment d'audience particulière du Roi dans son cabinet, dans laquelle il lui demanda la permission d'aller trouver le maréchal son père : ce qui lui fut accordé.... »

10. Ci-dessus, p. 75.

fait rompre le pont[1]. On a vu ci-devant, en son lieu[2], qu'il étoit extrêmement de mes amis. Quoique, alors, je ne connusse point du tout Chamillart[3], je ne pus m'empêcher de lui dire que cet important service méritoit une grande récompense. Au bout d'une heure le Roi sortit de son cabinet. En changeant d'habits pour aller dans ses jardins, il parla fort de Crémone en louange, et surtout des principaux officiers[4]; il prit plaisir à s'étendre sur Mahony, et dit qu'il n'avoit jamais ouï personne rendre un si bon compte de tout, ni avec tant de netteté, d'esprit et de justesse, même si agréablement. Il ajouta avec complaisance qu'il lui donnoit mille francs de pension et un brevet de colonel; il étoit major du régiment de Dillon[5]. Le soir, comme nous entrions au bal[6], M. le prince de Conti Revel chevalier

1. Les relations et chansons lui en firent beaucoup d'honneur.

2. En 1693 : tome I, p. 269. — 3. Ci-dessus, p. 62.

4. L'auteur des *Mémoires de Sourches* dit (p. 212), à la suite du passage qu'on vient de citer : « S. M. déclara, ce jour-là, qu'elle avoit fait donner ordre à tous les officiers généraux de l'armée d'Italie de partir, et que les officiers particuliers en auroient bientôt un; elle parla même avec assez de chagrin des officiers qui étoient revenus par congé. » Et l'annotateur de ces *Mémoires* a ajouté : « Disant que ceux qui avoient demandé congé pour revenir n'avoient pas si bien fait que ceux qui étoient demeurés; qu'à la vérité ils se divertissoient mieux, mais qu'ils ne servoient pas si bien, et qu'ils ne se divertiroient pas longtemps, parce qu'ils auroient ordre de partir incessamment. » Comparez le *Journal de Dangeau*, p. 319, et la *Gazette d'Amsterdam*, n° xxxv.

5. Régiment irlandais créé en mars 1690 pour Arthur, comte Dillon, qui devint lieutenant général. Mahony le commandait en l'absence du colonel; le lieutenant-colonel était Gérard Lally, père de Lally-Tollendal.

6. *Dangeau*, p. 318. « Le soir, il y eut bal avant et après le souper, et on sut que le Roi avoit fait le comte de Revel chevalier de ses ordres, le marquis de Praslin lieutenant général, d'Arène, qui étoit major général, maréchal de camp, le marquis de Fimarcon, Beaulieu, lieutenant-colonel de Médoc, et [Masselin], lieutenant-colonel du Royal-Comtois, brigadiers; et que le Roi avoit donné à Mahony, qui étoit major réformé dans le régiment de Dillon-irlandois et avoit apporté la nouvelle de l'action, où il avoit fait merveilles, une commission de colonel, mille livres de pension et trois mille livres pour son voyage » (*Sourches*, p. 212).

de l'Ordre; Praslin lieutenant général.

nous dit que le Roi donnoit l'Ordre à Revel[1], et faisoit Praslin lieutenant général. La joie que j'en eus me fit le lui demander encore pour en être plus sûr[2]. Les autres officiers principaux furent avancés à proportion de leurs grades, et beaucoup eurent des pensions[3]. Revel eut encore le gouvernement de Condé[4], et le marquis de Créquy[5], quoiqu'il n'eût pas été à Crémone, eut la

1. Boileau, qui l'avait déjà nommé dans l'ode du Passage du Rhin, lui adressa une lettre (17 avril 1702) pour le remercier de l'envoi de sa relation de Crémone. « C'est proprement à César, disait-il, qu'il appartient d'écrire les exploits de César. Mais, à propos de votre action, que vous dirai-je sinon que je n'en ai jamais vu de pareilles que dans les romans? Encore faut-il que ce soit des romans de chevalerie.... Le Roi vous a donné le cordon bleu; mais il n'y a point de petit bourgeois à Paris qui ne vous donne en son cœur le bâton de maréchal de France.... » La liaison du poète avec le nouveau chevalier des ordres datait du temps où celui-ci était l'un des favoris de la Champmeslé. — Ce fut le premier exemple d'un cordon bleu donné isolément pour fait de guerre (*Mémoires de Luynes*, tome VIII, p. 248). Les preuves de Revel pour l'Ordre se trouvent au Cabinet des titres, dossier bleu 3414, fol. 68, et la lettre de gratitude que lui écrivit Philippe V est dans le *Diario* d'*Ubilla*, p. 369. En proposant son admission au chapitre tenu le 19 février, le Roi fit de lui un « magnifique éloge, » applaudi de tous les chevaliers présents (*Sourches*, tome VII, p. 218); cependant il ne se tint pas pour suffisamment récompensé, et, ayant vu faire maréchaux de France l'heureux Villars, puis les dix de la promotion de 1703, sans obtenir lui-même le bâton, il ne songea plus qu'à la retraite. On a un beau portrait de lui, peint par Rigaud et gravé en 1691 par Vermeulen.

2. Attribuait-il cette nomination à l'opinion exprimée par lui, le matin même, devant le ministre (ci-dessus, p. 85)? — Praslin avait eu pour parrain, le 22 mai 1659 (*Gazette*, p. 492), Monsieur Gaston, auprès de qui son père était premier gentilhomme de la chambre, et pour marraine Mlle de Montpensier, fille du prince.

3. Quincy, *Histoire militaire du règne de Louis XIV*, tome III, p. 629.

4. Ce gouvernement valait de vingt à vingt-deux mille livres (*Dangeau*, tomes VI, p. 55, VIII, p. 324, XI, p. 495). C'est le 16 février, à Meudon, que le Roi déclara le successeur de Crenan : *Dangeau*, p. 324; *Sourches*, p. 216. La nomination fut signée le 8 mars selon la *Chronologie militaire*.

5. François-Joseph, marquis de Créquy, gendre du duc d'Aumont : ci-après, p. 224. Il commandait un corps en face du prince Eugène, et eû pu lui couper la retraite sur Ustiano.

direction de l'infanterie[1] : c'étoit la dépouille de Crenan[2]. La principale tenoit en grande attention : c'étoit le commandement de l'armée d'Italie. Il étoit pressé d'y pourvoir. Le lendemain, vendredi[3], le Roi, au sortir de sa messe, entra chez Mme de Maintenon, où Chamillart fut quelque temps en tiers. Tout ce qui étoit à Marly étoit dans les salons, attendant le choix du général, qu'on voyoit bien qui s'alloit déclarer[4]. Ma curiosité m'y porta comme les autres. Chamillart sortit, vit M. le prince de Conti, alla lui dire un mot. Chacun[5] le crut l'élu, on applaudit ; mais l'erreur ne dura guères. Chamillart fut fort court avec lui, s'avança lentement, cherchant des yeux, et, apercevant Harcourt, alla droit à lui. Alors on ne douta plus, et tous les yeux s'arrêtèrent sur eux. Rien ne se marioit mieux avec le desir du roi d'Espagne d'aller en Italie et d'y avoir ce général sous lui ; mais Harcourt en étoit alors à

Harcourt refuse l'armée d'Italie.

1. Il a raconté et expliqué l'organisation des huit directions générales des troupes, en 1694 (tome II, p. 209-216). Les pensions ou appointements en avaient été portés de douze mille livres à seize, en août 1699, comme celles des inspecteurs de six à huit mille ; mais les fonctions étaient très pénibles (*Dangeau*, tomes VII, p. 132, et VIII, p. 328 ; *Sourches*, tome VI, p. 179 ; *Mémoires de Feuquière*, tome I, p. 156-159 ; *Mercure* d'octobre 1700, p. 187-188).

2. Crenan avait eu cette direction le 2 mai 1699. Son successeur fut désigné le 19 ou le 20 février 1702 : *Dangeau*, p. 328 ; *Sourches*, p. 219 ; Bibl. nat., ms. Fr. 22 817, fol. 42.

3. Le 10 février. C'est le jour même de l'arrivée de Mahony, jeudi 9, que se passa la scène qui va être racontée. Dangeau dit, tout simplement, après le récit de l'affaire du 1er (p. 317-318) : « Le Roi a choisi M. de Vendôme pour aller commander l'armée d'Italie. Il lui donne quatre mille louis pour son équipage, et, après avoir eu ce soir une longue audience de S. M., il a pris congé, et compte d'arriver à l'armée dans dix ou douze jours. » Les *Mémoires de Sourches* (p. 206) sont bien plus explicites, et leur récit vaut qu'on le rapproche de celui de Saint-Simon, qu'il confirme presque de tous points : ci-après, note 3.

4. Ce n'était pas la nomination d'un général qu'on pouvait attendre à ce moment-là, puisque ni la surprise de Crémone ni la captivité du maréchal n'étaient encore connues des courtisans venus aux nouvelles.

5. Il a écrit : *chaquun*.

cet assaut du Conseil dont je viens de parler, et au plus fort de ses espérances, que lui-même n'avoit pas encore détruites en parlant avec ce grand mépris des ministres au Roi, comme il fit depuis[1]. Il n'eut donc garde d'accepter un commandement qui anéantissoit toutes ses mesures si avancées pour entrer dans le Conseil : il se défendit sur sa santé, et refusa. Lui et Chamillart parlèrent à l'écart assez longtemps avec action. Tout ce qu'il y avoit là d'yeux n'en perdoient aucune, et virent enfin ces deux hommes se séparer, et Chamillart seul retourner chez Mme de Maintenon. Il y fut peu, et ressortit. La curiosité étoit plus allumée. Il s'avança, chercha des yeux, et fut joindre M. de Vendôme. Leur conversation fut très courte[2]. Tous deux ensemble allèrent chez Mme de Maintenon. Alors on fut assuré du choix et de l'acceptation. Il fut déclaré lorsque le Roi passa dans son appartement[3]. Le soir, il fut long-

Vendôme l'accepte et part.

1. Ci-dessus, p. 43-46.

2. Cet adjectif surcharge un premier *courte*.

3. Voici le récit des *Mémoires de Sourches* : « Le 9, au matin, le secrétaire d'État de Chamillart étant venu chez la marquise de Maintenon attendre le Roi, qui étoit encore à la messe, et S. M. s'étant mise à conférer avec lui et avec le marquis de Torcy, ministre et secrétaire d'État, de quelques affaires, on vint avertir le secrétaire d'État de Chamillart qu'il venoit d'arriver un courrier extraordinaire d'Italie, qui l'attendoit à son pavillon. Le Roi l'y envoya pour savoir ce qu'il apportoit. Il en revint peu de temps après, et rentra dans l'appartement de la marquise de Maintenon, où le Roi l'attendoit. Il y demeura très longtemps sans en sortir, et par là fit croire aux courtisans que les nouvelles n'étoient pas bonnes, chacun raisonnant à sa mode, et la plupart disant qu'assurément le prince Eugène avoit fait passer un détachement à Naples, comme le bruit en couroit depuis quelques jours. Le secrétaire d'État de Chamillart sortit de l'appartement de la marquise de Maintenon et parla au duc de Villeroy, qui s'en alla hors du château ayant les larmes aux yeux; ce qui ne fut aperçu que de très peu de gens. Le secrétaire d'État de Chamillart rentra chez la marquise de Maintenon, et, en étant sorti peu de temps après, il alla prendre le duc d'Harcourt, qui causoit dans la chambre du Roi avec le prince de Conti, et, l'ayant amené dans le vestibule, il le tira à part dans une porte d'une garde-robe, où il raisonna avec lui, tête à tête, pendant un gros quart d'heure. Ensuite, s'étant séparé de lui et étant rentré dans l'appartement de la

temps chez Mme de Maintenon avec le Roi et Chamillart, prit congé, et s'en alla à Paris pour partir le surlendemain pour l'Italie. Le Roi lui donna quatre mille louis pour son équipage[1]. Le dépit de M. le duc d'Orléans et des princes du sang fut extrême et fort marqué. Ils n'en tombèrent que plus rudement sur le maréchal de Villeroy, que le Roi, en toutes occasions, prit à tâche de défendre jusqu'à dire en public qu'on ne l'attaquoit que par jalousie de ce qu'il avoit beaucoup d'amitié pour lui. Le mot de *favori*, qui n'étoit jamais sorti de sa bouche, lui échappa même une fois[2]. Il lui écrivit une lettre la plus obligeante qu'il fût possible, et la lui envoya ouverte pour que les ennemis n'en eussent pas de soupçon, et qu'eux-mêmes[3] vissent quelle étoit son estime et son amitié pour lui[4].

marquise de Maintenon, il revint un moment après à la porte, et demanda le duc de Vendôme, qui entra sur-le-champ. Toutes ces allées et venues ne faisoient qu'augmenter l'inquiétude et l'impatience des courtisans; mais, quand ils virent entrer le duc de Vendôme, ils ne doutèrent plus que le Roi ne l'envoyât commander en quelque part. Aussi, ayant été un demi-quart d'heure avec le Roi, il ressortit de l'appartement de la marquise de Maintenon avec un visage content, et dit à ceux qui se trouvèrent à la porte qu'il alloit commander en Italie. C'étoit encore là une énigme pour les assistants; mais le Roi, venant à sortir pour aller à la promenade, voulut bien leur faire part lui-même de la nouvelle qu'il venoit de recevoir, et leur dit en peu de mots que le prince Eugène avoit entrepris de surprendre Crémone.... » Comparez une lettre de Mme de Beauvillier à Louville, aux Additions et corrections, p. 600. On trouvera ci-après, p. 481, les lettres de commandement du nouveau général, datées du jour même.

1. Ces deux phrases viennent de l'article de Dangeau cité p. 87, note 3.

2. C'est la conversation rapportée par Dangeau à la date du 14, et reproduite p. 83, note 2. Comparez les Additions et corrections, p. 600.

3. *Mesme*, au singulier.

4. « M. de Chamillart a reçu une lettre du maréchal de Villeroy du 4. Il est encore à Ustiano; il est blessé légèrement d'un coup de pertuisane dans le côté et d'un coup d'épée à la main. Le Roi lui a écrit une lettre très obligeante et très propre à le consoler, et l'a envoyée tout ouverte. Il sait présentement que le dessein des ennemis est de l'amener en Allemagne, et il mande qu'on le va faire partir incessamment pour Insprück. » (*Dangeau*, p. 321.)

Quoiqu'il n'eût aucune familiarité avec la maréchale de Villeroy, il lui fit dire mille choses agréables par son fils, par Monsieur le Grand, et par d'autres, et, après Marly, la vit en particulier longtemps et la combla de bontés. Il la vit plusieurs fois de la sorte pendant l'absence de son mari, dont il ne se lassa point de se montrer le défenseur. Mais l'envie est une cruelle passion : Praslin l'éprouva. Des plus grandes louanges on passa au regret de la récompense[1]. Il fut lieutenant général avant que d'avoir pu savoir qu'il étoit maréchal de camp[2]. De raisons on n'en pouvoit dire. Les femmes crioient en place de raisons, et la comtesse de Roucy, entre autres, qui en étoit furieuse, fut de meilleure foi, car, l'ayant poussée à bout, elle me répondit, acculée et dans l'excès de sa colère, qu'enfin Praslin étoit lieutenant général, et que son mari ne l'étoit pas, lequel mari étoit lors à la cour[3]. M. le duc d'Orléans[4] et les princes du sang n'en eurent pas moins contre M. de Vendôme. Ils sentoient[5], il y avoit longtemps, la résolution du Roi à ne se servir d'aucun d'eux, et sa préférence pour la naissance illégitime[6]. Cette dernière les outra. Vendôme, qui le comprit, dans le peu d'heures qu'il demeura à Marly et à Paris entre sa nomination et son départ ne cessa de répandre qu'il ne devoit son choix qu'au refus d'Harcourt, et d'émousser[7] ainsi le dépit des princes, tandis qu'il se fit un mérite de ne refuser rien, même le reste d'un autre, pour montrer son attachement à la personne du Roi et son desir d'essayer à contribuer au bien de l'État.

1. Ci-dessus, p. 86.
2. Il était le quatorzième de la promotion du 29 janvier précédent.
3. François de la Rochefoucauld-Roye : tome II, p. 336. Il venait d'être désigné, le 8 février, avec deux autres capitaines-lieutenants de gendarmerie, pour aller servir en Italie comme maréchaux de camp : *Dangeau*, p. 314. Il fut fait lieutenant général dans la promotion du 23 décembre suivant.
4. Ici, l'écriture change. — 5. *Il*, au singulier, et *sentoient*, au pluriel.
6. Tome VIII, p. 264-269.
7. Verbe déjà rencontré en ce sens dans notre tome IV, p. 342.

Grand Prieur refusé de servir. [*Add. St-S.* 418]

Le Grand Prieur, intimement uni avec son frère, eut la douleur de n'être point employé, et d'essuyer même le refus d'aller servir sous lui en Italie[1]. Sa crapule journalière, sa vie honteuse, plusieurs frasques[2] qu'il avoit hasardées sur la faveur de sa naissance et sur celle de son frère, reçurent enfin ce coup de caveçon[3], dont il eut grand peine à revenir dans la suite[4].

Feuquière refusé de servir; son étrange caractère. [*Add. St-S.* 419]

Feuquière[5], lieutenant général, reçut le même refus[6]. C'étoit un homme de qualité d'infiniment d'esprit et fort orné, d'une grande valeur, et à qui personne ne disputoit les premiers talents pour la guerre, mais le plus méchant homme qui fût sous le ciel, qui se plaisoit au mal pour le mal, et à perdre d'honneur qui il pouvoit, même sans aucun profit[7]; dangereux au dernier point pour un général

1. « M. le Grand Prieur avoit demandé au Roi d'aller servir en Italie avec Monsieur son frère; mais le Roi ne l'a pas jugé à propos » (*Dangeau*, p. 319, avec l'Addition placée ici).

2. Ce mot se termine par l'abréviation de *que*, sans pluriel.

3. *Cavaçon* corrigé en *caveçon*.

4. Il épancha ses regrets et ses plaintes dans une lettre à son frère qui sera donnée à l'Appendice, ci-après, n° V. Nous le retrouverons d'ailleurs, dans trois ou quatre mois (p. 202), obtenant un emploi en Allemagne après arrangement préalable de ses affaires.

5. Antoine de Pas, marquis de Feuquière, lieutenant général depuis 1693 : tome I, p. 243.

6. « Le marquis de Feuquière avoit écrit au Roi aussi, pour le prier de le faire servir dans l'armée d'Italie; mais le Roi a répondu comme ne voulant se servir de lui dans aucune de ses armées. » (*Dangeau*, p. 319, avec l'Addition placée ici.)

7. C'était l'opinion commune : voyez, par exemple, le Chansonnier, ms. Fr. 12691, p. 370. De plus, il avait été mêlé avec le maréchal de Luxembourg et fortement compromis dans l'affaire des Poisons : ms. Clairambault 986, p. 317; *Lettres de Mme de Sévigné*, tome VI, p. 245; *Archives de la Bastille*, tomes V, p. 164 et suivantes, 176 et suivantes, 251, 495 et suivantes, VI, p. 143 et 185-187, et X, p. 393; *Lettres inédites des Feuquières*, publiées par Gallois, tome V, p. xxiii-xxiv, 76, 101, 109, 168, 169, 180, 191; P. Clément, *la Police sous Louis XIV*, p. 184-186. Il avait ensuite, en 1695, entraîné ou compromis dans certaines opérations de sorcellerie le duc de Chartres, au grand scandale de Madame, et, quoique ses services eussent été éclatants dans les campagnes

d'armée, qui ne se pouvoit fier ni à ses conseils ni à son exécution, tant il étoit hardi à faire échouer les entreprises pour la malice d'en perdre quelqu'un, comme il fit Bulonde[1] à Coni[2], comme il ne tint pas à lui à la bataille de

précédentes, sa disgrâce fut définitive dès ce moment. De tout cela il lui était resté le surnom de Feuquière *le Diable*. Sur cet épisode, que Saint-Simon semble ignorer ou oublier, voyez *l'Abbé Dubois*, par le comte de Seilhac, tome I, p. 55-61, 224-229 et 288-289.

1. Vivien Labbé de Bulonde, mestre de camp en 1667, brigadier en 1675, inspecteur général de la cavalerie en 1679, maréchal de camp en 1681, commandant à Dinant en 1686, lieutenant général en 1688, grand prieur de l'ordre de Saint-Lazare. C'était un Normand qui, ayant commencé à servir en Portugal, sous Schonberg, avait « fait fortune par les degrés » (*Mémoires de Sourches*, tome II, p. 207); mais, dit l'historien de Louvois (tome IV, p. 491), la crainte d'une responsabilité quelconque lui faisait perdre tout le fruit d'une longue expérience.

2. Ville du Piémont, très forte par sa position au confluent de la Stura et du Gesso : tome II, p. 211. Dans la campagne de 1691, au mois de juin, Catinat chargea M. de Bulonde, qui avait Feuquière sous ses ordres comme maréchal de camp, de mettre le siège devant cette place; mais, au bout de quatorze jours, le 28 juin, après une attaque manquée, et sur l'avis que le prince Eugène approchait avec quatre mille chevaux, Bulonde fit lever le siège précipitamment, abandonnant des pièces d'artillerie et des blessés. Cette retraite, que rien ne pouvait justifier, qui avait même été provoquée par une ruse de l'ennemi, fit beaucoup de bruit, et le Roi chargea Catinat de faire une enquête; mais Bulonde rejeta la faute sur Feuquière, qui s'était vanté d'avoir des intelligences dans la place, et Feuquière s'en déchargea sur Bulonde. Ce fut celui-ci, comme commandant du corps de siège, qui paya pour tous les deux : le Roi l'envoya à la prison de Pignerol, et ne lui rendit la liberté qu'à la fin de l'année. Comme on était au temps de la décadence de Louvois, le public, après avoir tenté de faire retomber la responsabilité de l'échec sur Catinat, qui put se disculper, la fit remonter jusqu'au ministre, qu'on prétendit avoir intérêt à ce que la guerre traînât en longueur. Voyez le *Journal de Dangeau*, tome III, p. 352, 354, 357, 358, 441 et 449-450 (note du duc de Luynes); les *Mémoires de Sourches*, tome III, p. 427, 428, 432-434; la *Gazette* de 1691, p. 459, 460 et 470; les *Mémoires de Feuquière*, tome IV, p. 196; les *Mémoires de Catinat*, tome II, p. 23 et 41, et tome III, p. 205-211 et 224-225; l'*Histoire militaire*, par Quincy, tome II, p. 423-424; l'*Histoire de Louvois*, par M. Rousset, tome IV, p. 488-497; la lettre de justification de Bulonde à M. de Pomponne, dans les *Lettres inédites des Feuquières*, tome V, p. 380-

Nerwinde, où il ne chargea ni ne branla jamais, comme je l'ai remarqué ailleurs[1], et comme le duc d'Elbeuf le lui reprocha devant toute l'armée[2], parce qu'il vouloit perdre M. de Luxembourg en lui faisant perdre la bataille, lequel l'avoit demandé pour le remettre sur l'eau[3], et qui, avec

386; des vers satiriques dans le Chansonnier, ms. Fr. 12690, p. 305 307; les *Mémoires de la Fare*, p. 298, etc. La détention de Bulonde à Pignerol ne fut pas entourée de mystère; cependant un officier a cru lire récemment, dans une correspondance non déchiffrée de 1691, que le lieutenant général se promenait sur les remparts de Pignerol avec un masque sur la figure, tout comme l'énigmatique Masque de fer. Il vivait encore en 1708, dit la *Chronologie militaire*, et mourut probablement en 1709.

1. Il a simplement dit (tome I, p. 243) : « Feuquière, lieutenant général, qui ne manquoit ni de capacité ni de courage, fut accusé de n'avoir voulu faire aucun mouvement. » Les historiens lui attribuent, au contraire, comme il l'a fait lui-même, et peut-être d'après ses *Mémoires*, un rôle prépondérant et décisif dans la seconde partie de la journée. Feuquière et Rosen, sous les ordres du maréchal de Villeroy, étaient au centre de la ligne et devaient attendre que la gauche se fût emparée des villages retranchés de Nerwinde et de Laer, la droite du village de Rumsdorf. C'est à Villeroy que l'on reprocha de n'avoir pas pris l'offensive aussitôt ces deux résultats obtenus, et empêché le roi Guillaume de reprendre Nerwinde et Rumsdorf. Alors, Feuquière, resté seul commandant du centre et n'ayant plus que de la cavalerie, mais trouvant en face de lui un front presque dégarni, coupa en deux la ligne ennemie par une charge audacieuse de cent escadrons. L'inaction de la première heure devrait être plutôt imputée au maréchal de Villeroy qu'à son lieutenant; mais, d'autre part, ce dernier n'a pas manqué, dans ses *Mémoires*, de dire qu'il en avait reconnu la faute dès le commencement du combat. Voyez *Guillaume III*, par le comte de Lort-Sérignan, p. 524-532, la *Gazette* de 1693, p. 395-397, et les *Mémoires de Feuquière* lui-même, tome III, p. 296-302.

2. Il n'a pas fait mention de ce détail en son temps. Le duc d'Elbeuf n'était encore que maréchal de camp (tome I, p. 46 et note 2), et, après avoir suivi le Roi comme aide de camp chargé de la marche des bagages, du trésor et de l'artillerie, il avait été rattaché à l'armée du maréchal de Luxembourg (*Dangeau*, tome IV, p. 299, 301 et 305). Il se trouvait au centre, sous les ordres de Feuquière. Nous avons déjà eu plus d'une preuve de sa méchanceté, de son caractère querelleur, et de ses procédés odieux, même avec les femmes.

3. On a vu p. 91, note 7, qu'ils avaient été compromis ensemble, ou également l'un et l'autre, pour sorcellerie ou poison.

raison, n'en voulut jamais plus. Il avoit joué les mêmes tours aux autres généraux d'armée[1]; pas un d'eux n'en vouloit, et avec d'autant plus de raison que sa capacité n'étoit qu'à craindre[2]. M. le maréchal de Lorge l'avoit aussi tiré de l'oisiveté; il en reçut la même reconnoissance que M. de Luxembourg : il ne tint pas à lui qu'il ne fît battre son armée à ne s'en pas relever, et la chose devint, par le hasard, si grossière, et le cri si général, que, pour peu que M. le maréchal de Lorge eût voulu, sa tête auroit couru grand risque[3]. Les *Mémoires* qu'il a laissés[4], et qui disent

1. Par exemple à Catinat en 1691, avant Coni : *Histoire de Louvois*, tome IV, p. 453-455; *Mémoires de Catinat*, tome II, p. 1-8, 21, 28, 40, 54, 58, 59, 76, etc. « On ne peut presque pas croire un mot de tout ce qu'il dit, écrivait ce maréchal. Je n'ai jamais vu un homme moins incommodé d'une vérité. » Il dut pourtant le garder sous ses ordres jusqu'en 1696, et, comme l'a dit M. Rousset (*Louvois*, tome IV, p. 452-453), Feuquière, « méchant de naissance, de nature et de fond, sans regret et sans remède, » avait tous les vices opposés aux qualités et aux vertus de ce chef.

2. Villars écrivait au comte de Marsan, le 6 avril 1703 (lettre insérée dans ses *Mémoires*, édit. Michaud et Poujoulat, p. 121) : « A propos, pourquoi ne s'en sert-on pas, de ce Feuquière? Je vous le donne pour officier général très entendu, et des meilleurs. Je sais qu'il auroit ardemment desiré de servir, même depuis qu'on a fait des maréchaux de France. On dit qu'il est méchant; et qu'importe au Roi que l'on soit méchant? Vous trouverez les qualités du plus grand général du monde dans un homme cruel, avare, perfide, impie. Qu'est-ce que tout cela fait? J'aimerois mieux, pour le Roi, un bon général qui auroit toutes ces pernicieuses qualités, qu'un fat que l'on trouveroit dévot, libéral, honnête, chaste, pieux.... »

3. En 1692, dans le Spirebach, il n'échappa que par la faute de l'ennemi à quarante-deux bataillons et cent escadrons, qui eussent dû l'écraser alors que M. de Lorge lui avait ordonné la retraite. Ses *Mémoires*, tome III, p. 289-291, prétendent que cet ordre était trop tardif, et que ses troupes n'eussent pu l'exécuter sans se faire tailler en pièces. M. de Lorge, à qui il reconnaissait de la bravoure, mais un « génie fort borné pour la guerre, » l'avait eu déjà dans la campagne de 1689, puis en Guyenne, et l'estimait sans doute comme élève de Turenne, sans l'aimer d'ailleurs.

4. C'est pour l'instruction de son fils qu'il écrivit ces mémoires historiques, ou plutôt ces réflexions de technique militaire appuyées sur des exemples de son temps, où le public, qui leur fit une grande

avec art tout le mal qu'il peut de tous ceux avec qui, et surtout sous qui il a servi, sont peut-être le plus excellent ouvrage qui puisse former un grand capitaine, et d'autant plus d'usage qu'ils instruisent[1] par les examens et les exemples, et font beaucoup regretter que tant de capacité, de talents, de réflexions, se soient trouvés unis à un cœur aussi corrompu[2] et à une aussi méchante âme, qui les ont tous rendus inutiles par leur perversité[3]. Il avoit épousé l'héritière d'Hocquincourt, qui la devint par l'événement[4].

vogue, put reconnaître quelque chose du talent des Arnauld, dont était sa grand'mère paternelle (*Lettres de Sévigné*, tome IV, p. 44). Voltaire s'en est servi. Une première édition parut en 1731, la cinquième en 1775. Saint-Simon avait celle de 1736 dans sa bibliothèque. Un recueil de cartes et plans pour servir à leur intelligence a été acquis récemment par la Bibliothèque nationale : ms. Nouv. acq. fr. 5123. Quelques fragments de la correspondance de l'auteur ont pris place dans le tome V de l'ouvrage de Gallois : *Lettres inédites des Feuquières*.

1. *Ils* est ajouté en interligne, et *instruisent* au bout de la ligne.

2. Ce participe est en interligne, au-dessus de *pervers*, biffé. Plus loin, la première lettre d'*une* surcharge un *a*.

3. A propos de ses critiques sur la défense de Namur par le maréchal de Boufflers, Voltaire a dit (*Siècle*, p. 279-280) : « Ceux qui ont écrit l'histoire de Louis XIV ont copié servilement le marquis de Feuquière pour la guerre, ainsi que l'abbé de Choisy pour les anecdotes. Ils ne pouvaient pas savoir que Feuquière, d'ailleurs excellent officier et connaissant la guerre par principes et par expérience, était un esprit non moins chagrin qu'éclairé, l'Aristarque, et quelquefois le Zoïle des généraux ; il altère des faits pour avoir le plaisir de censurer des fautes. Il se plaignait de tout le monde, et tout le monde se plaignait de lui. On disait qu'il était le plus brave homme de l'Europe, parce qu'il dormait au milieu de cent mille de ses ennemis. Sa capacité n'ayant pas été récompensée par le bâton de maréchal de France, il employa trop contre ceux qui servaient l'État des lumières qui eussent été très utiles, s'il eût eu l'esprit aussi conciliant que pénétrant, appliqué et hardi. » On vient de voir que le beau-père de Saint-Simon fut une de ses victimes.

4. Marie-Madeleine-Thérèse-Geneviève de Monchy, petite-fille du maréchal d'Hocquincourt, mariée le 20 janvier 1695 (*Journal de Dangeau*, tome V, p. 137 ; *Sourches*, tome IV, p. 421). Elle était aimable, riche, et trop jeune pour Feuquière, aussi laid que méchant ; ce mariage s'était fait, malgré l'opposition du seul frère qui restât à la future, l'abbé d'Hocquincourt (mort en 1705), et par les soins du conseiller

Il acheva sa vie abandonné, abhorré, obscur et pauvre[1]. Son fils unique mourut sans enfants[2], sa fille fut misérablement mariée[3].

Collande colonel avec choix.

Collande[4], lieutenant aux gardes qui s'étoit distingué partout où il s'étoit trouvé, et dont la figure intéressoit les dames[5], eut l'agrément d'un régiment, et traita de celui de

d'État Marillac, chez qui elle avait trouvé asile (Chansonnier, ms. Fr. 12691, p. 370). Elle mourut à Port-Royal, le 8 mai 1737, âgée de soixante-huit ans, ayant été nommée, en 1717, dame d'honneur de la princesse de Conti.

1. A l'époque de sa mort, en 1711, les *Mémoires* répéteront presque tout ce qui vient d'être dit ici.

2. Antoine-Charles de Pas, marquis de Feuquière, colonel du régiment de Bourgogne-infanterie, mort le 9 septembre 1728, à la Grange-en-Brie, dans sa trente-troisième année. Étant aide de camp du prince de Conti, il fut blessé par un boulet au siège de Saint-Sébastien, en juillet 1719.

3. Pauline-Chrysante de Feuquière épousa, le 29 janvier 1720, Joachim-Adolphe de Seiglière, fils du chancelier de Monsieur et de l'héritière de Soyecourt. Elle mourut le 3 juin 1742, ayant hérité en 1730 du marquisat de Feuquière, dont le titre fut relevé par son second fils. Saint-Simon expliquera en 1720 ce mariage avec un « Soyecourt en masque, et vilain en effet. »

4. Thomas le Gendre, seigneur de Collandres (on écrivait : *Collande;* ici, *Colandre*) et de Gaillefontaine, entré aux gardes en 1693, était lieutenant depuis 1696. Il acheta le Royal-Vaisseaux en 1705, passa brigadier en 1710, fut promu maréchal de camp en 1719, commandeur de l'ordre de Saint-Louis en 1720, ne servit plus, et mourut à Paris, le 1er mai 1738, âgé de soixante-cinq ans, ayant épousé en 1715 la fille de M. d'Argenson. Rigaud peignit son portrait en 1713. Son frère aîné, surnommé aussi Collande, était mort avec le fils de M. de Guiscard, qu'il accompagnait à Vienne, en décembre 1699. C'est celui-là sans doute qui avait eu une fille de Mme du Roure (tome II, p. 138, note); ayant tué un conseiller au parlement de Normandie, son collègue, du nom de Blosseville, il avait été obligé de voyager à l'étranger. Un autre cadet, nommé Berville, lieutenant aux gardes comme Collande, acheta le régiment Colonel-général des dragons, en même temps que Collande négociait pour le régiment de la Reine, et fut fait maréchal de camp avec lui en 1719.

5. Il était l'amant de la duchesse de Bouillon, et l'on fit sur lui cette épigramme, en 1705 (Chansonnier, ms. Fr. 12693, p. 273) :

Qui l'auroit cru, que Joachim Collandre,
Fils de Thomas noble pour son argent,

la Reine-infanterie[1]; mais le Roi arrêta[2] le marché, et trouva que Collande fils de le Gendre, riche négociant de Rouen[3], n'étoit pas fait pour être colonel de régiments de cette sorte[4]. Les maximes ont changé depuis ; c'est ce qui

Ou bien le Gendre,
Simple marchand,
Eût mis à mal l'infante de Sedan
Et commandé le régiment de Flandre?

Du reste, comme le raconte Madame, dans une lettre de 1720 (recueil Brunet, tome II, p. 218-219), les trois frères étaient également recherchés. Mathieu Marais dit aussi qu'ils se firent estimer dans l'armée.

1. *Dangeau*, p. 322; *Sourches*, p. 214-215. Il offrait quatre-vingt-trois mille livres à Chamarande, nommé maréchal de camp, et dont le fils était trop jeune pour obtenir l'agrément du Roi. C'est seulement en 1706 que le marquis de Béthune, petit-fils du duc d'Orval, devint acquéreur du régiment au prix de quatre-vingt-six mille livres, et il le revendit quatre-vingt-dix mille livres au chevalier d'Ambres (*Dangeau*, tomes XI, p. 272, et XIII, p. 395). Créé vers 1634, et d'abord possédé par Mazarin, ce régiment avait été donné à la Reine en 1661.

2. Les deux dernières lettres de ce verbe surchargent des lettres illisibles.

3. Thomas le Gendre, grand négociant de Rouen qui avait des correspondants en tous pays, et que l'on croyait riche de quatre ou cinq millions, jouissait d'ailleurs d'un grand renom d'honnêteté. Converti au catholicisme lors de la Révocation, on avait eu recours à lui pour discuter les traités de commerce avec la Hollande (*Gazette d'Amsterdam*, 1698, n° VII). Chamillart, qui l'avait beaucoup fréquenté quand il était intendant à Rouen, lui donna, en juin 1700, la charge d'inspecteur général du commerce, avec douze mille livres d'appointements et l'entrée au conseil de commerce : voyez notre tome VII, p. 426-427. Le *Mercure* d'avril 1706 dit de lui, à propos de sa mort, arrivée en février (p. 265-266) : « Il étoit un des plus fameux négociants de ce siècle; c'étoit un des plus forts. Il avoit amassé de grandes richesses, et il s'étoit acquis une estime universelle. Il avoit toujours pris soin de se faire des amis, et personne ne savoit mieux les conserver que lui. Le Roi, en considération de son exacte probité et des avances qu'il avoit faites en plusieurs occasions, l'avoit anobli; ses lettres de noblesse sont conçues en termes très honorables. » Une de ses filles avait épousé le président de Famechon; une autre, le maître des requêtes Pécoil de Septême, dont nous verrons la fille devenir duchesse de Brissac.

4. « Le traité que Chamarande avoit fait avec M. Collandre (*sic*), lieutenant aux gardes, pour le régiment de la Reine, est rompu : le Roi

m'a engagé à ne pas omettre ce fait, que je pourrois grossir de beaucoup d'autres, et plus marqués encore à l'égard d'autres corps.

La Feuillade maréchal de camp tout à coup.

La Feuillade ne tarda pas à profiter de l'alliance qu'il venoit de contracter[1]. Chamillart le fit faire maréchal de camp sous la cheminée[2] et partir pour l'Italie, et aussitôt après il fut déclaré. Ainsi il ne fut point brigadier, et fit tomber encore son régiment à un Aulusson[3].

Mme de Chambonas dame

Mme du Maine et Mme de Manneville, fille de Montchevreuil et sa dame d'honneur[4], se lassèrent l'une de l'autre[5].

veut bien permettre à Collandre d'acheter un régiment; mais il ne veut pas que ce soit un régiment comme celui-là. Collandre est fils de le Gendre, fameux commerçant de Rouen. » (*Dangeau*, tome VIII, p. 325.) Deux mois plus tard, il eut permission d'acheter du marquis de Thors le régiment de Flandre, au prix de cinquante-trois mille livres (*Dangeau*, tome VIII, p. 373; *Sourches*, tome VII, p. 218 et 236).

1. Avec la fille de Chamillart : tome IX, p. 314.

2. Locution proverbiale déjà rencontrée dans notre tome II, p. 68, et qui est restée académique.

3. C'est Dangeau qui dit tout cela à la date du 22 février (p. 332) : « M. de la Feuillade est parti pour l'armée d'Italie; il prit congé du Roi samedi matin à Meudon, et on vient de m'apprendre que S. M. l'avoit fait maréchal de camp : ainsi il n'aura jamais servi de brigadier. Le Roi a donné l'agrément de son régiment au marquis d'Aubusson, qui est de même maison que lui, et qui est dans le service depuis assez longtemps. » Effectivement, la Feuillade, créé brigadier en tête de la promotion du 29 janvier, n'avait pas eu le temps d'en faire fonction. Son successeur, André-Joseph d'Aubusson, marquis de Saint-Paul, dit le marquis d'Aubusson, appartenait à une branche séparée de celle de la Feuillade depuis le quinzième siècle; mais, par suite de l'extinction de toutes les autres, un fils de ce marquis devait, en 1752, recueillir la substitution du monument de la place des Victoires, et leur descendance a continué le nom jusqu'à nos jours (*la Place des Victoires*, par A. de Boislisle, p. 83-84). Le marquis, nommé page de la grande écurie en 1693, puis pourvu d'une compagnie au régiment de son cousin, en fut fait mestre de camp en 1702, devint brigadier en 1709, maréchal de camp en 1719, lieutenant général en 1734, et mourut au château de Jaure, en Périgord, le 1er août 1741, âgé de soixante-dix ans.

4. Tome I, p. 105.

5. *Dangeau*, p. 309; *Mercure* de février, p. 217-218. Le Roi donna six mille livres de pension à Mme de Manneville.

La princesse peu à peu avoit secoué tous ses jougs, même celui du Roi et de Mme de Maintenon, qui enfin la laissèrent vivre à son gré : ce reste de lien lui déplut. M. du Maine trembloit devant elle; il mouroit toujours de peur que la tête ne lui tournât. Elle prit Mme de Chambonas[1], que personne ne connoissoit, et dont le mari[2] étoit déjà à M. du Maine, capitaine de ses gardes comme gouverneur de Languedoc[3]. d'honneur de la duchesse du Maine.

Changement chez Madame.

En même temps Madame fit un changement[4] chez elle, dans lequel le Roi entra, et qui se régla chez elle à Marly dans une visite que le Roi lui rendit un matin[5] en revenant de la messe. Elle congédia ses filles d'honneur avec leur gouvernante[6], en leur donnant des pensions[7], et prit

1. Marie-Charlotte de Fontanges d'Auberoque, mariée le 5 avril 1695, morte le 7 juillet 1738, à soixante-huit ans. Elle se montra très dévouée à sa maîtresse quand vint la disgrâce de 1718.

2. Henri-Joseph de la Garde, comte de Chambonas, lieutenant-capitaine au régiment des gardes françaises, était capitaine des gardes du duc du Maine, aux appointements de huit mille livres, depuis septembre 1688; il devint son premier gentilhomme en 1706, et mourut le 31 août 1729, à quatre-vingt-quatre ans, ayant acheté une baronnie des états de Languedoc. Son frère aîné avait obtenu l'érection de Chambonas en marquisat en 1683, et possédait depuis le mois de mai 1692 une des lieutenances de Roi de la province. Sur leur famille, originaire du bas Languedoc, voyez le *Mercure* de février 1702, p. 220-239, et d'août 1703, p. 131-141, les *Pièces fugitives* du marquis d'Aubais, tome I, 2e partie, p. 169, le *Nobiliaire universel* de Saint-Allais, tome XI, p. 162-171, et une généalogie manuscrite par le P. Ange : Arch. nat., M 364.

3. Sur ces gardes des gouverneurs, voyez la suite des *Mémoires*, tomes IX de 1873, p. 438, et XVI, p. 314, et *Villars gouverneur de Provence*, par M. Babeau, p. 85-86.

4. La première lettre de *changement* corrige un *g*.

5. Après *matin*, il a biffé un second *à Marly*.

6. Marie-Anne de Pourroy de Vausserre, fille d'un maître des comptes de Grenoble, mariée en premières noces au président François de Simiane-Montbivos, et en secondes noces (juin 1687) au marquis de Langallerie que nous verrons déserter en 1706. Elle possédait ce poste de gouvernante depuis décembre 1696 (*État de la France*, 1702, tome II, p. 100; *Journal de Dangeau*, tome V, p. 48), et mourut le 12 janvier 1708.

7. Dangeau dit, à la date du dimanche 12 février (p. 320-321; com-

auprès d'elle, mais sans titre ni nom, la maréchale de Clérambault et la comtesse de Beuvron, qu'elle avoit toujours fort aimées, mais sur lesquelles Monsieur, qui les haïssoit, l'avoit toujours fort contrainte. Toutes deux étoient veuves, la comtesse de Beuvron pauvre, et toutes deux n'avoient rien de mieux à faire. Elle leur donna quatre mille livres de pension à chacune; le Roi leur donna un logement à Versailles; elles suivirent Madame partout, et furent, sans demander, de tous les voyages de Marly[1]. La maréchale de Clérambault étoit fille de Chavigny, secrétaire d'État, dont j'ai parlé au commencement de ces *Mémoires*[2], à l'occasion de mon père, et sœur, entre autres, de l'évêque de Troyes de la retraite duquel j'ai parlé[3], et qui reviendra encore sur la scène. Elle étoit gouvernante de la reine d'Espagne fille de Monsieur, qui se prit à elle de diverses choses et la chassa assez malhonnêtement[4]. Elle étoit parente assez

Maréchale e Clérambault. [*Add. St S. 420*]

parez le *Mercure*, p. 324-327) : « Hier au matin, le Roi, à Marly, en revenant de la messe, entra chez Madame, qui lui parla du changement qu'elle faisoit dans sa maison en cassant la chambre des filles, et l'on a su aujourd'hui la manière dont cela se fait : elle donne à Mme de Langallerie, gouvernante des filles, pour elle et pour Mlle de Simiane, sa fille, cinq mille livres de pension, et M. le duc d'Orléans leur donne un logement dans le Palais-Royal, à Paris. Mlles de Barrière et de Séry ont chacune deux mille cinq cents livres de pension, et la sous-gouvernante, douze cents livres. » Ce renvoi général était prévu depuis deux ans (*Dangeau*, tome VII, p. 154); mais, dit Dangeau (tome VIII, p. 240), Madame ne s'y prêtait point. Nous connaissons déjà Mlle de Séry, la maîtresse du duc d'Orléans : tome VIII, p. 315; Mlle de Simiane épousa en 1704 le procureur général au parlement de Grenoble; Mlle de Barrière, nièce du camérier que nous avons vu venir de Rome en 1697, avait été demandée par Mme des Ursins pour aller en Espagne (*Lettres inédites* publiées par M. Geffroy, p. 108 et 111).

1. *Dangeau*, tome VIII, p. 326, 332 et 352. Tout cela a déjà été annoncé par avance en 1701, aussitôt après la mort de Monsieur, dans notre tome VIII, p. 363 et 364.

2. Léon Bouthillier, mort en 1652 : tome I, p. 176 et suivantes.

3. François Bouthillier de Chavigny, que nous avons vu, en 1697 (tome IV, p. 115-119), céder l'évêché à un neveu de même nom, ami de Saint-Simon.

4. C'est ce qu'on voit dans le nouveau texte des *Mémoires de la*

proche et fort amie de M. et de Mme la Chancelière[1], et alloit souvent à Pontchartrain avec eux. C'est où je l'ai fort vue, et chez eux à la cour. C'étoit une vieille très singulière, et, quand elle étoit en liberté, et qu'il lui plaisoit de parler, d'excellente et de très plaisante compagnie, pleine de traits et de[2] sel qui couloit de source sans faire semblant d'y toucher, et sans aucune affectation[3]. Hors de là, des journées entières sans dire une parole : étant jeune, elle avoit pensé mourir de la poitrine, et avoit eu la constance d'être une année entière sans proférer un mot[4]; avec sa tranquillité, son indifférence, sa froideur naturelle[5], l'habitude lui en étoit restée. On ne sauroit plus d'esprit qu'elle en avoit, ni d'un tour plus singulier. Quoique[6] venue fort tard à la cour, elle en étoit passionnée, et instruite à surprendre de tout ce qui s'y passoit, dont, quand elle daignoit en prendre la peine, les récits étoient

cour d'Espagne du marquis de Villars, que vient de rétablir M. Morel-Fatio, p. 87-89 et 101. Comparez la *Correspondance de Bussy-Rabutin*, tomes IV, p. 453, 469, 473, et V, p. 4, 25 et 46.

1. M. et Mme de Pontchartrain. — 2. *De* est en interligne.

3. Voyez les *Lettres historiques et édifiantes de Mme de Maintenon*, tome II, p. 160. La *Gazette* de 1673 (p. 691) parle de sa grâce à répondre aux harangues officielles. Dans la lettre sur sa mort (recueil Jaeglé, tome II, p. 362), Madame dit : « C'était une dame d'une haute intelligence et douée d'une excellente mémoire. Elle était fort savante; mais elle n'en laissait rien paraître. »

4. Madame racontait exactement la même chose en 1713 (recueil Jaeglé, tome II, p. 129) : « La maréchale de Clérambault s'est guérie d'un crachement de sang sans remède aucun, uniquement en restant toute une année sans prononcer une parole; elle ne parlait que par signes, et, quand on ne la comprenait pas bien, elle écrivait ce qu'elle voulait avoir. Mais ni un mot, ni un son n'est sorti de sa bouche. » Nous verrons que Maulévrier avait passé de même un an sans parler, ou à peu près.

5. Mme de Sévigné, rendant compte du mariage de la reine d'Espagne en 1679, dit que Mme de Grancey y a tout fait, la maréchale « ayant joint une dose de la gravité d'Espagne avec sa philosophie stoïcienne » (*Lettres*, tome VI, p. 123-124).

6. Au-dessus de ce mot et des suivants, il a ajouté, puis biffé : « et avec cela orné de beaucoup de lecture ».

charmants ; mais elle ne se laissoit aller que devant bien peu de personnes, et bien en particulier[1]. Avare au dernier point, elle aimoit le jeu passionnément[2] et ces conversations particulières et resserrées, et rien du tout autre chose[3]. Je me souviens qu'à Pontchartrain, par le plus beau temps du monde, elle se mettoit, en revenant de la messe, sur le pont qui conduit aux jardins, s'y tournoit lentement de tous côtés, puis disoit à la compagnie : « Pour[4] aujourd'hui, me voilà bien promenée. Ho bien ! qu'on ne m'en parle plus, et mettons-nous à jouer tout à l'heure ; » et de ce pas prenoit des cartes, qu'elle n'interrompoit que le temps des deux repas, et trouvoit mauvais encore qu'on la quittât à deux heures après minuit[5]. Elle mangeoit peu, souvent sans boire, au plus un verre d'eau. Qui l'auroit crue, on eût fait son repas sans[6] quitter les cartes. Elle savoit beaucoup et en histoire et en sciences ; jamais il n'y paroissoit[7]. Toujours masquée, en carrosse, en chaise, à pied par les galeries : c'étoit une ancienne mode, qu'elle n'avoit pu quitter, même dans le carrosse de Ma-

1. On a vu dans le tome VIII, p. 355, note 1, p. 364, note 4, p. 365, note 1, et p. 653-657, comment il se peut que la légende de l'empoisonnement de Madame Henriette soit venue d'elle et de Madame. J'ai signalé une nouvelle analogie ci-dessus, p. 101, note 4.

2. Après son renvoi par Monsieur en 1679, Mme de Sévigné écrit (*Lettres*, tome VI, p. 158) : « La maréchale de Clérambault est ici. Elle soutient stoïquement sa disgrâce, et ne se fera point ouvrir les veines ; mais elle perdit mille louis contre le petit d'Harouys, tête à tête, la veille de son arrivée. Il ne faut que cela pour trouver la raison de ce qui lui arrive au Palais-Royal. »

3. Cependant son logement de Versailles passait pour être « la merveille du monde par la magnificence et par le bon goût des meubles » : *Gazette de Rotterdam*, 1702, n° 2 *bis*, correspondance de Paris.

4. La première lettre de *p*r corrige une *m*.

5. Boileau, satire X, sur le jeu des femmes :

> Chez elle, en ces emplois, l'aube du lendemain
> Souvent la trouve encor les cartes à la main, etc.

6. *Sans* surcharge une *m*.

7. C'est exactement encore ce que disait Madame : ci-dessus, p. 101, note 3.

dame[1]. Elle disoit que son teint s'élevoit en croûtes sitôt que l'air le frappoit; en effet, elle le conserva beau toute sa vie, qui passa quatre-vingts ans, sans d'ailleurs avoir jamais prétendu en beauté[2]. Avec tout cela, elle étoit fort considérée et comptée. Elle prétendoit connoître l'avenir par des calculs et de petits points[3], et cela l'avoit attachée à Madame, qui avoit fort ces sortes de curiosités; mais la maréchale s'en cachoit fort[4]. Il faut donner le dernier trait à cette espèce de personnage. Elle avoit une sœur religieuse à Saint-Antoine à Paris[5], qui, à ce qu'on disoit,

1. L'habitude était restée, pour les dames, de porter un masque à la promenade, aux Tuileries par exemple, au théâtre ou au Cours (*Œuvres de Malherbe*, tome III, p. 431; *Mémoires de Mademoiselle*, tomes II, p. 430, et III, p. 225; *Muse historique*, tome III, p. 221; *Mémoires de Mme de Motteville*, tomes II, p. 299, et III, p. 311; *Historiettes de Tallemant des Réaux*, tome VI, p. 102; *Gazette d'Amsterdam*, 1700, n° XLIV; *Lettres de Mme de Sévigné*, tome III, p. 142; Chansonnier, ms. Fr. 12688, p. 109). Mme de Motteville reprochait même à Anne d'Autriche, dont le teint était si parfait, de ne mettre presque jamais de masque. Mme de Sévigné en prit un pour aller voir passer Foucquet se rendant à l'Arsenal (*Lettres*, tome I, p. 451). Mais il était d'usage qu'on l'ôtât pour saluer (*Muse historique*, tome II, p. 49) et pour entrer dans une chambre (*Traité de la civilité françoise*, 1679, p. 22). Boileau, dans la même satire X, a dépeint la femme du lieutenant criminel Tardieu avec

Ses coiffes d'où pendoit, au bout d'une ficelle,
Un vieux masque pelé, presque aussi hideux qu'elle.

2. Laide, vieille et coquette, disent des vers de 1675 environ, reproduits par Brunet dans son *Nouveau siècle de Louis XIV* (1857), p. 76-77 :

Maréchale de Clérambault,
Vous tranchez bien de la divine;
Mais vous avez le cœur plus chaud
Que froide vous avez la mine.
Vous coquetez à tous venants
Malgré la laideur et les ans.

Gaignières avait d'elle un portrait à la gouache, qui est au Cabinet des estampes. Elle y porte la queue de Mme la duchesse de Chartres.

3. Voyez le *Dictionnaire de Littré*, POINT 33°.

4. Il citera un exemple à la mort de la maréchale: tome XIX, p. 82.

5. Elle en avait deux dans cette même maison, nommées Anne-Julie et Marie. Saint-Antoine-des-Champs, dont le nom est passé au faubourg oriental de Paris, était un couvent primitivement établi, en 1198, pour les femmes pénitentes, et affilié plus tard à l'ordre de Cîteaux. L'abbesse

avoit pour le moins autant d'esprit et de savoir qu'elle. C'étoit la seule personne qu'elle aimât. Elle l'alloit voir très souvent de Versailles, et, quoique très avare, mais fort riche[1], elle l'accabloit de présents. Cette fille tomba malade : elle la fut voir et y envoya sans cesse. Lorsqu'elle la sut fort mal, et qu'elle comprit qu'elle n'en reviendroit pas : « Oh bien ! dit-elle, ma pauvre sœur, qu'on ne m'en parle plus ! » Sa[2] sœur mourut, et oncques depuis elle n'en parla[3], ni personne à elle. Pour ses deux fils[4], elle ne s'en soucioit point, et n'avoit pas grand tort, quoique en grand mesure avec elle[5]. Elle les perdit tous deux : il n'y parut pas, et dès les premiers moments.

Comtesse de Beuvron. [*Add. StS. 421*]

La comtesse de Beuvron étoit une autre femme à qui, non plus qu'à la maréchale de Clérambault, il ne falloit pas déplaire, et qui étoit extrêmement de mes amies[6]. Elle étoit[7] fille de condition de Gascogne ; son père s'appeloit le marquis de Théobon, du nom de Rochefort[8]. Elle

(Mme de Montchevreuil en 1700) était dame du faubourg, et le revenu s'élevait à une trentaine de mille livres. Les religieuses étaient au nombre de cinquante. C'est maintenant, sous le même vocable, un établissement hospitalier.

1. « Riche, avare, bijoutière, et singulière à l'excès, » est-il dit dans l'Addition.

2. *La* corrigé en *sa*. — 3. Il a biffé *a* et corrigé *parlé* en *parla*.

4. De son mariage, célébré le 26 avril 1654 (Loret, *Muse historique*, tome I, p. 488 ; la minute originale du contrat a passé à Londres, le 16 juillet 1883, dans une vente du libraire Sotheby), elle eut une fille outre ces deux fils : 1° Jules, abbé de Saint-Savin de Poitiers en 1677, du Jard en 1680, de Saint-Taurin d'Évreux en 1695, et de Chartreuve en 1708, successeur de la Fontaine à l'Académie française (mai 1695), mort à Paris le 17 août 1714, dernier de sa maison et bossu, comme nous le verrons en son temps ; 2° Philippe, marquis de Clérambault, qui a apporté la nouvelle de la victoire de la Marsaille en 1693 (tome I, p. 273), et qui périra à Hochstedt en 1704.

5. Quoiqu'ils fussent très mesurés dans leurs relations avec elle.

6. Tome VIII, p. 364-366. — 7. Ce verbe est en interligne.

8. Dangeau écrit : *Téaubon*. C'était une famille protestante d'Agenais, à la conversion de laquelle le Roi s'intéressa particulièrement (*Œuvres de Louis XIV*, tome V, p. 434). Le père avait pris une part considérable à la Fronde de Guyenne ; un frère de la comtesse avait été

étoit fille[1] de la Reine lorsqu'elle épousa le comte de Beuvron frère de la duchesse d'Arpajon et du comte de Beuvron père du duc d'Harcourt, desquels j'ai parlé plus d'une fois. Le comte de Beuvron étoit capitaine des gardes de Monsieur, dont j'ai fait mention à propos de la mort de la première femme de ce prince[2]. Elle en étoit veuve en 1688, sans enfants, et étoit pauvre. Des intrigues du Palais-Royal la firent chasser par Monsieur au grand déplaisir de Madame, qui fut plusieurs années sans avoir permission de la voir, et qui ne la vit enfin que rarement et à la dérobée dans des couvents à Paris. Elle lui écrivoit tous les jours de sa vie, et en recevoit réponse par un page qu'elle envoyoit exprès[3]. Elle étoit intimement unie avec la famille de son mari, et notre liaison avec la comtesse de Roucy fille unique de la duchesse d'Arpajon, où elle étoit sans cesse, forma la nôtre avec elle[4]; mais elle n'étoit revenue à la cour qu'à la mort de Monsieur, qui la lui avoit fait défendre. C'étoit une femme qui avoit beaucoup d'esprit et de monde[5], et qui, à travers de l'humeur et une passion extrême pour le jeu, étoit fort aimable et très bonne et sûre amie.

tué au passage du Rhin; un autre, refusant d'abord de se convertir ainsi que ses filles, dut passer à l'étranger en mars 1686 (Arch. nat., O[1] 30, fol. 90, E 1834, 1er avril, et G[7] 990, septembre 1687; Ravaisson, *Archives de la Bastille*, tome VIII, p. 382-385); mais abjura par la suite, comme sa sœur, qui avait recueilli ses filles, et rentra à Théobon (O[1] 43, fol. 188 v°). La mère aussi s'était convertie, et obtint une pension de mille livres en septembre 1687 (Arch. nat., G[7] 990).

1. La première lettre surcharge un *v*.

2. *Ce prince* est en interligne, au-dessus de *Monsieur*, biffé. — Voyez notre tome VIII, p. 364, 373, 374, 377. On y a discuté, dans l'appendice XXVII, p. 639-641, les allégations de Saint-Simon en ce qui concerne la participation de ce Beuvron au prétendu empoisonnement d'Henriette d'Angleterre.

3. Déjà raconté dans le tome VIII, p. 365-366.

4. Comparez nos tomes III, p. 178, 179, 192-193, et IV, p. 304, et la suite des *Mémoires*, tome VI de 1873, p. 172.

5. C'était aussi une « curieuse, » dont le cabinet avait du renom : *Bulletin du Comité des travaux historiques*, 1890, p. 198.

Mort de Foucquet évêque d'Agde. [*Add. St-S.* 422]

L'évêque d'Agde[1] mourut vers ce temps-ci, fort riche en bénéfices[2]. Il étoit frère du surintendant Foucquet mort à Pignerol en 1680, après vingt années de prison[3], de l'archevêque de Narbonne[4], et de l'abbé Foucquet si connu

1. Louis Foucquet (*Foucquet*, dans le texte, et *Fouquet*, dans la manchette), dit Foucquet *le Jeune*, né le 4 février 1633, docteur en chacun droit, sacré évêque et comte d'Agde, en remplacement de son frère l'archevêque de Narbonne, le 2 mars 1659, nommé aumônier du Roi l'année suivante et maître de son oratoire en août 1661, mais relégué à Villefranche la même année (Oroux, *Histoire ecclésiastique de la cour de France*, tome II, p. 515-516; *Mémoires de Nicolas Foucault*, p. 36; J. Lair, *Nicolas Foucquet*, tome II, p. 73). C'était un homme actif; le surintendant l'avait employé en Italie, et il avait rendu plus d'un service à sa famille. D'ailleurs, la cour lui reconnaissait bien des qualités; il passait cependant pour avoir été un des amants de Mme de Lionne. Son portrait fut gravé *ad vivum*, en 1659, par René Lochon. Il avait eu les abbayes de Vézelay (1644), du Jard (1659-1664), de Sorèze (1656) et de Ham (1659). Celle de Nouaillé lui était venue aussi par un échange avec son frère Basile (ci-après, p. 107, note 1) contre la survivance de la charge de procureur général qu'exerçait leur frère Nicolas (*Archives de la Bastille*, tome III, p. 70). Il mourut le 4 février 1702.

2. « M. l'évêque d'Agde est mort. Il étoit frère de M. Foucquet surintendant. Il laisse trois abbayes vacantes, qui valent dix ou douze mille livres de rente. Son évêché vaut pour le moins encore autant, et il n'y a que dix-sept paroisses. Il a toujours été regardé comme un des plus beaux évêchés du Royaume, et il l'avoit eu durant la faveur de M. Foucquet son frère. » (*Dangeau*, p. 326-327, 19 février 1702; comparez *Sourches*, p. 220, 20 février.) Il faut corriger un chiffre dans cet article de Dangeau : l'évêché d'Agde rapportait au moins trente mille livres par an, vingt-quatre mille net, selon les factums de Louis Foucquet lui-même, publiés dans le tome III des *Archives de la Bastille*, p. 69 et 80-81. On disait d'ailleurs que, grâce à l'exiguïté du diocèse, son titulaire pouvait l'embrasser tout entier de l'œil. Avec cet évêché, les revenus du prélat dépassaient soixante-quinze mille livres.

3. Tome V, p. 173.

4. François Foucquet, né le 26 juillet 1611, second fils d'un conseiller d'État fort estimé, reçut l'abbaye de Saint-Sever en 1641, fut fait conseiller au Grand Conseil en 1632 et au Parlement en 1633, évêque de Bayonne en 1637 et d'Agde en 1643, archevêque de Narbonne en survivance en 1656, titulaire en 1659, et mourut le 18 novembre 1673, à Alençon, où il avait été relégué depuis 1661, et qui lui dut l'institution d'une marmite des pauvres, de même que Narbonne celle d'une

en son temps, mort deux mois avant son frère, à la disgrâce duquel ses imprudences et ses folies avoient eu grand part[1]. Il fut en 1656 chancelier de l'Ordre, et, en

maison de filles de la Charité. Au temps de la toute-puissance, lui et l'abbé Basile dont il va être parlé avaient beaucoup intrigué contre leur propre frère, tandis que l'évêque d'Agde et Gilles Foucquet, premier écuyer du Roi, lui étaient tout dévoués. Ces dissensions persistèrent entre les quatre frères jusqu'après la disgrâce : voyez les ouvrages de Chéruel et de M. Jules Lair sur le surintendant, et le tome III des *Archives de la Bastille*, p. 68-84, 87 et suivantes. Comme archevêque de Narbonne, François Foucquet se trouvait être primat de Languedoc et président-né des états.

1. Basile Foucquet, né le 22 août 1622, eut, sans être prêtre, la trésorerie de la basilique de Saint-Martin de Tours, l'abbaye de Rigny (1646), celle de Nouaillé (1651), celle de Barbeaux (1652). Pourvu de la charge de chancelier des ordres en 1656, il consentit à ce que les attributions de garde des sceaux et de surintendant des deniers en fussent détachées au profit d'Henri de Guénegaud, par traité du 23 décembre 1656, et se démit ensuite de la charge de chancelier au profit de son frère l'évêque d'Agde, le 24 janvier 1659. Quand vint 1661, il fut exilé à Tulle, puis à Bazas et à Mâcon, et ne put revenir à Barbeaux qu'en 1678. Il mourut le 30 janvier 1680, et fut inhumé aux Filles de Sainte-Marie de la rue Saint-Antoine. Il n'avait jamais eu que la simple tonsure, très tardivement, et Mazarin, n'ayant pu lui faire obtenir le vicariat général de Paris, se borna à lui donner une sorte de surintendance de la police, dont il abusa comme le racontent Retz et Gourville. Après avoir possédé pendant six semaines une charge de conseiller au parlement de Metz, il osa se faire donner, en 1654, la survivance de celle de procureur général au parlement de Paris (Arch. nat., KK 1454, fol. 70-71). Il s'était fait attribuer aussi des pensions énormes sur les bénéfices de ses frères, d'où vint plus tard un long litige avec l'évêque d'Agde, et celui-ci lança contre lui les factums qui ont été publiés dans le tome III des *Archives de la Bastille*. Il fit beaucoup de scandale et se couvrit de ridicule par ses relations galantes avec Mme de Châtillon et avec Mlle de Chevreuse, puis par ses intrigues contre le surintendant lui-même et par les violences des coupe-jarrets dont il était entouré. Feu M. Chéruel a comparé son rôle auprès de Mazarin à celui du P. Joseph auprès de Richelieu, et tous les historiens de cette époque, en dernier lieu Mgr le duc d'Aumale, ont signalé l'importance de son action dans la période comprise entre 1650 et 1661. Une partie de sa correspondance avec le cardinal a été publiée. On possède un très joli portrait de lui fait par Nanteuil, en 1658, et gravé par Poilly. Les biographes l'ont souvent confondu avec Monsieur d'Agde.

même temps, Guénegaud[1], secrétaire d'État, fut garde des sceaux de l'Ordre, qu'on désunit de la charge de chancelier, qu'ils achetèrent de M. Servien. La disgrâce du surintendant leur frère les dépouilla des marques de l'Ordre, fit réunir la charge de chancelier aux sceaux de l'Ordre entre les mains de Guénegaud, en 1661, et confina ces frères dans un exil[2]. Monsieur d'Agde changea souvent de lieu, et eut enfin permission de demeurer à Agde, sans en sortir le reste de ses[3] jours[4]. Il[5] fut chancelier de l'Ordre sur la démission de son frère en 1659[6].

1. Henri de Guénegaud, seigneur du Plessis-Belleville, marquis de Plancy, comte de Montbrison, etc., succéda d'abord à son père, comme trésorier de l'Épargne, en février 1638, puis devint secrétaire d'État le 21 février 1643, à la place de M. de Brienne, en cédant l'Épargne à son frère cadet, fut pourvu de la charge de garde des sceaux et surintendant des deniers des ordres le 24 décembre 1656, à quoi il réunit celle de chancelier le 29 décembre 1661, céda à Colbert sa secrétairerie d'État le 14 février 1669, et mourut le 16 mars 1676, dans sa soixante-septième année. On l'appelait M. du Plessis-Guénegaud pour le distinguer de son frère le trésorier, un des condamnés de la Chambre de justice de 1665, et il avait épousé une fille du maréchal de Praslin, grande amie des Sévigné.

2. Voyez les notes qui précèdent sur chacun. — 3. Il a écrit : *ces*.

4. On le relégua d'abord à Montluçon, puis à Villefranche-de-Rouergue, où il fit imprimer en 1675 le *Recueil de recettes choisies* de sa mère, et d'où il envoyait des gazettes à la main par tout le Royaume, à ce que racontait, en 1676, son parent l'intendant Foucault (ses *Mémoires*, p. 36). Celui-ci le fit alors transférer à Tournus, en Bourgogne, et enfin il était à Issoudun, en 1690, lorsque le Roi lui permit de rentrer dans son diocèse : Papiers du P. Léonard, Arch. nat., MM 825, fol. 30; Capmas, *Lettres inédites de Mme de Sévigné*, tome II, p. 429. C'était un homme très pieux et charitable. Entre autres fondations, on lui dut celle d'un séminaire oratorien, auquel il légua ses livres. Sa fortune, évaluée à plus de deux cent mille écus, passa à son neveu le P. Foucquet, de l'Oratoire : *Gazette de Rotterdam*, 1702, n° 9.

5. Phrase ajoutée après coup dans le blanc qui restait à la fin de l'article.

6. Voyez le tome IX de l'*Histoire généalogique*, p. 306-307, où Saint-Simon prend ces dates. C'est d'Abel Servien que Basile Foucquet acheta la charge de chancelier en 1656, sur le pied de quatre cent mille livres. J'ai déjà expliqué (tome VIII, p. 19) que la charge de garde des sceaux et surintendant des deniers fut réunie plusieurs fois à celle-là, et l'on a

Prince Camille se fixe en Lorraine; son caractère.

Carlinford[1], mylord irlandois[2] qui avoit été gouverneur de M. de Lorraine de la main de l'Empereur, à qui il étoit fort attaché, avoit suivi son pupille dans ses États à la paix de Ryswyk; il étoit grand maître de sa maison et à la tête de son Conseil. Devenu feld-maréchal de l'Empereur, il desira retourner à Vienne[3]. Monsieur le Grand, qui avoit beaucoup d'enfants[4] et peu de patrimoine, trouva jointure[5] à mettre le prince Camille[6] à la place de Carlinford pour la charge, et pour de plus fortes pensions encore[7]. Il le fit trouver bon au Roi[8], et le prince Camille s'alla fixer en Lorraine, où il ne fut pas plus goûté qu'il l'étoit ici[9]. C'étoit un homme de peu d'esprit, fort glo-

vu tout à l'heure comment Basile Foucquet se prêta à leur séparation. Deux ans après, le 24 janvier 1659, il se démit de celle qui lui restait au profit de Monsieur d'Agde, qui fut pourvu le 15 juin suivant. Remplacé, après la disgrâce, par M. de Péréfixe, archevêque de Paris et précepteur du Roi, l'évêque n'en prétendit pas moins conserver les insignes : *Archives de la Bastille*, tome III, p. 88-90. C'est un sujet sur lequel Saint-Simon reviendra en parlant des officiers de l'Ordre.

1. Francis Taaffe, comte de Carlinford (tome VI, p. 388), venait de perdre, en 1701, sa femme, mère en premières noces du comte Schlick : *Mémoires de Villars*, tome I, p. 321.

2. Ces deux mots ont été ajoutés en interligne.

3. *Dangeau*, tome VIII, p. 334. — 4. Il lui en restait au moins neuf.

5. Locution figurée qui ne se rencontre pas dans les dictionnaires du temps, mais dans les textes (*Dangeau*, tomes II, p. 344, et IV, p. 149, note); maintenant on dit : « trouver le joint. »

6. Camille de Lorraine-Armagnac, troisième fils du grand écuyer : tome IV, p. 30. Il a été fait maréchal de camp dans la promotion de janvier 1702, et a cédé son régiment de cavalerie à son frère Charles.

7. Dix mille écus d'appointements et quatre mille de pension, selon la *Gazette de Rotterdam*, n° 10.

8. *Dangeau*, p. 334 : « Le prince Camille a la permission du Roi d'aller à Nancy, où M. de Lorraine souhaite de l'avoir et de lui faire de grands avantages. Il aura une grosse pension, et l'on ne doute pas même qu'on ne lui donne la charge de grand maréchal qu'avoit le comte de Carlinford, qui, à ce qu'on prétend, quitte cette cour-là pour aller trouver l'Empereur, à qui il a toujours été fort attaché. »

9. Ainsi que le disent les *Mémoires de Sourches*, p. 222, le prince n'en devait pas moins rester au service de la France, et en effet il fut attaché à l'armée d'Allemagne, sous Catinat d'abord (il faillit être pris

rieux, particulier[1], qui avala toute sa vie beaucoup de vin fort tristement; une espèce de fagot d'épines[2], mais ruminant toujours à part soi la grandeur de sa maison[3], et qui n'avoit des Guises, qu'il regrettoit, que la valeur et la volonté. Il avoit toujours servi et n'étoit point marié. Du reste, honnête homme.

Sourdis. Mariage de sa fille avec

Saint-Pouenge[4] fit un grand mariage pour son fils[5] avec la fille unique de Sourdis[6] chevalier de l'Ordre, dont il

par l'ennemi en se rendant à son poste, en mai 1702), sous Villars ensuite. D'ailleurs, le duc de Lorraine ne voulut point lui donner les charges de lord Carlinford, et celui-ci les conserva jusqu'à sa mort en 1704. Alors même, la charge de grand maître ou grand maréchal fut donnée à M. de Couvonges, et le prince Camille, désormais établi à Nancy, dut se contenter d'une pension de vingt-quatre mille livres, qui fut portée plus tard à quarante mille, outre celles qu'il avait en France, notamment huit mille livres sur l'archevêché d'Auch : *Dangeau*, tome X, p. 93 et 272. Nous le retrouverons en Lorraine en 1707. Il a un article dans la notice du duché d'ELBEUF : *Écrits inédits*, tome VIII, p. 78-79.

1. La première lettre de *particulier* surcharge les lettres *tr*. — Peu communicatif, fuyant le monde (*Académie*, 1718 et 1878).

2. Locution déjà employée pour Pussort, tome IV, p. 15. Le *Segraisiana* (p. 210-211) dit que *fagot d'orties* eût convenu pour Montausier.

3. Nous avons déjà eu, au tome I, p. 232, un emploi de *ruminer*, au figuré, dans le sens de « penser et repenser à une chose, la bien digérer dans son esprit » (*Académie*, 1718 et 1878). Voyez ci-après, p. 288.

4. *S. Poüenge*, dans le texte, et *S. Poüange*, dans la manchette.

5. François-Gilbert Colbert de Saint-Pouenge, qui se titra marquis de Chabanais en se mariant, cette terre venant d'être achetée par son père, avait les entrées depuis 1694 et un régiment de cavalerie depuis 1697. Il se distingua à Friedlingue, fut créé brigadier d'infanterie en octobre 1704, maréchal de camp en mars 1719, et mourut le 11 novembre suivant, peut-être des suites de ses débauches (*Dangeau*, tome XVIII, p. 156), s'étant séparé de sa femme en 1717 (tome XVII, p. 65).

6. François d'Escoubleau, chevalier puis marquis de Sourdis, reçu dans l'ordre de Malte le 8 février 1656, entré au service en 1660, promu brigadier de cavalerie en 1674, passa maréchal de camp en 1677, se distingua au siège de Valenciennes, à Cassel, au siège d'Ypres, au passage du Weser, et devint lieutenant général en 1682. Il hérita de son père le gouvernement d'Amboise, et, de son frère, en 1690, le gouvernement d'Orléanais, et posséda depuis la même date le commandement de la province de Guyenne. En 1686, il avait quitté l'abbaye d'Aubazine, dont il

avoit toute sa vie été ami intime. La débauche les avoit unis[1], et cette amitié suppléa au mérite pour l'avancement. Sourdis[2] se fit battre auprès de Nuys[3] avec tant d'ignorance, et s'en tira si honteusement, à l'ouverture de la guerre précédente, en 1689[4], que M. de Louvois, n'osant plus l'employer dans les armées, mais pressé par Saint-Pouenge, l'envoya commander en Guyenne[5]. Il s'y conduisit avec tant de crapule, et si misérablement d'ailleurs, qu'il ne put y être soutenu[6] davantage[7]. Le commandement de la province lui fut ôté, et un successeur envoyé à sa place[8]. Sourdis, enchanté de sa maîtresse à soixante-dix ans, ne

le fils de Saint-Pouenge. [Add. StS. 423 et 424]

était pourvu depuis 1659 comme chevalier de Malte, pour épouser, déjà quinquagénaire, Mlle d'Avaray, et il jouissait depuis lors d'une pension de six mille livres. Devenu veuf presque aussitôt, il s'était retiré pendant un temps dans ses terres de Guyenne, tout entier à la dévotion, mais était revenu servir en 1688. Il fut alors compris, un peu tardivement, dans la grande promotion de l'Ordre, et son portrait est dans le ms. Clairambault 1167, fol. 79. Il mourut le 21 septembre 1707.

1. Comme l'abbé Morel : tome II, p. 244. Le goût de Saint-Pouenge pour les femmes lui a valu d'être un des héros de *l'Ingénu*, de Voltaire.

2. La première lettre de ce nom surcharge *il*.

3. *De* (corrigeant *du*) *Nuitz*. — Nuys ou Neuss est une place en deçà du Rhin, vis-à-vis de Düsseldorf et au-dessus de Kaiserswerth, que l'électeur de Cologne avait livrée à la France en 1672. La citadelle, construite à cette époque par l'Électeur, était des plus importantes.

4. Ce combat eut lieu le 12 mars 1689 : *Gazette*, p. 143; *Dangeau*, tome II, p. 354-355; *Sourches*, tome III, p. 55, 57-58 et 74. Ce fut un bruit commun que Saint-Pouenge avait aidé son ami Sourdis, nouvellement nommé cordon bleu, mais non encore reçu, à se faire pardonner un si grave échec, de même qu'il l'avait poussé au grade de lieutenant général (*Sourches*, tomes III, p. 91, et VII, p. 233, note 1), et le mariage de 1702 fut considéré comme un acte de vraie gratitude, ainsi que Saint-Simon l'a dit dans sa notice sur SAINT-POUENGE (notre tome VI, Appendice, p. 579) et dans l'Addition n° 347 (tome VIII, p. 381).

5. Ci-dessus, p. 110, note 6. — 6. L'initiale de *soustenu* surcharge un *c*.

7. Tout cela est confirmé par la correspondance de l'intendant avec le contrôleur général : Arch. nat., G[7] 136, 14 juin et 25 septembre 1692.

8. C'est sous prétexte d'apoplexie qu'en 1704 il quitta ce commandement, qui valait mille écus par mois, et Montrevel l'y remplaça (*Dangeau*, tomes III, p. 74, et IX, p. 401 et 471). Nous verrons que Saint-Simon eut de ce côté-là une affaire désagréable.

put quitter Bordeaux parce qu'elle y vouloit demeurer, et y survécut ainsi à lui-même. A la fin, la honte de sa vie obligea à l'en faire sortir. Il ne put s'en éloigner, et se confina dans une de ses terres en Guyenne[1]. Un homme si peu soigneux de son honneur donna sa fille au fils de son ancien ami et protecteur, sans compter pour rien l'inégalité du mariage de son héritière, à qui il devoit laisser de grands biens qu'elle eut en effet, et qu'il ne lui fit pas longtemps attendre[2]. Il mourut en grand affoiblissement d'esprit et fort vieux, et veuf depuis longues années sans s'être remarié[3].

Mariage du duc de Richelieu avec la marquise de Noailles.

Le duc de Richelieu[4], vieux, et veuf deux fois[5], épousa en troisièmes noces une Rouillé veuve du marquis de Noailles[6] frère du duc, du cardinal et du bailli de Noailles, dont elle avoit une fille unique[7]. Elle étoit fort riche et vouloit un tabouret. M. de Richelieu, qui l'étoit fort aussi, mais qui, avec des biens substitués[8] et une conduite toujours désordonnée, en étoit toujours aux expédients[9], lui

1. A Gaujac, sur le Dropt, en Périgord.

2. Le mariage se fit le 24 mars 1702 : *Dangeau*, p. 348; *Mercure* du mois, p. 339-341. Angélique d'Escoubleau de Sourdis, âgée de vingt ans et sortant du couvent, mais destinée à cette union dès 1696 (*Sourches*, tome V, p. 108; *Dangeau*, tome VII, p. 459), ne recevait qu'une pension de deux mille écus, quoique héritière unique et dernière du nom.

3. Ci-dessus, p. 110, note 6. — 4. Tome II, p. 17.

5. Voyez ci-après, Additions et corrections, p. 661, une note sur ces mariages successifs. Par le second, avec Mlle d'Acigné, que nous avons vue mourir en 1698, et qui était proche parente de la mère de Saint-Simon (tome V, p. 330-331), le duc de Richelieu s'est trouvé faire partie du conseil de famille de 1694 : tome II, p. 140, note 2.

6. Marguerite-Thérèse Rouillé, dont le mari est mort en 1696 : tomes II, p. 155, III, p. 122, et V, p. 137.

7. Non pas une seule, mais deux. Il s'agit ici de l'aînée, Anne-Marie de Noailles : tome III, p. 123.

8. *Subsitués*, dans le manuscrit. — Par la substitution perpétuelle du cardinal.

9. Homme de peu de sens, de qui Mme Cornuel disait : « Le duc de Richelieu a bon cœur; mais, pour l'œconomie d'un si bon cœur, il falloit plus de jugement qu'il n'en a. » Il joignait la folie du jeu à une dévotion

donna le sien pour se remettre à flot, et n'avoit aussi qu'un fils unique[1]. En s'épousant ils arrêtèrent le mariage de leurs enfants, dont ils passèrent et signèrent le contrat en attendant qu'ils fussent en âge de se marier[2]. Le vieux

qui lui valait l'amitié de Mme de Maintenon et sa familiarité. Dès qu'il était aux cartes, rien ne l'arrêtait plus; on le vit, par exemple, perdre avec Gourville cinquante mille livres en un quart d'heure et vendre une terre de Saintonge pour s'acquitter, ou bien perdre dix mille écus chez le cardinal de Bouillon, une autre fois vingt mille écus au trictrac. En 1690, il lui avait fallu passer deux ans à Richelieu pour remettre l'ordre dans ses affaires; et néanmoins, il avait fini par vendre ses charges et par se trouver ruiné comme tous les héritiers des premiers ministres. Ce dernier mariage lui permit enfin de liquider des dettes énormes; mais, avant que trois mois se fussent écoulés, il avait épuisé les cent mille livres touchées en argent, et il n'y eut plus qu'à se séparer de biens (*Gazette de Rotterdam* de 1702, n° 26). Voyez notre tome III, p. 186; les *Lettres de Guy Patin*, tome II, p. 59; les *Historiettes de Tallemant des Réaux*, tome V, p. 142; la *Relation* de Spanheim, p. 422; la *Correspondance de Fénelon*, tome I, p. 280; le *Journal de Dangeau*, tomes I, p. 60 et 402, II, p. 105, et III, p. 158; Arch. nat., E 1851, arrêt du 24 octobre 1689, et V⁷ 444, etc.

1. Né prématurément le 13 mars 1696, de la seconde duchesse (tome V, p. 331, note 5; on chercha à contester cette naissance : ms. Fr. 12 692, p. 202), Louis-François-Armand de Vignerot du Plessis ne devait mourir que nonagénaire, le 8 août 1788. Nous le verrons, duc de Fronsac, puis duc de Richelieu, se marier en 1711, servir comme mousquetaire en 1712, recevoir une blessure à la prise de Fribourg en 1713, trahir la cause des pairs dans l'affaire du bonnet en 1715, entrer à l'Académie française en 1720, prendre séance au Parlement, comme duc et pair, en 1721, subir deux emprisonnements et un procès pour duel, se compromettre dans la conspiration de la duchesse du Maine, etc. Par la suite, il fut gouverneur de Cognac (1722-1735), ambassadeur extraordinaire à Vienne (1724), chevalier des ordres en 1728, membre honoraire de l'Académie des sciences en 1731, brigadier d'infanterie en 1734, maréchal de camp, lieutenant général et commandant en Languedoc en 1738, premier gentilhomme de la chambre e lieutenant général des armées en 1744, ambassadeur extraordinaire à Dresde en 1746, maréchal de France en 1748, gouverneur de Guyenne en 1755, commandant de l'expédition de Minorque en 1756, des côtes de la Méditerranée, puis de l'armée d'Allemagne, en 1757, etc.

2. Le futur époux était dans sa sixième année, la future dans sa treizième. Mlle de Noailles apportait, pour cet avenir prochain, quatre

couple avoit de l'esprit, mais l'humeur de part et d'autre peu concordante, qui donna des scènes au monde[1]. Malgré ce second mariage de la duchesse de Richelieu[2], elle demeura toute sa vie dans l'union la plus intime avec la famille de son premier mari, surtout avec le cardinal de Noailles.

Mort du bailli d'Auvergne.

Celle du comte d'Auvergne[3], et lui-même, se trouvèrent fort soulagés par la mort du bailli d'Auvergne[4], son fils aîné, que l'indignité de toute la suite de sa vie, et celle[5] de son combat avec Caylus, dont j'ai parlé en son temps[6], avoient chassé du Royaume, fait déshériter, et jeté malgré lui dans l'ordre de Malte, menaçant souvent de réclamer contre ses vœux[7].

Médailles

Il sembla que les flatteurs du Roi prévissent alors que

cent mille livres de dot, et huit cent mille en espérance. Il était convenu que, si elle mourait avant le temps voulu pour conclure le mariage, sa sœur cadette, Anne-Catherine, dite Mlle de Sansac (tome III, p. 123, note 1), prendrait sa place, et ce fut en effet celle-ci qui épousa Fronsac le 12 février 1711, par suite de la mort de son aînée. Le Roi voulut signer le contrat de mariage de 1702, « pour y donner plus de force, » dit Dangeau (tome VIII, p. 349). L'union des parents eut lieu le 20 mars 1702, mais sans qu'on en sût le jour dans le public : *Dangeau*, tome VIII, p. 360; *Sourches*, p. 233-234; *Mercure* du mois, p. 337-339. La fille fiancée à Fronsac mourut le 17 juillet 1703. Sa mère fit faire son portrait en cire par Antoine Benoist.

1. Ci-après, Additions et corrections, p. 602.

2. La première lettre de *Richelieu* corrige *N*[*oailles*].

3. Frédéric-Maurice de la Tour, frère du cardinal de Bouillon : tome I, p. 131.

4. Emmanuel-Maurice de la Tour : tome IV, p. 17.

5. Le manuscrit porte : *celuy*. — 6. En 1697 : tome IV, p. 17-19.

7. *Journal de Dangeau*, tome VI, p. 445-446, et tome VII, p. 329, 330 et 340. Sur sa menace de faire casser ses vœux et de disputer l'héritage de ses parents au cadet devenu le prince d'Auvergne, avec l'appui des États-Généraux, leur mère avait arrangé tout en 1700, moyennant une pension de douze mille livres à servir par le prince et un prélèvement de huit mille livres de rente à prendre sur la succession de leur père. Il mourut à Berg-op-Zoom vers le milieu de mars 1702 (*Dangeau*, p. 360; *Sourches*, p. 237; Papiers du P. Léonard, M 766, 24 mars 1702).

le terme des prospérités de son règne fût arrivé[1], et qu'ils n'auroient désormais à le louer que de sa constance. Ce grand nombre de médailles frappées en toutes sortes d'occasions, où les plus communes n'étoient pas même oubliées, furent ramassées, gravées, et destinées à une histoire métallique[2]. L'abbé Tallemant, Tourreil et Dacier, trois savants principaux de l'Académie françoise[3], avoient été chargés de l'explication de ces médailles à mettre à côté de chacune dans un grand volume de la plus magnifique impression du Louvre[4]. Il fallut une préface[5], et, comme cette sorte d'histoire commençoit à la mort de Louis XIII, sa médaille fut nécessairement mise à la tête du livre[6], et engageoit ainsi à dire quelque chose de ce prince dans cette préface. Quelqu'un de leur connoissance s'avisa de ma juste reconnoissance[7], et crut qu'elle me

du Roi. Jalousie sur Louis XIII.

[Add. S[t]S 425]

1. Voyez la conclusion de l'année 1701 : tome IX, p. 326.

2. C'est-à-dire une histoire d'après les monuments métalliques, numismatiques. C'est ainsi que l'antiquaire Millin a fait, en 1806, une *Histoire métallique de la Révolution française.* — On trouvera ci-après, à l'Appendice, n° VI, une notice sur la publication consacrée à Louis XIV, et exécutée, non par l'Académie française, comme le texte de Saint-Simon semble le dire, mais par l'Académie des inscriptions et médailles ou belles-lettres.

3. Voyez les notices de ces trois académiciens aux Additions et corrections, ci-après, p. 602-603.

4. « *Médailles sur les principaux événements du règne de Louis le Grand*, avec des explications historiques par l'Académie royale des inscriptions et des médailles. » Voyez la description de ce volume à l'Appendice, p. 474-475. C'est une des belles productions de l'Imprimerie royale établie par le cardinal de Richelieu dans la galerie d'entresol du Louvre, et dont Auguste Bernard a écrit l'histoire en 1867.

5. En face de cette ligne du manuscrit, Saint-Simon a écrit sur la marge : « Voir ce court éloge, p. 13 des Pièces. » L' « éloge » ne peut être autre chose que le morceau dont il va parler treize lignes plus loin.

6. Voyez ci-après, p. 478, l'explication de cette première médaille.

7. « Celui dont, par mon père, je tiens toute ma fortune, » dira-t-il plus tard (tome VI de 1873, p. 28). Voyez aussi, sur l'origine de cette gratitude héréditaire, notre tome I, p. 146, 149, 183, 224-225, et, au tome XIX de 1873, p. 430-431, l'article de son testament où il lègue

prêteroit ce que je n'avois pas de moi-même pour le morceau de la préface qui devoit regarder Louis XIII, ou pour mettre sous sa médaille, qui devoit être à la tête de celles de Louis XIV[1] : on me proposa de le faire. L'esprit[2] fut la dupe du cœur[3], et, sans consulter mon incapacité, j'y consentis, à condition qu'on m'en épargneroit le ridicule dans le monde, et qu'on m'en garderoit fidèlement le secret. Je le fis donc, et je m'y tins en garde contre moi-même, toujours occupé de ne pas obscurcir le fils par le père dans un ouvrage tout à la gloire du premier, et où le second n'entroit que par accident, et par la nécessité de l'introduction. Mon thème fait, et il ne me fallut guères qu'une matinée parce qu'il ne devoit pas être fort étendu, je le donnai. J'eus le sort des auteurs : ma pièce fut louée, et ne parut excéder en rien. Je m'en applaudis, ravi d'avoir consacré deux ou trois heures à ma juste[4] reconnoissance, car je n'y en mis pas davantage. Quand ce fut à l'examen pour l'insérer, ces Messieurs furent effrayés. Il est des vérités dont la simplicité sans art jette[5] un éclat qui efface tout le travail d'une éloquence qui grossit ou

à sa fille la princesse de Chimay la bague de rubis, avec portrait de Louis XIII en intaille, qu'il portait à son doigt depuis plus de cinquante ans, et toutes ses médailles et jetons à l'effigie du même prince. Nous aurons encore, dans les *Mémoires* mêmes, en 1711 (tome VIII de 1873, p. 386-387), une lettre au chancelier Pontchartrain, toute palpitante d'émotion et d'enthousiasme, sur cet anniversaire de Saint-Denis où il ne manqua jamais de se rendre à l'exemple de son père. M. de Luynes, qui fut témoin et confident de cette adoration rétrospective, à plus d'un siècle de distance, la trouvait singulièrement excessive, du moins dans ses démonstrations, comme en témoignent les *Mémoires* de ce duc, tome IV, p. 446.

1. Ce dernier membre de phrase, depuis *ou pour mettre*, a été ajouté en interligne et dans la marge.

2. Avant *l'esprit*, il avait commencé à écrire : *le c[œur]*.

3. « L'esprit est toujours la dupe du cœur » (*Œuvres de la Rochefoucauld*, tome I, p. 75, maxime 102). Mme de Sévigné cite aussi cette maxime dans sa lettre du 24 mai 1676.

4. *Ma juste* est en interligne, au-dessus de *la*, biffé.

5. *Jettent* corrigé en *jette*.

qui pallie : Louis XIII fournit[1] de celles-là en abondance. Je m'étois contenté de les montrer; mais ce rayon ternissoit les tableaux suivants à ce qu'il parut à ceux qui les ornoient[2]. Ils s'appliquèrent donc à élaguer, à affoiblir, à voiler tout ce qu'ils purent, pour n'obscurcir pas leur héros par une comparaison qui se faisoit d'elle-même. Ce travail leur fut ingrat : ils[3] s'aperçurent enfin que ce n'étoit pas moi qu'ils avoient à corriger, mais la chose même, dont le lustre, naissant de soi-même, ne se pouvoit éteindre que par la suppression; ils sentirent le mensonge de cette sorte de correction, que, taisant certains faits, certaines vérités, ils ne pourroient les omettre toutes, et toutes, à leurs yeux, étoient de nature à offusquer[4] leur sujet[5]. Cet embarras, grossi de l'esprit dominant de l'adulation, les détermina enfin à donner leur ouvrage avec la médaille sèche de Louis XIII en tête, sans parler[6] de ce prince qu'en deux mots, et uniquement pour marquer que sa mort fit place à son fils sur le trône. Les réflexions sur ce genre d'iniquité mèneroient[7] trop loin; elle ne fut pas étendue à mon égard : je demeurai sous le silence qui m'avoit été promis.

Chamillart faisoit affaires sur affaires : il falloit fournir aux dépenses immenses des armées; Vendôme, conduit par M. du Maine, qui l'étoit lui-même par Mme de Maintenon, envoyoit continuellement des courriers pour vanter

1. *Fournissoit* corrigé en *fournit*.
2. Ce verbe est en interligne, au-dessus d'un premier *ornoient*, à demi biffé, qui surchargeait un autre mot illisible. Ensuite, *s'appliquèrent* est en interligne, au-dessus de *travaillèrent*, biffé.
3. *Il*, au singulier dans le manuscrit.
4. « En quelques phrases, *offusquer* signifie seulement empêcher d'être vu » (*Académie*, 1718 et 1878).
5. C'est, en douze lignes, la thèse tout entière du *Parallèle des trois premiers rois Bourbons*, écrit après l'achèvement des *Mémoires* avec l'unique intention de mettre Louis XIII bien au-dessus de son père et de son fils. Ç'avait été aussi la thèse de l'abbé de Saint-Pierre, comme l'a rappelé Ossude dans *le Siècle des beaux-arts et de la gloire*, p. 40-41.
6. *Parler* surcharge *en*. — 7. *Meineroient*, dans le manuscrit.

sa vigilance, ses projets, et surtout pour grossir les bagatelles que le voisinage des quartiers ennemis produisoit[1] assez souvent, et toujours fort légèrement, avec les nôtres[2].

Comte de Toulouse pour la mer, avec le comte d'Estrées. Mgr le duc de Bourgogne en Flandres, avec le maréchal de Boufflers et le marquis de Bedmar.

Le comte d'Estrées, revenu de Naples à Toulon, vint faire un tour de huit jours à Paris[3]. Il reçut les ordres du Roi pour aller prendre le roi d'Espagne à Barcelone et le conduire à Naples, revenir[4] incontinent après à Toulon, où le comte de Toulouse devoit se rendre pour aller à la mer, et faire pour la première fois sa charge d'amiral[5]. Cette déclaration, qui pourtant n'étoit qu'une suite de sa charge, et qui n'avoit rien de commun avec la terre, ne laissa pas d'être un renouvellement de douleur pour M. le duc d'Orléans et les deux princes du sang[6]. En même

1. *Produisoient*, au pluriel, dans le manuscrit.

2. Voyez la copie d'une partie de cette correspondance dans le ms. Fr. 14177, dont nous donnerons quelques extraits à l'Appendice, n° VII, et les lettres publiées par le général Pelet, dans le tome II des *Mémoires militaires*, ou par M. l'abbé Esnault, dans *Michel Chamillart*.

3. Du 13 au 21 février : *Dangeau*, p. 322 et 330.

4. Ce verbe est en interligne, au-dessus de *se rendre*, biffé.

5. *Dangeau*, p. 344, 7 mars. Les *Mémoires de Sourches*, à la date du 4 (p. 225), rapportent ceci : « Le Roi retourna de Marly à Versailles, et on sut que le comte de Toulouse avoit, le matin, pressé le Roi très fortement de lui permettre d'aller à la mer, disant qu'il étoit honteux pour lui qu'ayant l'honneur d'être amiral, il ne sût pas comment un vaisseau étoit fait, et qu'il entendoit tous les jours parler de marine sans y rien comprendre; que le Roi lui avoit dit, pour l'en détourner, qu'il ne faisoit point d'armement cette année, mais que le comte lui avoit répondu qu'il ne demandoit point à commander, mais à aller apprendre son métier; que le Roi lui avoit ensuite demandé ce que deviendroient tant d'équipages de chasse et de guerre qu'il avoit, mais qu'il lui avoit expliqué qu'il laisseroit en France son écuyer Girval, qui auroit soin de les conserver tous dans leur perfection. Et comme il y avoit longtemps qu'il faisoit instance au Roi pour la même chose, on ne croyoit pas que S. M. pût se défendre plus longtemps de lui accorder une chose si raisonnable. » En effet, on sut le 7, au soir, que le Roi cédait à ces instances, et que le marquis d'O, ayant servi sur mer, suivrait son maître comme mentor : ci-après, p. 179.

6. Nous avons vu qu'en 1701 (tome VIII, p. 265-269) la même faveur leur avait été refusée.

temps le maréchal de Boufflers fut choisi pour commander l'armée de Flandres sous Mgr le duc de Bourgogne[1], où le marquis de Bedmar commanda les troupes d'Espagne[2]. Le maréchal d'Estrées fut envoyé en Bretagne, et Chamillart, ami de Chamilly, ou plutôt leurs deux femmes, prit occasion de l'oisiveté où on le laissoit avec injustice pour le remettre à flot, et lui procura le commandement de la Rochelle et des provinces voisines jusqu'au Poitou inclus[3], chacun avec quelques officiers généraux sous eux. Beuvron et Matignon allèrent en Normandie[4].

Le maréchal d'Estrées en Bretagne, Chamilly à la Rochelle, etc.

Pour l'armée du Rhin il fallut avoir recours à Catinat[5]. Il étoit presque toujours, depuis son retour d'Italie[6], à sa petite maison de Saint-Gratien, par delà Saint-Denis[7], où

Catinat sur le Rhin. Son sage et curieux

1. Boufflers, comme gouverneur de la Flandre française, commandait de ce côté-là depuis 1701 (notre tome VIII, p. 51, 264 et 269). Il était arrivé à Bruxelles le 23 mai; mais l'année s'était passée dans une « frauduleuse inaction » (tome IX, p. 87).

2. On se rappelle que ce marquis commandait aux Pays-Bas espagnols pendant l'absence de l'Électeur; les contingents espagnols formaient un tiers de l'armée. Dangeau dit seulement, sans parler ni de Boufflers, ni de Bedmar (p. 344) : « Le Roi déclara le matin (du 7 mars) que Mgr le duc de Bourgogne iroit cette année commander ses armées en Flandre, et, le soir, après son souper, il dit à M. le comte de Toulouse qu'enfin il lui accordoit la grâce qu'il lui avoit si souvent demandée, d'aller faire cette année sa charge d'amiral.... » Voyez ci-après, p. 187. Les originaux des lettres du duc de Bourgogne à son frère, en date du 6 février et du 17 mars, sur ce commandement, sont dans le volume de la correspondance de Louville qui appartient à M. le duc de la Trémoïlle, avec une lettre de Boufflers au roi.

3. Il a déjà parlé de ces deux nominations en 1701, ce qui est leur vraie date : tome IX, p. 6-9.

4. Dangeau ne parle pas de ces deux commandements.

5. Il est probable que le duc de Chevreuse, inspiré par le mémoire de Fénelon sur la campagne prochaine (ci-après, p. 183, note 7), aida à ce choix.

6. Tome IX, p. 86, et ci-dessus, p. 46.

7. La seigneurie de Saint-Gratien appartenait à Catinat comme héritier par sa mère des conseillers Poille, et elle passa à ses nièces. A Paris, la maison patrimoniale était située en face de l'hôtel de Cluny; l'emplacement en est occupé actuellement par la librairie Delalain.

éclaircissement avec le Roi et Chamillart.

il ne voyoit que sa famille et ses amis particuliers, en très petit nombre, portant l'injustice avec sagesse, et le peu de compte qu'on avoit tenu de lui depuis son retour d'Italie[1]. Chamillart lui manda qu'il avoit ordre du Roi de l'entretenir. Catinat vint chez lui à Paris : il y apprit sa destination. Il s'en défendit; la dispute fut longue : il ne se rendit qu'avec une extrême peine, et par la nécessité seule de l'obéissance. Le lendemain matin, 11 mars, il se trouva à la fin du lever du Roi, qui le fit entrer dans son cabinet. La conversation fut amiable de la part du Roi, sérieuse et respectueuse de celle de Catinat. Le Roi, qui s'en aperçut bien, le voulut ouvrir davantage, lui parla d'Italie, et le pressa de s'expliquer avec lui à cœur ouvert de ce qu'il[2] s'y étoit passé. Catinat s'en excusa, répondit que c'étoient toutes choses passées, très inutiles maintenant à son service, uniquement bonnes[3] à lui donner mauvaise opinion de gens dont il avoit paru qu'il aimoit à se servir, et au reste à nourrir des inimitiés éternelles[4].

1. Il s'occupait modestement de ses champs, de son jardin, d'un espalier qui resta célèbre, et de poésie : voyez le *Mercure* de mai 1702, p. 194-202, et l'*Histoire du diocèse de Paris*, par l'abbé Lebeuf, tome III, p. 397-398. Voilà le « parfait philosophe chrétien, » disaient les Coulanges : *Lettres de Mme de Sévigné*, tome X, p. 483, 489, 491, 499, 502.

2. *Qui* corrigé en *qu'il*. — 3. *Bonne* corrigé en *bonnes*, au pluriel.

4. Voici le texte même de Dangeau (p. 348-349), pour qu'on puisse juger des changements de pure forme que notre auteur lui a fait subir : « Le 11, le Roi, après son lever, fit entrer M. le maréchal de Catinat dans son cabinet. Ce maréchal avoit eu, le jour d'auparavant, une longue conversation avec M. de Chamillart, à Paris, qui lui avoit dit, de la part du Roi, que S. M. avoit résolu de lui donner le commandement de son armée d'Allemagne. Il se défendit quelque temps d'accepter cet emploi; mais enfin il assura qu'il étoit prêt d'obéir et d'accepter tous les emplois où le Roi croiroit qu'il lui seroit utile. La conversation avec le Roi a été telle qu'il convenoit en pareille occasion, et finit, de la part du Roi, par dire au maréchal : « Présentement, nous voici en état que vous « pouvez vous expliquer avec moi à cœur ouvert de tout ce qui s'est « passé en Italie durant la dernière campagne. » Le maréchal répondit : « Sire, ce sont toutes choses passées. Le détail que j'en pourrois faire « seroit inutile au service de Votre Majesté, et ne serviroit qu'à nourrir

Le Roi admira cette sagesse et cette vertu; mais il voulut néanmoins approfondir certaines choses, tant par rapport à justifier son propre mécontentement du maréchal, que pour[1] démêler qui, de lui ou de son ministre, avoit eu tort, pour les rapprocher ensuite dans la nécessité du commerce que le commandement de l'armée leur alloit donner[2] ensemble[3]. Il allégua donc à Catinat des faits importants, les uns dont il n'avoit rendu aucun compte, d'autres qu'il avoit entièrement tus et qui lui étoient revenus d'ailleurs. Catinat, qui, par sa conversation de la veille avec Chamillart, avoit eu soupçon que le Roi lui en diroit quelque chose, avoit apporté ses papiers à Versailles. Sûr de son fait, il maintint au Roi qu'il ne lui avoit rien tu, ni manqué à rendre à lui-même ou à Chamillart un compte détaillé de ces mêmes choses dont le

« des inimitiés éternelles : ainsi je la supplie de vouloir bien que je « garde un silence profond sur tout cela. Je ne me justifierai, Sire, « qu'en songeant à vous servir encore mieux, si je puis, en Allemagne « qu'en Italie. » Le Roi a fort loué ce procédé. » — Voici maintenant le texte des *Mémoires de Sourches* (p. 232-233) : « Le 11, on sut que le maréchal de Catinat, ayant eu une longue audience du Roi dans son cabinet, après s'être longtemps défendu, avoit été enfin vaincu par les raisons et les honnêtetés du Roi, et qu'il avoit accepté le commandement de l'armée d'Allemagne; qu'après cela le Roi lui avoit dit que, puisqu'ils étoient raccommodés ensemble, il vouloit savoir de lui tout le détail de ce qui s'étoit passé en Italie, mais que le maréchal lui avoit répondu : « Sire, je supplie très humblement Votre Majesté de ne me le point « ordonner; cela ne seroit plus d'aucune utilité pour son service. Ce « sont des choses passées que j'ai totalement oubliées, et dont je ne « veux plus me souvenir. » Le Roi, l'admirant, et ne voulant pas le presser davantage, dit, en sortant de son cabinet, qu'il venoit de parler au plus sage et au plus respectueux homme du monde. » Comparez enfin les *Mémoires de Tessé*, tome I, p. 228-229, ceux de *Catinat*, tome II, p. 459, le *Mercure* de mars 1702, p. 306-309 et 399, la *Gazette d'Amsterdam*, n° XXIV, et la *Gazette de Rotterdam*, n° 12.

1. L'abréviation *p^r* corrige un *a*.

2. Avant *donner*, il a biffé *necessairem^t*.

3. Ce qui suit, bien entendu, ne vient pas de Dangeau; en le reproduisant, quelques années plus tard, dans le *Parallèle* (p. 248-250), notre auteur a dit qu'il tenait les détails de Chamillart lui-même.

Roi lui parloit alors[1], et le supplia avec instance de permettre à un de ces garçons bleus qui sont toujours dans les cabinets[2] d'aller[3] chez lui chercher sa cassette sans que lui-même en sortît, d'où il lui tireroit les preuves des vérités qu'il avançoit, et que Chamillart, s'il étoit présent, n'oseroit désavouer. Le Roi le prit au mot, et envoya querir Chamillart[4]. Le Roi, en tiers, leur remit[5] ce qui venoit de se passer entre lui et Catinat. Chamillart répondit d'une voix assez embarrassée qu'il n'étoit pas besoin d'attendre la cassette de Catinat, parce qu'il convenoit qu'il accusoit[6] vrai en tout et partout[7]. Le Roi, bien étonné, lui reprocha l'infidélité de son silence, et d'avoir causé, par sa confiance en lui, l'extrême mécontentement qu'il avoit eu de Catinat. Chamillart, les yeux bas, laissa dire; mais, comme il sentit que la colère s'allumoit : « Sire, dit-il, vous avez raison; mais ce n'est pas ma faute. — Et de qui donc? reprit le Roi vivement; est-ce la mienne? — Non plus, Sire, continua Chamillart en tremblant; mais j'ose vous dire avec la plus exacte vérité que ce n'est pas aussi la mienne. » Le Roi insistant, il

1. La première lettre d'*alors* corrige un *et*.

2. Tomes V, p. 120, et VI, p. 210. On voit, dans les *Mémoires du duc de Luynes*, tome VII, p. 357, que, sous Louis XV, ces garçons servaient le Dauphin et ses sœurs à souper.

3. L'élision *d'* surcharge *p*r.

4. Dans la version du *Parallèle*, le ministre, présent à l'entretien, y a déjà pris part, en « cotant plusieurs articles, tous considérables, qu'il n'avoit sus que depuis par des officiers généraux qui avoient servi sous lui, et encore par hasard.... » Selon cette version, Catinat avait de lui-même apporté sa cassette jusqu'à la porte du cabinet ou dans quelque pièce voisine.

5. *Remettre* est pris au sens de remémorer, comme dans notre tome VII, p. 304.

6. Avant *accusoit*, le manuscrit porte un premier *accus*, non terminé et biffé.

7. Dans le *Parallèle*, au contraire, ce n'est qu'après production des minutes renfermées dans la cassette et des réponses de Chamillart, que celui-ci, « déconcerté, les yeux bas, finit par prendre son parti. »

fallut bien accoucher[1], et Chamillart lui dit qu'ayant montré les lettres de Catinat à Mme de Maintenon, parce qu'il jugeoit que leur contenu, le même dont le Roi reprochoit le silence ou la négligence, lui feroit[2] beaucoup de peine et d'embarras, elle n'avoit jamais [3] voulu qu'elles allassent jusqu'à S. M., et que, lui ayant insisté qu'il y alloit de sa fidélité à ne rien supprimer, et à ne rien ordonner de soi-même comme venant du Roi, et de sa perte, si cette faute si principale[4] venoit jamais à être découverte, Mme de Maintenon lui avoit répondu de tout, et défendu si étroitement de donner au Roi la moindre connoissance de ces lettres, qu'il n'avoit jamais osé passer outre. Il ajouta que Mme de Maintenon n'étoit pas loin, et qu'il supplioit le Roi de lui demander la vérité de cette affaire. A son tour, le Roi, plus embarrassé que Chamillart, baissant aussi la voix, dit qu'il n'étoit pas concevable jusqu'où Mme de Maintenon portoit ses inquiétudes pour aller au-devant de tout ce qui pouvoit le fâcher, et, sans plus rien trouver mauvais, se tourna au maréchal, et lui dit qu'il étoit ravi d'un éclaircissement qui lui faisoit voir que personne n'avoit tort ; ajouta[5] en général mille choses gracieuses au maréchal, le pria de bien vivre avec Chamillart, et se hâta de les quitter et d'entrer dans ses derniers cabinets[6]. Catinat, plus honteux de ce qu'il

1. Il n'y a pas toutes ces hésitations dans la version du *Parallèle*.
2. *Feroient*, au pluriel, dans le manuscrit.
3. Les trois premières lettres de *jamais* surchargent *vou[lu]*.
4. Et non *capitale*, comme on l'avait imprimé dans la dernière édition.
5. *Ajouta* est en interligne, au-dessus de *dit*, biffé, et la première lettre d'*en*, qui suit, surcharge le premier jambage de *m[ille]*.
6. Dans la version du *Parallèle* (p. 249-250), Chamillart « avoua au Roi que Catinat avoit pour lui raison et vérité tout entière, mais que Mme de Maintenon lui avoit expressément défendu de rien apprendre au Roi, pour ne le point affliger, de tout ce que Catinat écrivoit au Roi et à lui, et de laisser plutôt croire au Roi que ce maréchal les laissoit tout à fait dans l'ignorance. A cet aveu, le Roi, embarrassé, baissa les yeux et dit : « La pauvre femme ! » et, s'interrompant aussitôt, loua Catinat de sa modération et de son silence; car il s'étoit contenté de

venoit de voir et d'entendre, que content d'une justification si entière, fit des honnêtetés à Chamillart, qui, encore hors de lui d'une explication si périlleuse, les reçut et les rendit du mieux qu'il put. Ils ne les prolongèrent pas; ils sortirent ensemble du cabinet[1], et le choix de Catinat pour l'armée du Rhin fut déclaré[2]. Les réflexions se présentent ici d'elles-mêmes. Le Roi vérifia le fait le soir avec

présenter ces lettres, sans y avoir ajouté un seul mot de commentaire ni de plainte. Le Roi le caressa avec toute la grâce et la flatterie qu'il savoit si bien employer lorsqu'il le vouloit; lui dit qu'il n'y alloit pas moins du sien, à lui, dans cette affaire, que de lui, maréchal; qu'ils voyoient bien tous deux que ce n'étoit ni faute ni mauvaise intention de Chamillart; que pourtant il demandoit au maréchal de lui pardonner une faute qui n'étoit pas la sienne, et que lui-même vouloit prendre sur son compte; qu'il lui répondoit désormais de tous les égards, de toutes les attentions de Chamillart à lui plaire, et à aller au-devant de toutes choses pour y réussir, et, pour l'avenir, de sa fidélité à ne rien supprimer. Chamillart, un peu remis par ce discours, témoigna au maréchal tout ce qui convenoit le mieux en une occasion si singulière. Le Roi conclut que leur intelligence étoit si nécessaire au bien de son service, qu'il la desiroit extrêmement, demandoit au maréchal d'oublier ce qui s'étoit passé et d'accorder son amitié à Chamillart; et tout de suite les fit embrasser. Tous deux parlèrent suivant la conjoncture pour plaire au Roi, et Catinat reprit les lettres et sa cassette; puis tous deux se visitèrent réciproquement. Ce qui suivit depuis n'est pas du sujet que je traite; mais ces deux faits y entrent si principalement, et que j'ai sus de Chamillart même, que j'ai cru devoir les rapporter. » Si les détails de cet entretien ne peuvent être vérifiés, il est du moins établi par les documents cités dans l'Appendice de notre tome IX, p. 366, que l'un des griefs était que le maréchal ne se fût pas exprimé librement dans sa correspondance, et que ses amis eux-mêmes lui reprochaient ce silence si plein d'inconvénients et si gros de conséquences. Son principal valet de chambre assurait qu'il n'avait jamais voulu écrire rien des affaires militaires à Mme de Maintenon, et que ce fut la cause de sa disgrâce en 1701, comme de son inaction en 1702 (Papiers du P. Léonard, Arch. nat., MM 824, fol. 14 v°). D'autre part, nous savons par Madame (recueil Brunet, tome I, p. 295) que Mme de Maintenon cachait effectivement au Roi tout ce qui eût pu le chagriner et le troubler.

1. Le *c* de *cabinet* surcharge un *C* majuscule.

2. Voyez la suite ci-après, p. 245. Selon les *Mémoires militaires*, tome II, p. 287 et 776, toutes les dispositions étaient prises dès le 2 mars, tandis que la scène qui vient d'être racontée n'est que du 11,

Mme de Maintenon; ils n'en furent que mieux ensemble . elle approuva Chamillart, mis au pied du mur, d'avoir tout avoué, et ce ministre n'en fut que mieux traité de l'un et de l'autre[1].

Jugement arbitral du Pape entre l'électeur palatin et Madame, qui proteste.

Le Pape, de qui le Roi avoit lieu d'être extrêmement content sur Naples et Sicile, quoiqu'il n'en eût pas encore voulu donner l'investiture au roi d'Espagne[2], rendit un jugement dont on ne fut pas satisfait, entre Madame et l'électeur palatin[3]. Ce prince[4], chef de la branche palatine de Neubourg[5] et frère de l'Impératrice, avoit succédé au frère de Madame, mort sans enfants[6], à l'électorat palatin. Madame étoit héritière, tant du mobilier, qui alloit fort loin[7], que de ce que l'Électeur son frère pouvoit laisser de fiefs féminins[8]. La discussion duroit depuis longtemps, et,

selon le témoignage conforme de Dangeau et des *Mémoires de Sourches.*

1. Catinat eut dix mille écus pour son équipage, et, avant qu'il ne partit, le Roi voulut le mener à Marly et lui en faire les honneurs (*Dangeau*, p. 354 et 356). En l'attendant, M. d'Huxelles avait été chargé de mettre l'armée à même de repousser toute tentative d'invasion en Alsace; mais les effectifs se trouvèrent bien inférieurs à ce qu'ils eussent dû être, quand la campagne commença : ci-après, p. 246-247.

2. Tome IX, p. 57-59, et ci-après, p. 159.

3. *Dangeau*, p. 349-350, 12 mars 1702; *Sourches*, p. 232, 10 mars : « On eut alors nouvelle que Madame avoit perdu à la rote son procès contre l'électeur palatin, par une sentence bizarre et très obscure; que l'Électeur crioit cependant qu'on l'avoit égorgé; que les deux parties protestoient également contre cette sentence, et que ce procès seroit de longue haleine. »

4. L'électeur Jean-Guillaume-Joseph : tomes III, p. 303, et V, p. 48.

5. Tome III, p. 188, note 4.

6. Charles-Louis Ier, électeur palatin (1617-1680), père de Madame et d'une très grande quantité d'enfants naturels, n'avait eu qu'un fils légitime, Charles II, né le 31 mars 1651, devenu titulaire de l'électorat le 7 septembre 1680, et mort le 26 mai 1685.

7. Elle n'en avait reçu qu'une partie, mais presque toute composée d'objets précieux qu'elle goûtait fort. Nous avons, aux Archives nationales, carton K 552, dans les papiers de cette succession et du procès, un inventaire des effets mobiliers de l'Électrice dressé le 10 avril 1686.

8. Voyez la *Gazette* de 1685, p. 517, et celle de 1686, p. 221 et 233 : les *Instructions aux ambassadeurs en Bavière*, publiées par

n'ayant pu être terminée par la paix de Ryswyk[1], le jugement y avoit été renvoyé à l'Empereur et au Roi, et, au cas qu'ils ne pussent convenir, au Pape, pour prononcer la confirmation de la sentence arbitrale de l'un ou de l'autre monarque[2]. L'abbé de Thésut[3], frère du secrétaire des

M. André Lebon, p. XVII et 397-405; un projet d'arrangement présenté en 1693 par l'héritier, Arch. nat., K 1368, n° 60, et le carton K 552.

1. Nous avons vu qu'à cette époque, sur le refus de M. Verjus de Crécy, le préteur Obrecht avait été envoyé en Allemagne pour discuter le litige avec les représentants du nouvel électeur palatin, qui différait toujours de s'acquitter : tome V, p. 48.

2. Tome V, p. 48, note 2. Cette désignation d'arbitres remontait à 1697 (*Dangeau*, tome VI, p. 221), et l'Électeur devait, en attendant, payer à Madame une provision annuelle de deux cent mille livres; mais il n'en avait rien fait, sous prétexte que toutes les questions de délimitation n'étaient pas encore réglées entre la France et lui : ce qui d'ailleurs ne l'empêchait pas de lever sur ses sujets les deniers destinés à cet objet, l'*Orleanse guelte*, et il n'avait pas fallu moins qu'une véritable exécution militaire, autorisée du reste par le traité de Ryswyk, pour obtenir le payement ou des garanties de payement de l'arriéré : *Dangeau*, tomes VI, p. 479, et VII, p. 124, 129, 133 et 153; *Gazette*, 1699, p. 492; *Gazette d'Amsterdam*, 1699, Extr. LXXVIII; correspondance entre le Palatin et le Roi, juin-juillet 1699, dans la copie des *Dépêches vénitiennes*, ms. Ital. 1916, p. 686-695 et 702-703; dossier de Jean-Paul du Hautoy de Rossicourt, bailli de Longwy et gouverneur du Charolais, accusé d'infidélité par Obrecht et par l'abbé de Thésut, dans les *Archives de la Bastille*, tome X, p. 311-322; documents de l'année 1699, dans le ms. Mazarine 1848, etc. — Les arbitres, Louis XIV et Léopold, avaient rendu leur jugement le 26 avril 1701 (*Corps diplomatique*, tome VIII, 1re partie, p. 6-8; *Gazette*, p. 220; *Gazette d'Amsterdam*, nos XXXVI et XXXVIII), mais sans pouvoir se mettre d'accord, et, en attendant la décision du surarbitre, l'Électeur avait refusé de plus rien payer, ce qui mettait Madame en situation difficile : voyez sa *Correspondance*, recueil Jaeglé, tome I, p. 274.

3. Louis de Thésut, né le 15 février 1663, fils d'un doyen du parlement de Bourgogne, abbé de Saint-Père-en-Vallée en 1702, de Saint-Martin de Pontoise en 1716, du Moutier-Saint-Jean en 1721, prieur de Gigny, après son frère aîné, en août 1722, avait été nommé par Monsieur, le 25 février 1698, pour revendiquer les droits de sa femme aux conférences de Ryswyk, puis adjoint au préteur Obrecht pour discuter ces droits en Allemagne : ci-dessus, note 1. L'abbaye Saint-Père récompensa ses services en cette affaire. Madame le considérait comme

commandements de feu Monsieur et de M. le duc d'Orléans ensuite[1], étoit à Rome à la suite de cette affaire, sur laquelle il avoit été diversement prononcé à Vienne et ici, et, de sept consulteurs[2] nommés par le Pape, trois furent d'avis de confirmer la sentence rendue par le Roi, et les quatre autres de réduire Madame, pour toutes ses prétentions, à toucher de l'électeur palatin trois cent mille écus romains[3], en défalquant même ce qu'elle pouvoit avoir déjà reçu de ce prince[4]. Le Pape embrassa ce dernier avis,

un très honnête homme (recueil Jaeglé, tome I, p. 211 et 216). Feu Fr. Ravaisson a publié plusieurs lettres de lui dans l'article des *Archives de la Bastille* indiqué tout à l'heure. C'était un jurisconsulte versé dans les questions politiques, comme le prouve sa collaboration avec Longepierre et l'abbé d'Estrées pour le mémoire du gouvernement de la France par les Conseils dont il a été parlé plus haut (p. 5, note 2). Le duc d'Orléans lui donna, en 1708, la succession de son frère à la charge de secrétaire de ses commandements, et plus tard, en août 1721, un brevet de conseiller d'État d'Église. Il mourut à Paris, dans la nuit du 28 au 29 décembre 1729.

1. Jean de Thésut, baron de Soudey, de Glantigny et de Lans, frère aîné du précédent, fut conseiller au parlement de Dijon, puis conseiller au Grand Conseil, tout en faisant office d'intendant des affaires du prince de Condé dans la province dont il étoit gouverneur. Condé mort, il acheta de Terrat, pour cent vingt mille livres, la charge de secrétaire des commandements de Monsieur (avril 1688), charge qui valait douze ou treize mille livres de rente (*Dangeau*, tome II, p. 117), et que son frère l'abbé revendit trois cent mille livres en 1723. Monsieur reconnut ses services, à la fin de 1695, par une pension de six mille livres (Arch. nat., Y 266, fol. 273), et le duc d'Orléans, son fils, le conserva dans sa maison jusqu'au temps où il mourut subitement, dans la nuit du 22 au 23 juillet 1707. Avant d'entrer dans la magistrature, il avait servi dix ans dans les armées, dont moitié comme capitaine au régiment de cavalerie de Condé.

2. Théologiens de la congrégation du saint-office commis spécialement pour examiner tel ou tel cas, mais sans voix délibérative, dit le *Dictionnaire de Trévoux*. Saint-Simon a donné la même dénomination aux six assistants du grand inquisiteur d'Espagne : tome VIII, p. 531. Dangeau ne qualifie ceux-ci que de commissaires.

3. L'écu romain valait un peu moins de cinq livres et demie.

4. Deux cent vingt-cinq mille écus payés depuis la paix, plus la valeur des joyaux et meubles.

et y confirma[1] sa sentence arbitrale[2]. On prétendit ainsi qu'il avoit passé son pouvoir[3], et l'abbé de Thésut, au nom et comme procureur de Madame, protesta contre ce jugement d'une manière solennelle[4].

Mort du roi Guillaume III d'Angleterre.

Le roi Guillaume, tout occupé d'armer l'Europe entière contre la France et l'Espagne, avoit fait un voyage en Hollande pour mettre la dernière[5] main à ce grand ouvrage, entamé par lui dès l'instant qu'il fut informé des dernières dispositions de Charles II, et il étoit dans sa maison de chasse de Loo[6], au plus fort de cette grande occupation, lorsqu'il y apprit la mort du roi son beau-père de la manière que je l'ai racontée[7] et la reconnoissance que le Roi avoit faite du prince de Galles en qualité de roi d'Angleterre, qui donna toute liberté au roi Guillaume d'éclater partout et d'agir à découvert. Il prit le deuil en violet[8],

1. Un point très visible au-dessus de ce verbe force de lire : *confirma*, et non : *conforma*.

2. Le texte de cette sentence, en date du 18 février 1702, fut publié, sur le moment même, dans la *Gazette d'Amsterdam*, n°s XXI-XXIII, puis dans le recueil de Lamberty, tome II, p. 198-200. Voyez aussi l'*Histoire de Louis XIV*, par Bruzen, tome V, p. 147-148.

3. « L'abbé de Thésut, chargé des affaires de Madame à Rome, a protesté contre cette sentence, prétendant que le Pape a excédé son pouvoir parce que, par le traité de Ryswyk, il avoit été réglé que, si l'Empereur et le Roi, qui étoient arbitres de ce différend, ne pouvoient pas convenir, l'affaire seroit portée au Pape, qui confirmeroit la sentence du Roi ou celle de l'Empereur, et que, dans le jugement qu'il vient de rendre, il a pris un troisième parti.... » (*Dangeau*, p. 350).

4. Madame prétendit que les « maudits prêtres de Rome » avaient été stipendiés par son adversaire, que l'abbé de Thésut en avait donné les preuves au Pape, et que celui-ci avait répondu qu'il n'y pouvait rien; elle aurait préféré l'arbitrage des princes de l'Empire, si son mari ne s'y était opposé : *Correspondance*, recueil Brunet, tome I, p. 265 et 317, et recueil Jaeglé, tome I, p. 290, 293, 295 et 298.

5. *Dre* est en interligne. — 6. *De Loo* est aussi en interligne.

7. Tome IX, p. 298 et 299, et notes.

8. C'était une façon d'affirmer les prétentions du souverain anglais à une complète égalité avec le roi de France, et nous avons vu, en 1701 (tome IX, p. 296 et 297), l'héritier de Jacques II venir en grand manteau violet de Saint-Germain à Versailles.

drapa[1], se hâta d'achever en Hollande tout ce qui assuroit cette formidable ligue à laquelle ils donnèrent le nom de Grande Alliance[2], et s'en retourna en Angleterre animer la nation et chercher des secours pécuniaires dans son parlement[3]. Ce prince, usé avant l'âge des travaux et des affaires qui firent le tissu de toute sa vie, avec une[4] capacité, une adresse et une supériorité de génie qui lui acquit la suprême autorité en Hollande, la couronne d'Angleterre, la confiance, et, pour en dire la vérité, la dictature parfaite de toute l'Europe excepté la France[5], étoit tombé dans un épuisement de forces et de santé qui, sans attaquer ni diminuer celles de l'esprit, ne lui fit[6] rien relâcher des travaux infinis de son cabinet, et dans une difficulté de respirer qui avoit fort augmenté l'asthme qu'il avoit depuis plusieurs années[7]. Il sentoit son état, et ce puissant génie

1. *Dangeau*, p. 219; *Gazette*, p. 489 et 502. « Le roi Guillaume, dit Dangeau, fait draper ses carrosses de violet; mais on prétend qu'il ne prendra ce grand deuil que parce que tous les Anglois l'ont voulu prendre. »

2. Tomes VIII, p. 295, et IX, p. 299.

3. Nous avons déjà vu que le parlement anglais lui tenait rigueur et ne votait que de mauvais gré les subsides nécessaires pour entreprendre la guerre et donner un appui effectif à l'Empire (tomes VII, p. 210, VIII, p. 295-296, et IX, p. 74). A son retour du continent, la majorité whig lui permit d'ouvrir la session de 1702 par une harangue belliqueuse, moins violente cependant que les adresses de bien des villes ou des comtés qui réclamaient que l'usurpateur de la monarchie d'Espagne fût mis à la raison et qu'on s'interdît de faire la paix jusqu'à entière réparation de l'outrage infligé à l'Europe (*Journal de Dangeau*, tome VIII, p. 297; *Mercure*, janvier 1702, p. 373-396). Une des premières mesures fut de voter un bill d'*attainder* ou de proscription contre le prétendant Jacques III et contre ses fauteurs.

4. *Avec une* surcharge *qui luy*.

5. Voyez l'Extraordinaire XXVII de la *Gazette d'Amsterdam* de 1702.

6. Il avait d'abord écrit : *ny luy faire*, puis a biffé *faire*, et écrit *fit* en interligne, mais sans corriger *ny* en *ne*.

7. Son régime était des plus contraires à cette affection : Lamberty, *Mémoires*, t. I, p. 699. Nous avons vu, dans le tome IX, p. 74-76, que des symptômes de décomposition s'étaient manifestés dès l'été de 1701, et, quoiqu'il arrivât à peine à sa cinquante-deuxième année

ne le désavouoit pas. Il fit faire des consultations aux plus célèbres médecins de l'Europe sous des noms feints, entre autres[1] une à Fagon sous celui d'un curé, lequel, y donnant de bonne foi, la renvoya sans ménagement, et sans conseil autre que celui de se préparer à une mort prochaine[2]. Le mal augmentant ses progrès[3], Guillaume consulta de nouveau, mais à découvert. Fagon, qui le fut, reconnut la maladie du curé : il ne changea pas d'avis ; mais il fut plus considéré, et prescrivit avec un savant raisonnement les remèdes qu'il jugea les plus propres, sinon pour guérir, au moins pour allonger. Ces remèdes furent suivis et soulagèrent[4] ; mais enfin les temps étoient arrivés où Guillaume devoit sentir que les plus grands hommes finissent comme les plus petits, et voir le néant de ce que le monde appelle les plus grandes destinées. Il se promenoit encore quelquefois à cheval, et il s'en trouvoit soulagé ; mais, n'ayant plus la force de s'y tenir par sa maigreur et sa foiblesse, il fit

(14 novembre 1701), un calendrier allemand imprimé à cette époque avait prédit sa mort pour le 20 mars suivant : *Correspondance de Madame*, recueil Jaeglé, tome I, p. 295. On retrouva même, par la suite, des prédictions plus anciennes : recueil de Lamberty, tome II, p. 67-68.

1. *Autre*, au singulier, dans le manuscrit.

2. Ce fait a été enregistré par Dangeau le 3 septembre 1701 (p. 184 ; voyez notre tome IX, p. 131 et 467) : « Le prétendu roi de Prusse, le prétendu électeur de Hanovre et le duc de Zell ne viendront pas à Loo voir le roi Guillaume, qui n'est pas bien en état de les recevoir. On a découvert qu'il avoit fait consulter M. Fagon sur sa maladie, sous le nom d'un curé, et M. Fagon, qui n'en avoit nul soupçon, a répondu naturellement que le malade n'avoit qu'à songer à mourir. » Fagon avait été également consulté pour Charles II d'Espagne, en 1697 : *Sourches*, tome V, p. 245.

3. *Dangeau*, tome VIII, p. 188, 189-221 et 223.

4. *Ibidem*, p. 225-226, 31 octobre : « On a des nouvelles de Hollande que le mal du roi Guillaume augmente considérablement. On a envoyé la consultation des médecins, que le Roi a fait lire à M. Fagon. Il paroît, par cette consultation, qu'il rejette tous les aliments, que ses crachats sont sanguinolents et d'une infection violente, que sa tête s'embarrasse, et qu'on ne peut lui parler d'aucune affaire. M. de Quiros, qui a envoyé le mémoire de cette consultation, mande qu'on le croit très mal, et

une chute qui précipita sa fin par sa secousse[1]. Elle fut aussi peu occupée de religion que l'avoit été toute la suite de sa vie[2]. Il ordonna de tout, et parla à ses ministres et à ses familiers avec une tranquillité surprenante et une présence d'esprit qui ne l'abandonna point jusqu'au dernier moment, quoique accablé de vomissements et de dévoiement dans les derniers jours de sa vie[3]. Uniquement[4] rempli des choses qui la regardoient, il se vit finir sans regret, avec la satisfaction d'avoir consommé l'affaire de la Grande Alliance à n'en craindre[5] aucune désunion par sa mort, et dans l'espérance du succès des grands coups que, par elle, il avoit projetés contre la France[6]. Cette pen-

qu'on ne compte pas qu'il puisse repasser en Angleterre.... » Le 4 novembre, il se fit encore transporter à la séance des États, quoiqu'il pût à peine mettre un pied devant l'autre sans être soutenu des deux côtés. Enfin il s'embarqua le 14, aborda en Angleterre le 16, et eut des apparences d'amélioration assez sensibles pour qu'on lui permît d'aller à la chasse : *ibidem*, p. 229, 232, 238, 242, 257, 261 et 266.

1. Cet accident arriva à Hampton-Court, le 4 mars : *Dangeau*, p. 349, 352 et 358; *Sourches*, p. 233, 234 et 236; *Gazette*, p. 129; *Gazette d'Amsterdam*, n° XXI, correspondance de Londres. Cette dernière feuille, qui ne parlait plus depuis longtemps de la santé du roi, s'empressa de dire que la chute n'aurait pas de suites graves, et que Guillaume continuait de se porter très bien. C'est seulement dans la correspondance du 21 (n° XXV) que la vérité fut avouée, et, dans le numéro suivant (n° XXVI, de Paris), il y eut des détails sur la maladie.

2. Cependant l'évêque Burnet l'assista à ses derniers moments et il reçut le sacrement des mains de l'archevêque de Canterbury. Voyez l'épilogue du livre de Macaulay, où les faits semblent arrangés pour l'effet et pour l'émotion : trad. Pichot, tome IV, p. 368-375. Comparez la *Gazette d'Amsterdam*, n°s XXV et XXVI; un appendice des *Mémoires de Berwick*, éd. 1778, tome I, p. 491-504; *Guillaume III et Louis XIV*, par le comte de Lort-Sérignan, p. 611-613; l'*Histoire de la république des Provinces-Unies des Pays-Bas jusqu'à la mort de Guillaume III*, par Jennet, tome IV, p. 651-653, etc.

3. Il emprunte ces détails à une dépêche de l'envoyé de Portugal à Londres insérée par Dangeau dans son *Journal*, p. 359, et recueillie aussi par le P. Léonard : Arch. nat., K 1301, n° 33, M 766, n° 1, 24 mars 1702.

4. Il a ajouté au-dessus d'*unique* l'abréviation finale *mt*.

5. *Craindre* surcharge un *a*. — 6. *Projetté*, sans accord.

sée, qui le flatta jusque dans la mort même, lui tint lieu de toute consolation : consolation frivole et cruellement trompeuse, qui le laissa bientôt en proie à d'éternelles vérités. On le soutint les deux derniers jours par des liqueurs fortes et des choses spiritueuses. Sa dernière nourriture fut une tasse de chocolat[1]. Il mourut le dimanche 19 mars, sur les dix heures du matin[2]. La princesse Anne sa belle-sœur[3], épouse du prince Georges de Danemark[4], fut en même temps proclamée reine[5]. Peu de jours après, elle

1. C'est la lettre de l'envoyé de Portugal, arrivée le 21 à Versailles, qui dit cela : « Il a un dégoût extraordinaire, et l'on est obligé, pour le nourrir, de lui donner tout ce qu'il demande; mais il prend si peu de chose, qu'à peine peut-il vivre avec ce qu'il mange. Il a pris ce matin (18 mars) une tasse de chocolat, qu'il a retenue; on lui a donné des cordiaux, du vin d'Espagne et d'autres liqueurs encore plus fortes.... »

2. *Dangeau*, p. 365-366; *Sourches*, p. 237-238; *Gazette d'Amsterdam*, n° XXVI; *Gazette*, p. 156 et 162. On a des relations imprimées du temps.

3. Tome II, p. 251, et tome VII, p. 204. Nous avons vu, en 1700, cette princesse perdre le seul fils survivant de ses treize enfants, faute duquel le parlement anglais fit passer les droits à la couronne sur la tête de Sophie de Bavière, électrice de Hanovre, et de son héritier (tome VIII, p. 258).

4. Georges de Holstein, prince de Danemark, fils du roi Frédéric III et de Sophie-Amélie de Brunswick-Lünebourg, né le 21 avril 1653, marié le 28 juillet 1685, mort à Kensington le 8 novembre 1708. Ce prince, étant venu achever son éducation en France, avait parcouru nos provinces et paru à la cour (*Gazette*, 1668, p. 1350-1351 ; 1669, p. 48 et 544-545). En 1688, lui et sa femme avaient abandonné le roi Jacques, et, la révolution consommée, ils avaient cédé leurs droits à Guillaume d'Orange, sa vie durant, pour une pension de cent mille livres sterling. Guillaume avait fait obtenir alors au prince son beau-frère la naturalisation (13 avril 1689) et le titre de duc de Cumberland (20 avril); mais, depuis, il avait tenu à l'écart le mari et la femme, affectant même de la dureté pour eux. C'est seulement en 1699 qu'il appela le prince au conseil privé (28 août), avec une installation dans le palais de Saint-James, et enfin lui donna la charge de grand connétable de Windsor (avril 1701). Voyez la suite des *Mémoires*, tome VI de 1873, p. 225.

5. Cette nouvelle et celles qui suivent arrivèrent le dernier mars, par l'ordinaire de Hollande : *Dangeau*, p. 372-373. Anne, reconnue reine le jour même et proclamée solennellement le 22 mars, fut couronnée le 4 mai suivant.

déclara son mari grand amiral et généralissime[1], rappela les comtes de Rochester, son oncle maternel[2], et de Sunderland, fameux par son esprit et ses trahisons[3], dans son

1. Généralissime, grand amiral, connétable du château de Douvres, gouverneur des Cinq ports et général de l'artillerie : *Dangeau*, p. 372 et 433 ; *Gazette*, p. 320-321. La charge de grand amiral venait d'être donnée, quelques semaines auparavant, au comte de Pembroke.

2. Laurence Hyde, fils cadet d'Édouard, comte de Clarendon et aïeul maternel d'Anne Stuart, créé comte de Rochester par le roi Charles II et ambassadeur en Pologne, fut successivement président du conseil d'État (septembre 1684), gouverneur général de l'Irlande (janvier 1685), grand trésorier, chancelier de la reine et maître des postes avec dotation de cent mille livres pour quatre-vingt-dix-neuf ans (janvier 1687). En 1688, il passa des premiers au prince d'Orange ; mais celui-ci le tint ensuite à l'écart, à cause de son opposition, et, après l'avoir fait vice-roi d'Irlande, le 23 décembre 1700, il lui avait retiré tous ses emplois le 3 février 1702. Il était chevalier de la Jarretière depuis juillet 1685. La reine sa nièce lui donna la vice-royauté d'Irlande (1702), le gouvernement du pays de Cornouailles (août 1710), puis la présidence du Conseil (octobre 1710), et il mourut dans ce poste le 13 mai 1711. C'était un bon écrivain, mais un orateur désagréable, un homme intègre, mais violent. Disgracié sous Jacques II pour refus de se faire catholique, il n'avait gagné les bonnes grâces de Guillaume et de la reine Marie que par le canal de Burnet. On a publié sa correspondance avec son frère Clarendon de 1687 à 1690.

3. Robert Spencer, comte de Sunderland, né vers 1642, à Paris, où son grand-père maternel était ambassadeur, occupa lui-même plusieurs postes diplomatiques après avoir complété son éducation par des voyages. Ambassadeur extraordinaire à Madrid en 1671-72, à Paris en 1672-73, à Cologne en 1673, il rentra en Angleterre pour devenir conseiller au conseil privé (1674), retourna encore à l'ambassade de Paris après la paix, en septembre 1678, fut rappelé par Charles II pour devenir secrétaire d'État une première fois (février 1679) et une seconde (février 1683), puis, sous Jacques II, passa président du conseil privé (14 décembre 1685), eut le cordon de la Jarretière (6 mai 1687), et joua un rôle prépondérant, eut même le pouvoir absolu, quand il se fut fait catholique (4 juillet 1688). Et néanmoins, quelques mois plus tard, on découvrait qu'il avait noué des intelligences avec le prince d'Orange, comme il en avait d'ailleurs avec la France, qui le pensionnait. Disgracié peu de temps avant la Révolution, il se retira pendant deux ans en Hollande, revint en 1691 auprès de Guillaume III, qui fit de lui son confident, avec une pension de cinquante mille livres, et qui finit par lui donner, en avril et mai 1697, la charge de grand chambellan à clef

Conseil, et envoya le comte de Marlborough, si connu dans la suite[1], suivre en Hollande tous les plans de son prédécesseur[2]. Portland s'y retira dès le lendemain de la mort de son maître[3], et ne vécut depuis qu'obscurément[4].

Le Roi n'apprit cette mort que le samedi matin[5] suivant par la Vrillière, à qui il étoit arrivé un courrier de Calais[6] : une barque s'étoit échappée malgré la vigilance qui avoit fermé les ports[7]. Le Roi en garda le silence, excepté à Monseigneur et à Mme de Maintenon, à qui il le manda à Saint-

d'or et baguette blanche, et une place au conseil privé et au conseil de régence. Mais il se démit de ces emplois le 26 décembre 1697 (voyez *Louis XIV et Guillaume III*, par Hermile Reynald, tome I, p. 62-63), et c'est dans la retraite que la nouvelle reine alla le chercher pour le remettre au Conseil (avril 1702). Il mourut le 9 octobre suivant. Macaulay, comme Burnet et comme les autres contemporains, a flétri ses trahisons successives; selon un proverbe bien connu, il changeait de parti aussi souvent que d'habit.

1. Voyez sa notice aux Additions et corrections, ci-après, p. 603.

2. Ci-après, p. 190. Par une déclaration solennelle du 8-19 mars, Anne annonça qu'elle reconnaissait la nécessité de continuer les préparatifs de guerre contre la France et de soutenir la cause commune; mais elle changea tout le personnel de la cour et du gouvernement. Guillaume, épuisé de crédit, n'eût obtenu le nécessaire qu'à grand'peine; Anne et ses ministres se firent tout accorder. Sur les premières mesures prises d'autre part en Hollande, voyez la *Gazette d'Amsterdam*, n°s XXV-XXX, le 1er *Entretien politique* de le Noble, et le recueil de Lamberty, tome II, p. 69-82.

3. « On mande que Milord Portland, le lendemain de la mort du roi son maître, étoit repassé en Hollande » (*Dangeau*, p. 366). C'était lui qui avait échangé les dernières paroles avec Guillaume mourant; quelques instants auparavant, Albemarle, l'autre favori, était revenu de Hollande, apportant les meilleures nouvelles des dispositions de ce pays pour la guerre.

4. Il avait amassé une énorme fortune, mais se tint à l'écart dans sa patrie, d'où il ne devait revenir que mort, en 1709, pour reposer à Westminster auprès de Guillaume III. Sa postérité a figuré plusieurs fois dans l'histoire d'Angleterre sous les deux titres de Bentinck et de Portland, et subsiste encore.

5. *Matin* est ajouté en interligne.

6. *Dangeau*, p. 365; *Sourches*, p. 237.

7. *Dangeau* p. 361. On a vu plus haut que les gazettes inspirées par la Grande Alliance avaient gardé un silence absolu.

Cyr[1]. Le lendemain[2] la confirmation arriva de toutes parts et le Roi n'en fit plus un secret ; mais il en parla peu, et affecta beaucoup d'indifférence[3]. Dans le souvenir de toutes les folies indécentes de Paris lorsque, dans la dernière guerre, on le crut tué à la bataille de la Boyne en Irlande[4], on prit, par ses ordres, les précautions nécessaires pour ne pas retomber dans le même inconvénient. Il déclara seulement qu'il n'en prendroit pas le deuil, et il défendit au duc de Bouillon, aux maréchaux de Duras et de Lorge[5], et, par eux, à tous les parents[6], de le porter : chose dont il

[Add. St-S. 426]

Le Roi ne prend point le deuil du roi Guillaume, et défend aux parents

1. « Sitôt que le Roi eut reçu cette nouvelle, il l'envoya dire à Monseigneur, qui étoit encore au lit, et chargea M. de la Vrillière d'aller à Saint-Cyr l'apprendre à Mme de Maintenon, qui y étoit déjà.... Durant toute la journée, le Roi n'ouvrit pas la bouche aux courtisans sur la nouvelle qu'il avoit eue de Calais, et n'a donné aucun signe de joie, quoiqu'il ait grand sujet d'en avoir; mais il est toujours maître de lui en toutes choses. » (*Dangeau*, p. 366.)

2. *Dangeau*, p. 366; *Sourches*, p. 238. La nouvelle arriva à la fois par Dieppe, Bruxelles et Londres.

3. On n'eût pu remarquer dans les discours du Roi, ni sur son visage, qu'il eût reçu une bonne nouvelle, dit Dangeau, comme l'auteur des *Mémoires de Sourches*.

4. C'est le 11 juillet 1690 que Guillaume remporta cette victoire sur les bords de la rivière de la Boyne, près de Drogheda, en Irlande, avec trente-six mille hommes de bonnes troupes, contre l'armée expéditionnaire que Louis XIV avait envoyée à la prière du roi Jacques II, mais qui ne comptait que vingt ou vingt-cinq mille soldats, sous les ordres de Lauzun, mal enrégimentés et à peine pourvus d'armes. Sans la mort du vieux Schonberg, qui commandait les orangistes, on n'eût jamais vu dans cette affaire, dit l'historien de Louvois, « qu'une échauffourée suivie d'une déroute. » Néanmoins, il en fut fait grand honneur à Guillaume; c'est la seule bataille rangée qu'il gagna jamais. Sur les démonstrations de réjouissances auxquelles les Parisiens et le reste de la France se livrèrent en le croyant mort, voyez le *Journal de Dangeau*, tome III, p. 183-186, avec l'Addition placée ici; les *Mémoires de Sourches*, tome III, p. 273-274; la *Gazette* de 1690, p. 389-411, *passim*; la *Gazette d'Amsterdam*, p. 152; l'*Histoire de Louvois*, tome IV, p. 424-426; les *Mémoires de la Fare*, p. 295; le *Nouveau siècle de Louis XIV*, tome II, p. 354-356, etc., et l'appendice VIII, ci-après, p. 494.

5. Entre autres, les la Trémoille, comme il le dit dans l'Addition.

6. Sortis d'une fille de Guillaume le Taciturne : ci-après, p. 250.

de ce prince de le porter. [*Add. St-S. 427*]

n'y avoit pas encore eu d'exemple[1]. Le prince de Nassau[2], gouverneur héréditaire de Frise[3], nommé héritier par le testament du roi Guillaume[4], fut, par voie de fait, frustré de la plus grande partie par l'électeur de Brandebourg, qui eurent là-dessus des contestations dont les États-Généraux, exécuteurs testamentaires, prirent connoissance[5]. L'héritier n'y eut pas beau jeu contre un prince puissant et avide, et tout, à cet égard, n'est pas encore fini entre eux. Le gros de l'Angleterre le pleura, et presque toutes les Provinces-

1. Dangeau dit, le 5 avril (p. 378; comparez les *Mémoires de Sourches*, p. 243) : « Messieurs les États-Généraux donnèrent part au Roi, ces jours passés, de la mort de leur stathouder; mais on ne prendra point le deuil, si la reine Anne n'en envoie donner part au Roi, ce qu'on croit qu'elle ne fera pas. » En 1700, étant en paix, on avait pris le deuil pour le duc de Glocester (*Dangeau*, tome VII, p. 394), tandis qu'en 1695, Jacques II avait obtenu que les parents du prince d'Orange ne le portassent point pour la reine Marie : voyez notre tome II, p. 250. Saint-Simon oublie qu'il a signalé « cette sorte de vengeance petite. » De même, après la Marfée, Louis XIII avait interdit que l'on prît le deuil du comte de Soissons : *Mémoires de Mademoiselle*, tome I, p. 47.

2. Jean-Guillaume-Frison, prince de Nassau, de la branche de Dietz-Orange, né le 4 août 1687, reconnu gouverneur héréditaire des provinces de Frise, Groningue et Omerland à la mort de son père, le 25 mars 1696, devint feld-maréchal des troupes de Hollande en 1702, à quinze ans, et nous le verrons se noyer au passage de Moërdyck, le 4 juillet 1711, venant régler la succession dont il va être parlé. Le roi Guillaume était le quatrième prince d'Orange sorti de la ligne d'un frère consanguin de Jean *le Vieil*, trisaïeul du prince Frison.

3. Seule, la Frise occidentale faisait partie des Provinces-Unies depuis 1579, avec Leeuwarden pour capitale; la Frise orientale, qui était allemande, échut à l'électorat de Brandebourg en 1744.

4. Ce testament, en date du 18 octobre 1695, fut imprimé ou analysé dans la *Gazette* de 1702, p. 235-236, dans le *Mercure* de mai, p. 224-232, dans la *Gazette d'Amsterdam*, Extr. xxxviii, et en plaquette : Arch. nat., K 1301, n° 20, etc.

5. Quand le testament fut ouvert au grand désappointement de l'électeur de Brandebourg, nouveau roi de Prusse, celui-ci s'était déjà mis, contre toute loi, en possession des comtés de Lingen et de Mœrs et du château de Loo : *Dangeau*, p. 381-382 et 413; *Sourches*, p. 243; recueil de Lamberty, tome II, p. 75-99, 121-126 et 274-278. Ses droits venaient de sa mère, Louise de Nassau, tante de Guillaume III.

Unies; quelques bons républicains seulement respirèrent en secret dans la joie d'avoir recouvré leur liberté[1]. La Grande Alliance[2] fut très sensiblement touchée de cette perte; mais elle se trouva si bien cimentée, que l'esprit de Guillaume continua de l'animer[3], et Heinsius[4], sa créature la plus confidente, élevé par lui au poste de pensionnaire de Hollande[5], le perpétua, et l'inspira à tous les chefs de cette république, à leurs alliés et à leurs généraux : tellement qu'il ne parut pas que Guillaume ne fût plus[6]. M. le

1. Le stathoudérat fut aboli dans les cinq provinces, et le gouvernement rétabli comme au temps de Jean de Witt.
2. Tome IX, p. 299-300.
3. L'Empereur parvint alors à dissoudre l'union des cercles neutres.
4. Antoine Heinsius, né à Delft le 22 novembre 1641, débuta par aller comme résident en Suède, avec Grotius, en mai 1668, puis de là en Russie (1669), ensuite à Paris, en 1678, où ses démêlés avec Louvois firent beaucoup de bruit, et une seconde fois en 1683. Il prit part aussi aux conférences de Ryswyk. Devenu pensionnaire de la ville de Delft en 1679, il avait été élu au même poste pour la province de Hollande le 29 mars 1689, et renouvelé de cinq ans en cinq ans. Depuis lors, il était le second, en toutes choses, de Guillaume d'Orange, et, jusqu'à la fin de sa vie, il restera le principal soutien de la Grande Alliance, à la conclusion de laquelle il a grandement contribué, le plus implacable ennemi de la France, le plus hostile à toute tentative de paix. Aussi son crédit se trouvera-t-il singulièrement affaibli après 1713, et il mourra sans bruit le 3 août 1720, dans sa quatre-vingt-unième année, à la Haye. Sa correspondance politique a été publiée, et Grimblot a donné beaucoup de lettres de Guillaume III à Heinsius, dans le volume intitulé : *Letters of William III and Louis XIV*. Heinsius et Fagel, dit Voltaire (*Siècle de Louis XIV*, p. 336), gouvernèrent avec autant de lumières que les Barnewelt et les de Witt, mais avec plus de bonheur.
5. Ci-après, Additions et corrections, p. 604.
6. Heinsius, qui se comparait à un Spartiate ayant mission d'humilier l'orgueil du roi des Perses, et qui n'estimait plus que l'Espagne existât comme puissance depuis son absorption par la France, forma avec le prince Eugène et Marlborough un triumvirat capable de suppléer le monarque disparu. Ainsi furent déjouées les espérances pacifiques que cette mort opportune avait fait concevoir à Paris ou à Versailles, comme dans les armées. Voyez les *Mémoires de Louville*, tome I, p. 222, et, entre autres lettres, celle de la Feuillade à son beau-père Chamillart, dans le recueil de M. l'abbé Esnault, tome I, p. 217, et celle de l'évêque

prince de Conti, M. d'Isenghien et plusieurs seigneurs françois se présentèrent comme créanciers ou héritiers de la succession du roi Guillaume comme prince d'Orange, qui, outre Orange[1], avoit des terres en Franche-Comté[2] et ailleurs[3]. Le Roi leur permit de suivre leurs prétentions, dont il se forma plusieurs procès entre eux, avec peu de profit pour aucun[4].

de Luçon, dans les *Lettres de Mme de Sévigné*, tome X, p. 574. Sur le premier moment, Mme des Ursins avait écrit à Torcy (3 avril) que ce « grand coup de la main de Dieu » allait, selon toute apparence, donner la paix à l'Europe et rendre inutile le voyage de Philippe V en Italie.

1. La principauté d'Orange, qui s'étendait primitivement sur les deux rives du Rhône dans neuf diocèses, ne comprenait plus, outre la capitale, qu'un territoire de cinq lieues de long sur quatre de large. Elle était venue aux mains des Nassau par succession du dernier mâle de la maison de Chalon, Philibert, vice-roi de Naples, mort en 1530 ; mais les rois de France prétendaient y avoir la suzeraineté, et, à trois reprises, en 1660, en 1673, en 1689, Louis XIV avait occupé ce petit pays, démantelé la capitale et sa citadelle, et expulsé les religionnaires ou mauvais convertis qui s'y retiraient sous la protection des Nassau. En dernier lieu, l'article XIII du traité de Ryswyk avait remis Guillaume III en possession, et un arrêt du Conseil, du 28 juillet 1699, avait réglé à sept cent mille livres l'indemnité due par la France pour la démolition des fortifications, la non-jouissance des revenus et les dégradations et détériorations commises durant la guerre, soit dans la principauté, soit dans les terres de Franche-Comté : *Journal de Dangeau*, tome VII, p. 41 ; *Sourches*, tome VI, p. 175 ; Papiers du Contrôle général, Arch. nat., G[7] 903. Quoique, dans les conférences de 1697, Portland se fût engagé, au nom de son maître, à interdire l'accès de la ville à tout sujet français non autorisé, c'était toujours une sorte d'asile franc pour les religionnaires de Provence, de Dauphiné, de Languedoc, et, de chacune de ces provinces, il fut fait des instances pour que le Roi, profitant de la mort de Guillaume III, se débarrassât à tout jamais d'une enclave aussi gênante : lettres de MM. de Grignan et de Bâville, dans la *Correspondance des Contrôleurs généraux*, tome II, n°s 384 et 385.

2. *Compté* corrigé en *comté*. — Environ un dixième de cette province était venu aux Nassau par succession des Chalon-Orange.

3. *Journal de Dangeau*, tome VIII, p. 370 et 378.

4. Le prince d'Isenghien (Louis de Gand, 1678-1767 : tome III, p. 38), marié en 1700 avec une des petites-nièces du cardinal de Fürstenberg (tome VII, p. 114-115), venait de gagner, au moment même où Guillaume III mourut, le procès en revendication d'une partie de l'héritage

Je ne mettrois pas ici une chose aussi peu considérable que le mariage du frère de Chamillart[1], s'il ne servoit d'époque à quelque chose d'extrêmement ridicule, mais que le monde, si souvent glorieux mal à propos, et toutefois toujours si bas et si rampant devant la faveur et la puissance, a parfaitement adopté en tous les imita-

Mariage du frère de Chamillart époque d'un usage ridicule. [*Add. S^tS. 428*]

de la maison de Chalon engagé depuis longtemps par sa famille contre les Nassau [a]. Le conseil d'État confirma, le 5 avril 1702, la sentence du Conseil de Malines, permit de la mettre à exécution, et condamna les adversaires à payer au prince deux cent mille écus, plus les intérêts, tout en réservant les droits de M. le prince de Conti comme héritier des Longueville (*Dangeau*, tome VIII, p. 378; *Sourches*, tome VII, p. 244; Arch. nat., KK 599, p. 953-969). Celui-ci venait d'être envoyé en possession de la principauté d'Orange par un arrêt du Grand Conseil en date du 28 mars 1702 : Arch. nat, V⁵ 672. Moyennant échange, il la céda au Roi l'année suivante, par acte du 10 février 1703, et M. de Grignan occupa la ville, rasa les temples, etc., le 28 mars suivant : Arch. nat., G⁷466, dossier du 2 avril; *ibidem*, K 551, et O¹46, fol. 184 v° à 186; *Dangeau*, tomes VIII, p. 370, et IX, p. 162; *Sourches*, tome VII, p. 415; *Correspondance des Contrôleurs généraux*, tome II, n°s 475, 480, 506, 514 et 655; *Mercure*, mai 1703, p. 63-71; Dépôt des affaires étrangères, vol. *France* 306, fol. 104 v° et 116, et vol. *France* 1666-1668. Lorsque la guerre fut finie, le roi de Prusse céda ses prétentions sur la principauté et sur les terres de Franche-Comté en prenant pour dédommagement une partie du pays de Gueldre. Quant aux autres prétendants français, nous les connaissons déjà : Villeroy, Matignon, Lesdiguières, Mailly, et leurs prétentions ont été indiquées dans notre tome VI, p. 106-107; on les verra reparaître à la mort de la duchesse de Nemours. Les événements de 1702 firent éclore un *Traité historique de la succession à la principauté d'Orange*, et un ancien pasteur de la principauté, Jean Convenent, imprima à Londres, en 1704, l'*Histoire abrégée des dernières révolutions arrivées dans la principauté d'Orange*. En 1697, Guy Allard avait proposé à M. de Pontchartrain de faire un recueil des droits du Roi sur la principauté et une histoire des félonies de ses princes (*Correspondance des Contrôleurs généraux*, tome I, n° 1644). Dans sa récente *Histoire de la principauté* (1894), le comte A. de Pontbriant a parlé (p. 261-272 et 421-450) de l'annexion de 1702-1703.

1. Jérôme, chevalier Chamillart ou comte de Chamillart : tome VI, p. 304.

[a] Le prince d'Isenghien père de celui-ci, étant créancier de dix-sept cent mille florins sur le prince d'Orange, avait acquis les terres de Franche-Comté par décret du 17 mai 1684.

teurs depuis de cette même sottise. Chamillart avoit deux frères[1] qu'on peut dire qui excelloient en imbécillité : l'évêque de Dol[2], à qui il fit donner Senlis ensuite, et à qui il falloit donner Condom[3] et ne l'en laisser jamais sortir[4], mais le meilleur homme du monde[5]; l'autre, méchant autant que sa sottise le lui pouvoit permettre, et à qui la faveur et le ministère avoient tourné la tête de vanité[6]. Il s'appeloit le chevalier Chamillart, et il[7] étoit, je ne sais comment, devenu capitaine de vaisseau[8]. Son frère, déjà mal avec Pontchartrain[9], le tira de la marine[10], le fit maréchal de camp tout d'un coup[11], et lui fit épouser la[12] fille unique de Guyet, maître des requêtes, très riche et très bien faite[13], dont il fit le père intendant des finances, qui

1. Déjà présentés dans les mêmes termes en 1699 : tome VI, p. 302-304.

2. Jean-François Chamillart : tome VI, p. 303.

3. Condom, en Guyenne, aujourd'hui sous-préfecture du département du Gers, était, depuis 1317, le siège d'un évêché suffragant de Bordeaux, avec cent quarante paroisses, sans aucune abbaye, mais produisant environ trente mille livres, selon le mémoire de l'intendant en 1698, beaucoup plus selon les *Historiettes de Tallemant*, tome VII, p. 8, ou le double selon Expilly. Le titulaire, en 1700, était un ancien aumônier du Roi nommé Milon. Bossuet avait eu ce siège de 1668 à 1671.

4. Ou tout autre évêché riche et situé au bout du Royaume, comme Mende ou Auch, a-t-il dit ailleurs (tome VI, p. 303-304 et notes).

5. Il a dit qu'il ne lui manquait que le béguin et les manches pendantes.

6. Celui-ci « joignoit la suprême impertinence à la sublime bêtise. »

7. La première lettre d'*il* surcharge un *e*.

8. Nous avons déjà donné ses états de services à la mer d'après Jal.

9. Jérôme, fils du Chancelier et secrétaire d'État de la marine.

10. Il quitta la mer sous prétexte qu'il y était toujours malade, et obtint le régiment de Médoc, le 1er mars 1702, pour se marier : *Dangeau*, tome VIII, p. 340 et 374; *Sourches*, tome VII, p. 224. Les chevaliers de Luynes et d'Elbeuf passèrent de même au service de terre, ainsi que le frère du maréchal de Villars et que le marquis de Brancas, ci-après, p. 198.

11. Simplement colonel : voyez ci-après, p. 444 et 487. Blessé le 1er octobre, en Italie, il passa brigadier dans la promotion du 23 décembre suivant, et n'eut le grade de maréchal de camp qu'en 1704.

12. La lettre *l* surcharge un *u*.

13. Belle, bien faite, et riche de cent mille écus, dit la *Gazette de Rotterdam*, n° 11.

n'en étoit pas plus capable que le marin son gendre des fonctions de maréchal de camp[1]. Depuis longtemps tout cadet usurpe le nom de chevalier[2]. Il ne pouvoit être porté par un homme marié[3] : celui-ci s'appela donc le comte de Chamillart. Le *de* s'usurpoit aussi par qui vouloit depuis quelque temps ; mais, de marquiser ou comtiser[4] son nom bourgeois de famille, c'en fut le premier exemple. En même temps, Dreux, gendre de Chamillart, s'appela le marquis de Dreux[5]. Il eut tort : il falloit prendre le titre de comte[6] ;

1. « Un sot et un impertinent pommé, » a-t-il dit au tome VI, p. 304.

2. *Chevalier*, pris comme titre nobiliaire avant le nom, et non après, comme qualification honorifique, n'eût dû se dire que des chevaliers de Malte, alors même qu'ils n'avaient ni prononcé leurs vœux, ni fait leurs caravanes (Callières, *Mots à la mode*, éd. 1698, p. 180). Il est vrai que beaucoup de cadets de familles nobles l'usurpaient ; mais l'abus n'était pas aussi général que le croit notre auteur. Toutefois, le privilège commençait à s'étendre aux chevaliers de l'ordre de Saint-Michel (ci-après, p. 145, note 1), y compris les artistes que le Roi en décorait, à des chevaliers de l'ordre de Saint-Lazare, enfin à des chevaliers romains créés par le Pape, comme Gérard Edelinck, premier graveur du Roi, imitant en cela le *cavaliere* italien (Jal, *Dictionnaire critique*, p. 525-526).

3. Ainsi nous verrons qu'en se mariant le chevalier de Roucy prit un titre de marquis de Roye, et le chevalier de Roye, son frère, celui de marquis de la Rochefoucauld. De même, le chevalier de Croissy, frère de Torcy, deviendra comte. Mais il y avait quelques exceptions, comme le chevalier de Sébeville et le chevalier du Rozel, tous deux mariés (*Sourches*, tomes VI, p. 136, et X, p. 150 et 207), ou comme un huguenot nommé le chevalier de la Chaise, dont parle Tallemant des Réaux, dans ses *Historiettes*, tome III, p. 443, note.

4. Nous retrouverons ces deux verbes ; Littré a relevé le second dans Scarron.

5. Il a déjà raconté cela en parlant du mariage de Thomas Dreux, troisième du nom, avec la fille du contrôleur général (tome VI, p. 306-308), et il a parlé de l'usurpation des titres de marquis et de comte à propos de son vidamé de Chartres : tome V, p. 318-320. Voyez aussi Callières, *les Mots à la mode*, p. 147-148. D'ailleurs, l'usurpation n'était pas exclusivement propre à la France, puisque le saint-siège avait supprimé, en 1679 (*Gazette*, p. 357-358), tous les titres non attachés à des terres, et que le duc de Savoie rendit en 1700 une ordonnance contre les faux comtes de ses États (*Gazette d'Amsterdam*, n° xxxii).

6. Mme de Sévigné écrivait à son cousin Bussy-Rabutin, le 20 dé-

cela se fût mieux incrusté sur les comtes de Dreux sortis de la maison royale[1]. Ce fut sans doute une modestie dont il lui fallut savoir gré. On en rit tout bas ; mais, tout haut, personne n'osoit omettre les titres ni les *de*[2], ni leur disputer même dès lors d'être des capitaines. Maints autres bourgeois ont depuis suivi cet exemple, qui, dans la suite, est devenu attaché aux frères des présidents[3] à mortier des parlements de province; c'est un apanage apparemment comme Orléans l'est du frère du Roi. Ceux de Paris, qui ne font pas comparaison avec eux[4], ont été du temps sans les imiter[5]; quelques-uns enfin se sont laissés[6] aller à cette friandise[7].

cembre 1675 (*Lettres*, tome IV, p. 287; cette lettre a déjà été citée dans notre tome V, p. 318, note 3), parce qu'il ne voulait plus se laisser appeler comte : « Je n'ai encore vu personne qui se soit trouvé déshonoré de ce titre.... Celui de marquis.... est tellement gâté, qu'en vérité je pardonne à ceux qui l'ont abandonné. »

1. Rameau de la maison royale issu de Robert Ier, dit *le Grand*, troisième fils du roi Louis VI le Gros, qui, exhérédé par son père selon le *Ménestrel de Reims*, n'eut que le comté de Dreux, un des plus petits de France, au lieu de la couronne (1137). Les comtes de Dreux finirent avec Pierre, mort en 1345; mais les anciens généalogistes reconnaissaient comme sorties de la même souche trois branches cadettes, dont la dernière finit en 1590 dans la personne de Jean de Dreux, seigneur de Morainville, Mauny et Saint-Ouen, qui mourut d'une blessure reçue au siège de Verneuil, et dont le père et les oncles s'étaient présentés, en 1540, devant les élus de Lisieux, comme descendant de Louis le Gros. Nous donnerons à l'Appendice, n° IX, une note sur les Dreux dont il s'agit ici.

2. Presque tout le monde le donnait ainsi au contrôleur général Chamillart.

3. *Presidents* surcharge *Prs Pts*, gratté.

4. Qui sont incomparablement supérieurs aux présidents de province. Il parlera de leur « morgue présidentale. » Voyez notre tome IX, p. 13.

5. *Les imiter* est en interligne, au-dessus de *faire coe eux*, biffé.

6. *Laissé*, sans accord, dans le manuscrit.

7. On voyait des marquis et des comtes de Novion, mais non de Potier, des marquis de Poissy et de Maisons, mais non de Longueil, des comtes d'Avaux, mais non de Mesmes, etc., qui ne se servaient que des titres attachés à leurs terres patrimoniales. Toutefois, le fils du Chancelier avait commencé par porter le titre de marquis de Phélypeaux avant

Mort de la marquise de Gesvres.

Le marquis de Gesvres perdit sa femme, fort riche et peu heureuse, qui lui laissa plusieurs enfants[1]. Ce mariage, dans[2] lequel le Roi étoit entré par bonté pour le marquis de Gesvres, qui n'avoit rien, et que son père haïssoit et ruinoit[3], avoit tiré Boisfranc, son beau-père[4], d'affaires très fâcheuses avec Monsieur, dont il avoit été longtemps surintendant, et d'autres encore de finances avec le Roi, qui ne valoient pas mieux[5].

de s'appeler Maurepas, puis Pontchartrain. Cet abus, signalé déjà par notre auteur, dans notre tome VI, p. 308, se généralisa plus tard.

1. *Dangeau*, p. 377, 3 avril 1702; *Mercure* du mois, p. 379-381. Le marquis a été nommé dans notre tome V, p. 162, et la marquise dans notre tome VI, p. 412. Ils laissaient deux fils nés en 1692 et 1695, un troisième fils et une fille nés tous deux en 1697. La mère était très malade depuis près d'un an : *Sourches*, tome VII, p. 73.

2. La première lettre de *dans* surcharge un *a*.

3. Voyez tome VI, p. 412 et notes. Ils se réconcilieront en 1703.

4. Joachim Seiglière de Boisfranc : tome VII, p. 132 et note 3.

5. Ce mariage s'était fait en 1690, Boisfranc donnant à sa fille sept cent mille livres, vingt mille écus de pierreries, et cinq mille pistoles pour payer les dettes du mari, dont les créanciers voulaient vendre Gesvres. Le marquis ayant préféré une si grosse dot aux cinq cent mille livres de la fille du lieutenant civil de Camus, le Roi donna son approbation malgré les protestations du duc et de la duchesse de Gesvres, signa au contrat, et consentit même à recevoir Boisfranc, banni de la cour depuis sa condamnation de 1687, qui lui avait coûté plus d'un million et demi : voyez notre tome VII, p. 132, note 3, les *Mémoires de Sourches*, tome II, p. 78 et 120, et les *Lettres inédites de Mme de Sévigné*, tome II, p. 415, 416 et 435. En reconnaissance, le financier donna à son gendre sa maison de Paris et sa terre de Saint-Ouen, tandis qu'il laissait son propre fils mourir dans la misère. Comme certaines gens raisonnaient sur ce mariage, « on dit que Mlle le Camus n'auroit jamais été heureuse avec le marquis de Gesvres, premièrement qu'elle ne lui plaisoit pas, et qu'il l'auroit toujours traitée en bourgeoise. On répondit : « Et Mlle de Boisfranc, sa femme, qui est-elle donc? — Oh! « ajouta-t-on, il est vrai; mais elle a été élevée à la cour de Monsieur « et a été parmi tout ce qu'il y a de gens du grand monde et de la « première qualité. Il y en a même eu beaucoup d'amoureux d'elle. » La même personne répondit : « Apparemment M. de Gesvres la consi- « dère comme la veuve de tous ces gens-là, et ainsi il a raison. » On prétendoit qu'elle avoit eu plusieurs affaires de galanterie. » (Recueil d'ana copié par Gaignières, ms. Nouv. acq. fr. 4529, p. 48.) Sur Bois-

Mort du comte Bagliani. [*Add. St-S. 429*]

Je perdis aussi en même temps[1] un ancien ami de mon père, le comte Bagliani[2], qui depuis près de quarante ans étoit envoyé du duc de Mantoue[3] sans être jamais sorti d'ici[4]. C'étoit une espèce de colosse en hauteur et en grosseur, mais d'où sortoit tout l'esprit du monde, et l'esprit le plus délicat et le plus orné. Nos ministres en avoient toujours fait un cas particulier. Il avoit beaucoup d'amis, et il s'étoit acquis une considération personnelle fort distinguée de la médiocrité du caractère dont il étoit revêtu. Il entendoit parfaitement les intérêts divers de l'Europe, il en connoissoit les cours et les intrigues sans avoir bougé d'ici, et nos ministres lui parloient volontiers confidemment[5] en particulier. C'étoit d'ailleurs un homme droit, fort à sa place, plein d'honneur, et, sans qu'il y parût, d'une grande piété depuis grand nombre d'années. Ce fut le dernier des amis particuliers de mon père[6], que je cultivai tous jusqu'à leur mort avec grand soin, et que je regrettai beaucoup.

franc, voyez les *Mémoires de Cosnac*, tome I, p. 273-274 et 317-318, et *les Mariages dans l'ancienne société*, par M. Ernest Bertin, p. 553-557. Voltaire a cité ces mauvais vers de Louis XIV, dans le *Siècle*, p. 549 :

Chez mon cadet de frère
Le chancelier Serrant
N'est pas trop nécessaire,
Et le sage Boisfranc
Est celui qui sait plaire.

1. Dans les premiers jours d'avril 1702 : *Dangeau*, tome VIII, p. 389; *Sourches*, tome VII, p. 248; *Mercure* du mois, p. 381-382; *Gazette de Rotterdam*, n° 18 *bis*.

2. Camille Bagliani, gentilhomme de la chambre du duc de Mantoue, qui venait de le nommer ministre d'État et de lui donner le marquisat de Lumes, près Charleville, en juillet 1701. Il avait épousé une dame de Saint-Quentin, veuve du capitaine des gardes de M. d'Épernon.

3. Depuis plus de trente ans, dit Dangeau. Il avait eu sa première audience le 22 août 1663, mais comme envoyé de Gênes, selon la *Gazette* (p. 820), qui l'appelle *Dalian;* il signait : *Camillo Ballian*. Un J.-B. Baliano avait été élu sénateur de Gênes le 3 novembre 1660.

4. D'abord résident, il était passé envoyé extraordinaire.

5. Cet adverbe est en interligne.

6. Cependant il en nommera encore bien d'autres survivants.

Mort de Jean Bart et de la Frézelière; son caractère.

Le Roi fit une perte en la mort du célèbre Jean Bart[1], qui a si longtemps et si glorieusement fait parler de lui à la mer, qu'il n'est pas besoin que je le fasse connoître[2]. S. M. en fit une autre en la personne du bonhomme la Frézelière[3], lieutenant général et lieutenant général de l'artillerie[4] : j'en ai parlé ailleurs[5]. Il servoit encore à quatre-vingts ans, avec la vigilance d'un jeune homme, et une

1. *J. Bart*, en abrégé, dans le texte, et *Baert*, dans la manchette. Les signatures sont *Jan Bart* et *Jan Baert*. — On apprit presque en même temps la maladie et la mort du célèbre marin, qui, né à Dunkerque le 14 octobre 1650, et non le 1er juillet 1659, comme Jal nous l'a fait dire au tome III, y finit aussi ses jours le 27 avril 1702 (*Dangeau*, p. 403; *Sourches*, p. 258-259), des suites d'une maladie contractée en s'occupant de l'armement d'une escadre dont le commandement passa aux mains de Pointis. Au lit de mort, Bart avait écrit au Roi pour le prier de reporter sur sa famille l'unique pension qui lui eût été donnée, de deux mille livres : ce qui fut fait le 2 mai (*Dangeau*, p. 404; *Sourches*, p. 261). On l'appelait le chevalier Bart depuis son anoblissement en 1694 (*Dangeau*, tome V, p. 40). Saint-Simon a dit quelques mots de ses prises sur les Hollandais en 1696 et de sa participation au voyage de M. le prince de Conti en Pologne : tomes III, p. 137, et IV, p. 190, etc. Selon la *Gazette d'Amsterdam* (1702, n° xxxviii), le Roi manifesta un vif regret de cette mort. C'était surtout une grande perte au lendemain de la mort de Tourville.

2. On s'étonne qu'il n'ait pas au moins parlé de l'occasion où la cour vit paraître, en 1691, le marin dunkerquois, amené par ce bailli de Forbin qui l'a dépeint comme un ours grossier, « très propre pour une action hardie, mais absolument incapable d'un projet un peu étendu. » Mais Dangeau, non plus, n'a pas mentionné cette venue à Versailles. Bart était alors mal vu du ministre Pontchartrain, si l'on s'en rapporte aux *Mémoires* du même *Forbin*. Nous avons de nombreux portraits de lui; la plupart sont des estampes de fantaisie, qui le représentent soit tenant à la bouche une mèche d'artifice ou fumant une grosse pipe, soit sautant à l'abordage d'un vaisseau ennemi (collection Hennin, nos 6765-6769); la seule de quelque valeur est un portrait qui aurait été peint par Hyacinthe Rigaud, si l'on en croit la gravure faite par Perrot.

3. François Frézeau, marquis de la Frézelière, mort en Loudunois, le 3 mai 1702 : *Dangeau*, p. 410; *Mercure* de novembre 1702, p. 161, et de janvier 1703, p. 204-208.

4. *De l'artillerie* surcharge *d'art[illerie]*.

5. Dans la campagne de 1697, à l'armée du Rhin : tome IV, p. 166, 170, etc.

capacité très distinguée. C'étoit d'ailleurs un homme plein d'honneur et de valeur, modeste et très homme de bien. Jeunes et vieux le respectoient à l'armée, et il étoit si aimable, qu'il avoit toujours chez lui la meilleure compagnie de tous âges : c'est un rare éloge à quatre-vingts ans[1].

Mort du marquis de Thiange. [Add. St S. 480]

Un homme de meilleure maison[2], et d'une situation bien singulière, mourut aussi en même temps, chez lui, en Bourgogne[3] : le marquis de Thiange[4], du nom de Damas, dont le père étoit chevalier de l'Ordre[5]. Il avoit épousé

1. Il a déjà fait son éloge en 1697. Dangeau dit seulement : « Homme de mérite et fort estimé dans l'artillerie. » L'annotateur des *Mémoires de Sourches* s'exprime ainsi (tome I, p. 67, note 10) : « Gentilhomme de Touraine, d'une grande valeur et d'un grand mérite. Il avoit commencé à servir à plus de quarante ans, et cependant il s'étoit acquis une très grande réputation. » Le marquisat de Monts, en Loudunois, avait été érigé à son profit en 1655, et, en mai 1701, le Roi lui avait accordé pour son fils, déjà survivancier de sa charge, la survivance du premier département d'artillerie, celui d'Allemagne ou d'Alsace (*Dangeau*, tome VIII, p. 101-102). Voyez son article dans la *Chronologie militaire* de Pinard, tome IV, p. 327-328.

2. Les dictionnaires de Moréri et de la Chenaye des Bois ont cependant donné de longues et magnifiques filiations des Frézeau, en Anjou et en Écosse (sous le nom de Fraser), depuis le treizième siècle, et même depuis le onzième, comme une des maisons les plus anciennes et les mieux alliées du Royaume, mais dont les archives particulières avaient été détruites dans les guerres civiles.

3. *Dangeau*, p. 408 ; *Sourches*, p. 264.

4. Claude-Léonor Damas, marquis de Thiange, avait servi avec distinction comme capitaine des chevau-légers dans le régiment du cardinal Mazarin (1656) et comme mestre de camp de cavalerie étrangère en Italie (1658). Son cousin Bussy lui accordait du mérite. Il mourut au commencement de mai 1702, ayant été guéri d'une première maladie l'année précédente, selon les *Mémoires de Sourches*, tome VII, p. 73. — La généalogie des Damas, du Forez, a été établie jusqu'au douzième siècle par Guichenon, Imhof et les continuateurs du P. Anselme.

5. Charles Damas, marquis de Thiange, comte de Chalancey, etc., maréchal de camp, lieutenant général aux pays de Bresse, Bugey, etc., capitaine de cinquante hommes d'armes des ordonnances, mort à Charonne, le 26 juin 1638. Comme chevalier des ordres de la promotion du 14 mai 1633, Saint-Simon a fait, sur lui et sur les siens, une notice qu'on trouvera ci-après à l'Appendice, n° X.

en 1655[1] la fille aînée du premier duc de Mortemart[2], sœur du maréchal-duc de Vivonne[3], de Mme de Montespan, qui ne fut mariée qu'en 1663, et de l'abbesse de Fontevrault[4]. Je réserve ailleurs à parler de cette famille pour n'avoir rien à rappeler[5]; il suffira ici de dire qu'ayant eu de son mariage un fils et la duchesse de Nevers[6], sa femme l'abandonna pour s'attacher à la honteuse faveur de sa sœur, dont elle partagea au moins l'autorité et la confiance sans que leur intimité en fût jamais blessée[7], et qu'elle

1. Le 9 juin 1655 : Loret, *Muse historique*, tome II, p. 57. Voyez notre tome V, p. 43.

2. Gabriel de Rochechouart : tome I, p. 171.

3. Tome III, p. 325, note 5.

4. Marie-Madeleine-Gabrielle de Rochechouart, dernière fille du duc, née aux Tuileries en 1645, entra à l'Abbaye-aux-Bois le 19 février 1664, sous les auspices de Mme de Chaulnes, qui l'emmena ensuite à Poissy, et c'est là que vint la trouver, le 18 août 1670, sa nomination au titre d'abbesse de la célèbre abbaye de Fontevrault, fondée en Poitou, au douzième siècle, par le B. Robert d'Arbrissel, et soumise à la règle de Saint-Benoit. Ce titre d'abbesse emportait celui de chef et général des soixante couvents d'hommes ou de femmes qui suivaient la même observance. Gabrielle de Rochechouart y succédait, de par la toute-puissante faveur de sa sœur, à une bâtarde d'Henri IV. Elle fut bénite le 8 février 1671, fit son entrée le 18 mars suivant, et mourut le 15 août 1704, à cinquante-neuf ans. Saint-Simon parlera d'elle à cette date.

5. Il prononcera encore quelquefois le nom des Damas, « ancienne et illustre maison, » mais parlera surtout de Mme de Thiange, et fera d'elle un remarquable portrait, en 1708, à propos de la mort de son fils.

6. Il avait d'abord écrit : *les duch. de Nevers et Sforzze*, puis a biffé les deux derniers mots, mais en oubliant de corriger *les* en *la*, et ne songeant plus cependant à la seconde fille. — Diane-Gabrielle Damas de Thiange épousa, le 15 décembre 1670, Philippe-Julien (*ou* Jules)-François Mazzarini-Mancini, duc de Nivernais et de Donziois (tome V, p. 42), et mourut le 12 janvier 1715, à cinquante-neuf ans. Sur ce mariage, voyez les *Mémoires de Mademoiselle*, tome IV, p. 201-202, et le *Dictionnaire critique* de Jal, p. 911.

7. La jeunesse de Mme de Thiange, plus âgée de sept ou huit ans que sa célèbre sœur, avait été « un peu étrange, » disent les *Mémoires de Mademoiselle* (tome III, p. 8, 9, 12 et 13). C'était une femme plaisante et spirituelle, lettrée, belle diseuse, selon la même princesse (tome II, p. 433), qui nous a laissé son portrait à la mode du temps, daté

l'imita en n'entendant jamais plus parler de son mari[1], dont elle quitta les armes et les livrées pour porter les siennes seules[2], comme Mme de Montespan avoit fait[3]. M. de Thiange[4], sans aucune raison commune avec celles de son beau-frère, mais sentant le mépris d'une femme altière et puissante, se confina chez lui, où il s'enterra

de 1658 (*Galerie des portraits*, éd. Éd. de Barthélemy, p. 501-503). A cette époque elle était dans la dévotion, sans avoir perdu pour cela l'habitude des contes qui divertissaient si fort Mme de Sévigné. Plus tard, sa beauté, tant vantée par Benserade et la Fontaine, s'épaissit : elle devint une masse de chair peu ragoûtante; toujours hautaine et glorieuse, quoique définitivement plongée dans une profonde piété, à l'exemple du Roi et de son ancienne maîtresse, mais conservant la même familiarité, les mêmes privances uniques qu'autrefois, le même esprit de domination, relevé par une verve toujours mordante, par une redoutable méchanceté, avec l'air et les manières d'une reine du monde. C'est ainsi que Saint-Simon la vit avant sa mort (1693), et qu'il nous la représentera incidemment en 1708. Mme de Caylus a fait d'elle aussi un portrait curieux, et feu M. Pierre Clément, en réunissant, après Walckenaer (*Vie de J. de la Fontaine*), tout ce que l'on connaît d'elle, dans deux livres sur ses sœurs, a reconnu que celle-ci, comme d'ailleurs leur frère Vivonne, mériterait une étude plus complète. Il ne semble pas que sa galanterie ait passé jamais certaines limites, ni qu'elle partagea jamais avec sa sœur plus que « l'autorité et la confiance. » C'est TISMÈNE du *Dictionnaire des Précieuses*, tome I, p. 231, et tome II, p. 384-386. Un portrait d'elle a été gravé dans l'histoire de sa maison publiée par le général comte de Rochechouart (tome II, p. 142).

1. Mlle de Montpensier (*Mémoires*, tome II, p. 464-465) et Mme de Caylus (*Souvenirs*, p. 488) racontent que la vie ennuyeuse menée pendant quelque temps dans les terres de M. de Thiange inspira à sa femme une profonde aversion pour tout ce qui était Bourgogne, et que cette aversion s'étendit jusqu'à son fils, tandis qu'elle adorait sa fille aînée, qui devint duchesse de Nevers. Les deux époux étaient séparés de biens depuis 1674, et l'on a plusieurs arrêts du Conseil pour la liquidation de leurs dettes : Arch. nat., E 1776, 23 novembre 1674; E 1823, 31 janvier 1684; E 1834, 5 janvier 1686. Mme de Thiange recevait annuellement du Roi une pension de six mille livres, une gratification de neuf mille et un acquit patent de trois mille.

2. Livrée jaune et écarlate galonnée d'argent; écu fascé ondé-enté d'argent et de gueules.

3. Nous donnons une note sur ce point à l'Appendice, n° XI.

4. Ici, *Thiange*, qui est la vraie orthographe, et plus haut, *Thianges*.

dans l'oisiveté et l'obscurité[1]. Devenu veuf en 1693[2], et Mme de Montespan hors de la cour, il ne crut pas que ce fût[3] la peine de revenir à Paris[4] après une absence de tant d'années, ni de changer une vie où il avoit eu tout le temps de s'accoutumer. Ses filles[5] n'étoient pas élevées à penser qu'elles avoient un père; lui aussi avoit oublié ses filles et son gendre[6]; son fils[7] l'alloit voir souvent : ainsi M. de Thiange mourut dans son château avec aussi peu de bruit qu'il y avoit vécu[8].

États de Catalogne. Départ du roi d'Espagne pour l'Italie, et de la reine

Louville étoit arrivé à Barcelone[9], où il avoit trouvé les états de Catalogne finis, ce qui n'étoit pas arrivé depuis plus d'un siècle. Après force disputes ils avoient accordé au roi ce qu'il leur avoit demandé, et s'étoient désistés

1. Apprenant, en 1680, qu'il va être ou a été élu aux états de la province de Bourgogne, Bussy écrit (*Correspondance*, tome V, p. 127) : « Je savois déjà l'élection de M. de Thiange, et je m'étois déjà étonné que le beau-frère du Roi se contentât de si peu. »

2. *1603* corrigé en *1693*. — Sur cette mort, voyez le *Mercure* de septembre 1693, p. 255-261, et une lettre de Mme de Montespan à Roger de Gaignières, du 27 novembre suivant, publiée dans le livre de P. Clément, p. 316-317. Une autre lettre, à Mme de Thiange, publiée jadis par M. Arsène Houssaye (*ibidem*, p. 264-265), est évidemment fausse.

3. *Fut*, à l'indicatif, dans le manuscrit.

4. La lettre initiale de *Paris* est une minuscule corrigée en majuscule.

5. Il avait oublié plus haut la duchesse Sforze (tome V, p. 43), quoiqu'elle fût revenue en France depuis son veuvage, en 1687.

6. Le duc de Nevers. Le duc Sforze était mort en 1685.

7. Claude-Philibert Damas, marquis de Thiange, que nous avons vu blessé dans une escarmouche en 1693 (tome I, p. 237), et dont il sera reparlé à sa mort, en 1708 : brave et digne homme, quoique fils d'une mère encore plus méchante que Mme de Montespan, et qui ne pouvait pas le souffrir à cause de sa sotte vertu, dit Madame (recueil Brunet, tome II, p. 236).

8. Dangeau enregistre sa mort en ces termes, le 7 mai (p. 408) : « M. de Thiange le père est mort en Bourgogne. C'étoit un homme qui n'a guères jamais paru en ce pays ici. Il étoit père du marquis de Thiange maréchal de camp, de la duchesse de Nevers et de la duchesse Sforza. »

9. Ci-dessus, p. 43, et *Journal de Dangeau*, p. 299 et 302.

pour Madrid, par l'Aragon.

de plusieurs privilèges qu'ils avoient tâché d'obtenir[1]. La joie du roi d'Espagne fut grande de n'avoir plus qu'à se préparer à passer en Italie[2]. La reine partit en même temps qu'il s'embarqua[3]; Mme des Ursins la suivit. Elle

1. Tome IX, p. 409. Notre auteur se borne à copier le *Journal*. Suivant les lettres du 9 janvier (*Dangeau*, p. 296), les cortès avaient accordé tout ce qu'on souhaitait d'elles, voté un don de trois millions, qui furent « plutôt promis que payés, » et renoncé aux privilèges qu'elles réclamaient jusque-là avec insistance. La clôture eut lieu le 14 (*Dangeau*, p. 302; *Gazette d'Amsterdam*, n° XIV; *Mémoires de Noailles*, p. 101-102; *Diario* d'Ubilla, p. 357-359). Il y avait cent sept ans qu'une session n'avait pu finir régulièrement. M. Alfred Baudrillart fait cette remarque (*Philippe V et la cour de France*, tome I, p. 84) que les Catalans, au fond, ne se consolaient pas de perdre, par l'établissement des Bourbons en Espagne, les secours que la France n'avait jamais manqué de leur donner contre leurs propres souverains, et l'on voit, par les correspondances de l'abbé d'Estrées (*Mémoires de Noailles*, p. 131), que les résultats de cette première session furent bientôt jugés beaucoup moins avantageux que M. de Marcin ne l'avait pensé tout d'abord. Selon la *Gazette d'Amsterdam*, il était venu ordre de Versailles d'accorder tout ce que les cortès réclamaient, pour terminer la session et obtenir le subside. Mme des Ursins figura à la séance de clôture (*solio*) sur une pile de carreaux (*almohadas*) placée, contre la coutume, à côté du fauteuil de la reine.

2. La lettre très ferme qu'il écrivit, le 10 mars 1702, au cardinal Portocarrero fut publiée dans le *Mercure* du mois, p. 285-290, et se trouve dans le *Journal de Dangeau*, tome VIII, p. 355-356. Louis XIV s'était opposé à ce que la reine abandonnât, elle aussi, l'Espagne pour suivre son mari (ci-dessus, p. 39, et ci-après, p. 605), et la cabale avait compté là-dessus pour que le roi renonçât au voyage : grâce à Mme des Ursins, Philippe V et Marie-Louise finirent par se résigner à une séparation. M. Baudrillart a raconté les diverses péripéties qui marquèrent cet incident et firent alors beaucoup de bruit : *Philippe V*, tome I, p. 88-97. Voyez ce qu'en disent le *Dangeau*, p. 342 et 354, le *Sourches*, p. 235, et le *Diario* d'Ubilla, p. 370. Louville fait entendre (lettre du 9 mai 1702, à Torcy) que son maître, une fois parti, ne parla jamais de l'absente.

3. L'état de la suite du roi se trouve dans le volume du Dépôt des affaires étrangères coté *Espagne* 91, fol. 194, et dans le *Diario*, p. 383-387. Ses armes et son équipage de campagne avaient été envoyés par les Beauvillier en Italie. La duchesse s'occupait en outre de tout ce qui concernait la maison à organiser, de la lingerie et de la garde-robe, du choix du personnel, du règlement des dépenses, etc. Ses lettres sont très nombreuses dans le second des volumes que possède Mgr d'Hulst.

passa au célèbre monastère de Notre-Dame-de-Montserrat[1], allant à Saragosse tenir les états d'Aragon[2].

Comte d'Estrées grand d'Espagne. Autres grâces de Philippe V. [Add. S^tS. 431]

Le comte d'Estrées reçut le roi d'Espagne avec tous les honneurs possibles; sa petite flotte arbora pavillon d'Espagne[3]. Le vice-amiral n'avoit pas perdu son temps dans les huit jours qu'il avoit été à la cour : aidé des Noailles et des enfances de sa femme[4], il avoit disposé le Roi à trouver bon qu'il fût fait grand d'Espagne à cette occasion[5].

1. Monserrate, monastère de bénédictins situé sur une assez haute montagne au N. O. de Barcelone, et célèbre par une Vierge miraculeuse devant laquelle Ignace de Loyola était venu déposer son épée et faire vœu de fonder une société pour la défense du catholicisme. Il avait été question que Philippe V y allât lui-même avant de partir (*Gazette d'Amsterdam*, n° xxix). La reine y demeura huit jours, et son époux ne s'y rendit qu'au retour de l'expédition, en décembre.

2. *Dangeau*, p. 399. Elle y arriva le 25 avril, au milieu d'une foule enthousiasmée, jura les privilèges le 26, et ouvrit la session des cortès le 27 : ci-après, p. 177. Sur tout ce voyage de la reine, voyez le *Diario* d'Ubilla, p. 387-432 et 547-552. Notre auteur y reviendra en 1703.

3. *Dangeau*, p. 401. L'escadre de M. d'Estrées comptait neuf vaisseaux, de soixante-dix à cent canons, qui sont énumérés dans le *Diario*, p. 371-372 et 382, dans le *Mercure* de mars, p. 383-388 et 431, avec estampe, et dans les *Mémoires de Louville*, p. 234-235. Mme des Ursins écrivit, de Barcelone, le 8 avril, à midi : « Le roi vient de s'embarquer après avoir attendu deux jours que la mer permît aux petits bâtiments d'arriver aux vaisseaux.... La reine est très affligée de cette séparation ; mais, en vérité, je ne sais point qui ne l'est pas autant qu'elle de perdre de vue un prince si bon et si aimable. On peut dire sans flatterie qu'il emporte le cœur de tous ses sujets. Nous allons faire prier Dieu pour qu'il continue à protéger S. M., et qu'il nous fasse la grâce de nous rendre bientôt un roi qui met toute sa confiance en sa divine bonté victorieux de ses ennemis. » (Dépôt des affaires étrangères, vol. *Espagne* 97, fol. 323.) Et ce jeune prince écrivait, de son côté (fol. 322) : « Je pars enfin pour l'Italie, où j'ai plus envie d'aller que jamais, depuis que la mort du prince d'Orange m'a été presque entièrement la seule inquiétude que j'avois pour mes côtes. » Le 5, il avait adressé un manifeste au Conseil (*Diario*, p. 377-379); le 6, il avait signé la nomination de la reine aux fonctions de lieutenant général et gouverneur général d'Aragon.

4. Déjà dit dans le volume précédent, à propos des grandesses françaises : tome IX, p. 276-277.

5. Cette permission fut accordée de bonne grâce : *Dangeau*, p. 385.

Louville étoit fort bien avec eux tous, et ne fut pas indifférent à se les acquérir de plus en plus par un si grand service[1]. Philippe[2] V, en partant, disposa de la vice-royauté du Pérou[3] en faveur de Castel dos Rios, son ambassadeur, qu'il avoit laissé en France, et le Roi eut grand part à cette grâce[4]. L'amirante de Castille, fort suspect, fut nommé pour le venir relever en la même qualité à Paris[5], et la Toison fut envoyée à Harcourt et au comte d'Ayen, qui leur étoit promise il y avoit déjà du temps[6]. En la leur

394, 402 et 416; *Œuvres de Louis XIV*, tome VI, p. 97. Il fit sa couverture à Naples, le 25 mai, avant de revenir à Toulon, et sa femme prit le tabouret à Versailles le 28 (*Dangeau*, p. 422 et 430; *Gazette*, p. 303; *Diario*, p. 508; *Journal de Bulifon*, p. 155).

1. En effet, Louville passait pour être le souverain arbitre de toutes choses, et on lui reprocha, à Versailles, d'avoir obtenu une si haute récompense pour l'amiral, alors que les d'Harcourt et les Noailles n'avaient eu que la Toison : voyez ses *Mémoires*, tome I, p. 235-236, et ci-après, Additions et corrections, p. 605. C'est déjà lui qui avait fait envoyer les patentes de grandesse au duc de Beauvillier (tome VIII, p. 297).

2. La première lettre de *Ph.* corrige *En.* — 3. Tome VII, p. 374.

4. *Dangeau*, p. 393, 428 et 432. L'ambassadeur vint remercier le Roi le mardi 6 juin, mais n'eut la nouvelle officielle que le 11. Quoique le don d'une si fructueuse vice-royauté fût au delà de ce qu'il pouvait espérer, Philippe V y ajouta le *gratis* de la grandesse et la pension militaire de deux cents écus par mois pour son fils aîné. Voyez l'éloge du père et du fils dans le *Mercure* du mois de juin, p. 354-367, et la nouvelle de la vice-royauté dans le volume d'août, p. 281-283. Torcy trouvait intolérable l'avidité de cet Espagnol « si modeste. » « Faites-le donc souverain des Philippines, avec le titre de roi de Prusse, ou vice-roi du Pérou, puisqu'il le veut, » écrivait-il (*Mémoires de Louville*, p. 262; ci-après, Additions et corrections, p. 605). Il ne partira qu'en 1704.

5. « On a nommé, pour venir en sa place, l'amirante de Castille, qui est un des plus grands seigneurs d'Espagne, des plus accrédités, et qui a beaucoup d'esprit » (*Dangeau*, p. 393). Le décret de nomination, du 5 avril, fut publié dans le *Mercure* du mois, avec un éloge du nouvel ambassadeur et une lettre de lui, p. 436-443. Voyez ci-après, p. 237.

6. Selon une lettre de Philippe V à M. de Beauvillier[a], il avait eu

[a] Du 24 août 1701 : « On m'a dit que le comte d'Ayen (*titre et nom biffés plus tard par M. de Beauvillier sur l'original*) devoit venir cet hiver. Je n'ai pas besoin de son secours, et je vous prie de faire en sorte que j'en sois débarrassé. » (Lettre conservée au château de Saint-Aignan.)

envoyant ils furent avertis de la porter au col pendue à [un] ruban couleur de feu ondé, comme on l'a toujours portée depuis[1]. Quelque mal qu'Harcourt se sentît avec le roi d'Espagne depuis son retour en France[2], il s'opiniâtra à ne prendre point la Toison, qu'il vouloit faire passer à Sézanne[3], son frère fort jeune, et Louville réussit enfin à y faire consentir le roi d'Espagne[4].

Le cardinal Borgia étoit du voyage et patriarche des Cardinal Borgia

hâte de voir le comte d'Ayen rentrer en France; mais ce fut avec toutes sortes d'égards pour sa tante Mme de Maintenon et pour les Noailles qu'il le fit partir, puis lui envoya la Toison. On trouvera à l'Appendice, n° XII, ses lettres à Mme de Maintenon, au duc de Berry, qu'il chargea de la réception, et à M. d'Ayen lui-même, ainsi que les réponses du Roi et de Mme de Maintenon. Le texte de la patente, datée du 4 mars 1702, est au Cabinet des titres, dans le dossier bleu NOAILLES, n° 12 810 *bis*, fol. 432. Nous savons déjà que ç'avait été la principale visée du jeune fils des Noailles en partant avec le duc d'Anjou. M. de Torcy, au contraire, refusa la Toison pour lui-même (*Mémoires de Louville*, tome I, p. 263-264).

1. Déjà dit dans notre tome VII, p. 340. « S. M. C.... envoie l'ordre de la Toison au duc d'Harcourt et au comte d'Ayen, et leur mande de le porter avec un ruban rouge suivant l'institution de l'ordre » (*Dangeau*, p. 385).

2. Ci-dessus, p. 27 et suivantes.

3. Louis-François d'Harcourt, comte de Sézanne en Brie (Saint-Simon écrit : *Cesane*), né le 10 novembre 1677, fait colonel d'infanterie en décembre 1695, et brigadier en janvier 1702, servait en Italie; il fut blessé à Luzzara, passa maréchal de camp en octobre 1704, lieutenant général le 30 mars 1710, et mourut à Rouen, le 20 octobre 1714. Il était allé à Madrid pendant l'ambassade de son frère, en 1698, puis en 1700 et 1701 : *Dangeau*, tomes VI, p. 466, et VIII, p. 79; *Gazette d'Amsterdam*, 1700, n° LXXXVIII; notre tome VIII, p. 575.

4. Les lettres de Louville lui-même (dans le tome I, p. 309-310, de ses *Mémoires;* dans notre tome IX, p. 349, et ci-après, appendice I, p. 437 et 442-445) prouvent qu'il n'agit pas plus pour faire obtenir cette faveur au frère de M. d'Harcourt que pour y faire opposition; c'est Marcin qui s'en chargea après que le « petit Sézanne » se fut distingué à Luzzara, et Versailles finit par céder devant l'insistance de l'aîné. Philippe V donna l'ordre lui-même au comte de Sézanne, en septembre 1702, à Milan, et le duc de Berry procéda à la réception de M. d'Ayen le mois suivant : *Gazette de Rotterdam*, n° 47; *Dangeau*, tome IX, p. 28.

et sa bulle d'Alexandre VI.

Indes[1]. C'étoit un homme très ignorant, fort bas courtisan et tout à fait extraordinaire[2]. Louville étoit sur le même bâtiment : il fut prié à dîner par ce cardinal le vendredi saint[3]. Jamais homme plus surpris qu'il le fut, lorsque, se mettant à table, il n'y vit que de la viande. Le cardinal, qui le remarqua, lui dit qu'il avoit dans sa maison une bulle d'Alexandre VI[4] qui leur donnoit la permission de manger de la viande et d'en faire manger chez eux à tout le monde en quelque jour que ce fût, et spécialement le vendredi saint. L'autorité d'un si étrange pape, et aussi étrangement employée, n'imposa pas à la compagnie. Le cardinal[5] se mit en colère : il prétendit que douter du pouvoir de sa bulle étoit un crime qui faisoit tomber dans l'excommunication. Le respect du jour l'emporta sur celui

1. Le cardinal François Borgia (tome VII, p. 151) mourut précisément quatre jours avant l'embarquement du roi, à Madrid, sans que sa nomination à l'archevêché de Burgos fût chose consommée (*Gazette* de 1702, p. 196 et 220). Il s'agit ici de son frère cadet Charles, qui n'était encore ni cardinal, ni patriarche, ni même évêque, mais seulement sommelier de courtine : tome IX, p. 209. Quant à la charge de patriarche des Indes et grand aumônier, elle appartenait au frère du comte de Montijo : tome VIII, p. 214. Le sommelier ne fit que le suppléer pendant le voyage.

2. Selon Louville (lettre du 5 août 1701, dans les *Mémoires de Noailles*, p. 93), l'aîné, le cardinal François, était un homme dépourvu de sens commun, ne sachant pas même le catéchisme, et propre à faire un inquisiteur général. C'est à peu près ce que Saint-Simon va dire ici même du cadet, et surtout ce qu'il dira de lui en 1722 (tome XVIII, p. 151-152) : on peut donc croire qu'il applique au seul qui vécût lors de son voyage en Espagne ce que Louville racontait de l'aîné en 1701.

3. Le 14 avril.

4. Ce trop célèbre pape, né à Valence, en Espagne, l'an 1431, mort à Rome le 18 août 1503, s'appelait, du nom de son père, Rodrigue Lenzuolo, mais emprunta le nom des Borgia d'Aragon à sa mère et au frère de celle-ci, le cardinal Alphonse Borgia, qui, devenu le pape Calixte III en 1455, lui donna un chapeau, l'archevêché de Valence et la dignité de vice-chancelier de l'Église. Sixte IV l'envoya comme légat en Espagne, et il monta sur le trône pontifical après Innocent VIII, le 11 août 1492. C'est du troisième des fils qu'il avait eus de la Vanozza que sortit la lignée des ducs de Gandia, dont étaient nos deux cardinaux.

5. Le *C* initial surcharge une autre lettre.

de la bulle, et sur l'exemple du cardinal, qui mangea gras et en fit manger à qui il put à force de persécution, de colère, et de menaces d'encourir les censures[1]. Un abus de ce genre est au-dessus de toutes les réflexions[2].

Le samedi saint, Marcin, pour éviter la dépense de l'entrée[3], prit caractère[4] à son audience publique sur le vaisseau, pour pouvoir assister aux chapelles et à toutes les cérémonies[5]. Le jour de Pâques, le Roi débarqua à Pouzzoles[6], donna la clef d'or à Louville[7], et fit le comte

1. Le sommelier de courtine était accompagné du confesseur Daubenton et d'un chapelain. Le P. Daubenton prêcha le 13 : *Diario*, p. 434.

2. Il convient de se mettre au point de vue des pratiques de l'Espagne ou de l'Italie, et non de la France, où l'abstinence était et est encore bien plus rigoureusement observée que dans ces pays méridionaux. Le fait est certain que les Papes du seizième siècle accordèrent les dispenses les plus générales aux « grands de la terre, » pour le carême, notamment à Charles-Quint et au cardinal Ximenez, comme le rapporte l'oratorien Thomassin, dans son *Traité des jeûnes de l'Église* (1680), p. 355-361.

3. L'entrée solennelle et très coûteuse que devait faire tout nouvel ambassadeur avant de prendre sa première audience du souverain.

4. Même locution dans la *Gazette* de 1723, p. 499. Comparez nos tomes VIII, p. 193, et IX, p. 350, et ci-après, p. 382.

5. « M. de Marcin prit son audience publique d'ambassadeur sur le vaisseau le jour devant que le roi arriva, afin de pouvoir assister aux chapelles et aux autres cérémonies; et par là il épargne la peine et la dépense d'une entrée qu'il n'a faite ni à Madrid ni à Barcelone, et qu'il n'auroit pas pu faire à Naples de longtemps » (*Dangeau*, p. 401). Comparez le *Diario* d'Ubilla, p. 434-435, la *Gazette de Rotterdam*, n° 19, et le *Mercure* d'avril, p. 447-448 et 455-456. Notre ambassadeur supportait très mal la traversée par mer.

6. Pozzuoli, à dix kil. N. O. de Naples et à l'entrée N. du golfe de ce nom. Saint-Simon écrit : *Pouzzol*. Dangeau et les documents du temps ne parlent que de Baïes. Le *Diario* donne (p. 436) une estampe de cette arrivée. La traversée avait été fort belle, ce que l'on considéra comme un heureux présage : *Œuvres de Louis XIV*, tome VI, p. 96; vers publiés dans le *Mercure* de mai, p. 361-364.

7. Ce membre de phrase a été ajouté en interligne, l'auteur ne se souvenant plus qu'il avait annoncé la nomination de Louville en septembre 1701 (tome IX, p. 102). Ce n'est ni à cette date antérieure, ni à l'arrivée dans Naples, qu'elle se place, mais au 28 mars 1702, quelques jours avant l'embarquement de Barcelone : *Diario* d'Ubilla, p. 373.

d'Estrées grand de la première classe[1]. Il y trouva le duc d'Escalone, vice-roi de Naples[2], ou, comme on l'appeloit souvent, le marquis de Villena[3], avec tout ce qu'il y avoit de plus distingué à Naples, où le roi arriva sur ses galères jusque sous son palais[4]. Il se montra sur un balcon à un peuple infini accouru[5] dans la place, et alla ensuite à une église voisine, où le *Te Deum* fut chanté[6]. Le[7] cardinal Cantelmi, archevêque de Naples, et le duc de Popoli, son frère[8], furent extrêmement bien recueillis[9]. Ce dernier venoit de recevoir la permission, en même temps que Revel[10], de porter l'ordre du Saint-Esprit, en attendant qu'ils pussent être reçus[11]. On a vu la part qu'il eut à

Philippe V à Naples.

1. Ci-dessus, p. 151-152. — 2. *Viceroy de Naples* est en interligne.

3. Ce seigneur fut déclaré conseiller d'État le 29, et eut ses patentes le 2 juin : *Diario*, p. 523. Il était arrivé à Naples en habit à la française.

4. *Dangeau*, p. 399 et 401; *Sourches*, p. 258-259; *Gazette*, p. 227 et 232-233; *Gazette d'Amsterdam*, n° XXXIX; *Diario*, p. 436-438; Dépôt des affaires étrangères, vol. *Naples* 15, fol. 185-196. Il ne reste plus que des ruines de ce palais des anciens rois de Naples, que le dernier vice-roi venait d'embellir. La *Relation du voyage de Seignelay en Italie en 1671*, publiée par P. Clément, en décrit (p. 183-184) quelques parties. Le Château-Neuf et la Darse étaient à côté.

5. *Accouru* est en interligne. — On estimait la foule venue de toutes parts pour voir le jeune roi à plus de trente fois la population ordinaire : voyez le *Journal de Dangeau*, p. 406, et les *Mémoires de Sourches*, p. 259, 261 et 285-286. Le Dépôt de la guerre possède (vol. 1180, n° 102 *bis*) un compte rendu, par Marcin lui-même, de la réception faite au roi en Italie. Nous avons aussi d'autres relations, soit dans la *Gazette*, soit dans un volume supplémentaire du *Mercure* de juin, soit dans les Papiers du P. Léonard : Arch. nat., K 1332, n° 1[1], fol. 168-171.

6. Ces détails sont pris dans le *Journal*. Le *Diario* donne les faits officiels de chaque jour avec une extrême précision.

7. *Le* surcharge *par*, effacé du doigt; le point a été ajouté auparavant.

8. Tome VIII, p. 301-302. L'un et l'autre avaient déjà prouvé leur dévouement à la nouvelle dynastie; cependant le cardinal se refusa à faire la « fonction » des serments en l'absence d'une investiture du Pape.

9. *Recueillis* (sic), au même sens que dans notre tome V, p. 173, corrige *receus*. — On trouve cet emploi dans les poésies de Villon.

10. Ci-dessus, p. 86.

11. *Dangeau*, p. 397, 24 avril : « Le Roi tint, le matin, chapitre des chevaliers de l'Ordre. M. de Torcy y rapporta les preuves du duc de

étouffer dans sa naissance la révolte de Naples[1]. Torcy, en ce même temps[2], alla interroger le prince de la Riccia à Vincennes[3], et le baron de Chassignet à la Bastille, qui y étoit extrêmement resserré[4].

Popoli et du comte de Revel, qui furent admises, et ensuite le Roi ordonna qu'on leur expédiât la permission de porter l'Ordre, qu'on ne porte point, quoique l'on soit nommé, jusqu'à ce que les preuves soient admises dans le chapitre. » Comparez les *Mémoires de Sourches*, p. 256-257. Quand notre auteur a parlé de la promesse du cordon faite en 1701 au duc de Popoli, j'ai dit que nous possédions la généalogie fournie à l'Ordre par ce seigneur (ms. Clairambault 1171, fol. 12-16). A côté sont deux copies du portrait qui fut fourni pour la collection de l'Ordre.

1. Tome IX, p. 302. Louville le comparait, pour le dévouement, au duc de Fernan-Nuñez, en Espagne : voyez ses *Mémoires*, tome I, p. 240 et 354-355. A l'instigation de Versailles, Philippe V le déclara mestre de camp général du royaume de Naples, le 2 mai (nomination faite depuis trois mois), puis gentilhomme de la chambre, le 29. Sa correspondance avec la France remplit les volumes du Dépôt des affaires étrangères cotés *Naples* 15 et 16.

2. Le 8 avril : *Dangeau*, p. 382; Dépôt des affaires étrangères, vol. *Espagne* 99, fol. 260-272.

3. *Vincennes* surcharge *la B[astille]*. Jean-Baptiste de Capoue, prince della Riccia (tome IX, p. 301, note 2), était peut-être le fils du prince du même nom qui avait été jadis emprisonné, puis relégué dans ses terres, pour rapt et assassinat (*Gazette* de 1663, p. 343 et 365, et de 1667, p. 1279).

4. Ce sont deux des principaux prisonniers amenés de Naples à la suite du coup de main tenté en 1701 : tome IX, p. 300-305. Les pièces relatives à leur détention se trouvent, pour Toulon et Marseille, dans la correspondance du comte de Grignan avec les ministres, puis, pour la Bastille, dans le dossier n° 10537 à la bibliothèque de l'Arsenal, dans le tome X des *Archives de la Bastille*, et aux Affaires étrangères, vol. *Naples* 15, fol. 230-234, 247-252, et vol. 16, fol. 96-98, 345-355 et 446-450. Le prince, ayant d'abord une certaine liberté à Vincennes, noua des intelligences au dehors, comme il l'avait déjà fait pendant la traversée et durant son séjour en Provence : de peur qu'il ne parvînt à s'évader, on le transféra à la Bastille le 26 septembre (*la Marquise d'Huxelles*, par Éd. de Barthélemy, p. 187; *Lettres de Mme de Sévigné*, tome X, p. 472, 473 et 479; *Lettres de Mme Dunoyer*, lettre LXXXI, tome IV, p. 37-38). C'était un homme intéressant, assez raisonnable, père de treize enfants, et le Pape, qui avait eu quelque disposition à le réclamer comme saisi le 6 octobre 1701 sur le territoire de l'Église,

Cardinal Grimani.

L'Empereur avoit à Rome, chargé de ses affaires, le cardinal Grimani, qui, avec beaucoup d'esprit et de manège, étoit un scélérat du premier ordre, et qui ne prenoit pas même la peine de se cacher d'être capable de toutes sortes de crimes, et de n'y être pas apprentif[1]; avec cela, l'homme du monde le plus violent, et le plus furieux partisan de la maison d'Autriche[2]. Tout étoit à craindre de ses menées[3]. Le prétexte dont lui et Lisola[4] s'étoient servis

fit des démarches en 1707 pour obtenir sa liberté. En 1710, l'Empereur offrit vainement d'échanger contre lui un officier supérieur. En 1713, à son tour, la reine Anne interceda. Le prince fut enfin relâché après la paix de Rastadt, comme Chassignet, et l'Empereur le fit grand d'Espagne. Voyez Constantin de Renneville, *Histoire de la Bastille*, tome I, p. XIII, XVI, XVII, 114, 115, et tome II, p. 368, 404 et 405.

1. Selon l'*Académie* de 1718, l'*f* ne se prononçait point, et quelques-uns ne l'écrivaient pas. Boileau a dit, dans sa dixième satire :

Vais-je épouser ici quelque apprentive auteur?

2. L'abbé Vincent Grimani, né le 26 mai 1652 d'une illustre famille de Venise, s'était associé de tout temps aux ennemis de la France. C'est lui qui, en 1690, avait fait entrer la Savoie dans la ligue d'Augsbourg, en ménageant une entrevue entre Victor-Amédée et l'électeur palatin. Dégradé et exilé sur la plainte du roi de France, il s'était alors retiré à Milan, et, par gratitude, l'Empereur l'avait désigné pour le chapeau de cardinal, qui lui fut donné, malgré l'opposition de la France, dans la promotion des couronnes du 22 juillet 1697 : voyez notre tome IV, p. 246, le *Journal de Dangeau*, tome VI, p. 163, et Arch. nat., K 1324, n° 90. Comme cardinal-protecteur de la nation allemande près le saint-siège, à défaut d'ambassadeur impérial, il gérait les affaires pour la cour de Vienne, et, ainsi que le dit notre auteur, il y déployait une extrême violence, dont les preuves multiples se trouvent dans les gazettes et correspondances du temps. Nous le verrons, obligé de sortir de Rome pour conduite insolente envers le Pape et l'ambassade espagnole, passer au service de l'Archiduc, qui le fera vice-roi de Naples en février 1708, puis subir, huit mois plus tard, une condamnation du saint-siège, et mourir dans sa vice-royauté, le jeudi 25 septembre 1710. Sa notice, comme cardinal, en 1699, est dans les mss. Clairambault 303, p. 435-444, et Ital. 368, fol. 15-19.

3. Le futur cardinal de la Trémoïlle s'exprimait ainsi sur lui dans ses lettres de Rome.

4. Le baron de Lisola était mort depuis 1674 (tome IX, p. 300); Saint-Simon pense à son neveu Chassignet, nommé neuf lignes plus haut.

pour soulever Naples étoit que ces peuples ne pouvoient reconnoître pour leur roi, ni être tenus à fidélité à[1] un prince qui n'avoit pas l'investiture du Pape d'un royaume qui étoit fief de l'Église[2]. Quoique le Pape eût enjoint aux évêques de ce royaume de prêcher, faire publier et afficher qu'il reconnoissoit Philippe pour roi de Naples, et qu'il ordonnoit à tous les sujets de ce royaume de lui être fidèles et lui obéir comme à leur roi légitime, et tout comme s'il avoit eu déjà son investiture[3], il étoit toujours dangereux qu'un peuple aussi naturellement léger et séditieux, poussé par beaucoup de seigneurs puissants aussi légers et aussi amateurs de trouble que ce peuple, et appuyés et dirigés par le cardinal Grimani, ne donnât[4] encore beaucoup d'inquiétude, et peut-être d'occupation au dedans, tandis que les armées en avoient tant en Lombardie[5]. Ces considérations faisoient extrêmement desirer l'envoi d'un légat *a latere* dont l'éclat et la solennité fermât la bouche à tous ceux qui remuoient sous prétexte du défaut d'investiture[6]. Le duc d'Uceda, ambassadeur d'Espagne à Rome, sollicitoit fortement cette affaire[7], le

1. Ce second *à* est en interligne, au-dessus de *p*^r^, biffé. Auparavant, *tenu* est au singulier dans le manuscrit.

2. Tome IX, p. 57-59. L'investiture avait été refusée également à notre roi Charles VIII, en 1495.

3. *Ibidem*, p. 57, 59 et 303. Cette tendance favorable à la France excitait l'indignation de Gueudeville, qui en parlait sans cesse dans ses *Nouvelles des cours*, tome VI, p. 449-457, 481-487, 496-509, 594-615, etc. Mais, pour l'investiture même, Louis XIV était d'avis qu'une heureuse campagne pouvait seule l'obtenir : voyez ses *Œuvres*, tome VI, p. 99-100. Aussi Philippe V et ses conseillers résolurent-ils de ne pas renouveler l'hommage annuel si mal accueilli en 1701 (tome IX, p. 57-59).

4. *Donnassent*, dans le manuscrit, à cause du membre de phrase incident.

5. Des manifestes très violents furent alors répandus, soit par les agents impériaux, soit par les conspirateurs de 1701, Telese, Castelluccia et autres : *Nouvelles des cours*, tome VI, p. 63-71 et 664-667.

6. Voyez ce qui a été dit dans le tome IX, p. 100-101, de l'envoi du cardinal Archinto, comme légat *a latere*, auprès de la nouvelle reine d'Espagne, et de l'opposition inutile que le parti impérial y avait faite.

7. Cet ambassadeur, alors tout dévoué aux deux couronnes, était un

cardinal Grimani et toute sa faction s'y opposoit avec violence et menace, et le Pape, embarrassé, ne pouvoit se déterminer[1]. Louville fut envoyé à Rome pour la presser de la part du roi d'Espagne, et pour saluer le Pape sur l'arrivée de ce prince à Naples et son voisinage du Pape, que l'embarras du cérémonial et les affaires qui l'appeloient en Lombardie empêchoient de venir lui rendre ses respects en personne comme il l'eût bien desiré[2]. Louville vint descendre chez le duc d'Uceda, qui, pour le mieux appuyer à Rome, l'y donna comme un favori et comme celui qui avoit toute la confiance du roi d'Espagne. Il fut reçu sur ce pied-là du Pape et des cardinaux. Grimani redoubla ses menaces et ses fureurs jusqu'à dire qu'il feroit poignarder Louville. S'il crut l'effrayer, il se trompa : Louville en prit occasion de parler de ce cardinal avec toute la hauteur et l'insulte qu'il méritoit, et que protégeoit le caractère de l'autre, de montrer combien ces menaces étoient injurieuses au Pape, traité et retenu avec violence, et à quel point aussi l'honneur du roi d'Espagne se trouvoit engagé dans une affaire si audacieusement traitée par les Impériaux, et en maîtres du Pape et de Rome[3]. En peu de jours il obtint un légat *a latere*. Le car-

Louville à Rome, obtient un légat *a latere* vers Philippe V.

parfait homme d'honneur, mais rude, hautain, antipathique à tous, et il commettait force maladresses à Rome, lançant parfois au Pape lui-même les boutades les plus brutales : *Mémoires de Louville*, tome I, p. 251-253 ; lettre de Mme des Ursins à Torcy, 24 novembre 1702. Sa correspondance avec le prince de Vaudémont, des années 1702-1704, se trouve à la Bibliothèque nationale, mss. *Lorraine* 798 et 855-856.

1. La note diplomatique du cardinal Grimani contre l'envoi d'un légat et la réponse du secrétaire d'État Paulucci ont été recueillies par le P. Léonard : Arch. nat., K 1332, n° 1[1], fol. 172-173.

2. Dangeau dit simplement (p. 407) : « On mande de Rome que M. de Louville y est arrivé avec la qualité d'envoyé du roi d'Espagne. Le Pape l'a très bien reçu, et même l'a admis à l'audience l'épée au côté, honneurs que S. S. ne fait qu'aux ambassadeurs. » Son rapport sur cette audience du 26 avril est aux Affaires étrangères, vol. *Rome* 429, fol. 403-426. Il en est parlé dans ses *Mémoires*, tome I, p. 251-255.

3. Ces détails sur le duc d'Uceda, puis sur Grimani, non empruntés

dinal Grimani menaça de faire des protestations en plein consistoire. Le Pape[1] lui fit dire que, si c'étoit comme ministre de l'Empereur, c'étoit à lui, non au consistoire, qu'il devoit s'adresser; que, si c'étoit comme cardinal, il lui ordonnoit[2] de se taire. Cela l'arrêta tout court; mais l'ambassadeur de l'Empereur[3] sortit de Rome, et se retira à San-Quirico[4]. Le cardinal Charles Barberin[5], petit-neveu [Add. S^tS. 432] d'Urbain VIII[6], fut choisi comme très agréable à la France, où sa famille s'étoit réfugiée pendant la persécution que lui fit Innocent X Pamphile[7], et où elle fut comblée de

au *Journal de Dangeau*, ne peuvent venir que de Louville lui-même; mais ils ne se trouvent pas dans les lettres indiquées tout à l'heure.

1. *Le Pape* surcharge quelques lettres effacées du doigt.

2. *Ordonna* corrigé en *ordonnait* (sic).

3. Le comte de Lamberg, déjà compromis avec Grimani dans l'affaire des Napolitains, en 1701 : tome IX, p. 303.

4. Tout cela est emprunté au *Journal de Dangeau*, p. 421. C'est aussi à San-Quirico, en Toscane, que M de Monaco s'était retiré après l'affaire du prince Vaïni : tome VII, p. 351, note 3. L'ambassadeur impérial partit de Rome le 11 mai (*Gazette*, p. 271; *Gazette d'Amsterdam*, n° XLIV), mais revint bientôt pour couvrir de sa protection les Napolitains rebelles.

5. *Ch.*, en abrégé. — Charles Barberini, fils de Thadée, prince de Palestrina, et frère de la duchesse de Modène morte en 1699 (tome VI, p 248), naquit le 1er juin 1630, fut créé cardinal le 23 juin 1653, par Innocent X, et mourut, doyen du sacré collège, le 11 octobre 1704. Il a sa notice dans la relation du cardinal de Bouillon : Arch. nat., K 1324, n° 49, p. 41-47. On lui attribuait autant de crédit que d'esprit. Il s'était attaché à l'Espagne, et avait en outre le titre de protecteur des catholiques anglais : voyez notre tome IX, p. 293, fin de note.

6. Maffée Barberini, né en 1568, cadet d'une famille florentine qui n'avait pas encore d'illustration, comptait dix-neuf ans quand il fut fait prélat. Il occupa la charge de référendaire et divers autres emplois du saint-siège sous Sixte IV et Clément VIII. Ce dernier pape le fit archevêque de Nazareth et nonce en France; Paul V lui donna la pourpre en 1606, et il fut connu sous le surnom de cardinal de Saint-Onuphre jusqu'à son élévation au pontificat, 6 août 1623. Son long pontificat, qui ne finit que le 29 juillet 1644, fut marqué par des entreprises de guerre peu heureuses et fort dispendieuses, mais aussi par de judicieux encouragements accordés aux lettres et aux sciences.

7. Jean-Baptiste Panfili, nonce à Naples sous Grégoire VIII, devint,

grâces et de biens[1], et d'ailleurs un cardinal très riche et très magnifique. Il reçut la croix de légat *a latere* en plein consistoire[2], et partit deux jours après[3]. Le cardinal de Janson, qui faisoit alors les affaires du Roi à Rome, servit en cette affaire avec grande dextérité et une grande fermeté[4]. Le légat fit son entrée solennelle à Naples entre le

sous Urbain VIII, dataire du cardinal-neveu dans sa légation en France et en Espagne, patriarche d'Antioche, nonce, et enfin cardinal (1627); et cependant, à peine élu pape (15 septembre 1644), il chassa les neveux de son bienfaiteur. C'est lui qui lança la bulle de 1653 contre les cinq propositions attribuées à Jansénius. Il mourut le 7 janvier 1655, à quatre-vingt-un ans.

1. Il en a été parlé dans notre tome V, p. 282 et note 2. Voltaire a tourné en plaisanterie la « guerre des Barberins » dans l'*Essai sur les mœurs*. Notre auteur a raconté leur venue en France, à propos de Serroni, archevêque d'Aix, dans une Addition au *Journal de Dangeau* que nous plaçons ici dès à présent, parce que la partie relative aux Barberins n'est pas autrement rentrée dans les *Mémoires*. La réconciliation avec Innocent X se fit par le mariage du prince de Palestrina Barberini avec une petite-fille de la toute-puissante dona Olimpia, belle-sœur du Pape.

2. Sur le droit du légat à faire porter partout devant lui cet insigne de juridiction, voyez l'ouvrage du P. Thomassin, *de Disciplina ecclesiastica*, tome I, ch. LVIII.

3. Sur sa nomination dans le consistoire du 10 mai, voyez la *Gazette*, p. 257, et p. 270-271, sur son train magnifique. Il emportait des présents très variés pour le jeune roi; mais, afin de ne rien préjuger de la question d'investiture, le bref pontifical était simplement adressé : *Dilecto filio nostro duci Andegavensi, regi Hispanorum proclamato, et in regno nostro Neapolitano commoranti* (*Gazette d'Amsterdam*, n° XLIV et Extr. XLV). Le compte rendu de toute l'affaire Grimani et de la nomination du légat se trouve dans la correspondance du cardinal de Janson, au Dépôt des affaires étrangères, vol. *Rome* 427, fol. 16 et suivants.

4. Il avait eu une grave affaire avec le marquis del Vasto, Napolitain impérialiste connu pour l'un des premiers instigateurs de la conjuration de septembre 1701, et y avait fait preuve d'une remarquable vigueur. Le Roi lui donna ordre d'aller rendre compte à Philippe V des dispositions de la cour pontificale, et il arriva à Naples le 30 avril (*Œuvres de Louis XIV*, tome VI, p. 94; lettre du Roi à Philippe V, 20 avril; *Diario*, p. 449). Sa correspondance, relativement aux affaires de ce royaume, est dans le volume *Naples* 15. Les lettres de Louville prouvent qu'il ne plut ni à celui-ci, ni au jeune roi, quoique ayant beaucoup aidé à la résolution du voyage : ci-dessus, p. 36, note.

Cardinal de Médicis.

cardinal de Médicis[1] et lui[2]. Médicis étoit frère du grand-duc[3]. C'étoit le meilleur homme du monde, le plus sans aucune façon, et le plus attaché à la France[4]. Il étoit venu à Naples voir Philippe V dès qu'il y fut arrivé : ils furent si contents l'un de l'autre, que l'amitié, et jusqu'à la familiarité, se mit entre eux. Le roi le traitoit avec toutes sortes d'égards, et le cardinal[5] vivoit en courtisan avec lui et avec sa cour[6]. Il ne portoit jamais sa calotte, étoit vêtu presque en cavalier ; ses bas rouges étoient toute sa marque. On ne le voyoit que malgré lui vêtu en cardinal, et seulement aux cérémonies[7]. Il ne put quitter Naples

1. François-Marie de Médicis, fils du grand-duc Ferdinand II, né le 15 novembre 1660, fait cardinal le 2 septembre 1686, fut d'abord protecteur de l'empire d'Allemagne et des pays héréditaires de la maison d'Autriche (mai 1689), puis se montra très chaud pour les intérêts franco-espagnols, arriva à Naples le 13 mai 1702, et, rompant avec Vienne à la suite du voyage dont il est parlé ici, devint protecteur des affaires des deux royaumes alliés auprès du saint-siège, le 23 novembre. Louis XIV lui donna alors la riche abbaye de Marchiennes, puis, en 1705, celle de Saint-Amand. Il lui accorda la naturalité par lettres de février 1703 (Dépôt des affaires étrangères, vol. *France* 306, fol. 118).

2. Dangeau dit seulement (p. 430) que le légat est arrivé avant l'entrée ou cavalcade solennelle du roi d'Espagne (elle eut lieu le 20 mai : *Diario*, p. 467-494), et qu'il doit avoir eu sa première audience le 29. C'est le 22 mai qu'il arriva, le roi étant allé hors la ville au-devant de lui et s'étant découvert le premier; l'entrée eut lieu en effet le 29 : *Diario* d'Ubilla, p. 494-507; *Gazette*, p. 303-304; *Journal de Bulifon*, p. 175-187. Était arrivé aussi l'abbé de la Trémoïlle, auditeur de rote et frère de Mme des Ursins, dont l'habile diplomatie rendit service.

3. Côme III de Médicis : tome III, p. 60.

4. Voyez sa notice de cardinal dans le ms. Ital. 368, fol. 158-159.

5. Ce mot commence par un c minuscule corrigé en majuscule.

6. Louville écrivait, le 26 mai : « C'est le moins curieux du cérémonial. Il fait sa cour avec autant de régularité et aussi peu de façon que s'il étoit un simple domestique du roi. »

7. Sur l'habillement des cardinaux, voyez le Cérémonial de Sainctot, dans le Supplément du *Corps diplomatique*, tome IV, p. 32-33, le Cérémonial de la cour de Rome, dans le tome V, p. 7-12, et un mémoire dressé par Clairambault en 1696, dans les Papiers de la Pairie : Arch. nat., KK 599, fol. 310-311. Le duc de Luynes écrivait, en 1756 (*Mémoires*, tome XV, p. 141) : « On sait que les cardinaux doivent porter la veste,

tant que Philippe V y fut; il ne se sépara de lui qu'avec larmes, à Livourne, jusqu'où il l'avait suivi[1], et il le revit encore[2] depuis lorsque le roi d'Espagne s'en retourna par Gênes en quittant l'Italie[3]. Il n'avoit point d'ordres sacrés, et, voyant son neveu[4] sans enfants, il quitta le chapeau dans la suite, et se maria à une Gonzague sœur du duc de Guastalle[5]. Le légat fut reçu avec tous les honneurs qui

la culotte et les bas rouges, et on demandoit si, en campagne, ils ne pouvoient pas porter des bas gris ou noirs. M. le cardinal de la Rochefoucauld, qu'on citoit pour exemple, répondit qu'il n'avoit jamais porté que des bas rouges, à la campagne comme à la ville; qu'on l'avoit pu voir avec des bas de bottes gris lorsqu'il montoit à cheval, mais qu'en descendant, il les quittoit et mettoit des bas rouges, et qu'il n'étoit pas régulier d'en porter d'autres; qu'il n'avoit toujours porté qu'un surtout rouge, qu'on pouvoit cependant en porter un gris. » Mais nous verrons que certains cardinaux affectaient, tout au contraire, de n'avoir que des habits galants et courts, d'une belle étoffe noire, avec broderies et dentelles, et que, s'ils gardaient les bas de couleur feu, c'était avec des garnitures assorties et des jarretières d'or. Le vendredi, ces habits étaient de couleur gris de lin. (*Correspondance de Bussy*, tome II, p. 87.) Avec l'habit long, un cardinal ne portait que la calotte rouge ou bonnet; en de rares occasions, un chapeau, non pas rouge, comme celui que le Pape leur donnait, et qui ne pouvait servir, mais noir. Saint-Simon a expliqué, dans une Addition sur l'évêque-duc de Coislin (*Journal*, tome XVI, p. 342), comment le rouge était tombé en désuétude chez nous.

1. Le 14 juin, à Cairo : *Diario*, p. 538.

2. Les derniers mots, depuis *à Livourne*, sont écrits en interligne, au-dessus de : « et le revit après, avec le G. Duc son frere, et encore ».

3. Ci-après, p. 235. Le *Diario* ne paraît pas parler de cette dernière rencontre.

4. Ferdinand, grand-prince héritier de Toscane, né le 9 août 1663, mourut avant son père le grand-duc régnant, le 20 novembre 1713, sans postérité de la princesse de Bavière dont il sera parlé tout à l'heure, p. 170.

5. Il rendit son chapeau au consistoire du 19 juin 1709, et épousa, le 14 juillet suivant, Éléonore de Gonzague, comme cela était projeté depuis 1700, mais mourut sans postérité, lui aussi, le 3 février 1711. Née le 13 novembre 1686, Éléonore de Gonzague mourut à Padoue le 17 mars 1742. Son frère, Joseph-Marie de Gonzague, de la branche de Saint-Paul, né le 20 avril 1690, succéda à un autre frère aîné, comme duc de Guastalla, le 19 avril 1729, et mourut le 15 août 1746, sans postérité.

depuis longtemps leur ont été prodigués : Philippe V le visita; tout se passa avec la plus grande satisfaction réciproque[1]. Comme il ne s'agissoit que de démonstration, et d'aucune affaire, dans cette légation, Barberin demeura peu de jours à Naples. Sa venue avoit différé le départ du roi d'Espagne[2]; il étoit pressé d'aller en Lombardie : il partit incontinent après le légat pour aller à Milan, et se mettre à la tête de l'armée[3].

Conspiration contre la personne de Philippe V.

Cette légation si marquée, et si fort emportée malgré l'Empereur, n'eut pas le succès pour lequel principalement on l'avoit desirée[4]. Tandis que Philippe V n'étoit

1. Il y a un compte rendu de cette légation dans le Supplément du *Corps diplomatique*, tome V, p. 358-359, à la suite de celui de la légation d'un autre cardinal Barberini en Espagne, en 1626.

2. « Le légat du Pape avoit donné du chagrin au roi d'Espagne par ses continuels retardements, lesquels étoient causés par les menaces de l'Empereur et la timidité du Pape; il n'étoit entré à Naples que le 30 mai, et S. M. C. prétendoit en partir le 1er de juin, au soir. » (*Sourches*, p. 295.)

3. Cette question de campagne à diriger par le roi lui-même avait été étudiée de part et d'autre. Son aïeul estimait qu'il y avait là une chance de développer en lui le goût de la gloire et d'assurer sa réputation, sans que d'ailleurs on l'exposât à des dangers inutiles. Philippe, pour son compte, croyait indispensable de ne pas moins faire que le roi des Romains, dont on annonçait la prochaine venue pour se mettre à la tête des armées impériales; c'est ce que nous avons vu dans le tome IX, p. 393, 394, 407-409, et cette considération le forçait à négliger la question pécuniaire, quel que fût l'état du trésor espagnol. Ses courtisans l'eussent volontiers détourné d'une entreprise qui n'était ni de leur goût, ni de leur intérêt; mais Louville, la Roche et les autres familiers français réduisirent au silence les opposants. Enfin le duc de Beauvillier consulta l'archevêque de Cambray, sans doute à la demande de son ancien élève. On a une partie de la réponse, où étaient d'abord pesés les avantages et les inconvénients de l'entreprise, puis établies les conditions indispensables : l'argent à trouver; la nécessité d'avoir un général français qui balançât l'autorité du duc de Savoie et du prince de Vaudémont, également suspects (ce pouvait être le prince de Conti, plutôt que tout autre, à condition d'être secondé par Catinat); point de visite à Rome; se garder contre le poison et les trahisons italiennes, qui pouvaient servir tant d'intérêts.

4. Après avoir exposé les symptômes qui avaient fait succéder l'in-

occupé qu'à répandre des grâces sur les seigneurs et sur les peuples du royaume de Naples, les privilèges confirmés, les dettes remises[1], il se brassoit[2] une conspiration conçue à Vienne, tramée à Rome, et prête d'éclater à Naples : il ne s'agissoit de rien moins que d'assassiner le roi d'Espagne[3]. Un des conjurés qui le vit le lendemain de son arrivée fut tellement touché de compassion en le

quiétude à la satisfaction première des conseillers du jeune roi, l'auteur des *Mémoires de Noailles*, p. 111-116, termine en ces termes, presque comme Saint-Simon : « Ainsi le voyage de Naples, dont on avoit espéré de si grands biens, ne servit guères qu'à découvrir le mauvais état de ce royaume, les vices de l'ancien gouvernement espagnol,... le génie factieux et turbulent des nationaux,... des abus de toute espèce,... et enfin l'impossibilité morale de remédier à tant de maux sans un calme profond, que la guerre éloignoit de plus en plus.... » Louville lui-même, qui, le mois précédent, écrivait à Torcy (lettre du 17 mai, vendue par M. Étienne Charavay le 5 janvier 1891) que rien ne ressemblait moins à une ville rebelle que Naples, tout retentissant de démonstrations enthousiastes et d'acclamations frénétiques, unanimes, Louville, qui croyait alors (ses *Mémoires*, p. 240-243) les Impérialistes accablés et l'intérieur du royaume sûr pour peu qu'on mît les fortifications en état, avec une artillerie suffisante et des garnisons françaises, n'avait pas cependant tardé à « prévoir des orages sous un ciel en apparence très serein. » Tandis que le comte d'Estrées écrivait encore : « Soyez présentement bien en repos pour Naples; il ne peut rien avoir à craindre, quand il n'y auroit aucunes troupes ici, » Louville dénonça avec terreur les vices dissolvants de l'administration passée ou présente des Espagnols, et l'insuffisance d'un séjour de quelques semaines pour y mettre ordre. Quant à Philippe V, sous le coup de vapeurs noires, il était absolument désespéré; son grand-père essayait en vain de remonter son courage.

1. Voyez le détail dans les *Mémoires de Noailles*, p. 111, et dans le *Mercure* de mai, p. 364 et suivantes.

2. *Brassoit* est en interligne, au-dessus de *tramoit*, biffé, et, plus loin, *conceüe* a été ajouté aussi au-dessus d'un premier *tramée*, biffé.

3. Les particularités qui vont suivre ne se trouvent ni dans le *Journal de Dangeau*, ni dans les *Mémoires de Sourches*, ni dans ceux de *Louville*, ni dans sa correspondance (recueil de Mgr d'Hulst), ni dans la *Gazette*, ni dans le *Diario* d'Ubilla; mais une lettre de Marly que j'ai rencontrée par hasard (ci-après, appendice XIII) rapporte les mêmes faits, presque dans les mêmes termes, et vient à l'appui de ce que racontait le correspondant de la *Gazette de Rotterdam* à Paris, n°s 29 et 30.

considérant, ou plutôt si touché par Celui qui veille à la conservation des rois, qu'il prit sur-le-champ la résolution de découvrir le complot. Il s'adressa à un des officiers de la cour, et demanda à parler au roi pour une affaire très importante et très pressée : on résolut de l'admettre. Il trouva le roi accompagné seulement de Marcin, des deux seigneurs du *despacho*[1] et de Louville, et, en leur présence, révéla toute la conjuration et ceux qui en étoient; il donna les lettres qu'il avoit apportées, il indiqua des gens travestis en moines, et des moines aussi, qui devoient arriver le lendemain par différentes portes. Effectivement ils arrivèrent, et ils[2] furent arrêtés en entrant dans la ville avec les lettres dont ils étoient chargés, qui vérifièrent tout ce que leur camarade avoit révélé. On se saisit de plusieurs seigneurs, un plus grand nombre prit la fuite; les prisons furent remplies de criminels[3]. Cependant on avoit secrètement dépêché à Rome, où on se saisit de la cassette du baron de Lisola[4], que l'Empereur y tenoit avec une sorte de caractère : il s'y trouva tant de choses précises sur le projet et l'exécution, que la cour de Vienne n'osa crier contre cette violence. Les plus coupables, de toutes qualités, de ceux qu'on avoit arrêtés furent exécutés dans les châteaux de Naples, d'autres envoyés aux Indes, plusieurs bannis; on fit grâce au grand nom-

1. Le duc de Medina-Sidonia et le comte de San-Estevan.
2. *Il*, au singulier, dans le manuscrit.
3. C'est à la fin du séjour (lettres de Louville à Torcy, 26 et 29 mai; ses *Mémoires*, tome I, p. 268-275) qu'un comte Louis Pepoli, de Milan, allié ou ami de tous les ministres impériaux, tira le secret du résident vénitien dont il sera parlé plus loin (p. 229) et en fit la révélation à Louville et aux ministres espagnols; on a une partie de ses rapports au Dépôt des affaires étrangères, et ils seront donnés dans notre appendice XIII. Mais il parut bon, tout en prenant les précautions nécessaires, d'attendre que Philippe V eût quitté Naples pour procéder à la répression du complot; c'est seulement après son départ, le 8 juin, que le vice-roi fit faire les arrestations dont Saint-Simon parlera aussi plus loin, p. 229-230.
4. Même observation sur ce nom que ci-dessus, p. 158.

bre[1]. Tout ce qui n'étoit point de la conjuration, seigneurs et peuple, en témoigna la plus grande indignation[2]. On crut, sur cette disposition publique, éteindre toute mauvaise volonté par la clémence, la confiance et les bienfaits[3]. Ils furent poussés jusqu'à former un régiment des gardes entièrement composé de Napolitains, officiers et soldats, auxquels le roi déclara qu'il vouloit confier la garde de sa personne[4]. Il fut incontinent sur pied, et le

1. Selon le *Diario* d'Ubilla, qui ne parle que très incidemment de ces faits, et selon la *Gazette d'Amsterdam*, n^os^ L à LXII, quinze des conjurés furent punis de mort, vingt-quatre envoyés à Ceuta, et quelques autres en Espagne; mais le roi, qui se trouvait alors à Gênes, fit grâce à soixante-dix personnes. C'était trop d'indulgence selon Louville (ses *Mémoires*, p. 291; lettre à Torcy, 25 juin; lettre de Torcy, 24 juillet); au moins eût-il fallu confisquer les biens des coupables marquants.

2. Voici comment s'expriment, dans le même sens, les *Mémoires de Sourches* (p. 318) : « Le 15 juillet,... on eut avis de Naples, par des lettres du 20 de juin, que la noblesse et le peuple étoient dans une indignation extraordinaire de la dernière révolte;... que le peuple étoit tellement irrité contre le cardinal Grimani, qu'il l'auroit déchiré en pièces, s'il l'avoit tenu entre ses mains, et même qu'on ne savoit pas s'il seroit fort en sûreté à Rome, à cause d'un grand nombre de personnes de qualité du royaume de Naples qu'il avoit voulu faire passer pour complices de cette dernière perfidie, et qui ne manqueroient pas de s'en ressentir. » Dangeau n'a pas recueilli ces nouvelles.

3. Cependant on était en pleine défiance à Versailles. Non content d'avoir envoyé six officiers français pour veiller sur Philippe V (ci-après, p. 176), Louis XIV insistait sans cesse pour qu'il constituât autour de lui une garde d'élite, et le jeune roi finit par reconnaître que cette mesure était indispensable en face, non seulement de conspirations ou de coups de force, mais, comme Saint-Simon vient de le dire, de tentatives directes contre la personne royale, soit par le fer, soit par le poison, « les Allemands étant capables de tout entreprendre. » (Baudrillart, *Philippe V*, tome I, p. 107-111; Millot, *Mémoires de Noailles*, p. 119-120; *Mémoires de Tessé*, tome I, p. 332-334; *Mémoires de Villars*, tome I, p. 337.) Fénelon, nous l'avons vu, partageait ces craintes, que justifient les documents, surtout la correspondance du cardinal de Janson et les lettres du prince de Liechtenstein ou des agents allemands interceptées par ses soins : Affaires étrangères, vol. *Rome* 427 et *Naples* 15.

4. Cette organisation avait été résolue dès l'arrivée à Naples : voyez le *Diario* d'Ubilla, p. 451-452 et 455-456, le *Journal de Dangeau*,

roi en prit une partie sur le bâtiment qu'il monta et qui le porta à Final[1]. Je ne sais qui fut auteur de ce conseil et d'une confiance si outrée; elle pensa être funeste : M. de Vendôme découvrit, par des lettres interceptées, que des officiers de ce régiment avoient traité avec le prince Eugène de lui livrer le roi d'Espagne mort ou vif en le conduisant à l'armée, appuyés de deux mille chevaux[2] que ce général devoit envoyer secrètement au-devant d'eux, soutenus d'un plus gros corps pour s'emparer de sa personne. Sur cet avis quelques-uns de ces officiers furent observés, pour les arrêter tous; mais la crainte d'être découverts, qui les occupoit sans cesse, leur donna du soupçon : presque tous s'enfuirent; on n'en put saisir que peu, qui avouèrent d'abord tout ce que M. de Vendôme avoit mandé, et ne laissèrent rien ignorer de cet horrible complot[3]. Le régiment fut aussitôt cassé et dis-

p. 416, les *Mémoires de Sourches*, p. 275, ceux de *Louville*, p. 260, et ceux de *Noailles*, p. 112, la *Gazette*, p. 252 et 269, le *Mercure* de mai, p. 394-397. Comme la *Gazette*, le *Journal de Dangeau* et les *Mémoires de Sourches*, Saint-Simon dira plus loin (p. 177) que le commandement de cette troupe d'élite, affectée à la garde du roi le 3 mai, fut donné à don Gaëtan Coppola, prince de Montefalcone. En effet, ce chef avait été choisi sur une liste de trois candidats présentée par les grands seigneurs napolitains dont les compagnies de cavalerie étaient prises pour former ce corps, et qui se refusaient à marcher sous des commandants espagnols (*Gazette d'Amsterdam*, n° XLIV); mais, le prince n'ayant pu accepter, on mit à sa place François Gaëtano y Aragon, fils du duc de Laurenzano, qui, jusque-là au service de l'Empereur, appartenait à la même famille que le duc Gaëtano, prince de Caserte, auteur du complot de 1701 (*Journal de Bulifon*, p. 53-55).

1. Le roi quitta Naples le 2 juin, pour se rendre à Finale, port de la côte génoise entre Savone et Albenga, que les Espagnols avaient enlevé aux Carretto en 1602 : *Diario* d'Ubilla, p. 520-523 et 535.

2. *Cheveaux*, dans le manuscrit.

3. Suivant la dénonciation recueillie à la fin de mai par Louville (ses *Mémoires*, p. 270), « il n'était pas généralement convenu de tuer Philippe; néanmoins, il y avait lieu de penser qu'on s'en déférait à l'armée dans le tumulte de quelque affaire, car le prince de Trebisaccia s'était offert pour porter le coup, certain, avait-il dit, d'être secondé par les princes de San-Severo et Tito Caraccioli, tous deux capitaines dans

persé, et on veilla plus que jamais à la conservation du roi d'Espagne. J'ai voulu rapporter cette suite sans interruption[1].

Entrevue de Philippe V et de la cour de Toscane à Livourne, qui traite le grand-duc d'*Altesse*.

Le roi d'Espagne s'arrêta à Livourne[2], sans coucher à terre, où le grand-duc et toute sa cour l'attendoit et lui fit des présents dignes d'un grand roi[3]. Il fut reçu avec toutes les marques possibles d'amitié et de[4] distinction, jusque-là que le roi lui donna l'*Altesse*[5]. La grande-princesse surtout témoigna une joie extrême et la plus tendre pour ce prince son neveu[6] : elle étoit sœur de Madame la Dauphine sa mère[7]. Philippe V lui témoigna les plus

ce beau régiment des gardes qui suivait le roi à la guerre. » Voyez ci-après, p. 229. Plus tard, en pleine campagne, ce fut un major du régiment même donné à Louville qui se chargea d'introduire chaque jours, lorsque l'ordre se donnait chez le roi, un officier de l'armée impériale : *Mémoires de Sourches*, tome VII, p. 373.

1. Cette méthode va l'exposer à se répéter ou à se contredire, maintenant qu'il reprend le *Journal* pour guide.

2. Ce port, jadis aux Pisans, puis aux Génois, était devenu florentin depuis Côme de Médicis et possédait un palais grand-ducal, une statue équestre de Ferdinand III, des arsenaux, etc.

3. Le 8 juin : *Dangeau*, p. 444; *Sourches*, p. 302; *Gazette*, p. 307-308; *Mercure* supplémentaire de juin, p. 93-94; Quincy, *Histoire militaire*, tome III, p. 662-663; *Diario*, p. 526-531; *Journal de Bulifon*, p. 216-220. La *Gazette* énumère les articles dont se composait le « régale » offert par le grand-duc : huit cents caisses de vin exquis et deux mille barils pour les équipages des galères royales, six cents veaux monganes (de lait), six cents autres veaux, deux cents bœufs, cinq cents moutons et autant d'agneaux, mille jambons, avec quantité de volailles, pigeons, faisans et perdrix, de fromages et de fruits confits, de caisses de chocolat, et enfin de cassettes de remèdes fabriqués dans cette « fonderie » que nous connaissons déjà. On disait que cette simple visite de passage avait dû coûter quatre ou cinq cent mille livres au grand-duc. Encore le jeune roi, dans sa hâte d'être à l'armée, refusa-t-il de descendre de sa galère.

4. *De* est en interligne.

5. Voyez ce qui a été dit de cette qualification dans notre tome V, p. 38-40 et 270-274, et l'article ALTESSE ROYALE dans le *Moréri* de 1718 ou dans celui de 1759.

6. C'est Dangeau qui dit cela.

7. La grande-princesse, c'est-à-dire la femme du grand-prince héritier présomptif du grand-duc, était Yolande (*alias* Violante)-Béatrix de

grands égards, beaucoup d'amitié, et la vit tête à tête. Il ne s'assit en aucune de ces occasions, et ils se séparèrent avec regret de se quitter[1]. Ce fut là où le cardinal de Médicis, venu avec le roi et[2] sur son même bâtiment de Naples, prit congé de lui. Ils s'en retournèrent tous à Florence, charmés et comblés de tout ce que le roi avoit fait dans cette entrevue. Celle qui suivit ne réussit pas si bien[3]. La cour d'Espagne ayant enfin mis pied à terre à Final, le roi, en chaise de poste, prit le chemin d'Alexandrie, où la cour de Savoie s'étoit rendue. M. de Savoie vint à quelques milles au-devant de lui, et mit pied à terre dès qu'il aperçut sa chaise[4]. Le roi, le voyant tout

Entrevue de Philippe V et de la cour de Savoie à Alexandrie. Fauteuil manqué. [*Add. St-S. 433*]

Bavière, née le 23 janvier 1673, fille de l'électeur Ferdinand-Marie et d'Henriette-Adélaïde de Savoie. Elle avait été mariée le 21 novembre 1688, à Munich, avec Ferdinand de Médicis (1663-1713), et mourut sans postérité, le 30 mai 1731. La Dauphine lui avait légué une bague en 1690. Sur son mariage, voyez les *Mémoires de Villars*, tome I, p. 91-92 et 389-397.

1. Ces deux derniers détails ne sont pas pris au *Journal*.

2. Les quatre derniers mots ont été ajoutés en interligne.

3. Dangeau dit seulement, à la date du 26 juin (p. 442) : « On eut des nouvelles de Milan du 18. Le roi d'Espagne y étoit arrivé; il en devoit repartir incessamment pour aller se mettre à la tête de l'armée. Il a vu M. de Savoie entre Final et Alexandrie, et Mmes les duchesses de Savoie à Alexandrie, d'où M. de Savoie est retourné avec elles à Turin, et on ne croit plus qu'il fasse la campagne. Il paroît même qu'en ce pays ici on n'a pas grande envie qu'il la fasse. » Et trois jours plus tard (p. 446) : « M. de Savoie avoit écrit ici pour demander ce qui seroit le plus agréable au Roi, ou qu'il suivît le roi d'Espagne à l'armée, ou qu'il demeurât à Turin; on lui a fait réponse qu'on croyoit que le parti qu'il prendroit seroit toujours le meilleur, et il a pris celui de retourner à Turin. » L'Addition placée ici, et que Saint-Simon destinait à l'article du 26, a été transcrite par son copiste en regard du 28.

4. C'est dans la petite ville d'Acqui qu'eut lieu cette entrevue, le 14 juin : *Mémoires de Sourches*, p. 502; *Diario* d'Ubilla, p. 539-542; *Journal de Bulifon*, p. 233-234; *Mémoires de Noailles*, p. 119; *Mémoires de Louville*, p. 282-285. Les détails que va donner Saint-Simon ne viennent pas des articles du *Journal de Dangeau* reproduits ci-dessus; ils ne sont point non plus dans la correspondance de Louville qui nous a été communiquée, ni dans les analyses données par l'auteur

proche, descendit et l'embrassa. Après d'assez courts compliments, le roi lui fit excuse de ne pouvoir lui offrir une place dans une si petite voiture, et ajouta qu'il espéroit le revoir dans peu, et lui donner à souper le soir même. Le duc fut d'autant plus aise de cette invitation, qu'il compta consolider par là d'une manière plus authentique et plus publique l'usurpation qu'il s'étoit adroitement ménagée[1]. Marcin n'étoit pas né pour être instruit du cérémonial[2]; il étoit poli jusqu'à la bassesse, et, de plus, fort étourdi. M. de Savoie, en le faisant pressentir sur la manière dont il seroit reçu, et ne mettant pas en doute qu'il n'eût qu'un fauteuil, fit[3] valoir sa déférence de ne prétendre pas la main, quoique le fameux Charles-Emmanuel eût eu l'une et l'autre en Espagne, où il alla en personne épouser la fille de Philippe II[4]. Marcin gagné, les deux seigneurs du *despacho* n'osèrent s'opposer à son consentement; mais tous trois en firent un secret à Louville. Le prince de Vaudémont attendoit aussi le roi d'Espagne à Alexandrie[5].

de ses *Mémoires*. Néanmoins, on va voir que notre auteur ne pouvait les tenir que de Louville lui-même, qui prit toute la responsabilité des faits : ci-après, p. 451, et Additions et corrections.

1. Nous avons vu (tomes III, p. 133 et 134, 156 et 270, V, p. 273 274, et VI, p. 22, 23, 28 et 383-384), et nous verrons encore plus tard (tomes V de 1873, p. 12, et VI, p. 363) comment Victor-Amédée obtint « pièce à pièce » la qualification d'*Altesse Royale* pour lui-même, puis le traitement des ambassadeurs de têtes couronnées pour ses représentants dans les cours étrangères et en France même. Il y a aussi, dans les *Écrits inédits*, tome III, p. 184-185, un chapitre du mémoire de 1711 sur les *Changements arrivés à la dignité de duc et pair*.

2. Voyez notre tome IX, p. 29, et ci-après, p. 175 et 424.

3. Avant *fit*, Saint-Simon a biffé *il*.

4. Voyez ce qui a été dit de ce mariage dans nos tomes VI, p. 383, et IX, p. 224-225, et Gayot de Pitaval, *Saillies d'esprit*, p. 321.

5. On a vu dans le tome IX, appendice VII, p. 369-370, combien sa situation était précaire depuis la première campagne; à force de protestations chaleureuses, il était parvenu à triompher des soupçons ou des préventions (ci-après, appendice VII, p. 481-485 et 488), et, sur la fin de 1702, Philippe V lui renouvela ses pouvoirs dans le Milanais, arrivés à la fin de la seconde période triennale; il y joignit même une augmen-

Il fut averti du fauteuil comme ce prince arrivoit, et, un moment après, il s'en alla chez lui. Il rencontra Louville en entrant dans l'appartement. Blessé à l'excès de ce fauteuil à cause du duc de Lorraine son père pour qui il n'en avoit jamais été question en Espagne[1], il attaqua Louville là-dessus; celui-ci n'en vouloit rien croire, et ne se rendit que lorsque, avançant tous deux dans l'appartement, ils virent les deux fauteuils préparés. Louville entra dans le cabinet du roi d'Espagne, où il apprit ce que je viens de raconter. Piqué[2] pour la grandeur de son maître, peut-être encore du secret qu'on lui avoit fait, [il] représenta au roi d'Espagne la différence de la maison de France, dont pas un prince du sang ne cédoit aux Électeurs ni au duc de Savoie, comme il étoit arrivé au même Charles-Emmanuel à Lyon et à Paris avec le prince de Condé, sous Henri IV, duquel il n'avoit jamais prétendu le fauteuil[3], d'avec la maison d'Autriche, qui ne connoît point, dès qu'on s'assit, de distinction de sièges, qui donne le fauteuil aux Infants, et qui avoit traité Charles-Emmanuel en infant à cause de son mariage[4]; que l'électeur de Bavière, à qui M. de Savoie cédoit, et avoit toujours cédé à Venise, où ils s'étoient trouvés tout un carnaval ensemble, n'avoit jamais eu qu'un tabouret devant le roi Guillaume, sans avoir prétendu mieux, quoique l'Empereur lui donnât un fauteuil; que ce seroit dégrader et sa

tation de huit mille écus à prendre sur les biens que l'Amirante et le marquis del Vasto possédaient en Italie (*Gazette d'Amsterdam*, 1702, Extr. c et n° ci). Le duc de Savoie parut très surpris de ce regain de faveur.

1. Le duc Charles IV, cité en dernier lieu dans notre tome IX, p. 45 et 46, comme ayant été prisonnier en Espagne.

2. Avant *picqué*, il a biffé *Louville*, mais sans y substituer le pronom qu'il eût fallu ajouter à la ligne suivante.

3. Voyez notre tome VI, p. 383. Les *Mémoires de Mademoiselle*, tome III, p. 312-319, et ceux de *Mme de Motteville*, tome IV, p. 136, 137 et 140, montrent aussi, en 1658, le second Charles-Emmanuel prétendant prendre la main sur Monsieur. On a là-dessus un mémoire autographe de Sainctot : Arch. nat., KK 1446, fol. 274-275.

4. Tome IX, p. 242-243.

maison et sa couronne que d'être la dupe des artifices de M. de Savoie, et de fonder par cette foiblesse la même prétention pour les Électeurs, et sans doute pour d'autres souverains qui ne l'imaginoient pas jusqu'à cette heure. Avec ces raisons très pertinentes Louville convainquit le roi d'Espagne, qui ordonna d'ôter les deux fauteuils. Un demi-quart d'heure après M. de Savoie arriva, et fut reçu debout, et, comme le roi d'Espagne ne parla point de s'asseoir, il sentit bien qu'il y avoit du changement : il le voulut sonder jusqu'au bout par le souper, auquel il avoit été convié; mais, dans le courant de la conversation, le roi l'en éconduisit par des excuses, sous prétexte que ses officiers n'étoient pas arrivés. Alors le duc de Savoie comprit qu'il n'avoit plus de fauteuil à espérer. Il ne fit aucun semblant de s'en apercevoir, abrégea sa visite, et s'en alla outré de dépit[1]. Le lendemain, le roi l'alla voir, et les deux duchesses, avec lesquelles tout se passa le

1. Voici comment le fait est raconté dans les *Mémoires de Louville* (p. 284-285; comparez ci-après, p. 439, un fragment de sa correspondance) : « Les rois d'Espagne, plus que tous les autres monarques, sont tenus à garder une haute étiquette. Ils ne doivent manger qu'avec des rois et ne donner près d'eux de fauteuil qu'à des rois. Le duc de Savoie, qui n'était point couronné, ne pouvait donc souper avec son gendre, ni s'asseoir devant lui autrement que sur un pliant. Cependant il prétendait aux honneurs du festin et du fauteuil si ouvertement, que le *despacho* se laissait déjà fléchir, quand Louville représenta que la question était déjà jugée contre M. de Savoie, puisque ni Monseigneur, ni M. le duc de Bourgogne, à Versailles, n'avaient obtenu ces honneurs malgré leur qualité de père et de frère aîné du roi d'Espagne. Le duc, ayant été repoussé par ce raisonnement sans réplique, se trouva bientôt si constipé (ce fut son expression), qu'il retourna sur-le-champ à Turin, en s'excusant de ne pouvoir faire la campagne : ce qui combla les vœux du marquis; car, il faut l'avouer, ce dernier n'avait si fort plaidé la cause de l'étiquette, dans cette circonstance, que dans la vue d'éloigner du centre des opérations militaires un coopérateur déjà très suspect, et, en tout cas, très inutile. » Une lettre de Montviel a fourni les mêmes détails à l'auteur des *Mémoires de Noailles.* Au contraire, Ubilla, dans son *Diario*, insiste sur la concession de l'*Altesse Royale* et sur l'égalité des tabourets ou pliants donnés pour tous. Comme l'ambassadeur

plus poliment, et même avec une sorte d'ouverture[1], surtout avec la fille de Monsieur[2]. M. de Savoie parut respectueux et fort mesuré. Les quatre ou cinq jours de séjour se passèrent de la sorte, toujours debout et sans jamais aucun particulier. Au départ du roi, la cour de Savoie prit congé de lui; M. de Savoie lui fit ses excuses de ne pouvoir faire la campagne comme il l'avoit projeté, et même de ne pouvoir fournir autant de troupes que l'année précédente[3]. Ce prince[4] ne mit guères, dans Alexandrie même, à découvrir d'où lui étoit venu le coup, et il n'oublia rien pour piquer Marcin et les seigneurs du *despacho*[5] contre Louville, qui, de sa part, leur fit goûter ses excuses de n'avoir pas eu le temps de les avertir avant de détourner le roi de ce fauteuil. Les deux seigneurs du *despacho*, qui n'avoient cédé à Marcin que par crainte, étoient ravis, ainsi que tous les autres grands, que ce fauteuil eût avorté, et le bas et timide Marcin n'osa trouver rien mauvais du favori du roi d'Espagne qui avoit toute la confiance de notre cour. Nous verrons en son lieu que M. de Savoie, n'ayant pu réussir avec eux, prit d'autres mesures pour se venger de Louville[6]. Il en fut averti par Phélypeaux, ambassadeur de France à Turin, sur la fin de la campagne; mais la partie fut si bien liée, qu'au lieu de la récompense qu'il méritoit, il se trouva perdu, comme je le rapporterai en son temps[7].

Phélypeaux n'était pas alors présent, sa correspondance (vol. *Turin* 110, fol. 246, 253 et 272) manque de précision.

1. *L'Académie* n'a jamais donné que les locutions *ouverture de cœur* et *ouverture d'esprit*.

2. Mère de la reine.

3. Dès le commencement de la campagne, il s'était excusé de ne pouvoir fournir que cinq mille sept cents hommes pour le prix du subside que lui faisait la France (*Dangeau*, p. 400). Selon Montviel (*Mémoires de Noailles*, p. 119), le duc avait d'abord donné à son gendre d'excellents conseils; mais l'affaire du fauteuil acheva de l'aliéner.

4. Ces deux mots sont en interligne, au-dessus de *M. de Savoye*, biffé.

5. Ici, *déspacho*. — 6. Voyez les Additions et corrections, p. 606.

7. Dès l'année prochaine, aussitôt après la rentrée en Espagne.

Philippe V à Milan.

M. de Vaudémont suivit le roi d'Espagne à Milan, dont il lui fit splendidement les honneurs[1]. Ce fut en cette ville que le roi d'Espagne apprit par M. de Vendôme la conjuration ourdie par ce régiment des gardes napolitaines que j'ai déjà racontée[2]. L'éclat qui[3] en suivit l'avis, et qui retomboit si à plomb sur la cour de Vienne et sur le prince Eugène, engagea ce dernier[4] à s'en justifier comme il put par une grande lettre qu'il écrivit à M. de Vendôme, qu'il lui envoya par un trompette[5]. M. de Vendôme lui répondit du verbiage honnête, qu'il finit par ces mots remarquables : « Qu'il avoit trop bonne opinion de lui pour pouvoir soupçonner[6] qu'il fût capable d'exécuter un si horrible complot, quand bien même il en eût reçu les ordres[7]. » Le Roi, averti du danger, fit choisir dans toutes ses troupes six officiers de distinction, lieutenants-colonels, majors[8] et capitaines, qu'il envoya au roi son petit-fils pour être toujours autour de lui[9]. C'étoit en effet des gens de

1. *Dangeau*, p. 445-446; *Sourches*, p. 305; *Gazette*, p. 323; *Diario* d'Ubilla, p. 545-558, avec estampe du roi dans sa petite voiture; *Mémoires de Noailles*, p. 119 et 123; *Mercure* de juillet, p. 276-287.

2. Ci-dessus, p. 168-170. — 3. Le manuscrit porte : *l'éclat que qui.*

4. Ayant écrit : *l'engagea*, il a biffé *l'*, et écrit en interligne : *ce d^r^*.

5. Instruit par une lettre que ses troupes avaient interceptée, Eugène écrivit au duc de Vendôme : « L'on fait savoir à M. le duc de Vendôme et à toute son armée que le prince n'a jamais été un assassin, et qu'il n'y a aucune raison qui pût l'obliger à une aussi infâme action. Il est même connu dans le monde sur le pied de ne servir que pour l'honneur et la gloire, outre qu'il sert un maître qui ne s'est jamais servi de pareilles voies, et qui est incapable de les commander.... » (Affaires étrangères, vol. *Espagne* 101, fol. 286). Les documents (ci-après, p. 490-491 et 506-511) ne le chargent pas personnellement.

6. *Qu'on soubçonne* corrigé en *pouvoir soubçonnér* (sic).

7. Réponse rapportée de même par le duc de Luynes, dans une note du tome V de ses *Mémoires*, p. 323, sur le récit que venait de lui faire, en mars 1744, le marquis de Bissy, qui était à l'armée d'Italie en 1702.

8. La majuscule *M* corrige une *m* minuscule.

9. D'après les lettres de Torcy à Louville, 27 février, et du Roi à son petit-fils, 29 mai, cet envoi était décidé bien avant les événements de Naples. « Le Roi, dit Dangeau le 13 mars (p. 351-352), a choisi six

valeur, de conduite et de probité, et d'une fidélité éprouvée, et même des gens d'esprit, dont quelques-uns l'avoient orné, et tous fort capables au delà de leur grade. Il est étrange que pas un d'eux n'ait fait la moindre fortune[1]. C'étoit don Gaëtano Coppola[2], prince de Montefalcone, qui étoit colonel des gardes napolitaines[3].

J'ai voulu raconter de suite tout ce qui regarde le roi d'Espagne depuis Barcelone jusqu'à Naples et à Milan[4]. J'ajouterai que la reine d'Espagne obtint à peu près ce qu'elle voulut des états d'Aragon à Saragosse[5], qui protestèrent sur ce qu'ils ne devoient être tenus que par des rois, et non par une reine[6]. Elle s'en alla de là à Madrid[7],

États d'Aragon. La reine d'Espagne à Madrid

officiers de mérite et de distinction pour les envoyer à Naples, au roi d'Espagne, qui les emploiera comme il le jugera à propos. Le Roi leur donne à chacun, outre ce qu'ils tirent de leurs emplois, cinq cents livres par mois. Ces six officiers sont : MM. des Aides, colonel réformé de dragons ; Lessart, colonel réformé ; de Ons, lieutenant-colonel de dragons ; le chevalier Paul, et Lützbourg, lieutenants-colonels de cavalerie, et Monchains, capitaine des grenadiers de Bourbonnois. » Les *Mémoires de Sourches* orthographient mieux ces quatre noms (p. 234) : Dezeddes, des Ons, des Essarts, Monchamp ; et ils nomment, au lieu de Lützbourg, un lieutenant-colonel de dragons, Gaffard. En outre, quand Philippe V avait désigné ses aides de camp, il avait réservé cinq places à ses amis français : Elbeuf, Louville, Montviel, Caylus et Valouse (*Diario*, p. 537 ; *Mercure* de juillet, p. 285-286 ; *Gazette de Rotterdam*, n° 12 *bis*).

1. Comme on en était convenu, ils revinrent en France une fois le voyage fini, avec un diamant de trois cents pistoles et une épée d'or de cent pistoles pour chacun ; le Roi donna des pensions aux deux colonels, et des commissions de colonel à ceux qui n'avaient pas atteint ce grade. Il les renvoya encore à son petit-fils en février 1704, des Essarts et Dezeddes étant alors brigadiers. Le premier devint lieutenant général en 1720. Nous verrons Dezeddes périr en Alsace en 1705, et Monchamp au siège de Tortose, faisant fonctions de major général, le 25 juin 1708.

2. Ici, *Coppala*. — 3. Ci-dessus, p. 168-169. — 4. Ci-dessus, p. 170.

5. Nous nous sommes arrêtés ci-dessus, p. 151, à son départ pour cette capitale et à l'ouverture des cortès.

6. C'est Dangeau qui raconte cela (p. 447). Comparez le *Mercure* de juin, p. 169-194 et 458-464, les *Mémoires de Noailles*, p. 116-118, la *Gazette*, p. 329, etc.

7. Les conseillers de Philippe V eussent voulu que la reine rentrât

où, pour la forme, elle fut à la tête de la junte du gouvernement, dont le cardinal Portocarrero étoit le véritable régent[1]. Ce fut un grand accueil entre lui et la princesse des Ursins, son ancienne amie[2], qui, sous prétexte de former la reine au sérieux et aux affaires, commença elle-même à s'y initier[3]. Il ne se peut rien ajouter à l'esprit, aux grâces, à l'affabilité que cette jeune reine montra pendant son voyage et à son arrivée à Madrid. Le naturel y eut grand part, et la princesse des Ursins grand honneur par les soins qu'elle prit à la former[4]. Elle ne s'en donna pas moins à la gagner, et elle y réussit au delà de

à Madrid le plus tôt possible; mais les ordres nécessaires n'arrivèrent de Naples à Saragosse que le 29 mai : elle se hâta alors de clore la session, partit le 17 juin, et arriva à Madrid le 30 (*Diario*, p. 549-551). Il y a une relation de son entrée dans le *Mercure* de juillet, p. 263-265. Elle écrivit à sa sœur la duchesse de Bourgogne que la capitale du royaume espagnol lui paraissait plus belle qu'elle ne l'avait pensé.

1. *Journal de Dangeau*, p. 463. Louis XIV avait conseillé de conserver les mêmes personnes que dans la junte de 1701 : ci-contre, p. 179 et note 4. Comme régente, Marie-Louise signait : Yo LA REYNA.

2. Voyez notre tome IX, p. 94-95.

3. Pour n'effaroucher personne, elle avait commencé par protester, même avec Torcy, qu'elle ne se mêlerait plus de rien une fois le voyage fini; il fallut que le ministre insistât, au nom du Roi, et appuyât ainsi les invites du cardinal Portocarrero pour qu'elle prît la direction des affaires : *Mémoires de Noailles*, p. 121; Baudrillart, *Philippe V*, tome I, p. 130-131.

4. On en peut juger, non seulement par les témoignages que Louville et Mme des Ursins étaient les premiers à rendre chaque jour (*Mémoires de Noailles*, p. 99, 122-123, 128-129; *Mémoires de Louville*, tome I, p. 231-232; *Lettres inédites de la princesse des Ursins*, publiées par M. Geffroy, p. 123 et 126-127), mais aussi par les nombreuses lettres de la cour (*Dangeau*, tome VIII, p. 302), dont plusieurs ont été citées ou employées par M. Alfred Baudrillart (*Philippe V*, tome I, p. 99-103). Tessé écrivait alors à la duchesse de Bourgogne (recueil Rambuteau, p. 122) : « J'ai vu des dépêches de la propre main de la reine votre sœur, qui sont des volumes de détails et d'affaires qui surprennent. Je ne sais comment, fille et sœur de deux personnes qui haïssent tant à écrire, elle a pu vouloir tant et si bien faire une chose que, à juger par vous, vous pourriez faire fort bien, et que vous aimez à faire si rarement. »

ses espérances. Elle ne fut pas moins heureuse à lui[1] inspirer le goût du crédit et des affaires[2]. Dans une si grande jeunesse, elle assista tous les jours à la junte[3], qui étoit composée du cardinal Portocarrero, don Manuel Arias, gouverneur du conseil de Castille, le duc de Medina-Celi, les marquis de Villafranca et de Mancera, et du comte de Monterey[4]. J'ai parlé suffisamment de tous ces personnages pour les faire connoître; retournons maintenant sur nos pas[5].

Junte

Le comte d'Estrées revenu à Toulon, M. le comte de Toulouse partit pour s'y rendre[6] accompagné d'O, qui fut

Comte de Toulouse va à la mer.

1. Ce commencement de phrase est en interligne, au-dessus de *Retournons maintenant sur nos pas*, renvoyé sept lignes plus loin, et ce dernier mot avait été surchargé en *donner*, biffé à son tour.

2. Louis XIV avait dressé pour le roi et la reine une instruction qui est imprimée dans ses *Œuvres*, tome VI, p. 94-95.

3. Mme des Ursins écrivait à Torcy que la jeune reine tenait jusqu'à trois conseils par jour, et toujours avec autant d'intelligence que de souplesse et de docilité. Elle finit par apporter aux séances un ouvrage d'aiguille, auquel elle se mettait dès que la discussion s'égarait et prenait mauvaise tournure. Dans une lettre du 27 juillet (Dépôt des affaires étrangères, vol. *Espagne* 106, fol. 302), elle peint son affairement.

4. Ces noms sont donnés par Dangeau. La junte de régence avait été désignée dès le 2 février : *Diario* d'Ubilla, p. 362-364; *Mercure* du mois, 2e partie, p. 441-446. Louis XIV fut d'avis de la maintenir telle quelle, en donnant toutefois la voix d'honneur à Marie-Louise et faisant faire les expéditions sous son nom seul, quoique les décisions se prissent à la pluralité des voix (instruction du 24 avril, dans ses *Œuvres*, tome VI, p. 94-95; Dépôt des affaires étrangères, vol. *Espagne* 97, fol. 259). Philippe V constitua cette junte par un décret daté de Naples, le 13 mai : *Diario*, p. 462-465.

5. Ci-dessus, p. 149-153.

6. Pour prendre ses fonctions d'amiral : ci-dessus, p. 118 et 151. C'est le 7 mars que cette décision fut annoncée au prince, et on connut le même jour les choix qui vont être énumérés. Le 18 mai suivant, Philippe V, étant à Naples, le nomma, en le qualifiant de son oncle, grand amiral des vaisseaux et galères d'Espagne : K 1332, n° 1[1], fol. 178-179. Déjà la lieutenance générale des mers d'Espagne était donnée à M. d'Estrées, et celle des mers de l'Amérique à M. de Châteaurenault (tome IX, p. 400). Il y a un compte rendu de la réception du prince à Marseille dans les *Bienfaits du Roi*, ms. Fr. 7666, fol. 42.

fait chef d'escadre[1]. Cheverny[2], attaché[3] comme d'O à Mgr le duc de Bourgogne, n'avoit depuis beaucoup d'années aucune santé pour l'accompagner à la guerre, ni pour monter même un moment à cheval[4] : tellement que le Roi leur joignit[5] en quatrième Gamaches, qu'on avoit longtemps appelé Cayeux[6], qu'il[7] avoit mis auprès de M. le duc d'Orléans avant la mort de Monsieur, et qui depuis étoit à louer, parce que ce prince avoit une maison, et
Mgr le duc de Bourgogne presque toute celle de feu Monsieur. Le choix parut encore plus sauvage que la première fois[8] ; mais au moins

1. « M. le marquis d'O suivra M. le comte de Toulouse, dit Dangeau (p. 344); il a servi longtemps sur mer, et le Roi croit qu'il peut y être très utile à M. le comte de Toulouse, qui a une grande confiance en lui. » Huit jours plus tard (p. 352), on lui conféra le grade de chef d'escadre, quoiqu'il y eût plusieurs capitaines de vaisseau plus anciens que lui, et le Roi lui donna un des justaucorps bleus le 22 septembre suivant. Bien vu à la cour et tout-puissant chez M. le comte de Toulouse (voyez notre tome VI, p. 357), il n'avait pu cependant, en 1700, obtenir, dans la province confiée à ce prince, ni une lieutenance de Roi, ni le gouvernement de Nantes : tome IX, p. 7.

2. Avant ce nom, Saint-Simon avait, tout d'abord, écrit : « Saumery, qui fit valoir une vieille blesseure dont jamais ho[e] ne tira tant de parti, aima mieux aller aux eaux qu'à l'armée, laquelle luy fit naistre[a] ce besoin auquel il ne songeoit pas depuis 20 ans, et qui luy vint tout à coup. » Il a biffé ensuite cette phrase, et écrit en marge : « Ce ne fut que l'autre campagne de Fl. »

3. *Attaché* est en interligne, au-dessus de *son beau frère attaché*, biffé. Après *co[e]*, qui suit, *luy et* a été biffé.

4. Sur Cheverny, voyez notre tome VI, p. 358-360. Lui et sa femme, à l'ambassade de Danemark, « avoient gagné le scorbut et laissé leur santé et leurs dents » (*ibidem*, p. 369). Voyez ci-après, p. 181, note 4.

5. *Leur joignit* est en interligne, au-dessus de *mit avec eux*, biffé.

6. Claude de Gamaches : tomes I, p. 105, II, p. 206 (ci-après, Additions et corrections, p. 606), et VI, p. 357. Il ne prendra le titre de Gamaches qu'en 1704, quand mourra sa mère, l'amie des Conti, des Longueville et de la première femme de Claude de Saint-Simon.

7. Avant l'abréviation de *que*, il a biffé *et*.

8. Il a dit alors, en 1699 (tome VI, p. 356-357), que les quatre menins de M. le duc de Bourgogne n'eussent pu être plus mal choisis.

[a] Ces deux verbes surchargent *donna*, et, plus loin, *ans* est en interligne.

va en Flandres. Ruse en faveur du duc du Maine.

celui-là avoit de l'honneur, de la valeur, il[1] avoit été toute sa vie à la guerre, et y étoit arrivé au grade de lieutenant général[2]. Il suivit donc Mgr le duc de Bourgogne avec Saumery, aussi attaché à lui[3], et qui avoit été son sous-gouverneur[4]. Le Roi, qui fit servir M. du Maine dans son armée, où son ancienneté le faisoit le second lieutenant général, rusa pour qu'il[5] fût le premier : il fit entrer Rosen dans son cabinet, qui étoit le premier et mestre de camp général de la cavalerie, et lui dit qu'il le destinoit à être attaché à la personne de son petit-fils, et à lui servir de conseil pour sa conduite. Cette proposition, qui ne put être accompagnée que de force cajoleries, flatta Rosen, qui l'accepta. C'étoit un Allemand rusé et fort délié sous une apparence, et même une affectation de grossièreté[6] et de manières de reître[7], qui vit bientôt après à quoi il devoit ce choix, et qui se repentit bien de s'être laissé duper. Il vouloit être maréchal de France ; il commandoit l'aile

1. *Il* surcharge *et*.

2. Il ne fut fait lieutenant général qu'à la fin de l'année 1702.

3. Tome VI, p. 360-366.

4. Les derniers mots, depuis *avec Saumery*, ont été ajoutés en interligne, après la suppression indiquée plus haut. — « Ainsi, dit Dangeau (p. 345), des trois hommes que le Roi a choisis pour être auprès de Mgr le duc de Bourgogne, il n'y aura que M. de Saumery qui le suive cette année à l'armée. La santé de M. de Saumery n'est pas même trop bonne, car il est incommodé de ses blessures. »

5. Il a d'abord écrit : *avoit rusé pour que*, puis a biffé *avoit*, corrigé *rusé* en *rusa*, corrigé *p^r^* en *que*, ajouté un autre *p^r^* en interligne, et surchargé *que* en *il*.

6. Le ton de l'instruction que, plus tard, Rosen écrivit pour son petit-fils (*Journal de Dangeau*, tome XVI, p. 515-519, note d'après le *Mercure*) est aussi éloigné que possible de toute grossièreté, affectée ou non.

7. « On appelle communément *vieux reistre* un homme qui a vu beaucoup de pays et qui s'est mêlé de beaucoup d'affaires, et il ne se dit ordinairement qu'en mauvaise part » (*Académie*, 1718 et 1878). *Vieux reistre* se disait, selon Furetière, d' « un homme usé et expérimenté au fait de la guerre, et, par extension, en plusieurs autres choses. » Brantôme (*Œuvres*, tomes IV, p. 194-207, V, p. 307, etc.) a décrit l'accoutrement de ces mercenaires allemands et leur manière de combattre.

droite comme premier lieutenant général, et toute la cavalerie comme mestre de camp général; c'étoit encore lui que regardoient de droit les détachements considérables qui se pouvoient faire pour des corps séparés : tout cela le conduisoit au bâton, et tout cela étoit incompatible avec l'état de mentor du jeune prince, qui, de plus, avoit beaucoup d'épines[1] du côté de la cour et de l'armée. Réflexion faite, il alla trouver le Roi, et s'excusa sur son incapacité de l'honneur qu'il lui vouloit faire, et s'en tira si dextrement, que le Roi ne put lui savoir mauvais gré[2]. En sa place, le Roi mit Artagnan[3], homme désinvolte[4], et qui n'entendoit pas moins bien les souterrains de la

1. Présentait beaucoup de difficultés, créait beaucoup d'ennuis.

2. Voici comment Dangeau raconte ces faits, à la date du 18 avril 1702 (tome VIII, p. 392) : « Le Roi a nommé M. d'Artagnan le lieutenant général pour être auprès de Mgr le duc de Bourgogne durant la campagne, en la place de M. Rosen, que le Roi avoit destiné à cet emploi, et qui s'en est excusé, disant à S. M. qu'il se croyoit plus capable de la servir à la tête de sa cavalerie qu'en demeurant auprès de la personne de Mgr le duc de Bourgogne, et qu'il obéiroit pourtant avec plaisir, si le Roi le vouloit absolument. » Les *Mémoires de Sourches* (p. 250) rapportent simplement ceci, qui ne s'accorde pas avec le *Journal :* « Le 19, au matin, le Roi dit à Rosen qu'il lui étoit trop nécessaire dans ses armées pour l'attacher uniquement auprès de la personne du duc de Bourgogne, et qu'ainsi il se préparât à partir pour aller où il le destinoit. » Avant que l'année fût terminée, Rosen demanda la permission de se retirer, « disant toujours qu'il ne vouloit rien que l'estime et les bonnes grâces de S. M., et qu'il étoit trop vieux pour avoir besoin d'autre chose et pour le pouvoir servir » (*Dangeau*, tome IX, p. 61, 9 décembre; *Sourches*, tome VII, p. 416, 7-8 décembre). Toutefois, es remontrances du maréchal de Villeroy et du Roi le décidèrent, quelques jours après, à reprendre sa démission (*Sourches*, p. 433; *Gazette d'Amsterdam*, 1702, n° CII), et nous le verrons recevoir le bâton en janvier 1703.

3. Pierre de Montesquiou, qui reprendra son nom patronymique en devenant maréchal de France en 1709 : tome I, p. 257, note 6.

4. Cet adjectif, que nous retrouverons plus d'une fois, ne figure point dans l'*Académie* de 1718, qui n'a pas non plus le substantif *désinvolture*, ni dans les autres dictionnaires. Le sens propre, donné par l'étymologie italienne, est : non embarrassé, dégagé d'allure.

cour que son détail du régiment des gardes et de major général[1]. Ainsi accompagné[2], l'héritier nécessaire de la couronne partit pour la Flandre[3], n'ayant que Moreau, son premier valet de chambre[4], pour l'y servir, y commander, et lui présenter tout le monde[5]. Cette indécence parut si grande à M. de la Rochefoucauld, que, libre comme il étoit avec le Roi, il ne put s'empêcher d'en parler au Roi à son lever, qui ne répondit pas une parole[6]. Il étoit moins occupé de la décoration de son petit-fils, que de la nécessité de son passage par Cambray, qui ne se pouvoit éviter sans affectation[7]. Il eut de sévères défenses, non

Honteux accompagnement de Mgr le duc de Bourgogne.

Passage* de Mgr le duc de Bourgogne par Cambray. [*Add. St-S. 434*]

1. Ceci sera développé en 1709.

2. Le Roi lui donna en outre six aides de camp et, comme lieutenant des gardes du corps, Montesson au lieu de Vendeuil; Noblet, que nous connaissons déjà, suivait comme secrétaire des commandements (*Dangeau*, tome VIII, p. 393-394; *Sourches*, tome VII, p. 250-252).

3. Le mardi 25 avril, à cinq heures du matin : *Dangeau*, p. 392-397; *Sourches*, p. 251 et 254. Le jour même, l'Académie des inscriptions tenant sa première assemblée publique, l'abbé Boutard donna lecture d'une ode latine qu'il venait de faire sur ce départ. Le *Mercure* du mois rendit compte tout de suite (p. 400-410 et 444-446) du voyage.

4. Denis Moreau : tome II, p. 341.

5. Était encore de la suite Bachelier, premier valet de garde-robe. L'abbé Morel, aumônier du Roi, devait rejoindre avec les équipages.

6. Détail non pris à Dangeau. Comparez le voyage de 1708 : tome V de 1873, p. 450.

7. Fénelon y était comme relégué, ou du moins retenu par un ordre formel du Roi, depuis le mois d'août 1697 (tome IV, p. 105), et ne devait plus reparaître à la cour. La correspondance continuait toutefois entre le prince et son ancien précepteur, mais très secrètement. Les lettres passaient d'ordinaire par la voie du duc de Beauvillier. On en trouve quelques-unes dans le tome I de la *Correspondance*, éd. 1827. « Ma plus rude croix est de ne vous point voir, » disait Fénelon en terminant celle du 17 janvier 1702, lettre toute spirituelle d'ailleurs, comme l'étaient aussi les autres. Mais il lui avait fait remettre par le duc de Chevreuse un mémoire sur la campagne prochaine (*Œuvres de Fénelon*, éd. Didot, tome III, p. 402-404), où il était d'avis que son élève ne pouvait demeurer à Versailles tandis que les armées impériales seraient commandées par le roi des Romains sur le Rhin, par l'Archiduc

* *Passage* surcharge *Entreveue*.

seulement d'y coucher, mais de s'y arrêter même pour manger, et[1], pour éviter le plus léger particulier avec l'archevêque, le Roi lui défendit de plus de sortir de sa chaise. Saumery eut ordre de veiller de près à l'exécution de cet ordre[2], et il s'en acquitta en argus, avec un air d'autorité qui scandalisa tout le monde[3]. L'archevêque se trouva à la poste. Il s'approcha de la chaise de son pupille dès qu'elle arriva, et Saumery, qui venoit de mettre pied à terre et lui avoit signifié les ordres du Roi, fut toujours à son coude[4]. Le jeune prince attendrit la[5] foule qui l'environnoit par le transport de joie qui lui échappa à tra-

en Italie; que, comme général, il lui fallait, non pas Boufflers, incapable de supporter la fatigue, mais Catinat, le seul sur qui on pût compter, « quand même il auroit fait des fautes. » Voyez ci-dessus, p. 165, note 3.

1. *Et* surcharge un *d*.

2. Une lettre du duc de Bourgogne permet de rectifier ce passage avec toute certitude. De Péronne, où il arriva le 25 au soir, il écrivit à la fois à la duchesse de Bourgogne et à Fénelon; à celui-ci il disait (*Correspondance*, tome I, p. 130) : « Je ne puis me sentir si près de vous sans vous en témoigner ma joie, et en même temps celle que me cause la permission que le Roi m'a donnée de vous voir en passant. Il y a mis néanmoins la condition de ne vous point parler en particulier; mais je suivrai cet ordre, et néanmoins pourrai vous entretenir tant que je voudrai, puisque j'aurai avec moi Saumery, qui sera le tiers de notre première entrevue après cinq ans de séparation. C'est assez vous en dire de vous le nommer, et vous le connoissez mieux que moi pour un homme très sûr, et, qui plus est, fort votre ami. Trouvez-vous donc, je vous prie, à la maison où je changerai de chevaux, sur les huit heures ou huit heures et demie. Si, par hasard, trop de discrétion vous avoit fait aller au Cateau, je vous donne le rendez-vous pour le retour, en vous assurant que rien n'a jamais pu diminuer, ni ne diminuera jamais la sincère amitié que j'ai pour vous. »

3. Avant le départ, M. de Saumery avait été entretenu assez longtemps par le Roi « sur la manière dont il souhaitoit que Mgr le duc de Bourgogne se conduisît à l'armée » (*Dangeau*, p. 396). Le prince et l'archevêque étaient-ils en droit de compter sur la complaisance d'un « argus » dont Saint-Simon a déjà dit (tome VI, p. 365-366) : « Jamais homme si intriguant, si valet, si bas, si orgueilleux, si ambitieux, si dévoué à la fortune.... » ? — Voyez ci-après, p. 606, une note sur *argus*.

4. Locution que je ne trouve pas dans les dictionnaires.

5. Avant *la*, il a biffé *toutte*.

vers toute sa contrainte en apercevant son précepteur. Il l'embrassa à plusieurs reprises, et assez longuement pour se parler quelques mots à l'oreille malgré l'importune proximité de Saumery. On ne fit que relayer, mais sans se presser. Nouvelles embrassades; et on partit sans qu'on eût dit un mot que de santé, de route et de voyage. La scène avoit été trop publique et trop curieusement remarquée, pour n'être pas rendue de toutes parts[1]. Comme le Roi avoit été exactement obéi, il ne put trouver mauvais ce qui s'étoit pu dérober parmi les embrassades, ni les regards tendres et expressifs du prince et de l'archevêque. La cour y fit grande attention, et encore plus celle de l'armée[2]. La considération de l'archevêque, qui, malgré sa disgrâce, avoit su s'en attirer dans son diocèse, et même dans les Pays-Bas, se communiqua à l'armée, et les gens qui songeoient à l'avenir prirent depuis leur chemin par Cambray plus volontiers que par ailleurs pour aller ou revenir de Flandres[3].

*

1. Dangeau dit seulement (p. 404-405) : « Mgr le duc de Bourgogne, en passant à Cambray, y a vu M. l'archevêque, qui étoit venu le recevoir à la poste, où il changeoit de chevaux, et où Mgr le duc de Bourgogne s'arrêta quelque temps. » Il n'y a rien dans les *Mémoires de Sourches*. Un bruit de rappel circula au mois d'avril : *Gazette d'Amsterdam*, 1702, n° XXXII. Par la correspondance du secrétaire d'État Pontchartrain (Arch. nat., O^1 363, fol. 129 v°) on voit que la cour s'inquiéta, dans les mois de mai et de juin suivants, de plusieurs voyages que le valet de chambre de confiance de Fénelon fit alors à Paris. Au retour de l'armée, le prélat et son élève se rencontrèrent encore à la poste de Cambray : *Correspondance de Fénelon*, tome I, p. 137 et 138.

2. Et encore plus grande fut l'attention de l'armée.

3. Voici la première rédaction qu'on trouve dans la notice sur FÉNELON PRÉCEPTEUR DES ENFANTS DE FRANCE imprimée au tome IV des *Écrits inédits de Saint-Simon*, p. 458-459 : « Il falloit passer à Cambray, et le Roi n'ignoroit pas que l'archevêque du lieu étoit l'homme du monde que ce prince aimoit le mieux, et que rien n'avoit pu l'en déprendre. Il lui défendit de s'arrêter à Cambray, d'y sortir de sa chaise de poste, et de dire un seul mot à l'oreille à l'archevêque. Cela fut exécuté de la sorte avec la dernière douleur de part et d'autre. L'archevêque se trouva à la poste quand le prince y arriva. Il étoit toujours bien informé

Mgr le duc de Bourgogne s'arrêta à Bruxelles sept ou huit jours[1], où tout ce qu'il y avoit de considérable des sujets d'Espagne s'empressa à lui faire sa cour. Enfin il alla se mettre à la tête de l'armée. Mais, comme si on eût voulu accumuler toutes les indécences, ses équipages ne l'y joignirent que quinze jours après[2] : en sorte que, depuis son arrivée à Bruxelles, il fut toujours, lui et son peu de suite, chez le maréchal de Boufflers et à ses dépens[3].
150 000 ᵗᵗ au maréchal de Boufflers, 50 000 à Tessé. Le Roi lui donna vingt-cinq mille écus[4] pour cette dépense extraordinaire, et, en même temps, cinquante mille livres à Tessé, pour la dépense qu'il avoit faite pendant le blocus de Mantoue, duquel je parlerai bientôt[5].

de tout, et par conséquent de ces cruelles défenses : il se présenta; le prince l'embrassa sans descendre, et, beaucoup plus des yeux, qu'il avoit perçants et expressifs, lui témoigna ce qui se passoit dans son âme, que par ses paroles, quoique moins mesurées qu'à son ordinaire. L'archevêque, qui n'avoit pas les yeux moins éloquents, répondit de tout son être, se contenant du reste dans la plus scrupuleuse réserve. Cette scène, qui se peut dire muette, se passa devant un grand nombre de spectateurs que la curiosité avoit amenés là pour voir cette singulière entrevue, qui tint plus qu'ils ne s'en étoient promis, et qui marqua tellement l'affection du prince, que la cour de l'archevêque, tout perdu qu'il étoit, en grossit. Cela fut bien augmenté à son second voyage en Flandres. Mgr le duc de Bourgogne eut permission de mettre pied à terre à la poste, mais sans manger, sans s'y arrêter, sans en sortir, sans se mettre en particulier avec l'archevêque. Tout cela fut observé exactement; mais, en l'embrassant plus commodément que d'une chaise de poste, ils se parlèrent bas. Les spectateurs s'éloignèrent; ils en profitèrent un peu moins d'un quart d'heure, séduits par l'occasion, au hasard de ce qui en pourroit arriver. Le Roi le sut; mais il n'en fit pas semblant. Ce fut de ce voyage que, de tout ce qu'il y avoit à la cour de plus élevé et de plus considérable qui servit en Flandres, se forma tous les ans une cour à Cambray, avec peu ou point de ménagement. »

1. Le prince ne passa qu'un jour plein à Bruxelles, en partit le 29, et rejoignit le maréchal de Boufflers à Santen le mercredi 3 mai. A dater de ce moment, nous avons pour guide le journal du duc du Maine : ci-après, appendice XIV.

2. Ils ne se mirent en route que le 2 ou le 3 mai : *Sourches*, p. 251.

3. L'ordre du Roi est dans les *Mémoires militaires*, tome II, p. 16.

4. Et non pas 150 000ᵗᵗ, comme le dit la manchette.

5. Ces deux faits sont annoncés par Dangeau à la date du 10 juin

Bedmar fait grand d'Espagne; son caractère, son extraction.

Bedmar, capitaine général et gouverneur général des Pays-Bas espagnols par *intérim* en l'absence de l'électeur de Bavière, qui étoit dans ses États[1], commandoit un corps vers la mer[2]. Il agissoit de concert avec le maréchal de Boufflers, mais au vrai sous ses ordres, quoique cela ne parût pas, et Mgr le duc de Bourgogne, qui avoit une patente de généralissime du roi son frère[3], commandoit en apparence à tous les deux[4]. Bedmar, bien qu'Espagnol d'illustre naissance, avoit servi toute sa vie avec beaucoup de valeur, et avoit acquis de la capacité à force d'années hors de son pays parmi des Italiens, et surtout des Flamands, où il avoit presque toujours vécu[5]. Il n'avoit conservé de sa nation que la probité, le courage et la dignité, la libéralité et la magnificence; du reste, doux, affable, prévenant, poli, ouvert, du commerce le plus commode et le plus agréable, avec beaucoup d'esprit, et toujours gracieux et obligeant, il s'étoit fait aimer et estimer partout, et adorer des François depuis qu'ils

(p. 431), et le premier aussi par les *Mémoires de Sourches* (p. 293). Sur le blocus de Mantoue, voyez ci-après, p. 219.

1. Tome VIII, p. 251. — 2. Ci-dessus, p. 119.

3. Il avait le titre de généralissime des troupes françaises depuis le 7 mars (ci-dessus, p. 119; *Sourches*, p. 227; *Gazette de Rotterdam*, n° 12), ce qui avait inspiré à Madame cette boutade (*Lettres*, recueil Jaeglé, tome I, p. 290) : « De dos, les soldats le prendront pour le feu duc de Luxembourg et croiront qu'il s'est relevé d'entre les morts, car, de dos, le duc de Bourgogne ressemble tellement au maréchal de Luxembourg, qu'on jureroit que c'est lui. Il seroit à souhaiter qu'il eût son bonheur à la guerre. » Philippe V avait envoyé pour son frère des patentes, non seulement de généralissime des troupes espagnoles, mais aussi de vicaire général des Pays-Bas; mais la crainte d'exciter la jalousie de l'électeur de Bavière, qui aspirait à la souveraineté, ou tout au moins au gouvernement perpétuel de la Flandre espagnole, fit retirer les dernières : Baudrillart, *Philippe V*, tome I, p. 119-120.

4. Ci-après, p. 192 et suivantes.

5. Voyez son éloge dans la *Gazette* de 1723, p. 305. « N'oubliez pas Bedmar, qui a du mérite et qui est capable de vous servir, » disaient les dernières instructions de 1700 au duc d'Anjou (*Œuvres de Louis XIV*, tome II, p. 463). A cette époque, il avait « fort plu » à Versailles.

étoient sous ses ordres[1]. Parfaitement uni avec le maréchal de Boufflers, bien avec tous les commandants et les intendants de nos frontières[2], il avoit tellement plu au Roi, qu'il obtint, sans lui en avoir rien laissé pressentir, la grandesse de première classe pour lui en même temps que le comte d'Estrées reçut la même grâce[3]. Bedmar étoit de la maison de Benavidès[4]; mais il portoit le nom de la Cueva par cette coutume des majorasques et des alliances espagnoles dont j'ai parlé à l'occasion de la grandesse[5] d'Espagne[6]. L'une et l'autre maison ont des grands. Le duc d'Alburquerque est la Cueva; mais il faut remarquer que cette maison castillane est éteinte depuis bien des siècles, et que toute la maison de la Cueva[7] descend du mariage de Marie de la Cueva avec Hugues Bertrand, qui étoit François, et dont les enfants quittèrent leur nom et leurs armes pour prendre le nom seul et les armes pleines de la Cueva[8]. Un François de ce nom qui épouse une telle héritière pourroit bien être de cette ancienne maison

1. Dans une Addition sur le duc de Popoli (*Journal de Dangeau*, tome XIV, p. 379), Saint-Simon compare incidemment le marquis de Bedmar au maréchal de Villeroy pour les belles manières, au maréchal d'Humières pour la taille et le visage.

2. C'était particulièrement M. de Bagnols, intendant à Lille, qui était chargé des relations entre les deux pays et les deux armées. M. de Bedmar, avec trente-sept escadrons et cinquante-deux bataillons, s'étendait depuis la mer jusqu'à Lierre. Ses opérations furent nulles durant la campagne de 1702, au cours de laquelle mourut sa femme. Il ne put prendre Hulst, ni exécuter un projet de surprise de l'escadre hollandaise qui se tenait à l'embouchure de l'Escaut.

3. Pendant le séjour à Naples : *Journal de Dangeau*, p. 416. M. de Bedmar ne fit sa couverture que le 22 mars 1708 (*Gazette*, p. 164). Saint-Simon dira plus tard (tome XVIII, p. 65) que c'est le seul Espagnol pour qui le roi de France demanda et obtint la grandesse.

4. Voyez la suite des *Mémoires*, tome XVIII, p. 69.

5. L'initiale de ce mot a été surchargée en majuscule.

6. Tome IX, p. 154-157.

7. Il y a une généalogie de cette famille de la Vieille-Castille dans le *Moréri*, tome IV, p. 308-340.

8. Voyez la rectification ci-après, Additions et corrections, p. 607.

déjà illustre longtemps avant le maréchal Robert Bertrand, VIIe du nom, sous le règne de Philippe de Valois[1]. Je me suis étendu sur le marquis de Bedmar parce que je l'ai fort vu et connu en Espagne[2].

Kaiserswerth assiégé. Déclaration de guerre de l'Angleterre et de la Hollande.

La campagne de Flandres fut triste[3]. L'électeur de Brandebourg et le landgrave de Hesse[4] assiégèrent Kaiserswerth de bonne heure[5]. Blainville[6] le défendit à merveilles; il y eut force combats[7]. L'Angleterre et la Hollande déclarèrent solennellement la guerre aux deux couronnes[8]. Leur armée

1. Robert VII Bertrand, baron de Bricquebec, ambassadeur en Bohême en 1321, créé maréchal de France vers 1325, traita avec Ferdinand de Castille, à Paris, en 1335, fut lieutenant du Roi aux Marches de Bretagne, et mourut vers 1348. Voyez sa notice et la filiation de sa maison dans l'*Histoire généalogique*, tome VI, p. 688-692.

2. Suite des *Mémoires*, tome XVIII, p. 65.

3. Pelet, *Mémoires militaires relatifs à la succession d'Espagne*, tome II, p. 3-130 et 455-652; Quincy, *Histoire militaire*, tome III, p. 542-569; *Mémoires de Berwick*, tome I, p. 174-196, etc.

4. Charles, landgrave de Hesse-Cassel, cité en 1694: tome II, p. 166.

5. Cette place de l'électorat de Cologne, sur la rive droite du Rhin (tome VII, p. 367), était un carré long, à rue unique, défendu par trois bastions du côté de la terre, deux et demi du côté du fleuve, mais considéré jusque-là comme un méchant poste. Elle coupait les communications entre l'Empire et la Hollande, et l'Électeur y avait introduit depuis le mois de janvier une garnison française de cinq ou six bataillons. L'investissement, entrepris en vertu du monitoire lancé contre l'Électeur, se fit le 16 avril, les troupes auxiliaires de l'Empire étant commandées, non par l'électeur de Brandebourg, qui avait déjà assiégé et pris cette place en 1689, en huit jours, mais par le prince de Nassau-Saarbrück: *Dangeau*, tome VIII, p. 392, 394 et 395; *Sourches*, tome VII, p. 251, 252, 256, 257 et 260; recueil de Lamberty, tome II, p. 56; *Gazette d'Amsterdam*, Extr. VII et n° XXXIV.

6. Jules-Armand Colbert d'Ormoy, marquis de Blainville, dernier fils du grand ministre Colbert: tomes I, p. 93, et V, p. 18.

7. Voyez ci-après, p. 197-198.

8. Une dernière démarche de la France ayant été repoussée par les États-Généraux le 8 avril, l'Angleterre, la Hollande et l'Empereur firent paraître leurs déclarations de guerre respectives le même jour, 15 mai. celle des cercles de l'Empire et de la Diète ne vint que quatre mois plus tard, à la fin de septembre. Les textes sont dans le recueil de Lamberty, tome II, p. 107-117, 129-140 et 208-214, ainsi que celui de

Marlborough, sa femme, et leur fortune. [*Add. St-S. 435*]

unie fut commandée par le comte d'Athlone pour les États-Généraux[1], et par le comte de Marlborough[2] pour les Anglois[3]. C'étoit Mylord Churchill, favori du roi Jacques, qui fit son élévation de très simple gentilhomme qu'il étoit, et frère de sa maîtresse[4], dont il eut le duc de Berwick. Jacques lui donna le titre de comte de Marlborough[5] et une compagnie de ses gardes du corps. Il lui confia aussi le commandement de ses troupes lors de l'invasion du prince d'Orange, auquel il l'auroit livré, si le comte de Feversham[6], aussi capitaine de ses gardes et frère des maréchaux de Duras et de Lorge, ne l'eût empêché d'aller à son camp faire une revue où il eut avis que le piège étoit tendu[7]. La femme de Marlborough étoit de tout

la déclaration de guerre de la France aux alliés, qui parut le 3 juillet, celle de l'Espagne ayant été lancée le 9 juin. Voyez les réflexions de la *Gazette d'Amsterdam*, Extr. XL et n°s XLIII et XLVI, et celles de Bruzen de la Martinière, dans son *Histoire de Louis XIV*, tome V, p. 269-271.

1. C'est le vainqueur de Limerick, que nous avons vu blessé à Nerwinde : tome I, p. 259. Guillaume III lui avait donné, outre le comté d'Athlone, en Irlande, le duché de Buckingham et la Jarretière. Les Hollandais le mirent à la tête de leur armée, comme maréchal de camp général, en octobre 1702. Il mourut subitement le 11 février suivant.

2. *Marlbourg* corrigé en *Marlborough*. Ci-dessus, p. 134.

3. A peine arrivé à la Haye, il déclara qu'étant général de toutes les troupes d'Angleterre, aucun autre ne pouvait prendre le pas sur lui, et, malgré les prétentions du comte d'Athlone ou de M. de Brandebourg, le commandement général lui fut donné, sous la direction du prince de Nassau-Saarbrück, qui d'ailleurs mourut le 17 octobre suivant : *Gazette*, p. 309, 321, 334; *Mercure* de juin, p. 469-470; *Mémoires de Sourches*, tome VII, p. 311; recueil de Lamberty, tome II, p. 87-89, 92, 93, 99, 100, 147-148, 223 et 246.

4. Arabelle Churchill, morte à Whitehall le 15 mai 1730, plus que nonagénaire et veuve du colonel Godfrey.

5. Cette terre du comté de Wilts appartenait auparavant au duc de Somerset.

6. Oncle paternel de Mme de Saint-Simon : tome IV, p. 54, et ci-après, p. 346. Ce fut lui que Jacques II chargea de licencier son armée, lorsqu'il renonça à la utte.

7. « Un nommé Churchill, capitaine des gardes du roi, son favori, et qu'il avoit élevé d'une très petite noblesse à de hautes dignités, ne

temps attachée à la princesse de Danemark, dont elle étoit favorite et[1] dame d'honneur lorsque la princesse parvint à la couronne[2]. Elle la confirma dans cette[3] charge, envoya en même temps son mari en Hollande comme son ambassadeur et comme général de l'armée qu'elle y alloit former[4], le fit duc et chevalier de la Jarretière bientôt après[5]. Il n'y aura que trop d'occasions de parler de lui dans la suite, à qui nos malheurs donnèrent un si grand nom[6]. M. de Boufflers fut accusé d'avoir, par incertitude, manqué une[7] occasion heureuse de le battre au commencement de la campagne[8]. Elle ne se retrouva

s'étoit pas contenté de vouloir aller joindre le prince d'Orange, mais vouloit lui livrer aussi le roi. Un saignement de nez qui prit au roi en allant dîner chez lui empêcha l'effet de la trahison. » (*Mémoires de Mme de la Fayette*, éd. 1890, p. 184.) C'est à peu près la même version que dans l'Addition placée ici.

1. *Favorite et* a été ajouté en interligne.

2. Sarah Jennings, de Sandbridge, née le 29 mai 1660, mariée à Jean Churchill en 1678, morte le 29 octobre 1744. Compagne d'enfance de la princesse Anne et devenue sa première dame d'honneur en 1683, Mme de Marlborough la détermina à abandonner son père en novembre 1688, puis, en 1692, à rompre toutes relations avec le roi Guillaume : aussi n'avait-elle jamais été en faveur du vivant de ce prince, tandis que l'héritière de la couronne, devenue reine, lui donna les charges de surintendante de sa maison, de maîtresse de sa garde-robe, gardienne de la cassette privée, etc.

3. Le *c* de *cette* surcharge une *s*.

4. Ci-dessus, p. 134. Guillaume III l'avait déjà appelé aux mêmes emplois dans les derniers temps de sa vie.

5. Ce sera une des premières nouvelles de l'année 1703.

6. Voyez le *Siècle de Louis XIV*, p. 335-338.

7. *Un*, dans le manuscrit.

8. *Dangeau*, p. 403. Le maréchal se mit en mouvement dans la nuit du 26 au 27 avril pour aller attaquer les ennemis campés à Santen sous le commandement du comte de Tilly; mais, arrivé au but, il craignit de s'aventurer immédiatement sur un terrain difficile, et M. de Tilly profita de la nuit suivante pour se retirer sans combat et céder la place à l'armée française, qui reçut en cet endroit le duc de Bourgogne, le 3 mai (*Histoire de Louis XIV*, par Bruzen de la Martinière, tome V, p. 275-277; *Gazette d'Amsterdam*, n° xxxvi; *Mémoires de Berwick*, tome I, p. 174). On appela cela les « faillitos » du maréchal de Boufflers :

plus. On subsista dans leur pays[1]. On crut les tenir aux environs de Nimègue : on prétendit qu'on auroit pu encore avoir là un grand avantage sur eux; rien n'en séparoit, ou presque rien. La canonnade dura tout le jour; on leur prit quelques chariots et quelques munitions, et on leur tua quelque monde. Peu à peu ils se retirèrent[2] sous Nimègue et passèrent de l'autre côté[3]. Kaiserswerth, Venloo[4], Ruremonde[5], la citadelle de Liége[6] et divers petits

Canonnade de Nimègue, etc. Places perdues. Retour de Mgr le duc de Bourgogne et du duc du Maine.

Nouvelles des cours, tome VI, p. 672-679. Le gazetier aux gages des ministres français répliqua, dans son 2e *Entretien politique*, par des vers sur la fuite de M. d'Athlone.

1. On prétendit que Boufflers avait tiré cinq cent mille livres de ce pays, comme contributions ou frais de sauvegardes, en deux mois : lettre de Villars, dans les *Pièces inédites sur le règne de Louis XIV*, publiées par Soulavie, tome I, p. 291. Voyez le *Journal de Dangeau*, tome VIII, p. 486, et les *Mémoires militaires*, par Pelet, tome II, p. 505.

2. *Retirent*, dans le manuscrit.

3. Cette affaire se passa le 11 juin : *Dangeau*, p. 432-437 et 441; *Sourches*, p. 295 et 297-298; 1re et 2e parties du volume supplémentaire du *Mercure* de 1702; relation d'Athlone, dans la *Gazette d'Amsterdam*, nos XLVIII et LI, et dans le recueil de Lamberty, tome II, p. 126-129; *Mémoires de Berwick*, tome I, p. 179-185; *Mémoires militaires* du général Pelet, tome II, p. 45-50 et 529-534; relation du duc du Maine, ci-après, appendice XIV, p. 513. L'*Histoire* de Bruzen (tome V, p. 276-277) qualifie cette occasion manquée de faute encore plus considérable que la précédente : les alliés n'ayant que vingt-cinq mille hommes contre quarante mille, il n'eût fallu qu'un peu de résolution et d'ardeur pour les écraser. Mais on affecta de ne tenir compte que des chiffres d'ennemis tués ou pris jusque sous les murs de Nimègue et dans le chemin couvert; on parla surtout de l'attitude du prince dans cette première affaire, de l'éloge que Boufflers faisait de son sang-froid, de son activité et de son coup d'œil.

4. Place assez mauvaise du pays de Gueldre, avec un petit port sur la rive droite de la Meuse, à vingt kilomètres N. E. de Ruremonde. Labadie la rendit le 23 septembre, après quatorze jours de tranchée ouverte. Ci-après, p. 251.

5. Ville forte et chef-lieu de la haute Gueldre, placée au confluent de la Roer et de la Meuse. Les Hollandais, qui l'avaient déjà prise plusieurs fois à l'Espagne, et qui s'en emparèrent le 7 octobre, la conservèrent jusqu'en 1716, et en firent alors cession à l'Autriche.

6. Ci-après, p. 359.

postes perdus[1] furent les fruits de leur campagne et les prémices de leur bonheur. Mgr le duc de Bourgogne marqua beaucoup d'affabilité, d'application et de valeur[2]; mais, en tutelle[3], il ne put que se laisser conduire, se[4] présenter au feu du canon de bonne grâce, et proposer divers partis qui marquoient son envie de faire[5]. L'armée n'étant plus en état d'imposer aux ennemis, il fut rappelé à Versailles, après une autre canonnade aussi peu décisive

1. Ce participe est en interligne. — 2. *Dangeau*, p. 448 et suivantes.

3. Selon Berwick (tome I, p. 175-176), il y avait ordre de ne point passer le Rhin et de rester sur la défensive. Voyez les lettres de Boufflers, d'une part, et de Chamillart, de l'autre, se justifiant tour à tour, dans les *Mémoires militaires*, tome II, p. 572-577, 589-593 et 624-626.

4. *Ce* corrigé en *se*.

5. La duchesse de Beauvillier écrivait à Louville, le 4 juillet, à propos de Nimègue : « M. le duc de Bourgogne s'acquiert une réputation admirable.... Il a marqué une intrépidité grande, ayant été exposé très longtemps au feu du canon de la place et de la mousqueterie. Toute l'armée en est charmée. Il est aimé et estimé généralement de tout le monde. C'est un changement à ne le pas reconnoître. Vous savez que Puységur n'est pas flatteur : il est étonné de toutes les grandes qualités qu'il trouve en lui, et trouve que tout ce qu'il y avoit de mauvais a disparu, et que ce sera un des plus grands princes qui aient vécu. Je ne sais comment M. de Beauvillier peut être malade avec cela : il en a une joie que je ne puis exprimer. » Une autre lettre, du 24, n'est pas moins enthousiaste. On fit l'éloge du prince sur tous les tons, en articles de gazettes, en vers latins (du P. Commire, traduits dans le *Mercure* d'avril, p. 148-150), en chansons (Chansonnier, ms. Fr. 12 693, p. 83-89; *le Nouveau siècle*, tome III, p. 95), et Marlborough lui-même poussa la flatterie jusqu'à écrire au maréchal de Boufflers que, s'il ne l'avait point attaqué dans une marche où les troupes anglo-hollandaises auraient eu l'avantage du nombre, c'est que « l'armée de France était invincible ayant à sa tête l'héritier de la couronne; qu'il ne fallait songer qu'à faire durer la guerre; que..., s'ils venaient à perdre une bataille.... présentement, la Hollande était perdue sans ressource. » Dans la publication des *Lettres du duc de Bourgogne au duc de Beauvillier* qui doit se faire pour la Société de l'Histoire de France, on trouvera quatorze lettres écrites pendant cette campagne. — Ce fut une occasion opportune pour que le graveur Picault dédiât au prince sa planche de la 6e bataille d'Alexandre (privilège du 26 novembre; *Mercure* de décembre, p. 173-175; *Gazette de Rotterdam*, annonce du n° 52).

que la première[1], et M. du Maine le suivit de près[2]. Il avoit eu lieu et occasion de faire valoir sa situation de premier lieutenant général de l'armée, à quoi[3] Rosen eût été un léger obstacle[4]. M. de Boufflers l'avoit espéré ;

1. Le dernier membre de phrase, depuis *après*, a été ajouté en interligne. — Dangeau parle en effet de cette canonnade (p. 487), et aussi les *Mémoires de Sourches* (p. 353 et 355-356) ; elle eut lieu les 23 et 24 août. M. le duc de Bourgogne quitta l'armée le 6 septembre, et arriva le 8 à Versailles : *Dangeau*, p. 495. Le lendemain, il écrivit au roi d'Espagne cette lettre autographe, dont le fac-similé a été donné dans le *Catalogue de la collection d'autographes de M. Morrison*, tome I, p. 112, pl. 17, et que nous reproduisons telle quelle : « A Versailles, le 9 septembre 1702. Je me sers de l'occasion du courrier qui repart mon cher frere pour vous ecrire ce mot. J'arrivai icy hier voyant qu'il n'y avoit la bas plus rien a faire qu'a voir perdre la Gueldre dont je suis bien fache mais comme elle est insoutenable a present il a fallu songer en conservant l'armée dont on auroit hazarde la perte en remarchant de ce costé et presque sans esperance de reussir pour ne pas dire point du tout il a fallu dis je songer en conservant l'armée a se mettre en estat de la reprendre lannée qui vient et bien d'autres choses encore, je suis charmé des projets du Roy dont il m'a commence quelque chose ce soir pour la campagne prochaine. mais ce qui m'a fait assez de plaisir cest que sans sçavoir ce qu'il pensoit ni de pres ni de loin il y a plus de deux mois que j'avois fait le brouillon dun projet absolument semblable a ce que le Roy m'a dit ce soir. adieu mon tres cher frere je souhaitte que vous finissiez heureusement vostre campagne et je serois trop heureux si je pouvois trouver l'occasion de vous voir a vostre retour. LOUIS. »

2. *Dangeau*, tome IX, p. 27. Parti de Versailles le 24 avril, vingt-quatre heures avant le duc de Bourgogne, il rentra à Sceaux le 26 octobre, à Versailles le 27, rapportant le journal de la campagne indiqué plus haut, p. 186, note 1, et qui est analogue à celui qu'il avait tenu en 1692. Voyez ci-après, p. 512.

3. Le membre de phrase qui suit est ajouté en interligne.

4. Ci-dessus, p. 181-182. On a, dans les *Mémoires militaires*, tome II, p. 478, un tableau des officiers de l'armée. Le correspondant de la *Gazette d'Amsterdam* écrivait, de Paris, le 17 mars (n° XXIV) : « Le Roi a nommé M. Rosen, au lieu de Monsieur le Premier, pour être auprès du Prince durant la campagne ; ainsi ce sera M. le duc du Maine qui commandera l'aile droite de l'armée. » Au milieu du mois de juin (*Mémoires militaires*, p. 57 et 543-547), le Roi imagina de lui confier une entreprise sur le Juliers ; mais cela n'eut pas de suites.

mais elle ne s'y trompa pas. Le Roi en eut une douleur qui renouvela les précédentes[1]; il comprit enfin que les lauriers s'offriroient ingratement à ce fils bien-aimé : il prit avec amertume la résolution de ne le plus exposer à des hasards si peu de son goût[2]. Le comte de Toulouse se promena sur la Méditerranée[3]. De la hauteur de Cività-Vecchia il envoya d'O complimenter le Pape, qui en fut très bien reçu[4]. Il fut de là passer quelque temps à Palerme et à[5] Messine, où on lui fit de grands honneurs. Il y passoit les journées à terre; mais il coucha toujours à bord[6]. Le Pape y envoya le complimenter à son tour sur ce qu'il fut trouvé[7] que D. Juan avoit reçu un pareil hon-

Retour du comte de Toulouse.

1. Celles de l'année 1695, racontées dans notre tome II, p. 321-323.

2. En 1696 (tome III, p. 112), il avait pris la précaution de « mettre M. du Maine moins au grand jour. » Mais notre auteur a eu tort de dire, l'année suivante (tome IV, p. 144), que le bâtard fut dès lors « dispensé de servir pour toujours, » puisqu'il devait encore avoir un commandement en Flandre, et dans la campagne de 1701 (tome VIII, p. 269), et dans celle-ci, de 1702. Il est vrai que l'une et l'autre furent nulles comme opérations.

3. On l'a vu ci-dessus, p. 179, recevoir le commandement de la flotte, et il était parti pour Toulon le 29 mai. Le *Mercure* du mois d'août publia (p. 222-226) la harangue qui lui fut adressée au nom de cette ville.

4. *Dangeau*, p. 479, 19 août : « On a nouvelle que M. le comte de Toulouse est arrivé à Palerme. Il avoit envoyé, de la hauteur de Cività-Vecchia, à Rome, le marquis d'O, pour offrir au Pape les vaisseaux et les galères du Roi. Le Pape a témoigné beaucoup de joie de savoir que les vaisseaux de France fussent dans ses mers, et a comblé le marquis d'O d'honnêtetés. » Selon les gazettes, la présentation eut lieu le 16 juillet, M. d'O étant accompagné de l'académicien Valincour, secrétaire général du prince, et du chevalier de Cominges.

5. *Palerme et à* a été ajouté après coup, en interligne. Voyez ce que disent les *Mémoires de Sourches*, p. 348-349, du séjour de la flotte dans ces parages, et les Papiers du P. Léonard : K 1324, n° 123, fol. 123. Trois lettres écrites du vaisseau *le Foudroyant*, 5 et 23 août, se trouvent aux Affaires étrangères : vol. *Naples* 15, fol. 378-386 et 397.

6. C'est Dangeau qui raconte cela en novembre (tome IX, p. 35), le lendemain de l'arrivée du prince. Comparez la relation du *Mercure* de septembre, p. 293-315.

7. Après *trouvé*, il a biffé *à Rome*.

neur autrefois[1]. Le Roi y fut fort sensible, et fit tôt après revenir le comte de Toulouse[2].

Varennes, commandant de Metz, etc., enlevé, rendu et déplacé. [Add. St-S. 436]

Il le fut fort aussi à l'aventure de Varennes[3], qui commandoit à Metz et dans tout le pays[4], et qui, allant sans précaution à Marsal[5] sur la foi de la neutralité de la Lorraine[6], fut pris par[7] un parti. On contesta longtemps de part et d'autre sur cette capture : le Roi prétendit que c'étoit à M. de Lorraine à le faire rendre, qui, à la fin, en craignit les suites, et obtint sa liberté comme ayant été pris mal à propos[8]. C'étoit une manière d'ennuyeux im-

1. Ce n'est pas du Pape que parle Dangeau : « Le grand maître de Malte lui envoya un ambassadeur pendant qu'il étoit à Messine ; il y avoit un exemple qu'un grand maître avoit envoyé une pareille ambassade à D. Juan d'Autriche pendant qu'il étoit en Sicile. » Cette réception eut lieu le 24 août : *Mercure* de septembre, p. 311-312. De même, le bailli Spinola était allé saluer Philippe V à Naples, le 27 mai.

2. L'ordre de revenir était expédié depuis le 23 septembre au moins (*Dangeau*, tome VIII, p. 507) ; le prince, ayant débarqué à Toulon le 11 octobre, arriva en cour le 6 novembre (tome IX, p. 22 et 35). On parla, à cette époque, de négociations de mariage entre lui et Mlle de Conti : *Gazette de Rotterdam*, de Paris, 17 novembre 1702, n° 47 *bis*; *Lettres de Mme Dunoyer*, lettre LXXXI.

3. J.-A. de Nagu, marquis de Varennes : tome I, p. 278.

4. Nommé le 7 décembre 1701, en remplacement du comte de Bissy (tome IX, p. 319-320), commandant général des Trois-Évêchés, de la frontière de la Sarre et du pays de Luxembourg, il avait rejoint l'armée qui se formait là en juin 1702.

5. Petite place forte, riche par ses salines, qui avait été cédée à la France par le traité de Montmartre, 1er septembre 1663, et démantelée en 1688 (*Dangeau*, tome II, p. 201). On commençait à en relever les fortifications, à cause de son excellente situation au milieu des marais et pour y faire un dépôt de subsistances.

6. Cette neutralité fut consentie par l'Empereur et par la France au mois d'août : *Dangeau*, tome VIII, p. 478 ; *Sourches*, tome VII, p. 346 et 350 ; *Gazette d'Amsterdam*, 1702, n° LXIX. Deux lettres que le duc et la duchesse de Lorraine avaient écrites précédemment au maréchal de Catinat sont données, avec fac-similé, dans les *Mémoires* de celui-ci, tome III, p. 148-149. Le droit d'aubaine réciproque était aboli depuis le 15 mars entre les deux pays.

7. *Par* surcharge *et fa*[*it*].

8. *Dangeau*, tomes VIII, p. 423, 428, 455, 460, 507, et IX, p. 48 ;

portant qui, parce qu'il étoit fort proche du maréchal d'Huxelles et de Monsieur le Premier[1], chez qui il logeoit, et qui le protégeoient, avoit tout fait et tout mérité, et qui, à la valeur près, ne méritoit que l'oubli[2]. Il trouva[3] son poste rempli par Locmaria[4], et ne servit plus depuis[5].

Blainville, après plusieurs assauts et un siège soutenu au double de ce qu'on en devoit attendre, à bout d'hommes, de vivres, de munitions, et ouvert de toutes parts, rendit Kaiserswerth[6], qu'on n'essaya pas même de secou-

Blainville lieutenant général, et Brancas brigadier,

Sourches, tome VII, p. 282, 304, 341, 375 et 408; *Gazette d'Amsterdam*, nos XLVI-XLVIII et XCVIII.

1. Son grand-père, chevalier des ordres en 1633, avait épousé une Huxelles, tante du maréchal et de la femme du premier écuyer Beringhen.

2. On lui avait donné la succession de M. de Bissy parce qu'il était « mal dans ses affaires » (*Dangeau*, tome VIII, p. 251); mais l'annotateur des *Mémoires de Sourches* lui attribuait, en 1688, bravoure, amabilité et esprit (tome II, p. 213). Dans une notice sur le grand-père, comme chevalier des ordres (Papiers de Saint-Simon, vol. 34, *France* 189, fol. 111 v°), voici ce que notre auteur dit de celui-ci : « M. de Varennes, sénéchal de Lyonnois et lieutenant général, qui a si longtemps ennuyé le monde, et qui se fit ôter le commandement de Metz et du pays Messin pour l'avoir laissé dévaster sur sa moustache,... avoit été auparavant gouverneur de Bouchain. Son cousin de Tallard n'en faisoit aucun compte, ni son cousin d'Huxelles non plus. Il se poussa à force d'avoir le nez haut et de flatter les Beringhens de sa succession. Beringhen, fils du premier valet de chambre, que nous verrons l'un et l'autre premiers écuyers de Louis XIV et chevaliers de l'Ordre, 1661 et 1688, et le maréchal d'Huxelles étoient enfants du frère et de la sœur. M. et Mme de Beringhen logèrent chez eux Varennes, qui pourtant se maria fort mal. »

3. Les deux premières lettres *tr* surchargent un *a*.

4. L.-Fr. du Parc, marquis de Locmaria, que Saint-Simon vit à l'armée du Rhin en 1697 : tome IV, p. 158.

5. En effet, Locmaria fut chargé du commandement de Metz pendant l'absence du titulaire, mais seulement à titre provisoire; Varennes le reprit le 13 novembre (*Gazette d'Amsterdam*, n° XCVIII), et ne le perdit, par révocation, qu'en 1704 : *Dangeau*, tome X, p. 91-92; *Sourches*, tome IX, p. 47; lettre de la marquise d'Huxelles, 13 août 1704. Il eut alors le gouvernement de Bouchain, et continua d'ailleurs à servir comme lieutenant général, sous M. de Tallard, son cousin germain.

6. Ci-dessus, p. 189.

sortant de Kaiserswerth.

rir[1]. Il fut fait lieutenant général[2], et le marquis de Brancas brigadier[3], à qui nous verrons faire une rare fortune[4]; il avoit fort bien fait dans cette place à la tête du régiment d'Orléans[5], où il avoit passé depuis peu de lieutenant de galère qu'il avoit été assez longtemps[6].

Rouen soustrait à la primatie de Lyon.

Le Roi jugea deux procès singuliers. Colbert, archevêque de Rouen[7], prétendit soustraire sa métropole à la pri-

1. *Dangeau*, p. 394-439; *Sourches*, p. 256-302; *Mercure* d'avril, p. 424-436, 459-462, et de mai, p. 340-360 et 426-433; recueil Lamberty, tome II, p. 102-105; *Mémoires de Berwick*, éd. 1778, tome I, p. 176-177; Quincy, *Histoire militaire*, tome III, p. 527-540, avec plan; Pelet, *Mémoires militaires*, tome II, p. 11, 25 et suivantes; *Mémoires de Feuquière*, tome I, p. 150-152, etc. La capitulation, signée le 15 juin (*Mémoires militaires*, tome II, p. 539-543), présenta cette particularité extraordinaire que, conformément à l'avis donné par Puységur, les assiégés y firent insérer pour clause principale que la place serait rasée entièrement, sous leur propre contrôle. On a une estampe allemande de ce siège dans la collection Hennin, n° 6771, l'état des pertes qui y furent faites, dans le *Mercure* de juin, p. 242-258, et un autre état de la ville lors de la reddition, dans la *Gazette d'Amsterdam*, n° LI, correspondance de Düsseldorf.

2. *Dangeau*, p. 439. Le Roi voulut témoigner ainsi sa gratitude, quoique Blainville ne fût maréchal de camp que depuis cinq mois. Son rôle dans la défense a été retracé par M. Pierre Margry dans la notice placée en tête du tome VII des *Lettres de Colbert*, p. CXIX-CXXIV. Voici comment Spanheim caractérisait ce fils de Colbert deux ans auparavant (*Relation de la cour de France*, Appendice, p. 414) : « Fort attaché à la guerre; estimé des honnêtes gens; honnête homme, brave homme; estimé de tout le monde; affable, doux, honnête. »

3. Cette seconde nomination fut connue le 5 juin, avant la capitulation : *Mémoires de Sourches*, p. 289; *Gazette*, p. 276.

4. Il a été parlé de sa grandesse dans notre tome IX, p. 281.

5. Tome VIII, p. 359.

6. Après avoir fait ses débuts comme mousquetaire de 1689 à 1691, il était entré dans la marine comme enseigne, puis comme lieutenant, avait pris part aux campagnes de débarquement en Espagne et avait enfin quitté la mer pour acheter le régiment d'Orléans. Dangeau (p. 397-398) et le *Mercure* (avril 1702, p. 427-430) racontent la belle action qui lui valut son grade de brigadier. La même récompense fut ensuite donnée à deux autres des défenseurs de la place, MM. de Marillac et de Valeilles.

7. Jacques-Nicolas Colbert, second fils du ministre et frère de Blain-

matie de Lyon, reconnue[1] par celles de Tours, de Sens et de Paris[2]; Saint-Georges, archevêque de Lyon[3], défendit sa jurisdiction[4]. Les deux prélats étoient savants, et leurs factums furent curieux, historiques et pièces de bibliothè-

ville, né le 14 février 1654, pourvu dès 1665 du prieuré de la Charité et de l'abbaye du Bec-Hellouin, soutint des thèses brillantes en Sorbonne, prêcha avec succès et entra à l'Académie française dès l'âge de vingt-quatre ans (30 octobre 1678), eut la même année le prieuré d'Ambierle, le grade de docteur en Sorbonne en 1679, puis la coadjutorerie de Rouen et le titre d'archevêque de Carthage *in partibus* (1680), mais ne devint archevêque titulaire de Rouen que le 11 janvier 1691, et mourut le 10 décembre 1707, à Paris. On a son éloge par d'Alembert, dans l'*Histoire de l'Académie*, tome II, p. 369-379, et une notice historique par M. René Kerviler, dans *le Bibliophile français*, année 1873, p. 203-213 et 236-245.

1. Le féminin a été ajouté en surcharge sur un *p*.

2. En vertu d'une bulle du pape Grégoire VII, datée de 1079 et déclarant l'archevêque de Lyon primat des quatre Lyonnaises : voyez l'article Primatie du *Dictionnaire de Trévoux*. C'était, en Occident, l'équivalent du patriarcat oriental; mais les droits de primatie se réduisaient à peu de chose : recevoir les appels sur ordonnances rendues en matière volontaire par les métropolitains du ressort, prononcer en dernier recours sur les sentences de leurs officialités, conférer par dévolution les bénéfices que le collateur légitime laissait vaquer au delà des délais canoniques. Le jurisconsulte Doujat avait écrit en 1666 un traité des *Primaties de France*. Le titre de primat pris également par l'archevêque de Rouen, comme par ceux de Bourges, Bordeaux, Sens et Tours, était purement honorifique, et ne reposait sur aucune reconnaissance officielle du saint-siège. Cependant le métropolitain de Rouen, compris primitivement dans les quatre Lyonnaises qui avaient été mises sous la primatie unique de Lyon, prétendait en avoir été détaché par une bulle de Calixte II, et ce fut ainsi qu'il eut gain de cause.

3. Claude de Saint-Georges : tome I, p. 285.

4. Selon l'abbé le Gendre (*Mémoires*, p. 109-110), qui ne faisait pas grand cas de cet archevêque de Lyon comme homme d'affaires, et selon les *Mémoires de Sourches* (tome V, p. 166, 18 juillet 1696), un jour que Monsieur de Rouen refusait de lui céder le pas auprès du prie-Dieu du Roi, il s'écria : « Vous devriez faire place à votre primat! » L'autre prélat répondit : « Je suis primat, et je n'en reconnais point d'autre. » L'archevêché de Rouen, un des plus enviés du Royaume et valant cinquante mille livres de rente, étendait sa juridiction sur six évêchés suffragants : Évreux, Lisieux, Bayeux, Séez, Avranches et Coutances.

que[1]. Pontcarré[2], maître[3] des requêtes, depuis premier président du parlement de Rouen[4], rapporta l'affaire devant des conseillers d'État commissaires, puis devant le Roi, qui y donna deux conseils entiers en un même jour, et gain de cause à l'archevêque de Rouen[5].

Aubercourt et les jésuites condamnés. [Add. St S. 437]

L'autre affaire fut rapportée par le même, aussi devant le Roi[6]. Le P. d'Aubercourt[7], sorti des jésuites après plusieurs années depuis ses vœux faits, se prétendit restitué au siècle, et demandoit sa portion héréditaire à sa famille. Les jésuites, qui, seuls dans l'Église parmi les réguliers qui font des vœux, en ont un quatrième, qu'ils ne font faire qu'à qui d'entre eux il leur plaît, et qui y

1. Voyez, entre autres, le recueil spécial imprimé en 1698, en un volume in-folio.

2. Pierre-Nicolas Camus de Pontcarré, fils d'un conseiller d'honneur au Parlement, avait été baptisé en l'église Saint-André-des-Arts le 23 février 1667. Reçu conseiller au Parlement et commissaire aux requêtes le 23 février 1688, maître des requêtes le 29 mars 1691, il passa premier président du parlement de Rouen le 18 août 1703, et mourut le 10 décembre 1734. C'est le grand-père de M. de Viarmes, prévôt des marchands de Paris. M. de Pontcarré, renommé comme un des meilleurs esprits du Conseil, était chargé de toutes les affaires les plus importantes. Sa famille venait d'Auxonne, tandis que celle du lieutenant civil et du cardinal le Camus était originaire de Troyes; J.-P. Camus, évêque de Belley en 1608, appartenait à une autre branche.

3. La première lettre de *M^e* corrige un *d*.

4. Nous le retrouverons bientôt en cette qualité, aidant Saint-Simon à gagner son procès contre le duc de Brissac.

5. *Dangeau*, tome VIII, p. 411; *Sourches*, tome VII, p. 267-268. Monsieur de Rouen gagna tout d'une voix. L'arrêt, du vendredi 12 mai, est conservé aux Archives nationales, E 1922, n° 21, et je l'ai cité dans l'étude sur *les Conseils du Roi*, à l'Appendice de notre tome VII, p. 409. Le vaincu eut le bon goût d'aller aussitôt chez son adversaire triomphant et de lui demander son amitié.

6. *Dangeau*, p. 409-410 et 423. Voyez notre tome VI, appendice I, p. 504-505. On trouvera ci-après, appendice XV, quelques documents sur cette affaire.

7. André le Picard d'Aubercourt, d'une famille picarde anoblie en 1588, et dont Haudicquer de Blancourt a donné la filiation sommaire dans son *Nobiliaire de Picardie*. Voyez ci-après, p. 520 et 524.

demeure tellement caché, que le gros des jésuites mêmes ignore[1] ceux qui y ont été admis[2], prétendoient n'être point liés à leurs confrères tandis qu'ils l'étoient à eux, c'est-à-dire que les jésuites ayant fait les trois vœux ne pouvoient plus demander à sortir de la Compagnie, mais qu'en tout temps elle étoit en droit de renvoyer ceux[3] que bon lui sembloit pourvu qu'ils n'eussent pas fait le quatrième vœu; conséquemment, que ces jésuites, renvoyés quelquefois au bout de quinze et de vingt années, étoient en droit de se faire rendre compte du partage de leur bien, et de rentrer en possession de ce qui leur auroit appartenu, s'ils fussent demeurés dans le siècle. Ils avoient tiré d'Henri IV, en 1604[4], une déclaration qui sembloit favoriser cette prétention[5]; ils en avoient toujours su tirer parti lorsque le cas s'en étoit présenté. La famille d'Aubercourt se montra plus difficile : ils intervinrent pour Aubercourt, et[6] eurent le crédit de faire évoquer l'affaire devant le Roi, où ils crurent mieux trouver leur compte[7]. En effet, ils ne se trompoient pas : le Roi fut tout à fait favorable aux jésuites, et voulut bien que les juges s'en aperçussent. Pontcarré, qui d'ailleurs étoit porté de bonne volonté pour eux, et qu'ils avoient eu l'adresse de faire nommer[8] rapporteur, ne remplit pas leur attente : ni lui ni la pluralité ne chercha point, en cette occasion, à plaire. La subver-

1. *Ignorent* corrigé en *ignore*.
2. Il a déjà parlé des « gros bonnets à quatre vœux » au tome IV, p. 85; comparez la suite des *Mémoires*, tome XI, p. 146, et l'Addition correspondante (tome XV du *Journal*, p. 429), sur la reprise de l'affaire en 1715.
3. *Ceux* surcharge *tous*.
4. Lisez : *1603*. L'erreur vient du *Journal de Dangeau*, p. 423. C'est l'enregistrement en Parlement qui n'eut lieu que le 2 janvier 1604.
5. Il a déjà parlé du rétablissement des jésuites par Henri IV, dans notre tome IV, p. 327-328.
6. Les quatre derniers mots ont été ajoutés en interligne.
7. L'affaire, sur appel d'une sentence du Châtelet, n'avait pu être jugée au Parlement, par suite de partage des juges, comme on le verra p. 521.
8. *Nommé*, par mégarde, dans le manuscrit.

sion des familles par ces retours surannés à partage, l'incertitude ruineuse de toutes celles où il y auroit des jésuites, les détermina[1]. Le Chancelier, sur tous, parla si fortement, qu'Aubercourt et les jésuites furent condamnés, et que, pour couper toute racine de prétention, l'édit de 1604 fut révoqué[2]. Le Roi ne voulut pas user d'autorité sur le fonds d'un jugement si important à l'état des familles, mais ne put s'empêcher d'en montrer son déplaisir à plusieurs reprises, et, à la fin, de succomber au moins en quelque chose à son affection pour les jésuites, en faisant ajouter en prononçant, et de sa pleine puissance, que les jésuites renvoyés de la Compagnie auront[3] une pension viagère de leur famille, statuée par les juges des lieux. Ce fut néanmoins une grande douleur aux jésuites que cet arrêt[4]. Aubercourt[5] leur demeura toujours fort attaché, et bientôt après ils obtinrent pour lui des bénéfices et une abbaye[6].

Grand Prieur veut rendre ses bénéfices

Le Grand Prieur, noyé de dettes[7], voulut rendre[8] les siens au Roi à condition qu'il y seroit mis un œconome

1. Le Parlement signala ces inconvénients à la sollicitude du Roi.
2. Il n'y eut point de révocation en forme.
3. Ce futur vient du *Journal de Dangeau*, p. 423.
4. Nous verrons le P. le Tellier reprendre l'affaire en 1714-1715 et la faire passer grâce à la voix prépondérante du Roi.
5. Avant ce nom, il a biffé *cet*.
6. Je n'ai pu trouver son nom dans la *Gallia christiana*.
7. On a vu (tome VI, p. 197) que ce frère cadet de M. de Vendôme était fort en froid avec celui-ci depuis qu'on avait découvert les infidélités de sa gestion. Il n'administrait pas moins mal les commanderies de Malte qu'il possédait comme grand prieur nommé sur un bref impératif du Pape en 1678, et, en août 1701, le grand maître en avait fait saisir tous les fruits pour les appliquer aux réparations (Papiers du P. Léonard, M 757, p. 317). Ses bénéfices étaient nombreux : quand il mourut, il possédait, depuis 1661, Saint-Honorat de Lérins, Saint-Mansuy, Saint-Vigor de Serisy, la Trinité de Vendôme, et, depuis 1668, Ivry-sur-Eure; mais le Roi l'avait forcé de les remettre entre ses mains, contre une pension, à la suite de l'affaire de Cassano, et lui avait repris antérieurement, en 1703, Saint-Victor de Marseille, qu'il avait depuis 1662.
8. *Rendit* corrigé en *rendre*, et *voulut* ajouté en interligne.

chargé de payer tout ce qu'il devoit, même après sa mort, jusqu'à parfait acquit. Il falloit le consentement de Rome pour une condition si étrange. Cela dura, et varia, dura[1] fort longtemps[2]. Mme de Maintenon, par M. du Maine, s'employa si bien pour lui, qu'il arracha, mais sourdement, une pension de vingt mille livres, et qu'il obtint, vers le milieu de l'été, d'aller servir de lieutenant général dans l'armée du maréchal Catinat[3].

et va servir sous Catinat, avec 20000 [#] de pension.

Le jour de la Pentecôte[4], le Roi déclara au chapitre cinq grands d'Espagne chevaliers de l'Ordre. Il crut à propos de répandre cet honneur sur les seigneurs les plus distingués de cette cour par leur attachement au roi son petit-fils et par leurs charges, et il dit que ce prince les lui avoit demandés[5]. Il fit même pour le cardinal Portocarrero ce qui étoit jusqu'alors sans exemple, et qui n'en

Cinq grands d'Espagne chevaliers de l'Ordre.

[*Add.* S^t^S. 438]

1. Ce nouveau *dura* est en interligne, au-dessus d'un premier *dura* surchargeant un autre mot et biffé.

2. De même que le Roi lui avait fait prendre, en 1675, un maître des comptes pour surintendant de sa maison, il confia la régie des bénéfices au président Payen, qui, pour cela, reçut une pension de deux mille livres (*Dangeau*, tome X, p. 148).

3. « M. le Grand Prieur eut, hier, après dîner, une longue audience du Roi. Il va servir de lieutenant général dans l'armée de M. de Catinat. On dit qu'il a représenté au Roi le mauvais état de ses affaires, qu'il a prié S. M. de mettre un œconome à ses bénéfices, pour en faire faire les réparations et en payer ses dettes : après quoi, il les remettra au Roi pour en disposer. Il ne se réserve que le grand prieuré, et on croit que S. M. lui donne vingt mille livres de pension. » (*Dangeau*, p. 412, 14 mai; comparez les *Mémoires de Sourches*, p. 269.) On voit que Dangeau ne parle de la pension que comme un on-dit. Il n'en est pas fait mention dans les *Bienfaits du Roi*. On a, dans les *Mémoires de Catinat*, tome III, p. 147, la lettre que le Grand Prieur écrivit à ce maréchal, le 14 mai, avec fac-similé. Il avait été nommé lieutenant général en 1693.

4. *Journal de Dangeau*, tome VIII, p. 427, 4 juin; *Sourches*, tome VII, p. 289; *Bienfaits du Roi*, ms. Fr. 7666, fol. 64 v° à 68.

5. C'était exact en effet (*Diario* d'Ubilla, p. 629), ou du moins Philippe V avait fait la demande pour MM. de Medina-Sidonia et de Benavente; mais on eut de la peine à s'y prêter. Torcy, écrivant à Louville le 2 mai, se plaignait en ces termes de l'avidité des sujets du nouveau roi : « Le fretin des sujets du roi d'Espagne s'empresse de temps en

a pas eu depuis, et il est vrai qu'il n'y avoit point de règle qui ne dût faire hommage à ses services[1] : il fut nommé d'avance à la première place de cardinal vacante, qui étoient lors toutes quatre remplies[2], avec la permission de porter l'Ordre en attendant[3]. Cette distinction fut accompagnée d'une croix de l'Ordre que le Roi lui envoya, de plus de cinquante mille écus[4]. Les quatre

temps à demander le collier de l'Ordre. Il n'est pas juste de l'ôter à des sujets du Roi qui le servent bien pour le donner à des gens qui ne feroient ni honneur ni profit.... Vous savez bien que nous en avions parlé avant votre départ. Le Roi paroît déterminé à en donner trois ou quatre à S. M. C., quand elle les lui demandera; mais que ce soit, s'il vous plaît, de bons sujets, comme Medina-Sidonia, Benavente, et quelque autre de cette volée. Et du reste ménagez ces grâces, qu'il ne faut pas ôter aux François qui les desirent avec raison et les méritent. » La lettre par laquelle Louis XIV annonça la promotion à son petit-fils, le 7 juin, fait partie du recueil des papiers de Louville appartenant à M. le duc de la Trémoïlle, et celle du 2 mai est dans le recueil appartenant à Mgr d'Hulst.

1. « Noble commerce de fumée politique ! » s'écria Gueudeville, dans les *Nouvelles des cours*, tome VI, p. 680-681.

2. L'article IX des statuts de l'Ordre portait que huit places devaient être réservées pour des ecclésiastiques, dont moitié cardinaux et moitié archevêques, évêques ou prélats, tous tenus de faire préalablement leurs preuves de noblesse comme les chevaliers laïques. Depuis, l'usage était venu de réserver pour eux l'appellation de *commandeur*, commune dans le principe, selon la lettre des statuts, à tous les chevaliers. Ils ne portaient ni le collier, ni le grand manteau, ni l'image de Saint-Michel au revers de la croix soutenue par le ruban bleu; les cardinaux conservaient leur chapeau rouge, et les évêques leur habit épiscopal, avec une simple croix brodée en argent sur le manteau violet. En 1702, contrairement aux statuts, l'Ordre ne comptait pas moins de six cardinaux : Estrées, Bonsy, Janson, Fürstenberg, Arquien et Noailles, sans parler de M. de Coislin, qui, comme grand aumônier de France, était commandeur-né en dehors du nombre réglementaire, et il y avait en outre trois prélats : Messieurs de Reims, d'Aix et de Metz; soit, en tout, neuf au lieu de huit; mais le cardinal d'Arquien pouvait être considéré comme étranger. Nous ne comptons plus le cardinal de Bouillon, dépouillé de son cordon en même temps que de la grande aumônerie.

3. Le Roi annonça cette nouvelle dans le chapitre du 1er janvier suivant : *Dangeau*, tome IX, p. 81. Saint-Simon y reviendra alors.

4. Mme des Ursins, qui trouvait le cardinal, avec MM. de Villafranca

chevaliers furent le marquis de Villafranca, majordome-major, le duc de Medina-Sidonia, grand écuyer, le comte de Benavente, sommelier du corps, c'est-à-dire grand chambellan, et le duc d'Uceda, ambassadeur d'Espagne à Rome[1]. J'ai suffisamment parlé des quatre premiers ci-devant; je n'aurai que trop d'occasion de faire connoître le dernier dans la suite[2] : je me contenterai présentement de[3] dire qu'il étoit Acuña y Pacheco y Sandoval[4], et beau-frère du duc de Medina-Celi[5].

Rude chute de M. de la Rochefoucauld à la chasse. M. de Duras perd une prétention

M. de la Rochefoucauld, emporté par son cheval à la chasse à Marly[6], fut désarçonné, et se cassa le bras gauche entre le coude et l'épaule, qu'il avoit eue rompue autrefois au passage du Rhin[7]. Le Roi et Monseigneur y accoururent avec toute sorte d'amitié[8]. Félix lui raccommoda le

et de Montalto, les plus gênants de la junte, même les plus insolents pour la France, écrivait à Torcy, le 19 août suivant : « M. le cardinal Portocarrero me paroît très impatient de recevoir l'ordre du Saint-Esprit. Il me dit l'autre jour que, si on ne lui envoyoit pas bientôt, il attacheroit un ruban bleu au bas de sa croix d'archevêque.... »

1. Le *Mercure* de juin publia un article sur ces seigneurs (p. 348-354). Les preuves de MM. de Medina-Sidonia et d'Uceda furent admises le 1er janvier 1703, celles de M. de Villafranca le 2 février suivant, celles de M. de Benavente et du cardinal le 16 avril; mais aucun des cinq ne fut jamais reçu, et ils profitèrent tous de la permission dont notre auteur vient de parler : voyez leurs articles dans l'*Histoire généalogique*, tome IX, p. 295-297. Leurs portraits et leurs preuves se trouvent dans les mss. Clairambault 1171, 1174 et 1239.

2. A cause de sa défection de 1711 et de sa fin obscure en Autriche. Voyez sa notice dans notre tome VIII, p. 187, note 6.

3. *De* corrige *d'*, et, ensuite, la première lettre d'*Acuña* surcharge *de*.

4. Voyez l'Addition n° 369, p. 395 de notre tome VIII.

5. Leurs femmes étaient les deux filles de don Gaspard Tellez Giron, Ve duc d'Osuna.

6. Il était grand veneur.

7. Il avait alors reçu un coup de mousquet qui perçait à la fois l'épaule et la mâchoire, mais sans offenser les os : *Lettres de Mme de Sévigné*, tome III, p. 108, 110, 128, 145, etc. Au retour, le Roi lui avait donné les provisions de grand maître de la garde-robe.

8. Quatre mois auparavant, il avait reçu du jeune roi d'Espagne une lettre tout aimable, dont le P. Léonard nous a conservé la copie, et

contre M. de Noailles.

bras, et il en fut quitte pour le mal. C'étoit vers la mi-juillet[1]. M. de Noailles, premier capitaine des gardes[2], avoit lors le bâton, qu'il avoit continué après son quartier pour M. de Duras, qui y entroit après lui, mais qui étoit malade à Paris, et dont le quartier finissoit le dernier juin. Le quartier de juillet étoit celui du maréchal de Villeroy, qui avoit eu la charge de M. de Luxembourg : tellement que M. de Duras, accoutumé, en leur absence, à continuer le quartier de juillet après le sien, se disposoit à se trouver à Versailles au retour de Marly[3], y prendre le bâton. C'étoit, entre les grands officiers, à qui serviroit, et cet empressement leur tournoit à grand mérite[4]. M. de Noailles, averti du dessein de M. de Duras, représenta au Roi qu'ayant commencé le quartier qui n'étoit pas celui de M. de Duras, le bâton lui devoit demeurer. Il avoit raison. Le Roi le jugea ainsi, et manda à M. de Duras de ne point venir, et de ne songer qu'à sa santé : il entendit le françois[5], et demeura à Paris[6].

Époque de mon intime liaison avec M. le duc d'Orléans.

Je ne m'arrêterois pas à la bagatelle que je vais raconter[7], si elle n'étoit une époque très considérable dans ma vie, et ne marquoit de plus comment des riens ont quel-

que l'on trouvera ci-après aux Additions et corrections, p. 607-608, avec la réponse du duc.

1. Le 14 juillet : *Dangeau*, tome VIII, p. 455. L'incident qui va venir maintenant suit immédiatement, p. 456. Dans les *Mémoires de Sourches* (p. 321 et 330-331), le récit en est beaucoup plus détaillé.

2. Comme commandant la plus ancienne des quatre compagnies, l'écossaise : tome II, p. 365.

3. Le 15 juillet.

4. Mais nous avons vu (tome II, p. 57) qu'il y avait une sorte de rivalité jalouse entre les deux frères Duras et Lorge, d'une part, et MM. de Noailles et de Villeroy, d'autre part.

5. On retrouvera plus d'une fois cette locution familière, avec des variantes. « Il faudra que le sieur de Valerne parle françois, » écrivait Peiresc en 1637 (*Lettres aux frères Du Puy*, tome III, p. 639).

6. Le 25 juillet, un compromis entre MM. de Noailles et de Duras consacra la décision royale, sur ces bases (Arch. nat., O[1] 46, fol. 113 v°).

7. Voyez une première rédaction dans la notice SAINT-SIMON, tome XXI des *Mémoires*, p. 90-93, et l'Addition au *Journal*, tome XVI, p. 140.

quefois les plus grandes suites[1]. Sur[2] la fin de ce même[3] mois de juillet le Roi fit un voyage à Marly[4]. Mme la duchesse d'Orléans, ravie de la liberté et de la grandeur personnelle qu'elle trouvoit par la mort de Monsieur, eut envie d'en jouir, et d'aller tenir une cour à Saint-Cloud[5]. Le Roi l'approuva, pourvu qu'elle y eût une compagnie honorable, et point mêlée, sinon de ce reste de la cour la plus particulière de feu Monsieur qui ne se pouvoit exclure. Il y avoit déjà longtemps que ce projet étoit fait, et, entre les dames de la cour qu'elle engagea à être de ce voyage, elle en pressa Mme de Saint-Simon, qui le lui promit. Cependant nous voulûmes aller à la Ferté, y passer six semaines[6]. Mme la duchesse d'Orléans, qui, sur l'arrangement des Marlis[7], avoit enfin ajusté à peu près son voyage de Saint-Cloud, vit qu'il se trouveroit pendant le nôtre, et ne voulut point laisser partir Mme de Saint-Simon qu'elle ne lui eût promis de revenir de la Ferté à Saint-Cloud le jour même qu'elle iroit, dont elle la feroit avertir. En effet, la duchesse de Villeroy lui écrivit de sa part à la Ferté, et Mme de Saint-Simon se rendit à Saint-Cloud comme elle l'avoit promis. La compagnie étoit bien choisie, les plaisirs et les amusements furent continuels, M. et Mme la duchesse d'Orléans firent très poliment les honneurs de ce beau lieu, la magnificence et la liberté rendirent le séjour charmant, et, pour la première fois, Saint-Cloud se vit sans tracasseries[8]. On a vu, au com-

1. Le cardinal de Retz dit de même (*Mémoires*, tome I, p. 256) : « Voilà un récit bien long, bien sec et bien ennuyeux ; mais comme ces trois ou quatre petites brouilleries que j'eus en ce temps-là ont eu beaucoup de rapport aux plus grandes qui sont arrivées dans les suites, je crois qu'il est comme nécessaire de vous en parler ».

2. L'écriture change ici. — 3. *Mesme* surcharge un premier *mois*.

4. Du 26 juillet au 12 août.

5. *Dangeau*, tome VIII, p. 462, 26 juillet.

6. Le 25 juin, ils y tinrent sur les fonds un fils du chirurgien Oubert.

7. Par extraordinaire, il a écrit ici *Marly*, et non le pluriel en *is*.

8. Allusion au temps de Monsieur : tome VIII, p. 335 et suivantes.

mencement de ces *Mémoires*[1], que, dès ma plus petite jeunesse, j'avois fort vu M. le duc d'Orléans. Cette familiarité dura jusqu'à ce qu'il fut tout à fait entré dans le monde, et même jusqu'après la campagne de 1693, où il commandoit la cavalerie de l'armée de M. de Luxembourg, où je servois[2]. Plus il avoit été tenu de court, plus il se piqua de libertinage[3]; la vie peu réglée de Monsieur le Duc et de M. le prince de Conti lui donna une triste émulation, les débauchés de la cour et de la ville s'emparèrent de lui, le dégoût d'un mariage forcé et si inégal lui fit chercher à se dédommager par d'autres plaisirs, et le dépit qu'il conçut de se voir éloigné du commandement des armées, et trompé sur ce qui lui avoit été promis de gouvernements et d'autres grâces, acheva de le précipiter dans une conduite fort licencieuse, qu'il se piqua de porter au plus loin, pour marquer le mépris qu'il faisoit de son épouse, et de la colère que le Roi lui en témoignoit[4]. Cette vie, qui ne pouvoit cadrer avec la mienne, me retira de ce prince : je ne le voyois plus qu'aux occasions rares, et des moments, par bienséance, depuis six ou sept ans; je le rencontrois peu dans les mêmes lieux. Quand cela se trouvoit, il avoit toujours pour moi un air ouvert; mais ma vie ne lui convenoit pas plus qu'à moi la sienne : tellement que la séparation étoit devenue entière. La mort de Monsieur, qui, par nécessité, l'avoit ramené au Roi et à Madame sa femme, n'avoit pu rompre ses engagements de plaisirs. Il se conduisoit plus honnêtement avec elle et plus respectueusement avec le Roi; mais le pli de la débauche étoit pris : elle lui étoit entrée dans la tête comme un bel air qui convenoit à son âge, et qui lui donnoit un relief opposé au ridicule qu'il concevoit dans une vie moins désordonnée. Il admiroit les plus ou-

1. Tome I, p. 28.
2. *Ibidem*, p. 234 et suivantes.
3. Voyez ci-après, p. 210, note 4.
4. Voyez notre tome VIII, p. 264-267, 314, etc.

très et les plus persévérants dans la plus forte débauche, et ce léger changement à l'égard de la cour n'en apporta ni à ses mœurs ni à ses parties obscures à Paris, où elles[1] le faisoient aller et venir continuellement. Il n'est pas temps encore de donner une idée de ce prince que nous verrons si fort sur le théâtre du monde, et en de si différentes situations[2].

Mme de Fontaine-Martel[3] étoit à Saint-Cloud. C'étoit une de ces[4] dames de l'ancienne cour familière de Monsieur, et toute sa vie extrêmement du grand monde[5]. Elle étoit femme[6] du premier écuyer de Mme la duchesse d'Orléans, frère du feu marquis d'Arcy[7] dernier gouverneur de M. le duc d'Orléans, pour qui il[8] se piqua toujours d'une estime, d'une amitié et d'une reconnoissance qu'il témoigna par une considération toujours soutenue pour toute sa famille, et, même jusqu'à ceux de ses domestiques qu'il avoit connus, il leur fit du bien[9]. Mme de Fontaine-Martel, par la charge de son mari, goutteux, qu'on ne voyoit guères, passoit sa vie à la cour. Elle étoit

1. *Elle*, au singulier, avec le verbe au pluriel.

2. Le principal portrait du duc d'Orléans sera placé au commencement de la Régence, tome XI de 1873, p. 164 et suivantes; on le trouve, en première rédaction, dans la notice SAINT-SIMON, au tome XXI, p. 163 et suivantes.

3. Antoinette-Madeleine de Bordeaux : tome I, p. 92.

4. *Ces* corrige *ses*, et, après *une*, le manuscrit porte un premier *d*, effacé du doigt. Une virgule qui vient après *cour* doit avoir été ajoutée à tort.

5. Il a eu soin de dire que cette fille du président de Bordeaux et d'une mère non moins bourgeoise, mais « belle et galante, extrêmement du monde, amie intime de beaucoup d'hommes et de femmes distinguées, » avait été « élevée dans les mêmes mœurs. »

6. *Femme* est en interligne, au-dessus de *vefve*, biffé.

7. François et René Martel : tome I, p. 91.

8. Malgré la construction, *qui* est le marquis d'Arcy, et *il* le duc d'Orléans.

9. Comparez la suite des *Mémoires*, tome XI de 1873, p. 173 et 174, la notice SAINT-SIMON, dans le tome XXI, p. 466, et une lettre de Dubois au P. de la Chaise, dans le livre du comte de Seilhac, tome II, p. 280-282.

des voyages, et même quelquefois de ceux de Marly[1]; elle soupoit souvent chez M. le maréchal de Lorge, qui tenoit soir et matin une table grande et délicate, où, sans prier, il avoit toujours nombreuse compagnie, et de la meilleure de la cour, et Mme la maréchale de Lorge l'y[2] attiroit beaucoup par son talent particulier de savoir tenir et bien faire les honneurs d'une grande maison, sans tomber dans aucun des inconvénients qui, par la nécessité du mélange que fait un grand abord, rendent une maison moins respectée par des facilités qui n'eurent jamais entrée dans celle-là. J'y étois poli à tout le monde; mais tout le monde ne me revenoit pas, ni moi par conséquent à chacun. A force de nous voir, Mme de Fontaine-Martel et moi, nous nous accommodâmes l'un de l'autre, et cette amitié dura toujours depuis. Elle me demandoit quelquefois pourquoi je ne voyois plus M. le duc d'Orléans, et disoit toujours que cela étoit ridicule de part et d'autre, parce que, malgré la diversité de notre vie, nous nous convenions l'un à l'autre par mille endroits. Je riois et la laissois dire. Un beau jour, à Saint-Cloud, elle attaqua M. le duc d'Orléans sur la même chose tandis qu'il causoit avec elle, la duchesse de Villeroy et Mme de Saint-Simon. Tous trois[3] se mirent à dire mille choses obligeantes de moi, et M. le duc d'Orléans ses regrets de ce que je le trouvois trop libertin[4] pour le voir, et son desir de renouer

1. Selon Dangeau (tome V, p. 329), c'est en décembre 1695 qu'elle alla pour la première fois à Marly; il est vrai qu'il a répété encore la même chose, ou à peu près, en décembre 1700 (tome VII, p. 452) : « Il y a, de dames nouvelles, Mme de la Vrillière et Mme de Fontaine-Martel. Mme de Chartres avoit demandé au Roi de mener Mme de Fontaine-Martel, femme de son premier écuyer. »

2. *L'y* surcharge *l'a*[*ttiroit*].

3. Mme de Saint-Simon non comprise.

4. Un *libertin*, c'est un homme « qui prend trop de liberté, qui se dispense aisément de ses devoirs, qui hait aussi toute sorte de sujétion et de contrainte. » Mais c'est encore celui « qui fait une espèce de profession de ne point s'assujettir aux choses de la religion, soit pour la créance, soit pour les mœurs. » (*Dictionnaire de l'Académie*, 1718.) Nous

avec moi. Cela fut poussé, le reste du voyage, jusqu'à regretter qu'il fût trop près de sa fin pour me convier d'y venir, et pour se promettre, à mon retour à Versailles, de vaincre, comme disoit M. le duc d'Orléans, mon austérité. Mme de Saint-Simon fut priée de m'en écrire; je répondis comme je le devois. Elle revint à la Ferté, et me dit que les choses étoient au point de ne pouvoir m'en défendre. J'avois pris tout cela comme une fantaisie de Mme de Fontaine-Martel et une politesse de M. le duc d'Orléans, comme de ces parties ou de ces projets qui ne s'exécutent point, et la différence de goût et de vie me persuadoit[1] que ce prince et moi ne nous convenions plus, et que je ferois bien de m'en tenir où j'étois en faisant tout au plus, à mon retour, une visite de remerciement et de respect: je me trompai. Cette visite, que, à mon retour, je différois toujours, et dont M. le duc d'Orléans faisoit des reproches à ces dames chez Mme la duchesse d'Orléans, fut reçue avec empressement. Soit que l'ancienne amitié de jeunesse eût repris, soit desir d'avoir quelqu'un à voir familièrement à Versailles, où il se trouvoit fort souvent désœuvré, tout se passa de si bonne grâce de sa part, que je crus me retrouver en notre ancien Palais-Royal : il me pria de le voir souvent, il pressa mes visites; oserois-je dire qu'il se vanta de mon retour à lui, et qu'il n'oublia rien pour me rattacher? Le retour de l'ancienne amitié de ma part fut le fruit de tant d'avances

avons déjà rencontré (tome I, p. 108) les Villarceaux « trop libertins pour se contraindre à la cour. » Voyez d'autres emplois dans le Lexique des *Lettres de Mme de Sévigné*, dans les *Lettres inédites* publiées par M. Capmas, tome II, p. 11, dans les *Mémoires de Mme de Motteville*, tome I, p. 272 et 286, dans ceux de *Retz*, tome I, p. 272, dans le *Journal du voyage du cavalier Bernin*, publié par M. L. Lalanne, p. 108, dans la *Muse historique*, tome III, p. 288, dans les *Lettres de Chapelain*, tome I, p. 483, et une définition en vers dans le *Mercure* de juillet 1700, p. 106-108. Molière a dit, dans *Tartuffe*, acte I, scène v :

C'est être libertin que d'avoir de bons yeux.

1. Il a écrit : *persuadoient*, au pluriel.

dont il m'honoroit, et la confiance entière en devint bientôt le sceau[1], qui a duré jusqu'à la fin de sa vie, sans lacune, malgré les courtes interruptions qu'y ont quelquefois mises les intrigues, quand il fut devenu le maître de l'État. Telle fut l'époque de cette liaison intime, qui m'a exposé à des dangers, qui m'a fait figurer un temps dans le monde, et que j'oserai dire avec vérité qui n'a pas été moins utile au prince qu'au serviteur, et de[2] laquelle il n'a tenu qu'à M. le duc d'Orléans de tirer de plus grands avantages[3].

Avances inutiles vers moi de M. et de Mme du Maine.

Il faut ici ajouter une autre bagatelle, parce que j'ai cru lui devoir des suites directement contraires à celles dont je viens de parler, et qui ont fort croisé ma vie[4]. Quoiqu'elle soit d'une date un peu postérieure, je la raconterai tout de suite, parce que[5] ces différentes suites ont eu un contraste d'un continuel rapport dans beaucoup de choses ou curieuses, ou importantes, qui se verront ici dans la suite. M. de Lauzun, toujours occupé de la cour[6], et toujours affligé profondément de se voir éloigné de son ancienne faveur, ne se lassoit point de remuer toute pierre[7] pour s'en rapprocher[8] : il mit en œuvre ses anciennes liai-

1. Emploi figuré qu'on ne trouve pas dans le *Dictionnaire de l'Académie* de 1718.

2. *De* surcharge *qui*.

3. Ce récit est à rapprocher du passage où il a montré (notre tome IV, p. 304-306), en 1697, Mme de Saint-Simon introduite chez la duchesse de Bourgogne, presque à son insu, « avec une jalousie de toutes les autres et de leurs familles, qu'il fallut laisser tomber. »

4. « On dit : *croiser quelqu'un*, pour dire : le traverser dans ses desseins » (*Dictionnaire de l'Académie*, 1718 et 1878). Et de même : « Ils se croisent dans leurs prétentions, dans leurs entreprises. »

5. *Tout de* corrige *toutte*, et *ce que* est en interligne, après *par*.

6. Après *cour*, il a biffé *mit*.

7. *L'Académie* donnait seulement, en 1718, l'emploi figuré de *remuer ciel et terre* pour dire : faire agir toutes sortes de ressorts. Mais *remuer toute pierre* avait figuré dans Cotgrave (1611), dans Oudin (1640). C'est la traduction littérale du latin *movere omnem lapidem*.

8. Le 22 août 1702, il reçut la duchesse de Bourgogne à Passy, et Mme de Saint-Simon s'y trouva avec sa sœur : *Dangeau*, tome VIII, p. 483.

sons avec Mme d'Heudicourt du temps de Mme de Montespan[1] et ses cessions à M. du Maine pour sortir de Pignerol[2], dans l'esprit de se servir d'eux auprès de Mme de Maintenon, et, par elle, auprès du Roi. Il essaya de faire l'une la gouvernante et la protectrice de la jeunesse de sa femme[3], pour la mettre de tout à la cour, et l'initia chez Mme du Maine. Outre les agréments qu'il comptoit lui procurer, et qui réussirent pour elle, il se flattoit d'arriver lui-même à son but. Sa femme, jeune, gaie, sage, aimable, fut fort goûtée. Le gros jeu qu'il lui faisoit jouer, et où elle fut heureuse, la rendoit souvent nécessaire. Mme du Maine ne s'en pouvoit passer, et elle étoit sans cesse à Sceaux avec elle[4]. M. du Maine cherchoit à lui attirer bonne compagnie : il voulut faire[5] en sorte d'accrocher aussi Mme de Saint-Simon par sa sœur. C'étoit un moyen de plaire ; elle s'y laissa aller, mais non pas avec assiduité. J'eus lieu de croire que M. et Mme du Maine avoient formé le projet de me gagner[6]. Ils n'ignoroient pas combien leur rang me déplaisoit. Par moi-même je n'étois rien moins qu'à craindre[7] ; mais la politique, qui, dans l'inquiétude de ce qui peut arriver, cherche à tout gagner, leur persuada, je pense, de s'ôter en moi une[8] épine qui pourroit peut-être les piquer un jour. Ils se mirent sur mes louanges avec ma femme et ma belle-sœur, ils leur témoignèrent le desir qu'ils avoient de me voir à Sceaux, enfin ils leur proposèrent, tantôt à l'une, tantôt à l'autre, de m'y ame-

1. Nous savons déjà (tomes III, p. 213, IV, p. 303, IX, p. 63, etc.) à quel degré de faveur et de familiarité était parvenu ce « mauvais ange » de Mme de Maintenon, et comment on l'avait introduite partout pour divertir Mme la duchesse de Bourgogne.

2. Tome I, p. 32 et 124. — 3. Sœur cadette de Mme de Saint-Simon.

4. Comparez le tome VII de 1873, p. 255.

5. Les premières lettres de *faire* surchargent *accr*[*ocher*].

6. On a vu ci-dessus, p. 48, son empressement à accepter l'invitation de Saint-Simon.

7. Deux ans auparavant, Spanheim le classait au nombre de ceux « à qui on ne fait point d'attention » (*Relation*, Appendice, p. 423).

8. *Un*, dans le manuscrit.

ner, et les pressèrent de m'en convier de leur part. Surpris d'une chose si peu attendue de la part de gens avec qui je n'avois jamais eu le moindre commerce, je me doutai de ce qui les conduisoit, et cela même me tint sur mes gardes[1]. Je ne pouvois m'accommoder de ce rang nouveau; je sentois en moi-même un desir de le voir éteindre, qui me donnoit celui de pouvoir y contribuer un jour; je le sentois tel à n'y pouvoir résister. Comment donc lier un commerce, et se défendre de le tourner en amitié avec des gens qui me faisoient tant d'avances, et en apparence si gratuites, en situation de me raccommoder avec le Roi, et que tout me faisoit sentir qu'ils se vouloient acquérir sur moi des obligations à m'attacher à eux? et comment céder à leur amitié et se soumettre à en recevoir des marques, en conservant cette aversion de leur rang[2] et cette résolution de le faire renverser, si jamais cela se trouvoit possible? La probité, la droiture ne se pouvoit accommoder de cette duplicité. J'eus beau me sonder, réfléchir sur ma situation présente : nulle faveur ne m'étoit comparable à consentir à la durée de ce rang, et à renoncer à l'espérance de travailler à m'en délivrer. Je demeurai donc ferme dans mes compliments et mes refuites[3]; je tins bon contre les messages en forme qu'ils m'envoyèrent, contre les reproches les plus desireux[4] que m'en fit Mme du Maine, à qui jamais je n'avois parlé, et qui s'arrêta à moi dans l'appartement du Roi, et je les lassai enfin dans leurs poursuites. Ils sentirent que je ne voulois me prêter à aucune liaison avec eux : ils en furent d'autant plus

1. Locution que Littré eût pu signaler à l'article GARDE 15°.

2. Ce rang intermédiaire inventé pour eux en 1694 (tome II, p. 101 et suivantes), « la plus grande plaie que la pairie pût recevoir, et qui en devint la lèpre et le chancre ».

3. *Refuite* « terme de vénerie,... endroit où une bête a accoutumé de passer lorsqu'on la chasse. Se dit figurément des retardements affectés d'un homme qui ne veut point de conclusion dans une affaire » (*Académie*, 1718).

4. A remarquer cet emploi de *desireux*, au sens d'expression du désir.

piqués, qu'ils n'en firent aucun semblant, et redoublèrent, au contraire, à l'égard de Mme de Saint-Simon[1]. J'ai toujours cru que M. du Maine me voulut nuire dès lors, qu'il me mit mal dans l'esprit de Mme de Maintenon, de qui je n'étois connu en aucune sorte, et que je n'ai su que depuis la mort du Roi qu'elle[2] me haïssoit parfaitement. Ce fut Chamillart qui me le dit alors, et qu'il en avoit eu des prises avec elle pour me remettre en selle[3] auprès du Roi, pour des Marlis[4] et pour des choses de cette nature[5]. Je me doutois bien, par tout ce qui me revenoit, qu'elle m'étoit peu favorable; mais je ne sus pas, tant[6] que le Roi vécut, ce que j'en appris depuis. Chamillart, sagement, ne me voulut pas donner d'inquiétude, ni moins encore m'ouvrir la bouche trop facile et trop libre sur ceux que je croyois ne devoir pas aimer, et peu retenu par leur grandeur ni leur puissance. Pour achever ce qui me regarde pour lors avec M. du Maine, assez longtemps[7] après Mme la duchesse de Bourgogne retint à Marly Mme de Lauzun à jouer le jour qu'on en partoit, et que, venue avec Mme du Maine, elle devoit s'en retourner avec elle. Cette excuse, qu'elle allégua, n'arrêta point Mme la duchesse de Bourgogne, qui lui dit de mander à Mme du Maine qu'elle la remèneroit. Mme du Maine eut la folie de s'en piquer assez pour en faire le lendemain une telle sortie à la duchesse de Lauzun, qu'elle sortit de chez elle pour n'y rentrer de sa vie. M. du Maine vint chez elle aux pardons,

1. Il racontera, en 1710, de nouvelles tentatives faites dans le même sens par la duchesse d'Orléans et par Mme de Lauzun : tome VII de 1873, p. 252-256. Comparez les *Écrits inédits*, tome VIII, p. 560.

2. *Elle* est en interligne, au-dessus d'un premier *elle*, biffé.

3. Locution déjà rencontrée dans nos tomes IV, p. 76, et VIII, p. 397. Elle n'est pas dans le *Dictionnaire de l'Académie* de 1718.

4. Encore *Marly*, sans le pluriel.

5. Comparez la suite des *Mémoires*, tome IX de 1873, p. 57-59.

6. *Tant* est en interligne, au-dessus d'un premier *tant*, biffé, qui semble surcharger *du tout*.

7. *Assez long* a été écrit, en interligne, au-dessus de *quelque*, biffé.

Monsieur le Prince aux excuses; ils tournèrent M. de Lauzun de toutes les façons : il étoit presque rendu; mais sa femme ne put être persuadée. Je fus ravi d'une occasion si naturelle et si honnête pour Mme de Saint-Simon de se tirer d'un lieu où la compagnie peu à peu s'étoit plus que mêlée, et où sûrement, depuis ce que j'ai raconté, il n'y avoit rien à gagner pour nous; et depuis ce temps-là elle ne vit plus Mme du Maine qu'aux occasions, quoiqu'elle et M. du Maine n'eussent rien oublié pour l'empêcher de se retirer d'eux à cette occasion. Je pense qu'elle acheva de me mettre mal avec eux, s'il y avoit lors à y ajouter. Depuis cette aventure, Mme la duchesse de Bourgogne mena toujours Mme de Lauzun à Marly : c'étoit une distinction, et qui piqua extrêmement Mme du Maine. Enfin, quelques années après, M. du Maine et M. de Lauzun voulurent finir cette brouillerie, et convinrent que Mme du Maine feroit des excuses à Mme de Lauzun chez Madame la Princesse, à Versailles, qu'elles seroient reçues honnêtement, et que, deux jours après, Mme de Lauzun iroit chez Mme du Maine. Cela fut exécuté de la sorte, et bien. M. du Maine se trouva chez Madame sa femme, lorsque Mme de Lauzun y vint, pour tâcher d'ôter l'embarras et d'égayer la conversation. Mme de Lauzun en demeura à cette visite, et la vit depuis uniquement aux occasions; conséquemment, Mme de Saint-Simon de même[1]. Tout ce[2] narré[3], qui semble maintenant inutile, retrouvera dans la suite un usage important[4].

Philippe V à Crémone [*].

De Milan[5], où le duc de Saint-Pierre[6] régala le roi d'Es-

1. Ce dernier membre de phrase est ajouté en interligne.
2. *Ce* corrige *se*.
3. *Narré*, « discours par lequel on narre, on raconte quelque chose » (*Académie*, 1718).
4. Il sera longuement répété en 1710 : tome VII de 1873, p. 257-260.
5. Ci-dessus, p. 176.
6. François-Marie Spinola, duc de Saint-Pierre, au royaume de Naples, et prince de Sabioneta, en Mantouan, né le 24 février 1659,

[*] *Crémone* remplace *Milan*, biffé.

pagne d'un opéra superbe à ses dépens[1], ce prince vint à Crémone, où M. de Vendôme le vint saluer le 14 juillet[2]; M. de Mantoue et le duc de Parme y vinrent aussi lui faire la révérence. Tous trois y firent peu de séjour : les deux derniers retournèrent à Casal et à Parme, le premier à son armée, dans le dessein de la mener vis-à-vis de Casal-Major[3] et d'y faire un pont, tant pour la communication avec le prince de Vaudémont, que pour y faire passer le roi d'Espagne pour se mettre à la tête de l'armée de M. de Vendôme[4]. Les marches, le passage du Crostolo[5], l'exécution de venir à bout de faire lever[6] le long blocus de Man-

grand d'Espagne de première classe (20 octobre 1679), était Spinola, non seulement par son père, mais aussi par sa mère, sœur de la duchesse de Valentinois, et par sa femme, fille du marquis de los Balbasès mort en 1699 après avoir été très utile à M. d'Harcourt et à la cause française. Gouverneur d'Alexandrie par *intérim* à la fin de 1691, nommé gentilhomme de la chambre le 16 mai 1693, il était venu s'installer à Milan en décembre 1698. Nous le verrons se remarier en 1704 avec la veuve du marquis de Renel, devenir général de la cavalerie du Milanais en février 1705, majordome-major de la reine douairière d'Espagne à la fin de 1707, vice-roi de Valence en octobre 1717, gouverneur de l'infant D. Carlos le 1er août 1723, chevalier des ordres du Roi en 1724. Il mourut à Madrid, le 15 mai 1727.

1. *Dangeau*, tome VIII, p. 445-446; *Diario* d'Ubilla, p. 553-554; *Journal de Bulifon*, p. 249. L'opéra était l'*Angelica nel Catai*. Il coûta trente mille écus à M. de Vaudémont et au duc de Saint-Pierre. Ce dernier fut fait, le 27 juin, gentilhomme de la chambre, comme il l'avait déjà été sous Charles II.

2. *Dangeau*, p. 448, 449 et 459; *Journal de Bulifon*, p. 273. Par une lettre pleine de vaillance et d'entrain que l'on trouvera ci-après, appendice VII, p. 489, le jeune roi avait supplié M. de Vendôme de « n'en pas trop faire » avant sa prochaine arrivée, et d'assurer les officiers français de la joie qu'il éprouverait de se voir à leur tête.

3. Casal-Maggiore, sur les bords du Pô, aux confins des États de Parme et de Mantoue. Nous y avions battu M. de Caracène en 1648.

4. Tout cela est pris au *Dangeau*, p. 459, 21 juillet. Comparez les *Mémoires de Sourches*, qui donnent plus de détails, tome VII, p. 316-317 et 322-323, les *Mémoires militaires* du général Pelet, tome II, p. 228-230, le *Diario* d'Ubilla, p. 561-567, et le *Mercure* de juillet, p. 273-361.

5. Très court affluent du Pô, près de Guastalla.

6. Les trois mots *de faire lever* sont ajoutés en interligne.

toue[1], retardèrent l'arrivée de M. de Vendôme au rendez-vous, qui fut même changé, et le pont fait un peu plus bas que sa destination première[2]. Le 29 juillet[3], jour que le roi d'Espagne devoit joindre l'armée avec neuf escadrons, M. de Vendôme surprit Visconti[4], campé avec trois mille chevaux à Santa-Vittoria[5], le culbuta, le défit, prit ses bagages et son camp tout tendu, fit un grand carnage, force prisonniers, et presque tout le reste, qui s'enfuit, se précipita de fort haut dans un gros ruisseau, qui en fut comblé[6]. Le roi d'Espagne, qui avoit hâté sa marche, laissa sa cavalerie derrière pour arriver plus vite au feu qu'il entendoit, et ne le put que tout à la fin de l'ac-

1. Ci-contre, p. 219.

2. *Dangeau*, p. 460, 463, 465; *Sourches*, p. 324-328 et 334.

3. Lisez : *26 juillet* (*Dangeau*, p. 467-470; *Sourches*, p. 336-337; *Mémoires militaires*, p. 235-241; Quincy, *Histoire militaire*, p. 669-672; Wetzer, *Feldzüge des prinzen Eugen von Savoyen*, tome IV, p. 263-271).

4. Annibal, marquis Visconti, de Milan, avait débuté contre les Turcs en 1683, puis avait combattu contre Catinat, lors de la dernière guerre, et avait été fait général dans les troupes espagnoles du Milanais en 1700; mais, ayant essayé de gagner M. de Vaudémont à la cause allemande, il avait été expulsé, et même frappé d'une condamnation à mort par contumace. Nous le verrons encore défait en 1703, en 1704, et au siège de Toulon. Promu général de la cavalerie impériale en 1706, feld-maréchal en 1716, conseiller intime de l'Empereur en 1720, gouverneur du château de Milan en 1728, il quitta le service en 1745, et mourut le 6 mars 1747. Lui et son frère, le comte Pierre, furent faits grands héréditaires, en 1717, selon Litta. Voyez notre tome IX, p. 328, note 3.

5. Ville fondée en 1249 par l'empereur Frédéric II, selon le *Diario*, p. 577, avec trois estampes.

6. Ces détails sont pris de la lettre écrite par Philippe V, le lendemain du combat, à son grand-père; elle circula partout, et Dangeau l'inséra dans son *Journal*, p. 467-470, comme le P. Léonard dans son portefeuille sur Philippe V : Arch. nat., K 1332, n° 1[1], fol. 182. Elle est imprimée aussi dans les *Œuvres de Louis XIV*, tome VI, p. 535-537, et dans les *Mémoires militaires*, à la suite du rapport du duc de Vendôme, p. 239-241 et 728-730. Il y a des relations dans la *Gazette d'Amsterdam*, n°s LXIV et LXV, dans le *Mercure* d'août, p. 184-211, dans le *Diario*, p. 574-577, dans les nouvelles envoyées au comte de Lionne, premier écuyer du Roi : ms. Fr. 22817, fol. 133-138. Bulifon, que Philippe V avait emmené avec lui, a joint un plan à son récit, p. 285-289.

tion[1]. Les mouvements de nos armées obligèrent le prince Eugène de quitter le Serraglio[2]. Zürlaube[3] sortit de Mantoue, rasa leurs forts et leurs retranchements, et acheva de mettre cette place en liberté[4]. Pendant ces divers cam-

1. « Il s'y fit connaître pour un prince digne de son sang par l'empressement qu'il mit à rejoindre son avant-garde au premier bruit de l'engagement, et la résolution avec laquelle il chargea l'ennemi en personne : ce qui rendit pour un moment aux vrais amis du jeune monarque toutes les espérances qu'ils avaient perdues à son sujet. Mais cet heureux début n'eut pas les suites qu'il semblait devoir amener. » (*Mémoires de Louville*, tome I, p. 301.) « Ne soyez point surpris, écrivit Philippe à son aïeul, si je laisse à M. de Vendôme le soin de vous envoyer un courrier; je ne me veux pas faire honneur d'une action dont il a tout le mérite, et, quand j'enverrai à Votre Majesté quelqu'un de ma part, je veux que ce soit une action décisive, afin que Votre Majesté n'ait pas une fausse joie. »

2. Petit pays de forme à peu près triangulaire, et dont la base s'appuie sur le Pô, au sud de Mantoue. Le prince Eugène s'y était retranché le 23 mai, en conservant des places et des troupes au sud du Pô; mais, voyant ses positions débordées, il les abandonna dans les premiers jours d'août.

3. Béat-Jacques de la Tour-Châtillon, comte de Zürlauben, né le 25 février 1656, était entré au service de la France, comme capitaine dans le régiment d'infanterie de Fürstenberg, en 1670, avait eu un régiment d'infanterie wallonne en 1685, le grade de brigadier en 1690, celui de maréchal de camp en 1696. A la suite du blocus de Mantoue et en dehors de toute promotion, il fut déclaré lieutenant général le 5 juin 1702. Nous le verrons enfoncer un corps ennemi à la bataille d'Hochstedt et périr des suites de ses blessures le 21 septembre 1704.

4. C'était un des principaux objectifs des généraux français et espagnols. Le blocus durait depuis décembre 1701, mais pas assez sévère pour que Tessé, qui s'était enfermé dans Mantoue avec le duc régnant, ne pût faire passer des lettres, toujours fort gaillardes et plaisantes, à Mme la duchesse de Bourgogne ou à Jérôme de Pontchartrain; quelques-unes ont été publiées dans le recueil de M. le comte de Rambuteau, p. 73-113. Il avait également tenu un journal, que le *Mercure* publia dans son volume supplémentaire de juillet 1702, et que Grimoard a reproduit dans ses *Mémoires de Tessé*, tome I, p. 230-323. Le P. Placide fit paraître en 1702 une carte des duchés de Mantoue, de Modène et de Parme (*Mercure* d'août, p. 264-271), et Ubilla a placé un plan de Mantoue même dans son *Diario*, p. 363. La ville fut débloquée le 25 mai (*Dangeau*, p. 424-425; *Sourches*, p. 287-288), et Mme de Main-

pements, Marcin, toujours occupé de plaire, fit déclarer par le roi d'Espagne M. de Vendôme conseiller d'État, c'est-à-dire ministre, et le fit asseoir au *despacho* au-dessus de tous; cette séance ne plut pas aux grands d'Espagne[1]. Le duc d'Ossone et quelque autre s'étoit dispensé de suivre le roi d'Espagne à la fin de l'action de ces trois mille chevaux dont je viens de parler; presque tous les autres Espagnols s'y distinguèrent, et le duc de Mantoue, qui étoit revenu faire sa cour au roi d'Espagne et l'accompagner jusqu'à l'armée, y fit aussi fort bien, quoiqu'on pût croire qu'il ne s'attendoit pas à cette aventure et qu'il s'en seroit très bien passé[2]. Le roi d'Espagne

tenon écrivit à M. de Vendôme, le 5 juin, une lettre de félicitation qu'on trouvera ci-après à l'Appendice, p. 490.

1. « Le roi d'Espagne a fait M. de Vendôme conseiller d'État; il l'a fait entrer dans le *despacho* et l'a fait asseoir au-dessus de tous les autres conseillers d'État. M. de Vendôme mande au Roi qu'il n'auroit point accepté cet emploi de tout autre roi d'Espagne, mais que, celui-ci étant petit-fils du Roi, il s'en étoit tenu honoré » (*Dangeau*, p. 477). Les documents dont s'est servi l'abbé Millot (*Mémoires de Noailles*, p. 122) n'attribuent pas cette « distinction inouïe » à l'initiative de Marcin, mais à celle des ministres espagnols Medina-Sidonia et San-Estevan, qui insistèrent pour qu'il fût retenu au *despacho*, et même placé au-dessus d'eux. Voyez le *Diario* d'Ubilla, p. 621.

2. Quand ce duc était venu voir l'armée française, M. de Vendôme lui avait rendu les mêmes honneurs que s'il eût été généralissime de fait et lui avait remis, avec une somme de trente mille pistoles comptant, le brevet d'une pension de quarante mille pistoles à servir par le roi d'Espagne (*Sourches*, tome VII, p. 303); celui-ci, par une lettre du 12 mai, très amicale (Arch. nat., K 1332, n° 1[1], fol. 175), l'avait convié à tirer vengeance de l'ennemi commun. Aussi n'eut-il rien de plus pressé que de rejoindre Philippe V à Crémone, ayant à sa suite le comte de Tessé, qui écrivait alors (recueil Rambuteau, p. 116 et 119) : « Notre Sérénissime duc de Mantoue a voulu absolument prendre l'air; il a pris aussi sa grande épée et ses pistolets à trois coups, dont chaque fourreau en contient trois. Ainsi, Madame, le devant de sa selle porte six armes meurtrières, dont le détail peut tirer dix-huit coups de pistolet; au demeurant, le meilleur prince du monde, et le plus fidèlement attaché au service du Roi. » Sa mauvaise santé et son peu de goût pour l'action lui firent quitter l'armée dès le 22 août.

manda au Roi ce fait du duc d'Ossone, des autres Espagnols et de M. de Mantoue[1].

Combat de Luzzara.

Après plusieurs campements de part et d'autre, et la jonction de Médavy[2] avec un gros détachement des troupes du prince de Vaudémont[3], M. de Vendôme[4] voulut prendre le camp de Luzzara[5], petit bourg au pied d'un fort long rideau[6]. Le prince Eugène, qui avoit le même dessein, y marcha de son côté : tellement que, le 15 août[7], les deux armées arrivèrent, sur les quatre heures après midi, chacune au pied de ce rideau, sans avoir le moindre soupçon l'une de l'autre, ce qui paroît un prodige, et ne s'aperçurent que lorsque, de part et d'autre, les premières troupes commencèrent à monter la pente peu sensible de

1. C'est, en effet, dans la lettre de Philippe V que notre auteur a lu ce détail : « Le Sérénissime, c'est ainsi que l'on appelle M. de Mantoue, m'a suivi partout, ainsi que les Espagnols, à la réserve du duc d'Ossone, qui ne l'a pas jugé à propos ; ils me paroissent fort aises de cette aventure. » Une note du duc de Luynes mise en marge de cet endroit du manuscrit de Dangeau, vers 1750, nous apprend que Philippe V ne put oublier la conduite du duc d'Osuna à Santa-Vittoria, et se refusa à le comprendre dans la promotion de la Toison d'or qui se fit à son retour d'Italie. Cependant ce jeune seigneur avait été le premier à venir au-devant de son roi jusqu'à Amboise, et on l'avait « fort festoyé » à Versailles ; puis, il avait rejoint les princes à Bayonne pour faire son service de gentilhomme de la chambre (tomes VII, p. 371-372, et VIII, p. 60). En Italie, la plupart de ces grands manifestaient l'intention de mettre les compatriotes de leur nouveau roi à l'écart, de faire le vide autour de lui, même par la violence, et le duc d'Osuna était à leur tête. Louville, dans une lettre du 25 août à M. de Beauvillier (comparez ses *Mémoires*, tome I, p. 266, 287, 290, 319-321, etc.), ne tarit pas sur leur poltronnerie ; mais il eût préféré que le roi n'en parlât point.

2. Un des nouveaux lieutenants généraux : tome I, p. 278.

3. *Dangeau*, tome VIII, p. 481 et 482.

4. Le commencement de *Vendosme* corrige *Vau*[*démont*].

5. *Luzara* dans le texte, et *Luzzara* dans la manchette, comme plus loin dans le texte même ; marquisat des Gonzague, sur la rive droite du Pô, au-dessous de Mantoue, à sept kil. N. E. de Guastalla.

6. « On appelle aussi *rideau* une petite élévation de terre qui a quelque étendue, et dont on se peut servir pour n'être pas vu » (*Académie*, 1718 et 1878).

7. « Jour heureux pour la France, » comme on le remarqua.

ce rideau[1]. Qui attaqua les premiers, c'est ce qui ne se peut dire; mais, dans un instant, tout prit poste[2] des deux côtés et se chargea pour s'en chasser. Jamais combat si vif, si chaud, si disputé, si acharné[3]; jamais tant de valeur de toutes parts, jamais une résistance si opiniâtre, jamais un feu ni des efforts si continuels, jamais de succès si incertain[4]. La nuit finit le combat. Chacun se retira un très petit espace, et demeura toute la nuit sous les armes, le champ de bataille demeurant vuide entre-deux, et Luzzara derrière notre armée, mais tout proche. Le roi d'Espagne se tint longtemps au plus grand feu avec une tranquillité parfaite; il regardoit de tous côtés les attaques réciproques dans ce terrain étroit et fort coupé, où l'infanterie même avoit peine à se manier, et où la cavalerie, derrière elle, ne pouvoit agir; il rioit assez souvent de la peur qu'il croyoit remarquer dans quelques-uns de sa suite, et, ce qui est surprenant avec une valeur si bien prouvée, sans curiosité d'aller çà et là voir ce qui se passoit en différents endroits. A la fin, Louville lui proposa de

1. Ce rideau n'était autre que la digue du Zero, comme le racontent les *Mémoires de Feuquière*, tome III, p. 340-341.

2. Locution non relevée par Littré.

3. Ce fut, selon tous les témoins, la plus vive affaire, comme feu d'infanterie, dont on eût souvenir depuis un siècle.

4. C'est, en quelques mots, le résumé de tous les récits contemporains : lettres de Louville au duc de Beauvillier, 14 août, et à la duchesse, ci-après, p. 440-442; *Journal de Bulifon*, p. 307-310; relation de Tessé à la duchesse de Bourgogne, dans l'Appendice du tome VII des *Mémoires de Sourches*, p. 480-483, et dans le *Mercure* d'août 1702, p. 285-332; *Mémoires de Louville*, qui commandait ce jour-là le régiment de Lombardie, tome I, p. 310-316; *Diario* d'Ubilla, p. 589-599, avec plan, ordre de bataille, effectif des deux armées et état des pertes; *Gazette d'Amsterdam*, n°s LXX-LXXIV; *Mercure* de septembre, p. 8-49; *Mémoires de M. de Westerloo*, tome I, p. 233-242; Quincy, *Histoire militaire*, tome III, p. 674-683; Feuquière, *Mémoires*, tome III, p. 336-344, avec plan; Pelet, *Mémoires militaires*, tome II, p. 247-251; Wetzer, *Feldzüge des prinzen Eugen von Savoyen*, tome IV, p. 293-310, 690-692, et Supplément, p. 212-220, etc. Plusieurs estampes faites à l'occasion de cette bataille se trouvent dans la collection Hennin, n°s 6773-6778 du catalogue.

se retirer plus bas sous des arbres, où il ne seroit pas si exposé au soleil, mais en effet par[ce] qu'il y[1] seroit plus à couvert du feu. Il y alla, et y demeura avec le même flegme[2]. Louville, après l'y avoir placé, s'en alla voir de plus près ce qu'il se passoit, et, tout à la fin, revint au roi d'Espagne, à qui il proposa de se rapprocher, et qui ne se le fit pas dire deux fois, pour se montrer aux troupes[3]. Marcin ne demeura pas un moment auprès de lui, prit son poste de lieutenant général, et s'y distingua fort[4]. Les deux généraux opposés y firent merveilles : l'émulation

1. *Y* surcharge *le*. — 2. Il écrit : *phlegme*.

3. Ces détails viennent sans doute de Louville lui-même, à en juger par ses lettres aux Beauvillier et par ses *Mémoires secrets*, tome I, p. 313-314. Madame écrivit alors à la duchesse de Hanovre (recueil Jaeglé, tome I, p. 304) : « Le roi d'Espagne s'est exposé d'une manière inouïe. Il a toujours été au plus fort de l'action et a fait preuve d'un grand sang-froid. Tous les Espagnols qui se trouvaient auprès de lui étaient pâles comme la mort, tremblaient comme des feuilles, et protestaient, en disant que c'était contraire à la grandeur du roi d'Espagne de s'exposer ainsi. » Son grand-père lui écrivit (lettre du 20 août, dont la minute est au Dépôt des affaires étrangères; voyez aussi ci-après, p. 492, la lettre du 31, à M. de Vendôme) : « Je ne puis vous reprocher de vous être trop exposé dans une première occasion; il étoit nécessaire de faire connoître votre valeur, et mes conseils vous auroient excité, plutôt que de vous retenir; mais ils étoient inutiles, et vous pensiez comme moi. » De là cette médaille frappée avec la devise VIRTUS AVITA, dans la Continuation de l'*Histoire métallique*, et le surnom d'*el Rey Vencedor* donné par les Madrilènes à leur nouveau souverain (*Louville*, tome I, p. 322). En envoyant la relation au duc de Bourgogne, en Flandre, le Roi lui conseilla de s'acquérir une pareille gloire (*Gazette d'Amsterdam*, n° LXX, de Paris). La jeune reine écrivit alors à son mari une lettre très touchante, dont l'original autographe fait partie du recueil de M. le duc de la Trémoïlle, et qui a été publiée dans les *Mémoires de Louville*, p. 323-325; on la retrouvera ci-après, appendice XVI. Le même recueil renferme des lettres de félicitation du duc d'Orléans, du duc du Maine, du comte de Toulouse et du duc de Beauvillier.

4. La relation qu'il envoya à Chamillart, le 17 août, est imprimée, avec quelques autres pièces du même genre, dans les *Mémoires militaires*, p. 733-736. Il ne parle pas de lui-même; mais une lettre de M. de Mursay (p. 737) le présente comme étant « au-dessus des autres un jour d'occasion, » et l'*Histoire généalogique* dit (tome VII,

les transportoit, et la présence du roi d'Espagne fut un aiguillon au prince Eugène, qui, dans le souvenir de la bataille de Pavie[1], lui firent[2] faire des prodiges[3]. Le carnage fut grand de part et d'autre, et fort peu de prisonniers[4]. Le marquis de Créquy, lieutenant général[5], y fut tué. C'étoit le seul fils du feu maréchal de Créquy, et gendre du duc d'Aumont, sans enfants[6]. Sa probité ni sa

Marquis de Créquy tué; son caractère.

p. 676; comparez notre tome IX, appendice V, p. 355) qu'il eut deux chevaux tués auprès du roi : ce qui semblerait infirmer le détail donné par notre auteur. Philippe V, dans la lettre à son aïeul, qui fut lue en pleine table à Marly, loua « tous les officiers en général, et M. de Marcin en particulier, » et même, selon Mme des Ursins (recueil Geffroy, p. 132 et 134), il le présenta comme ayant assuré la victoire par sa valeur et sa capacité.

1. Où François Ier fut pris : tome IV, p. 44.

2. Ainsi, au pluriel, malgré le sujet singulier, dans le manuscrit.

3. Dans l'ardeur du premier moment, et par suite de cette circonstance que les deux armées étaient restées en présence après la nuit venue, le général impérial alla jusqu'à écrire qu'il était victorieux et que la bataille « s'était décidée à l'avantage de l'Empereur, son très clément seigneur, et à la gloire de ses armes » (*Gazette d'Amsterdam*, Extr. LXIX et LXX et n°s LXXI-LXXIII; *Gazette de Rotterdam*, n°s 35-37). Sa lettre ayant été publiée, le *Mercure* n'en réfuta pas seulement les termes, mais aussi en discuta l'authenticité (volumes d'août, p. 345-366, et de septembre, p. 38-45; comparez le 4e *Entretien politique* de le Noble, p. 9-11). Sur les réjouissances qui eurent lieu à Paris, voyez le *Mercure* de septembre, p. 187-191, la *Gazette d'Amsterdam*, n°s LXXIV et LXXV, et les *Archives curieuses de l'histoire de France*, 2e série, tome XII, p. 421-422. On trouvera ci-après, à l'Appendice, p. 492, la lettre de félicitation du Roi au duc de Vendôme.

4. *Dangeau*, p. 485 et 489. Comparez le *Mercure* de septembre, p. 58-86.

5. François-Joseph, dernier représentant, avec M. de Canaples (ci-après, p. 263), des Blanchefort héritiers des sires de Créquy : tome I, p. 271, où il y a une incorrection à la date de Luzzara. Voyez le *Mercure* d'août, p. 331-332, et celui de septembre, p. 65-72.

6. Le marquis de Créquy avait épousé, le 4 février 1683, Anne-Charlotte-Fare d'Aumont, fille cadette issue du mariage du premier gentilhomme de la chambre avec une sœur de Louvois. Elle mourut à Paris, le 15 avril 1724, âgée de cinquante-neuf ans. Les *Mémoires* donneront de curieux détails sur elle.

bonté ne le firent regretter de personne, mais bien ses talents[1] à la guerre, où il étoit parvenu à une grande capacité par son application et son travail[2]; sa valeur étoit également solide et brillante, son coup d'œil juste et distinctif[3]; tout se présentoit à lui avec netteté, et, quoique ardent et dur, il ne laissoit pas d'être sage. C'étoit un homme qui touchoit au bâton, et qui l'auroit porté aussi dignement que son père[4]. Il avoit été fort galant, et on voyoit encore qu'il avoit dû l'être. Avec cela, beaucoup d'esprit, plus d'ambition encore, et tous moyens bons

1. Ayant écrit d'abord : *son talent*, il a corrigé *son* en *ses*, et ajouté le pluriel au substantif.

2. Il avait débuté comme aide de camp de son père, était devenu colonel du régiment de la Fère (*Gazette* de 1677, p. 564), avait voyagé ensuite en Allemagne, en Hollande et en Angleterre, avec plusieurs de ses amis (juillet 1679), et avait gagné tous ses grades, après les disgrâces dont il va être parlé p. 226, dans la dernière guerre. Depuis août 1701, il était passé de l'armée d'Allemagne à celle d'Italie, avec le maréchal de Villeroy, et avait hérité de la direction de l'infanterie de M. de Crenan (ci-dessus, p. 86-87), et il venait de se distinguer à Santa-Vittoria (*Dangeau*, p. 469; *Mercure* d'août, p. 192-195). Selon le duc de Luynes (*Mémoires*, tome X, p. 126-127), c'est lui qui, par sa vigilance, put mettre son corps d'armée en état de résister derrière la digue du Zero, et, ayant demandé à défendre ce point, dût-il lui en coûter la vie, comme le prince de Commercy, qui, dans l'armée opposée, réclama l'honneur de diriger l'attaque, l'un et l'autre y périrent.

3. Cet adjectif n'entra qu'en 1740 dans le *Dictionnaire de l'Académie*, et avec le sens passif qu'il a encore.

4. « C'est pour faire un des plus grands généraux de ce temps-ci, » disait en 1700 Ézéchiel Spanheim (*Relation*, p. 417). Ces vers coururent sur Luzzara (*Nouveau siècle de Louis XIV*, tome III, p. 96) :

> Que de prodiges inouïs !
> Philippe, semblable à Louis,
> Entasse chaque jour victoire sur victoire.
> Je voudrois célébrer sa gloire;
> Mais, quand je vois Créquy dans le sein du tombeau,
> De mes premiers transports je ne suis pas le maître.
> Ah ! prince, vos lauriers demandoient-ils pour croître
> D'être arrosés d'un sang si beau ?

Quoiqu'on lui eût reproché, tout récemment, d'avoir peut-être manqué d'à-propos lors de la surprise de Crémone (ci-dessus, p. 76, note 3), Chamillart l'avait fort recommandé à M. de Vendôme : ms. Fr. 14177, fol. 203.

Prince de Commercy tué*.

pour la satisfaire[1]. Les Impériaux y perdirent les deux premiers généraux de leur armée après le prince Eugène : le prince de Commercy fut tué, et le prince Thomas de Vaudémont survécut deux ans à sa blessure[2]. Ils[3] n'étoient point mariés, tous deux feld-maréchaux, et le dernier, fils unique du prince de Vaudémont gouverneur général du Milanois pour le roi d'Espagne, à qui ce[4] fut une grande douleur[5]. Celle de Mme de Lillebonne et de ses deux filles fut extrême. Il[6] n'avoit devant lui que le prince Eugène[7]. Il y avoit plus de vingt ans qu'elles ne l'avoient vu, et, se-

1. C'était un « petit courtisan » dès sa première enfance, comme le disait Mme de Sévigné en 1675 (*Lettres*, tome IV, p. 18), et bien fait, très agréable, brave, spirituel, mais porté à la vilaine débauche (*Sourches*, tome I, p. 111, 156 et 231 ; ci-après, Additions et corrections, p. 608). Deux fois il avait été exilé, la première, de juin à décembre 1682, avec le jeune prince de Conti et le prince de Turenne, et la seconde fois, à la fin de 1686, pour avoir enlevé au Dauphin Mme de Polignac : voyez notre tome II, p. 137 et notes. Obligé alors de passer en pays étranger, il avait obtenu de revenir à l'armée, mais non à la cour, en septembre 1688 (*Sourches*, tome II, p. 232).

2. Ayant d'abord écrit : *ne survescut que peu à sa blesseure*, il a biffé *ne* et *que peu*, et ajouté *2 ans* en interligne.

3. Il a écrit, par mégarde : *il*, au singulier. — 4. *Ce* corrige *se*.

5. Ci-dessus, p. 70. Ce jeune Vaudémont ne mourut à Ostiglia que le 12 mai 1704, « après quatre jours de maladie, » au dire de son père lui-même (*Dangeau*, tome X, p. 24); est-ce des suites des blessures reçues vingt mois auparavant? La *Gazette* parle aussi de maladie (1704, p. 260, 261 et 273). Mais il est vrai de dire que le prince ne paraît pas avoir figuré dans la campagne de 1703.

6. Le prince de Commercy, leur fils et frère. Voyez le *Mercure* de septembre, p. 83-85. Quoique fils aîné, il avait dû être primitivement destiné à l'Église, puisque la tonsure lui avait été donnée dans la ville de Toul, le 1er septembre 1666, à l'âge de cinq ans (*Gazette*, p. 969).

7. Voyez, dans les *Écrits inédits*, tome III, p. 302-303, le *Mémoire* de 1710 *sur les maisons de Lorraine, de Rohan et de la Tour*, et, tome VIII, p. 51-52, la notice Elbeuf, et, dans notre tome IX, p. 328, l'Addition 390.

* Saint-Simon avait d'abord rédigé la manchette ainsi : « P. de Comercy et de Vaudémont fils tués. » Il a biffé *et de Vaudémont*, mais a laissé *fils* et *tués* au pluriel. Puis, il a ajouté, sous la manchette : « N*. Vaudémont fils guerit de sa blesseure, et ne mourut que 2 ans après estant feld maréchal et point marié. » En même temps, il a corrigé le texte.

lon toute apparence, ne le devoient jamais revoir[1]. Monseigneur prit des soins d'elles qui relevèrent encore leur considération; il ne fut occupé qu'à les consoler : quelque accoutumé qu'on doive être dans les cours aux choses singulières, ce soin du Dauphin d'une douleur qui devoit demeurer cachée se fit fort[2] remarquer. Ce fut le duc de Villeroy qui en apporta la nouvelle[3], et qui, peu de jours

1. C'est en octobre 1686 (tome IV, p. 337, note 4) qu'il avait définitivement quitté le service de la France pour passer à celui de l'Empereur; mais, auparavant, il avait été enfermé dans la citadelle de Metz pour être allé sans congé au siège de Luxembourg (*Gazette de Leyde*, 25 et 30 mai 1684; *Dangeau*, tome I, p. 12), et, trois mois plus tard, il était passé en Hongrie. Depuis sa sortie de France, chacune de ses campagnes fut marquée par des actions d'éclat et des blessures, au siège de Bude (*Gazette* de 1686, p. 423 et 511), à la bataille d'Essek (1687, p. 453 et 476), au siège de Belgrade (1688, p. 462), à celui de Mayence, en 1689. Comme il se trouva sous le coup de la déclaration du 7 août 1689 lorsque commença la guerre de la ligue d'Augsbourg (*Sourches*, tome III, p. 133), on lui fit son procès en 1690, et, préalablement, le Parlement confisqua le duché de Joyeuse, que Mlle de Guise lui avait légué (*Dangeau*, tome III, p. 98 et 141; *Lettres inédites de Mme de Sévigné*, publiées par M. Capmas, tome II, p. 352). Deux ans plus tard, l'Empereur le nomma général de cavalerie, et, en 1694, il alla remplacer le général Palffy dans le Mantouan, où il gagna le grade de feld-maréchal, au mois de mai 1696, en combattant contre ses compatriotes français : ce qui rendit impossible sa rentrée (*Sourches*, tome V, p. 376). Charles II d'Espagne lui avait envoyé la Toison en 1700, et l'Empereur, comme l'a déjà dit plusieurs fois Saint-Simon, lui avait donné le commandement en second de l'armée d'Italie en 1701. — Il tomba à la première charge du 15 août, et son corps ne se retrouva que le lendemain, percé de mousquetades de part en part, selon la *Gazette d'Amsterdam*, Extr. LXIX et LXXII. La lettre de Louville à Mme de Beauvillier qu'on trouvera ci-après, p. 441-442 (comparez ses *Mémoires*, tome I, p. 314-315), raconte cette mort avec des circonstances encore plus tragiques. Ce qui est certain, c'est que le prince Eugène en exprima d'amers regrets.

2. *Se fit fort* en interligne, au-dessus de *ne laissa pas de se faire*, biffé.

3. Ci-après, p. 492. Il arriva à Marly le 23 (voyez la suite des *Mémoires*, tome V de 1873, p. 319), étant parti le 17 après minuit, et remit à Monseigneur une lettre où le duc de Vendôme écrivait que l'on affirmait la mort de M. de Commercy, avec prière au prince de prendre des mesures pour dire cette triste nouvelle à ses sœurs. Celles-ci partirent le même soir, fort désolées (*Dangeau*, p. 485).

après, retourna en Italie lieutenant général[1]. Sitôt que le jour parut le lendemain de l'action, les armées se trouvèrent si proches, qu'elles se mirent à se retrancher, et qu'il y eut encore bien des tués et des blessés de coups perdus[2]. Aucune des deux ne voulut se retirer devant l'autre; chaque jour augmentoit les retranchements et les précautions. Il fallut même changer le roi d'Espagne de chambre, parce qu'il n'y étoit pas en sûreté du feu[3], et il ne fut question que de subsistances, chacun par ses derrières, et de s'accommoder le mieux qu'on put dans les deux camps, où les deux armées subsistèrent longtemps avec un péril et une vigilance continuels[4]. On compta avoir perdu trois mille hommes, et les ennemis beaucoup plus[5]. Ce combat fut enfin suivi d'un cartel en Italie[6].

1. Le 13 septembre : *Dangeau*, p. 500 ; *Mercure* du mois, p. 230-231.

2. *Dangeau*, p. 489. Voyez un journal du camp impérial, dans la *Gazette d'Amsterdam*, n°s LXXIII et LXXIV.

3. *Dangeau*, p. 489 ; lettres de Louville. Le 24 juillet précédent, Louis XIV écrivait à son petit-fils, à propos de certains bruits qui avaient couru (ses *Œuvres*, tome VI, p. 101) : « Ne vous exposez pas mal à propos, mais ne déférez pas à des conseils timides. Croyez ceux du duc de Vendôme et de Marcin. Je crois vous donner les marques les plus essentielles de mon amitié en songeant à votre gloire. »

4. *Continuelles*, au féminin, dans le manuscrit. — Ci-après, p. 361.

5. Dans la lettre de M. de Vendôme qui arriva le 29 (*Dangeau*, p. 488-489), il évaluait ses pertes à près de deux mille cinq cents hommes, et celles des ennemis au moins à six mille. Selon les *Mémoires militaires*, p. 249, l'armée des deux couronnes avait eu quatre cents morts et dix-huit cents blessés, l'armée impériale trois mille cinq cents blessés et quinze cents tués. Tous nos régiments s'étaient presque également distingués ; de celui de Forez, il ne restait que huit soldats, trois sergents, trois officiers, le colonel et le lieutenant-colonel, et encore ce dernier fut-il tué le lendemain par un boulet. Les principaux morts, avec le marquis de Créquy, étaient le marquis de Montendre, le comte de Renel, le comte de Vendeuil ; les principaux blessés, le duc de Lesdiguières, les marquis de Lignerac, de Sézanne, de Grancey et de Montpeyroux, et le chevalier de Bragelongne (*Mémoires de Sourches*, p. 352 ; *Journal de Bulifon*, p. 311-312).

6. *Dangeau*, p. 493, 495, 496, 507 ; *Sourches*, p. 363, 364, 378 ; *Diario*, p. 605. Bulifon en donne le texte, p. 393-436. Il fut signé le 31 août.

J'oublois de dire, sur la conspiration que j'ai rapportée contre la personne du roi d'Espagne, que le[1] vice-roi de Naples en découvrit une à Naples qui se devoit exécuter en cadence de l'autre[2]. Un envoyé de Venise[3] très suspect, et gagné par le cardinal Grimani[4], l'avoit tramée, et venoit d'être rappelé, à la prière du Roi, à sa république[5]. Force moines furent arrêtés, et le duc de Noja Caraffa[6] et le prince de Trebisacce[7], qui en étoient les chefs. Ils avoient vingt-cinq complices, chacun de quelque considération dans leur état; le projet étoit de se saisir

Autre conspiration découverte à Naples.

1. *Le* corrige *ce*, surchargeant une autre lettre illisible.

2. Ci-dessus, p. 168. Les deux conspirations n'en faisaient, à proprement parler, qu'une. Sur les événements dont il va être parlé maintenant, voyez *Dangeau*, p. 449, 450, 452 et 457; *Sourches*, p. 307, 310, 311 et 318; la *Gazette*, p. 230-231, 242, 243, 318 et 330; les *Mémoires de Noailles*, p. 111-115 et 119-120; ceux de *Louville*, tome I, p. 268-274, et, ci après, l'appendice XIII. Depuis l'année précédente, les meneurs de la conspiration du 22 septembre, comme le duc de Telese et celui de Castelluccia, le marquis del Vasto et le prince de Caserte, avaient entretenu l'agitation par des manifestes envoyés de Vienne : *Gazette d'Amsterdam*, 1702, n°s XIII et XIV, de Vienne; Baudrillart, *Philippe V*, tome I, p. 107 et 111; Affaires étrangères, vol. *Naples* 15, fol. 197.

3. Il s'appelait Antoine Budiani et était secrétaire du résident vénitien Savioni, et « l'âme de la faction autrichienne. » Voyez le récit de Louville, dans ses *Mémoires*, tome I, p. 243 et 268-269, et les correspondances du Dépôt des affaires étrangères, vol. *Rome* 427 et *Naples* 15.

4. Ci-dessus, p. 158. — 5. Il a écrit, en abrégé : *Répl.*

6. *Dangeau*, p. 450 et 452. Saint-Simon a écrit : *Noya*, et ajouté *Caraffa* en interligne. Selon les correspondances diplomatiques (vol. *Rome* 427, ci-dessus, p. 168, note 3), ce duc de Noja était président en Calabre et propre beau-frère du cardinal del Giudice : ce serait donc Jean Caraffa, deuxième duc du nom, dont les démêlés avec les Conversano avaient fait jadis grand bruit. Il s'était engagé à assassiner lui-même le jeune roi. Le *Moréri* ne donne pas moins de dix-sept branches de cette antique maison napolitaine.

7. Il a écrit : *Trebesaccio*, la seconde lettre surchargeant un *e*. Les correspondances d'Italie écrivaient généralement : *Trebesaccia*. C'est Trebisacce, dans la province de Cosenza, en Calabre citérieure. Le prince s'appelait, croyons-nous, Partenio Petana (?). Comptant frapper lui-même le roi avec le concours de deux capitaines du régiment napolitain, il avait obtenu de le suivre à l'armée.

d'abord du Tourion[1] des Carmes[2]. Le duc de Medina-Celi[3], qui, en revenant de Naples en Espagne, étoit venu faire la révérence au Roi, et que M. de Torcy avoit fort entretenu[4], lui avoit nommé plusieurs seigneurs napolitains suspects, qui se trouvèrent depuis de cette conspiration[5], qui fut d'abord étouffée, et plusieurs complices punis[6].

1. C'est Dangeau qui a francisé l'italien *torrione*, grosse tour; Cotgrave, au seizième siècle, écrivait : *torrion*. Construite par Ferdinand Ier en 1484, et occupée par le populaire au temps de Masaniello, cette forteresse avait été restaurée depuis. On l'appelle encore le *Castello del Carmine*, et elle sert de caserne et de prison.

2. Ces nouvelles et ces noms furent donnés par le Roi, à Marly, le 9 juillet (*Dangeau*, p. 452). Une liste se trouve dans le vol. *Naples* 15, fol. 295, au Dépôt des affaires étrangères.

3. Ci-dessus, p. 179 et 205.

4. *Dangeau*, p. 450 et 457. Quoique suspect depuis longtemps et dénoncé soit par Louville (notre tome IX, p. 305-306), soit par Mme des Ursins, on lui fit fête partout : *Mercure*, juin 1702, p. 411-423, juillet, p. 175-180, et août, p. 247-252. Torcy lui trouva esprit et capacité, et eut avec lui des entretiens confidentiels, qui ont été résumés par M. Baudrillart, dans *Philippe V*, tome I, p. 124-126. Au dire même de son unique ami le duc de Veragua, c'était un homme artificieux, frappant à toutes les portes pour se rendre redoutable et obtenir un emploi de quelque gouvernement que ce fût. Il visait la charge de grand écuyer ou un siège au *despacho*; mais Mme des Ursins ne permit pas qu'on lui donnât plus que la présidence du conseil d'Italie en raison de son récent séjour à Naples (*Mémoires de Louville*, tome I, p. 292-294). Il avait eu la survivance de président du conseil des ordres, et Philippe V l'avait désigné pour faire partie de la junte de régence, où il prit séance le 3 octobre. Nous le verrons finir ses jours en prison.

5. *Dangeau*, p. 452. Les noms sont donnés dans les *Mémoires de Louville*, p. 272-273, dans ses lettres à Torcy, dans la *Gazette d'Amsterdam*, n° LXI, et dans celle de *Rotterdam*, nos 29 et 30.

6. Il a été dit plus haut, p. 167, que la conspiration fut connue par l'intermédiaire d'un comte Louis Pepoli, de Milan, dont parlent aussi les *Mémoires de Noailles*, p. 112; mais, selon les *Mémoires de Sourches*, p. 318, c'est un *alferez* ou bas officier napolitain qui aurait dévoilé ces projets criminels au prince de Piombino, et celui-ci serait allé faire son rapport au roi. D'autre part, la *Gazette de Rotterdam* dit que c'est au roi lui-même que tout fut révélé par un prêtre venu de Rome à la suite du légat et chargé des lettres du cardinal Grimani. Nous avons déjà vu, p. 168, que la répression fut jugée insuffisante par Louville.

Descente inutile de dix mille Anglois dans l'île de Léon, près Cadix.

Pour continuer de suite la même matière d'Espagne, le duc d'Ormond[1], avec une grosse escadre, essaya de surprendre Cadix, fort dégarni[2]. Il s'y jeta fort à propos quelques bâtiments françois chargés pour l'Amérique. Les ennemis débarquèrent, et, ne trouvant rien devant eux, s'établirent dans l'île de Léon[3], dix mille hommes[4], et leurs vaisseaux demeurés à la rade[5]. Ils[6] firent des courses, et, par leur pillage, surtout des églises, achevè-

1. Jacques Butler, IXe du nom, duc d'Ormond (anglais : *Ormonde*). Nous l'avons vu pris à Nerwinde (tome I, p. 259) dans les rangs de l'armée de Guillaume III, auquel il s'était rallié dès 1688, et qui l'avait fait chevalier de la Jarretière, capitaine d'une de ses trois compagnies de gardes et major général de la cavalerie (février 1692). Il a été promu lieutenant général en mai 1695, mais s'est démis de toutes ses charges le 20 avril 1699, et n'a repris son rang de général de la cavalerie qu'à l'avènement de la reine Anne, sous laquelle nous le verrons devenir vice-roi d'Irlande, comme l'avait été trois fois, sous les Stuarts, le « grand duc d'Ormond » son aïeul, et généralissime des troupes de terre et de mer, en place de Marlborough. Les *Mémoires* publiés sous son nom en 1737 ont peut-être été rédigés sur ses papiers, dont la vente s'est faite à Londres en 1886.

2. On a déjà vu (tome VIII, p. 56) quelle était, depuis le règne de Philippe II, l'importance du port de Cadix. L'utilité d'une attaque sur ce point avait été mûrement discutée à la Haye (*Mémoires de Lamberty*, tome II, p. 100-102), et le projet voté en février 1702, par les Communes anglaises, aux applaudissements de tous les ministres étrangers. L'insuccès fut très vivement regretté par la reine Anne, comme le prouve son discours du 1er novembre suivant aux Communes : *Gazette d'Amsterdam*, n° xc. Cependant rien n'était prêt pour la résistance du côté des Espagnols.

3. L'île de Léon, que Dangeau appelle une presqu'île, séparée du continent, à l'E., par un canal de deux kilomètres de large, et au N. par la baie dite de Cadix, renferme la ville de ce nom et celle de San-Fernando. Cette situation faisait considérer Cadix comme un des trois boulevards principaux de la monarchie espagnole. Les Anglais avaient pu y pénétrer en 1596, et tout brûler et piller; mais ils avaient échoué dans une seconde tentative en 1626. Au commencement de notre siècle, Cadix a résisté pendant trente mois aux attaques des généraux de Napoléon Ier, et, seule de l'Espagne, n'a pas subi le joug français.

4. Le manuscrit porte : *10 000 h*, l'abréviation paraissant ajoutée après coup sur une première virgule.

5. *Dangeau*, p. 497-498 et 510. — 6. *Il*, par mégarde, dans le manuscrit.

rent d'indisposer le pays[1]. On ne sauroit croire avec quel zèle tout s'offrit, tout monta à cheval, tout marcha contre eux[2]. Ils y subsistèrent pourtant près de deux mois, espérant émouvoir le pays et ramasser les partisans de la maison d'Autriche. Qui que ce soit ne branla. Enfin Villadarias[3] y marcha avec ce[4] qu'on put ramasser de troupes, dont l'ardeur étoit extrême. Le 27 octobre[5], les[6] Anglois et Hollandois regagnèrent leurs vaisseaux, vivement poursuivis dans leur retraite. Ils[7] y perdirent assez de monde, et beaucoup en maraude et de maladies pendant leur séjour[8]. Cette expédition leur fut inutile : ils retournèrent

1. Quand le Roi annonça à l'ambassadeur espagnol les *profanations et pillages d'églises, les mascarades sacrilèges, etc.* : « Tant mieux, Sire ! répondit Castel dos Rios ; tant mieux ! » (*Sourches*, p. 376.)

2. *Journal de Dangeau*, p. 501.

3. Franco del Castillo-Faxardo, défenseur de Charleroy en 1693 (tome I, p. 271), avait été fait mestre de camp général de la Catalogne en juin 1694, gouverneur de Ceuta en juillet 1698, et était devenu marquis de Villadarias en 1699. Philippe V lui avait donné une grosse commanderie en mars 1701, puis l'avait nommé gouverneur de la côte d'Andalousie, à la place de M. de Leganès, en janvier et avril 1702. Nous le verrons combattre les Portugais en 1704, assiéger Gibraltar, commander l'armée d'Aragon en 1710, et aboutir à un insuccès qui le fit rappeler. Nommé vice-roi et capitaine général du royaume de Valence en septembre 1713, il mourut à Madrid au mois d'avril 1716.

4. *Ce* surcharge un *u*.

5. Lisez : *septembre*. Le séjour de l'armée ennemie avait été de trente-huit jours.

6. *Les* surcharge *ils*. — 7. *Il*, au singulier, dans le manuscrit.

8. *Journal de Dangeau*, tomes VIII, p. 497, 498, 504, 505, 510-512, et IX, p. 8 et 11 ; *Mémoires de Sourches*, tome VII, p. 365, 368-370, 374-377, 381, 384 ; *Gazette*, p. 447 et suivantes ; *Gazette d'Amsterdam*, nos LXXIX-LXXXVI ; *Mercure* de septembre, p. 364-389, 431-438, d'octobre, p. 296-314, et de décembre, p. 9-105 et 156-160 ; *Mémoires du duc d'Ormond*, tome I, p. 157-161 ; *Mémoires de Noailles*, p. 123 et 125 ; *Histoire militaire*, par Quincy, tome III, p. 702-716. La correspondance qui s'échangea entre le duc d'Ormond et le marquis de Villadarias, tout à l'honneur de ce dernier, fut publiée dans les gazettes et recueils de l'année. Trois vaisseaux et dix-huit galères de France qui s'étaient réfugiés dans le port fournirent des troupes pour en défendre l'entrée, comme l'a indiqué notre auteur.

en leur ports fort déchargés d'hommes et d'argent, et fort désabusés des espérances que M. de Darmstadt[1] leur avoit données d'un soulèvement général en Espagne dès qu'on les y verroit en état[2] de l'appuyer, et qui étoit avec eux[3].

M. de Vendôme chevalier de la Toison. Philippe V

Il se passa peu de chose en Italie le reste de la campagne. M. de Vendôme prit Guastalle[4], où le roi d'Espagne vit fort les travaux[5]. Le 28 septembre[6] il partit pour aller à Milan[7],

1. Ce nom a été ajouté en interligne, au-dessus d'*on*, biffé.

2. La première lettre d'*estat* surcharge un *E* majuscule, effacé du doigt.

3. Dès l'année précédente, ce prince allemand, devenu maréchal-lieutenant des troupes de l'Empereur (5 juin 1700), avait annoncé l'arrivée imminente de l'Archiduc et son triomphe certain : voyez notre tome IX, appendice IV, p. 351. Il avait fait répandre force libelles pour soulever les sujets de Philippe V, et lui-même s'était rendu, en juillet, à Lisbonne, comptant détacher le roi de Portugal de l'alliance franco-espagnole; mais les ambassadeurs des deux couronnes l'avaient fait renvoyer le 15 août, et c'est alors qu'il se joignit à la flotte qui opéra contre Cadix (*Dangeau*, p. 512; *Sourches*, p. 375; *Mercure* de septembre, p. 370-372). En quittant l'île de Léon, il écrivit à ses amis de Barcelone que c'était « reculer pour mieux sauter » (lettre de Mme des Ursins à Torcy, 25 octobre); mais il y échouera encore en 1704.

4. Sur cette ville et sur ses ducs, de la maison de Gonzague (ci-dessus, p. 164), voyez le *Mercure* de novembre 1702, p. 271-274. Les fortifications et le magnifique palais avaient été démolis par les Espagnols en 1690 (*Gazette*, p. 151), et ce qui restait de défenses était tout dégradé.

5. La tranchée fut ouverte le 1er septembre, et la capitulation signée le 11, avec très peu de pertes : *Dangeau*, tome VIII, p. 493, 500 et 503; *Sourches*, tome VII, p. 368 et 371; *Mercure* de septembre, p. 353-363; *Mémoires militaires*, par Pelet, tome II, p. 258-260 et 740-742. Dangeau dit (p. 500) : « Le roi d'Espagne, malgré toutes les remontrances qu'on a pu lui faire, avoit voulu aller à la tranchée, et même voir travailler à la sape. » Voyez le *Journal de Bulifon*, p. 335-358, le *Diario* d'Ubilla, p. 607-614, avec plan, les *Mémoires de Louville*, tome I, p. 321, et sa lettre du 25 septembre à la reine. Les grands officiers de la cour de Philippe se montrèrent moins friands du spectacle des tranchées qu'ils ne l'étaient des courses de taureaux.

6. Réclamé par la princesse des Ursins et par la junte de Madrid, tandis que Louville, craignant les Espagnols, eût voulu retenir son maître en Italie, le départ fut annoncé le 29 septembre, pour le 2 octobre.

7. *Diario* d'Ubilla, p. 621-633. Le 15 octobre, on chanta un *Te Deum* pour l'heureuse arrivée des galions, qui allaient sitôt après être détruits : ci-après, p. 239-243.

à Milan et à Gênes, suivi du cardinal d'Estrées; donne l'*Altesse* au Doge et fait couvrir

et, en disant adieu à M. de Vendôme, il lui donna le collier de l'ordre de la Toison d'or[1]. Le cardinal d'Estrées vint de Rome[2] joindre le roi d'Espagne, qui s'embarqua à Gênes pour la Provence, et de là aller par terre en Espagne[3], suivi du même cardinal, où l'abbé d'Estrées[4], son neveu, eut ordre d'aller le trouver[5], pour y être chargé sous lui des

1. *Dangeau*, tome IX, p. 10; *Diario*, p. 620-621. C'est le 29 ou le 30 septembre que Philippe fit à la fois M. de Vendôme chevalier de la Toison d'or et conseiller d'État (ci-dessus, p. 220). Tessé envoya un compte rendu de cette cérémonie à Mme la duchesse de Bourgogne : recueil Rambuteau, p. 133-136. La *Gazette de Rotterdam*, n° 44, rapporte que la Toison de diamants offerte par le roi valait plus de vingt mille livres. Le secrétaire Campistron fut fait en même temps chevalier de Saint-Jacques et reçut un brillant.

2. Nous avons vu ce cardinal faire une mission circulaire dans l'Italie du nord, puis revenir à Rome; il se trouva à Milan avec le jeune roi : *Dangeau*, tome IX, p. 10.

3. Ci-après, p. 391-392.

4. Jean d'Estrées, second fils du maréchal, baptisé le 2 avril 1666, avait débuté dans la carrière diplomatique en 1692, comme ambassadeur à Lisbonne, et en était revenu, sur sa demande, en 1697; mais, auparavant, il avait accompagné son oncle au conclave de 1689, et il le suivit également à celui de 1700 (tome VII, p. 245, note 5). Après lui avoir été adjoint comme nous le voyons ici, il recevra lui-même les patentes d'ambassadeur en 1703, encourra la disgrâce de Philippe V dès l'année suivante, mais obtiendra, en compensation, une croix de commandeur de l'Ordre, sera élu membre de l'Académie française en 1711, entrera au conseil des affaires étrangères en septembre 1715, sera désigné pour l'archevêché de Cambray en janvier 1716, et mourra le 3 mars 1718, sans avoir eu ses bulles. Reçu docteur de Sorbonne le 15 mars 1698, il eut le prieuré de Saint-Martin-de-Vrestou en décembre 1679, l'abbaye de Villeneuve en 1677, celles d'Évron et de Préaux en 1694, et celle de Saint-Claude en 1714, après y avoir été le coadjuteur de son oncle depuis 1701.

5. Il rejoignit le roi à Perpignan : *Dangeau*, tome IX, p. 10. M. de Beauvillier espérait beaucoup de l'entente qu'il croyait voir s'établir entre les deux frères et Louville. Celui-ci avait d'ailleurs désigné le cardinal de préférence à d'autres candidats possibles, le comte d'Estrées, Briord, M. d'Alègre; mais Mme des Ursins, malgré leur ancienne liaison, redoutait sa hauteur et ses goûts de domination (*Mémoires de Louville*, tome I, p. 246, 247, 347, 353, 370 et 371; Baudrillart, *Philippe V*, tome I, p. 128-129).

affaires du Roi en la place de Marcin, qui avoit instamment demandé son retour[1], et qui quitta le roi d'Espagne à Perpignan[2], dont il refusa la grandesse et la Toison pour que cela ne tirât pas à conséquence pour les autres ambassadeurs de France, à ce qu'il écrivit au Roi[3]. Il n'étoit point marié, étoit fort pauvre, très nouveau lieutenant général; il vouloit une fortune en France, il l'espéra de ce refus : on verra bientôt qu'il n'y fut pas trompé[4]. A Gênes, Philippe V, sur l'exemple de Charles V, traita le Doge d'*Altesse*, et fit couvrir quelques sénateurs[5].

quelques sénateurs à l'exemple de Charles V. Abbé d'Estrées va en Espagne.

1. S'il était las lui-même, d'autre part on lui reprochait des fautes nombreuses, un manque absolu de constance et de volonté, une vivacité stérile et une loquacité qui le faisaient haïr des Espagnols (*Mémoires de Louville*, tome I, p. 221 et 244-246; Baudrillart, *Philippe V*, tome I, p. 128-129; ci-après, Additions et corrections, p. 608).

2. Ces deux mots sont ajoutés en interligne.

3. *Dangeau*, tome IX, p. 30; *Sourches*, tome VII, p. 382; *Mémoires de Noailles*, p. 129; *Mercure* d'octobre, p. 443-446. Voyez notre tome IX, p. 277, note 1. La lettre de Marcin, datée du 18 octobre, la réponse que le Roi lui fit le 30, et la lettre écrite le 29 décembre à Philippe V, sur le même sujet, ont été imprimées par Grimoard, dans les *Œuvres de Louis XIV*, tome VI, p. 104-106. Mme des Ursins le loua, en termes très aimables, de son désintéressement. « Je vous avoue, disait-elle (recueil Geffroy, p. 132-134), que je vous trouve bien plus grand par là que vous ne le seriez, si vous aviez sur la tête les sept chapeaux que le duc de Medina-Celi pourroit mettre sur celles de sept enfants. »

4. Il sera fait maréchal de France dès le mois suivant, puis chevalier des ordres. Voyez ci-après, p. 391, sa rentrée à la cour.

5. *Diario* d'Ubilla, p. 633-645; *Journal de Bulifon*, p. 380-381; *Mercure* de novembre, p. 395-398, et de décembre, p. 191-233. Le *Journal de Dangeau*, tome IX, p. 34, 40, 48, 55-56 et 58, comme les *Mémoires de Sourches*, tome VII, p. 404, parlent de la belle réception faite au roi par les Génois et de ces particularités consignées aussi dans l'*Abrégé chronologique* du président Hénault, à l'année 1702 : « Le roi d'Espagne part de Madrid pour aller se faire reconnoître dans le royaume de Naples. En passant par Gênes, il traite le doge d'*Altesse* et le fait couvrir, lui et tous les sénateurs, comme représentant le corps de la République. L'empereur Charles-Quint leur avoit fait le même traitement. Il vient ensuite à l'armée. » En rapportant ce passage de l'historiographe dans les *Mémoires de Noailles*, p. 129, et relevant l'erreur de chronologie qu'il renferme, puisque le passage par Gênes n'eut lieu

Maréchal de Villeroy libre. Marquis de Leganès vient se purger

Le Roi eut en ce même temps nouvelle du maréchal de Villeroy qu'il alloit être libre en conséquence du cartel : dont S. M. témoigna une grande joie[1]. Il donna aussi[2] une longue audience au marquis de Leganès[3], venu exprès

qu'au retour, et non à l'aller, l'abbé Millot a dit que « ces particularités devoient paroître intéressantes à la cour. » En effet, Louis XIV, quarante ans auparavant, avait réprimé avec soin toute tentative des représentants de la république pour usurper les honneurs réservés aux princes souverains (voyez ses *Mémoires*, éd. Dreyss, tome II, p. 409, année 1661), et notre auteur a naguère rappelé (tome IX, p. 272) l'humiliation infligée au Doge lui-même, en 1685. — Ces doges étaient élus pour deux ans, et non rééligibles avant douze autres années. Ils étaient assistés de huit sénateurs désignés par la voix du sort, et de quatre procureurs, qui les aidaient à gouverner sous la direction d'un grand conseil de quatre cents nobles.

1. *Journal de Dangeau*, tome VIII, p. 493 (ci-dessus, p. 228). Le texte du cartel arriva deux ou trois jours plus tard, pour recevoir la ratification du Roi : *Dangeau*, p. 495 ; *Sourches*, p. 364 ; *Gazette d'Amsterdam*, n° LXXIV. Le prince Eugène avait refusé de signer plus tôt parce qu'on était en retard de la rançon de quatre-vingts soldats et de quelques officiers pris en 1701. Voyez la suite ci-après, p. 292 et 376.

2. *Dangeau*, tome VIII, p. 491, 3 septembre ; *Mercure* du même mois, p. 132-138.

3. L'ancien gouverneur du Milanais : tomes III, p. 135 et 265, IV, p. 331, note 2, et VIII, p. 550. On l'avait déjà vu à Versailles en novembre 1689 (*Dangeau*, tome III, p. 31 et 177). Il était, depuis septembre 1698, alcaïde du Buen-Retiro, mais avait cédé la charge d'*alferez-mayor* du royaume au marquis de Francavilla, en décembre 1700, ayant refusé, peu auparavant, le poste de vicaire général des États d'Italie, que lui offrait le roi Charles II. En 1699, il avait aidé le cardinal Portocarrero à renverser l'Amirante et la Berlepsch ; néanmoins, on le savait, ou on le croyait tout autrichien de cœur, et sa nomination comme capitaine général et vicaire général de l'Andalousie (26 avril 1701 : Dépôt des affaires étrangères, vol. *Espagne* 88, fol. 299-306 ; *Mercure* de juillet, p. 73-74 ; ci-après, p. 484) avait été fort critiquée. En 1702, avant de partir pour l'Italie, Philippe V le fit remplacer en Andalousie, d'abord par *intérim*, puis définitivement, par le marquis de Villadarias (ci-dessus, p. 232), et, depuis le mois de mars, Louis XIV l'avait fait inviter à venir se justifier lui-même à Versailles (*Dangeau*, p. 399, 27 avril). Il n'arriva qu'au bout de six mois environ. Sa défense fut assez habile pour qu'on ne sût quel parti prendre. Mme des Ursins, qui le craignait en Espagne, eût voulu que le

d'Espagne pour se justifier sur son attachement à la maison d'Autriche, et beaucoup de choses qui lui avoient été imputées en conséquence, sur lesquelles le Roi parut d'autant plus content de lui que la lenteur de son voyage avoit fait douter de son arrivée. Celle de l'amirante de Castille n'eut pas la même issue. J'ai ailleurs fait connoître ce seigneur[1], et il n'y a pas longtemps que j'ai dit que les soupçons qu'on avoit toujours sur lui l'avoient fait choisir pour succéder à l'ambassadeur d'Espagne en France nommé vice-roi du Pérou[2]. L'Amirante accepta, fit de grands et lents préparatifs[3], partit le plus tard qu'il put[4], et marcha à pas de tortue[5]. Il étoit accompagné de son bâtard[6], de plusieurs gentilshommes de sa confiance, et

de soupçon à Versailles. Amirante de Castille se retire en Portugal. Cienfuegos, jésuite.

Roi le retînt avec quelque titre d'ambassadeur extraordinaire; cette combinaison ne prévalut pas, et on le laissa repartir pour l'Espagne, où il refusa la présidence du conseil des ordres, ayant en vue le gouvernement des Pays-Bas, et trouva moyen d'esquiver le serment. Nous le retrouverons en 1705, plus sérieusement accusé et poursuivi.

1. En 1701 : tome VIII, p. 204-206; comparez, dans l'Appendice du même volume, le *Portrait de la cour d'Espagne en 1701*, p. 539-541.

2. Ci-dessus, p. 152. Une lettre de félicitation qu'il adressa à M. de Castel dos Rios fut publiée dans le *Mercure* d'avril, avec le décret de nomination au poste d'ambassadeur, p. 439-443.

3. *Dangeau*, tome VIII, p. 393 et 395. Il se vantait de tout mener en France dès qu'il y serait arrivé (*Mémoires de Louville*, tome I, p. 264); mais, en dépit des instances de Mme des Ursins, il tarda à partir jusqu'au 13 septembre, sous prétexte qu'on n'arrivait pas à régler ses appointements. Le 4 septembre, il disait encore à la princesse, qu'il avait jadis connue à Rome et à Milan, et qui eût voulu le charger de la défense des côtes d'Andalousie, qu'il mourrait content pour peu que le roi de France voulût bien lui marquer son estime. Aussi est-ce avec un vif dépit qu'elle annonça sa défection par la lettre que l'on trouvera ci-après à l'Appendice, n° XVII. Ses relations avec le duc Molès et avec le prince de Darmstadt, à Vienne, comme avec les espions envoyés de Hollande en Espagne, furent découvertes trop tard, ou du moins on n'avait pas cru les dénonciations.

4. *Dangeau*, tome VIII, p. 491.

5. *A pas de tortue*, lentement, dit l'*Académie* de 1718.

6. Non pas son bâtard (il en avait trois : tome VIII, p. 203, note 1, mais son neveu Alcañicès, qui lui échappa dès que cela fut possible et

du jésuite Cienfuegos[1], son confesseur. Il avoit pris avec lui toutes ses pierreries, ce qu'il avoit pu d'argent, et[2] mis à couvert argent et effets[3]. Comme il approcha de la Navarre, il disparut avec ceux que je viens de nommer, et, par des routes détournées, où il avoit secrètement[4] disposé des relais, il gagna la frontière de Portugal avant que la nouvelle de sa fuite, portée à Madrid, eût[5] donné le temps de le pouvoir rattraper[6]. Il eut tout lieu de se repentir d'avoir pris ce conseil[7], et son jésuite de se

revint à la cour d'Espagne (*ibidem*, note 7, et *Gazette* de 1703, p. 4). On prétendait que l'Amirante avait compté le donner aux Anglais pour qu'ils le menassent au Pérou comme héritier légitime des Incas.

1. Ci-après, p. 239, note 4. — *Cienfuégos* est écrit en interligne, au-dessus de *Cifuentes*, biffé.

2. *Et* est en interligne, au-dessus d'*avoit*, biffé.

3. Cent cinquante mulets et cinquante chariots le suivaient, chargés de meubles précieux, de tableaux, de milliers de livres d'argenterie, etc. Presque tout fut pris en 1703, sur mer, par le chevalier de Coëtlogon.

4. L'initiale de *secrettem^t* surcharge un *d*. — 5. *Eut*, dans le manuscrit.

6. *Dangeau*, tome IX, p. 3; *Sourches*, tome VII, p. 402, 414, 417 et 420; *Gazette*, p. 496, 497, 521, 533, 568, 569; *Gazette d'Amsterdam*, Extr. LXXXII et n°s LXXXIV et LXXXV; *Gazette de Rotterdam*, n°s 43 et 45; Arch. nat., Papiers du P. Léonard, K 1332, n° 1[1], fol. 186; Vayrac, *État présent de l'Espagne*, tome III, p. 164-166; *Mémoires de Noailles*, p. 125 et 130; Combes, *la Princesse des Ursins*, p. 108-118, etc. Arrivé à Lisbonne le 23 octobre (la femme de l'envoyé d'Espagne en cette cour avait été sa maîtresse), il se retira dans une maison de campagne à Belem, et adressa à la reine régente d'Espagne une lettre justificative, dont on trouve le texte dans les *Mémoires de Lamberty*, tome II, p. 257-261, et dans les Papiers du P. Léonard : Arch. nat., K 1332, n° 1[1], fol. 187. En novembre, il envoya encore à la junte et au conseil d'État une sorte de manifeste qui, selon Mme des Ursins, fut considéré comme l'œuvre d'un fou. Voyez aussi, sur les motifs plus ou moins réels de cette défection, les *Mémoires de Noailles*, p. 130-131, ceux de *Louville*, tome I, p. 337 et 364-365, et le *Mercure* de novembre, p. 328-332. Ce dernier volume contient (p. 176-186) l'histoire d'un secrétaire qui, après avoir d'abord suivi l'Amirante, l'abandonna et rendit compte des faits qui venaient de se produire; comparez la *Gazette*, p. 521.

7. La junte trouva d'abord des difficultés à entamer des poursuites contre le fugitif, par crainte de s'aliéner le Portugal; cependant le conseil de Castille mit tous ses biens sous séquestre à la fin d'octobre, et, le

remercier[1] de l'avoir donné : il lui valut enfin la pourpre, l'archevêché de Montréal en Sicile[2], et la comprotection[3] d'Allemagne, dont il jouit près de vingt ans[4].

Retour des galions, brûlés par les Anglois

Cependant les galions, retardés de près de deux années, étoient desirés avec une extrême impatience. Châteaurenault les étoit allé chercher; il les trouva très riche-

16 décembre, il fut ajourné à comparaître, puis condamné à mort, par contumace, en juillet 1703. Nous le verrons, dépouillé de tout, finir misérablement en exil dès l'année 1705.

1. *De se remercier* a été ajouté en interligne.

2. Monreale, près Palerme, au-dessus de la Conque-d'or, était un monastère de bénédictins fondé en 1174, par des religieux de la Cava, et érigé tout aussitôt en archevêché pour le diocésain de la capitale. Voyez un article du *Mercure* de mars 1704, p. 96-97.

3. Ce mot ne se trouve ni dans le Cérémonial de la cour de Rome (Supplément du *Corps diplomatique*, tome V, p. 26-27), ni dans les dictionnaires, quoiqu'il soit employé dans la *Gazette*, par exemple à l'année 1676, p. 250, ou dans la correspondance de Rome (Ch. Gérin, *Louis XIV et le saint-siège*, tome I, p. 213). Le *Dictionnaire de Trévoux* constate seulement que *comprotecteur* se dit « des cardinaux à l'égard des États dont ils sont protecteurs avec quelqu'autre, ou des cardinaux et prélats à l'égard des ordres religieux. » Chaque nation, chaque ordre avait un cardinal protecteur pour traiter avec le saint-siège. En certains cas, comme celui de 1676, on associait un second cardinal à ce protecteur; le cardinal Orsini eut ainsi la comprotection de France en 1666.

4. Alvar Cienfuegos, né le 12 février 1657 à Aguerra, dans le diocèse d'Oviedo, était entré dans la Société de Jésus, à Salamanque, le 17 mars 1676, et avait fait profession le 24 août 1692. C'était un des jésuites que l'Amirante, comme l'a raconté Saint-Simon, entretenait à ses côtés. Il resta à Lisbonne jusqu'en 1715, en qualité d'agent autrichien, puis alla rejoindre en Allemagne l'archiduc Charles devenu empereur, fut créé cardinal à sa nomination le 30 septembre 1720, évêque de Catane et chargé des affaires d'Allemagne en 1722[a], enfin archevêque de Monreale et protecteur des affaires de Sicile, sur la démission du cardinal del Giudice, en 1725. Il mourut à Rome, le 19 août 1739. En 1702, Mme des Ursins le considérait comme très dangereux. Voyez ci-après, appendice XVIII, sa notice par Saint-Simon.

[a] *Gazette*, 1722, p. 282 et 320. Le *Moréri*, dont se sert Saint-Simon, dit : « comprotecteur d'Allemagne et des royaumes et domaines héréditaires de l'Empereur. » C'est le cardinal d'Althann qui, en 1722, partant pour la vice-royauté de Sicile, fut obligé de se démettre des doubles fonctions de chargé des affaires et de protecteur.

dans le port de Vigo, et quinze vaisseaux françois.

ment[1] chargés, et les amena avec son escadre[2]. Il envoya aux ordres, et vouloit entrer dans nos ports : on craignit la jalousie des Espagnols, qui néanmoins étoit[3] de toutes les nations commerçantes celle qui avoit le moindre intérêt à leur chargement[4]; on n'osa les confier au port de Cadix[5], et ils furent conduits dans le port de Vigo, qui n'en est pas éloigné et qu'on avoit fortifié de plusieurs

1. Avant cet adverbe, l'auteur a biffé un premier *richem*t, dont les premières lettres surchargeaient *ch* [*argés*].

2. Nous savons déjà (tome VIII, p. 293; comparez la nouvelle édition des *Mémoires du marquis de Villars sur la cour d'Espagne*, p. 50-54) ce que c'était que le voyage annuel des galions entre le Pérou et l'Espagne, et que M. de Châteaurenault avait été chargé par Philippe V de ramener en sûreté le convoi de 1701; mais on n'avait pu le faire partir avant les déclarations de guerre, soit que les galions ne fussent point prêts, soit que le vice-roi s'opposât à leur départ (*Sourches*, tome VII, p. 215; *Dangeau*, tome VIII, p. 323-324). Leur chargement était évalué à plus de quarante millions d'écus, dont un tiers environ à des Anglais et des Hollandais, un autre tiers aux Français, le dernier seulement à l'Espagne (*Dangeau*, p. 263). Châteaurenault, avec le titre et l'autorité que lui avait conférés Philippe V, se mit en route au mois de décembre 1701, ayant trente vaisseaux de ligne, et Ducasse fut envoyé, quatre mois plus tard, pour lui mener des renforts. Cette flotte était repartie de la Havane, avec les galions, le 4 août, et le public l'attendait dans une vive anxiété; elle entra à Vigo le 22 septembre : *Dangeau*, tome VIII, p. 360, 408, 418, 453, 472, 502, 509-511, et tome IX, p. 4, 8, 9, 11, 12, 21 et 23; *Sourches*, tome VII, p. 374, 379, 384, 396; Journal du voyage, dans le *Mercure* de novembre 1702, p. 88-127.

3. Ce verbe est bien au singulier dans le manuscrit, comme s'il avait pour sujet *la nation*.

4. Aussi les Espagnols demandaient-ils sans vergogne que l'on fît main basse sur toute la partie du chargement qui appartenait aux marchands et banquiers des nations ennemies. La junte se divisa sur cette question : fallait-il décréter un séquestre provisoire, ou bien un prélèvement de moitié sur l'ensemble des chargements, comme compensation des frais faits pour amener le convoi et pour soutenir la guerre, sans oublier « l'assistance du ciel; » ou encore prélever un quart, et retenir le reste jusqu'à la paix en payant un bon intérêt aux propriétaires qui n'étaient pas ennemis de l'alliance franco-espagnole (lettres de Mme des Ursins à M. de Torcy, 27 octobre et 24 novembre; *Journal de Dangeau*, tome VIII, p. 247, 261, 263; *Mémoires de Noailles*, p. 126)?

5. Il oublie que ce port était bloqué par les Anglais : ci-dessus, p. 232.

ouvrages[1]. Renau[2], dont je parlerai en son lieu, eut beau représenter le danger de ce lieu et la facilité d'y recevoir le plus fatal dommage, et soutenir la préférence de Cadix[3]: il ne fut pas écouté, et on ne pensa partout qu'à se réjouir de l'heureux[4] retour, si desiré, des galions, et des richesses qu'ils apportoient[5]. On ne laissa pas de prendre la sage

1. Vigo, dans la province de Pontevedra, bon port sur l'Atlantique, à quatre-vingts kil. S. S. O. de Santiago, se trouve tout à l'extrémité N. O. de l'Espagne, près de la frontière portugaise, tandis que Cadix est à l'extrémité S., près du détroit de Gibraltar.

2. Bernard Renau d'Eliçagaray, dit *le petit Renau* à cause de sa taille exiguë, né en Béarn vers 1652, élevé chez Colbert de Terron, l'intendant de la marine à Rochefort, qui passait pour son père, et introduit par lui, en 1679, chez le comte de Vermandois, amiral de France, puis chargé de l'instruction du jeune duc de Mortemart, s'était distingué de bonne heure comme ingénieur et inventeur au service de la marine, et avait été nommé capitaine de vaisseau, inspecteur des constructions navales et directeur d'une sorte d'école navale, sans passer par les grades inférieurs, le 1er mars 1691, de même qu'il devint lieutenant général des armées de terre en 1716 sans avoir été ni brigadier, ni maréchal de camp. Il fut membre honoraire de l'Académie des sciences en 1699, conseiller au conseil de marine en 1716, grand-croix de l'ordre de Saint-Louis en 1718, et mourut aux eaux de Pougues, le 30 septembre 1719, âgé de soixante-huit ans, par suite de la fatigue ou du chagrin que lui avait causés l'insuccès de ses essais de contribution proportionnelle, car il s'adonnait, comme son maître Vauban, aussi bien aux spéculations de l'économie politique et aux calculs de la statistique qu'aux travaux de l'ingénieur militaire ou du constructeur de marine et aux études des philosophes. C'est à lui que la marine française dut de pouvoir tenir tête à celles de l'Angleterre et de la Hollande. En 1700, il était allé visiter pour la troisième fois les colonies françaises d'Amérique, avec Ducasse et la Boulaye; en 1701, on l'avait envoyé en Espagne pour inspecter et rétablir la marine et les fortifications. « Ce sera provisoirement, écrivait alors Louville (*Mémoires*, tome I, p. 178), un courrier porteur de lettres, métier auquel il n'entendra rien, car il s'arrêtera en mille endroits pour questionner les gens, tout voir et tout retenir. » Il y resta cinq ans, sans rien rapporter que la misère de ce laborieux séjour.

3. Même observation que ci-dessus, p. 240, note 5.

4. *Du* corrige *de*, et l'article élidé *l'* surcharge r[*etour*].

5. C'est alors, comme il a été dit plus haut, que Philippe V fit chanter un *Te Deum* d'action de grâces à Milan. Louis XIV écrivit à Châteaurenault cette lettre (*Histoire de la maison de Gondy*, tome II,

précaution de transporter le plus tôt qu'on put tout l'or, l'argent, et les effets les plus précieux et les plus aisés à remuer, à plus de trente lieues dans les terres, à Lugo[1]. On y étoit encore occupé, lorsque les ennemis arrivèrent[2], débarquèrent, s'emparèrent des forts qu'on avoit faits à Vigo, et des batteries qui en défendoient l'entrée[3], forcèrent l'estacade qu'on y avoit faite, rompirent la chaîne qui fermoit le port, brûlèrent les quinze vaisseaux de Châteaurenault, à la plupart desquels lui-même avoit fait mettre le feu, et tous ceux que les Espagnols y avoient ramenés des Indes, dont quelques-uns, en petit nombre, furent coulés à fond. Il n'y avoit point de troupes ni de moyens d'empêcher ce désastre. Il étoit bien demeuré encore pour huit millions de marchandises sur ces vaisseaux. Ce malheur arriva le 23 octobre, et répandit une

p. 16-17) : « Le service que vous venez de me rendre est si considérable, que je suis bien aise de vous en témoigner ma satisfaction. Je vous en donnerai des marques qui vous feront connoître, et au public, à quel point je suis content de vous et de la manière dont vous me servez. Reposez-vous sur moi en cette occasion, et soyez assuré de l'estime que j'ai pour vous. » Son neveu le marquis arriva le 18 octobre en cour : *Dangeau*, tome IX, p. 21 ; *Mercure* d'octobre, p. 425.

1. Cette capitale d'une province de la Galice, près du Minho, au N. O. de Madrid, conserve encore ses fortifications romaines.

2. *Dangeau*, tome IX, p. 35-39. C'est le texte que suit notre auteur. Comparez les *Mémoires de Sourches*, tome VII, p. 398-411 ; la *Gazette*, p. 496, 551, 552, 605 et suivantes ; la *Gazette d'Amsterdam*, n[os] XCIII et XCIV ; le *Mercure* d'octobre, p. 253-260, et de novembre, p. 342-362 ; la *Gazette de Rotterdam*, n° 47 ; l'*Histoire militaire*, par Quincy, tome III, p. 717-722 ; le recueil de Lamberty (relation imprimée par ordre de Marlborough, comme dans le n° XCIII de la *Gazette d'Amsterdam*, et vers latins d'Addison), tome II, p. 252-256 et 261-262 ; le *Diario* d'Ubilla, p. 642-643 ; les *Mémoires d'Ormond*, p. 161-165 ; *Abraham du Quesne*, par Jal, tome II, p. 359-361, etc. Le promoteur de l'entreprise était le capitaine de vaisseau Thomas Hardy, que l'on récompensa d'un titre de chevalier.

3. Renau avait élevé à la hâte quelques fortifications (*Gazette* de 1702, p. 496 ; *Dangeau*, tome IX, p. 23). En récompense des travaux qu'il fit là, ainsi qu'à Cadix (le fort du Bout-du-Monde), à Gibraltar, etc., on lui donna le rang de général de bataille ou maréchal de camp (*Gazette* de 1702, p. 244, et de 1704, p. 543).

grande consternation[1]. Châteaurenault ramassa ce qu'il put de matelots de la flotte, de milices, et quelques soldats du pays, à Saint-Jacques-de-Compostelle, pour se jeter dans les défilés entre Vigo et Lugo, d'où on transporta tout à Madrid avec une infinité de bœufs et de mulets[2].

1. Sur l'effet que ce désastre produisit en France et en Espagne, voyez la *Gazette d'Amsterdam*, n° xcii, article de Paris, et n° xciv, article de Madrid; les lettres de Louis XIV, dans les *Mémoires de Noailles*, p. 126, et dans *Philippe V*, par M. Alfred Baudrillart, tome I, p. 116-117; les vers imprimés dans le *Nouveau siècle de Louis XIV*, tome III, p. 97-104, etc. Un grand nombre d'estampes satiriques faites en l'honneur de cette journée, par l'Allemagne et la Hollande, se trouvent dans la collection Hennin, n°s 6791-6801 et 6809 du catalogue. Les Espagnols eussent voulu rejeter la responsabilité sur l'amiral français, l'accusant même de désobéissance ou de collusion; mais il paraît établi, au contraire, qu'ils l'avaient empêché de conduire le convoi dans un port de France, où il eût été en sûreté, et ce fait fut affirmé, trois mois plus tard, dans ses provisions de maréchal de France. Six vaisseaux furent brûlés, six pris, et quatre coulés bas. Selon Mme des Ursins (lettre du 29 novembre, à Torcy), les grands d'Espagne jugèrent, sur ce début, que Louis XIV n'était pas de taille à soutenir la lutte, et qu'il fallait s'attendre soit au triomphe de l'Archiduc, soit à un démembrement de l'héritage de Charles II. Aussi, en France, donna-t-on un caractère de justification, ou du moins d'atténuation, au second article que le *Mercure* publia en novembre, p. 342-362.

2. *Dangeau*, p. 37. Sur les matières métalliques ou marchandises ainsi sauvées, on finit par prendre quatre millions de piastres à titre de confiscation, deux millions à titre d'emprunt sur le commerce, et l'on partagea avec la France. Désapprouvant ces mesures, le duc de Medina-Celi se démit de la présidence du conseil des Indes. (*Mémoires de Noailles*, p. 145-146; Combes, *la Princesse des Ursins*, p. 106-107. Dans la croyance qu'une partie des galions coulés renfermaient encore leur chargement d'or et d'argent ou de matières précieuses, on entreprit, dès l'automne, de les repêcher dans les eaux de Vigo, opération qui avait déjà réussi en pareille circonstance (*Gazette* de 1660, p. 698 et 838, de 1687, p. 376 et 387, et de 1688, p. 227-228; *Gazette d'Amsterdam*, 1701, n°s lxxxv et lxxxvi, annonces; *Gazette de Rotterdam*, 1702, n° 49); mais elle ne donna ni alors, ni à plusieurs reprises différentes et dans des cas analogues (*Gazette* de 1703, p. 5; de 1713, p. 550; de 1716, p. 402 et 475; de 1738, p. 239, 609 et 610), non plus que de nos jours mêmes, les résultats qu'on en attendait. — Louis XIV obtint le règlement à quatorze millions des frais qu'il avait

La reine d'Espagne se fait garder à Madrid, quoique sans exemple.

La reine d'Espagne, quelque temps auparavant, s'étoit trouvée fort inquiétée plusieurs nuits de beaucoup de bruits dans le palais de Madrid, et jusqu'autour de son appartement[1]. Elle s'en plaignit à la junte, et demanda des gardes pour sa sûreté[2]. Jamais les rois d'Espagne n'avoient eu que quelques hallebardiers dans l'intérieur du palais, qui le plus souvent y demandoient l'aumône, et, quand ils sortoient en cérémonie, quelques lanciers fort mal vêtus[3]. Cette nouveauté de donner des gardes à la reine reçut donc beaucoup de difficulté[4], mais enfin lui fut accordée[5].

Le roi de Pologne défait par le roi de Suède, qui y perd

Il y avoit longtemps que la Pologne étoit le théâtre des plus fâcheux troubles[6]. Les succès du roi de Suède, à qui le Czar, allié du roi de Pologne, n'avoit pu résister, firent naître à ce jeune conquérant le dessein[7] de détrôner son

faits pour la conduite du convoi et des pertes que nous supportions dans le désastre: *Dangeau*, tome IX, p. 52-53; *Sourches*, p. 401, 402, 405, 419 et 420; *Gazette d'Amsterdam*, Extr. CIII.

1. *Dangeau*, tome IX, p. 3 et 45. Cela se passa vers le milieu de septembre : Arch. nat., K 1332, n° 1[1], fol. 176 v°; *Gazette de Rotterdam*, n°s 42 et 43.

2. Elle en écrivit aussi à Versailles; sa lettre, à laquelle Dangeau fait allusion, et qui avait pour sujet principal la défection de l'Amirante, est reproduite en partie dans les *Mémoires de Noailles*, p. 125. Le 30 août précédent, Mme des Ursins exprimait déjà à Torcy ses craintes de savoir la jeune reine isolée la nuit dans son palais, tout à l'extrémité de la ville, sans troupes au dehors, sans gardes au dedans. Si le voisinage de l'escadre anglo-hollandaise faisait craindre qu'il ne se trouvât quelques malintentionnés assez hardis pour enlever la reine, peut-être aussi redoutait-on des tentatives galantes comme les bruits de cour en attribuaient à l'Amirante (*Mémoires de Louville*, tome I, p. 181 et 364-365; lettre à Torcy, 14 octobre).

3. Voyez notre tome IX, p. 214, et ci-après, p. 386-388.

4. Aucun homme ne passait la nuit dans l'appartement de la reine.

5. On ne mit d'abord que six hommes de garde. Nous verrons plus loin que Philippe V forma pour lui-même deux régiments de gardes à pied et réorganisa sa maison militaire.

6. Il n'en a dit qu'un mot en 1701 (tome VIII, p. 270), ou plutôt n'en a pas parlé depuis 1700 (tome VII, p. 215 et 376-378).

7. *Le dessein* est en interligne.

ennemi[1]. Il remporta sur lui une victoire complète vers la mi-août[2], à dix lieues de Cracovie[3], qui achemina fort ce grand dessein, et le roi de Pologne, ne s'y croyant plus en sûreté, se hâta de gagner la Saxe avec peu de suite. La victoire fut sanglante, et acheva d'irriter le roi de Suède par la mort du duc d'Holstein-Gottorp, son beau-frère[4], tué à ses côtés, qu'il aimoit uniquement, et dont, dans le transport de sa douleur, il jura[5] de tirer la plus grande vengeance[6].

le duc d'Holstein-Gottorp, son beau-frère.

Le Roi ne recevoit pas de meilleures nouvelles du Rhin que de Flandres[7]. Brisach, Fribourg, le fort de Kehl et[8] Philipsbourg rendus par la paix de Ryswyk resserroient

1. A la fin de 1701, ayant enlevé au roi Auguste toute la Livonie, il avait déclaré sa résolution de ne point faire la paix avant que les Polonais eussent renvoyé ce prince en Saxe : *Dangeau*, tome VIII, p. 292; *Sourches*, tome VII, p. 187. Au mois de juin suivant, marchant sur Cracovie (*Dangeau*, p. 461 ; *Sourches*, p. 321-322), il déclarait à l'envoyé du roi de Prusse sa résolution de montrer à celui-ci, « après avoir dompté le Moscovite et chassé le roi de Pologne de sa capitale, » quel cas il fallait faire de son amitié. Louis XIV comptait sur lui pour faire une diversion du côté de l'Autriche. Vainqueur du Czar, du roi de Danemark et du roi de Pologne à l'âge de seize ans, il « était la terreur du Nord, et passait déjà pour un grand homme dans un âge où les autres hommes n'ont pas reçu encore toute leur éducation » (Voltaire, *Siècle de Louis XIV*, p. 295).

2. Le 19 juillet : *Dangeau*, p. 470, 471 et 479; *Sourches*, p. 338; *Gazette d'Amsterdam*, n° LXII, correspondance de Hambourg; *Mercure* d'août, p. 233-241 ; *Mémoires de Lamberty*, tome II, p. 263.

3. A Kliszow, dans la Galicie autrichienne.

4. Frédéric II, fils du duc héritier de la Norvège, né le 18 octobre 1671, marié à la sœur de Charles XII le 12 juin 1698, et devenu alors généralissime des troupes suédoises en Allemagne, fut tué d'un coup de canon au commencement de la journée du 19 juillet 1702.

5. Il a écrit : *jurra*.

6. « Le roi de Suède, qui l'aimoit tendrement, l'embrassa en mourant et lui jura de venger sa mort jusque dans les entrailles du roi de Pologne » (*Dangeau*, p. 479). Comparez les *Mémoires de Lamberty*, tome II, p. 265.

7. *Mémoires militaires*, tome II, p. 283 et suivantes.

8. Conjonction ajoutée après coup entre les deux noms.

extrêmement notre armée, et le Palatin[1], beau-frère de l'Empereur, intimement lié à lui, et mal avec le Roi, qui avoit protégé hautement contre lui les droits de Madame[2], avoit farci[3] son pays deçà le Rhin de troupes, et favorisé les retranchements du Spirebach[4], qu'on a vus si glorieux au maréchal de Choiseul[5], et qui présentement nous arrêtoient tout court et ôtoient à notre armée la communication de Landau et la subsistance des vastes et fertiles plaines qui de là s'étendent jusqu'à Mayence. Le marquis d'Huxelles[6] et Mélac, gouverneur de Landau, en avoient écrit tout l'hiver, voyant ces préparatifs[7]. Landau ne valoit rien. On l'avoit augmenté, par l'avis de M. le maréchal de Lorge, d'un ouvrage sur une hauteur qui commandoit; mais, avec cela, la place étoit encore mauvaise[8]. Huxelles vint lui-même[9] remontrer le danger de laisser accommoder le Spirebach aux ennemis, et de ne pas mieux garnir Landau, dont[10] la garnison n'étoit presque que de régiments nouveaux. On étoit encore dans ce desir effréné de paix qui en donnoit espérance contre toute raison[11], et, pour le Rhin comme pour la Flandre, dans cette léthargie

1. Le second *a* de *Palatin* surcharge un *i*.
2. Ci-dessus, p. 125-126.
3. Emploi de *farcir* déjà relevé dans notre tome VII, p. 379.
4. Ici, *Spierbach*, et, vingt-trois lignes plus loin, *Spirebach*.
5. Tome III, p. 227, etc. — 6. Commandant en Alsace.
7. Cette correspondance a été analysée par le général Pelet, dans le tome I des *Mémoires militaires*, p. 422 et suivantes.
8. Louis XIV avait fait fortifier et bastionner Landau à partir de 1687 : *Sourches*, tome II, p. 100. Voyez des lettres de Mélac à M. de Lorge, en 1695, dans l'ouvrage de M. Léo Drouyn, sur Mélac, qui sera indiqué plus loin, p. 279-314, les *Feldzüge des prinzen Eugen*, tome IV, p. 439, et les *Mémoires militaires*, tome II, p. 333. De plus, M. de Mélac avait rasé une commanderie située sur une hauteur devant la porte d'Allemagne et des maisons bâties devant la porte de France. Saint-Simon a vu les lieux en 1694 et 1695 : tome II, p. 167, etc.
9. *Dangeau*, tome VIII, p. 292 et 331.
10. *Dont* est en interligne, au-dessus d'un premier *dont*, surchargeant les mots *que outre*, qui avaient été effacés du doigt.
11. Tome IX, p. 289-292.

qui devint si tôt après funeste. On répondit au marquis d'Huxelles qu'on n'étoit en peine de rien de ce côté-là, et qu'on étoit bien assuré que le[1] siège de Landau étoit une chimère à laquelle il ne seroit seulement pas songé[2] : on s'y trompa comme sur la Flandre[3]. Catinat n'eut pas plus tôt assemblé sa médiocre armée sous Strasbourg[4], que, sur la fin de juin, il apprit que Landau étoit investi[5], et qu'il sut que le Spirebach étoit une barrière qui, de la montagne au Rhin, lui ôtoit toute communication avec cette place, et ne lui laissoit d'espace à se promener que le court espace depuis Strasbourg jusqu'à ce retranchement accommodé et garni à ne rien craindre[6]. Ce fut donc à y pirouetter, et à subsister au dépens[7] de la basse Alsace, que Catinat passa la campagne[8].

Landau investi par les Impériaux.

Le prince d'Auvergne[9] servoit dans cette armée avec son régiment de cavalerie. C'étoit un gros garçon fort épais

Désertion du prince d'Auvergne,

1. La première lettre de *le* semble surcharger un *o*.

2. Tout cela est conforme à l'analyse des correspondances donnée dans les *Mémoires militaires*.

3. *La Flandres*, dans le manuscrit.

4. En vain Chamlay lui-même, avait, comme Catinat, remontré la nécessité d'entretenir de ce côté-là une armée proportionnée à celle des Impériaux. C'est à peine si le maréchal tenait en main vingt et un mille hommes, contre quarante mille qui bloquaient déjà Landau; cette disproportion fut constante, sans que le Roi s'en doutât.

5. Ci-après, p. 254.

6. Voyez la campagne de 1696, tome III, p. 227 et suivantes.

7. *Au despends*, comme dans notre tome VIII, p. 180.

8. *Journal de Dangeau*, tome VIII, p. 390 et suivantes; comparez les *Mémoires militaires*, tome II, p. 297 et suivantes. Il n'y est point parlé des retranchements du Spirebach, sur lesquels notre auteur reviendra encore plus loin, p. 255.

9. François-Égon de la Tour, marquis de Berg-op-Zoom, dit le prince d'Auvergne, fils de Frédéric-Maurice, comte d'Auvergne, et petit-fils du duc de Bouillon, était né le 15 décembre 1675 et possédait un régiment de cavalerie depuis 1697. Étant passé, comme on va le voir, au service des Hollandais, il y devint major général de la cavalerie en avril 1704, épousa, le 20 novembre 1707, une fille du duc d'Arschot Arenberg, et mourut à Douay, le 27 juillet 1710.

pendu en Grève en effigie. Artifices inutiles des Bouillons. [*Add. S^tS. 439*]

et fort désagréable, extrêmement rempli de sa naissance et des chimères nouvelles de sa famille. De quatre frères il étoit pour ainsi dire le seul, par l'exhérédation, et tout à l'heure par la mort de l'aîné, et par la prêtrise des deux autres[1]. Son père avoit avec lui des procédés fort durs, et, bien que juridiquement condamné en plusieurs tribunaux de faire raison à ses enfants des biens de leur mère, ils n'en pouvoient rien arracher. Une visite que le prince d'Auvergne[2] alla faire au cardinal de Bouillon dans son exil[3], en entrant en campagne, lui tourna apparemment la tête[4]. Un beau jour qu'il étoit de piquet il alla visiter les gardes du camp, et, quand il y fut, piqua des deux, et déserta aux ennemis comme un cavalier[5]. Il avoit laissé

1. Comparez la suite des *Mémoires*, tome VIII de 1873, p. 83. L'aîné, Emmanuel-Maurice, bailli d'Auvergne, vient de mourir au mois de mars : ci-dessus, p. 114. Le second nous est déjà connu comme grand prévôt du chapitre de Strasbourg et coadjuteur de Cluny. Après celui-ci, l'*Histoire généalogique* (tome IV, p. 544) place deux autres fils, nés en 1672 et 1674, puis le prince dont il est question ici, un sixième fils, mort à huit ans, et enfin le prince Frédéric-Constantin, chanoine de Strasbourg (tome VII, p. 82), qui avait passé ses actes de philosophie en 1700 (*Mercure* d'août, p. 118-122).

2. *Le P. d'Auvergne* corrige en interligne *il*.

3. En Bourgogne : tome VIII, p. 97.

4. Et aussi le dépit de n'avoir pas été fait brigadier à la promotion de janvier, comme son père l'avait cru un instant : *Mémoires de Sourches*, tome VII, p. 199, note 4; ci-après, p. 464. Selon ces *Mémoires*, p. 312 et 325, ce fut surtout « le pitoyable état de ses affaires qui le contraignit à faire un pas si délicat, » son marquisat de Berg-op-Zoom étant confisqué d'un côté, et, de l'autre, le Roi ne pouvant plus lui assigner en compensation les terres de Guillaume d'Orange, puisqu'elles se trouvaient partagées entre le prince de Conti et M. d'Isenghien. Trente mille livres de rente à retrouver en Hollande et un régiment à obtenir en Allemagne valaient mieux que de mourir de faim en France, à la tête d'un méchant régiment. L'*Histoire abrégée de Bergen-op-Zoom* publiée en 1761, par J. Faure, p. 105-138, présente une sorte d'apologie de cette conduite.

5. *Dangeau*, tome VIII, p. 453 et 461; *Sourches*, tome VII, p. 312, 318, 324, 325 et 328. Ces derniers *Mémoires* donnent (p. 324) quelques détails épisodiques.

sur sa table une lettre pour Chamillart[1], par laquelle, d'un style haut et troublé, il lui marquoit que, ne pouvant obtenir de quoi vivre, il s'en alloit en chercher en Bavière auprès de la sœur de son père, veuve sans enfants d'un oncle paternel de l'Électeur[2]. Ce n'étoit pas pourtant qu'il n'eût six mille livres de pension du Roi. Il alla en effet à Munich; il y fut peu, passa en Hollande, et, dans le cours de l'hiver, fut fait major général dans les troupes de la République. S'il ne se fût agi que de subsistance, il auroit pu représenter sa situation au Roi, lui en demander, ou la permission d'aller vivre à Berg-op-Zoom sans servir contre lui; mais les chimères de son oncle l'avoient séduit. Il voyoit trois fils au duc de Bouillon[3]; il pouvoit être dangereux de trop multiplier une suite de cadets dont le rang de prince étranger pourroit fatiguer, et qui seroit mal soutenu par des établissements. Celui de Berg-op-Zoom, qui n'étoit rien en France qu'un revenu en temps de paix[4], avoit[5] une décoration en Hollande par l'étendue et la dignité de ce marquisat[6].

1. Une copie de cette lettre, qui était datée du 5 juillet, se trouve dans le ms. Clairambault 1155, fol. 220, et vient du P. Léonard. Elle est d'ailleurs imprimée dans le livre de J. Faure, p. 105-109.

2. Mauricette-Fébronie, fille du duc Frédéric-Maurice Ier, mariée, le 24 avril 1668, à Maximilien-Philippe-Jérôme, duc de Bavière, né le 20 septembre 1638 et mort sans postérité, à Turkheim, le 20 mars 1705, ayant été administrateur de la Bavière pendant la minorité de son neveu et ayant rempli les fonctions de général de la cavalerie de la Diète en 1674. Sa veuve mourut le 20 juin 1706, à cinquante ans. Elle ne l'avait pas encore perdu en 1702.

3. Le duc d'Albret, le chevalier de Bouillon, qui relèvera le titre de prince d'Auvergne, et le comte d'Évreux.

4. Voyez l'article de cette place dans le *Dictionnaire géographique* de la Martinière. Elle avait un bon port, mais était de médiocre grandeur; assez bien fortifiée par Cochorn, d'ouvrages de terre à la hollandaise. Le marquisat donnait un revenu de cent mille livres.

5. *Avoit* est en interligne, au-dessus d'*estoit*, biffé, et, plus loin, *et* est aussi en interligne.

6. Le cardinal de Bouillon, voulant favoriser l'établissement d'une branche de sa maison en Hollande, avait obtenu que la première com-

Le prince d'Auvergne l'illustroit encore par le rang que sa maison avoit en France, et par les établissements de son père et de ses oncles. Il se flattoit surtout d'y être distingué par sa parenté avec le feu roi Guillaume et le prince de Nassau, gouverneur héréditaire de Frise[1], étant arrière-petit-fils de la maréchale de Bouillon[2], fille du célèbre prince d'Orange fondateur de la république des Provinces-Unies[3]. Enfin il comptoit de rassembler en sa faveur les créatures du roi Guillaume dans les troupes et dans l'État, et d'y pouvoir être aidé et décoré par les nombreux parents de la maison de Hohenzollern, dont étoit sa mère, répandus dans la basse Allemagne[4]. Il espéra de faire aisément une figure considérable avec tous ces appuis, et, pour se concilier la faveur du pensionnaire Heinsius, maître en Hollande[5], et des autres principales créatures du roi Guillaume qui lui étoient unies, et qui, comme Heinsius, avoient hérité de la haine de leur stathouder pour le Roi et pour la France, et ôter de plus toute sorte d'ombrage, il préféra la voie de la désertion à toute autre de s'aller établir en Hollande. J'avance ici de[6] près d'une année la suite de cette désertion pour n'avoir plus à y revenir. Elle fit grand bruit; les Bouillons la blâmèrent, mais plaignirent son malheur : ils appuyèrent sur sa retraite à Munich pour la rendre moins criminelle;

tesse d'Auvergne laissât tous ses biens personnels à ce seul fils; mais le père avait refusé de rien en céder, et le fils s'était en vain adressé au roi Guillaume et aux États-Généraux pour entrer en possession.

1. Ci-dessus, p. 136.

2. Son bisaïeul, Henri de la Tour, avait épousé en secondes noces, par contrat du 16 avril 1595, Isabelle de Nassau, qui mourut en 1642.

3. Guillaume de Nassau, dit *le Taciturne*, né à Dillenbourg le 25 avril 1533, assassiné à Delft le 10 juillet 1584.

4. Tome VI, p. 31. Cette maison, que l'on présume être issue des ducs souabes de la lignée des Burchardiens, formait un grand nombre de branches ou de rameaux, dont le détail est donné par le *Moréri*, et qui ne subsistent plus que dans la ligne de Souabe ou de Sigmaringen et dans celle de Brandebourg ou de Prusse.

5. Ci-dessus, p. 137. — 6. *De* corrige *d'une*, effacé du doigt.

ils trouvèrent que la manière n'étoit que sottise sans mauvaise intention[1]. Le Roi, qui ne crut pas y perdre grand chose, et qui aimoit M. de Bouillon, laissa tomber la chose, et le monde, séduit par cet exemple et par les amis des Bouillons, se tourna à la compassion, et bientôt au silence. Il se rompit quand on le vit au service de Hollande. Le Roi en fut piqué. Cette démarche lui fut présentée par M. de Bouillon comme le comble de leur douleur, mais, en même temps, comme l'effet d'une jeunesse brave, et honteuse de l'oisiveté au milieu des feux de la guerre et toujours parmi des gens de guerre. Avec ce tour adroit, la colère du Roi fut émoussée; mais bientôt après le prince d'Auvergne se lâcha en propos fort licencieux pour plaire à ses nouveaux maîtres, se montra plus cruel qu'aucun des ennemis au sac de Venloo[2], qu'ils reprirent cette même campagne, et alloit partout montrant son épée, qu'il crioit être celle de M. de Turenne, et[3] qu'il rendroit aussi fatale à la France qu'elle y avoit été victorieuse[4]. Ce

1. Dangeau a recueilli cette nouvelle, le 25 juillet (tome VIII, p. 461): « Le prince d'Auvergne est parti du camp devant Landau pour aller en Bavière voir Mme la duchesse Max, sa tante. Il n'a point pris d'emploi parmi les ennemis comme on l'avoit dit. » Et les *Mémoires de Sourches* disent de leur côté (tome VII, p. 328): « On vit, ce jour-là (le 24 juillet), à la cour, l'abbé d'Auvergne, qui s'efforçoit de persuader au public que son frère étoit au désespoir, qu'il n'étoit pas vrai qu'il eût le régiment de Würtemberg, qu'il étoit à Ulm, d'où il lui écrivoit une lettre très tendre et très respectueuse pour le Roi, et qu'il alloit en Bavière, où il devoit rester. » Le père avait été reçu « très honnêtement » du Roi dix jours auparavant, et il obtint, sur les biens des Hollandais confisqués en Poitou (ci-après, p. 381), un revenu équivalent à la rente de douze mille livres que son fils s'était engagé à lui payer chaque année sur les produits du marquisat de Berg-op-Zoom : *Sourches*, p. 318 et 410.

2. Ci-dessus, p. 192. Ici, *Venlo*. — En effet, le prince y servit en volontaire, et cinq cents hommes furent passés au fil de l'épée à la prise du fort Saint-Michel. Le conseil de guerre du duc de Bourgogne avait été d'avis de ne point secourir cette place.

3. *Et* est en interligne.

4. Voici une première rédaction de ce passage, dans le mémoire de 1710 contre le cardinal de Bouillon (*Écrits inédits*, tome III, p. 272-

coup ne put être paré, et le Roi voulut que le procès fût fait et parfait à ce déserteur[1]. Les Bouillons, hors d'espérance de l'empêcher, et accoutumés à tirer des[2] honneurs et des distinctions des félonies et des ignominies, osèrent travailler à obtenir que ce procès fût[3] fait en forme de pairie[4], ou au moins avec des différences d'un particulier. C'est ce qui étoit inconnu au Parlement, et contre toutes ses règles. Le rang de prince étranger accordé par l'échange de Sedan étoit le[5] principal obstacle qui en avoit jusqu'alors empêché l'enregistrement au Parlement[6],

273) : « A l'égard des enfants que le comte d'Auvergne a laissés de sa première femme, n'en ayant point eu de la seconde, aussi prise en Hollande, l'aîné, sorti de France pour une action ambigüe sur l'honneur, n'y conserva pas celui que la rigueur des édits y laisse, et, regardé avec indignation par sa propre famille, fut contraint de résigner son aînesse par des vœux de Malte. Ce second aîné, connu, comme l'autre, sous le nom de prince d'Auvergne, avoit un prétexte de retraite, s'il l'avoit voulu faire honnêtement. Tout son bien étoit en Hollande, la guerre l'en privoit : il pouvoit s'y retirer sans servir, ou n'en pas revenir, s'y trouvant tout porté. Il n'y avoit à cela pas grand chose à dire, encore que son oncle, si riche en bénéfices, eût bien pu le secourir en attendant la paix; mais il ne falloit pas laisser inutiles les puissantes alliances d'Allemagne et de Hollande, il falloit servir cette république et la gagner par un éclat : c'est ce qui le fit déserter de garde en garde, comme ceux qui sont pendus lorsqu'ils sont trouvés sur le fait, et, par cette infamie sans aucune nécessité, s'ouvrir de larges portes à une grande et prompte fortune. C'est lui qui s'est si fort distingué en zèle et en propos insolents en montrant dans Venloo l'épée de M. de Turenne, et qui, par ce comble, lassa enfin la patience du Roi, qui, jusque-là, avoit empêché l'instruction de son procès. C'est ce même prince d'Auvergne qui vient de favoriser avec quarante escadrons l'évasion de son oncle, et sur qui se répand chez les ennemis sa considération et l'effet des espérances qu'ils conçoivent de sa félonie.... »

1. Voyez ci-après, à l'Appendice, p. 536, la lettre du Chancelier.

2. *Des* semble corriger *de l'*. — 3. *Fut*, à l'indicatif, dans le manuscrit.

4. Voyez le factum des ducs et pairs contre les mêmes prétentions déjà émises en 1697, dans l'Appendice de notre tome IV, p. 440-442, l'Addition n° 159, dans notre tome III, p. 354-355, les *Écrits inédits*, tome III, p. 199-203, et le tome XII des *Mémoires*, p. 429-430, sur le procès Richelieu.

5. *Le* corrige *la*, et le second *p* du mot suivant corrige une *l*.

6. Tome V, p. 250.

qui ne reconnoît la qualité de prince que dans les princes du sang, ni de rang et de distinction que ceux du Royaume. Cette barrière n'ayant pu s'enfreindre, MM. de Bouillon se rabattirent à faire pitié au Roi par leur douleur, et par celle qui se renouvelleroit longtemps tous les jours, si l'affaire, d'abord instruite et jugée au Châtelet, puis portée au Parlement, leur en faisoit essuyer toutes les longueurs, et firent si bien, par leur artifice[1], qu'elle alla droit au Parlement. Elle n'y dura pas : il y fut rendu un arrêt qui condamna ce déserteur, dans les termes les plus communs à tous les plus simples particuliers[2], à être pendu, et, en attendant qu'il pût être appréhendé au corps, à être pendu[3] en effigie[4] : ce qui fut exécuté en place de Grève, en plein jour[5], et le tableau, inscrit[6] de son nom et de l'arrêt, y demeura trois jours à la potence[7]. Mais, pour que MM. de Bouillon ne pussent tirer avantage d'avoir évité le Châtelet, le premier président, avisé par ses amis les Noailles, de longue main en procès et

1. *Artifice* est en interligne, au-dessus d'*adresse*, biffé.

2. On trouvera cet arrêt à l'Appendice, p. 536.

3. Avant *estre*, Saint-Simon a biffé *l'*, et *pendu* est en interligne.

4. Voyez les documents cités dans notre tome IV, p. 19 et 523. C'était une coutume usitée dès le moyen âge : *Cabinet historique*, 1863, 1re partie, p. 47. Lors des Grands Jours d'Auvergne, il y eut trente exécutions en effigie dans le même jour. « C'est une invention, dit à ce propos Fléchier (*Mémoires*, p. 258-259), que la justice a trouvée pour diffamer ceux qu'elle ne peut pas punir, et pour châtier le crime, quand elle ne tient pas le criminel. C'eût été une tapisserie fort propre dans la maison d'un lieutenant criminel, et quelques-uns disoient que ces effigies eussent fort bien orné la salle de M. Talon. » Dans notre siècle, on s'est borné d'abord à afficher sur un poteau les condamnations à une peine afflictive ou infamante prononcées par contumace, puis à les publier par l'affichage officiel.

5. Le 28 avril 1703 : *Dangeau*, tome IX, p. 179.

6. *Inscrit* est en interligne, au-dessus d'*instruit*, biffé, et, plus loin, les mots *et de l'arrest* sont aussi en interligne. On doit remarquer cet emploi irrégulier du participe passif du verbe *inscrire*.

7. Ci-après, appendice XX, p. 538. En 1703, il dira que l'exposition dura près de deux fois vingt-quatre heures. Le Grand Conseil ayant con-

ennemis des Bouillons[1], fit écrire sur les registres du Parlement[2] que ce procès criminel avoit été directement porté à la grand chambre, et jugé par elle et la Tournelle[3] assemblée seulement, ce qui se pratique à l'égard de tout noble accusé[4] de crime, non par aucune distinction particulière, mais eu égard à la qualité du crime, comme on en use ainsi[5] pour celui de duel[6] : tellement que MM.[7] de Bouillon n'eurent que les deux potences des deux fils du comte d'Auvergne, à peu d'années de distance l'une de l'autre[8], sans que leur hardiesse et leur intrigue en ait pu tirer aucun fruit[9].

Siège de Landau par le prince Louis de Bade, défendu par Mélac, où le roi des Romains

Le siège de Landau n'avançoit pas autant que le prince Louis de Bade, qui le faisoit, l'avoit espéré[10], et Mélac, gouverneur de la place, profitoit de tout pour en allonger la défense. On se repentit trop tard de n'y avoir pas pourvu à temps[11]; on voulut le réparer : Villars eut ordre

damné le marquis de Novion pour guet-apens en 1698, le Roi avait fait grâce de l'effigie par égard pour la famille : *Dangeau*, tome VI, p. 313, 316 et 428; *Sourches*, tome VI, p. 75 et 164; Arch. nat., O[1] 43, fol. 90.

1. Tomes IV, p. 77-80, et VII, p. 85.
2. Voyez ci-après, p. 536, l'appendice XX.
3. Ci-après, Additions et corrections, p. 609.
4. Les deux premières lettres de ce mot surchargent *co*.
5. Avant *ainsy*, il a biffé un *aus* [*sy*] qu'il avait commencé à surcharger en *ainsy*.
6. Par exemple, pour le duel la Frette et Chalais : *Archives de la Bastille*, tome III, p. 406. Voyez aussi l'affaire du prince Emmanuel d'Elbeuf, dans les *Mémoires de Sourches*, tome II, p. 172.
7. *M.*, seulement, dans le manuscrit.
8. C'est précisément pour cause de duel, mais de duel très suspect, que le frère aîné du prince d'Auvergne, en 1697, a été, lui aussi, effigié en place de Grève et obligé de sortir de France : tome IV, p 17-19.
9. Avant *fruit*, Saint-Simon a biffé *profit*, surchargé en *profruit*. — Nous verrons traiter le prince Emmanuel de même que ces deux fils du comte d'Auvergne, en 1706, sans que les Lorrains osent prétendre à aucune distinction, puis encore Bonneval et Langallerie.
10. Ci-dessus, p. 246-247.
11. Landau était bien fortifié et muni grâce à Mélac; mais la garnison ne se composait que de cinq bataillons d'infanterie, deux d'artillerie et deux escadrons de cavalerie (*Mémoires militaires*, tome II,

de mener un très gros détachement de l'armée de Flandres à Catinat[1], et celui-ci, de tout tenter pour secourir la place. Le roi des Romains[2] y étoit arrivé pour faire à ce siège ses premières armes[3], et, suivant la coutume allemande, la reine son épouse[4] l'avoit accompagné, et alla tenir sa cour à Heidelberg, en attendant la fin de la campagne[5]. Catinat et Villars cherchèrent tous les moyens possibles de pénétrer jusqu'à Landau; mais le Spirebach, de longue main bien retranché et garni du Rhin jusqu'aux montagnes, leur parut impénétrable. Ils ne trouvèrent pas plus de facilité par derrière les montagnes : tellement qu'ils mandèrent à la cour qu'il n'y falloit pas songer[6]. Là-dessus, Catinat reçut ordre d'envoyer Villars vers Huningue avec la plus grande partie de son armée, pour

arrive et le prend.

p. 332-334). Au contraire, M. de Bade avait tout préparé de longue main, quoique secrètement, pour faire le siège. Voyez l'*Histoire militaire*, par Quincy, tome III, p. 579-592, avec plan de la ville, les *Mémoires de Catinat*, tome III, p. 152-153 et 163-165, et un journal de la défense publié dans le *Mercure* d'octobre, 2e partie.

1. « On a reçu des lettres de M. le maréchal de Catinat du 13 (août); son armée se fortifie considérablement : le marquis de Villars le joint avec les douze bataillons et les seize escadrons qui ont été détachés, il y a six semaines, de l'armée de Mgr le duc de Bourgogne.... » (*Dangeau*, tome VIII, p. 480, 17 août; comparez p. 451.) On comptait que Catinat, avec son armée portée ainsi à quarante mille hommes, saurait surprendre le roi des Romains : *Sourches*, tome VII, p. 347.

2. Le futur empereur Joseph : tome III, p. 134.

3. Quand il arriva, le 27 juillet (voyez les remarques sur le *Dictionnaire de Bayle*, éd. Beuchot, art. LANDAU, tome IX, p. 52-53), le siège ne paraissait guère plus avancé qu'au premier jour. Les assiégeants comptaient alors soixante-quinze mille hommes.

4. Wilhelmine-Amélie de Hanovre : tome I, p. 112.

5. Ce détail n'est pas emprunté à Dangeau (tome VIII, p. 452, 459, 471, etc.); mais on voit dans les *Mémoires de Catinat*, tome III, p. 161-162, et dans les gazettes, que le roi des Romains, s'ennuyant de la prolongation du siège, alla à Heidelberg, sur l'invitation du Palatin, et se contenta de recevoir chaque jour un courrier du siège. Il revint cependant pour diriger l'assaut de la contrescarpe, qui fut très meurtrier.

6. Ci-dessus, p. 247.

donner de la jalousie[1] aux Impériaux et entreprendre même ce que l'occasion lui pourroit offrir. L'électeur de Bavière venoit de se déclarer. Il offroit d'amener vingt-cinq mille hommes sur les bords du Rhin; on vouloit le favoriser et le joindre : ce fut l'objet de cette division de l'armée de Catinat vers le haut Rhin[2]. Cependant Landau, à bout de tout[3] et ouvert de toutes parts, capitula le 10 septembre, ayant tenu plus d'un mois au delà de toute espérance[4]. Les conditions furent telles que Mélac les proposa, et les plus honorables et avantageuses en considération de son admirable défense[5]. Le roi des Romains

Électeur de Bavière se déclare pour la France et l'Espagne.

1. Comparez deux emplois de *jaloux*, au même sens, dans nos tomes I, p. 55, et VII, p. 127.

2. *Dangeau*, tome VIII, p. 503-504, 18 septembre : « M. l'électeur de Bavière, après s'être emparé d'Ulm, a détaché dix mille hommes qui marchent droit à Huningue; on croit que c'est pour attaquer la redoute que les ennemis ont de ce côté-là sur le Rhin. M. de Catinat a détaché le marquis de Villars, avec trente escadrons, qui joindra à Huningue les dix mille hommes de M. de Bavière, et ils y établiront un pont. » Nous avons laissé, en 1701, cet électeur indécis et hésitant malgré son traité du 9 mars (tome VIII, p. 248, notes 2 et 3, et 249, note 1). Depuis, on multipliait les concessions pour s'assurer un concours si précieux au sein même du pays allemand : subsides de plus en plus gros, promesses de constitution d'une souveraineté entre le Danube, le Lech et les monts du Tyrol, ou aux Pays-Bas, etc. Enfin, en septembre 1702, il s'est décidé à publier un manifeste contre les cercles qui avaient attaqué son frère au mépris de la paix de Ryswyk, et à commencer lui-même les hostilités en s'emparant de la ville impériale d'Ulm : voyez ci-après, p. 307, note 2.

3. On fit des monnaies obsidionales avec des morceaux de vaisselle.

4. *Dangeau*, tomes VIII, p. 501 et 502, et IX, p. 4; *Mémoires de Sourches*, tome VII, p. 367. Il y avait eu cent quarante jours d'investissement, quatre-vingt-un jours de tranchée. Voyez un article justificatif de la défense dans le *Mercure* de septembre, p. 333-352, et la réplique du *Dictionnaire de Bayle*, art. LANDAU, dans le tome IX, p. 53-56, suivie d'une critique des articles publiés alors par Gueudeville et par les gazetiers français, p. 56-60.

5. Le texte de la capitulation parut dans les gazettes étrangères; on le trouvera dans le recueil de Lamberty, tome II, p. 202-204. Les assiégés obtenaient les honneurs de la guerre et emmenaient quatre canons et deux mortiers. Ils avaient stipulé le maintien de la religion catholique côte à côte avec la protestante.

lui fit l'honneur de le faire manger à sa table, et voulut qu'il vît son armée, et qu'elle lui rendît tous ceux[1] des feld-maréchaux[2]. Peu de jours après il retourna à Vienne avec la reine sa femme. De part et d'autre le[3] siège fut meurtrier, et le comte de Soissons[4] y mourut en peu de jours d'une blessure qu'il y reçut[5].

Mort du comte de Soissons; son caractère et sa famille.

Il étoit frère aîné du prince Eugène, et neveu paternel et cadet de ce fameux muet le prince de Carignan[6]. Le[7] prince Louis de Baden et le comte de Soissons[8] étoient enfants du frère et de la sœur[9]. Le comte de Soissons père[10] étoit fils du prince Thomas qui a fait tant de bruit et de mouvements en France et en Savoie[11], fils et frère de

1. Tous les honneurs. *Tous* surcharge *les*.

2. Voyez un autre épisode dans les *Mémoires de Sourches*, tome VII, p. 379, et la *Gazette de Rotterdam*, n° 42 *bis*. Les *Mémoires de Catinat* disent (tome III, p. 165) que le prince de Bade donna à souper à M. de Mélac, qui eut l'honneur de saluer le lendemain le roi des Romains et reçut de sa main le double des appointements que lui valait le gouvernement de Landau. On possède, sur ce siège de Landau, plusieurs estampes allemandes, dans la collection Hennin, n°s 6772 et 6779-6782 du catalogue. Nous verrons la même place reprise par Tallard, retombant ensuite aux mains de M. de Bade, et enfin reprise par le maréchal de Bezons en 1713.

3. *Le* corrige *la*. — 4. Louis-Thomas de Savoie : tome III, p. 278.

5. Le 16-17 août, à l'attaque de la contrescarpe; il mourut neuf jours après, le 25 : *Dangeau*, tome VIII, p. 488 et 493; *Sourches*, tome VII, p. 357 et 362; *Gazette d'Amsterdam*, n° LXIX; articles nécrologiques dans le *Mercure* d'août, p. 411-412, et de septembre, p. 242-246.

6. Le dernier membre de phrase, depuis *et neveu...*, est en interligne, au dessus d'*et cousin germain du P. Loüis de Baden enfans du frère et de l[a]*, biffé. Dans l'interligne, il avait commencé à écrire *cousi[n]* avant *et neveu*.

7. Avant *le*, il a biffé *et*.

8. *Le C. de Soissons* a été ajouté en interligne, au-dessus de *Luy*, biffé.

9. Eugène-Maurice de Savoie-Carignan, comte de Soissons : tome V, p. 15; et Louise-Chrétienne, marquise ou princesse de Bade : tome VI, p. 72.

10. Avant *père*, il a biffé *leur*.

11. Thomas-François, prince de Carignan, cinquième fils du duc Charles-Emmanuel Ier et frère cadet du duc Victor-Amédée Ier, naquit le

ses ducs, et mari de la dernière princesse du sang de la branche de Soissons[1], sœur du comte de Soissons tué à la bataille de la Marfée, dite de Sedan[2], qu'il venoit de gagner. Le comte de Soissons Savoie, neveu de[3] ce prince du sang, attiré en France par les biens de sa mère et les établissements que son père y avoit eus[4], y avoit épousé

21 décembre 1596, se maria le 10 octobre 1624, et mourut à Turin, le 22 janvier 1656. Après avoir combattu les Espagnols en Piémont, puis avoir servi sous leurs drapeaux en Allemagne et en France, dans l'invasion de la Picardie, il prétendit enlever la régence à la duchesse de Savoie, sa belle-sœur, et occupa momentanément Turin et une partie du Piémont; mais, un accommodement s'en étant suivi en 1642, il alla prendre du service en France, où le cardinal Mazarin lui donna un rang après les princes du sang et le commandement des armées qui reprirent sur les Espagnols une partie de leurs conquêtes d'Italie. Pour reconnaître ses fructueux services, on lui conféra, en 1654, la charge de grand maître de France vacante par l'emigration de Condé; mais il mourut prématurément en 1656, dirigeant le siège de Pavie.

1. Marie de Bourbon : tome II, p. 225. Cette princesse, dit Spanheim (*Relation de 1690*, p. 99-100), montra beaucoup d'énergie et de courage dans les divers incidents où elle fut entraînée à la suite de son mari, d'abord prisonnière en Espagne lorsqu'il passa au service du roi de France, puis otage en France pendant qu'il commandait nos armées en Italie. Mlle de Montpensier a tracé d'elle un curieux portrait (*Mémoires*, tome I, p. 208-209) : laide, mais de grande mine; de l'esprit, mais point de jugement ni de véracité; bonne femme d'ailleurs, et très libérale. Sa fille avait beaucoup plus de bon sens et de sérieux.

2. Il écrit : *Maffée*. C'est proprement le nom d'un petit bois de la rive gauche de la Meuse, un peu au-dessus de Sedan. Voyez notre tome II, p. 225, les *Mémoires de Retz*, tome I, p. 174, et ceux de *Mademoiselle* (qui devait épouser ce comte de Soissons), tome I, p. 46-48.

3. *De* corrige *du*.

4. Chef de la cabale dite des *Éveillés* en 1657 (Chéruel, *Ministère de Mazarin*, tome III, p. 46), il se distingua ensuite sous Turenne, particulièrement à la journée des Dunes, eut le gouvernement de Bourbonnais en février 1659, celui de Champagne en 1660, après une mission à Londres, et fut créé lieutenant général en 1672, sans avoir eu d'autre grade que celui de colonel. Selon Mme de Motteville (*Mémoires*, tome IV, p. 81 et 82), c'était « un assez honnête homme, et surtout un bon mari, » mais de ces gens qui font de la prose sans le savoir (*Lettres de Mme de Sévigné*, tome VI, p. 449). On a son portrait dans une série de Caractères composée vers 1664 : *Archives curieuses*, 2e série, tome VIII,

une Mancini[1] nièce du cardinal Mazarin, pour laquelle, au mariage du Roi, il inventa la charge de surintendante de la maison de la Reine[2], et, en même temps, de la Reine mère, qui, non plus que toutes les autres Reines, n'en avoit[3] jamais eu, pour son autre nièce Martinozzi, femme du prince de Conti[4]. La brillante faveur, les[5] disgrâces, les étranges aventures de la comtesse de Soissons[6], qui la firent fuir à Bruxelles, ne sont pas de mon sujet[7]. Elle fut fort accusée d'avoir fait empoisonner son mari à l'armée en 1673[8]; il étoit gouverneur de Champagne et

p. 401. C'est lui qui figura, avec le comte d'Harcourt, à cette audience du légat Chigi dont il a été parlé plusieurs fois, et il eut divers débats notables pour la préséance. La terre de Carignan fut érigée pour lui en duché sans pairie, en 1662. Voyez son article et celui de sa femme dans la notice CARIGNAN, au tome VII des *Écrits inédits*, p. 268-284.

1. Olympe Mancini : tome II, p. 44.

2. Tome VIII, p. 39 et 173.

3. *Avoient* est au pluriel, et ensuite la première lettre de *nièce* corrige le commencement d'une *M* majuscule.

4. Comparez la suite des *Mémoires*, tome IV de 1873, p. 17-18.

5. *Les* corrige *ses*, comme auparavant *la* corrige *sa*.

6. Les cinq derniers mots ont été ajoutés en interligne, pour compléter la correction précédente.

7. Il y reviendra cependant en 1708, à l'occasion de sa mort, et fera un long résumé de son existence, à comparer avec la notice qui vient d'être indiquée tout à l'heure.

8. Comparez les *Écrits inédits*, tome VII, p. 278. Il mourut en carrosse, à Unna, en Westphalie, le 7 juin 1673, n'ayant que quarante ans, et son corps fut rapporté dans le mausolée de la famille, à la Chartreuse de Gaillon (*Gazette*, p. 549, 550 et 740). Sur les soupçons que cette fin subite inspira à la mère du comte, voyez les *Archives de la Bastille*, tome IV, p. 70 et 73, et *le Masque de fer*, par M. Th. Jung, p. 289-292. Il y a aussi une anecdote de sorcellerie dans les *Mémoires de l'abbé de Choisy*, tome I, p. 222-223. Madame, si portée à croire au poison, n'admettait pas cependant que la comtesse de Soissons fût capable d'un pareil crime : *Correspondance*, recueil Jaeglé, tome I, p. 95. Bussy-Rabutin, tout au contraire, écrivait, en 1680 (*Correspondance*, tome V, p. 48) : « On ne doute pas que la comtesse de Soissons n'ait empoisonné son mari sur ce qu'elle sut qu'on lui avoit dit, l'année qu'il mourut, que Vardes avoit passé trois mois auprès d'elle à quatre lieues de Paris. » D'autre part, sur le moment même, Pellisson avait écrit ceci

[Add. S[t]S. 440] colonel général des Suisses et Grisons. Sa sœur la princesse de Bade fut longtemps dame du palais de la Reine, qui n'eut et ne prétendit jamais aucune préférence sur[1] les duchesses et les princesses de la maison de Lorraine qui étoient aussi dames du palais, et qui toutes rouloient ensemble, sans distinction entre elles[2], et faisoient le même service[3]. Elle eut part à la disgrâce de la princesse de Carignan sa mère, et fut[4] remerciée[5]. Le prince Louis de Bade, si connu à la tête des armées de l'Empe-

(*Lettres historiques*, tome I, p. 375) : « Il est constant, comme on vous l'a dit, qu'il s'est fort parlé de la mort du comte de Soissons dans l'armée d'Allemagne, et l'on m'a assuré qu'il a cru lui-même être empoisonné. Mais personne ne le croit ici, parce qu'on ne voit personne qui eût intérêt à faire un si grand crime; et d'ailleurs il avoit un mal assez capable de le tuer sans poison, et qui avoit eu des accidents fort extraordinaires, à moins que ce mal même ne fût l'effet du poison, ce qu'il est difficile de s'imaginer. »

1. *Preference* surcharge un mot illisible, et *sur* surcharge un *d*.

2. Les quatre derniers mots sont dans l'interligne, après *ensemble*.

3. Déjà dit au tome VI, p. 72 et 73. Voyez son article dans la notice CARIGNAN, au tome VII des *Écrits inédits*, p. 269-271, et un passage du mémoire de 1711 sur les *Changements arrivés à la dignité de duc et pair*, au tome III, p. 197. Mademoiselle aimait beaucoup cette femme d'esprit, que l'on avait surnommée *la princesse Courci*.

4. *Fut* surcharge des lettres illisibles.

5. C'est en novembre 1684 qu'eut lieu cette double disgrâce, que les *Mémoires* n'expliqueront pas : Mme de Carignan reçut défense de reparaître devant le Roi, et Mme de Bade fut reléguée en Bretagne sous la surveillance d'un gentilhomme ordinaire. Leur crime était d'avoir favorisé le mariage du prince de Carignan, le sourd-muet, avec une Este-Modène, et diminué, par conséquent, les chances que le jeune comte de Soissons, récemment marié à Uranie de Beauvais (ci-contre, p. 261), avait d'être appelé à la succession du duc de Savoie. Ce comte obtint que sa tante revînt auprès de Mme de Carignan, âgée et infirme, en novembre 1685; mais toutes deux ne reparurent à la cour qu'en juillet 1688, pour présenter alors Mlles de Soissons. (*Journal de Dangeau*, tome I, p. 71 et 257, et tome II, p. 151; *Mémoires de Sourches*, tome III, p. 115-116; *Gazette de Leyde*, 6 février et 6 décembre 1685; *Lettres de Mme de Sévigné*, tome VII, p. 322-323; Rousset, *Histoire de Louvois*, tome III, p. 282-284.) Mme de Bade avait déjà subi une disgrâce en 1668, du fait de Mme de Montespan : *Mémoires de Mademoiselle*, tome IV, p. 65.

reur, étoit filleul du Roi[1], et avoit passé en France sa première jeunesse[2]. Le comte de Soissons, sans père, et ayant sa mère en situation de n'oser jamais revenir en France, y fut élevé par la princesse de Carignan, sa grand mère[3], avec le prince Eugène et d'autre frères qu'il perdit[4], et ses sœurs dont j'ai parlé lors du mariage de Mme la duchesse de Bourgogne[5]. C'étoit un homme de peu de génie, fort adonné à ses plaisirs, panier percé qui empruntoit volontiers et ne rendoit guères[6]. Sa naissance le mettoit en bonne compagnie, son goût en mauvaise. A vingt-cinq ans, amoureux fou de la fille bâtarde de la Cropte-Beauvais[7] écuyer de Monsieur le Prince le héros, il l'épousa au désespoir de la princesse de Carignan, sa grand mère, et de toute sa parenté. Elle étoit belle comme le plus beau jour, et vertueuse; brune avec [*Add. St S. 441 et 442*]

1. Né à Paris le 8 avril 1655 (*Gazette*, p. 400; *Muse historique*, tome II, p. 376), il fut baptisé à Bade le 24 janvier 1656 (*Gazette*, p. 160).

2. Aussi essaya-t-on, en 1701, avant que la guerre n'éclatât, de le détacher de l'Allemagne, ou du moins d'empêcher qu'il n'acceptât le commandement de ses armées. Mais c'est à tort que l'auteur des *Mémoires de Catinat* l'a soupçonné d'entente secrète avec nos généraux.

3. Ces derniers mots, depuis *par la P^se*, sont ajoutés en interligne. — La grand'mère et la mère (celle-ci ne quitta la France qu'en 1680) avaient été chargées conjointement de la tutelle (Arch. nat., O^1 17, fol. 105 v°, et K 542, n° 23), et, comme toute la fortune disparaissait avec les charges du père, cette nombreuse famille se trouvait dans une situation qui eût été médiocre même pour de simples gentilshommes.

4. Le prince Philippe, filleul de Monsieur et de Mademoiselle, chevalier de Malte et pourvu de nombreuses abbayes, mais très débauché (1659-1693); le chevalier de Savoie ou de Soissons, filleul de la Reine et de Mazarin, tué d'une chute de cheval à Vienne (1660-1683); le comte de Dreux (1662-1676); enfin, le prince Eugène, né en 1663.

5. Mlles de Soissons et de Carignan : tomes III, p. 277-278, IV, p. 19, et V, p. 75-77.

6. Voyez son article dans la notice Carignan, p. 285-286, et, ci-après, l'appendice XXI sur ce personnage et sur son mariage.

7. Uranie de la Cropte-Beauvais (tomes I, p. 127, et V, p. 78) était fille de François-Paul de la Cropte, seigneur et marquis de Beauvais, qui, par ses services auprès du prince de Condé, parvint au grade de maréchal de camp, et mourut vers 1656, à Bruxelles : ci-après, appendice XXI, p. 539-542.

ces grands traits qu'on peint aux sultanes et à ces beautés romaines[1], grande, l'air noble, doux, engageant, avec peu ou point d'esprit. Elle surprit à la cour par l'éclat de ses charmes, qui firent en quelque manière pardonner presque au comte de Soissons. L'un et l'autre doux et fort polis. Elle étoit si bien bâtarde, que Monsieur le Prince, sachant son père à l'extrémité, à qui on alloit porter les sacrements, monta à sa chambre, dans l'hôtel de Condé, pour le presser d'en épouser la mère. Il eut beau dire, et avec autorité et avec prières, et lui représenter l'état où, faute de ce mariage, il laissoit une aussi belle créature que la fille qu'il en avoit eue : Beauvais fut inexorable, maintint qu'il n'avoit jamais promis mariage à cette créature, qu'il ne l'avoit point trompée, et qu'il ne l'épouseroit point; il mourut ainsi[2]. Je ne sais où, dans la suite, elle fut élevée, ni où le comte de Soissons la vit : la passion de l'un, et la vertu inébranlable de l'autre fit cet étrange mariage. On a vu en son temps[3] comment le comte de Soissons étoit sorti de France, et comment il avoit été rebuté partout où il avoit offert ses services. Ne sachant plus où donner de la tête, il eut recours à son cadet le prince Eugène, et à son cousin le prince Louis de Bade, qui le firent entrer au service de l'Empereur, où il fut tué presque aussitôt après. Sa femme, qui fut inconsolable[4], et qui étoit encore belle à surprendre, se retira en Savoie dans un convent éloigné de Turin, où M. de Savoie enfin voulut bien la souffrir. Leurs enfants, dont le prince Eugène vouloit faire les siens, sont tous morts à la fleur de leur âge[5] : en sorte que le prince Eugène, qui avoit deux

1. Il emploiera encore cette comparaison pour Mme de Maisons.

2. L'origine de cette légende sera donnée dans l'appendice XXI.

3. Tome V, p. 77-78; comparez ci-après l'appendice XXI, p. 568-569.

4. Avant ce mot, il a biffé *inconcevable*, écrit par mégarde, et les mots *et qui*, qui suivent *inconsolable*, surchargent *se ret* [*ira*].

5. Trois fils, en effet, et deux ou trois filles moururent en bas âge ou jeunes; mais il restait deux autres enfants, dont une fille qui survécut à Eugène.

abbayes[1] et n'a point été marié, a fini cette branche sortie du fameux duc Charles-Emmanuel vaincu par Louis XIII en personne au célèbre[2] Pas-de-Suse.

Canaples, et son mariage avec Mlle de

Canaples[3], frère des feus[4] duc et maréchal de Créquy, étoit le dernier de cette branche de la maison de Blanche-

1. D'abord appelé le chevalier de Carignan, il prit le nom d'abbé de Savoie lorsque le duc Victor-Amédée, avec dispenses du pape Innocent XI, lui eut donné les abbayes de Casanova et de Saint-Michel (*Gazette*, 1688, p. 165 et 235).

2. La première lettre de *célèbre* surcharge *f* [*ameux*], effacé du doigt.

3. Alphonse de Créquy, comte de Canaples, était d'abord allé, comme tant d'autres, combattre le Turc et avait été blessé à la journée de Saint-Gothard. Puis il avait eu un régiment en France, mais l'avait perdu, et, se voyant mal en cour, sans espoir ni de devenir aide de camp du Roi, ni d'obtenir des abbayes, il reçut, en 1672, la permission d'aller prendre de l'emploi en Angleterre sous les auspices de son ami le duc d'York, avec une pension du roi Charles II, qui le traitait comme un de ses familiers (*Lettres de Mme de Sévigné*, tome III, p. 14 et 18; *Correspondance de Bussy*, tome II, p. 253-254; *Mémoires de Sourches*, tome I, p. 186; Forneron, *la Duchesse de Portsmouth*, p. 73-74). C'est là qu'il se lia avec Saint-Évremond et la duchesse Mazarin : d'où la correspondance publiée dans les *Pièces intéressantes et peu connues* de 1785, tome IV, p. 429-440. Il faillit même, par son crédit sur le duc d'York, faire épouser à ce prince sa propre nièce, qui devint duchesse de la Trémoïlle en 1675; l'opposition du roi de France empêcha seule cette alliance, agréée à la cour de Londres (*Mémoires de Pomponne*, tome II, p. 515). Rentré en France, il subit une très grave opération de vessie, au mois de mai 1682 (Papiers du P. Léonard, ms. Fr. 10 265, fol. 10 v°), qui ne le mit pas pour toujours à l'abri des coliques néphrétiques; et néanmoins c'est lui, qui, en 1687, recueillit la succession de ses deux frères, morts presque en même temps, d'où cette boutade de Bussy : « Ce que je trouve surprenant, c'est que Canaples, que les opérateurs tailloient, hachoient, découpoient il y a quatre ans, survive à ses frères, qui se portoient fort bien alors. Qu'est-ce que la fortune! Il y a quinze jours que l'aîné Créquy étoit duc et pair...; son cadet étoit maréchal de France et gouverneur de Lorraine et de Béthune : tout cela est perdu par sa mort, et son fils aîné est en disgrâce. C'est donc Canaples qui est aujourd'hui le restaurateur de cette maison; cependant il a soixante ans passés, et n'a ni biens, ni santé, ni femme. » (*Correspondance*, tome VI, p. 39.) Il vécut encore un quart de siècle, et ne mourut que le 5 août 1711, âgé de quatre-vingt-cinq ans.

4. *Feu*, sans accord, dans le manuscrit.

Vivonne. [Add. St-S. 443]

fort[1] depuis la mort du marquis de Créquy, son neveu[2]. Son père[3] étoit puîné des ducs de Lesdiguières et frère du grand-père du duc de Lesdiguières, resté aussi seul de cette branche[4] et neveu à la mode de Bretagne[5] de Canaples. Le duc de Créquy[6] n'avoit laissé que la duchesse de la Trémoïlle[7], et son duché-pairie, érigé pour lui en 1663[8], auquel ses frères n'avoient point été appelés, éteint. Celui de Lesdiguières[9] passoit à toute la branche de Créquy qui en sortoit, et Canaples, en assurant ses biens aux enfants du maréchal de Créquy son frère[10], s'étoit opiniâtrement réservé ses droits à cet égard[11]. Il

1. Antoine de Blanchefort, d'une vieille maison de Limousin qui se rattachait aux vicomtes de Comborn du douzième siècle, fut institué héritier des nom, armes et biens de la maison de Créquy par le cardinal de Créquy, son oncle maternel, mort en 1574 et dernier mâle des sires de Créquy, en Artois, et ceux-ci possédaient Canaples, terre importante située au N. d'Amiens, depuis le milieu du quatorzième siècle.

2. Ci-dessus, p. 224.

3. Charles II, sire de Créquy et de Canaples, marié à une Combalet nièce du connétable de Luynes, et mort en 1630 : tome I, p. 151.

4. François de Bonne de Créquy : tome III, p. 18 ; et Jean-François-Paul, son petit-fils, dernier rejeton de cette branche : tome II, p. 17.

5. Fils de cousin germain. — 6. Charles III, mort le 13 février 1687.

7. Madeleine de Créquy, mariée en 1675.

8. C'est en juin 1652 que la principauté de Poix, au S. d'Abbeville, venue dans la maison de Créquy par l'héritière de Jean de Soissons (1497), et passée ensuite aux Blanchefort, fut érigée en duché-pairie de Créquy pour Charles III et ses héritiers masculins ; mais l'enregistrement n'eut lieu que dans la grande vérification de pairs du 15 décembre 1663.

9. L'érection en duché-pairie des terres de Lesdiguières et de Champsaur, en Dauphiné, avait été faite pour le connétable et pour son gendre Charles de Blanchefort, en 1611 et 1619. C'est à la fameuse Marie Vignon, femme du connétable, que les Créquy durent cette succession : voyez les *Historiettes de Tallemant des Réaux*, tome I, p. 133-135 et 141-142.

10. Nous avons vu (tome III, p. 67) un second fils, titré marquis de Blanchefort, mourir en 1696.

11. Il avait son importance dans la famille, puisque c'est lui qui, au dernier moment, en 1691, avait fait rompre le mariage tout prêt à conclure entre le duc de Lesdiguières et Mlle de la Trémoïlle : voyez notre tome III, p. 16, note 2, et le *Journal de Dangeau*, tome III, p. 437 et 442.

étoit cadet du duc[1] de Créquy, et aîné du maréchal[2]. Il avoit soixante-quinze ans lorsque la branche du maréchal de Créquy fut éteinte par la mort du marquis de Créquy à Luzzara[3]. Tout aussitôt Canaples, plus riche qu'il n'étoit par cette succession, et ayant toujours le duché de Lesdiguières en tête malgré la jeunesse et la santé de celui qui en étoit revêtu[4] et de sa femme, fille du maréchal de Duras, qui n'avoient point encore d'enfants[5], voulut se marier pour continuer la race. C'étoit un homme si borné, que jamais ses frères n'en avoient pu rien faire[6]. Le maréchal de Villeroy, fils d'une Créquy de la branche de Lesdiguières[7] et son cousin germain, lui procura le commandement de son gouvernement de Lyon à la mort de l'archevêque son oncle, qui l'avoit eu toute sa vie[8]. Ca-

1. *Du duc* est en interligne.

2. Le maréchal étant déjà trépassé, son frère, prêt à le rejoindre, s'écriait désespérément : « Voilà une maison bien en décadence ! La chandelle brûle par les deux bouts, dont le milieu ne vaut guère. » Ce « milieu, » selon Gaignières (ms. Clairambault 290, p. 533), c'était leur frère Canaples. Le mot est rapporté un peu différemment par Dangeau, au tome II de son *Journal*, p. 16, et par le P. Léonard, ms. Fr. 10265, fol. 213 v°.

3. Le *Mercure* d'août 1702, p. 332, publia des vers de M. de Canaples sur le trépas glorieux de son neveu.

4. Avant qu'une autre année soit révolue, cette succession lui écherra contre toute attente.

5. On a vu ce mariage se faire en 1696, non sans bruit ni opposition : tome III, p. 15-19.

6. Voyez la suite des *Mémoires*, tome IX de 1873, p. 88-89. Si cependant la lettre à Saint-Évremond, moitié prose et moitié vers, sur la mort de la duchesse Mazarin, et les vers sur la mort du marquis de Créquy sont de lui, il faut reconnaître que ni l'esprit ni le cœur ne lui manquaient.

7. Madeleine de Créquy, issue du premier mariage de Charles de Créquy avec la fille du connétable de Lesdiguières, épousa le premier duc de Villeroy le 11 juillet 1617, à huit ans, et mourut le 31 janvier 1675, à soixante-six ans.

8. On a vu (tome VI, p. 323) dans quelles conditions le maréchal de Villeroy avait eu ce gouvernement comme successeur de son père et de son aïeul. Quand son oncle l'archevêque était mort en 1693, la

naples n'y sut jamais ce qu'il faisoit, jusque-là que les dames qui allèrent au-devant de Mme la duchesse de Bourgogne au Pont-Beauvoisin[1], et qui séjournèrent quelque temps à Lyon, me contèrent au retour qu'elles y avoient rencontré[2] Canaples dans les rues, allant au pas et donnant des bénédictions à droit et à gauche[3]. Il l'avoit vu faire ainsi à l'archevêque Saint-Georges, qui y étoit lors et avoit succédé au Villeroy[4]. Canaples croyoit de son droit d'en faire autant, et prétendoit aussi donner les dimissoires[5] et se mêler de la discipline intérieure du clergé. Il fit enfin tant de sottises, quoique le meilleur homme du monde, qu'il fallut bien l'en retirer[6]. Il revint donc ennuyer la cour et la ville, et toujours fort paré. Il songea, voulant se marier sur la mort de son neveu, à Mlle de Vivonne[7], qui n'étoit plus jeune et qui n'avoit que beaucoup d'esprit, de vertu et de naissance, et pas un de-

lieutenance générale revenant au duc de Villeroy (elle leur appartenait depuis 1607), celui-ci avait prié lui-même le Roi de donner le commandement de Lyon et de toute la province à M. de Canaples; c'était un profit de dix ou douze mille écus par an (*Journal de Dangeau*, tome IV, p. 304; *Mémoires de Sourches*, tome IV, p. 209). M. de Canaples n'avait amais pu dépasser le grade de mestre de camp.

1. Tome III, p. 157-159. — Ici, *au pont Bauvaisin*.

2. *Y* a été ajouté après coup, et le *c* de *rencontré* surcharge un *t*.

3. On peut croire que cette anecdote vient de la comtesse de Roucy, une des dames de la jeune princesse.

4. Ci-dessus, p. 199.

5. *Dimissoire*, « lettres par lesquelles un évêque consent qu'un de ses diocésains soit promu à la cléricature ou aux ordres par un autre évêque » (*Académie*, 1718 et 1878).

6. Au bout de trois ans, le Roi reconnut que ce commandement faisait un double emploi très dispendieux avec la charge du duc de Villeroy, et le supprima, mais en laissant à M. de Canaples les trois quarts de la subvention annuelle de douze mille livres que payait la ville de Lyon depuis le temps du défunt archevêque (*Journal de Dangeau*, tome XIII, p. 456).

7. Gabrielle-Victoire de Rochechouart-Mortemart épousa M. de Canaples le 12 septembre 1702, et mourut, sans postérité, le 24 mars 1740, à soixante-neuf ans. Elle avait donc environ trente-deux ans lors de son mariage.

nier vaillant. Le maréchal de Vivonne[1], frère de Mme de Montespan, étoit mort tellement ruiné, que sa veuve[2], dont il avoit eu des biens immenses[3], et qui avoit aussi bien mangé de son côté, vivoit à grand peine dans la maison de son intendant. Mlle de Vivonne, sœur du feu duc de Mortemart[4] gendre de M. Colbert, et sœur de la duchesse d'Elbeuf et de Mme de Castries[5], étoit auprès de Mme de Montespan, qui l'avoit retirée chez elle, et qui lui donnoit jusqu'à ses habits; elle la trouva trop heureuse d'épouser ce vieillard pour avoir du pain, et fit le mariage[6]. Comme il commençoit à s'ébruiter, le cardinal de Coislin en parla à Canaples, qu'il trouvoit bien vieux pour se marier. Il lui dit qu'il vouloit avoir des enfants. « Des enfants ! Monsieur, lui répliqua le cardinal; mais elle est si vertueuse ! » La compagnie éclata de rire d'autant plus que le cardinal, très pur dans ses mœurs, l'étoit singulièrement aussi dans ses discours. Le sien fut vrai, et le mariage fut stérile[7].

Le duc de Coislin mourut fort peu après[8], qui fut une Mort du duc

1. Louis-Victor de Rochechouart : tome III, p. 325. Il s'appelait le maréchal-duc de Vivonne parce qu'il s'était aussitôt démis du duché de Mortemart.

2. Antoinette-Louise de Mesmes de Roissy, mariée à Beynes, en septembre 1655, ne mourra que le 10 mars 1709, à soixante-huit ans, et nous aurons alors son portrait. Elle était fille d'un président à mortier.

3. *Imenses*, dans le manuscrit.

4. *Mortemar*, dans le manuscrit.

5. Tomes II, p. 7, note 1, III, p. 325, et VI, p. 14.

6. Ce mariage, presque conclu en 1698, avant la mort du marquis de Créquy, avait été rompu parce que M. de Canaples ne s'était réservé que douze mille livres de rente en abandonnant son bien à ses neveux, et c'est pour cela que les bâtards du Roi avaient fait donner une pension de quatre mille livres à la demoiselle : *Dangeau*, tome VI, p. 454 et 459-461. Sur la conclusion, en septembre 1702, voyez le *Journal de Dangeau*, tome VIII, p. 493-494, le *Mercure* de septembre, p. 228-230, celui d'octobre, p. 99-113, et la *Gazette d'Amsterdam*, n° LXXIV.

7. On trouve une rédaction presque semblable dans la notice du duché de LESDIGUIÈRES, au tome VI des *Écrits inédits*, p. 23-24.

8. *Mémoires de Sourches*, tome VII, p. 363, 365 et 368, 15 septem-

de Coislin; son caractère, ses singularités.

grande affliction pour le cardinal son frère, et une perte pour tous les honnêtes gens[1]. C'étoit un très petit homme sans mine[2], mais l'honneur, la vertu, la probité même, et la valeur même[3], qui, avec de l'esprit, étoit un répertoire

bre : « On apprit la mort du duc de Coislin, arrivée la nuit précédente et accompagnée de toutes les circonstances qui accompagnent ordinairement la mort des prédestinés. » Dangeau dit seulement, le jour suivant (tome VIII, p. 501-502) : « Le Roi envoya Saint-Olon au cardinal de Coislin lui faire compliment sur la mort du duc de Coislin son frère, qu'il a apprise ce matin. » La mort n'était effectivement arrivée que le 16 septembre. Armand, duc de Coislin, né le 1er août 1635, entrait dans sa soixante-huitième année. Il y avait juste un demi-siècle qu'il appartenait à l'Académie française, y ayant été reçu à dix-sept ans comme petit-fils du chancelier Séguier; mais il n'en était devenu le doyen que le 23 avril 1702, par la mort de Charpentier. Son fauteuil, le 24e, devait être occupé par ses deux fils pendant trente autres années. M. René Kerviler a parlé de lui, d'abord, comme petit-fils du premier protecteur de l'Académie française, dans *le Chancelier Séguier*, p. 583-597, puis dans la 1re série de *la Bretagne à l'Académie française*, p. 281-367. On a son portrait de la collection de l'Académie au musée de Versailles, n° 2914, et un dessin lavé, d'après le portrait de la collection de l'ordre du Saint-Esprit, dans le ms. Clairambault 1164, fol. 188. L'information faite pour sa réception au Parlement, en décembre 1663, se trouve aux Archives nationales, K 616, n° 15. Le *Mercure* de septembre 1702 publia un article sur lui et sur sa famille (p. 255-263).

1. Comparez les pages qui vont suivre avec celles que contient la notice du duché de COISLIN (tome VI des *Écrits inédits*, p. 234-259), finissant ainsi : « Toute sa vie aimé et considéré, avec la meilleure compagnie chez lui, où la goutte le retenoit souvent. Elle le tua enfin, à Paris, le 16 septembre 1702, à soixante-sept ans, ayant toujours été pauvre, parce que sa mère avoit tout le bien, qui ne lui donnoit rien. »

2. Dévot, laid, peu propre à la galanterie, quoique très amoureux de sa femme : Chansonnier, ms. Fr. 12 689, p. 299; homme de méchante mine, mais brave et vertueux : *Sourches*, tome I, p. 81, note 2.

3. Filleul de Richelieu, élevé par Ballesdens et placé comme enfant d'honneur auprès du jeune roi, créé mestre de camp à huit ans, lieutenant de Roi des Trois-Évêchés à treize, il fit très brillamment les campagnes de Flandre de 1654 à 1657, puis celle que termina la paix d'Aix la-Chapelle, figura, parmi les plus téméraires, au passage du Rhin

> Vivonne, Nantouillet, et Coislin, et Sallart,
> Chacun d'eux au péril veut la première part;

eut alors le bras fracassé par une balle, mais n'en servit pas moins

exact et fidèle, avec lequel il y avoit infiniment et très curieusement à apprendre[1], d'une[2] politesse si excessive qu'elle désoloit, mais qui laissoit place entière à la dignité. Il avoit été lieutenant général avec réputation[3], et mestre[4] de camp général de la cavalerie après Bussy-Rabutin, de la disgrâce duquel il ne voulut pas profiter pour la fixation du prix[5], et qu'il vendit, et quitta le service, brouillé avec M. de Louvois. C'étoit, avec tant de bonnes qualités, qui lui conservèrent toujours une véritable considération, et de la distinction du Roi[6], un homme si singu-

encore au siège de Maëstricht, et ne quitta les armées que lorsque l'inimitié de Louvois l'eut exclu de la promotion de maréchaux faite à la mort de Turenne, quoique frère utérin de sa bonne amie la maréchale de Rochefort. Bon cavalier, il avait gagné la course des têtes aux fêtes de l'Ile enchantée, en 1664. Il avait aussi servi en 1666, comme le chevalier de Lorraine, sur la flotte hollandaise, et avec distinction : *Gazettes en vers*, publiées par le feu baron J. de Rothschild, tome II, col. 139, 166, 198, 204 et 214. Il avait eu un brevet de conseiller d'État en 1656 et le justaucorps bleu en 1665. Outre ses emplois militaires, il posséda la prévôté de Paris depuis 1669 jusqu'en 1685.

1. Aussi verrons-nous plus loin, p. 281, que notre auteur le faisait beaucoup causer.

2. Avant *d'une*, il a biffé un *et* au-dessus duquel était écrit, en interligne, un *mais*, qui est également biffé.

3. A la suite de la campagne de 1667.

4. L'abréviation *Mᵉ* semble surcharger un *O*.

5. C'est le 5 décembre 1665 que Bussy-Rabutin, enfermé à la Bastille, fut forcé de céder à M. de Coislin, pour deux cent cinquante-deux mille livres, cette charge (tome II, p. 142), qui lui en avait coûté dix-huit mille de plus, et qu'il possédait depuis douze ans (*Gazettes en vers*, tome I, col. 451, 486 et 523; placet de Bussy-Rabutin au Roi, dans le tome V de sa *Correspondance*, p. 609; ses *Mémoires*, tome II, p. 256-262; *Journal d'Ormesson*, tome II, p. 418) : d'où est venue la digression sur Bussy qu'on trouve dans l'Addition n° 153 (tome III, p. 73 et 351-352) et dans la notice COISLIN (p. 234, 236 et 238), mais qui n'est pas rentrée dans les *Mémoires*. Bussy estimait à plus de vingt mille livres le produit de la charge.

6. En 1700, voici comment Spanheim le caractérisait (*Relation*, p. 417) : « Honnête homme; foible; à qui on ne fait point d'attention; dévot; estimé du Roi. » C'est le résumé de cet article des *Caractères de.... la cour de France*, éd. 1702, p. 44 : « Il mérite qu'on en dise du

lier, que je ne puis me refuser d'en rapporter quelques traits[1]. Un des Rhingraves[2], prisonnier à un combat où se trouva le duc de Coislin[3], lui échut. Il lui voulut donner son lit, par composition un matelas : tous deux se complimentèrent[4] tant et si bien, qu'ils couchèrent tous deux par terre des deux côtés du matelas[5]. Revenu à Paris, le rhingrave, qui avoit eu liberté d'y venir, le fut voir. Grands compliments à la reconduite : le rhingrave, poussé à bout, sort de la chambre et ferme la porte par dehors à double tour. M. de Coislin n'en fait point à deux

bien, et d'autant plus qu'il achète sa réputation par une complaisance excessive. Il est superficiel, et fait en cour la figure d'un bourgeois. On le souffre sans peine, parce qu'il est bon homme. Sa petitesse d'esprit le met à couvert de toute intrigue : on n'oseroit s'embarquer avec lui, n'étant point capable de conduire une affaire. » Dangeau, recevant son fils à l'Académie française, ne consacra au défunt que ces quelques lignes : « Nous pouvons nous faire honneur de toutes ses vertus, valeur, probité, politesse, vertus où, s'il y avoit quelque chose à reprendre, c'est qu'il les poussoit trop loin. Quel excès de valeur n'a-t-il pas fait paroître à la guerre, et n'en étoit-il pas blâmé au moins par ceux qui n'osoient l'imiter? » Par la *Gazette* de 1673, p. 976, on voit qu'il avait travaillé aux conversions de protestants.

1. Ils se retrouvent presque tous dans la notice COISLIN, après un paragraphe de portrait moral, p. 240.

2. Ces « Comtes du Rhin, » descendus de la même souche que les Wildgraves ou Comtes sauvages, existaient dans le Palatinat depuis le huitième siècle, dit-on. On peut voir leur généalogie dans la *Notitia Imperii* d'Imhof, dans le *Moréri* et dans le *Dictionnaire de la Noblesse*.

3. C'est très probablement le rhingrave qu'une des *Gazettes en vers*, datée du 11 septembre 1667 (recueil Rothschild, tome II, col. 1009), dit avoir été pris, avec bon nombre d'Espagnols, dans une attaque du prince de Ligne contre l'armée française qui assiégeait Lille; précisément, la *Gazette* nous apprend (p. 1090) que le duc de Coislin se distingua à quelques jours de là. Un autre rhingrave avait apporté en France, bien peu auparavant, la mode des hauts-de-chausses si amples décorés de son nom : *Œuvres de Molière*, tome V, p. 474. Le nôtre pouvait appartenir à la branche des princes de Salm, dont l'un, Gaston-Philippe-Christophe, mourut d'une blessure en 1668, âgé de vingt-deux ans.

4. *Complimentent* corrigé en *complimentèrent*.

5. Dans la notice COISLIN (p. 240), les deux disputeurs se sont mis d'accord le lendemain, avec un lit « de relais. »

fois[1] : son appartement n'étoit qu'à quelques marches du rez-de-chaussée[2]; il ouvre la fenêtre, saute dans la cour, et se trouve à la portière du rhingrave avant lui, qui crut que le diable l'avoit porté là. Il étoit vrai pourtant qu'il s'en démit le pouce[3]. Félix, premier chirurgien du Roi, le lui remit[4]. Étant guéri, Félix retourna voir comment cela alloit, et trouva la guérison parfaite. Comme il sortit, voilà M. de Coislin à vouloir lui ouvrir la porte, Félix à se confondre et à se défendre. Dans ce conflit, tirant tous deux la porte, le duc quitta prise subitement et secoue sa main : c'est que son pouce s'étoit redémis, et il fallut que Félix y travaillât sur-le-champ. On peut croire qu'il en fit le conte au Roi, et qu'on en rit beaucoup[5].

On ne tariroit point sur ses civilités outrées[6]. Nous le rencontrâmes à un retour de Fontainebleau[7], Mme de Saint-Simon et moi, à pied avec Monsieur de Metz son fils[8], sur le pavé de Ponthierry[9], où son carrosse s'étoit

1. « Il ne faut pas faire d'une chose *à deux fois*, c'est-à-dire à diverses reprises » (*Furetière*).

2. Il écrit : *rés de chaussée*.

3. Avant *poulce*, il a biffé *plo*.

4. Dans la notice COISLIN, cet accident n'est point la suite de l'aventure du rhingrave : « Il se démit un jour un pouce à Versailles, que Félix, etc. »

5. « Félix, qui étoit un homme fort naturel, étoit excellent sur ce conte, et, quand il le faisoit, étoit encore en colère » (*Écrits inédits*, tome VI, p. 242). — Ici, il a écrit, par mégarde : *comte*.

6. Si outrées, et si redoutées de tout le monde, qu'on n'aurait osé manquer en rien au duc, ni à son frère, disent les *Mémoires de Sourches*, tome V, p. 373, note 4. Le premier vaudeville que feu Eugène Labiche écrivit en 1838, pour le théâtre du Palais-Royal et pour l'acteur Grassot, avait pour sujet ces anecdotes, et pour titre : *M. de Coyllin ou l'Homme infiniment poli*. Paul de Musset a donné place aussi au duc dans ses *Originaux du XVIIe siècle* (1848).

7. *De Fontainebleau* a été ajouté en interligne.

8. Henri-Charles, qui fut le dernier duc : tome IV, p. 121-123.

9. Il écrit : *Pontierry*. C'est un hameau situé entre les paroisses de Saint-Fargeau et de Pringy, à l'O. de Melun, sur la route ou pavé de Paris. L'École s'y jette dans la Seine, et il y avait là un péage royal.

rompu ; nous envoyâmes les prier de monter avec nous. Les messages ne finissant point, je fus contraint de mettre pied[1] à terre malgré la boue, et de l'aller prier de monter dans mon carrosse. Monsieur de Metz rageoit de ses compliments, et enfin le détermina. Quand il eut consenti et qu'il n'y eut plus qu'à gagner mon carrosse, il se mit à capituler[2] et à protester qu'il n'ôteroit point la place à ces damoiselles[3]. Je lui dis que ces damoiselles étoient deux femmes de chambre, bonnes de reste à attendre que son carrosse fût raccommodé, et à venir dedans. Nous eûmes beau faire, Monsieur de Metz et moi : il lui fallut promettre qu'il en demeureroit une avec nous. Arrivés au carrosse, ces femmes de chambre descendirent, et, pendant les compliments, qui ne furent pas courts, je dis au laquais qui tenoit la portière de la fermer dès que je serois monté, et d'avertir le cocher de marcher sur-le-champ. Cela fut fort bien exécuté; mais, à l'instant, voilà M. de Coislin à crier qu'il s'alloit jeter, si on n'arrêtoit pour prendre cette demoiselle, et tout aussitôt à l'exécuter si étrangement, que j'eus peine à me jeter à temps à la ceinture de ses chausses pour le retenir, et lui, le visage contre le panneau de la portière en dehors, crioit qu'il se jetteroit, et tiroit contre moi. A cette folie, je criai d'arrêter : il se remit à peine, et maintint qu'il se seroit jeté. La demoiselle femme de chambre fut rappelée, qui, en allant au carrosse rompu[4], avoit amassé force crotte, qu'elle nous apporta, et qui pensa nous écraser, Monsieur de Metz et moi, dans ce carrosse à quatre.

1. *Pied* a été rajouté après coup en interligne.

2. Parlementer, comme dans nos tomes I, p. 170, et VII, p. 290.

3. Ici, il a écrit : *damoiselles;* onze et dix-sept lignes plus bas : *demoiselles*. — Le premier titre ne se donnait qu'aux filles nobles, dans les actes publics; le second se disait aussi d'une fille de service. Voyez nos tomes III, p. 30, note 6, et V, p. 28, note 4, et p. 598, et une lettre de Mme de Maintenon à son frère, dans le recueil Geffroy, tome I, p. 93.

4. *Rompüe*, au féminin, avec l'*e* final biffé.

Son frère le chevalier de Coislin, rustre cynique et chagrin tout opposé à lui, se vengea bien un jour de l'ennui de ses compliments[1]. Les trois frères, avec un quatrième de leurs amis, étoient à un voyage du Roi. A chaque logis les compliments ne finissoient point, et le chevalier s'en désespéroit. Il se trouva à une couchée une hôtesse[2] du bel air et jolie, chez qui ils furent marqués[3] : la maison bien meublée, et les chambres de la plus grande propreté; grands compliments en arrivant, plus encore en partant. M. de Coislin alla voir son hôtesse dans la chambre où elle s'étoit mise; ils crurent qu'ils ne partiroient point. Enfin les voilà en carrosse, et le chevalier de Coislin beaucoup moins impatient qu'à l'ordinaire. Ses frères crurent que la gentillesse de l'hôtesse et l'agrément du gîte lui avoient pour cette fois adouci les mœurs. A trois lieues de là, et qu'il pleuvoit bien fort, voilà tout à coup le chevalier de Coislin[4] qui se met à respirer au large et à rire. La compagnie, qui n'étoit pas accoutumée à sa belle humeur[5], lui demande à qui il en a; lui, à rire encore plus fort. A la fin il déclare à son frère qu'au désespoir de tous ses compliments à tous les gîtes, et poussé à bout de ceux du dernier, il s'étoit donné la satisfaction de se bien venger, et que, pendant qu'il étoit chez leur hôtesse, il s'en étoit allé dans la chambre où le duc avoit couché, et y avoit, tout au beau milieu, poussé une magnifique selle, qui l'avoit d'autant plus soulagé qu'on ne pourroit douter dans la maison qu'elle ne fût de celui qui avoit occupé cette chambre. Voilà le duc de Coislin outré de colère, les autres morts de rire; mais le duc, furieux, après avoir dit tout ce que le désespoir

1. Ce « cynique » a eu son portrait en 1699, date de sa mort, tome VI, p. 120-122, avec un premier récit de l'historiette qui va être racontée de nouveau.
2. *Hostelle*[*rie*] corrigé en *hostesse*.
3. A raison de son titre de duc et pair suivant le Roi.
4. Ici, *Coilin*.
5. Membre de phrase ajouté en interligne.

peut inspirer, crie au cocher d'arrêter, à un valet de chambre d'approcher, veut monter son cheval, et retourner à l'hôtesse se laver du forfait, en accuser et détester le coupable. Ils virent longtemps l'heure qu'ils ne pourroient l'en empêcher, et il en fut plusieurs jours tout à fait mal avec son frère[1].

A un précédent voyage que le Roi fit à Nancy[2], il lui arriva deux aventures d'une autre espèce. Le duc de Créquy, qui n'étoit point en année, se trouva mal logé en arrivant à Nancy[3]. Il étoit brutal, et accoutumé à l'être bien davantage[4] par l'air de faveur et d'autorité où il s'étoit mis à la cour[5] : il s'en alla déloger le duc de Coislin, qui, en arrivant un moment après, trouva ses gens sur le pavé, dont il apprit la cause. Les choses alors étoient sur un autre pied. M. de Créquy étoit son ancien[6] : il ne dit mot ; mais, de ce pas, il s'en va avec tous ses gens à la maison marquée pour le maréchal de Créquy, lui fait le même trait qu'il venoit d'essuyer de son frère, et s'établit.

1. Dans la notice COISLIN, p. 242 et 244, l'historiette est agrémentée de traits et de mots qui ne se retrouvent pas ici.

2. Louis XIV séjourna à Nancy du 31 juillet au 24 août 1673. Voyez la *Gazette*, p. 762, 767, 795, 820 et 843.

3. Pellisson, dont les *Lettres historiques* racontent ce séjour (tome I, p. 382-403), prétend que la cour trouva quantité d'hôtels de la noblesse et se logea à peu près comme à Paris.

4. Adverbe ajouté en interligne.

5. Bussy écrivait à Mme de Sévigné, sur la mort des deux frères Créquy (ci-dessus, p. 263 et 265) : « Le duc, qui n'a pas fait tant de bruit que le maréchal, étoit un homme d'un bon gros sens, qui avoit les manières d'un grand seigneur » (*Correspondance de Bussy*, tome VI, p. 38). Antérieurement, à propos d'une générosité galante, Mme de Scudéry le qualifiait (tome II, p. 219) de « rustre qui a le cœur fort noble, et tout à fait les manières d'un grand seigneur. » Enfin Bussy, dans ses *Mémoires* (tome II, p. 126-127), rapporte que le duc, devenu « un des plus habiles courtisans du Royaume, » cependant « passoit pour si grossier, qu'on l'appeloit *moustafique*, comme qui eût dit un butor. » C'est, au fond, ce que disent, en termes courtois, les *Caractères* de 1664 publiés dans les *Archives curieuses*, 2e série, tome VIII, p. 420.

6. Ce duché était de 1653, et celui de Coislin le dernier de 1663.

Arrive le maréchal de Créquy, dont l'impétuosité s'alla jeter sur la maison de Cavoye, qu'il délogea à son tour, pour lui apprendre à faire les logements[1] de manière à éviter ces cascades[2].

Le duc de Coislin avoit la fantaisie de ne pouvoir souffrir qu'on lui donnât le dernier, plaisanterie qui fait courre après celui qui l'a donné, et qui ne passe guères la première jeunesse[3]. M. de Longueville[4], en ce même lieu de Nancy, où la cour séjourna quelque temps, donna le mot à deux de ses pages qui lui portoient des flambeaux, et, comme chacun se retiroit là à pied du coucher du Roi, touche le duc de Coislin, lui dit qu'il a le dernier, et se met à courir, et le duc de Coislin après. Le devant un peu gagné, M. de Longueville se jette dans une porte, voit passer devant M. de Coislin courant tant qu'il pouvoit, et s'en va tranquillement se coucher, tandis que les pages, avec leurs flambeaux, menèrent M. de Coislin aux quatre coins et au milieu de la ville : tant que, n'en pouvant plus, il quitta prise, et s'en alla chez lui tout en eau. Ce fut une plaisanterie d'où il fallut bien rire, mais qui ne lui plut pas trop[5].

1. L'*o* de *logements* corrige un *e*. — Cavoye marquait les logements comme grand maréchal des logis de la maison du Roi : tome II, p. 82.

2. Même emploi de *cascade* que dans notre tome II, p. 254. — Cette anecdote ne se retrouve pas dans la notice COISLIN, mais dans le mémoire de 1711 sur les *Changements arrivés à la dignité de duc et pair* (tome III des *Écrits inédits*, p. 209), comme venant du duc de Coislin lui-même.

3. Voyez le *Dictionnaire de Littré*, DERNIER 11°.

4. En 1673, il n'y avait plus, de ce nom, que le fils de la fameuse duchesse de Longueville qui avait cédé l'aînesse à son cadet Saint-Pol, tué si malheureusement au passage du Rhin, et ce fils, devenu fou ou à peu près, chez les jésuites, était enfermé dans une abbaye et interdit : tome II, p. 124-125.

5. Pellisson dit, dans sa lettre de Nancy, le 13 août 1673 (p. 395) : « Il y a eu aujourd'hui quelques paroles entre M. de Coislin et M. de la Salle, sur le sujet de MM. de Pompadour et de Montataire; mais l'affaire a été accommodée sur-le-champ. Je n'en ai pas bien su les circonstances. » Ni Pellisson, ni la *Gazette* ne mentionnent la présence d'un Longueville.

Duc de Coislin et Novion, premier président du Parlement, à une thèse.

Une aventure plus sérieuse, et à laquelle il n'y avoit pas moyen de s'attendre, montra qu'il savoit bien prendre son parti[1]. Le second fils de M. de Bouillon qui, par la mort de son aîné[2], fut duc de Bouillon après son père, et avoit, en attendant, porté le nom de duc d'Albret[3], père du duc de Bouillon d'aujourd'hui[4], étoit élevé pour l'Église[5], et soutenoit une thèse[6] en Sorbonne en grand apparat[7]. En

1. Cette nouvelle « aventure » se retrouve plus développée dans la notice COISLIN, plus succincte dans le mémoire sur les *Changements* (*Écrits inédits*, tomes III, p. 146 et 147, et VI, p. 255-258). L'équivalent, à peu près, est raconté dans les *Mémoires d'Amelot de la Houssaye*, tome II, p. 117-118, comme s'étant passé à une thèse de 1662, entre l'abbé d'Harcourt et le futur cardinal de Bouillon : ci-après, p. 609.

2. Le prince de Turenne tué à Steinkerque : tome II, p. 126-127.

3. Emmanuel-Théodose (tome II, p. 128), que nous connaissons déjà comme duc d'Albret et comme gendre du duc de la Trémoïlle, et pour ses démêlés avec son père; celui-ci ne mourra qu'en 1721.

4. Charles-Godefroy de la Tour-d'Auvergne, né le 11 juillet 1706, colonel du régiment de cavalerie de Turenne en 1723, après son frère aîné, grand chambellan de France et gouverneur de la province d'Auvergne après son père, en 1730, mourut le 24 octobre 1771.

5. Il ne rendit qu'en 1692 ses abbayes, qui passèrent à l'abbé d'Auvergne.

6. *Un thèse*, par mégarde, dans le manuscrit.

7. Il a déjà été parlé des soutenances de thèses dans notre tome V, p. 268-269. On peut voir aussi le *Grand dictionnaire géographique* d'Expilly, tome V, p. 449-450, le *Dictionnaire historique de la ville de Paris*, par Hurtaut et Magny, tome IV, p. 705-711, les *Œuvres du cardinal de Retz*, tome IX, p. 374-375, la *Gazette* de 1661, p. 223, 656, 680, 912, et celle de 1672, p. 23 et 846, le *Mercure* de mars 1738, p. 592, 593, etc., et, comme ouvrages modernes, *Turgot*, par M. Léon Say, p. 16-20, ou le livre de M. le recteur Gréard sur *la Vieille Sorbonne*, p. 115-123. Les relations du *Mercure* d'août 1678, p. 200-208, et de septembre, p. 186-192, montrent combien l'assistance était nombreuse. En juillet 1704, le jour de la soutenance du fils de Chamillart, toute la cour se transporta en masse au collège d'Harcourt, et le Roi, qui du reste avait autorisé par ses propos cette désertion, se trouva seul, depuis son lever jusqu'à son coucher, avec le duc de la Rochefoucauld, qui n'allait jamais à aucune thèse, le duc de la Trémoïlle, qui était resté comme premier gentilhomme en année, et le duc d'Harcourt, comme capitaine des gardes en quartier (*Mémoires de Sourches*, tome IX,

ces temps-là les princes du sang alloient aux cérémonies des personnes distinguées. Monsieur le Prince, Monsieur le Duc, depuis prince de Condé[1], et MM. les princes de Conti les deux frères, enfants, étoient à cette thèse[2]. M. de Coislin y arriva incontinent après, et, comme il étoit alors tout à la queue des ducs[3], il laissa plusieurs fauteuils entre lui et le coin aboutissant à celui des prélats. Les princes du sang avoient les leurs hors de rang, en face de la chaire de celui qui présidoit à la thèse[4]. Arrive Novion, premier président[5], avec plusieurs présidents à mortier, qui, complimentant les princes du sang, se glisse au premier fauteuil joignant le coin susdit. Le duc de Coislin, bien étonné de cette folie, le laisse asseoir, et, comme,

p. 28). Plus anciennement, en 1668, pour la soutenance d'un des fils de Colbert, le Roi, plus jeune, et peut-être moins bien disposé pour le grand ministre qu'il ne le fut ensuite pour Chamillart, manifesta son étonnement, son dépit, d'avoir été abandonné dans le château de Saint-Germain, devenu subitement désert, avec le seul maréchal de Bellefonds (*Journal d'Olivier d'Ormesson*, tome II, p. 555). Il y a des détails sur les thèses d'un duc d'Albret, non pas celui dont il s'agit ici, mais son oncle, qui devint le cardinal de Bouillon, dans la *Gazette* de 1660, p. 771, et de 1661, p. 680, dans la *Muse historique* de Loret, tomes III, p. 379, et IV, p. 171, et dans la *Gazette* de 1667, p. 1094.

1. Ces sept derniers mots sont ajoutés en interligne, et, plus loin, *enfans* a été inséré dans la marge.

2. Né vers 1667, pourvu de l'abbaye de Bonport en février 1677, avant même d'avoir dix ans, le duc d'Albret dut soutenir ses thèses entre 1682 et 1685, date de la mort du prince de Conti l'aîné, si celui-ci y assista avec son frère; mais ce n'étaient plus des « enfants. »

3. Le dernier comme ancienneté de la promotion de 1663; après lui venaient les ducs de Choiseul, d'Aumont et de la Ferté, reçus en 1665.

4. A la soutenance du fils de Colbert dont il a été parlé tout à l'heure, et où la foule était entassée à ne pouvoir remuer, deux cardinaux, l'archevêque de Paris et les autres prélats étaient assis sous la chaire; le Chancelier, le premier président du Parlement et les autres présidents occupaient les « bonnes places; » au milieu, et sans ordre, les ducs, les maréchaux de France et les grands seigneurs (*Journal d'Olivier d'Ormesson*, tome II, p. 553-554). Le futur cardinal de Bouillon y « disputa un argument. »

5. Ci-après, p. 283.

en[1] s'asseyant, il tourne la tête vers le cardinal de Bouillon assis dans le fauteuil joignant ce même coin, à la tête du côté des prélats, M. de Coislin se[2] lève, prend son[3] fauteuil, le plante devant le premier président, et s'assit. Cela se fit si brusquement, qu'il fut plus tôt exécuté[4] qu'aperçu. Aussitôt grande rumeur, et M. de Coislin à serrer le premier président du derrière de sa chaise à l'empêcher de remuer, et se tenant bien ferme dans le sien. Le cardinal de Bouillon essaya de s'entremettre: M. de Coislin répondit qu'il étoit où il devoit être puisque le premier président oublioit ce qu'il lui devoit, qui, interdit de l'affront et de la rage de l'essuyer sans pouvoir branler, ne savoit que faire. Les présidents à mortier, bien effarouchés, murmuroient fort entre eux. Enfin le cardinal de Bouillon d'un côté, et ses frères[5] par le bas bout, où ils faisoient les honneurs, allèrent à Monsieur le Prince, le supplier de vouloir bien faire en sorte de terminer cette scène, qui cependant faisoit taire l'argument[6]. Monsieur le Prince alla au duc de Coislin, qui lui fit excuse de ce qu'il ne se levoit point, mais qui ne vouloit pas désemparer son homme[7]. Monsieur le Prince blâma fort le premier président ainsi en présence, puis proposa à M. de Coislin de se lever pour laisser au premier président la liberté de

1. Avant *en*, il a biffé *il tourne*. — 2. *Se* surcharge *pre[nd]*.
3. Et non *un*, comme on l'avait lu jusqu'ici. — 4. Il a écrit : *execccuté*.
5. Le futur duc de Bouillon, aîné, et le comte d'Auvergne.
6. Empêchait de continuer la discussion contradictoire de l'*argument*. On nommait ainsi les points de la thèse sur lesquels les dix docteurs assistant à l'examen attaquaient le candidat. L'interpellant s'appelait *argumenteur* ou *argumentant*; il ne devait parler qu'un quart d'heure. Voyez notre tome V, p. 270, et ci-dessus, p. 277, fin de la note 4.
7. Nous avons eu *désemparer d'un endroit* (tome VI, p. 45). L'emploi de ce verbe à l'actif, avec un nom de personne pour régime direct, comme ici, ou avec un nom de chose, comme nous le rencontrerons plus tard, n'a jamais été indiqué par *l'Académie;* mais Littré en a réuni un certain nombre d'exemples. Saint-Simon n'a-t-il pas voulu faire image ici et représenter le duc de Coislin élevant une sorte de rempart devant le premier président, et se refusant à le laisser déboucher de son fauteuil?

se lever aussi et de sortir. M. de Coislin résista, et ne menaçoit pas de moins que de le tenir là toute la thèse. Vaincu enfin par les prières de Monsieur le Prince et des Bouillons, il consentit à[1] se lever, à condition que Monsieur le Prince se rendroit garant que le premier président sortiroit à l'instant, et qu'en se levant, il n'auroit point quelque autre tour de passe-passe à en craindre : ce fut le terme dont il se servit. Novion, balbutiant[2], en donna sa parole. Le duc dit qu'il la méprisoit trop, et lui aussi, pour la recevoir, et qu'il vouloit celle de Monsieur le Prince : il la donna. Aussitôt M. de Coislin se lève, range son fauteuil, en disant au premier président : « Allez-vous-en, Monsieur, allez-vous-en ! » qui sortit aussi dans la dernière confusion, et alla regagner son carrosse avec les présidents à mortier. En même temps M. de Coislin prit sa chaise, la reporta où elle étoit d'abord, et s'y remit. Monsieur le Prince aussitôt lui vint faire compliment, les trois autres princes du sang aussi, et tout ce qu'il y avoit là de plus considérable, à leur exemple. J'oubliois que d'abord MM. de Bouillon avoient employé la ruse, et fait avertir M. de Coislin qu'on le demandoit à la porte pour quelque chose de pressé[3], et qu'il répondit, en montrant le premier président derrière lui : « Rien de si pressé que d'apprendre à M. le[4] premier président ce qu'il me doit, et rien ne me fera sortir d'ici que M. le premier président, que voilà derrière moi, n'en sorte le premier. » Le duc de Coislin demeura là encore un argument entier, puis s'en alla chez lui. Les quatre princes du sang l'allèrent voir le jour même, et la plupart de tout ce qui avoit vu ou[5] su son aventure : en sorte que sa maison fut pleine jusque fort tard. Le lendemain il alla au lever

1. Avant *à*, il a biffé un second *enfin*.
2. *Balbuciant* a été ajouté en interligne.
3. Avant *pressé*, il a biffé *si*.
4. *Le* corrige *de*.
5. *Et* surchargé en *ou*.

du Roi, qui, par des gens revenus de Paris après la thèse, avoit su ce qui s'étoit passé. Dès qu'il vit le duc de Coislin, il lui en[1] parla, et, devant toute la cour, le loua de ce qu'il avoit fait, et blâma le premier président, en le taxant d'impertinent qui s'oublioit : terme fort éloigné de la mesure des paroles du Roi. Son lever fini, il fit entrer le duc dans son cabinet, et se fit non seulement conter, mais figurer la chose. Cela finit par dire au duc de Coislin qu'il lui feroit justice ; puis manda le premier président, à qui il lava la tête, lui demanda où il avoit pris qu'il pût disputer quoi que ce fût aux ducs hors la séance du Parlement, sur quoi il ne décidoit rien encore, et lui[2] ordonna d'aller chez le duc de Coislin, à Paris, lui demander pardon, et le trouver, non pas aller simplement à sa porte. Il est aisé de comprendre la honte et le désespoir où se sentit Novion d'avoir à faire une démarche si humiliante, et[3] après ce qui venoit de lui arriver : il fit parler au duc de Coislin par le duc de Gesvres et par d'autres, et fit si bien en vingt-quatre heures, que le duc de Coislin, content de son avantage, et d'être le maître de faire subir au premier président toute la rigueur du commandement qu'il avoit reçu à son égard, eut la générosité de l'en dispenser, et de se charger encore envers le Roi d'avoir fermé sa porte au premier président, qui, sûr de n'être pas reçu, alla chez lui avec moins de répugnance. Le Roi loua fort le duc de Coislin de ce procédé, qui fit encore que le premier président n'osa se plaindre[4]. C'étoit la vérité même

1. *En* est en interligne.

2. La première lettre de *luy* surcharge un *d* effacé du doigt.

3. *Et* est en interligne.

4. Les mêmes faits s'étaient déjà produits. Par les lettres du duc de Saint-Aignan à Bussy (*Correspondance de Bussy*, tome V, p. 189 et 191), nous voyons que, ce duc ayant cru devoir faire une civilité au premier président Harlay lors de la soutenance d'un fils de M. Pellot, premier président de Rouen, en 1680 (*Mercure* de décembre, p. 159-160), ses collègues en pairie le lui avoient reproché comme une défection, encore que le duc de Chaulnes, son ancien, eût donné le mauvais exemple, et

que le duc de Coislin. Il étoit fort des amis de mon père ; il me recevoit avec bonté et amitié, et parloit volontiers devant moi. Je lui ai ouï faire ce récit entre beaucoup d'autres anecdotes curieuses[1], et ce récit même plusieurs fois à moi, puis, devant moi, à d'autres personnes. C'étoit un homme tellement sensible, que le cardinal son frère obtint sa survivance de premier aumônier pour[2] l'abbé de

pis même, en s'asseyant au-dessous du dernier des présidents présents. Pour éviter des conflits sans cesse renouvelables, le roi adopta un *mezzo-termine* que va expliquer la lettre suivante, écrite par l'intendant des finances Malon de Bercy au contrôleur général Desmaretz, le 20 juillet 1710 (Arch. nat., G7 574) : « M. le président de Maisons, qui m'a fait l'honneur de venir ce matin chez moi pour me parler du tarif que la ville de Poissy demande au Roi, m'a averti que, lorsque les enfants de M. Colbert, et, depuis, le fils de M. de Chamillart, soutinrent leurs thèses, on eut attention de faire dire à Messieurs les ducs et maréchaux de France qu'on les prioit de ne se rendre au lieu de l'assemblée qu'à une certaine heure qu'on leur avoit marquée; et cela pour empêcher que ces Messieurs ne se rencontrassent avec Messieurs les présidents au mortier. J'ai bien entendu ce qu'il vouloit que j'entendisse, et je n'ai pas voulu différer d'un moment à avoir l'honneur de vous en informer, afin que vous prissiez vos mesures sur ce qui s'est passé. Comme j'ai pris la liberté de le questionner sur cela, il m'a appris qu'ordinairement Messieurs du Parlement venoient tout au commencement de la thèse, et qu'on écrivoit un billet tout simple aux ducs et aux maréchaux de France, par lequel on les prioit de ne venir à la thèse que sur les quatre heures, c'est-à-dire, une heure après qu'elle est commencée. Si je puis vous être bon à quelque chose à cet égard, vous aurez la bonté d'ordonner à l'homme du monde qui est, etc. » — Cette lettre semble prouver que Saint-Simon a eu tort d'écrire, dans la notice Coislin (p. 258) : « Le Parlement, ni même les présidents à mortier, n'osèrent montrer de prendre la moindre part en cette affaire, et la laissèrent couler dans un entier silence; et quoique, depuis la mort du Roi, il y ait eu bien des affaires entre les ducs et eux, ils n'ont pourtant osé, hors du Parlement, se mettre, ni le premier président, en compétence avec les ducs. » Ces derniers auraient plutôt été vaincus que vainqueurs. Voyez aussi ci-dessus, p. 277, note 4, l'ordre des places à la thèse de 1668.

1. Particulièrement sur les questions de rang, de préséance et de privilèges de la pairie : voyez les *Écrits inédits*, tome III, p. 41, 43, 205, 206, 209, etc.

2. L'abréviation *pr* surcharge *à*.

Coislin[1], sans avoir jamais laissé apercevoir à son frère qu'il songeât à la demander, dans la crainte que, s'il étoit refusé, il n'en fût trop fortement touché, et qu'il avoit aussi obtenu du Roi, par la même raison, de ne jamais refuser son frère pour Marly, en sorte qu'il ne demandoit jamais sans y aller : la vérité est qu'il n'en abusoit pas. Il n'étoit pas fort vieux, mais perdu de goutte[2], qu'il avoit quelquefois jusqu'aux yeux, au nez et à la langue, et, dans cet état, sa chambre ne[3] désemplissoit pas de la meilleure compagnie de la cour et de la ville, et, dès qu'il pouvoit marcher, il alloit à la ville et à la cour, où *il étoit aimé* généralement, et considéré et compté. Il étoit fort pauvre, sa mère très riche l'ayant survécu[4]. Il ne laissa que deux fils[5], et la duchesse de Sully[6], et il vit toute la fortune de son frère et de son second fils[7].

1. Henri-Charles, second fils du duc : ci-dessus, p. 271.
2. *Mémoires de Sourches*, tome V, p. 179-180.
3. Il a écrit, par mégarde : *de*, au lieu de *ne*.
4. Cette fille du chancelier Séguier, mariée en premières noces au marquis de Coislin, en secondes au marquis de Laval-Boisdauphin (tome I, p. 82, note 5), ne mourra qu'en 1710, plus que nonagénaire.
5. L'aîné, Pierre du Cambout, marquis de Coislin, né vers 1662, prit séance le 11 décembre 1702, comme duc et pair, et fut reçu le même jour à l'Académie française, à la place de son père. Mestre de camp de cavalerie en octobre 1689, il s'était distingué à la bataille de Fleurus, en 1690, et avait vendu son régiment en février 1693. Le Roi avait refusé de lui donner le gouvernement de Gien après la mort du chevalier son oncle, mais l'avait fait passer à son père. De même, en 1702, il ne put obtenir le gouvernement de Crécy, que le Roi mit aux mains du cardinal jusqu'à ce que le nouveau duc fût rentré « dans le train qu'il souhaitoit » (*Dangeau*, tome IX, p. 1). Il mourut le 7 mai 1710, sans enfants de Louise-Marie d'Alègre, tante de Mme de Barbezieux, qu'il avait épousée en 1683 et perdue en 1692. Saint-Simon fera de lui un portrait peu flatteur.
6. Ce mariage, conclu en 1689 après deux années de lutte, mit une grande division dans la famille (*Sourches*, tome III, p. 48).
7. Ce second fils est l'évêque de Metz cité plus haut. Leur mère était une riche héritière de Bretagne, Madeleine du Halegoët de Kergrec'h, mariée le 29 mars 1654 et que nous verrons mourir en 1705, femme de mérite et vertueuse, mais d'une naissance médiocre.

Novion, premier président.

Ce premier président de Novion[1] étoit un homme vendu à l'iniquité, à qui l'argent et les maîtresses obscures faisoient tout faire[2]. On gémit longtemps au Palais de ses caprices, et les plaideurs de ses injustices. Devenu[3] plus hardi, il se mit à changer les arrêts en les signant, et à prononcer autrement qu'il n'avoit été opiné à l'audience. A la fin, des conseillers, surpris que tout un côté eût opiné comme ils avoient ouï prononcer, en demandèrent raison à leurs confrères; ceux-ci, à leur tour, furent étrangement surpris, ayant cru que ce côté avoit pris l'opinion qui avoit formé l'arrêt, lequel[4] se trouva ainsi de la seule voix du premier président. Leur attention se réveilla, et ils trouvèrent que la même chose n'étoit plus rare. Ils s'informèrent aux rapporteurs et aux greffiers. Ces derniers s'étoient bien souvent aperçus de quelque chose; mais ils n'avoient osé parler. Enfin, encouragés par les conseillers, ils revirent

1. Ci-dessus, p. 276-280.

2. Les accusations qu'on va lire ont déjà été produites à propos du procès des ducs et pairs contre le maréchal de Luxembourg, tome II, p. 51-53, et dans l'Addition n° 295, placée au tome VI, p. 452. J'ai fait alors connaître les faits qui paraissent en infirmer au moins une partie. Feu M. Pierre Clément, dans une notice biographique sur Novion (*Portraits historiques*, p. 109-145), a moins complètement adopté cette conclusion que feu M. Chéruel ne le fit, dix ans plus tard, dans *Saint-Simon considéré comme historien*. Le fragment des *Mémoires de Dongois* que l'on trouvera ci-après à l'Appendice, n° XXII, comporte une réserve qui était de rigueur de la part d'un greffier, mais laisse place à certaines suppositions. Quant à la galanterie, des témoignages contemporains montrent qu'elle était notoire : voyez notamment une page de Fléchier (p. 297) dans ses *Mémoires sur les Grands Jours d'Auvergne*, où le président de Novion tint une si grande place en 1665. Le bruit public lui attribuait la paternité illégitime de cette cousine de Boileau qui épousa le frère de Jean de la Bruyère : notice de M. Servois, en tête des *Caractères*, p. XXXV-XXXVI. Il avait épousé, le 15 novembre 1638, Catherine Gallard, fille du seigneur de Courances, qui mourut le 23 avril 1685, à soixante-deux ans. On a deux beaux portraits de lui, gravés par Nanteuil, *ad vivum*, en 1657, et par Larmessin, en 1680.

3. Avant *devenu*, il a biffé *A la fin*, qui reviendra trois lignes plus loin.

4. *Lequel* est en interligne, sur *qui*, biffé

les arrêts des procès par écrit signés par le premier président[1]; ils les montrèrent aux rapporteurs : il s'en trouva plusieurs d'extrêmement altérés[2]. Les plaintes en furent portées au Roi, et si bien prouvées, qu'il commanda à Novion de se retirer, et, tout[3] à la fin de 1689, Harlay fut mis en sa place[4]. Il avoit succédé à Lamoignon en 1678[5], de la femme duquel il étoit cousin germain[6]. Il vécut encore quatre ans dans l'abandon et dans l'ignominie, et mourut à sa campagne[7] sur la fin de 1693, à soixante-treize ans. Nous verrons son petit-fils[8] en la même place, très indigne de toutes celles par lesquelles il passa.

Mélac; sa récompense, son caractère, sa fin.

La cour étoit à Fontainebleau du 19 septembre[9]. Mélac y arriva et salua le Roi le 4[10] octobre, et, le lendemain au soir, fut longtemps avec le Roi et Chamillart chez Mme de Maintenon[11]. Chamillart le mena de là chez lui, et lui dé-

1. « La contestation appointée devant le premier juge, où elle formoit une *instance*, portée devant le juge d'appel, forme devant celui-ci la matière d'un procès qu'on appelle *procès par écrit*, pour le distinguer des causes et des instances appointées en droit » (*Dictionnaire de Trévoux*).

2. En 1705, il accusera d'un fait pareil le premier président du Grand Conseil.

3. Le premier *t* de *tout* surcharge *s*[*ur*].

4. Outre le premier récit qui est dans notre tome II, comparez encore celui qui reviendra (tome X de 1873, p. 420-435), à propos des entreprises de M. de Novion sur les privilèges de la pairie. MM. Potier de la Morandière ont préparé une étude fort complète sur ce premier président.

5. Voyez ci-après, p. 573, le récit de Dongois.

6. Madeleine Potier, mariée à M. de Lamoignon le 14 novembre 1640, morte le 18 octobre 1705, à quatre-vingt-deux ans, et mère du président Chrétien de Lamoignon, de l'intendant Bâville, de la comtesse de Broglie et de la première présidente de Harlay, était fille du secrétaire d'État Nicolas Potier d'Ocquerre, oncle paternel de son mari.

7. Au château de Grignon, aujourd'hui école d'agriculture (Seine-et-Oise); mais il fut inhumé à Issy, et l'on a un dessin de son tombeau dans le ms. Clairambault 945, fol. 44.

8. André III Potier, déjà nommé dans le tome II, p. 52.

9. *Dangeau*, tome VIII, p. 504; *Sourches*, tome VII, p. 364-369; *Mercure* de septembre, p. 276-283, et d'octobre, p. 185-224, 340-346.

10. Le chiffre *4* surcharge *5*.

11. *Dangeau*, tome IX, p. 4-5; *Sourches*, tome VII, p. 379.

tailla ce que le Roi lui donnoit, qui, avec la continuation de ses appointements de gouverneur de Landau[1], et quinze mille livres de pension pour l'avoir si bien défendu[2], montoit à trente-huit mille livres de rente. Mélac, loué et caressé du Roi, et applaudi de tout le monde, crut avoir mérité des honneurs; il insista encore plus, lorsqu'il les vit donner incontinent après, comme je vais le rapporter[3], à qui n'eût[4] pas eu le temps de les aller chercher de l'autre côté du Rhin, si Landau n'eût tenu plus de six semaines au delà de toute espérance. Mélac, outré de douleur, se retira à Paris[5] : il n'avoit ni femme ni enfants[6]; il s'y retira avec quatre ou cinq valets, et s'y consuma bientôt de chagrin dans une obscurité qu'il ne voulut adoucir par

1. Avec les bénéfices indirects, c'était douze mille écus par an.

2. En y comprenant sept mille huit cents livres de pension qu'il avait déjà. Le brevet de pension de quinze mille livres fut expédié le 8 octobre; il a été publié, avec les autres papiers de Mélac, dans l'ouvrage de M. Drouyn qui va être indiqué plus loin.

3. Promotion de Villars à la dignité de maréchal de France : ci-après, p. 304.

4. *Eut*, à l'indicatif, dans le manuscrit.

5. Le duc de Luynes a mis cette note au bas de la page de Dangeau citée en dernier lieu : « Il sembleroit que M. de Mélac auroit dû être satisfait des marques de bonté que le Roi lui donna dans cette occasion. Il comptoit être fait maréchal de France, et fut dans le dernier désespoir de n'avoir pu obtenir cette récompense de ses services. Mme de Luynes m'a dit avoir vu chez M. le duc de Choiseul, son beau-père, M. de Mélac, à qui la tête avoit tourné, dire, en arrivant dans la maison, qu'il falloit lui faire son procès et lui faire couper le cou, qu'apparemment il avoit mal servi le Roi; se couchant par terre, et dans un état si violent, que M. le duc de Choiseul donna ordre qu'on ne le quittât point. M. de Mélac tomba malade et mourut de désespoir. » Une lettre de M. de Bellébat publiée par M. Drouyn (ci-après, p. 286, note 1) prouve que le public eût approuvé sa promotion.

6. Mélac avait pris pour femme une parente du maréchal de Duras. Par là donc, Saint-Simon se trouvait lui être quelque peu allié; mais il ne le connut que veuf. C'est déjà âgé que, en 1688, Mélac avait épousé Jeanne de Durfort, fille du premier marquis de Civrac; elle mourut, sans enfants, dans le courant de 1691, son mari ayant été presque constamment retenu à l'armée depuis leur mariage.

aucun commerce[1]. C'étoit un gentilhomme de Guyenne[2] de beaucoup d'esprit, même fort orné, de beaucoup d'imagination, et dont le trop de feu nuisoit quelquefois à ses talents pour la guerre, et souvent à sa conduite particulière; bon partisan, hardi dans ses projets et concerté dans son exécution, surtout[3] fort désintéressé. Il n'avoit de patrie que l'armée et les frontières[4], et, toute sa vie, avoit fait la guerre été et hiver, presque toujours en Allemagne[5]. La manie de se rendre terrible aux ennemis l'avoit rendu singulier; il avoit réussi à faire peur de

1. Nous le verrons mourir en 1704. Depuis qu'il a été parlé de lui dans notre tome II, le *Recueil des actes de l'Académie de Bordeaux* a publié, en 1885, p. 195-376, des *Notes pour servir à l'histoire d'Ézéchiel du Mas, comte de Mélac*, écrites en grande partie à l'aide des papiers de la succession de Mélac lui-même, et assez complètes aux points de vue biographique et militaire. L'auteur en est M. Léo Drouyn. Six ans auparavant, le feu comte de Gobineau avait consacré à Mélac et à sa correspondance avec M. de Louvois un chapitre de l'*Histoire d'Ottar Jarl, pirate norvégien;* mais ce chapitre, comme le reste du livre, a un caractère de fantaisie humoristique, plutôt que de récit historique.

2. Les du Mas, ses auteurs, pouvaient à peine être nobles, selon les recherches de M. Drouyn; quant au comté de Mélac, c'était un champ, un lieu-dit. Le nom d'Ézéchiel suffirait à faire deviner qu'on était ou qu'on avait été protestant dans la famille.

3. *Surtout* est en interligne, au-dessus d'*et*, biffé.

4. Les premières lettres de *frontières* en corrigent d'autres.

5. Ses débuts comme officier de cavalerie s'étaient faits sous le maréchal de Schonberg, dans la guerre du Portugal contre l'Espagne. Les bons services qu'il rendit durant les trois premières années de la guerre de Hollande lui firent obtenir l'agrément d'un régiment de cavalerie, à la tête duquel il conquit une réputation de chef de partisans intrépide et redoutable. Dans les exécutions militaires qui marquèrent les débuts de la guerre suivante sur le Rhin ou en Savoie, comme dans toute la guerre précédente, Mélac rivalisa de rigueur impitoyable avec son chef et allié le maréchal de Duras, avec Boufflers, Feuquière, etc. A partir d'avril 1690, il fut attaché au corps d'armée du maréchal de Lorge, aussi son parent par alliance, et c'est là que Saint-Simon le vit et le connut en 1694 (tome II, p. 144), tout récemment fait gouverneur de Landau et lieutenant général. « Un brave et bon soldat, mais terriblement cruel, » disait Madame, qui ne pouvait oublier sa participation à l'incendie du château d'Heidelberg. Les correspondances publiées par M. Drouyn prou-

son nom par ses fréquentes entreprises, et à tenir alerte[1] vingt lieues à sa portée[2] de pays ennemi. Il se divertissoit à se faire croire sorcier à ces peuples, et il en plaisantoit le premier[3]. Il étoit assez épineux[4] et très fâcheux à ceux

vent que les maréchaux de Lorge, de Noailles, de Catinat, et le duc du Maine tenaient en grande estime cet officier; de plus, elles donnent beaucoup de détails minutieux sur les campagnes de 1695, 1696 et 1697 que Saint-Simon nous a racontées en témoin oculaire. A partir de cette dernière époque, il semble que bien des causes mirent Mélac mal en cour et gênèrent même ses meilleurs protecteurs.

1. Il écrit, selon l'ancienne orthographe, conforme à l'étymologie italienne : *à l'erte*, comme la Fontaine, comme Chapelain, Retz, etc.

2. Ces trois derniers mots sont en interligne. Avant *il*, qui suit, il a biffé *et*.

3. A propos des « horribles serments dont Mélac avoit coutume d'effrayer les gens du commun, » le maréchal de Villars a fait ce portrait, dans ses *Mémoires* (éd. Vogüé, tome I, p. 147) : « Le caractère de cet officier général mérite, par sa singularité, qu'on s'y arrête un moment. Il avoit de l'esprit, de la valeur, et avoit très bien fait le métier de partisan jusqu'à la dignité de colonel; mais ces qualités étoient obscurcies par d'extrêmes défauts. Entre autres, il avoit celui de vouloir passer pour un athée, et il soutenoit qu'il n'y avoit point de diable, parce qu'il avoit, disoit-il, fait toutes choses au monde pour avoir commerce avec lui, sans y avoir pu réussir. Le maréchal de Duras l'avoit principalement employé dans ces horribles incendies qui durèrent pendant deux ans; il avoit exécuté ces cruelles commissions avec la plus inflexible rigueur. Tous les paysans allemands le croyoient sorcier, et son nom étoit devenu l'effroi des peuples. Satisfait de cette mauvaise réputation, il avoit un peu négligé, sur les fins, celle d'être terrible aux troupes ennemies. Sa fantaisie étoit de vouloir intimider nos intendants, de paroître toujours furieux, et de coucher avec deux grands loups pour se mieux donner l'air de férocité. Enfin c'étoit un caractère bizarre, duquel ordinairement le maître et le général ne tirent pas grande utilité. » Lorsque la première édition de ces *Mémoires* parut en Hollande, les héritiers de Mélac, c'est-à-dire les Larrard, issus de son frère utérin, profitèrent de ce que le juge d'armes d'Hozier publiait leur généalogie pour protester contre les accusations contenues dans le livre nouveau. Quant aux loups, d'Hozier dit que c'étaient tout simplement de grands lévriers habitués à faire le métier de batteurs d'estrade et à éventer les ennemis. Selon une autre légende, c'était un dogue, qui servait d'esprit familier et assurait la victoire à son maître : *Dictionnaire de Bayle*, art. CORNEILLE AGRIPPA, note 66.

4. Même emploi que dans nos tomes III, p. 323, et IV, p. 170.

qu'il soupçonnoit de ne lui vouloir pas de bien, et trop facile à croire qu'on manquoit d'égards pour lui ; d'ailleurs, doux et très bon homme, et qui souffroit tout de ses amis, fort[1] commode, et jamais incommode à un[2] général et à tous ses supérieurs, mais fort peu[3] aux intendants ; sans intrigue et sans commerce avec le secrétaire d'État de la guerre, et, comme il avoit les mains fort nettes[4], fort libre sur qui ne les avoit pas[5]; sobre, simple et particulier[6]; toujours ruminant ou parlant guerre avec une éloquence naturelle et un choix de termes qui surprenoit, sans en chercher aucun[7]. Il étoit particulièrement attaché à MM. de Duras et de Lorge, surtout à mon beau-père, qui me le recommanda autant que je le pourrois, quand il ne seroit plus. Il prit de travers une politesse du chevalier d'Asfeld[8] chez le maréchal de Choiseul, contre lequel

1. *Fort* surcharge *très*. — 2. *A un* corrige *au G*.
3. Fort peu commode. — 4. Villars en dit autant.
5. La correspondance de Louvois prouve que, tout au moins, Mélac avait le tort grave de ne pas exiger un désintéressement aussi absolu des troupes ou des officiers placés sous ses ordres.
6. Comparez d'autres emplois de *particulier* dans nos tomes I, p. 56 et 90, et VIII, p. 47. Le duc de Luynes dit du comte de Matignon (*Mémoires*, tome VIII, p. 380) : « Un homme particulier; il voyoit peu de monde, et venoit rarement à la cour. »
7. M. Léo Drouyn a publié une certaine quantité de lettres familières de Mélac, relatives à ses affaires privées.
8. Claude-François Bidal, connu d'abord sous le titre de chevalier d'Asfeld, fut mestre de camp de dragons, à la place de son frère aîné, en 1689, brigadier en 1694, maréchal de camp en 1702, lieutenant général en 1704, cordon rouge de Saint-Louis en 1707, commandant de corps d'armée en Espagne, puis en Provence (1709 et 1711), commandant de la place de Fribourg en 1713, chevalier de la Toison d'or et marquis d'Asfeld, par création du roi d'Espagne, en 1715, directeur général des fortifications et membre des conseils de guerre et de marine sous la Régence, commandant en chef à Bordeaux et dans la province de Guyenne en 1719. Sous Louis XV, il commanda en chef l'armée d'Italie en 1733, et celle d'Allemagne en 1734, après la mort de Berwick, succéda à celui-ci comme maréchal de France et gouverneur de Strasbourg, et mourut à Paris, le 7 mars 1743, âgé de soixante-dix-huit ans.

il s'emporta étrangement en présence de plusieurs officiers généraux[1]. M. de Chamilly[2] m'en vint avertir : j'allai trouver le maréchal, qui auroit pu le punir et de la chose et du manquement de respect chez lui, mais qui voulut bien ne pas songer à ce qui le regardoit; je vis après Mélac, et je ne puis mieux témoigner combien il étoit endurant pour ses amis, que de dire que je ne le ménageai point jusqu'à en être honteux à mon âge, et seulement colonel, et lui lieutenant général ancien et en grande réputation : il m'avoua[3] son tort et fit tout ce que je voulus. Chamilly, le marquis d'Huxelles et plusieurs autres continrent le chevalier d'Asfeld, depuis maréchal de France comme eux, et parvinrent à faire embrasser Mélac et lui; et jamais depuis il n'en a été mention entre eux. A tout prendre, Mélac étoit un excellent homme de guerre, et[4] un bon et honnête homme, pauvre, sobre et frugal, et passionné pour le bien public[5].

[Le] Peletier de Souzy[6], tiercelet de ministre[7] par sa direction des fortifications, qui lui donnoit un logement partout, jusqu'à Marly, pour son travail réglé seul avec le Roi[8], le devint encore davantage par la place distinguée d'un des deux conseillers au conseil royal des finances[9], qui vaqua par la mort de Pomereu[10] de l'opération de la

1. Dans la campagne de 1696 ou dans celle de 1697 : tomes III et IV.
2. Noël Bouton : ci-dessus, p. 119.
3. Le pronom élidé surcharge *avou[a]*.
4. Cette conjonction et les mots qui suivent ont été ajoutés après coup à la fin du paragraphe et en interligne.
5. Trois portraits de Mélac, d'origine étrangère, se trouvent dans la collection Hennin, n°s 6783-6785 du catalogue.
6. L'*o* de *Pelletier de Souzy* surcharge un *u*.
7. Locution déjà signalée pour la seconde fois dans notre tome IX, p. 25.
8. Détail déjà donné plusieurs fois.
9. Tome VI, appendice I, p. 494-496.
10. Auguste-Robert de Pomereu : tome IV, p. 16 et Additions et corrections, p. 522-523, et tome VI, p. 255 et 261-262.

taille[1]. Ce dernier étoit fort considéré, fort droit, et celui des conseillers d'État qui avoit le plus d'esprit et de capacité ; d'ailleurs grand travailleur, bon homme et honnête homme[2]. Il étoit extrêmement des amis de mon père, et étoit demeuré des miens. C'étoit un feu qui animoit tout ce qu'il faisoit, mais alloit quelquefois trop loin, et il[3] y avoit des temps où sa famille faisoit en sorte qu'il ne voyoit personne. Après cela il n'y paroissoit pas[4]. C'est le premier intendant qu'on ait hasardé d'envoyer en Bretagne, et qui trouva moyen d'y apprivoiser la province[5].

Mort de Petit,

Une autre mort seroit ridicule à mettre ici sans des

1. *Journal de Dangeau*, tome IX, p. 2 et 6, 6 octobre 1702; *Mémoires de Sourches*, tome VII, p. 378 et 380; *Gazette de Rotterdam*, n° 41; article nécrologique dans le *Mercure* du mois, p. 269-272. C'est Mareschal qui avait fait l'opération.

2. Six mois auparavant, « le Roi dit, le matin, à son lever, que M. de Pomereu étoit fort mal; il parla de lui avec beaucoup d'éloges, et comme d'un homme qu'il regrettoit extrêmement » (*Dangeau*, tome VIII, p. 400). En 1687, à la suite de l'enquête sur l'état des provinces, le rapport de Pomereu avait été fort apprécié (*ibidem*, tome II, p. 58), et, depuis, le Roi l'avait toujours choisi pour les commissions difficiles, peut-être même avait songé à lui pour les sceaux, en 1699, comme Saint-Simon l'a raconté. En dernier lieu, c'est Pomereu qui avait porté la parole, au nom du Roi, devant l'assemblée du clergé de 1700, et son éloquence y avait eu un très grand succès : *Procès-verbaux des assemblées du clergé*, tome VI, col. 367-370 et 388-394; *Journal de Dangeau*, tome VII, p. 325 et 327; *Mémoires de Sourches*, tome VII, p. 82. Quand Monsieur était mort, c'est encore Pomereu qu'on avait chargé de diriger les affaires contentieuses de sa veuve, et celle-ci le goûtait beaucoup pour sa vivacité, son humeur plaisante, son adresse à la faire rire sur les choses les plus sérieuses.

3. Avant *il*, Saint-Simon a biffé l'abréviation de *que*.

4. Déjà raconté deux fois, aux endroits indiqués plus haut.

5. Déjà dit aussi. Sur le rapide succès de Pomereu en Bretagne, voyez les *Lettres inédites de Mme de Sévigné*, publiées par M. Capmas, tome II, p. 341 et 346. Ses débuts avaient eu lieu sous les auspices de Foucquet et de Mazarin tout à la fois, et les services rendus par lui dans l'affaire de la conspiration des nobles, en 1659, avaient été récompensés par une première intendance, celle de Bourbonnais. Voyez les *Lettres de Colbert*, tome I, *passim*.

raisons qui y engagent : c'est celle de Petit[1], qui étoit fort vieux, et depuis grand nombre d'années médecin de Monseigneur. Il avoit de l'esprit, du savoir, de la pratique et de la probité[2], et cependant[3] il est mort sans avoir jamais voulu admettre la circulation du sang. Cela m'a paru assez singulier pour ne le pas omettre[4]. L'autre raison est que sa charge fut donnée à Boudin[5], duquel il

médecin de Monseigneur. Boudin en sa place.

1. *Journal de Dangeau*, tome IX, p. 7, 8 octobre 1702; *Mémoires de Sourches*, tome VII, p. 380, 7 octobre; *Mercure* du mois, 1re partie, p. 277-281. Guillaume Petit, issu d'une bonne famille de Normandie, seigneur de Bouconvillers et de Bachaumont, docteur-régent de la faculté de Paris, était premier médecin du Dauphin depuis le 22 septembre 1681 (Arch. nat., O¹ 25, fol. 268). Cette charge conférait le titre de conseiller d'État, avec plus de treize mille livres d'appointements, dont l'*État de la France* donne le curieux détail : année 1702, tome II, p. 6-7.

2. Il avait fait voir son habileté professionnelle en trouvant le moyen de vivre longtemps, dit le *Mercure*.

3. *Cepend^t* est en interligne.

4. Cela rappelle Thomas Diafoirus qui ne voulait « comprendre ni écouter les raisons et les expériences des prétendues découvertes de notre siècle touchant la circulation du sang et autres opinions de même farine » (*Œuvres de Molière*, tome IX, p. 355). Une longue note sur les trois grandes découvertes de Harvey (1619), Atelli (1622) et Pecquet (1649), à qui leurs adversaires appliquaient la qualification de *circulateur* comme synonyme de charlatan (du latin *circulator*), se trouve dans le livre du docteur Maurice Raynaud : *les Médecins au temps de Molière*, p. 160-174.

5. Jean Boudin, dit alors *le petit* Boudin, fils et survivancier d'un apothicaire du Roi, n'était qu'un jeune élève de Fagon, mais bien en cour, puisque Louis XIV l'avait envoyé, à défaut du premier médecin lui-même, traiter le roi d'Angleterre lors de son accident de mars 1701, et l'avait adjoint à Petit pour soigner Monseigneur (*Sourches*, tome VII, p. 300). Docteur en 1683, doyen de la Faculté de 1696 à 1700, il succéda à Petit par provisions du 8 octobre 1702 (*Mercure* d'octobre, p. 277-292; Arch. nat., O¹ 46, fol. 160-161), passa médecin ordinaire du Roi le 22 mai 1709, premier médecin de la nouvelle Dauphine en avril 1711, mais ne put obtenir la même charge auprès de Louis XV, l'eut cependant auprès de Marie Leszczynska (25 mai 1725), se retira en février 1728, cédant la place à Helvétius, et mourut le 24 octobre suivant. Palaprat lui avait dédié sa comédie des *Charlatans*, en 1698, et le poète J.-B. Rousseau était son ami.

n'est pas temps de rien dire, mais dont il n'y aura que trop à parler, et pour des choses très importantes[1].

Maréchal de Villeroy libre sans rançon.

Le Roi reçut à Fontainebleau la nouvelle de la liberté du maréchal de Villeroy[2]. Peu après que l'Empereur fut informé du cartel réglé en Italie[3], il lui fit mander qu'il étoit libre, et ne voulut point, galamment, qu'il payât sa rançon, qui alloit à cinquante mille livres[4]. Cette liberté coûta cher doublement à la France; mais elle fut très agréable au Roi[5]. Le maréchal eut ordre d'attendre un officier chargé de le[6] conduire de la part de l'Empereur à travers l'armée du prince Eugène[7]. On vit à Fontainebleau une nouveauté assez étrange : Madame à la comédie publique dans la seconde année[8] de son deuil de Monsieur. Elle en fit d'abord quelques façons; mais le Roi lui dit que ce qui se passoit chez lui ne devoit pas être considéré comme le sont les spectacles publics[9].

Madame à la comédie publique.

1. Nous le verrons se mêler activement aux cabales contre le duc d'Orléans et aux accusations d'empoisonnement. Saint-Simon fera de lui un ample portrait en 1710.

2. *Dangeau*, tome IX, p. 21; *Sourches*, tome VII, p. 380-381.

3. Ci-dessus, p. 228 et 236.

4. C'est ce qu'on avait payé pour le maréchal de Créquy, en 1675. Il avait été dit d'abord que l'Empereur faisait cadeau au prince Eugène de cette rançon à recevoir de M. de Villeroy, et, selon la *Gazette d'Amsterdam*, n° XXII, correspondance de Paris, les Lyonnais avaient offert de payer jusqu'à cent mille livres pour faire rendre la liberté à leur gouverneur. D'autre part, on prétendait (*Mémoires de Sourches*, tome VII, p. 363) que le maréchal n'avait pas gagné moins de cent mille écus au jeu contre les Allemands qui lui tenaient compagnie, et nous verrons (p. 407-408) qu'il lui restait près des deux tiers des trois cent mille livres que le Roi lui avait données en 1699 (*Dangeau*, tome VIII, p. 337, note). L'acte de générosité de l'Empereur ne fut connu qu'à l'arrivée de son prisonnier : ci-après, p. 377.

5. Ci-dessus, p. 236. — 6. *La*, dans le manuscrit.

7. Ces détails sont empruntés à Dangeau.

8. Ce mot surcharge un premier *année*.

9. Voyez ci-dessus, p. 4, Madame assistant dès le mois de janvier aux représentations d'*Absalon*, et en rendant compte au roi d'Espagne. C'est Dangeau qui a noté le nouveau fait et les paroles du Roi, à la date du 28 septembre (tome VIII, p. 510). Ce jour-là, les comédiens repré-

Situation de Catinat.

Catinat avoit eu grande occasion de s'apercevoir, à la tête de l'armée du Rhin[1], des suites d'un éclaircissement qui lui avoit mérité les plus grandes louanges du Roi, mais qui avoit convaincu son ministre et commis Mme de Maintenon[2]. Tous les moyens lui manquèrent, et le dépit de faire malgré lui[3] une campagne honteuse le rendit mystérieux et chagrin, jusqu'à mécontenter[4] les officiers généraux et les plus distingués d'entre les particuliers de son armée[5]. La nécessité de secourir l'électeur de Bavière, déclaré[6] et molesté par les Impériaux, celle aussi d'en être secouru, fit résoudre de tenter le passage du Rhin : il fut proposé à Catinat, peut-être avec peu de moyens et de troupes; je dis peut-être, parce que je ne le sais pas et que je ne fais que le soupçonner sur le refus qu'il fit de s'en charger[7]. A son défaut, Villars, qui vit la fortune au

sentaient *le Menteur*. Madame était retournée pour la première fois à Saint-Cloud le 1er août, et avait beaucoup pleuré (*Journal de Dangeau*, p. 466).

1. Ci-dessus, p. 247 et suivantes.

2. Qui avait forcé Chamillart à s'avouer coupable ou prouvé sa culpabilité, et compromis du même coup Mme de Maintenon.

3. *Luy* est en interligne.

4. Ce verbe est en interligne, au-dessus de *meconter*, biffé. Plus loin, les mots *de son armée* ont été ajoutés en interligne.

5. Voyez, sur cette campagne, l'*Histoire militaire* de Quincy, tome III, p. 576-595, et les *Mémoires de Catinat*, tome III, p. 175-176 et 286 et suivantes; sur les sentiments que les officiers généraux professaient à l'égard du maréchal, les *Mémoires de Villars*, tome II, p. 19-22.

6. Qui s'était déclaré en faveur de la France : ci-dessus, p. 256.

7. La lettre du Roi à Catinat, 30 août, sur les conventions passées avec l'Électeur quant à cette jonction des armées, est imprimée dans les *Mémoires militaires*, tome II, p. 367 et suivantes. On trouve également dans ce volume, p. 321-322, l'analyse de la correspondance échangée deux mois auparavant entre Catinat et la cour, sur l'impossibilité de tenter immédiatement le passage du Rhin, et sur la nécessité de rétablir au préalable les retranchements qui avaient été démolis depuis la paix de 1698 dans l'île d'Huningue. Chamillart prétendait imposer ses plans; au contraire, le Roi voulait que le maréchal agît de lui-même, et acceptait toute la responsabilité, mais se méprenait absolument sur la force de son armée.

bout de ce passage, l'accepta, sûr de ne rien risquer en manquant même ce que Catinat avoit refusé de tenter[1]; mais, en habile homme, il voulut être en force, et, outre ce qui étoit venu de Flandres, qu'il avoit été recevoir de Chamarande à mi-chemin[2], Blainville lui amena encore un gros détachement de la même armée de Flandres[3]. Il y joignit ce qu'il voulut de l'armée du Rhin, qui, devenue par là un détachement elle-même, se retrancha sous Strasbourg[4], et peu à peu[5] s'y trouva réduite à dix bataillons et à fort peu d'escadrons : en sorte que Catinat se mit dans Strasbourg[6] en attendant tristement le succès du

1. Il a annoncé déjà, p. 254-256, que Villars, envoyé de Flandre au maréchal de Catinat, avec un très gros détachement, avait été dirigé par lui sur Huningue, « pour donner de la jalousie aux Impériaux et entreprendre même ce que l'occasion pourroit offrir. »

2. C'était un corps de douze bataillons et seize escadrons : *Mémoires militaires*, tome II, p. 66, 67, 72-74, 332 et 360; *Dangeau*, tome VIII, p. 451 et 480. Chamarande, maréchal de camp, l'avait amené jusqu'à Thionville et remis aux mains de Villars, qui était ravi de se voir détaché de l'armée principale et en mesure d'exécuter les projets merveilleux proposés par lui depuis plusieurs mois, mais que le maréchal n'approuvait pas.

3. Il n'y a point trace, dans les correspondances militaires, de cette jonction de Blainville, le défenseur de Kaiserswerth. Après avoir été envoyé par Boufflers à Philippeville, à la tête d'un fort détachement qui devait se tenir entre la Sambre et la Meuse, il fut cantonné pour l'hiver dans le pays de Luxembourg et à Namur. Villars ne le demanda qu'en 1703, pour servir de directeur général de l'infanterie.

4. Catinat vint camper sous cette ville le 14 septembre, pour attendre que l'électeur de Bavière eût commencé ses opérations : Pelet, *Mémoires militaires*, tome II, p. 373 et suivantes; mais notre auteur a déjà annoncé ci-dessus (p. 247), dès le mois de juin, que le maréchal passerait la campagne dans cette situation piteuse.

5. *A peu* a été ajouté en interligne.

6. Il ne lui restait plus que douze bataillons et vingt et un escadrons, tandis que Villars se mit en marche vers le Rhin avec trente bataillons et quarante escadrons des meilleures troupes, munis de trente-trois canons : *Mémoires militaires*, p. 380-384 et 812-815; *Villars d'après sa correspondance*, par M. le marquis de Vogüé, tome I, p. 155-160, *Mémoires de Catinat*, tome III, p. 176-179. Voici comment Villars lui-même, sans tenir un compte exact ni de la vérité, ni de la date des

passage que Villars alloit tenter, le départ du roi des Romains pour retourner à Vienne, et ce que deviendroit son armée après la prise de Landau[1]. Villars marcha droit à Huningue[2], visita les bords du Rhin, et choisit l'établissement de son pont vis-à-vis d'Huningue[3], à l'endroit d'une île assez spacieuse pour s'en servir utilement, le grand bras du Rhin entre lui et l'île[4], et le plus petit entre elle et l'autre côté du Rhin, où étoit la petite ville de Neubourg[5], retranchée et tenue par les Impériaux, qui avoient là un camp volant, et qui avoient donné pendant toute la campagne[6] l'inquiétude à Catinat de passer le

Dispositions de Villars.

faits, a exposé l'état des choses dans ses *Mémoires* (éd. Vogüé, tome II, p. 24), après avoir parlé du succès douteux de Luzzara et du désastre de Vigo : « Dans le même temps, l'armée d'Allemagne, retranchée dans les contrescarpes de Strasbourg, mettoit de toutes parts les affaires des deux couronnes dans une assez triste situation. Ce fut précisément dans cette fatale conjoncture que le Roi, qui avoit toujours estimé le marquis de Villars, se rappela toutes les actions particulières de ce général, et prit seul, sans consulter aucun de ses ministres, la résolution de lui donner le commandement en chef de l'armée d'Allemagne. Il falloit, pour cela, prendre un parti assez extraordinaire : c'étoit d'enfermer dans la ville de Strasbourg le maréchal de Catinat et cinq lieutenants généraux plus anciens que le marquis de Villars.... »

1. Le roi des Romains reprit le chemin de Vienne le 11 octobre.

2. Sur toute cette opération, voyez les *Mémoires de Catinat*, tome III, p. 176-203, ceux de *Villars*, éd. Vogüé, tome II, p. 24-26 et 256-275, les *Mémoires militaires*, par Pelet, tome II, p. 385 et suivantes, le *Mercure* d'octobre, p. 346-363 et 457, l'*Histoire militaire*, par Quincy, tome III, p. 595-607. Le futur maréchal, au reçu de l'ordre de marcher en avant, manifesta une joie « au-dessus de toute expression. »

3. « Petite place créée par Vauban, sentinelle avancée jetée à l'extrême limite du Royaume, » a dit M. de Vogüé (*Villars d'après sa correspondance*, tome I, p. 161).

4. Ce n'est pas l'île du Marquisat comme le disent les *Mémoires de Villars*, tome II, p. 27, 32 et 41, île qui est située au N. de l'Alsace, près de Fort-Louis, et dont il sera parlé en 1706; voyez notre tome IV, p. 162, note 2. M. de Vogüé a relevé cette erreur.

5. Neuenburg. Vauban avait pris cette ville du Brisgau en 1675 : *Gazette*, p. 194, 195, 216 et 217.

6. Après *campagne*, il a biffé un second *donné*, répété par mégarde.

Rhin et de faire le siège de Huningue[1], sans toutefois avoir songé à l'exécuter[2], pour ne rien détacher de celui de Landau. Ce parti pris, Villars fit travailler tout à son aise, mais fort diligemment, à son pont jusqu'à l'île. Il étoit arrivé le 30 septembre[3]; ce pont fut l'affaire de moins de vingt-quatre heures. Le 1er octobre[4], à midi, il fit passer dessus quarante pièces de canon, avec Champagne et Bourbonnois[5], qu'il établit dans l'île, et fit travailler à son autre pont. Dès qu'il fut achevé, il fit passer des travailleurs soutenus par ses grenadiers, qui tirèrent une ligne parallèle[6] au Rhin à la tête du pont, malgré les foibles efforts des ennemis pour l'empêcher, incommodés du feu de l'artillerie et des quinze cents hommes qui étoient dans l'île, et de force petits bateaux chargés de grenadiers[7]. Dans cette posture, Villars, maître d'achever de passer le Rhin, voulut attendre des nouvelles de l'électeur de Bavière; et cependant le prince Louis de Bade et la plupart de ses officiers généraux vinrent se retrancher à Friedlingue[8]. Le 12 octobre, Laubanie[9], avec un détache-

1. Ici, il respecte l'aspiration allemande de *Hüningen*.
2. *Executé*, au participe, par mégarde, corrigé en *executer*.
3. C'est la date donnée par Dangeau, tome IX, p. 4-5; plus exactement, le 28, selon les *Mémoires de Villars* et la correspondance.
4. L'abréviation *oct.* est en interligne, au-dessus de *sept.*, biffé.
5. Les régiments d'infanterie de Champagne et de Bourbonnais, deux petits vieux corps qui étaient commandés par les jeunes marquis de Seignelay et de Nangis. Leur histoire a été faite par Roussel, et celle de Champagne a été écrite de nouveau, en 1839, par Roux de Rochelle.
6. Il écrit : *paralelle.*
7. Détail emprunté au *Journal de Dangeau*, tome IX, p. 4-5.
8. *Friedlingen* corrigé et francisé en *Friedlingue*, comme *Huningue*, *Nerwinde*, *Nordlingue*, etc. Il y a encore des ruines de ce château près de Lörrach. C'était le seul débouché pour pénétrer dans la Souabe méridionale.
9. Yrieix de Magontier de Laubanie, né à Saint-Yrieix le 6 février 1641, avait servi jadis sous Turenne et dans le régiment de la Ferté, et s'était élevé degré par degré, mais assez rapidement, jusqu'aux grades de brigadier (mars 1686) et de maréchal de camp (avril 1691), ayant fait fonctions de major général, d'inspecteur de l'infanterie, etc., et, en 1693,

ment de la garnison du Neuf-Brisach, passa le Rhin dans de petits bateaux, et emporta la petite ville de Neubourg[1] l'épée à la main, s'y[2] établit, et y fut suivi, par notre pont, de M. de Guiscard, avec vingt escadrons et dix bataillons[3]. Le prince Louis, sur cette nouvelle, ne douta pas que Villars ne voulût faire là son passage, quitta Friedlingue[4], et marcha à Neubourg le 14 au matin[5]. Ce même matin, à sept heures, Villars, averti de cette marche, sortit de Huningue, fit diligemment passer tout ce qu'il avoit de troupes en deçà, par son pont[6], dans l'île. La cavalerie passa à gué l'autre petit bras du Rhin, et l'infanterie sur le second pont, qu'il avoit remué à temps et porté vis-à-vis Friedlingue avec son artillerie. Là-dessus, le prince Louis, qui étoit en marche, fit retourner toutes ses troupes, qui étoient quarante-deux[7] escadrons avec son infanterie; cinq de ses escadrons firent le tour d'une petite montagne escarpée de notre côté, pour en gagner la crête par derrière, et les trente-sept autres marchèrent à Villars plus tôt qu'il ne s'attendoit à les voir. Il n'avoit que trente-quatre escadrons, parce qu'il en avoit détaché six

Bataille de Friedlingue.

il avait eu le gouvernement de Mons. Il possédait celui de Neuf-Brisach depuis la fin de 1699, et commandait en Alsace pendant les absences du maréchal d'Huxelles. Fait lieutenant général au commencement de 1702 et gouverneur de Landau lors de la reprise de cette place en 1703, nous le verrons s'illustrer par une défense héroïque en 1704, y perdre la vue, et mourir à Paris le 25 juillet 1706, étant grand-croix de Saint-Louis, avec trente mille livres de pension et un bailliage en Alsace.

1. Ici, *Nœufbourg*. — 2. Avant *s'y*, il a biffé *et*.

3. *Dangeau*, tome IX, p. 13-14; *Sourches*, tome VII, p. 385; *Mémoires de Catinat*, tome III, p. 186-188; *Mémoires de Villars*, tome II, p. 31-32; estampes du temps dans la collection Hennin, n°s 6788-6790 du catalogue.

4. Ici et six lignes plus loin, *Fridlingue*.

5. C'est toujours le récit textuel du *Journal de Dangeau*, p. 14, conforme d'ailleurs aux *Mémoires de Villars* lui-même. Comparez les *Mémoires de Sourches*, tome VII, p. 384-387.

6. Voyez, dans les *Mémoires du duc de Luynes*, tome XIV, p. 466, ce qui arriva, lors de ce passage, au futur maréchal de Belle-Isle.

7. Cinquante-six, selon les ordres de bataille pris par les Français.

pour aller joindre Guiscard à Neubourg[1]. Trois charges mirent en désordre la cavalerie impériale, qui fut reçue par six bataillons frais, qui la soutinrent. Leurs autres bataillons s'étaient postés sur la montagne, dont[2] il fallut les déloger en allant à eux par les vignes et l'escarpement qui étoit de notre côté[3]. Ainsi ce fut un combat bizarre, où la cavalerie et l'infanterie, de part et d'autre, agit tout à fait séparément[4]. Cette attaque de la montagne, conduite par des Bordes, lieutenant général, qui avoit été gouverneur de Philipsbourg[5], et qui y fut tué, ne put l'être qu'avec quelque désordre, par les coupures et la roideur de la montagne : tellement que les troupes, essoufflées et un peu rompues en arrivant, ne purent soutenir une infanterie ensemble et reposée, qui lui[6] fit perdre du terrain et regagner le bas avec plus de désordre qu'elle n'avoit monté[7]. Avec les dispositions, tout cela prit du temps : de manière que Villars, qui étoit demeuré au bas de la montagne, et avoit perdu de vue sa cavalerie entière, qui étoit alors à demi-lieue de lui après celle de l'Empereur,

1. Ici, il cesse de suivre le *Journal*. — 2. Le *d* de *dont* corrige une *n*.

3. Dans son livre de *Villars d'après sa correspondance*, p. 162-174, M. le marquis de Vogüé a joint au récit complet de cette journée, fait d'après une comparaison attentive des rapports allemands avec les français, la description des lieux et une vue de Friedlingen prise de la rive gauche du Rhin. Il y a aussi un plan de la bataille dans l'*Histoire militaire*, par Quincy, tome III, p. 600. La « montagne, » faisant suite à une ancienne berge du Rhin qui ne s'élevait au plus que de quinze mètres au-dessus de la plaine basse, avait quelque cent mètres de haut, mais était escarpée et infranchissable pour la cavalerie, sauf au passage défendu par le vieux donjon de Friedlingen.

4. Le prince de Bade fit cette autre observation, dans son rapport, que pas un coup de canon ne fut tiré pendant la formation des lignes.

5. Nous avons vu qu'en cette qualité, dans la campagne de 1694, il avait fait « bonne chère et force civilités » à notre auteur (tome II, p. 143), et son article nécrologique du *Mercure* d'octobre 1702, p. 389-397, dit en effet qu'il passait pour avoir une table des meilleures.

6. Ainsi, pour *leur*, dans le manuscrit.

7. Voyez le récit de M. de Vogüé, p. 171-172, et le *Mercure* d'octobre, p. 409-420.

crut la bataille perdue et perdit lui-même[1] la tramontane[2] sous un arbre, où il s'arrachoit les cheveux de désespoir, lorsqu'il vit arriver Magnac[3], premier lieutenant général de cette armée[4], qui accouroit seul, au galop, avec un aide de camp après lui[5]. Alors Villars, ne doutant plus que tout ne fût perdu, lui cria : « Hé bien! Magnac, nous sommes donc perdus? » A sa voix, Magnac poussa à l'arbre, et, bien étonné de voir Villars en cet état : « Hé ! lui dit-il, que faites-vous donc là, et où en êtes-vous? Ils sont battus, et tout est à nous. » Villars, à l'instant, recoigne ses larmes[6], court avec Magnac[7] à l'infanterie,

1. Les cinq derniers mots sont en interligne, au-dessus d'*et perdit*, biffé.

2. Nous avons déjà eu cette locution, prise dans le sens figuré, au tome V, p. 371.

3. Jules Arnolfini, comte de Magnac, ayant débuté en 1657, était passé mestre de camp en 1676, brigadier en 1690, inspecteur général en 1692, maréchal de camp en 1696, inspecteur général de la cavalerie et des dragons en 1700. Il fut promu lieutenant général le 23 décembre 1702, reçut le gouvernement de Mont-Dauphin le 28 avril 1706, et mourut le 23 février 1712, à soixante-treize ans. Voyez, outre la *Chronologie militaire*, tome IV, p. 470-472, un état de ses services et de ses provisions dans le volume du Dépôt des affaires étrangères coté *France* 402, fol. 104. Lui et son frère aîné, le feu maréchal de camp Arnolfini, étaient fils de l'écuyer italien qui avait enseigné l'équitation au Roi. Dépourvus de fortune, ils n'avaient dû leur avancement qu'à beaucoup de valeur et d'application; de plus, le cadet avait été enrichi par son mariage avec la vieille sœur d'un fameux avocat du nom d'Abraham : *Mémoires de Sourches*, tome III, p. 204, note 10. Le Roi lui avait donné, en janvier 1699, le bailliage d'Ensisheim.

4. Loin d'être le premier lieutenant général, il ne fut promu à ce grade que dix semaines plus tard.

5. *Après luy* est ajouté en interligne.

6. Littré dit n'avoir trouvé *recogner* ou *recoigner* dans aucun texte antérieur à Saint-Simon; on peut cependant le signaler dans les *Lettres de Jean Chapelain*, tome I, p. 331, et dans les *Mémoires de Sourches*, tomes IV, p. 71, VIII, p. 167, et IX, p. 84, au sens de repousser, reléguer dans un coin : seul emploi que l'*Académie* indique, en disant qu'il est du style familier. Quant à « recoigner ses larmes, » l'expression peut être propre à notre auteur.

7. Ici, *Maignac*.

qui combattoit celle des ennemis, qui l'avoit suivie du haut de cette petite montagne, criant tous deux victoire. Magnac avoit mené la cavalerie, avoit battu et poursuivi l'impériale près de demi-lieue jusqu'à ces six bataillons frais, qui l'avoient protégée, mais qui, n'ayant pu soutenir la furie de nos escadrons, s'étoit retirée[1] peu à peu avec les débris de la cavalerie impériale ; et Magnac alors, n'ayant plus à les pousser dans les défilés qui se présentoient, inquiet de notre infanterie dont il n'avoit ni vent ni nouvelles, étoit revenu de sa personne la chercher, et voir ce qu'il s'y passoit, enragé de ne l'avoir pas à portée de ces défilés pour achever sa victoire, et d'y[2] voir échapper les débris de la cavalerie impériale et ces six bataillons qui l'avoient sauvée. Lui et Villars, avec leurs cris de victoire, rendirent un nouveau courage à notre infanterie, devant laquelle, après plusieurs charges, celle des ennemis se retira, et fut assez longtemps poursuivie. Villars paya d'effronterie, et Magnac n'osa conter leur bizarre aventure que tout bas ; mais, quand il vit que Villars se donnoit tout l'honneur, et plus encore quand[3] il lui en vit recevoir la récompense[4] sans y participer en rien, il éclata à l'armée, puis à la cour, où il fit un étrange bruit[5] ; mais

1. Ainsi, au féminin singulier, comme s'il s'agissait d' « infanterie, » et non de six bataillons ; même négligence que plus haut, p. 298.

2. *D'y* corrige *de*. — 3. *Quand* corrige *que*. — 4. Ci-après, p. 304.

5. Villars s'était contenté, dans son premier billet d'avis au Roi, d'ajouter en *post-scriptum* : « Je dois rendre justice aussi à M. de Magnac, » après avoir dit que Chamarande avait fait des merveilles, et il avait ensuite écrit, dans une sorte d'annexe de son rapport du 17 à Chamillart (ses *Mémoires*, éd. Vogüé, tome II, p. 267) : « Je dois vous dire que M. de Magnac, ayant commandé la cavalerie dans la plus belle action qu'elle fera jamais, mérite quelque élévation. » A supposer même que le rôle de Magnac n'eût pas été tel que le prétend Saint-Simon, mais simplement tel que le racontent les *Mémoires de Villars* (éd. Vogüé, tome II, p. 35-36), il est évident que ces quelques mots de son général étaient absolument insuffisants. Ainsi paraissent en avoir jugé bon nombre de contemporains, et Magnac lui-même finit par adresser au Roi une protestation dont on trouvera le texte ci-après, appendice XXIII.

Villars, qui avoit le prix de la victoire et Mme de Maintenon pour lui, n'en fit que secouer l'oreille[1]. On verra parmi les Pièces[2] le compte qu'il en rendit au Roi aussitôt après l'action, qui s'appela la bataille de Friedlingue[3], qu'il ajuste comme il peut[4]. Outre des Bordes, lieutenant général, tué, Chavannes[5], brigadier d'infanterie, le fut aussi[6]; et, parmi les blessés, le duc d'Estrées, Polignac[7], Chamarande, lieutenant général[8], Coëtquen[9], et le fils du

1. Locution déjà relevée dans notre tome VIII, p. 274.

2. Dans la marge droite de son manuscrit, Saint-Simon a écrit ici : « Voir p. 11, parmy les Pieces, la lettre de Villars au Roy. »

3. Les Allemands l'appelèrent du nom de Weil, qui est une localité toute voisine.

4. Ces six derniers mots sont en interligne. — Nous n'avons pas retrouvé la copie de cette lettre faite par Saint-Simon ; mais il l'avait prise dans le *Journal de Dangeau*, tome IX, p. 16-20, et elle avait paru dans le *Mercure* d'octobre, p. 364-374. L'original est au Dépôt de la guerre, ainsi qu'un autre billet écrit le soir même de la bataille, sur un chiffon de papier, et dont les éditeurs du *Journal de Dangeau* ont donné le texte. On trouvera ces deux pièces ci-après, dans l'appendice n° XXIII, avec quelques indications complémentaires.

5. Philippe Galand de Venières de Chavannes, capitaine de grenadiers au régiment de Poitou en 1686, lieutenant-colonel en 1691, était brigadier depuis le 29 janvier 1702. Voyez son article nécrologique dans le *Mercure* d'octobre 1702, p. 381-388, et de janvier 1703, p. 107-109.

6. Villars dit, dans son rapport, que c'est la mort de des Bordes et de Chavannes qui, jointe à une trop grande ardeur de l'infanterie, porta celle-ci à sortir dans la plaine, après avoir chassé les ennemis du bois, et lui fit perdre ainsi l'avantage.

7. Le frère aîné du futur cardinal et le mari de Mlle de Rambures, ancienne fille d'honneur dont Saint-Simon racontera les aventures : Scipion-Sidoine-Apollinaire-Armand-Gaspard, vicomte de Polignac et marquis de Chalançon, d'abord capitaine au régiment du Roi, puis colonel du régiment d'Aunis (1684), gouverneur du Puy (1696), brigadier (1702), maréchal de camp (1704), lieutenant général (1719), mort à Paris, le 4 avril 1739, à soixante-dix-neuf ans.

8. Chamarande (ci-dessus, p. 294), fils du premier valet de chambre mort en 1699, n'était que maréchal de camp, et ne fut promu lieutenant général qu'en 1704 : tome I, p. 193.

9. Malo-Auguste, marquis de Coëtquen, colonel d'infanterie et gendre des Noailles : tome III, p. 311.

comte du Bourg[1], la plupart légèrement[2]. Villars, qui sentit le besoin qu'il avoit d'appui, fit un trait de courtisan. Le lendemain de la bataille il fut joint par quelques régiments de cavalerie de ce qui restoit autour de Strasbourg, que Catinat lui envoyoit encore[3]. De ce nombre étoit le comte d'Ayen : Villars lui proposa de porter au Roi les drapeaux et les étendards, et le comte d'Ayen l'accepta, malgré tout ce que Biron[4] lui put dire du ridicule de porter les dépouilles d'un combat où il ne s'étoit point trouvé. Mais tout étoit bon et permis au neveu de Mme de Maintenon, dont la faveur n'empêcha pas la huée de toute l'armée, dont les lettres à Paris[5] se trouvèrent pleines de l'aventure de Magnac, et de moqueries sur le comte d'Ayen. Mais elles arrivèrent trop tard : leur affaire étoit faite. Choiseul[6], qui avoit épousé une sœur de Villars[7],

1. Éléonor du Maine, marquis du Bourg, âgé de dix-huit ans et simple capitaine, avait remplacé son père à la tête du régiment Royal-cavalerie depuis la fin de 1701 ; il passa brigadier en 1709, et mourut en septembre 1712. Son père, lieutenant général, avait été détaché du côté de Neubourg : ce qui le priva d'assister à la bataille.

2. *Journal de Dangeau*, tome IX, p. 15, 17 et 19 ; *Sourches*, tome VII, p. 386 ; *Mercure* d'octobre, p. 397-403 ; *Mémoires militaires*, tome II, p. 844. Le chevalier de Chamilly, brigadier d'infanterie, était blessé aussi, mais dangereusement.

3. Le 5 octobre (*Mémoires militaires*, tome II, p. 590-593), le Roi avait ordonné à Catinat d'envoyer dix bataillons et vingt escadrons. Ce renfort, arrivant le 13 ou le 14, sous la conduite de M. de Guiscard, fut dirigé sur Neubourg. Ci-dessus, p. 297.

4. Comme du Bourg, le marquis de Biron, détaché à la prise de Neubourg, avait eu le regret de ne pas prendre part à la bataille.

5. L'initiale de *Paris* surcharge le commencement d'une minuscule.

6. François-Éléonor, dernier de la branche de Choiseul-Traves, détachée depuis le treizième siècle, et comte de Choiseul-Vauteau, était né le 2 mars 1673 et avait été page de la petite écurie (avril 1690) avant d'acheter une compagnie de cavalerie. Fait mestre de camp à la suite de la mission dont il va être parlé, il ne passa brigadier qu'en 1709, fut réformé en 1714, avec mille écus de pension, et mourut en 1718.

7. Marie-Louise de Villars, mariée le 11 février 1699 (copie du contrat aux Archives nationales, Y 277, fol. 140 v°), mourut à Paris le

fut chargé de la nouvelle et de sa lettre pour le Roi; il arriva le matin du mardi 17 octobre à Fontainebleau[1], et combla le Roi de joie de sa victoire, d'avoir un passage sur le Rhin, et de pouvoir compter sur une prompte jonction avec l'électeur de Bavière. Le lendemain matin[2] le comte d'Ayen arriva aussi, et, par le détail, les[3] drapeaux et les étendards, augmenta fort la joie; mais, quand on sut qu'il ne s'étoit point trouvé à l'action, le ridicule fut grand, et sa faveur contraignit peu les brocards. Choiseul eut force louanges du Roi du compte qu'il avoit rendu[4]; il eut[5] le régiment qu'avoit le chevalier de Sève[6] et mille pistoles; il n'étoit que capitaine de cavalerie[7]. Le 20 octobre un courrier de Villars soutint habilement la bonne humeur du Roi[8] : il lui manda la perte des ennemis bien plus grande qu'on ne la croyoit, tous les villages des environs de Friedlingue pleins de leurs blessés, sept pièces de canon trouvées abandonnées, le prince d'Anspach[9], deux princes de Saxe[10] et le fils de l'administrateur de Würtem-

23 janvier 1736, à soixante-dix-huit ans, n'ayant eu qu'une fille, mariée à un d'Andigné. Elle avait quelque quinze ans de plus que son mari.

1. *Journal de Dangeau*, tome IX, p. 14.

2. *Ibidem*, p. 16. — 3. Avant *les*, il a biffé *et*.

4. Dangeau dit (p. 16) : « L'avantage que nous avons remporté sur le prince de Bade est encore plus grand qu'on ne l'avoit dit à M. de Choiseul, et le Roi a été si content de la relation qu'il lui fit hier, qu'il en a parlé plusieurs fois en le louant. »

5. Ces deux mots sont en interligne, au-dessus d'*avec*, biffé.

6. Guillaume de Sève, fils d'un premier président du parlement de Metz ami des Saint-Simon (tome II, p. 172), avait été page de la grande écurie (1686) avant d'avoir une compagnie de cavalerie au régiment de Berry, était passé aux carabiniers en 1696, et avait obtenu un régiment en 1702. Voyez le *Mercure* d'octobre, p. 379-380 et 388-389.

7. *Journal*, p. 16.

8. *Ibidem*, p. 22; *Mémoires militaires*, p. 413, lettre du 17 octobre.

9. Guillaume-Frédéric de Brandebourg, né le 7 janvier 1686, et devenu margrave d'Anspach quatre mois plus tard. Il mourut le 7 janvier 1723.

10. L'un de ces princes devait être Jean-Guillaume, fils cadet du duc de Saxe-Gotha, qui venait de passer au parti impérial, ou un autre Jean-Guillaume (1666-1729), fils cadet du duc de Saxe-Eisenach, qui avait

berg[1] blessés et prisonniers; enfin, leur armée tellement dispersée, qu'elle n'avoit pas mille hommes ensemble[2]; Biron détaché avec trois mille chevaux au-devant de l'électeur de Bavière[3], et Villars occupé à établir des forts et des postes au delà du Rhin, et à y rétablir la redoute[4] vis-à-vis d'Huningue, détruite par la paix de Ryswyk[5]. Le samedi matin 21 octobre le comte de Choiseul fut redépêché à Villars avec un paquet du Roi. On a vu en son lieu[6] la source impure, mais puissante, de la protection de Mme de Maintenon pour lui. Le Roi, à son dîner le même

Villars fait seul maréchal de France.

succédé à ce titre en 1698. Le premier, né le 4 octobre 1677, avait été mestre de camp et adjudant général dans l'armée de Guillaume III, et était devenu major général de l'armée du prince de Bade. Il fut tué au siège de Toulon, le 15 août 1707.

1. Frédéric-Charles, duc de Würtemberg, second fils du duc Éverard VIII, de la branche aînée de Stüttgart, né le 12 septembre 1652, avait été tuteur et administrateur du duché pendant la minorité de son neveu; maréchal de camp général des armées impériales, il avait été défait à Pforzheim, en 1692, par le maréchal de Lorge, et amené prisonnier à la cour de France, puis relâché sans rançon en 1693 : ci-après, p. 350. Son fils aîné, Charles-Alexandre, né le 14 janvier 1684, fut chevalier de la Toison d'or, général d'artillerie en 1708, commandant de Landau, qu'il défendit contre les Français en 1713, puis gouverneur de Temeswar en 1716, de Belgrade en 1721. Il mourut le 12 mars 1737, ayant abjuré le luthéranisme le 28 octobre 1712.

2. Par suite du silence de Dangeau, Saint-Simon, lui non plus, n'a pas parlé des deux principales pertes faites par le prince de Bade : le comte de Fürstenberg, son second, son homme de confiance, général de l'infanterie, et le général Staufenberg.

3. Biron, suivant l'itinéraire indiqué par l'électeur de Bavière, envoya un parti jusqu'au fort de Rothenhausen, où devait se faire la jonction, mais ne put même avoir aucun renseignement, par la bonne raison que Max-Emmanuel, au lieu de se rapprocher du Rhin, s'en éloignait. Il revint donc après avoir établi des contributions et pris des otages (*Journal*, p. 24).

4. *La redoutte* surcharge *le fort*, effacé du doigt.

5. Tout cela est pris à Dangeau. Comparez les *Mémoires de Sourches*, p. 389, et ceux de *Villars*, tome II, p. 41. Une lettre de celui-ci, datée du 21, a été publiée par Soulavie, dans ses *Pièces inédites sur les règnes de Louis XIV*, etc., tome I, p. 224.

6. Tome I, p. 80.

jour, le déclara seul maréchal de France[1]. Il y voulut ajouter du tour[2]; le dessus du paquet fut suscrit[3] : *A M. le marquis de Villars*, et dedans, une lettre de la propre main du Roi, fermée, et suscrite : *A mon cousin le maréchal de Villars*. Choiseul en eut la confidence avec défense de la faire à personne, pas même à son beau-frère en lui remettant le paquet : le Roi voulut qu'il ne sût l'honneur qu'il lui faisoit que par l'inspection du second dessus. On peut juger de sa joie[4]. Celle de Catinat relaissé et délaissé dans Strasbourg[5] ne fut pas la même. N'ayant plus rien à faire, ou plutôt n'étant plus rien, il obtint son congé, et revint dans son carrosse à fort petites journées, comme un homme qui craint d'arriver[6]. Il salua le Roi le

Retour de Catinat, et sa retraite.

1. « S. M. déclara à son dîner l'honneur qu'il lui avoit fait de le faire maréchal de France, et il est seul de sa promotion » (*Journal*, p. 22).

2. Donner un tour agréable, piquant, à cette nomination.

3. Ce verbe ne se trouve pas dans les dictionnaires.

4. Comparez les *Mémoires de Sourches*, tome VII, p. 390. Villars a inséré dans ses *Mémoires* (éd. Vogüé, tome II, p. 40-41) la lettre du Roi, datée du 20, celles de Monseigneur et du duc d'Orléans, et celle de la princesse de Conti douairière, qui lui appliquait les vers fameux :

Vos pareils à deux fois ne se font pas connaître, etc.

Selon le témoignage non suspect du représentant de l'Électeur, la cour tout entière s'associa à la gratitude du souverain. « Il n'y a jamais eu tant de joie, écrivait Monasterol à son maître le 17, et le Roi est ce qui s'appelle vraiment transporté. Voilà M. de Villars au-dessus de tous les généraux de France, ayant eu affaire à un capitaine de réputation, qu'il a battu en écolier.... Le Roi lui donne le bâton de maréchal de France avec un applaudissement universel, ce qui est assez rare; mais son action est trop belle et trop importante pour ne pas mériter une récompense distinguée. » (M. de Vogüé, *Villars d'après sa correspondance*, tome I, p. 174.)

5. Ci-dessus, p. 294. Villars dit (p. 43-44) que les riches habitants de cette ville avaient été fort mécontents que leurs jardins et leurs maisons de plaisance fussent transformés en camp retranché, mais que néanmoins ils le reçurent fort bien après sa nomination.

6. On lui fit entendre que, n'ayant plus à commander des troupes en campagne, il devait rendre la province au marquis d'Huxelles. Parti de Strasbourg le 1er novembre, il arriva à Paris le 14, le même jour que le maréchal de Villeroy d'Italie : *Dangeau*, p. 27 et 40.

17 novembre, qui le reçut[1] médiocrement, lui demanda des nouvelles de sa santé, et ne le vit point en particulier[2]. Il n'alla point chez Chamillart. Il demeura un jour à Versailles, et fort peu à Paris[3]. Il se retira sagement en sa maison de Saint-Gratien, près Saint-Denis[4], où il ne vit plus que quelques amis particuliers, et ne sortit presque point de cette retraite[5] : heureux s'il n'en étoit point sorti[6], et qu'il eût su résister aux cajoleries du Roi pour reprendre le commandement d'une armée, et se défier des suites d'un éclaircissement d'autant plus dangereux qu'il fut victorieux. Le prince Louis, fort éloigné de la dissipation[7] où Villars l'avoit représenté[8], reparut incontinent avec une armée qui donna souvent de l'inquiétude de passer en deçà du Rhin[9]. Le reste de la campagne se passa à s'ob-

1. La première lettre de *receut* surcharge une autre *r* effacée du doigt, et *medicrem^t* a été surchargé en *mediocrem^t*.

2. « M. de Catinat est revenu d'Allemagne, dit Dangeau (p. 44), et salua le Roi, qui lui demanda des nouvelles de sa santé. Le Roi ne lui a point donné d'audience particulière, et le maréchal ne lui en demande pas même. » Le maréchal de Villeroy avait eu un tout autre accueil.

3. Cependant on lit encore dans le *Journal* (p. 57), le 5 décembre : « Le Roi, à son dîner, dit au maréchal de Catinat qu'il le vouloit entretenir au sortir de table, et, dès qu'il eut mangé, il le fit entrer dans son cabinet. Ce maréchal ne servira plus, et avoit eu dès l'année passée envie de se retirer. » L'auteur des *Mémoires de Sourches* met cette scène au 6 décembre (tome VII, p. 416) : « Le maréchal de Catinat eut une longue conversation avec le Roi, dans son cabinet, et les courtisans disoient que le Roi l'avoit embrassé plusieurs fois, et que le maréchal s'étoit attendri jusqu'à répandre des larmes (*en note :* On disoit qu'il avoit dit au Roi qu'il n'avoit eu garde de secourir Landau parce qu'il avoit manqué de toutes les choses nécessaires), mais qu'il n'avoit pas laissé d'insister toujours pour se retirer. » Il ne cessa que peu à peu de venir à la cour.

4. Son dernier mot d'ordre avait été : *Saint-Gratien, Paris.*

5. Voyez l'Appendice de ses *Mémoires*, tome III, p. 309-316.

6. *Sortis*, au pluriel, corrigé en *sorti.*

7. Emploi au sens de dispersion, à rapprocher des *Mémoires de Pomponne*, tome II, p. 458, et des lettres de Mmes de Maintenon et de Sévigné.

8. Ci-dessus, p. 303.

9. Dès le 23, Villars écrivait (*Journal de Dangeau*, p. 28) qu'il serait malaisé de se maintenir sur la rive droite sans jonction.

server, et à chercher ses avantages. Parmi ceux du nouveau maréchal, la jonction ne se fit point avec l'électeur de Bavière[1]. Ce prince avoit pris Memmingue[2] et plusieurs petites places pour s'élargir, et se donner des contributions et des subsistances[3]. Les armées se retirèrent dans leurs quartiers d'hiver; la nôtre repassa le Rhin, et bientôt après Villars eut ordre de demeurer à Strasbourg à veiller sur le Rhin[4].

Cet enfant de la fortune[5] va si continuellement faire

Caractère de Villars.

1. Aussitôt après la bataille, Villars avait griffonné un billet pour aviser l'Électeur de la défaite de l'armée impériale; au bout de bien des jours d'attente, il apprit, le 31 octobre, que Max s'était porté sur le Danube, au lieu de venir vers le Rhin, comme il l'avait promis. Soupçonnées dans le moment, les raisons de ce manquement de parole sont maintenant bien connues grâce à la découverte faite par M. de Vogüé (*Villars*, tome I, p. 178-185) d'une correspondance secrète entre Vienne et l'Électeur. Celui-ci négociait sous main depuis assez longtemps, et ses offres de faire manquer la jonction attendue par les Français ne furent définitivement rejetées qu'au commencement de novembre, parce qu'elles reposaient sur des prétentions inacceptables. La saison se trouvait alors trop avancée pour reprendre le mouvement de jonction, et, afin de couvrir sa duplicité, Max se répandit en plaintes et en insinuations perfides contre Villars. Néanmoins, pour donner quelque éclat à sa rupture définitive avec l'Empire, il fit faire des étendards avec ces devises bien significatives : un ours blessé, *Vulneratus crudelior;* un lion déchirant un aigle, *Sanguine non satior;* une comète, *Vultus non terret;* et encore: *Coronari aut rumpi* (*Gazette de Rotterdam*, n° 42 *bis*, correspondance de Francfort, 11 octobre 1702). Le Roi signa le 28 du même mois ses pouvoirs de commandant de l'armée d'Allemagne : Pinard, *Chronologie militaire*, tome I, p. 581.

2. Memmingen, petite ville du cercle de Souabe, au S. E. d'Ulm et au S. O. d'Augsbourg. L'Électeur s'en était rendu maître depuis le dernier septembre, et il y séjourna quelque temps : Pelet, *Mémoires militaires*, tome II, p. 394 et suivantes. Mais il est singulier que Saint-Simon ne parle pas de la prise d'Ulm, par laquelle l'Électeur avait débuté le 8 septembre, au grand étonnement de la cour impériale.

3. *Journal de Dangeau*, p. 47, 68, 83, 90, etc.

4. Pelet, *Mémoires militaires*, p. 446-449.

5. Même expression que pour le prince de Vaudémont, dans notre tome IX, p. 46. Au commencement du passage du *Siècle de Louis XIV* qui va être indiqué dans la note suivante, Voltaire a dit : « Villars

désormais un personnage si considérable, qu'il est à propos de le faire connoître[1]. J'ai parlé de sa naissance à propos de son père[2] : on y a vu que ce n'est pas[3] un fonds sur lequel il pût bâtir; le bonheur, et un bonheur inouï, y suppléa pendant toute sa longue vie. C'étoit un assez grand homme brun, bien fait, devenu gros en vieillissant[4], sans en être appesanti, avec une physionomie vive, ouverte, sortante[5], et véritablement un peu folle, à quoi la contenance et les gestes répondoient[6]; une ambition démesurée, qui ne s'arrêtoit pas pour les moyens; une grande opinion de soi, qu'il n'a jamais guères communi-

avait été l'artisan de sa fortune par son opiniâtreté à faire au delà de son devoir. »

1. Voltaire, bien au contraire de Saint-Simon, aimait beaucoup le maréchal son hôte, et il l'a favorablement traité dans le *Siècle de Louis XIV* (éd. Bourgeois, p. 338 et suivantes). Par suite, il est intéressant de mettre les principales parties du panégyrique en regard de la critique outrée. Parmi les auteurs modernes qui ont revisé le portrait que Saint-Simon va faire dans les pages suivantes, et qui y ont plutôt trouvé de l'exagération que de l'inexactitude, on doit signaler Sainte-Beuve, dans un article inséré au tome XIII des *Lundis;* Chéruel, dans *Saint-Simon considéré comme historien*, p. 554-567; M. le marquis de Vogüé, dans l'ouvrage déjà cité et dans son édition des *Mémoires de Villars;* enfin, M. Babeau, dans *le Maréchal de Villars gouverneur de Provence.*

2. Tome I, p. 77 : « Villars (*Orondate*) étoit petit-fils d'un greffier de Condrieu.... » Il dira encore : « Ce pied plat de Condrieu fait duc héréditaire ! »

3. Le *p* de *pas* surcharge une lettre illisible. — 4. Il a écrit : *veillissant.*

5. « On dit, en parlant d'un tableau, *qu'une figure sort*, pour dire qu'elle semble être de relief et s'avancer hors du tableau » (*Académie*, 1718 et 1878).

6. Son portrait fut peint par Coypel et par Rigaud (1704). Le dernier est en la possession de l'héritier des papiers et de la grandesse du maréchal, M. le marquis de Vogüé; la copie donnée à l'Académie française est actuellement au musée de Versailles, n° 2958, ainsi qu'une autre copie, n° 3671. On sait, par les papiers de Rigaud, qu'il en fut fait deux au moins, en 1707 pour la ville de Strasbourg, en 1708 pour le secrétaire du maréchal. Martinet a gravé la toile de Coypel, P. Drevet et Marcenay celle de Rigaud. Coysevox fit un buste. Nous avons aussi des estampes éditées chez Desrochers et chez Mariette. M. le marquis de Vogüé a placé une héliogravure de la toile qui lui appartient en tête de *Villars d'après sa correspondance.*

quée qu'au Roi[1]; une galanterie dont l'écorce étoit toujours romanesque[2]; grande bassesse et grande souplesse auprès de qui le pouvoit servir, étant lui-même incapable[3] d'aimer ni de servir personne, ni d'aucune sorte de reconnoissance[4]; une valeur brillante, une grande activité, une

1. Fénelon écrivait au duc de Chevreuse, le 20 mars 1710 (*Correspondance*, tome I, p. 354) : « Le maréchal de Villars est une tête vaine et légère, qui impose apparemment au Roi, mais qui n'a aucun fonds. » Après Denain, Mme Dunoyer disait (*Lettres historiques et galantes*, lettre xcii, au tome IV de l'édition de 1738, p. 226) : « Cette victoire a valu au maréchal de Villars le gouvernement de Provence..., et mille autres biens dont le Roi vient de le combler. On l'appelle le *Turenne de nos jours*, et cette action ici efface entièrement le *Non plus ultra* et toutes les autres mauvaises aventures qu'on reprochoit à ce général, et auxquelles le Roi n'a jamais voulu faire toute l'attention que les malveuillants auroient souhaité. La constance du Roi a enfin triomphé : ce monarque n'a point voulu se démentir sur le chapitre de M. de Villars, il ne s'est point rebuté par tous ces mauvais succès, et M. de Villars vient enfin de justifier le goût de ce monarque. »

2. « Le maréchal de Villars est romanesque dans toutes ses manières; mais il se bat mieux que le maréchal de Villeroy, » écrivait Madame en 1706 (recueil Jaeglé, tome I, p. 349); et en 1707 (p. 369) : « Villars ne manque pas d'esprit, et c'est un homme fort courageux; mais il a quand même l'air braque, il fait d'horribles grimaces. Cet homme, c'est un roman vivant. »

3. *Incapable* est ajouté en interligne.

4. « Le maréchal de Villars n'avait point d'art. Il n'avait ni celui de se faire des amis avec de la probité et de l'esprit, ni celui de se faire valoir, quoiqu'il parlât de lui-même comme il méritait que les autres en parlassent. Il dit un jour au Roi, devant toute la cour, lorsqu'il prenait congé pour aller commander l'armée : « Sire, je vais combattre les ennemis « de Votre Majesté, et je vous laisse au milieu des miens. » (*Siècle de Louis XIV*, p. 339.) Ce sont les mêmes paroles que Voltaire a mises en vers dans le 3e *Discours sur l'Homme*, et il les appliquait aussi à Feuquière : ci-dessus, p. 95, note 3, et ci-après, p. 418. Dans le *Siècle*, il dit encore (p. 338-339) : « Il déplut quelquefois à Louis XIV, et, ce qui était plus dangereux, à Louvois, parce qu'il leur parlait avec la même hardiesse qu'il servait. On lui reprochait de n'avoir pas une modestie digne de sa valeur; mais enfin on s'était aperçu qu'il avait un génie fait pour la guerre, et fait pour conduire des Français : on l'avait avancé en peu d'années, après l'avoir laissé languir longtemps. » Nous voyons, en effet, dans la première partie de ses *Mémoires*, comment il s'était mal fait

audace sans pareille, et une effronterie qui soutenoit tout et ne s'arrêtoit pour rien, avec une fanfaronnerie poussée aux derniers excès, et qui ne le quittoit jamais[1]; assez d'esprit pour imposer aux sots par sa propre confiance; de la facilité à parler, mais avec une abondance et une continuité d'autant plus rebutante, que c'étoit toujours avec l'art de revenir à soi, de se vanter, de se louer, d'avoir tout prévu, tout conseillé, tout fait, sans jamais, tant qu'il put, en laisser de part à personne[2]; sous une magnificence de Gascon, une avarice extrême, une avidité de harpie[3], qui lui a valu des monts d'or pillés à la guerre, et, quand il vint à la tête des armées, pillés haut à la main, et en faisant lui-même des plaisanteries, sans pudeur d'y employer des détachements exprès, et de diriger à cette fin les mouvements de son armée[4]; incapable d'aucun dé-

venir de Louvois, puis de Barbezieux, et avait été desservi par eux. De son côté, il se plaignait de ne trouver qu'ingratitude chez ceux pour qui il faisait de son mieux (*ibidem*, tome I, p. 302, 303 et 350).

1. Voyez ci-après, p. 609, un couplet de 1727. Voltaire lui-même, au milieu de son admiration et de sa gratitude, a écrit ce vers :

L'heureux Villars, fanfaron plein de cœur.

2. Voyez, par exemple, dans ses *Mémoires*, tome II, p. 7-8, ce qu'il raconte de son arrivée à l'armée d'Italie, en 1701, et des troupes criant : « C'est notre général que Dieu nous envoie! » « Un homme qui se donne tout ce qu'il y a de bien fait, » écrit en 1702 son ami l'Électeur (*Villars d'après sa correspondance*, tome I, p. 154); et Mme de Grignan, le 5 février suivant (*Sévigné*, tome X, p. 477) : « Il a toujours pris la route et le vol de tous ceux qui arrivent. » Les *Caractères de la famille royale*, etc., imprimés en 1702, disent (p. 47) : « Il est également versé dans la politique et dans le militaire. Retranchez un peu de sa bouffonnerie, son caractère n'est pas mauvais. » Ceux de 1706 (édit. Éd. de Barthélemy, p. 35) ajoutent : « L'action de Friedlingen fit beaucoup plus de bruit que de besogne, avança sa fortune, et lui procura un bâton précoce.... »

3. Plus loin, p. 367, il appliquera cette comparaison à la princesse d'Harcourt, et beaucoup plus justement.

4. « Affreusement intéressé » selon Madame (recueil Jaeglé, tome I, p. 369), il ne se cachait pas de faire entrer dans ses plans stratégiques la perspective de contributions à lever ou de trésors à saisir. M. de Vogüé a cité à ce propos deux pages de sa correspondance avec l'électeur Max (*Villars*, tome I, p. 228-229), où l'avidité de « harpie » ne se

tail de subsistance, de convois, de fourrages, de marches, qu'il abandonnoit à qui de ses officiers généraux en vouloit prendre la peine, mais s'en donnant toujours l'honneur. Son adresse consistoit à faire valoir les moindres choses et tous les hasards[1]. Les compliments suppléoient[2] chez lui à tout ; mais il n'en falloit rien attendre de plus solide : lui-même n'étoit rien moins. Toujours occupé de futilités quand il n'en étoit pas arraché par la nécessité imminente des affaires, c'étoit un répertoire de romans, de comédies et d'opéras, dont il citoit à tout propos des

dissimule qu'à peine sous un ton plaisant. Comme gouverneur de la Provence, plus tard, M. Babeau ne l'a pas trouvé moins rapace. Voltaire, dans son panégyrique (*Siècle de Louis XIV*, p. 339), s'est borné à plaider les circonstances atténuantes. « On lui a reproché, dit-il, jusqu'à ses richesses, quoique médiocres, acquises par des contributions dans le pays ennemi, prix légitime de sa valeur et de sa conduite, pendant que ceux qui ont élevé des fortunes dix fois plus considérables par des voies honteuses les ont possédées avec l'approbation universelle. » Nous reviendrons sur ce point, avec Saint-Simon lui-même, en 1703.

1. M. le marquis de Vogüé dit, au contraire, à propos de la campagne de 1703 (*Villars d'après sa correspondance*, tome I, p. 191-192), que, « formé à l'école de Condé et de Turenne, il avait conservé leurs traditions à une époque où elles tendaient à se perdre pour faire place aux habitudes lentes et inactives de la guerre de sièges et du piétinement sur place. Il avait l'instinct de la stratégie, et marchait au but avec une rare énergie, avec une confiance communicative, qui n'avait qu'un tort, celui de se traduire par un langage trop imprégné de hâblerie méridionale. Cette humeur gaillarde et vantarde plaisait d'ailleurs au soldat, qui croyait à l'étoile de son chef et le savait heureux. Villars se l'attachait en outre par des mérites plus solides : il prenait soin de lui, veillait à son bien-être ; impitoyable pour la maraude, qui ruine la discipline et tarit la source des approvisionnements réguliers, il excellait dans l'art de faire vivre son monde et de bien vivre lui-même aux dépens de l'ennemi. Il dépassait même beaucoup la mesure en ce qui le concernait ; mais le soldat, qui voyait les magasins toujours bien approvisionnés et la caisse toujours bien remplie, lui pardonnait aisément de prélever un peu durement sur l'ennemi la part que des usages heureusement disparus attribuaient au chef dans les contributions de guerre. » Saint-Simon lui-même déclarera que sa campagne de 1705 fut « digne des plus grands généraux. »

2. *Suppléés* corrigé en *suppléoient*.

bribes, même aux conférences les plus sérieuses[1]. Il[2] ne bougea tant qu'il put des spectacles, avec une indécence de filles de ces lieux et du commerce de leur vie et de leurs galands, qu'il poussa publiquement jusqu'à sa dernière vieillesse, déshonorée publiquement par ses honteux propos[3]. Son ignorance, et, s'il en faut dire le mot, son ineptie en affaires étoit inconcevable dans un homme qui y fut si grandement et si longtemps employé : il s'égaroit et ne se retrouvoit plus ; la conception manquoit, il y disoit tout le contraire de ce qu'on voyoit et de ce[4] qu'il vouloit dire. J'en suis demeuré souvent dans le plus profond étonnement, et obligé à le remettre, et à parler pour lui plusieurs fois, depuis que je fus avec lui dans les affaires pendant la Régence. Aucune, tant qu'il lui étoit possible, ne le détournoit du jeu, qu'il aimoit parce qu'il y avoit toujours été heureux et y avoit gagné très gros, ni des spectacles.

1. C'était en effet un lettré nourri de romans, et surtout de comédies ou d'opéras, mérite que Voltaire ne tenait pas en petite estime, et que nous retrouvons d'ailleurs chez plus d'un contemporain, Tessé par exemple. Arrivant en face de Villeroy à l'armée d'Italie, Villars l'apostropha de ces vers de *Bajazet*, par allusion à l'accueil qu'il avait eu de la cavalerie (ci-dessus, p. 310, note 2) :

> Comptez qu'ils me verront encore avec plaisir,
> Et qu'ils reconnaîtront la voix de leur vizir.

Cette manie de citations et d'allusions était bien connue de tous ses correspondants, qui en plaisantaient, mais avec moins d'aigreur que Saint-Simon, sans doute parce qu'ils étaient mieux à même de lui rendre la pareille. Voyez la lettre de la princesse de Conti déjà citée, avec la réponse de Villars, publiée par M. le marquis de Vogüé, et une lettre de Torcy, dans le livre de feu Hermile Reynald, *Louis XIV et Guillaume III*, tome II, p. 194. On doit, au même propos, signaler une lettre du maréchal à M. de Puysieulx (*Mémoires de Villars*, tome II, p. 273), où il montre autant d'admiration pour l'œuvre de Molière que de dédain pour la façon dont certains Allemands la comprenaient.

2. Avant *il*, il a biffé *et dont*. Auparavant, *mesmes* est au pluriel. Plus loin, *des spectacles* est en interligne, au-dessus d'*et qu'il put*, biffé.

3. Ailleurs (Addition au *Journal de Dangeau*, tome XIII, p. 250), il parle de son habitude de dire des ordures sur les dames.

4. *Et de ce* a été ajouté en interligne.

Il n'étoit occupé que de se maintenir en autorité, et laissoit faire tout ce qu'il auroit dû faire ou voir[1] lui-même. Un tel homme n'étoit guères aimable : aussi n'eut-il jamais ni amis ni créatures, et jamais homme ne séjourna dans de si grands emplois avec moins de considération[2]. Le nom qu'un infatigable bonheur lui a acquis pour des temps à venir[3] m'a souvent dégoûté de l'histoire, et j'ai trouvé une infinité de gens dans cette même réflexion. Les siens ont eu l'imprudence de laisser paroître fort tôt après lui des *Mémoires* qu'on ne peut méconnoître de lui[4]. Il n'y a qu'à voir sa lettre au Roi sur sa bataille de

1. *Ou voir* a été ajouté en interligne.

2. En 1711, Fénelon dit que « sa réputation comme général est avilie, » qu'il n'est « ni aimé ni estimé des principaux officiers, » que « les troupes ne se croiront pas bien menées, » etc. (*Correspondance*, tome I, p. 487 et 507).

3. C'est « un général fait pour des François à qui la gaieté unie au courage inspire la confiance, » a dit Duclos (*Œuvres*, tome III, p. 27).

4. Une notice mise en tête de l'édition de ces *Mémoires* que M. le marquis de Vogüé achève actuellement pour la Société de l'Histoire de France fait connaître que leur rédaction a été commencée en 1715-1716 par le maréchal, et qu'à partir de la même date jusqu'au 19 octobre 1733, il a continué le récit sous forme de journal. Un an après sa mort, un texte assez exact de la première partie des *Mémoires*, allant jusqu'à la fin de 1700, fut imprimé à la Haye, chez le libraire P. Gosse, qui, faute d'avoir la suite du manuscrit, fit composer deux autres volumes apocryphes, pour aller jusqu'à la mort de Villars. Ce sont ces trois volumes, édités neuf fois entre 1734 et 1758, soit en Hollande, soit en Angleterre, que Saint-Simon a eus entre les mains. — En 1784, MM. de Vogüé, qui avaient hérité des manuscrits originaux comme cousins et légataires du fils de la sœur du maréchal de Villars, se joignirent au maréchal de Castries pour faire refaire la Vie de Villars par l'historien Anquetil, et remirent à celui-ci, avec les cahiers ou feuilles volantes des *Mémoires* et du *Journal*, quatorze volumes de correspondances. Anquetil s'en servit pour composer « un travail de remaniement et de refonte, œuvre incontestablement sincère, mais personnelle, » quoique intitulée *Vie du maréchal duc de Villars écrite par lui-même*, en quatre volumes in-12, qui depuis lors a servi aux éditeurs de nos grandes collections pour compléter le premier volume de 1734, seul authentique. Mais, rentré maintenant en possession des papiers, M. le marquis de Vogüé a voulu restituer intégralement le texte original, tel

Friedlingue[1] : un récit confus, embarrassé, mal écrit, sans exactitude, sans précision, expressément[2] confus, voile tant qu'il peut le désordre qui pensa perdre son infanterie, son ignorance de ce que fit sa cavalerie[3], ne peint ni la situation, ni les mouvements, ni l'action, encore[4] moins ce qui en fit la décision et la fin ; et ses louanges générales et universelles, qui ne louent personne en ne marquant rien de particulier de personne, données au besoin qu'il se sentoit de tous[5], n'en peuvent flatter aucun[6]. Ses *Mémoires* ont la même confusion, et, s'ils ont plus de détail, c'est pour faire plus de mensonges dont il se donne sans cesse pour le héros. J'étois bien jeune, et seulement mestre de camp d'un régiment de cavalerie[7], en 1694 et les suivantes[8]; mais, à la première, j'étois gendre du général de l'armée, et, les[9] autres, dans la plus intime confiance du maréchal[10] de Choiseul, qui succéda à mon beau-

que Villars avait entendu l'établir, et déjà cinq volumes ont paru dans la collection de la Société indiquée plus haut. En outre, M. de Vogüé s'est servi de la correspondance, soit pour enrichir son édition d'annexes intéressantes, soit pour écrire divers articles sur Villars, et, en dernier lieu, les deux volumes de *Villars d'après sa correspondance et des documents inédits*. De cet historique il faut donc retenir que les *Mémoires* possédés par Saint-Simon, et visés ici, n'étaient authentiques que pour le premier tiers, et que la suite était absolument apocryphe, plus apocryphe même que la *Vie* composée cinquante ans plus tard par Anquetil.

1. Ici, *Friedlinguen*. Ensuite, la première lettre d'*Un* surcharge un *o*, et, à la ligne suivante, *expressem^t confus* a été ajouté en interligne.
2. Au sens de volontairement, exprès, comme dans *l'Étourdi* de Molière, acte IV, scène v.
3. Ci-dessus, p. 299.
4. Il a écrit, par mégarde : *encre*.
5. Parce qu'il sentait combien il avait besoin de l'aide de tous.
6. On trouvera, dans l'appendice XXIII, ce texte même du récit de Friedlingue, rapproché de la lettre au Roi.
7. La première lettre de *cavalerie* corrige un *o* ou un *e*.
8. Et les années ou les campagnes suivantes.
9. Avant *les*, il a biffé *dans*, au-dessus duquel il avait écrit, puis biffé *les autres*.
10. L'initiale de *M^l* surcharge un *G*.

père. C'en est assez pour avoir très distinctement vu que les[1] vanteries de ses *Mémoires* sur ces campagnes-là n'ont pas seulement la moindre apparence, et que tout ce qu'il y dit de lui est un roman[2]. J'ai su des officiers principaux qui ont servi avec lui et sous lui, dans les autres campagnes qu'il raconte, que tout y est mensonge, la plupart[3] entièrement controuvés, ou avec un fondement dont tout le reste est ajusté à ses louanges, et au blâme de ceux qui y ont le plus mérité, pour leur dérober le mérite et se l'approprier[4]. Il s'y trouve même des traits dont la hardiesse pue[5] tellement la fausseté, qu'on est indigné de l'audace pour soi-même, et que le héros prétendu ait osé[6] espérer de se faire si grossièrement des dupes et des admirateurs. La soif d'en avoir l'a rendu coupable des plus noirs larcins de la gloire des maîtres devant qui je l'ai vu ramper, et des calomnies les plus audacieuses et les plus follement hasardées. A l'égard de ses négociations en Bavière et[7] à Vienne[8], qu'il y décrit avec de si belles

1. *Ces* corrigé en *les*.
2. Voyez notre tome IV, p. 175, 219, 476-479, 483 et 484.
3. La plupart des faits, des récits mensongers.
4. Ci-dessus, p. 310-311. C'est à la critique de ces récits que s'est particulièrement attaché M. le marquis de Vogüé.
5. Il écrit : *put*. C'était l'orthographe du temps.
6. *Osé* est en interligne, au-dessus de *pu*, biffé. Plus loin, *se* a été ajouté en interligne, avant *faire*.
7. Les trois mots *en Bavière et* ont été ajoutés en interligne, et Saint-Simon ne s'est pas aperçu qu'il allait, par cette addition, faire un anachronisme, puisque les séjours de Villars en Bavière sont de 1687 et de 1688, temps où Torcy n'était point encore ministre comme il va le dire. Sur cette période de la carrière diplomatique du futur maréchal, voyez, outre ses *Mémoires*, éd. Vogüé, tome I, p. 61-108 et 353-434, le chapitre Ier de *Villars d'après sa correspondance*, le recueil des *Instructions pour les ambassadeurs en Bavière*, publié par M. André Lebon, p. 81-96, le tome I de l'ouvrage de M. Legrelle, p. 341, etc.
8. Villars avait eu une première mission à Vienne en 1687 : *Instructions pour les ambassadeurs en Autriche*, publiées par M. Sorel, p. 113-115; c'est alors qu'on lui ordonna, à trois reprises différentes, d'aller négocier avec l'électeur de Bavière. Mais, ici, il s'agit du second séjour

couleurs, j'en ai demandé des nouvelles à M. de Torcy, à qui lors il en rendoit compte, et sur les ordres et les instructions duquel il avoit uniquement à se régler. Torcy m'a protesté qu'il en avoit admiré le roman, que tout y est mensonge, et qu'aucun fait, aucun mot n'en est véritable : il étoit lors ministre et secrétaire d'État des affaires étrangères, par qui elles passoient toutes, et le seul qui se fût préservé de partager, ou plutôt de soumettre son département à Mme de Maintenon[1]; sa droiture, sa probité, sa vérité n'ont jamais été douteuses en France ni dans les pays étrangers, et sa mémoire toujours exacte et nette. Telle a été la vanité de Villars d'avoir voulu être un héros en tout genre dans la postérité, aux dépens des mensonges et des calomnies qui font tout le tissu du roman de ses *Mémoires*, et la folie de ceux qui se sont hâtés de les donner avant la mort des témoins des choses et des spectateurs d'un homme si merveilleux, qui, avec tout son art, son bonheur sans exemple, les plus grandes dignités et les premières places de l'État, n'y a jamais été qu'un comédien de campagne[2], et plus ordinairement encore qu'un bateleur monté sur ses tréteaux[3]. Tel fut en gros Villars, à qui ses succès de guerre et de cour acquerront dans la suite un grand nom dans l'histoire, quand le temps l'aura[4] fait perdre de vue lui-même, et que l'oubli aura effacé ce qui n'est guères connu qu'aux contemporains. Il se retrouvera si souvent dans la suite de ces *Mémoires*, qu'il y aura lieu de l'y[5] reconnoître aux divers

qu'il fit à Vienne, comme envoyé extraordinaire, de 1698 à 1701, et pendant lequel il n'alla pas à Munich : ses *Mémoires*, tome I, p. 194-348; tome III de l'ouvrage de M. Legrelle. Les Affaires étrangères possèdent un récit de ses négociations de 1700-1701, dans le vol. *France 444*.

1. Il dira plusieurs fois que Mme de Maintenon ne pardonnait pas au ministre cette indépendance : voyez notamment le tome XII, p. 125-126.

2. Est-ce une allusion au *Roman comique*? Voyez le livre de M. Paul Morillot, *Paul Scarron*, p. 321-327.

3. Il écrit : *tretteaux*.

4. *L'ara* corrigé en *l'aura*. — 5. *Le* corrigé en *l'y*.

traits de ce portrait, plus fidèle que la gloire qu'il a dérobée, et qu'à l'exemple du Roi il a transmise à la postérité, non par des médailles et des statues[1], il étoit trop avare, mais par[2] des tableaux dont il a tapissé sa maison[3], et où il n'a pas même oublié les choses les plus simples, et jusqu'à sa séance tenant les états de Languedoc[4] lorsqu'il a commandé dans cette province[5]. Je ne dis rien du

1. Allusion à l'*Histoire métallique de Louis le Grand* dont il a été parlé p. 145, et aux « païennes dédicaces » de la place des Victoires et de la place de Vendôme, dans notre tome VI, p. 244-245.

2. *Par* est ajouté en interligne.

3. Dans le tome II de *Villars d'après sa correspondance*, p. 152, M. le marquis de Vogüé a indiqué les tableaux dont le maréchal « tapissa » le château de Vaux, et dont une partie y est actuellement revenue, représentant toute sa carrière militaire et ses plus célèbres actions, la victoire de Denain, la bataille de Malplaquet, le congrès de Rastadt, etc. Voyez ci-après, aux Additions et corrections, p. 610, un couplet de 1733.

4. Ce tableau, peint par Martin père, pour Vaux, et représentant l'ouverture de la session de 1704-1705, appartient actuellement à M. le marquis de Vogüé : voyez son édition des *Mémoires*, tome II, p. 167-168. Le peintre s'est inspiré d'une estampe de B. Picart, qui représente une séance de la précédente session, mais séance ordinaire et présidée par l'archevêque de Narbonne, chef-né des trois ordres (ci-dessus, p. 106).

5. Voici comment Villars décrit cette séance (tome II de ses *Mémoires*, p. 167-168; comparez les *Mémoires de Bâville sur le Languedoc*, éd. 1734, p. 157-167, ou la *Correspondance administrative*, par Depping, tome I, p. 3-6) : « Pour le dire en passant, la séance des états du Languedoc est la plus belle du Royaume. Celui qui les tient, et qui occupe la place du Roi, est sur un trône élevé de quatre marches, ayant à ses pieds son capitaine des gardes. Dans une très grande salle est élevé un théâtre[a] qui occupe trois des côtés de cette salle. Les trois archevêques et les vingt évêques de la province sont à la droite du trône; le lieutenant général, l'intendant et les commissaires du Roi sont à la gauche; ensuite, les vingt-trois barons, ou ceux qui les représentent. Dans le milieu de la salle, en bas, est le tiers état. Et tout cela est fermé par une balustrade. Le reste de la salle est rempli de tout le peuple; mais il y a derrière les barons et les évêques des échafauds où se placent les dames et les personnes distinguées. » C'est le 4 décembre 1704 que Villars ouvrit la session des états par un discours « qui fut extrêmement

[a] Au sens d'estrade garnie de bancs comme on en mettait sur les côtés des scènes de théâtre.

ridicule extrême de ses jalousies, et des voyages de sa femme traînée sur les frontières[1] : il faut voiler ces misères; mais il est triste qu'elles influent sur l'État et sur les plus importantes opérations de la guerre, comme la Bavière le lui reprochera à jamais. Parmi tant et de tels défauts, il ne seroit pas juste de lui nier des parties. Il en avoit de capitaine; ses projets étoient hardis, vastes, presque toujours bons, et nul autre plus propre à l'exécution et aux divers maniements des troupes, de loin pour cacher son dessein et les faire arriver juste, de près pour se poster et attaquer[2]. Le coup d'œil, quoique bon, n'avoit pas toujours une égale justesse, et, dans l'action, la tête étoit nette, mais sujette à trop d'ardeur, et, par là même, à s'embarrasser. L'inconvénient de ses ordres étoit extrême[3], presque jamais par écrit, et toujours vagues, généraux, et, sous prétexte d'estime et de confiance, avec des propos ampoulés[4], se réservant toujours des moyens de s'attribuer tout le succès, et de jeter les mauvais sur les exécuteurs[5]. Depuis qu'il fut arrivé à la

goûté. » Les réponses de l'archevêque de Narbonne et de l'intendant Bâville furent pour le remercier d'avoir délivré la province des fanatiques « sans effusion de sang et sans levée de deniers extraordinaires. » Nous verrons de quels procédés il s'était servi.

1. Nous avons vu le mariage se faire au commencement de l'année (ci-dessus, p. 20); en 1703, Saint-Simon racontera comment la jalousie et un besoin impérieux de veiller de près sur cette jeune femme entraînèrent le maréchal à la faire venir à Strasbourg, tout à portée des opérations qu'il dirigeait, et quel fut le ridicule de ce procédé, sans parler des conséquences qu'il pouvait avoir pour les affaires militaires.

2. Voyez la page citée ci-dessus, p. 311, de M. le marquis de Vogüé.

3. *Estoient* a été corrigé en *estoit*, et le pluriel effacé à *extremes*.

4. Voyez, par exemple, dans le livre de M. de Vogüé, tome I, p. 168, le billet écrit à l'Électeur pour annoncer qu'il se prépare à passer le Rhin. M. Albert Babeau a dit, de la correspondance du maréchal, mélange d'emphase pompeuse et de sensibilité affectée : « Ses grandes maximes sont souvent des sortes de draperies derrière lesquelles il masque ses sentiments réels » (*Le maréchal de Villars gouverneur de Provence*, p. 34-35).

5. Fénelon écrivait dans le même sens, au duc de Chevreuse, en

tête des armées, son audace ne fut plus qu'en paroles; toujours le même en valeur personnelle, mais tout différent en courage d'esprit. Étant particulier[1], rien de trop chaud pour briller[2] et pour percer; ses projets étoient quelquefois plus pour[3] soi que pour la chose, et par là même suspects : ce qui ne fut pas depuis pour ceux dont il devoit être chargé de l'exécution, qu'il n'étoit pas fâché de rendre douteuse aux autres, quand c'étoit[4] sur eux qu'elle devoit rouler. A Friedlingue, il y alloit de tout pour lui : peu à perdre, ou même à différer, si le succès ne répondoit pas à son audace dans une exécution refusée par Catinat; le bâton à espérer, s'il réussissoit. Mais, quand il l'eut obtenu, le Matamore[5] fut plus réservé dans la crainte des revers de fortune, laquelle il se promettoit de pousser au plus haut, et il lui a été reproché depuis, plus d'une fois, d'avoir manqué des occasions uniques, sûres, et qui se présentoient d'elles-mêmes. Il se sentoit alors d'autres ressources : parvenu au suprême honneur

1711 (*Correspondance*, tome I, p. 507) : « Il n'y a aucun officier général qui se confie au maréchal; ils ne comptent ni sur son savoir pour donner des ordres précis, ni sur ses ressources dans les cas imprévus, ni sur sa sincérité pour rendre justice à chacun d'eux. Ils croient tous qu'il rejette tous les mauvais événements et toutes ses propres fautes pour se disculper aux dépens de ceux qu'il a chargés de quelque commission. Ainsi personne n'oseroit prendre rien sur soi avec lui pour faire réussir l'affaire générale, de peur de se perdre. Rien ne rend une bataille si difficile à gagner qu'une telle disposition des esprits, surtout dans une armée immense, où le général ne peut pas voir tout, et où tout dépend des officiers généraux. »

1. Officier particulier. — 2. Les lettres *br* de *briller* surchargent *ar*.

3. Il a écrit deux fois l'abréviation p^r, et biffé la seconde.

4. *Estoient*, au pluriel, dans le manuscrit.

5. Ce mot n'était pas encore admis par l'*Académie* en 1718, quoique emprunté par les meilleurs auteurs, dès le siècle précédent, au *capitan Matamoro*, tueur de Maures, des romans espagnols. Dans d'autres passages où Saint-Simon parlera encore des fanfaronnades de Villars (tomes VI de 1873, p. 401, et VIII, p. 37 et 40), il nous le montrera « pouffant à la Matamore » et « pensant étourdir par ses rodomontades le monde, et les ennemis mêmes. »

militaire, il craignit d'en abuser à son malheur; il en voyoit des exemples : il voulut conserver la verdeur des lauriers qu'il avoit dérobés par la main de la fortune, et se réserver ainsi l'opinion de faire la ressource des malheurs ou des fautes des autres généraux. Les intrigues ne lui étoient pas inconnues : il savoit prendre le Roi par l'adoration, et se conserver Mme de Maintenon par un abandon à ses volontés sans réserve et sans répugnance[1]; il sut se servir du cabinet dont elle lui avoit ouvert la porte; il y ménagea les valets les plus accrédités : hardiesse auprès du Roi, souplesse et bassesse avec cet intérieur, adresse avec les ministres; et, porté par Chamillart, dévoué à Mme de Maintenon, cette conduite suivie en présence[2], et suppléée[3] par lettres, il se la crut plus utile que les hasards des événements de la guerre, comme aussi plus sûre. Il osa dès lors prétendre aux plus grands honneurs, où les souterrains conduisent mieux que tout autre chemin, quand on est arrivé à persuader[4] les distributeurs qu'on en est susceptible[5]. Je ne puis mieux finir ce trop long portrait, où je crois pourtant n'avoir rien dit d'inutile, et dans lequel j'ai scrupuleusement respecté le joug de la vérité, je ne puis, dis-je, l'achever mieux

1. Voyez le chapitre VI du tome I de *Villars d'après sa correspondance*, écrit par M. de Vogüé à l'aide de lettres inédites du maréchal et de sa protectrice (1709-1711). On y constate que celle-ci se servit seulement de son crédit pour inspirer à Villars de suprêmes efforts et lui faire parfois honte de son insatiable avidité. Comparez l'article déjà cité de M. Alfred Baudrillart, dans la *Revue des Questions historiques*, janvier 1890, p. 147-149.

2. Pendant le temps qu'il était présent à la cour.

3. Il a écrit : *suplée.* — Voyez un emploi de ce verbe dans notre tome VIII, p. 79, et ci-après, p. 338, avant-dernière ligne.

4. *Persuadé* corrigé en *persuader*.

5. Nous le verrons, fait duc, pair, chevalier des ordres, gouverneur du pays Messin, gouverneur de Provence, briguer, sans succès il est vrai, une place de premier gentilhomme de la chambre, une charge de capitaine des gardes (celle pour laquelle Saint-Simon se mit aussi sur les rangs), l'épée de connétable, peut-être le poste de premier ministre.

que par cet apophthegme[1] de la mère de Villars[2], qui, dans l'éclat de sa nouvelle fortune, lui disoit toujours : « Mon fils, parlez toujours de vous au Roi, et n'en parlez jamais à d'autres[3]. » Il profita utilement de la première partie de cette grande leçon, mais non pas de l'autre, et il ne cessa jamais d'étourdir et de fatiguer tout le monde de soi.

Mort de M. le maréchal de Lorge.

L'époque de cette bataille de Friedlingue me fut celle d'une des plus sensibles afflictions que je pusse recevoir, par la perte que je fis de mon beau-père[4] à soixante-quatorze ans[5]. Au milieu d'une santé d'ailleurs parfaite[6] il fut attaqué de la pierre, aux symptômes de laquelle on se méprit d'abord, ou plutôt on voulut bien se méprendre dans le desir que ce ne la fût pas[7]. Les derniers six mois de sa vie il ne put plus sortir de chez lui, où l'affection publique lui forma toujours plutôt une cour, par le nombre et la distinction des personnes, qu'une compa-

1. Dire notable, sentencieux et concis d'un personnage important.

2. Cette Bellefonds (tome I, p. 80-81) « qui avoit de l'esprit infiniment, plaisante, salée, ordinairement méchante. »

3. *Un autre* corrigé en *d'autres*. — Cette anecdote se retrouve dans l'Addition sur les deux Villars père et mère (n° 12, dans notre tome I, p. 350), et reviendra à l'occasion de la mort de la mère, en 1706.

4. Le maréchal-duc de Lorge.

5. Il a corrigé *72* en *74*. C'est une erreur : selon la *Gazette* et selon l'acte donné dans le *Dictionnaire critique* de Jal, p. 798, le maréchal mourut en son hôtel de la rue Neuve-Saint-Augustin, le 22 octobre 1702, à soixante-douze ans. Il était né à Duras le 22 août 1630.

6. Il était cependant presque estropié des jambes ou des pieds, au point de ne pouvoir garder ses bottes de cheval, et cela dès avant 1675 (Pellisson, *Lettres historiques*, tome II, p. 395-396); en 1690, on l'avait envoyé, pour se fortifier le genou, aux eaux de Bourbonne (*Dangeau*, tome III, p. 239 et 252); en 1687, il avait eu un flux de sang, en 1688 et 1689 quelque autre maladie, et, en 1691, il avait songé à vendre sa charge de peur de mourir (*Sourches*, tome II, p. 93, et tome III, p. 85 et 353). Enfin nous avons vu qu'en 1695, à la suite d'accidents qualifiés d'apoplexie, il dut abandonner le commandement de l'armée du Rhin et renoncer au service. Depuis, il avait fait une chute sur la tête, à la chasse, le 4 octobre 1698 : *Sourches*, tome VI, p. 75-76.

7. En 1701, on avait parlé de tumeur au bas de l'estomac.

gnie assidue[1]. Le mal venu au point de ne le pouvoir méconnoître, la réputation d'un certain frère Jacques séduisit, et le fit préférer aux chirurgiens pour l'opération[2]. Ce n'étoit ni un moine ni un ermite[3], mais un homme bizarrement encapuchonné de gris, qui avoit inventé une manière de faire la taille par à côté de l'endroit ordinaire, qui avoit l'avantage d'être plus promptement faite, et de ne laisser après aucune des fâcheuses incommodités qui sont très souvent les suites de cette opération faite à l'ordinaire[4]. Tout est mode en France ; cet homme-là y étoit lors tellement, qu'on ne parloit que de lui. On fit suivre ses opérations pendant trois mois, et, sur vingt personnes qu'il tailla, il en mourut fort peu. Pendant ce temps-là M. le maréchal de Lorge se déroboit au monde, et se préparoit avec une[5] grande fermeté et une résignation vraiment chrétienne. Le desir de sa famille[6], et de conserver sa charge de capitaine des gardes du corps à son fils, eurent plus de part que lui-même à cette résolution. Elle fut exécutée le jeudi 19 octobre[7], à huit heures du matin, ayant la veille fait ses dévotions. Frère Jacques ne voulut ni conseil ni secours que Milet, chirurgien-major de la compagnie des gardes du corps de M. le maréchal de Lorge[8], auquel il étoit fort attaché. Il se trouva une petite pierre, puis de gros champignons, et, dessous, une fort grosse pierre. Un chirurgien qui eût su autre chose

1. Il y avait toujours compagnie nombreuse et excellente, nous a-t-il déjà dit dans le tome VIII, p. 95, et ci-dessus, p. 210.

2. Le P. Léonard (Arch. nat., MM 825, fol. 156) rapporte que la maréchale regretta beaucoup d'avoir poussé à ce choix.

3. Jacques Baulot ou Beaulieu, d'origine franc-comtoise, né en 1651, mort en 1720. Voyez ci-après, appendice XXIV.

4. Tomes V, p. 340, note 6, et IX, p. 345, note 5, et ci-après, appendice XXIV.

5. L'*e* d'*une* surcharge un *g*. — 6. Le désir qu'elle exprimait.

7. *Dangeau*, tome IX, p. 21 ; *Sourches*, tome VII, p. 388.

8. L'*État de la France* (1698, tome I, p. 412) ne cite, sans donner de nom, qu'un chirurgien ordinaire des quatre compagnies, appointé quatre cents livres.

qu'opérer de la main[1] auroit tiré la petite pierre, et en seroit demeuré là pour lors; il auroit fondu par des onguents ces excrescences[2] de chair adhérentes à la vessie, qui s'en seroient allées par les suppurations[3] : après quoi il auroit tiré la grosse pierre. La tête tourna au frère Jacques, qui n'étoit que bon opérateur de la main : il arracha ces champignons. L'opération dura trois quarts d'heure, et fut si cruelle[4], que frère Jacques n'osa aller plus loin, et remit à tirer la grosse pierre. M[5]. le maréchal de Lorge la soutint avec un courage qui fut toujours tranquille[6]. Fort peu après, Madame sa femme, qui fut la seule qu'on lui laissa voir de sa famille, s'étant approchée de lui, il lui tendit la main. « Me voilà, lui[7] dit-il, dans l'état où on m'a voulu; » et, sur sa réponse pleine d'espérance : « Il en sera, ajouta-t-il, tout ce qu'il plaira à Dieu. » Toute la famille et quelques amis étoient dans la maison, qui augurèrent mal d'une opération si étrange. Le duc de Gramont, qui avoit été depuis peu taillé par

1. Les trois derniers mots sont ajoutés en interligne.

2. « *Excrescence*, superfluité de chair qui s'engendre en quelque partie du corps de l'animal » (*Académie*, 1718).

3. On se servait de drogues très dangereuses pour dissoudre la pierre elle-même : *Œuvres de J. Racine*, tome VII, p. 201.

4. « M. le maréchal de Lorge fut taillé, à Paris, par frère Jacques, et souffrit une opération fort rude, dont on craint fort les suites » (*Dangeau*).

5. L'abréviation *M* surcharge *l*[*e*]; plus loin, *la* est en interligne.

6. L'opération dura seize minutes, quoique trois suffissent d'ordinaire au frère Jacques : *Notes de René d'Argenson, lieutenant général de police*, publiées par M. Lorédan Larchey (1866), p. 86. « On sut (*Sourches*, tome VII, p. 388, 19 octobre) que le maréchal de Lorge avoit été taillé par le frère Jacques[a], que l'opération avoit été très longue et très rude à cause de deux corps étranges[b] qui s'étoient trouvés adhérents à la vessie, qu'on avoit tiré trois pierres, et qu'il en étoit encore resté une, qu'on n'avoit pu attraper. Enfin tout le monde crut que le maréchal étoit dans un extrême danger. » La fièvre vint aussitôt, dit le rapport de police.

7. La première lettre de *luy* surcharge *d*[*it*].

[a] En note : « C'étoit un dévot qui s'étoit adonné à la taille et y avoit trouvé une nouvelle invention de tailler; mais elle ne fut pas heureuse cette fois-là, bien qu'elle l'eût été souvent. »

[b] En note : « Faits en forme de champignons, qu'il fallut arracher. »

Mareschal[1], força la porte, annonça les accidents qui arriveroient coup sur coup[2], où il n'y auroit point de remède, et insista inutilement pour qu'on fît venir Mareschal ou d'autres chirurgiens. Jamais frère Jacques ne voulut, et la maréchale, qui craignoit de le troubler, n'osa appeler personne. Le duc de Gramont ne fut que trop bon prophète[3]. Bientôt après, frère Jacques lui-même demanda du secours : il l'eut à l'instant; mais tout fut inutile. M. le maréchal de Lorge mourut le samedi[4] 22 octobre, sur les quatre heures du matin[5], ayant toujours eu auprès de lui l'abbé Anselme, alors directeur et prédicateur fameux[6]. Le spectacle de cette maison fut terrible. Jamais homme si tendrement ni si universellement regretté, ni si véritablement regrettable[7]. Outre ma vive douleur j'eus à sou-

1. En 1696, tome III, p. 20 : « Il étoit lors dans les horreurs de la taille. » Le duc de Luynes, faisant l'éloge de Mareschal en 1736 (*Mémoires*, tome I, p. 142), raconte un épisode de cette opération où il avait fait preuve d'un rare sang-froid.

2. Le *c* surcharge une *s*. — 3. Il a écrit : *profete*. — 4. Lisez : *dimanche*.

5. Le Roi apprit la nouvelle au retour de la messe : *Dangeau*, tome IX, p. 23 ; *Sourches*, tome VII, p. 390.

6. Antoine Anselme, que nous connaissons déjà pour avoir fait l'oraison funèbre de Mademoiselle (tome I, p. 129), et qui a, depuis lors, prononcé celle de son ami le chancelier Fieubet, et prêché à la cour en 1698. Le Roi lui a donné, en 1699, l'abbaye de Saint-Sever. Il est habitué sur la paroisse Saint-Paul, et y compte nombre de pénitentes. C'est lui qui prononcera, en décembre 1702, l'oraison funèbre du roi Jacques II, et, en février 1704, celle de l'abbesse de Fontevrault. Nous avons au Dépôt des affaires étrangères, vol. *France* 1106, fol. 130-138, une copie du discours qu'il adressa à l'abbesse de Conflans en lui remettant le cœur du maréchal de Lorge; l'oraison funèbre qu'il prononça à l'anniversaire, le 17 novembre 1703, a été imprimée. Son talent était très discuté : Mme de Sévigné l'appréciait beaucoup, tandis que l'abbé le Gendre et le président Hénault ne voyaient en lui qu'un bas courtisan, à morale vague et sans vrai savoir. Il se présenta deux fois à l'Académie française, mais sans succès, en avril 1699 et en février 1701. C'est à M. de Montespan qu'il devait son premier avancement, et il resta toujours attaché au duc d'Antin. Simonneau a gravé son portrait d'après a peinture de Rigaud (1713).

7. Comparez l'oraison funèbre, p. 43-46. « Il fut regretté de tout

tenir celle de Mme de Saint-Simon, que je crus perdre bien des fois : rien de comparable à son attachement pour son père, et à la tendresse qu'il avoit pour elle; rien aussi de plus parfaitement semblable que leur âme et leur cœur. Il m'aimoit comme son véritable fils, et je l'aimois et le respectois comme le meilleur père[1], avec la plus entière et la plus douce confiance[2].

Né troisième[3] cadet d'une nombreuse famille, ayant perdu son père[4] à l'âge de cinq ans[5], il porta les armes à Son éloge.

le monde en général et en particulier; car il avoit toutes les qualités d'un véritable gentilhomme de la vieille roche, » disent les *Mémoires de Sourches*, tome VII, p. 390.

1. Voyez, par exemple, le trait rapporté dans notre tome VIII, p. 96.

2. Comparez l'éloge qui va suivre avec les deux discours de l'abbé Anselme et avec un très long article nécrologique du *Mercure* de novembre 1702, p. 289-309, auquel il faut joindre les observations de Bayle, dans ses *Réponses aux questions d'un provincial* (*Œuvres choisies*, éd. 1737 in-folio, tome III, p. 594-596). Saint-Simon a déjà fait un éloge plus bref de son beau-père en 1695 (dans notre tome II, p. 264-265). On trouvera ci-après, à l'Appendice, n° XXV, la notice qu'il lui avait consacrée comme duc à brevet, et, n° XXVI, deux portraits du maréchal empruntés à l'Appendice de la *Relation* de Spanheim et aux *Caractères des principales personnes de la cour de France* publiés en 1702. Étant mort cette année-là, il n'a point d'article dans les *Caractères* inédits de 1703 conservés au Musée britannique.

3. *3e* a été ajouté après coup entre *Né* et *cadet*.

4. Guy-Aldonce, marquis de Duras et comte de Rauzan, né à Duras le 1er juin 1605, y mourut le 8 janvier 1665, ayant été nommé maréchal de camp après la révolte des Croquants. Une lettre de lui à sa belle-mère, datée du 26 décembre 1637 et annonçant la naissance d'une de ses filles, a été exposée au musée des Archives nationales, n° 819. L'*Histoire généalogique* lui donne (tome V, p. 737) douze enfants de la femme dont il va être parlé. M. de Lorge était le troisième. Le second, surnommé Rauzan, fut tué dans le blocus de Paris, en mai 1649; un autre, du nom de Pujols, périt de même en Portugal, un autre encore à Candie. Restaient le maréchal de Duras, qui était l'aîné, le cinquième cadet, devenu comte de Feversham, et leurs deux sœurs, Mmes de Malauze et de Roye. M. de Lorge, comme cadet, brisait d'un lambel les armes de Durfort.

5. Si le père mourut en 1665, M. de Lorge avait alors trente-cinq ans. Notre auteur a oublié un chiffre.

quatorze[1]. M. de Turenne, frère de sa mère[2], prit soin de lui comme de son fils, et, dans la suite, lui donna tous ses soins et toute sa confiance. L'attachement[3] du neveu répondit tellement à l'amitié de l'oncle, qu'ils vécurent toujours ensemble et furent considérés de tout le monde comme un père et un fils les plus étroitement unis. Des malheurs de temps et des engagements de famille entraînèrent M. de Lorge dans le parti de Monsieur le Prince; il le suivit même aux Pays-Bas : il servit sous lui de lieutenant général, avec de grandes distinctions, et s'acquit entièrement son estime[4]. Instruit déjà par M. de Turenne, il se perfectionna sous Monsieur le Prince, et revint sous son oncle[5], qui se fit un plaisir et une étude de le rendre capable de commander dignement les armées, en l'employant dans les siennes[6] à tout ce qu'il y avoit de plus difficile et de plus important[7]. M. de Lorge, jeune et bien fait, galant[8], fort dans le grand monde, pensoit néanmoins sérieusement. Élevé dans le sein des protestants où il étoit né, et lié de la plus[9] proche parenté et amitié avec leurs principaux personnages, il passa la moitié de sa vie sans se défier qu'ils pussent être trompés, et pratiquant[10]

1. Voyez sa notice, comme maréchal de France, dans l'*Histoire généalogique*, tome VII, p. 620-621, et dans la *Chronologie militaire*, tome III, p. 52-58, et l'article du *Mercure*, p. 289-290.

2. Élisabeth, fille d'Henri de la Tour, duc de Bouillon : tome IV, p. 41.

3. Ici, l'écriture change, après un arrêt.

4. C'est en 1651 qu'il se rangea, ainsi que son frère aîné Duras, que Bouteville et que bien d'autres, sous les drapeaux de Condé; mais, auparavant, en 1650, Duras et lui étaient allés servir Turenne et Mme de Longueville à Stenay, et le cadet avait été fait prisonnier à Rethel. Ils suivirent Condé jusqu'en Flandre, dans l'armée espagnole; mais le besoin et la lassitude les forcèrent de rentrer en France au courant de 1655, et alors Quintin (c'était ainsi que s'appelait le cadet) fut pourvu d'un régiment de cavalerie, par commission du 1er janvier 1657. Voyez le tome VI de l'*Histoire des princes de Condé*, par Mgr le duc d'Aumale, p. 4, 49, 336, 674, 746-748, etc.

5. Il a écrit : *ocle*. — 6. Il a corrigé *la* en *les*, et mis le pluriel à *sienne*.

7. Il devint maréchal de camp en 1665. — 8. *Galant* est ajouté en marge.

9. *Plus* corrige *pa*[*renté*]. — 10. *Pratiqua* l[*eur*] corrigé en *pratiquant*.

exactement leur religion. Mais, à force de la pratiquer, les réflexions vinrent, puis les doutes. Les préjugés de l'éducation et de l'habitude le retenoient; il étoit encore maîtrisé par l'autorité de sa mère, qui en étoit une de l'église protestante, et par celle de M. de Turenne, plus forte qu'aucune[1]; il étoit intimement lié d'amitié avec la duchesse de Rohan[2], l'âme du parti et le reste de ses derniers chefs, et avec ses célèbres filles[3], et son extrême tendresse pour la comtesse de Roye, sa sœur[4], qui étoit infiniment attachée à sa religion, le contraignit extrêmement[5]. Mais, parmi ces combats, il voulut être éclairci. Il trouva un grand secours dans un homme médiocre qui lui étoit attaché d'amitié, et qui, en étant fort estimé, s'étoit fait catholique[6]. Mais M. de Lorge voulut voir par lui-même, quand il fut parvenu au point de se défier tout à fait de ce qu'il avoit cru jusqu'alors. Il prit donc le parti de feuilleter[7] lui-même, et de proposer ses doutes au célèbre Bossuet, depuis évêque de Meaux, et à M. Claude, ministre de Charenton[8], et le plus compté parmi eux. Il ne les consultoit que séparément, à l'insu l'un de l'autre, et leur portoit comme de soi-même leurs réciproques réponses, pour démêler mieux la vérité. Il passa de la sorte toute une année à Paris, tellement occupé à cette étude, qu'il avoit comme[9] disparu du monde, et que ses plus intimes, jusqu'à M. de Turenne, en étoient inquiets, et lui faisoient des reproches de ce qu'ils ne pouvoient

1. Le manuscrit porte : *celuy de M. de Turenne, plus fort qu'aucun.*
2. Marguerite, fille du duc de Rohan : tome V, p. 218.
3. Mmes de Soubise, de Coëtquen et d'Espinoy. Voyez notre tome V, p. 254.
4. Tome III, p. 194. L'attachement inébranlable de cette sœur pour la foi protestante, comme d'ailleurs celui de leur mère, a été célébré par les historiens de la religion réformée.
5. *Extrem^t* est en interligne, au-dessus d'*infinim^t*, biffé.
6. M. Cotton : ci-après, p. 330.
7. Lire les auteurs, les étudier (*Académie*, 1718).
8. Tome IV, p. 266. — 9. *Co^e* est ajouté en interligne.

parvenir à le voir. Sa bonne foi et la sincérité de sa recherche mérita un rayon de lumière. Monsieur de Meaux lui prouva l'antiquité de la prière pour les morts, et lui montra dans saint Augustin[1] que ce docteur de l'Église avoit prié pour sainte Monique, sa mère[2]. M. Claude ne le satisfit point là-dessus, et ne s'en tira que par des défaites qui choquèrent la droiture du prosélyte, et[3] achevèrent de le déterminer. Alors il s'ouvrit au prélat et au ministre du commerce qu'il avoit depuis longtemps avec eux à l'insu l'un de l'autre; il les voulut voir aux mains, mais toujours dans le plus profond secret[4] : cette lutte acheva de convaincre son esprit par la lumière, et son cœur par les échappatoires peu droites qu'il remarqua souvent dans M. Claude, et sur lesquelles après, tête à tête, il n'en put tirer de meilleures solutions. Convaincu alors, il prit son parti; mais les considérations de ses proches l'arrêtèrent encore : il sentoit qu'il alloit plonger le poignard dans le cœur des trois personnes qui lui étoient les plus chères, sa mère, sa sœur et M. de Turenne, à qui il devoit tout, et de qui il tenoit tout jusqu'à sa subsistance[5]. Cependant ce fut par lui qu'il crut devoir commencer : il lui parla avec toute la tendresse, toute la reconnoissance, tout le respect du meilleur fils au meilleur père, et, après un préambule dont il sentit tout l'embarras, il lui fit toute la confidence de cette longue retraite, dont il lui[6] avoua enfin le fruit, et il assaisonna cette déclaration de tout ce qui en pouvoit adoucir l'amertume. M. de Turenne l'écouta sans l'in-

1. Au livre IX des *Confessions*, chapitre XIII.

2. Monique était une chrétienne de naissance, née vers 332 et mariée à un bourgeois païen de Numidie, qu'elle convertit. Elle en eut deux fils et une fille : Augustin était l'aîné; devenue veuve, elle l'alla retrouver à Milan en 384, eut alors le bonheur de le voir se convertir, et mourut à Ostie, en repartant pour l'Afrique, l'an 387.

3. *Et* surcharge l'élision *s'*.

4. On connaît les luttes mémorables de Bossuet contre le ministre de Charenton. Feu M. Floquet les a racontées tout au long.

5. Il lui fit plusieurs donations. — 6. *Luy* surcharge *av* [*oua*].

terrompre d'un seul mot; puis, l'embrassant tendrement, lui rendit confidence pour confidence, et l'assura qu'il avoit d'autant plus de joie de sa résolution, que lui-même en avoit pris une pareille après y avoir travaillé longtemps avec le même prélat que lui. On ne peut exprimer la surprise, le soulagement, la joie de M. de Lorge. Monsieur de Meaux lui avoit fidèlement caché qu'il instruisoit M. de Turenne depuis longtemps, et à M. de Turenne ce qu'il faisoit avec M. de Lorge. Fort peu de temps après, la conversion de M. de Turenne éclata[1]. La délicatesse de M. de Lorge ne lui permit pas de se déclarer sitôt : le respect du monde le contint encore cinq ou six mois, dans la crainte qu'on ne le crût entraîné par l'exemple d'un homme de ce poids auquel tant de liens l'attachoient[2]. Sans avoir jamais fait une profession particulière de piété distinguée, M. de Lorge regarda, tout le reste de sa vie,

1. Abjuration du 23 octobre 1668 : tome V, p. 266, note 7. Le récit de ce grand événement par l'oratorien Batterel a été publié, il y a dix ans, dans le *Bulletin critique*, 2e année, 1881-1882, p. 158-159. Voyez aussi les *Études sur Bossuet*, par feu M. Floquet, tomes III, p. 195-265, et IV, p. 289-290, la troisième partie de l'*Oraison funèbre de Turenne*, par Fléchier, et les *Erreurs et mensonges historiques*, par M. Ch. Barthélemy, 12e série (1879), p. 184-223. Voltaire, les protestants et un certain nombre de sceptiques n'ont voulu voir dans cette conversion qu'une manœuvre de politique pour arriver à l'épée de connétable que Louis XIV semblait depuis longtemps promettre à ce prix, mais que le nouveau crédit du grand Condé pouvait ravir à Turenne, et il est certain que le Roi considéra l'effet d'une pareille abjuration comme très utile pour entraîner ses sujets de la religion protestante (lettre du 31 janvier 1669, au Pape, dans ses *Œuvres*, tome V, p. 443); cependant les esprits non prévenus reconnaissent que le retour du maréchal à l'ancienne foi de ses pères fut simplement et sincèrement le fruit de réflexions tout intimes, qui s'étaient prolongées depuis la mort de sa femme, et de l'étude comparative des deux doctrines à laquelle il se livrait avec ses amis de l'un et l'autre camp. Lui-même déclara que le livre d'Arnauld sur la *Perpétuité de la foi* avait achevé de le convaincre; mais on sait qu'il avait eu aussi entre les mains une copie du traité de Bossuet : *Exposition de la doctrine de l'Église*, non encore publié.

2. C'est le 6 février 1669 (*Gazette*, p. 144) qu'il abjura à l'Archevêché de Paris, avec son cadet Rauzan, qui périt le 29 juin suivant à Candie.

sa conversion comme son plus précieux bonheur[1]. Il redoubla d'estime, d'amitié et de commerce avec M. Cotton[2], qui en avoit été la première cause; il vit tant qu'il vécut Monsieur de Meaux très familièrement, et avec vénération et grande reconnoissance. Il abhorroit la contrainte sur la religion; mais il se portoit avec zèle à persuader les protestants à qui il pouvoit parler, et fut jusqu'à la mort régulier, et même religieux, dans sa conduite et dans la pratique de la religion qu'il avoit embrassée, et ami des gens de bien[3]. Il eut la douleur que la comtesse de Roye en pensa mourir de regret[4]. Il n'y avoit que la religion que tous deux se préférassent : elle fut si outrée de ce changement, qu'elle ne le vouloit voir qu'à condition, qu'ils tinrent, de ne s'en parler jamais[5].

1. Voyez son oraison funèbre par l'abbé Anselme, p. 33-38.

2. Ce religionnaire était leur ami intime; en cette qualité, il assista aux conférences contradictoires de Bossuet et de Claude pour la conversion de Mlle de Duras : Floquet, *Bossuet précepteur du Dauphin*, p. 393, note 2. Il abjura enfin en 1685, et reçut une pension de mille livres du Roi le 8 novembre 1688. *La France protestante* ne parle pas de lui.

3. Ce dernier membre de phrase de six mots est ajouté en interligne.

4. *Regret* est en interligne, au-dessus de *douleur*, biffé. — On a vu, dans nos tomes III, p. 194, et IV, p. 49 et suivantes, que la comtesse de Roye, pour se soustraire à la conversion forcée, se retira en 1686 auprès de son mari, grandement établi à la cour de Danemark, et que de là ils passèrent en Angleterre, après l'affaire de Mme Panache. La comtesse de Roye n'y mourut qu'en 1715. Saint-Simon parlera d'elle à cette époque. Nous savons déjà que M. de Lorge s'était chargé de ceux des enfants qui étaient restés en France, et qu'il avait fait le mariage d'une des filles avec Jérôme de Pontchartrain : tome IV, p. 56.

5. Le maréchal eut du moins le bonheur de voir son autre sœur, Mlle de Duras ou Durasfort, suivre cet exemple et se convertir en 1678, instruite par l'évêque de Meaux : *Bossuet précepteur du Dauphin*, p. 382-396. Elle vécut depuis lors dans les meilleurs termes avec lui, et, lorsqu'elle mourut, en 1689, la cour s'étonna beaucoup qu'elle eût choisi de préférence M. de Duras pour son légataire universel : *Journal de Dangeau*, tome II, p. 394. Mme de Lorge, qui devait devenir la belle-mère de Saint-Simon, était une fervente catholique; elle assista aux conférences de Bossuet et du ministre Claude pour la conversion de sa belle-sœur.

M. de Lorge, porté par l'estime de Monsieur le Prince et de M. de Turenne, et par son propre mérite, eut, après les maréchaux de France, les commandements les plus importants de la guerre de Hollande[1]. Il ne tint qu'à lui, après le retour du Roi, de l'avoir en chef[2] : il en reçut la patente, et l'ordre de faire arrêter le maréchal de Bellefonds, dont l'opiniâtreté étoit tombée en plusieurs désobéissances formelles, coup sur coup, aux ordres qu'il avoit eus de la cour. M. de Lorge évita l'un, et sauva l'autre, qui ne le sut que longtemps après, et d'ailleurs, et qui ne l'a jamais oublié[3]. Je ne rougirai point de dire que toute l'Europe admira et célébra le combat et la savante retraite d'Altenheim[4], et la gloire de[5] M. de Lorge, qui y commandoit en chef, en même temps qu'elle retentit de la mort de M. de Turenne[6]. C'est un fait attesté par toutes les

1. En 1672 et 1673. — 2. En 1674.

3. Il a été dit quelques mots, dans notre tome I, p. 132, d'une première disgrâce qui avait frappé le maréchal de Bellefonds en 1672, avec deux de ses collègues, coupables, comme lui, d'avoir refusé de reconnaître Turenne en qualité de maréchal général. Exilé à Tours et privé de l'exercice de sa charge de premier maître d'hôtel pendant plus de six mois, puis pardonné par le Roi, mais toujours poursuivi du ressentiment de Louvois, à cause de sa rude franchise et de son caractère plus qu'indépendant, il refusa, en 1674, d'évacuer les places conquises sur les Hollandais, malgré plusieurs réprimandes, et le Roi finit par ordonner qu'il remît le commandement du corps d'occupation entre les mains du comte de Lorge (12 avril). Celui-ci et l'intendant Robert s'entendirent généreusement pour atténuer l'effet de cet ordre dans ce qu'il avait de plus dur, et obtinrent enfin que le maréchal fît l'évacuation : après quoi, il résigna son commandement entre les mains du prince de Condé (23 mai) et se retira en Touraine. Voyez les *Œuvres de Louis XIV*, tome III, p. 480-492, l'*Histoire de Louvois*, par M. Rousset, tome II, p. 7-17, les *Mémoires de la Fare*, p. 281, les *Lettres historiques* de Pellisson, tome II, p. 371, etc., et l'*Oraison funèbre du maréchal de Lorge*, p. 15-16. C'est à la suite de ces disgrâces que M. de Bellefonds vendit sa charge de premier maître d'hôtel à Sanguin de Livry.

4. La troisième lettre d'*Altenheim* surcharge une *h* effacée du doigt.

5. Il a écrit, par mégarde : *le*.

6. Voyez notre tome VII, p. 152, et la suite des *Mémoires*, tomes V de 1873, p. 397, et VII, p. 106. La mort de Turenne à Salzbach (27 juil-

histoires, les mémoires et les lettres de ce temps-là[1]. Monsieur le Prince voulut bien la rehausser encore. « J'ose avouer, dit-il alors au milieu de l'armée de Flandres, qu'il commandoit[2], et d'où il eut ordre d'aller prendre la place de M. de Turenne, j'ose avouer que j'ai quelques actions; mais je dis avec vérité que j'en donnerois plusieurs de celles-là, et avoir fait celle que le comte de Lorge vient de faire à Altenheim[3]. » Après un aussi grand témoignage,

let 1675) avait découragé son armée : M. de Lorge en prit le commandement, comme lieutenant général de jour, pour la ramener en deçà du Rhin, et elle traversait déjà ce fleuve sur le pont d'Altenheim (bourg de la rive droite, sur la route de Kehl à Fribourg), lorsque Montecuculli, qui la poursuivait, engagea le combat le 1er août. La journée fut terrible, mais le succès d'autant plus glorieux pour M. de Lorge, que l'autre lieutenant général, Vaubrun, avait inconsidérément emmené sur la rive gauche la seconde ligne de l'armée, et ne rétrograda que tardivement. Vaubrun paya d'ailleurs de sa vie cette fausse manœuvre. C'est précisément le même jour, 1er août 1675, que Louis XIV et Louvois établirent, par une ordonnance célèbre, origine de l'ordre du tableau, que désormais le plus ancien des officiers généraux prendrait seul le commandement devenu vacant par la mort ou par l'absence du général en chef, au lieu de l'ancien système de roulement.

1. *Gazette* de 1675, p. 616-621; *Lettres historiques* de Pellisson, tome II, p. 386-391; *Mémoires de Feuquière*, tome III, p. 225-241, *Lettres de Mme de Sévigné*, tome IV, p. 4, 26, 27, 30, 33, etc. A la cour, à Paris, partout, M. de Lorge fut proclamé le digne neveu de Turenne, son ombre, l'agent de la Providence, etc. Montecuculli lui-même voulut lui rendre hommage. Cependant certains auteurs ont attribué sa victoire aux fautes commises par l'armée impériale et à l'entrain tout spontané des troupes françaises, plutôt qu'à la tactique de leur général Il avait eu un cheval tué sous lui, et reçu une légère blessure. On a, sur cette terminaison de la campagne de 1675, les *Mémoires des deux dernières campagnes de Turenne en Allemagne et de ce qui s'est passé depuis sa mort sous le commandement du comte de Lorge*, par Deschamps, publiés en 1678, et l'*Histoire des dernières campagnes de Turenne*, par Beaurain (Grimoard), publiée en 1780. M. Rousset a retracé la suite des événements, d'après les documents originaux du Dépôt de la guerre, en ajoutant quelques réflexions, dans le tome II de l'*Histoire de Louvois*, p. 161-170.

2. Après *comandoit*, il a biffé *alors*.

3. Le *Mercure* rapporte ce discours, avec d'autres circonstances, dans

et qui fait autant d'honneur à Monsieur le Prince qu'à M. de Lorge, ce seroit affoiblir l'action d'Altenheim que s'y étendre; mais je ne puis m'empêcher de remarquer le grand homme en laissant le capitaine, et le grand homme que les Romains eussent également admiré[1]. On trouvera que je[2] ne dis point trop, si on se représente la situation, l'étonnement, la désertion de l'armée de M. de Turenne au coup de canon qui l'emporta[3], la douleur extrême et subite de la perte de ce grand homme, dont[4] M. de Lorge fut pénétré, et dont la sensibilité[5] le devoit rendre l'homme de toute l'armée le plus stupide et le plus incapable de penser et d'agir[6]. Qu'on ajoute à tout ce que l'amitié, la tendresse, la reconnoissance, la confiance, la vénération fit d'impression à l'excellent cœur de ce neveu

l'article nécrologique de M. de Lorge (p. 297-298) : « Le Roi demanda à Monsieur le Prince ce qu'il pensoit de cette conduite. Ce grand prince lui répondit : « Sire, j'ai fait quelques actions en ma vie; mais je voudrois bien avoir part à celle-là. M. de Turenne en seroit jaloux, s'il « vivoit encore, quelque tendresse qu'il eût pour un si digne neveu. » De même, un autre Lorge, Jacques de Montgomery, avait fait une belle retraite après la mort du chevalier Bayart, en 1524.

1. Cela rappelle le mot attribué à Montecuculli sur Turenne : « Il est mort aujourd'hui un homme qui faisait honneur à l'homme. »

2. *Que je*, écrit à la fin de la page 363 du manuscrit, a été répété, par mégarde, au commencement de la page suivante.

3. « Turenne meurt, tout se confond; la fortune chancelle, la victoire se lasse, la paix s'éloigne, les bonnes intentions des alliés se ralentissent, le courage des troupes est abattu par la douleur, et ranimé par la vengeance. Tout le camp demeure immobile; les blessés pensent à la perte qu'ils ont faite, et non pas aux blessures qu'ils ont reçues; les pères mourants envoient leurs fils pleurer sur leur général mort; l'armée, en deuil, est occupée à lui rendre les devoirs funèbres, et la renommée, qui se plaît à répandre dans l'univers les accidents extraordinaires, va remplir toute l'Europe du récit glorieux de la vie de ce prince, et du triste regret de sa mort.... » (*Oraison funèbre de Turenne*, par Fléchier, 3e partie.)

4. La première lettre de *dont* surcharge l'abréviation *pr*.

5. La première syllabe de *sensibilité* surcharge *gra[nde]*. Le second *dont* se rapporte à M. de Lorge.

6. Les cinq derniers mots ont été ajoutés après coup, en interligne.

si chéri, ce qu'y durent opérer après les réflexions les plus tristes de la privation d'un tel appui à la porte de la fortune, dont M. de Lorge n'avoit pas reçu[1] encore la moindre faveur, et sans nul patrimoine, avec la perspective de la toute-puissance de Louvois ennemi déclaré de M. de Turenne, et le sien particulier à cause de lui[2]. Il n'y en avoit que trop sans doute pour terrasser le cœur et l'esprit d'un homme ordinaire, et pour confondre même les opérations d'un homme au-dessus du commun, devenu général tout à coup dans de si cruelles conjonctures[3].

Comblé d'honneur et de gloire, et l'étonnement de Montecuculli[4], M. de Lorge vit, peu de jours après, faire plu-

1. Le commencement de *receue* surcharge une *n*.

2. Sûr de posséder l'entière confiance du Roi, de devenir même quelque jour maître de ses volontés, poussé d'ailleurs par sa hauteur naturelle à dédaigner encore plus un simple ministre que les autres généraux ses égaux, Turenne faisait profession publique, à l'égard de Louvois, d'une inimitié qui remontait à 1667, et qui s'était étendue à toute la famille de Bouillon, d'une part, à tous les le Tellier, d'autre part, comme notre auteur l'a dit plusieurs fois (tomes IV, p. 80, et V, p. 254 et 233-285). L'abbé de Choisy (*Mémoires*, tome II, p. 141-146) en fait remonter l'origine à la désignation du duc d'Albret pour le chapeau de cardinal au lieu de l'abbé le Tellier, devenu coadjuteur de Reims. Hértier trop fidèle de cette haine méprisante de son oncle pour le minisre, M. de Lorge la transmit à son gendre Saint-Simon, comme l'a dit C. Rousset en comparant l'attitude du maréchal et celle de M. de Luxembourg, plus habile courtisan : *Histoire de Louvois*, tome I, p. 352-354 et 397-403, et tome IV, p. 384, 397-399, 435-437, etc.

3. « Six mille hommes morts ou prisonniers, le Rhin passé sans risque, par une hardiesse inouïe, à la vue de l'armée impériale, et la nôtre conduite en sûreté dans l'Alsace furent les fruits de ces grands succès, et firent dire à toute la France que le grand Turenne vivoit encore dans cet illustre neveu qu'il avoit toujours regardé comme son fils » (*Mercure* de novembre 1702, p. 296-297).

4. Raymond de Montecuculli (ou Montecuccoli), né à Modène en 1608, mort à Linz, le 16 octobre 1680, avait débuté, sous les ordres de son cousin le général Ernest de Montecuculli, dans la guerre de Trente ans. Devenu feld-maréchal, il s'était illustré par ses campagnes contre les Suédois, ensuite contre les Turcs, surtout par la victoire de Saint-Gothard, et avait reçu de l'Empereur le gouvernement de la Bohême, puis la présidence du conseil de guerre (8 août 1668) et la grande maîtrise de

sieurs maréchaux de France sans en être[1], et arriver quelques-uns d'eux à la suite de Monsieur le Prince, à qui il remit le commandement de l'armée[2]. On peut imaginer quelle fut pour lui cette amertume. Il eut la consolation que les armées et la cour crièrent publiquement à l'iniquité, et qu'aucun[3] des nouveaux maréchaux venus avec Monsieur le Prince[4] n'osa lui donner l'ordre, ni prendre

l'artillerie des Pays héréditaires, du roi d'Espagne le collier de la Toison d'or (16 décembre 1668). Depuis 1672 il luttait, avec le prince d'Orange et l'électeur de Brandebourg, contre Turenne; leur dernière campagne est restée comme un exemple mémorable de tactique militaire. L'affaire d'Altenheim, puis l'arrivée de Condé, l'empêchèrent d'envahir l'Alsace, et il quitta le service à partir de cette époque, ne conservant qu'un titre de lieutenant général des places et troupes de l'Empire. C'était non seulement un grand capitaine, mais un savant et un bel esprit tout à la fois, et ses œuvres d'histoire militaire ou de tactique ont été publiées dans plusieurs langues. — Saint-Simon a d'abord écrit ici : *Monteculli*, et ajouté plus tard le redoublement *cu* en interligne.

1. La promotion fut faite dès qu'arriva la nouvelle de la mort de Turenne, le 30 juillet, et parce que le ministre ne pouvait rien refuser à la marquise de Rochefort, si l'on en croit ce que Mme de Sévigné écrivait le lendemain : « M. de Louvois proposa au Roi de réparer cette perte et, au lieu d'un général, en faire huit; c'est y gagner. En même temps on fit huit maréchaux de France, savoir : M. de Rochefort, à qui les autres doivent un remerciement, MM. de Luxembourg, Duras, la Feuillade, d'Estrades, Navailles, Schonberg et Vivonne. En voilà huit bien comptés. » (*Lettres*, tome III, p. 538-539.) C'est ce que Bussy appela les « maréchaux à la douzaine, » et Mme Cornuel, la « monnaie de M. de Turenne[a]. » Parmi ceux qui avaient espéré y être compris, on peut citer M. du Lude, grand maître de l'artillerie, qu'un titre de duc consola, et le duc de Noailles. Vivonne avait été mis sur la liste après coup.

2. Voyez les *Lettres historiques* de Pellisson, tome II, p. 383, les *Mémoires de la Fare*, p. 282-283, et les *Lettres de Mme de Sévigné*, tome IV, p. 32 et 50. Selon la dernière lettre, M. de Duras lui-même déclara au Roi que son frère eût mieux mérité que lui de recevoir le bâton.

3. L'abréviation de *que*, déjà écrite à la fin de la ligne, est répétée au commencement de la suivante, avant *aucun*.

4. La Feuillade et Rochefort suivirent Condé, et terminèrent la campagne avec lui et le frère de M. de Lorge.

[a] Selon les *Mémoires de la Fare*, p. 283, Mme Cornuel dit que le Roi avait changé « son louis d'or en louis de cinq sous. » D'autres ont attribué ce mot ou à Mme de Sévigné ou à Boileau.

aucun commandement sur lui[1]. Le bruit extrême que fit cette injustice inquiéta Louvois, qui en étoit l'auteur[2]. Vaubrun, lieutenant général, avoit été tué au combat d'Altenheim[3], et laissoit vacant le commandement en chef d'Alsace, de plus de cinquante mille livres de rente[4] : Louvois ne douta pas que ce morceau ne fût du goût d'un homme qui n'avoit rien vaillant, et l'envoya à M. de Lorge; mais il fut étonné de se le voir rapporter par le même courrier, avec cette courte réponse que ce qui étoit bon pour un cadet de Nogent[5] ne l'étoit pas pour un cadet de Duras. Avec ce refus M. de Lorge avoit pris son parti : c'étoit d'achever, comme il fit, la campagne dans l'éloignement de s'y mêler de rien, avec hauteur, mais avec modestie, et, dès qu'après son retour il auroit salué le Roi et vu ses amis quelques jours, de se retirer à l'Institution des Pères de l'Oratoire[6], et là, d'achever sa vie, avec trois valets uniquement, dans une entière retraite, et dans la piété[7]. La campagne s'allongea jusque vers la fin

1. Ci-dessus, p. 335.

2. On doit dire tout d'abord, comme l'a fait M. Rousset à la décharge de Louvois (tome II, p. 170), que la nomination datait d'un jour avant le combat d'Altenheim, et de quatre ou cinq jours avant que fût connue la gloire que M. de Lorge y avait gagnée. Celui-ci crut que le Roi lui donnerait néanmoins un neuvième bâton, et, ne voyant rien venir, il affecta de ne plus vouloir faire son service de lieutenant général après avoir eu l'*intérim* de commandant en chef. Puis, mieux inspiré ou conseillé, il fit transmettre ses soumissions au Roi par Louvois, qui feignit d'avoir tenu secrets ces commencements de rébellion.

3. Ci-dessus, p. 331 et note 6, et tome VII, p. 152.

4. Tome V, p. 140, note 4. Selon les *Lettres historiques* de Pellisson, tome II, p. 400, et le *Journal de Dangeau*, tome III, p. 97, ce commandement ne rapportait que deux mille livres par mois; plus tard, le duc de Luynes en évalue le produit à plus de cinquante-cinq mille livres, et celui du gouvernement à quarante ou cinquante mille (ses *Mémoires*, tome II, p. 335).

5. C'étaient des Bautru, bourgeois de Tours : tome VII, p. 152, et suite des *Mémoires*, tomes V de 1873, p. 397, et IX, p. 90.

6. Voyez notre tome V, p. 383, note.

7. Le bruit avait couru à Paris, au moment de la mort de Turenne

de l'année. Il hâta peu son retour, et fut reçu comme le méritoit sa gloire et son malheur. M. de la Rochefoucauld, son ami intime[1], et lors dans le fort de sa faveur, en prit occasion d'en parler au Roi avec tant de force[2], que Louvois ne put parer le coup, et que M. de Lorge, qui ne l'avoit pas voulu aller voir, fut fait maréchal de France seul, le 21 février 1676[3], presque aussitôt qu'il fut arrivé, avec un applaudissement qui n'a guères eu de semblable[4].

Alors il fallut changer de résolution et se livrer à la fortune. Le bâton fut le premier bienfait qu'il en reçut; mais, avec la gloire, qui le lui procura, il ne portoit que douze mille livres de rente[5] : c'étoit tout l'avoir du nouveau maréchal, sans aucune autre ressource[6]. Il fut nommé[7] en même temps pour être un des maréchaux de France qui devoient commander l'armée sous le Roi en personne[8], qui avoit résolu[9] [de] se rendre en Flandres au commencement d'avril[10]. Il falloit un équipage, et de quoi soutenir une dépense convenable et pressée : cette nécessité le fit

que celui-ci avait pris ses mesures pour se retirer à l'Institution aussitôt la paix faite; on en trouva même la preuve dans ses papiers.

1. Déjà dit au tome II, p. 368, et ci-dessus, p. 51.

2. La première lettre de *force* corrige une *F* et une autre lettre.

3. *Histoire généalogique*, tome VII, p. 621; *Gazette*, p. 128.

4. C'est sa modération qui l'a fait nommer, écrivait Mme de Sévigné; et ailleurs : « M. de Lorge est enfin maréchal de France! N'admirez-vous pas combien il en auroit peu coûté de lui avancer cet honneur de six ou sept mois? » (*Lettres*, tome IV, p. 368 et 494.)

5. Chiffre des appointements attachés à la dignité de maréchal de France, alors comme du temps d'Henri IV. En campagne, il y avait un supplément de huit mille livres par mois compté à quarante-cinq jours.

6. Comparez notre tome II, p. 262. — 7. Le 10 mars 1676.

8. Avec quatre autres maréchaux : Créquy, qui revenait de captivité, Humières, Schonberg et la Feuillade; en plus, Monsieur. Voyez le plan de cette campagne dans l'*Histoire de Louvois*, tome II, p. 202-207.

9. Saint-Simon a écrit *avoit résolu* en interligne, au-dessus de *devoit*, biffé, mais sans ajouter le *de* nécessaire.

10. Il quitta Saint-Germain le 16 avril, et arriva au camp devant Condé le 21.

résoudre à un mariage étrangement inégal, mais dans lequel il trouvoit les ressources dont il ne se pouvoit passer pour le présent, et pour fonder une maison[1]. Il y rencontra une épouse[2] qui n'eut des yeux que pour lui malgré la différence d'âge[3], qui sentit toujours avec un extrême respect l'honneur que lui faisoit la naissance et la vertu de son époux, et qui y répondit par la sienne, sans soupçon et sans tache, et par le plus tendre attachement[4]. Lui aussi oublia toute différence de ses parents aux siens[5], et donna toute sa vie le plus grand exemple du plus honnête homme du monde avec elle, et avec toute sa famille, dont il se fit adorer. Il trouva de plus dans ce mariage une femme adroite pour la cour et pour ses manèges[6], qui suppléa à la roideur de sa rectitude, et qui, avec une poli-

1. Voyez ce qu'il a déjà dit de ce mariage à propos de sa propre union avec la fille aînée du maréchal : tome II, p. 262 et suivantes. Le romancier contemporain, G. de Courtilz de Sandras, raconte à sa façon comment il se fit en 1676. Louvois avait insinué au Roi que le dénûment de M. de Lorge ne lui permettrait pas de soutenir le rang de maréchal de France. Colbert, au contraire, se chargea d'aplanir toutes les difficultés en faisant épouser au comte une fille du financier Frémont, et, pour cela, il menaça ce dernier d'une « recherche » sévère, s'il ne se prêtait à son projet. Frémont consentit à condition que son gendre serait fait maréchal avant le mariage; la dot d'un million, plus l'entretien pendant plusieurs années, servit à payer cette charge de capitaine des gardes dont il va être parlé, puis à acheter la terre de Quintin, qui fut érigée en duché quinze ans plus tard, comme il a été raconté dans notre tome V, p. 31, note 4. (*Testament politique de J.-B. Colbert* [1693], p. 356-358; Chansonnier, mss. Fr. 12620, p. 87, et 12688, p. 247.) Par la suite, l'autre fille de Frémont étant entrée à Chaillot en 1686, Mme de Lorge et son frère Auneuil restèrent seuls à partager la fortune de leurs parents. Toutefois, cette fortune avait bien diminué depuis la mort de Colbert : voyez notre tome II, p. 273, note 2.

2. Geneviève de Frémont : tome II, p. 262.

3. Mlle de Frémont était née en 1658, et le maréchal en 1630.

4. Voyez l'éloge qu'il a déjà fait de sa belle-mère au tome II, p. 265-266, et le *Mercure* de novembre 1702, p. 319-321.

5. Les Frémont et Damond : tome II, p. 265 et 267.

6. Il a dit (tome II, p. 265) que ce fut elle qui eut le talent de réconcilier le maréchal avec Louvois : ce qui leur valut le duché.

tesse qui montroit qu'elle n'oublioit point ce qu'elle étoit née[1], joignoit une dignité qui présentoit le souvenir de ce qu'elle étoit devenue, et un art de tenir une maison magnifique, les grâces d'y attirer sans cesse la meilleure et la plus nombreuse compagnie[2], et, avec cela, le savoir-faire de n'y souffrir ni mélange, ni de ces commodités qui déshonorent les meilleures maisons, sans toutefois cesser de rendre la sienne aimable, par le respect et[3] la plus étroite bienséance qu'elle y sut toujours maintenir et mêler avec la liberté[4]. Incontinent après ce mariage, M. le maréchal de Lorge en sentit la salutaire utilité. La fortune, qui l'avoit tant fait attendre, sembla lui en vouloir payer l'intérêt. Le maréchal de Rochefort, capitaine des gardes du corps, mourut[5]. Il étoit le favori de M. de Louvois, qui, à la mort de M. de Turenne, l'avoit fait faire maréchal de France avec les autres[6], dont le François, fertile en bon mots, disoit que le Roi avoit changé une pièce d'or en monnoie[7]. Quoique M. de Duras fût déjà capitaine des gardes du corps[8], Monsieur son frère fut choisi pour la charge qui vaqua[9], et qu'il n'auroit pu payer, ni même y

1. « Elle avoit fait oublier ce qu'elle étoit née » (tome II, p. 265).
2. Ci-dessus, p. 210. — 3. *Et* surcharge l'abréviation de *que*.
4. Les cinq derniers mots ont été ajoutés en interligne.
5. Le 23 mai 1676 : tome II, p. 84-85. — 6. Ci-dessus, p. 335.
7. C'est le mot rapporté p. 335, note 1, et dont la provenance, comme la forme, sont choses incertaines. On se donna particulièrement carrière sur le maréchal de Rochefort, dont les titres avaient été certainement relevés par les droits de sa femme à la gratitude du ministre.
8. Depuis 1672.
9. Il en fut pourvu le 12 juin 1676 : Arch. nat., O[1] 20, fol. 194 v°. Le jour suivant, Louis XIV, alors au camp de Quiévrain, écrivit au frère aîné : « Mon cousin, vous m'avez fait plaisir de retrancher de votre lettre toutes sortes de remerciements. Je n'en veux point d'autres de mon cousin le maréchal de Lorge que le soin que vous aurez tous deux de continuer à me bien servir : je suis sûr que c'est un lien qui vous unira toujours aussi fortement que ceux du sang, et que, si vous avez des marques extraordinaires de ma confiance, je n'en recevrai pas de moindres de votre reconnoissance et de votre fidélité en toutes rencontres, sans exception. » (*Œuvres de Louis XIV*, tome V, p. 552.)

songer, sans son mariage[1]. Ainsi les deux frères, maréchaux de France, furent aussi tous deux capitaines des gardes du corps : égalité et conformité de fortune sans exemple[2]. Ce n'étoit pas que M. le maréchal de Lorge l'eût méritée par sa complaisance. Le Roi, à la tête de son armée, couvroit Monsieur, qui assiégeoit Bouchain[3], et s'avança jusqu'à la cense[4] d'Urtebise[5]. Le prince d'Orange se trouva campé tout auprès, sans hauteur, ravin ni ruisseau qui séparât les deux armées[6]. Celle du Roi étoit su-

1. Il paya cinq cent mille livres à la maréchale de Rochefort, et le Roi ajouta cent mille livres de ses deniers parce que, en 1669, le maréchal, outre cinq cent mille livres payées au duc d'Aumont, son vendeur, avait abandonné la compagnie des gendarmes du Dauphin, qui valait deux cent cinquante mille livres : *Dangeau*, tome I, p. 94 et 97; *Lettres historiques de Pellisson*, tome III, p. 102. M. de Lorge eut tout de suite, le 13 juin, un brevet de retenue de trois cent mille livres, et en obtint un second, de deux cent mille, le 11 mai 1694 : Arch. nat., O¹38, fol. 130. Nous avons vu (tome II, p. 13 et 262) qu'il fut probablement question, dans une première négociation de mariage, d'assurer la charge de M. de Lorge à Saint-Simon.

2. Il n'était pas encore arrivé que des frères eussent en même temps deux de ces charges de toute confiance : voyez le *Mercure* de novembre 1702, p. 299, notre tome II, p. 265, note 1, et ci-dessus, p. 59. Mme de Sévigné, alors à Moulins, écrivait (*Lettres*, tome IV, p. 494) : « Si vous recevez une réponse du maréchal de Lorge, je vous prie de m'en faire part, pour savoir si on est bien aise quand on est content. »

3. Sur cette campagne, voyez les *Lettres historiques* de Pellisson, tome III, p. 44 et suivantes, et la *Gazette* de 1676, p. 367-412, *passim*.

4. « *Cense*, petite métairie, petite ferme. Ce mot n'est en usage qu'en certaines provinces comme la Picardie, le Hainaut, la Flandre et la Bourgogne. » (*Académie*, 1718 et 1878.)

5. Mgr le duc d'Aumale vient de décrire *de visu* cette cense, située sur un point culminant au S. O. de Valenciennes, et que les Espagnols occupèrent quand ils vinrent au secours de la ville, en 1656 : *Histoire des princes de Condé*, tome VI, p. 434, 435 et 438.

6. C'était le 10 mai 1676. Les opinions et témoignages des contemporains, Pellisson, Villars, Bussy-Rabutin, la Fare, l'abbé de Choisy, Gourville, Saint-Hilaire, etc., et les documents qui ont été réunis et appréciés par plusieurs historiens modernes : M. Rousset, *Histoire de Louvois*, tome II, p. 220 et suivantes; feu M. Chéruel, *Saint-Simon considéré comme historien*, p. 358-363; M. de Lort-Sérignan, *Guil-*

périeure, et reçut encore un renfort très à propos de l'armée devant Bouchain. Il sembloit qu'il n'y avoit qu'à marcher aux ennemis pour orner le Roi d'une importante victoire. On balança, on coucha en bataille[1], et, le matin suivant, M. de Louvois fit tenir au Roi un conseil de guerre, le cul sur la selle, avec les maréchaux de France qui se trouvèrent présents, et deux ou trois des premiers et des plus distingués d'entre les lieutenants généraux[2].

laume III, p. 234-240, etc., confirment en partie les dires de Saint-Simon. Il est revenu sur cet épisode dans le portrait de Louis XIV (tome XII des *Mémoires*, p. 6-8), puis dans le *Parallèle*, p. 54-55, et il en avait parlé aussi dans ses Additions au *Journal de Dangeau* sur Louis XIV et sur Louvois, tomes VII, p. 66-67, et XVI, p. 16-17.

1. Le 9, le Roi était venu coucher à Denain : la nouvelle d'un mouvement du prince d'Orange le força de monter à cheval avant la pointe du jour, de faire mettre l'armée sur pied, et de la devancer lui-même vers Valenciennes, où il vit les ennemis se ranger en bataille. Une carte du terrain a été donnée par M. le marquis de Vogüé, pour la bataille de Denain, dans le tome II de *Villars d'après sa correspondance*, p. 42.

2. Il y avait eu un mouvement dans l'armée ennemie comme pour s'avancer, puis un recul. « Le Roi, dit Pellisson (tome III, p. 53), en jugea très sainement, et, bien qu'il n'eût encore que huit ou dix escadrons avec lui, il proposa d'aller charger cette armée comme elle arrivoit encore en désordre, persuadé qu'on la déferoit aisément; mais M. le maréchal de Schonberg, M. de la Feuillade, et enfin tout ce qu'il y avoit d'officiers généraux auprès de lui prirent la liberté de lui représenter quel inconvénient il y avoit de hasarder la personne de S. M. sans en avoir davantage, surtout ce front, que l'on voyoit se remplir à tous moments, étant couvert d'un côté par le canon de Valenciennes à sa gauche, et, de l'autre, par des bois à sa droite, qu'on n'auroit pas manqué d'occuper d'abord et de remplir de mousquetaires. Le Roi dit à ces Messieurs qu'ils avoient plus d'expérience que lui, et qu'il leur cédoit, mais à regret. » Comparez, dans le même recueil des *Lettres historiques*, p. 67-74, une relation adressée par la Feuillade au maréchal de Villeroy. Villars, lui aussi, dit (ses *Mémoires*, tome I, p. 32) que le Roi, prêt à faire attaquer, déféra à l'avis du maréchal de Schonberg, qui, poussé par les ministres et par quelques courtisans, déclarait que, puisqu'on faisait un siège, la gloire était uniquement d'en assurer l'entreprise. Mais « par ce conseil d'une prudence adroite, il sauva le prince d'Orange, dont l'armée, mal placée et trop resserrée pour faire ses mouvements, étoit perdue sans ressources, si elle eût été attaquée. »

Ils étoient en cercle, et toute la cour et les officiers généraux à une grande distance, laissée vuide. M. de Louvois exposa le sujet de la délibération à prendre, et opina pour se tenir en repos : il savoit à qui il avoit affaire, et il s'étoit assuré des maréchaux de Bellefonds, d'Humières et de la Feuillade. M. le maréchal de Lorge opina pour aller donner bataille au prince d'Orange, et il appuya ses raisons de manière qu'aucun de ce conseil n'osa les combattre[1]; mais, regardant M. de Louvois, dont

Voici enfin la version officielle de la *Gazette* (p. 379-382) : « Le Roi proposa de charger, mais connut, par le silence respectueux, et ensuite par les avis des officiers les plus expérimentés, que la différence du nombre, augmentée à chaque moment, et l'avantage décisif du poste empêchoient que cette résolution ne pût être suivie d'un succès heureux. S. M. voulut bien être de l'avis d'attendre des troupes.... »

1. Pellisson, qui était au camp et écrivait sa lettre quarante-huit heures plus tard, ne parle pas de l'intervention de M. de Lorge, seul de son avis, et cependant on verra que l'historiographe, comme le Roi, était partisan de l'action et en eût cru le succès assuré. En revanche, un autre témoin oculaire, le marquis de la Fare, qui a composé ses *Mémoires* beaucoup plus tard, dans la retraite à laquelle Louvois l'avait réduit, et qui accuse formellement le Roi, à propos d'Urtebise, d'avoir toujours manqué de « courage d'esprit, » dit (p. 284) que, le 10 mai, M. de Lorge d'une part, Louvois de l'autre, eurent bien l'attitude que leur prête Saint-Simon. Le passage doit être transcrit ici, puisque ces *Mémoires*, publiés dès 1716, puis en 1740, peuvent avoir été suivis par Saint-Simon : « Il fallut marcher en colonne jusqu'à la cense de Heurtebise (*sic*), qui est à la portée du canon de Valenciennes, avant que de se mettre en bataille. A mesure que nous nous y mettions, nous voyions arriver l'armée des ennemis sur la hauteur de Valenciennes, laissant cette ville à sa gauche. Nous étions tout formés longtemps avant qu'ils fussent tous arrivés, parce que leur pont sur l'Escaut s'étoit rompu. Outre cela, il leur manquoit du terrain dans leur derrière pour la seconde ligne, n'y ayant que des creux et des ravins, où ils ne pouvoient faire aucun mouvement, et notre gauche les débordoit. En cette situation, tous ceux qui connoissoient le pays ne doutoient point qu'ils ne fussent perdus, et que cette journée ne finît glorieusement la guerre. Le maréchal de Lorge dit au Roi qu'il s'engageoit à les mettre en désordre avec la seule brigade des gardes du corps[a]; mais Louvois,

[a] L'ancien éditeur de ces *Mémoires* dit, au contraire, que le maréchal de la Feuillade fut seul d'avis d'attaquer.

ils[1] prirent une seconde fois l'ordre de l'œil, ils persistèrent. M. le maréchal de Lorge insista, et, de toutes ses forces, représenta la facilité du succès, la grandeur des suites à une ouverture de campagne, et tout ce qui se pouvoit tirer d'utile et de glorieux de la présence du Roi; et il réfuta aussi les inconvénients allégués, avec une solidité qui n'eut aucune réplique. Le résultat fut que le Roi lui donna force louanges, mais qu'avec regret il se rendoit à la pluralité des avis. Il demeura donc là sans rien entrepren-

aussi craintif qu'insolent, soit qu'il n'eût pas envie que la guerre finît si tôt, soit qu'il craignît effectivement pour la personne du Roi ou pour la sienne, qui, dans le tumulte d'une bataille, n'auroit pas été en sûreté, tant il avoit d'ennemis, fit si bien, que, lorsque le Roi demanda au maréchal de Schonberg son avis, le maréchal répondit que, comme il étoit venu pour empêcher le prince d'Orange de secourir Bouchain, c'étoit un assez grand avantage de demeurer là et de le prendre à sa vue, sans se commettre à l'incertitude d'un événement. Le Roi, depuis, a témoigné du regret de n'avoir pas mieux profité de l'occasion que sa bonne fortune lui avoit présentée ce jour-là, quoiqu'il en ait manqué une plus belle, comme nous le dirons en son lieu. » Ce dernier mot a trait à la campagne de 1693, où, selon la Fare (p. 299) comme selon notre auteur (tome I, p. 229-231), Louis XIV, faute de « courage d'esprit » et par « répugnance à se commettre à un grand événement, » écouta les conseils de la timidité et manqua les plus belles occasions d'écraser le roi Guillaume. — Je dis que, dans le cas présent comme pour la campagne de 1693, le récit de la Fare peut être la source de celui de Saint-Simon; et cependant ce dernier, en revenant sur le même épisode dans le grand portrait de Louis XIV et faisant une redite encore plus détaillée et animée (tome XII des *Mémoires*, p. 6-8; comparez l'Addition à *Dangeau*, tome XVI, p. 16-18), affirmera tenir le fait de M. de Lorge « qui étoit la vérité même, et à qui je l'ai ouï raconter, et jamais sans dépit. » Enfin l'abbé de Choisy, dont nous connaissons déjà les attaches avec Saint-Simon, raconte, lui aussi (ses *Mémoires*, tome I, p. 30-31), tout comme la Fare, que le maréchal de Lorge demandait seulement six mille chevaux pour mettre l'ennemi en déroute, que le Roi avait déjà pris ses armes et rangé l'armée en bataille, mais que « le maréchal de Schonberg, gagné par M. de Louvois, qui n'aimoit que les actions décisives, fit des raisonnements si longs, qu'il laissa échapper le moment de la victoire en donnant le temps au prince d'Orange de se fortifier.... »

1. *Il*, au singulier, dans le manuscrit.

dre[1], tandis qu'il arriva du renfort au prince d'Orange[2]. Je ne sais quoi engagea à envoyer un trompette aux ennemis, et à préférer celui d'entre eux qui en avoit le plus d'habitude. Il ne fut pas vingt-quatre heures : il rapporta au Roi que le prince d'Orange lui avoit [fait] voir son armée, et lui avoit dit qu'il n'avoit jamais eu si belle peur, ni plus de certitude d'être attaqué. Il se plut à lui expliquer les raisons de sa crainte, et de ce qu'il étoit perdu à coup sûr, apparemment pour en donner plus de regret ; et, pour le plaisir de montrer à quel point il étoit tôt et bien informé, il le chargea de dire à M. le maréchal de Lorge, de sa part, qu'il savoit combien il avoit disputé pour engager la bataille ; en peu de mots, les raisons qu'il en avoit apportées ; que, s'il avoit été cru, il étoit battu et perdu sans aucune ressource. Le trompette fut assez imprudent pour raconter tout cela au Roi et à M. de Louvois en présence de force généraux et seigneurs, et, n'y ayant pas remarqué M. le maréchal de Lorge, il l'alla chercher et s'acquitta de ce dont le prince d'Orange l'avoit chargé pour lui. Le maréchal, de plus en plus outré de n'avoir pas été cru, sentit le poids de ce témoignage : il en commanda bien expressément le secret au trompette ; mais il n'étoit plus temps, et, une heure après, son rapport fut la nouvelle et l'entretien de toute l'armée[3]. Sur cela Monsieur arriva venant de prendre

1. Après avoir renvoyé les courtisans et officiers que la vue de ce conseil avait attirés autour de lui, il « mit son armée en bataille à mesure que les troupes arrivoient, à peu près comme s'il eût été à la plaine d'Houille ou au camp de Saint-Sébastien : après quoi, il vint entendre la messe à l'ombre d'une grande cense qu'on appelle la cense d'Eurtebise ou d'Ourtebise (et qui depuis a donné le nom au camp), où nous nous étions arrêtés, puis mangea avec les gens de qualité à son ordinaire » (Pellisson, *Lettres historiques*, p. 55).

2. Selon l'ancien éditeur des *Mémoires de la Fare*, la même chose exactement s'était passée chez les ennemis que dans l'armée française : ils avaient cinquante mille hommes ; mais le marquis de Villa-Hermosa, craignant pour les Pays-Bas, empêcha le roi Guillaume d'attaquer.

3. Ces détails si précis sont invraisemblables. Pellisson dit simple-

Bouchain[1], et le Roi laissa son armée à ses généraux, et partit avec Monsieur pour retourner à Versailles[2], où à

ment (p. 53-54) : « Les nouvelles qu'on a eues depuis, par les rendus[a], qui sont venus en grand nombre, sont qu'à cette heure-là il n'y avoit pas la moitié de l'armée arrivée, que les soldats étoient épuisés de forces, manquant de pain dans cette prompte marche et n'ayant mangé qu'à demi depuis trois jours pour la plupart. Ainsi personne ne doute que le parti proposé par le Roi n'eût réussi, et personne ne doute pourtant que le conseil donné par ces Messieurs ne fût très bon et très sage. » Et plus loin (p. 55-56) : « Le Roi, en se mettant à table, avoua néanmoins qu'il avoit eu quelques moments d'inquiétude, voyant que les troupes n'arrivoient pas assez tôt, et qu'il avoit appréhendé d'être surpris; mais les ennemis l'appréhend[oi]ent de même, et un des gardes du prince d'Orange qui s'est venu rendre a assuré que, de grand matin, ce prince avoit été à une portée de mousquet de cette cense où le Roi entendit la messe, sans savoir encore que nous fussions si proches, ni qu'il y eût au deçà de l'Escaut autre chose que l'armée de Monsieur. » Le même Pellisson rapporte (p. 80) ce brocard d'un courtisan à qui tout était permis : « Le comte de Gramont.... a dit au Roi qu'il avoit vu beaucoup de campagnes, même toutes celles de S. M., mais qu'il n'avoit jamais rien vu de si beau que ce qu'on venoit de faire, et qu'il ne croyoit pas possible de faire mieux; c'est pourquoi il vouloit finir par là, et s'en aller prendre les eaux à Passy, mettant son aile droite au Roule, et sa gauche à Neuilly, et qu'on n'étoit pas assuré de pouvoir toujours si bien réussir. »

1. Monsieur était venu à Urtebise; mais le siège continua en son absence, et ne finit que le lendemain soir, 11 mai : *Pellisson*, p. 63-64 et 75; Extraordinaire 45 de la *Gazette*. On en fit plus tard une médaille, avec cette légende : *Hoste vidente et perterrito Buchemium captum*, qui a été critiquée par les historiens étrangers, même par ceux qui n'ont pas fait un crime à Louis XIV d'avoir manqué une belle occasion : voyez son *Histoire*, par Bruzen de la Martinière, tome IV, p. 51-53.

2. La cour resta jusqu'au 20 mai dans ce « même lieu où l'on avoit cru voir une bataille, » sauf seulement « la petite circonstance de se battre » (*Pellisson*, p. 74; *Sévigné*, tome IV, p. 470). On a, datées du camp d'Urtebise, 19 mai 1676, une lettre de Louis XIV à Bossuet (la Beaumelle, *Mémoires sur Mme de Maintenon*, tome VI, p. 262) et une lettre à Mademoiselle (*Œuvres de Louis XIV*, tome V, p. 550); c'est là que, le 16, fut signé le don des lods et ventes de la terre d'Entrecasteaux pour M. de Grignan : Arch. nat., O[1] 20, fol. 182. Le Roi ne rentra à Versailles que le 13 juillet, ayant passé d'abord cinq jours à Saint-Germain : *Gazette*, p. 367, 368, 400, 411, 412, 424, 435, 459, 460, 483, 495, 508 et 520.

[a] On appelait ainsi les déserteurs qui venaient de l'armée ennemie.

peine arrivé, Louvois, qui le suivit, eut[1] la douleur d'apprendre la mort du maréchal de Rochefort, son ami, et le dépit de voir donner sa charge à M. le maréchal de Lorge[2]. Ce ministre n'étoit pas homme à pardonner, ni M. le maréchal de Lorge à se ployer à aucune recherche. Il demeura donc à faire sa charge auprès du Roi. Il ne pouvoit se plaindre, étant le dernier des maréchaux de France. La convenance du comte de Feversham, son frère[3], grand chambellan de la reine d'Angleterre femme de Charles II[4], grand maître de la garde-robe et capitaine des gardes du corps de ce prince[5], et alors[6] du roi Jacques II, son frère et son successeur, et général de leurs armées, engagea le Roi à envoyer M. le maréchal de Lorge complimenter le roi d'Angleterre Jacques II sur la victoire que

1. *Eu*, dans le manuscrit.

2. Ci-dessus, p. 339. C'est au camp de Neer-Hasselt que put être connue la mort de ce maréchal, survenue à Nancy le 23 mai, et que sa dépouille fut partagée entre MM. de Créquy, de Duras et de Lorge : *Lettres historiques*, tome III, p. 102, 29 mai ; *Gazette*, p. 410-411. Les provisions de M. de Lorge, comme on l'a vu, ne furent expédiées que le 12 juin.

3. Louis de Durfort, devenu cette année-là comte de Feversham : tome IV, p. 54, et ci-dessus, p. 190. Il eut deux missions de compliments en France, en 1677 et en 1682. Compagnon de plaisirs du roi Charles II, il se rendait très utile à sa patrie, où, d'autre part, le goût des modes anglaises fut introduit par lui (*Mémoires de Mademoiselle*, tome IV, p. 278).

4. Catherine, fille du roi Jean IV de Bragance, née le 25 décembre 1638, mariée le 31 mai 1662, veuve en 1685, se retira en 1692 à Lisbonne, où nous la verrons mourir le 31 décembre 1705. M. de Feversham fut son chambellan à partir de septembre 1680 (*Gazette*, p. 530), et Saint-Simon croit qu'il l'épousa après son veuvage.

5. Il ne fut nommé gentilhomme ordinaire de la chambre que dans le mois de novembre 1682, conserva cette charge sous Jacques II en juin 1685, et eut la première compagnie des gardes, à la place du duc d'Albemarle, avec la Jarretière, deux mois plus tard, mais non sous Charles II. — Saint-Simon fit copier par le peintre Cavin, en 1719, pour le prix de quatre cents livres, un grand portrait, de sept pieds huit pouces de hauteur sur quatre pieds trois pouces de largeur, représentant ce lord dans l'habit de l'ordre de la Jarretière (dossier appartenant à M. Étienne Charavay, n° 34818 de son catalogue à prix marqués).

6. *Et alors* a été ajouté en interligne, au-dessus d'un *et* non biffé.

le comte de Feversham venoit de remporter contre les rebelles, qui coûta la tête sur un échafaud au duc de Monmouth[1], bâtard de Charles II, qui n'aspiroit à rien moins qu'à la couronne d'Angleterre, dès lors l'objet des desirs et des espérances du prince d'Orange, qui l'avoit poussé et aidé pour s'en préparer les[2] voies à lui-même dès cette année-là, 1685[3]. En 1688 M. le maréchal de Lorge, fait

1. Jacques, fils naturel de Charles II et d'une belle Galloise, né à Rotterdam, le 19 avril 1649, pendant le séjour de Charles II, fut élevé à Port-Royal, sous le surnom de Charlot, par les soins de la reine mère, puis revint prendre rang à Londres comme prince du sang royal, ou à peu près, avec les titres de duc de Monmouth en Angleterre et de Buccleugh en Écosse, un cordon de la Jarretière, le commandement d'une des compagnies de gardes du corps (septembre 1668), le gouvernement du comté de Kingston (avril 1673), la charge de grand écuyer (17 mars 1674), et enfin (avril 1678) le même titre de généralissime que Monk avait eu après Cromwell. A cette dernière date, sa popularité était devenue immense, comme représentant le protestantisme en face des tendances catholiques de son oncle le duc d'York; mais il se laissa entraîner par l'opposition dans des complots criminels qui lui valurent une première relégation en 1679, une seconde en 1683, et il avait pris asile à la cour du prince d'Orange, lorsque la mort de son père fit passer la couronne à Jacques II. Il tenta alors, avec le duc d'Argyle, une expédition contre le nouveau souverain, eut d'abord quelques succès, se fit même proclamer sous le nom de « roi Monmouth, » mais succomba peu après, faute d'être secouru par la noblesse protestante, et fut pris et exécuté à Londres le 25 juillet 1685. On l'avait vu plusieurs fois en France, soit comme chargé de missions extraordinaires en 1668, 1671, 1672, soit comme conduisant un corps d'auxiliaires anglais dans la guerre de Hollande, avec le grade de lieutenant général, et il y avait fait apprécier sa valeur militaire, aussi bien que les charmes rares de sa personne, auxquels Monsieur crut bien souvent que Madame Henriette n'était pas insensible.

2. *Les* corrige *des*.

3. Lord Feversham, vainqueur de Monmouth, fut fait lieutenant général et capitaine d'une des compagnies de gardes du corps (août 1685), mais se déshonora en assistant lord Jefferies dans les « sanglantes assises. » — Ce n'est pas pour féliciter Jacques II de cette victoire, mais, quatre mois plus tôt, mars et avril 1685, pour lui présenter les compliments du roi de France sur son avènement, que le maréchal de Lorge fut envoyé à Londres avec le marquis d'Estampes : *Dangeau*,

chevalier de l'Ordre dans la grand promotion du dernier jour de cette année, eut le commandement en chef de Guyenne, avec tous les appointements et l'autorité du gouverneur, jusqu'à ce que M. le comte de Toulouse, qui l'étoit, fût en âge[1]. Les appointements lui demeurèrent jusqu'alors; mais à peine fut-il arrivé en Guyenne, qu'il fut rappelé pour le commandement de l'armée du Rhin[2], où il arriva comme Mayence venoit de se rendre[3].

[Add. St-S. 445] Le dessein de Louvois n'étoit pas de terminer en peu de temps la guerre que son intérêt particulier venoit de rallumer, ni d'en procurer l'honneur à un général aussi peu à son gré que l'étoit M. le maréchal de Lorge[4]. Aussi fut-ce en vain que celui-ci ne cessa de représenter l'impossibilité d'y parvenir par le côté de la Flandre, si coupé de rivières et si hérissé de places, et la facilité et l'utilité des progrès en portant le fort de la guerre de l'autre côté du Rhin, où les princes de l'Empire se lasseroient bientôt de leurs pertes, et les alliés de voir les troupes du Roi au milieu de l'Allemagne. Plus il avoit raison, moins étoit-il écouté[5]. Louvois avoit tellement persuadé le Roi de ne rien

tome I, p. 143 et 157; *Sourches*, tome I, p. 185, 186 et 199; *Gazette de Leyde*, 27 mars, 3 et 19 avril 1685.

1. Déjà dit au tome II, p. 254. Cette suppléance de gouvernement, pour six ans, lui fut confiée par commission du 1er janvier 1689, et le commandement des troupes de Guyenne, Poitou, Saintonge, Aunis, Angoumois, Béarn et comté de Foix y fut joint le 12 février, dans la crainte d'une descente ennemie.

2. Commission du 28 septembre 1689 pour commander l'armée entre la rivière de Meuse et l'Alsace.

3. Reddition du 8 septembre 1689 : *Dangeau*, tome II, p. 469-472, avec Addition de Saint-Simon sur le rôle de Louvois. Nous donnerons une note à l'Appendice, n° XXVII.

4. Celui-ci commanda l'armée d'Allemagne, sous Monseigneur, par pouvoirs du 19 avril 1690 (voyez la *Relation de Spanheim*, p. 334-335), puis en chef, par pouvoirs du 27 avril 1691 et du 30 avril 1692.

5. Il a dit déjà (tome III, p. 113) que, depuis la chute de Mayence, M. de Lorge ne cessait de demander qu'on reprît cette place. Comparez aussi une page du tome XII de 1873, p. 26, et une page du *Parallèle*, p. 260, et voyez l'appendice XXVII, p. 595.

tenter en Allemagne, que ce même esprit régna après sa mort[1]. On a vu, sur l'année 1693, ce qu'il s'y passa en présence de Monseigneur, qui s'arrêta devant Heilbronn après ses avantages, que la facilité de celui-là auroit comblés[2] en ouvrant l'Allemagne[3] : tout ce que le maréchal de Lorge employa fut inutile[4] pour faire résoudre l'attaque de ce poste; et le désespoir qu'il ne put cacher, de se voir arrêté en si beau chemin par l'avis de Beringhen, premier écuyer, et de Saint-Pouenge, qui accompagnoient ce prince avec la confiance du Roi auprès de lui[5]. Ils[6] n'osèrent se hasarder avec un général qui les auroit menés trop loin à leur gré, et qui, l'année précédente, avoit forcé par un combat le prince Louis de Bade à repasser le Rhin, l'y avoit suivi, défait[7], et pris l'administrateur de

1. Dans la suite du même passage de notre tome III, p. 113, il a dit, en finissant : « Les sources de toutes ces choses feroient ici une trop longue parenthèse; peut-être se placeront-elles d'elles-mêmes plus naturellement ailleurs. »

2. *Comblé*, sans accord, dans le manuscrit.

3. Tome I, p. 229-232, 265-266, et Additions, p. 559.

4. *Fut inutile* a été ajouté en interligne, quoique *tout ce que le M[l] de Lorge employa* fût la suite d'*on a veu*, de même que, plus loin, *le desespoir*.

5. Chamlay complétait ce trio « pacifique. » Villars, qui était là, se plaint, dans ses *Mémoires*, qu'on laissa au prince de Bade le temps de se renforcer et de faire des retranchements impossibles à enlever. Pour se disculper, dit-il (tome I, p. 160), M. de Lorge proposa plusieurs plans, qui étonnèrent l'entourage du Dauphin : « Le maréchal de Choiseul fut le premier à dire tout haut qu'ils n'étoient pas praticables; le marquis d'Huxelles fut du même sentiment; les autres lieutenants généraux ne furent pas consultés, et l'avis de presque tout ce qui approchoit Monseigneur fut une décision où le desir d'un prompt retour à Versailles eut la principale part. » Le maréchal de Choiseul ne pardonna pas à M. de Lorge d'avoir manqué l'occasion favorable, disent les épigrammes de 1693 : ms. Fr. 12691, p. 73 et 160. M. Rousset, dans l'*Histoire de Louvois*, tome IV, p. 478-480, montre aussi que Chamlay favorable en principe à l'action énergique en Allemagne, ne fournissait cependant au ministre que des objections d'impossibilité pratique.

6. Il a écrit, par mégarde : *il*, au singulier.

7. Non pas le prince de Bade, qui commandait alors contre les Turcs,

Würtemberg[1], pris deux mille chevaux, qui remontèrent sa cavalerie en partie, onze pièces de canon[2], Pforzheim[3] et quelques autres places, et qui fit ensuite lever au landgrave de Hesse[4] le siège d'Ébernbourg[5], qu'il avoit formé depuis dix jours[6], et tout seul[7] avec une armée plus foible

en Hongrie, mais le landgrave de Hesse et le margrave de Bareith : *Journal de Dangeau*, tome IV, p. 127, 130, 165-169, 171, 173 et 174. Il y a encore des chansons sur les occasions manquées à cette époque.

1. Frédéric-Charles, duc de Würtemberg : ci-dessus, p. 303-304. Pris au combat de Pforzheim, autrement dit Heitersheim, le 27 septembre 1692, et amené à la cour, il y fut reçu avec toutes sortes d'égards, et remis en liberté dès le commencement de l'année suivante : *Journal de Dangeau*, tome IV, p. 176, 196-197, avec l'Addition nº 407, et p. 220; *Mémoires de Sourches*, tome IV, p. 154. Cet épisode est rappelé dans l'article nécrologique du *Mercure* sur le maréchal, p. 301-302. Sa victoire fit l'objet d'un Extraordinaire de la *Gazette*, p. 517-524, et d'une médaille avec la légende : *Fuso Germanorum equitatu, partis spoliis, capto duce*, rédigée par l'Académie des inscriptions dans ses séances des 17 juin et 2 août 1698, mais dont l'exactitude a été contestée par Bruzen de la Martinière, tome IV, p. 595. Feuquière, dans ses *Mémoires*, laisse tout l'honneur du succès à M. de Lorge.

2. Cent mille livres en espèces, les chariots, les mulets, la vaisselle et la cassette du duc de Würtemberg, deux mille chevaux, neuf étendards, deux paires de timbales, et seulement deux canons, selon la *Gazette*, la lettre de Racine à Boileau et la *Chronologie militaire*, tome III, p. 57.

3. Il écrit : *Phortzheim*. — Cette petite place du marquisat de Dourlach avait été livrée précédemment à Monseigneur par le prince lui-même, puis prise par le duc de Villeroy, sous les ordres de M. de Lorge, en août 1691; le maréchal l'occupa, pour la troisième fois, quelques jours avant sa victoire, en y faisant cinq cents prisonniers : *Dangeau*, tomes II, p. 191, III, p. 383, et IV, p. 177; *Gazette* de 1692, p. 535.

4. Charles, landgrave de Hesse-Cassel : ci-dessus, p. 189.

5. Il a écrit, par mégarde : *Ebrenbourg*. — Voyez nos tomes II, p. 172, III, p. 248, et IV, p. 218 et Additions, p. 534.

6. Dangeau dit, à la date du 4 octobre (p. 178) : « Le château d'Ébernbourg, que le landgrave de Hesse attaque depuis douze jours, se défend avec vigueur, et, sur la nouvelle qu'a eue le landgrave de Hesse de la défaite du duc de Würtemberg, et que le maréchal de Lorge se dispose à repasser le Rhin pour secourir la place, on ne doute pas que les ennemis n'en lèvent le siège. » En effet (p. 180), le siège fut levé avant que M. de Lorge eût dépassé Flonheim.

7. *Tout seul* est ajouté en interligne.

que celle du prince Louis de Bade[1]. Ce général, qui, pendant toute cette guerre, commanda toujours l'armée opposée à celle de M. le maréchal de Lorge[2], avoit conçu pour lui tant d'estime, qu'ayant pris un courrier de son armée avec les[3] lettres dont il étoit chargé pour la cour, il lui en renvoya un paquet après l'avoir lu, et avoit écrit dessus ces paroles si connues : *Ne sutor ultra crepidam*[4]. M. le maréchal de Lorge, surpris au dernier point de cette unique suscription, demanda au trompette s'il n'apportoit rien autre, qui lui répondit n'avoir charge que de lui remettre ce paquet en main propre. A son ouverture, il se trouva une lettre de la Fond[5], intendant de son armée, qui devoit tout ce qu'il étoit et avoit à M. de Duras et à lui, par laquelle il critiquoit toute la campagne, donnoit ses avis, et se prétendoit bien meilleur général[6]. Alors M. le maréchal de Lorge vit la raison de la suscription, et remercia le prince Louis comme ce service le méritoit. Il manda la Fond, qu'il traita comme il devoit, envoya sa lettre et les réflexions qu'elle méritoit, et le fit révoquer. [Add. StS. 446]

1. L'action du 27 septembre, sans être très importante, puisque le corps würtembergeois ne comptait que cinq ou six mille chevaux, fut bien conduite; Feuquière a seulement reproché au général français de n'avoir pas plus su en tirer parti que de ses succès précédents.

2. Pas du moins en 1692 : ci-dessus, p. 349, note 7. Mais nous avons eu, dans le tome II, p. 150-170, le récit de la campagne de 1694 entre ces deux généraux, et particulièrement d'une belle marche de M. de Lorge, sur laquelle le prince de Bade s'exprima en termes élogieux.

3. *Les* corrige *ses*.

4. Cette réponse proverbiale du peintre Apelle aux critiques d'un savetier est rapportée ainsi par Pline le Naturaliste : *Ne supra crepidam.*

5. Ci-dessus, p. 59.

6. Feuquière parle en effet de cette lettre interceptée et renvoyée au maréchal pour qu'il n'ignorât pas ce que ses officiers pensaient de ses fautes, et nous savons que Saint-Simon a connu ses *Mémoires* : ci-dessus, p. 94. Dans une occasion précédente, en août 1689, la Fond avait, à tort, dénoncé la retraite de M. de Duras de devant Heidelberg comme le résultat d'une cabale des officiers généraux (*Histoire de Louvois*, tome IV, p. 228-229), et, l'année suivante, ce maréchal, à demi disgracié, n'avait plus eu de commandement d'armée.

honteusement[1]. Cette aventure n'empêcha pas depuis que les avis de la Grange[2], successeur de la Fond[3], ne fussent préférés aux raisons de M. le maréchal de Lorge, et[4] n'aient coûté le dégât de la basse Alsace, et n'aient pensé coûter pis, comme je l'ai raconté en son lieu[5] : tant la plume a eu, sous le Roi, d'avantages sur l'épée, jusque dans son métier et malgré les expériences.

J'aurois encore tant de grandes choses à dire de mon beau-père, que ce seroit passer de trop loin les bornes d'une disgression que je n'ai pu me refuser[6]. On n'a point connu une plus belle âme, ni un cœur plus grand ni meilleur que le sien, et cette vérité n'a point trouvé de contradicteurs ; jamais un plus honnête homme, plus droit, plus égal, plus uni, plus simple, plus aise de servir et d'obliger, et bien rarement aucun qui le fût autant; d'ailleurs, la vérité et la candeur même, sans humeur, sans fiel, toujours prompt à pardonner[7] : c'est

1. En avril 1693 : *Journal de Dangeau*, tome IV, p. 267.

2. Ci-dessus, p. 59.

3. Ici : *la Fonds*. Ensuite, il a écrit en interligne : *ne fussent*, et : *preferées*, au féminin pluriel.

4. *Et* a été ajouté aussi en interligne.

5. Tome II, p. 163-170, campagne de 1694; voyez les notes de commentaire. Comme Saint-Simon l'a dit alors, le maréchal fut fort piqué de se voir enlever le gouvernement de la Flandre par son cadet Boufflers, et de n'avoir, « par cascade, » que la Lorraine; puis vint la maladie, en 1695, et, quoique « le compliment fût amer, » il fallut renoncer au commandement d'armée dont il avait encore été pourvu le 20 avril : *ibidem*, p. 367-368.

6. Pour le caractère, comparez les pages qui vont suivre avec le premier éloge placé en 1695 (tome II, p. 264-265), avec l'article nécrologique du *Mercure* déjà indiqué, avec les articles d'Ézéchiel Spanheim (1700) et des *Nouveaux Caractères... de la cour de France* de 1702, que nous reproduisons ci-après à l'Appendice, n° XXVI, et avec le discours de l'abbé Anselme à l'abbesse de Conflans. — Quant aux portraits, on en a trois en pied dans les collections de modes, une mauvaise gravure de Larmessin en 1680, et un demi-buste, de grandeur naturelle, peint et gravé par Pierre Simon.

7. Les huit derniers mots sont ajoutés en interligne, sans virgules.

encore ce[1] dont personne n'a douté. Avec une énonciation peu heureuse et un esprit peu brillant et peu soucieux de l'être, c'étoit le plus grand sens d'homme et le plus droit qu'il fût possible, et[2] qui, avec une hauteur naturelle, qui ne se faisoit jamais sentir qu'à propos, mais que nulle considération aussi n'en pouvoit faire rien rabattre, dédaignoit les routes les plus utiles, si elles n'étoient frayées par l'honneur le plus délicat et la vertu la plus épurée[3]. Avec la plus[4] fine valeur et la plus tranquille, ses vues étoient vastes, ses projets concertés et démontrés; une facilité extrême à manier des troupes, l'art de prendre ses sûretés partout sans jamais les fatiguer, le choix exquis des postes, et toute la prévoyance et la combinaison de ses mouvements avec ses subsistances. Jamais, avec lui, de gardes superflues, de marches embarrassées ou inutiles, d'ordres confus[5]. Il avoit la science de se savoir déployer avec justesse, et celle des précautions sans fatiguer ses troupes, qui achevoient toujours sous lui leurs[6] campagnes en bon état. J'ai ouï dire merveilles, à ceux qui l'ont vu dans les actions, du flegme sans lenteur de ses dispositions, de la justesse de son coup d'œil,

1. *Ce* est en interligne.
2. *Et* est en interligne, au-dessus de *mais*, biffé.
3. « Un très brave homme qui avoit de la hauteur et de l'ambition, froid, mais très honnête homme et très commode dans le commerce du monde; on ne fut point fâché du bien que le Roi lui avoit fait, parce qu'il avoit l'estime et l'amitié générale de toute la cour » (*Mémoires de Sourches*, tome I, p. 57, année 1681, pension de douze mille livres).
4. *La plus* surcharge *la v[aleur]*.
5. En 1694, il a dit (tome II, p. 179) que son cadet Boufflers, « valant beaucoup, ne le valoit pourtant pas. » Feuquière le considérait comme « fort brave homme de sa personne, mais d'un génie fort borné pour la guerre. » L'éloge que fait de lui Spanheim, ou du moins qui a été imprimé à la suite de la *Relation de 1690*, ci-après, p. 592, lui reconnaît intelligence et bravoure, habileté à tirer parti d'un pays pour les fourrages, les campements ou les contributions, mais rien de plus. Le *Mercure* dit que « sa valeur n'avoit jamais démenti sa prudence, » et qu'il avait « les vues étendues et l'exécution prompte. »
6. *Leur*, sans accord, dans le manuscrit.

et de sa diligence à se porter et à remédier à tout, et à profiter de ce qui auroit échappé à d'autres généraux[1]. Plus jaloux de la gloire d'autrui que de la sienne, il la donnoit toute entière à qui la méritoit, et sauvoit les fautes avec une bonté paternelle. Aussi étoit-il adoré, dans les armées, des troupes et des officiers généraux et particuliers, dont la confiance en lui étoit parfaite par estime[2]. Sa compagnie des gardes avoit pour lui le même amour[3]. Mais ce qui est bien rare, c'est que la cour, si jalouse[4], et où chacun est si personnel, ne le chérissoit pas moins, et qu'excepté M. de Louvois, et encore sur le compte de M. de Turenne[5], il n'eut pas un ennemi, et s'acquit l'estime universelle jusqu'à une sorte de vénération. Rien n'étoit égal à sa tendresse et à sa douceur dans sa famille, et au réciproque dont il y jouissoit[6]; il traita toujours en tout ses neveux comme ses enfants. Il avoit beaucoup d'amis, et d'amis véritables. Il sentoit tout le prix des gens et celui de l'amitié, parce que personne n'en étoit plus capable et n'avoit un meilleur discernement que lui[7]. Au reste, grand ennemi des fripons, leur[8] fléau sans ménagement, et l'homme qui, avec le plus de simplicité et de modestie, conservoit le plus de dignité et s'attiroit le plus de considération et de respect. Le Roi même, qui l'aimoit, le ménageoit; il lui disoit sans détour toutes les vérités que ses emplois l'obligeoient à ne

1. Le Chansonnier le dit meilleur comme lieutenant général que comme maréchal et commandant en chef : ms. Fr. 12 619, p. 356.

2. Voyez le tome II, p. 264, 295, etc., et comparez les qualités militaires que Fénelon prête à Télémaque (livre XV, paragraphe III).

3. On trouve l'état-major et les officiers de cette compagnie dans l'*État de la France*, année 1698, tome I, p. 400 et 406-408.

4. Le *j* de *jalouse* surcharge un *e*. — 5. Ci-dessus, p. 334.

6. Tome II, p. 265-266. L'annotateur des *Mémoires de Sourches*, en racontant, en 1686, le départ de sa sœur, nommée ci-dessus, p. 330, dit (tome I, p. 367) qu'il était naturellement tendre et porté aux larmes. On verra que son frère Duras, mauvais père d'ailleurs, n'aimait que lui.

7. *Que luy* est ajouté en interligne. — 8. Avant *leur*, il a biffé *et*.

lui point dissimuler, et il en étoit cru par l'opinion générale de sa vérité[1]. Avec le respect qu'il devoit au Roi, il étoit hardi à rompre, pour les malheureux ou pour la justice, des glaces qui auroient fait peur aux plus favorisés, et plus d'une fois il a forcé le Roi à se rendre même contre son goût[2]. Dans sa pauvreté, et depuis à la tête des armées, son désintéressement fut sans pareil[3], et les sauvegardes dont, au moins en pays ennemi et qui les demande[4], les généraux croient pouvoir profiter[5], jamais il n'en souilla ses mains : il avoit, disoit-il, appris cette leçon de M. de Turenne[6]. Tous les Bouillons lui étoient singulièrement chers à cause de son[7] oncle[8], et jusqu'au régiment Colonel-général de la cavalerie[9] : il l'avoit tant qu'il pouvoit dans son armée, et lui témoignoit toutes sortes de prédilection. Partout il vivoit non seulement avec toute sorte de magnificence, mais avec splendeur, sans intéresser en rien sa modestie et sa simplicité naturelle[10] : aussi jamais homme si aimable dans le commerce, si égal, si sûr, si aise d'y mettre tout le monde, ni plus honnêtement gai ; aussi jamais homme si tendrement, si

1. De la véracité de ses discours, de leur franchise.

2. C'est lui qui, en 1671, avait dénoncé les tricheries de M. de Saissac : tome V, p. 119-120.

3. Ci-après, appendice XXVI, p. 592-593. A la fin de sa vie, outre les neuf mille livres net (à cause du quartier retranché) de maréchal de France et les sept mille cinq cents de capitaine des gardes, il touchait soixante mille livres du gouvernement de Lorraine, quoiqu'il l'eût rendu en 1697 (*Dangeau*, tome VI, p. 254), et il avait encore une pension de douze mille livres depuis l'année 1681.

4. *Demandent* corrigé en *demande*. — 5. Comme Villars, p. 310.

6. Voyez une note des ***Mémoires de Sourches***, tome I, p. 57.

7. *Son* surcharge *leur*.

8. Malgré cette intimité avec les Bouillons, on remarquera qu'aucun d'eux ne figure dans l'assemblée qui signa au contrat de mariage de Mme de Saint-Simon, en 1695 (tome II, p. 471), assemblée où la famille du marié faisait un piteux contraste avec celle des Duras et Lorge.

9. Tomes I, p. 131, et IV, p. 165.

10. Ci-dessus, p. 210. Nous avons déjà eu quelques détails sur l'intérieur de cet hôtel de Lorge où s'est fait le mariage de Saint-Simon.

généralement, si amèrement, ni si longuement regretté[1].

Mort de la duchesse de Gesvres. Trianon. [Add. St-S. 447]

La duchesse de Gesvres mourut dans le même temps, séparée d'un mari fléau de toute sa famille, et qui lui avoit mangé des millions[2]. Son nom étoit du Val; elle étoit fille unique de Fontenay-Mareuil[3] ambassadeur de

1. C'est par la même phrase qu'il avait commencé, et l'article du *Mercure* finit presque pareillement : « Jamais douleur n'a été plus amère et plus juste que celle de sa famille, et jamais larmes n'ont été plus sincères que celles que fait couler sa mort. » A-t-il cet article sous les yeux, comme nous croyons qu'il avait eu celui de 1695 en racontant ses propres noces? — Saint-Simon et sa femme renoncèrent le 27 mars 1703 à la succession du maréchal, comme devant être plus onéreuse que profitable, sauf leurs droits sur le premier brevet de retenue de la charge de capitaine des gardes, de trois cent mille livres, pour lequel le maréchal d'Harcourt, par acte du 28 février précédent, avait constitué une rente de treize mille cinq cents livres, au capital de deux cent soixante-dix mille livres, en payant les trente mille livres de surplus à Claudine-Thérèse de Lorge, religieuse (minutier de Me Galin, notaire à Paris). — Saint-Simon, le nouveau duc de Quintin et leur beau-frère Lauzun vinrent, en grand manteau de deuil, saluer le Roi à Versailles, le 31 octobre 1702 : *Mémoires de Sourches*, tome VII, p. 396. Les trois autres filles du maréchal étaient en religion.

2. Tome VI, p. 410-411. Elle mourut au château de Mareil, le 24 octobre, âgée de soixante-dix ans : *Journal de Dangeau*, tome IX, p. 25; *Mercure* de novembre, p. 205-215. Il y avait cinquante-un ans et demi qu'elle s'était mariée, le 16 mars 1651 (*Journal de Dubuisson-Aubenay*, tome II, p. 34). Selon Tallemant (*Historiettes*, tome IV, p. 483), elle avait dû épouser auparavant le fils de la belle princesse de Guémené, laquelle s'y refusa « de peur d'être grand-mère. » Nous avons vu mourir le 3 avril (p. 143) la marquise sa belle-fille, contre le mariage de laquelle elle avait protesté, et son mari prendra femme de nouveau en 1703. Leurs enfants avaient relevé les titres de Fontenay-Mareuil.

3. François du Val, marquis de Fontenay et de Mareuil (Fontenay-lès-Louvres et Mareil-en-France) par érection du mois de mai 1623, naquit vers 1595, fut enfant d'honneur du Dauphin, voyagea à l'étranger en 1612, eut la capitainerie du Louvre jusqu'en 1616, fit la guerre comme mestre de camp du régiment de Piémont, puis comme maréchal de camp (1635), et posséda les gouvernements de Champagne, de Lorraine et Barrois, et celui d'Alsace, avant d'occuper le poste d'ambassadeur à Rome, une première fois en 1641-43, une seconde fois de 1647 à 1649; mais, antérieurement, en 1626, il avait eu l'ambassade d'Angleterre. Il mourut le 25 octobre 1665, dans sa soixante-dixième année (*Gazette*, p. 1089). J'ai

France à Rome du temps de l'entreprise du duc de Guise à Naples[1]. C'étoit une espèce de fée grande et maigre, qui marchoit comme ces grands oiseaux qu'on appelle des demoiselles de Numidie[2]. Elle[3] venoit quelquefois à la cour, et, avec du singulier et l'air de la famine où son mari l'avoit réduite, elle avoit beaucoup de vertu[4], d'esprit, et de la dignité[5]. Je me souviens qu'un été que le Roi s'étoit mis à aller fort souvent les soirs à Trianon[6], et qu'une fois pour toutes il avoit permis à toute la cour de l'y suivre, hommes et femmes, il y avoit une grande collation pour les Princesses ses filles, qui y menoient leurs amies, et où les autres femmes alloient aussi quand elles vouloient. Il prit en gré un jour à la duchesse de

déjà parlé (tome V, p. 235, note 4) de ses *Mémoires* sur le règne de Louis XIII, que Saint-Simon a employés à mainte reprise, et dont les récits du *Pas-de-Suse* et de la *Journée des Dupes* sont des rectifications. Les Gesvres lui avaient communiqué, tout à la fin de sa vie, en 1753, le manuscrit original, qui est actuellement à la Bibliothèque nationale.

1. Henri II, duc de Guise (1614-1664) : tome II, p. 95. Le dernier historien de son expédition à Naples est M. Baguenault de Puchesse; mais les *Mémoires de Du Plessis-Besançon*, que M. le comte Horric de Beaucaire vient de publier pour la Société de l'Histoire de France, fournissent des détails supplémentaires. En ce qui concerne particulièrement le rôle que l'ambassadeur Fontenay-Mareuil eut dans cette affaire et dans la nomination du cardinal Michel Mazarin, voyez les études de M. Baguenault de Puchesse, d'après la correspondance originale, dans la *Société historique de l'Orléanais*, année 1875, p. IX-LXXII, et dans la *Revue des Questions historiques*, juillet 1875, p. 160-189, et la *Minorité de Louis XIV*, par feu M. Chéruel, tome II, p. 364 et suivantes.

2. L'*Ardea virgo*, espèce de grue fort belle, à la tête ornée de deux aigrettes, mais que rendent remarquable surtout ses gestes bizarres, ses danses du matin et du soir, et son instinct d'imitation.

3. La première lettre d'*Elle* surcharge un *J* majuscule.

4. *De vertu* a été intercalé, en interligne, entre *beaucoup* et *d'esprit*.

5. Voyez son éloge dans le volume indiqué du *Mercure*. Mlle de Montpensier raconte aussi (ses *Mémoires*, tome IV, p. 207-208) qu'elle avait beaucoup d'esprit et parlait à merveille. Dans la *Correspondance de Bussy*, tome I, p. 386 et 388, il est question d'un démêlé qu'elle eut avec la maréchale de la Motte, en 1671.

6. Ci-dessus, p. 64-65.

Gesvres d'aller à Trianon et d'y faire collation. Son âge, sa rareté à la cour, son accoutrement et sa figure excitèrent ces princesses à se moquer tout bas d'elle[1] avec leurs favorites. Elle s'en aperçut, et, sans s'en embarrasser, leur donna leur fait si sec et si serré, qu'elle les fit taire et leur fit baisser les yeux. Ce ne fut pas tout : après la collation, elle s'expliqua si librement, mais si plaisamment, sur leur compte, que la peur leur en prit au point qu'elles lui firent faire des excuses, et tout franchement demander quartier. Mme de Gesvres voulut bien le leur accorder, mais leur fit dire que ce n'étoit qu'à condition qu'elles apprendroient à vivre. Oncques depuis elles n'osèrent la regarder entre deux yeux. Rien n'étoit si magnifique que ces soirées de Trianon[2] : tous les parterres changeoient tous les jours de compartiments de fleurs[3], et j'ai vu le Roi et toute la cour les[4] quitter à force de tubéreuses, dont l'odeur embaumoit l'air, mais étoit si forte par leur quantité, que personne ne put tenir dans le jardin, quoique très vaste et en terrasse sur un bras du canal[5].

Retour de Fontainebleau.

Le Roi revint de Fontainebleau le 26 octobre[6], et cou-

1. *D'elles* corrigé en *d'elle*.

2. Feu G. Soulié et, après lui, M. Dussieux ont fait si complètement la description et l'historique des deux Trianon successifs, celui de 1670 (le Trianon de porcelaine) et celui de Mansart, construit à partir de 1687 et constamment embelli par le Roi, qu'il suffit de renvoyer à ces auteurs. D'ailleurs, Saint-Simon en reparlera avec d'autres détails.

3. Le duc de Luynes parle de ces fleurs renouvelées sans cesse (*Mémoires*, tomes I, p. 346, et V, p. 116). M. Dussieux a pu retrouver les chiffres fabuleux de plantes et de pots qu'exigeait un pareil entretien, et M. Jules Guiffrey les a publiés dans les *Comptes des bâtiments*.

4. *Le* corrigé en *les*.

5. Ce lieu enchanté manquait d'air et était, à vrai dire, inhabitable, comme en témoignent le *Journal de Dangeau*, tome XI, p. 407, et les *Mémoires de Sourches*, tome X, p. 353 ; il fallut qu'en 1703 le Roi se fit faire un appartement beaucoup moins beau, mais plus sain et commode : *Sourches*, tome VIII, p. 105.

6. *Dangeau*, tome IX, p. 26-27 ; *Sourches*, tome VII, p. 394 ; *Mercure* du mois, p. 344-345 ; lettre de Mme de Maintenon à Jussac, 8 août 1689.

Mort du comte de Noailles. Succès des alliés en Flandre. Marlborough, etc., pris, et ignoramment relâché. Vendôme court la même fortune.

cha à Villeroy[1], où il parut prendre part comme à sa propre maison et parla fort du maréchal de Villeroy, avec beaucoup d'amitié[2]. Il apprit, en arrivant à Versailles, la mort du second fils du duc de Noailles[3], d'un coup de mousquet dans la tête, se promenant près Strasbourg, au bord du Rhin, qui lui fut tiré de l'autre côté[4] à balle perdue[5], et qui étoit dans le régiment de son frère[6]. Il sut en même temps que la citadelle de Liège avoit été emportée d'assaut, le gouverneur et la garnison prisonniers, que la Chartreuse, que nous tenions bien fortifiée, ne tarda pas à suivre[7], et que son armée, fort affoiblie par les détache-

1. Tome VI, p. 29.

2. « Le Roi, en arrivant ici, s'alla promener à pied dans le parterre, et en calèche dans le parc, malgré la pluie.... On a des nouvelles sûres que M. le maréchal de Villeroy est parti de Gratz. Le Roi témoigne beaucoup d'envie de le revoir, et a donné beaucoup de conseils pour les embellissements de cette maison, en parlant très obligeamment du maître. » (*Dangeau*.) Voyez les Gazettes du P. Léonard, M 766, n° 1, 27 octobre.

3. C'est celui que nous avons vu jouer dans *Absalon*, ci-dessus, p. 2. Il avait reçu à neuf ans, en décembre 1694, une des deux lieutenances générales de Guyenne, avec survivance pour son père, et celui-ci, en 1696, avait voulu lui faire donner le régiment du duc de Guiche.

4. La lettre *s* de *costé* a été ajoutée après coup.

5. Il y avait quarante-trois jours que cet accident était arrivé : *Journal de Dangeau*, tome VIII, p. 499; *Mémoires de Sourches*, tome VII, p. 366, 371, 374, 380 et 394; Gazette du P. Léonard, M 766, n° 1, 12 septembre.

6. Le comte d'Ayen.

7. Ci-dessus, p. 192. Voyez le *Journal de Dangeau*, tome IX, p. 15, 23, 27, 28 et 31; les *Mémoires de Sourches*, tome VII, p. 393-397; la *Gazette d'Amsterdam*, n°s LXXXVII-LXXXIX, correspondances de Liège, de la Haye et de Paris; le *Mercure* du mois, p. 430-436; le recueil de Lamberty, tome II, p. 242-247; les *Mémoires de Berwick*, tome I, p. 199-201; deux estampes du temps, dans la collection Hennin, n°s 6803 et 6804 du catalogue, etc. La ville capitula le 14 octobre, la citadelle de Sainte-Walburge fut prise d'assaut le 23, et la Chartreuse le 29 : échec d'autant plus ressenti qu'on crut avoir à reprocher des fautes au commandant, M. de Violaine, et à la garnison française, et que l'on comptait sur cette place pour couvrir la frontière de Champagne et assurer les communications avec l'électeur de Cologne; mais, en réalité, si la

ments pour le Rhin, se retiroit derrière les lignes, hors d'état de tenir la campagne, qui finit de la sorte[1]. M. de Marlborough, en séparant la sienne[2], se mit sur la Meuse avec M. d'Opdam, lieutenant général des Hollandois[3], et M. de Geldermalsen, un des députés des États-Généraux à l'armée des alliés[4]. Chemin faisant, un parti de Gueldres vint sur le bord de l'eau, et, à coups de fusils, les

citadelle, inachevée, et le poste de la Chartreuse pouvaient résister quelques jours, la ville était tout ouverte, et incapable de tenir contre un ingénieur tel que Coehorn.

1. Voyez les *Mémoires militaires*, tome II, p. 121-126. Le maréchal de Boufflers ayant rejeté sur Chamillart la responsabilité de cette campagne peu rassurante, le ministre lui répondit, le 7 novembre (*ibidem*, p. 624) : « Je ne me défendrois pas d'avoir fait des fautes, si j'avois quelque chose à me reprocher. Je n'ai pas été élevé dans la charge de secrétaire d'État de la guerre, ni même instruit pour la faire; tout ce que j'ai pu y donner d'application pour me rendre capable de la faire dans la suite, je l'y ai mis certainement, sans avoir à me reprocher de m'être donné un moment de loisir pour mon plaisir depuis que la guerre est commencée. Quand je suis entré dans les finances, elles étoient épuisées et dans un grand désordre; je suis chargé de tout, et j'en ai trop, parce que le Roi l'a voulu. J'y ai fait de mon mieux.... »

2. C'est lui qui avait dirigé les opérations devant Liège.

3. Jacques, baron de Wassenaer et seigneur d'Opdam ou Obdam, d'une illustre famille dont nous connaissons déjà une autre branche, était revêtu de toutes les dignités et fonctions locales comme plus ancien membre du corps de la noblesse de Hollande, et, depuis mars 1691, il faisait la charge de lieutenant général de la cavalerie. Il avait rempli plusieurs missions en Allemagne, notamment à Berlin, d'où il venait d'arriver. Nous le verrons remplacer Athlone, comme maréchal de camp général, en février 1703, et devenir gouverneur de Bois-le-Duc. Il mourut à Amsterdam, le 24 mai 1704. L'électeur palatin l'avait créé comte, et le roi de Danemark chevalier de l'ordre de l'Éléphant.

4. Les États-Généraux entretenaient toujours deux députés de ce caractère auprès de l'armée alliée. Celui-ci, dont le nom a été défiguré en *Galde Mersheim* par Saint-Simon, comme, par Dangeau, en *Gilde-Mersheim*, et qui s'appelait Adrien van Borssele van der Hooge, seigneur de Geldermalsen, était, depuis 1677, un des agents les plus actifs de Guillaume d'Orange, et, depuis 1693, il représentait les États chaque fois qu'une armée entrait en campagne. Nous le retrouverons, en 1714, au congrès d'Anvers. Né le 6 mai 1658, il mourut le 29 avril 1728.

obligea d'aborder. La capture étoit belle; mais le sot partisan se contenta du passeport qu'avoit le député, qui fit passer Marlborough pour son écuyer, et Opdam pour son secrétaire, et les laissa aller[1]. M. de Vendôme ne l'avoit pas échappé moins belle avant l'arrivée du roi d'Espagne[2]. Il s'étoit mis dans une cassine[3] un peu éloignée de son camp, couverte d'un petit *naviglio*[4]. On eut beau lui représenter qu'il n'y étoit pas en sûreté; tout ce qu'on put obtenir fut qu'il ajouteroit une vingtaine de grenadiers à sa garde[5]. Il étoit temps : la nuit même un détachement des[6] ennemis vint pour l'enlever, et, sans les grenadiers qui tinrent ferme, et donnèrent le temps à ce qui étoit le plus à portée d'accourir au bruit des coups de fusils, il étoit pris[7]. Sa campagne finit aussi au commencement de

1. *Dangeau*, p. 37-38; *Sourches*, p. 399-400; Gazettes du P. Léonard, M 766, n° 1, 9, 12, 15 et 16 novembre; *Gazette d'Amsterdam*, n°s LXVIII, XC et XCIV; *Gazette de Rotterdam*, n° 45 *bis*; recueil de Lamberty, tome II, p. 248-249. Sauf la fusillade, cet épisode est emprunté à Dangeau. Selon Lamberty, il se trouvait dans le yacht un commissaire anglais porteur d'un passeport au nom de Churchill, frère de Marlborough, et celui-ci s'en servit. Peut-être y eut-il connivence du chef de parti.

2. Les 10 et 11 juin : *Dangeau*, tome VIII, p. 439; *Sourches*, tome VII, p. 299 et 300; *Gazette*, p. 310-311.

3. Italien : *casina*, maison de plaisance et de campagne.

4. Petit canal, en dialecte nord-italien. On le francisait en *naville*, comme nous l'avons déjà vu au tome IX, p. 83, note 6.

5. Ces premiers détails ne sont pas empruntés à Dangeau, et d'ailleurs ils ne concordent pas avec les *Mémoires militaires*, p. 222-223, où il est dit que le duc occupait une maison située à l'extrémité du village de Rivalta, donnant sur le lac Supérieur de Garde, et que les grenadiers du prince Eugène, venus de Curtatone en bateau, s'approchèrent de nuit jusque sous les fenêtres de cette habitation, mais ne purent même débarquer.

6. La première lettre de *des* surcharge un *v*.

7. Voyez le *Mercure* de juin 1702, 2e volume, p. 103-116, et la *Gazette de Rotterdam*, n° 26 *bis*. Le Roi écrivit à M. de Vendôme, le 22 juin et le 4 juillet, qu'il eût désormais à prendre plus de précautions pour sa sûreté : ms. Fr. 14177, fol. 243 et 244 v°. Ce général songea un moment à prendre sa revanche et à diriger une pareille tentative contre Eugène : *ibidem*, fol. 257 v°; *Mémoires militaires*, p. 267-268.

novembre. Il décampa enfin le premier de Luzzara[1], et le prince Eugène, qui n'inquiéta point sa retraite, en décampa aussi le lendemain, et tous deux prirent leurs quartiers d'hiver et les avantages qu'ils purent[2].

Prince d'Harcourt salue enfin le Roi; sa vie et son caractère, et de sa femme.

Le prince d'Harcourt[3] eut enfin permission [de[4]] faire la révérence au Roi au bout de dix-sept ans qu'il ne s'étoit présenté devant lui[5]. Il avoit suivi le Roi en toutes ses conquêtes des Pays-Bas et de la Franche-Comté[6]; mais il étoit demeuré peu à la cour depuis son voyage d'Espagne, où on a vu ci-devant que lui et sa femme avoient conduit la fille de Monsieur au roi Charles II, son époux[7]. Le prince d'Harcourt se mit au service des Vénitiens[8], se distingua en Morée, et ne revint qu'à la paix de

1. Ci-dessus, p. 228. On décampa le 5 novembre : *Mémoires militaires*, p. 269-272; les armées commencèrent à se séparer le 10.

2. *Mercure* de novembre, p. 261-271; *Gazette d'Amsterdam*, n° XCIII, article de Paris; *Histoire militaire*, par Quincy, tome III, p. 693-698. Pendant les deux derniers mois de l'année, on fit quelques opérations heureuses : M. de Tessé s'empara de Borgoforte, et l'occupation de Governolo acheva de dégager entièrement le Serraglio.

3. Alphonse-Henri-Charles de Lorraine-Elbeuf (1648-1679) : tomes VIII, p. 128, et IX, p. 226. La notice de Saint-Simon sur ce prince et sur sa femme (duché d'ELBEUF) vient d'être publiée dans le tome VIII des *Écrits inédits*, p. 43-45; nous ne la reproduirons donc pas ici.

4. Le manuscrit porte : *et*, au lieu de : *de*.

5. *Journal de Dangeau*, tome IX, p. 31 : « M. le prince d'Harcourt salua hier (31 octobre) au soir le Roi. Il y avoit dix-sept ans qu'il n'avoit paru à la cour, et, depuis deux mois, il sollicitoit pour que le Roi lui permît d'y reparaître. S. M. lui dit, en l'embrassant : « Oublions « le passé. » Le prince d'Harcourt lui demanda pardon de sa conduite passée, et le Roi l'assura fort qu'il ne s'en souviendroit plus. »

6. Il avait débuté au siège de Lille, ayant d'ailleurs failli, l'année précédente, malgré son jeune âge, encourir les rigueurs des Grands Jours de Languedoc, et n'y ayant échappé qu'à la faveur d'une lettre de cachet ou d'une évocation.

7. En 1679 : tome IX, p. 226.

8. Au mois d'octobre 1682, il avait été relégué à son château d'Harcourt, en Normandie, pour s'être opposé à l'arrestation d'une femme qui s'y était réfugiée, et cette relégation avait duré six ou sept mois : *Mémoires de Sourches*, tome I, p. 151; Arch. nat., O[1] 27, fol. 154. En

cette république avec les Turcs[1]. C'étoit un grand homme bien fait, qui, avec l'air noble et de l'esprit[2], avoit tout à fait celui d'un comédien de campagne[3]; grand menteur, grand[4] libertin d'esprit et de corps, grand dépensier en tout, grand escroc avec effronterie[5], et d'une crapule obscure, qui l'anéantit toute sa vie[6]. Après avoir long-

1684, il suivit la campagne comme aide de camp de Monseigneur. Cette même année, il essaya de se faire donner par Mlle de Guise le duché de ce nom, mais y échoua faute de souplesse et de civilité, quoique l'affaire eût été fort bien menée par sa femme (*Annales de la cour*, tome II, p. 68). C'est au printemps de 1688 qu'il quitta celle-ci et la cour pour aller servir dans l'armée vénitienne : *Dangeau*, tome II, p. 142; *Sourches*, tome II, p. 141-142.

1. La Morée, occupée par les Turcs depuis le temps de Mahomet II, fut reconquise par les Vénitiens dans cette longue suite de campagnes où nous avons vu figurer Jean de Watteville (ci-dessus, p. 15), et que la prise de Patras, Lépante, Corinthe, par le doge Morosini *Peloponnesiacus*, couronna en 1687. La religion chrétienne y fut rétablie, les familles d'Achaïe y affluèrent bientôt, et la paix de Carlowitz confirma en 1699 cette possession aux Vénitiens; mais nous la verrons retourner aux mains des Turcs en 1715. — Estropié de la main gauche dès la fin de sa première campagne, sous le duc de Gadagne, le prince d'Harcourt, qui s'était conduit d'une façon « surprenante » au siège de Négrepont, avait obtenu le grade de lieutenant général et renouvelé son traité (*Dangeau*, tome II, p. 198, 229, 313; *Sourches*, tome II, p. 258).

2. Ces quatre derniers mots sont rétablis en interligne, à la place d'*avec de l'esprit*, biffé à la fin du membre de phrase. L'annotateur des *Mémoires de Sourches* le dit aussi bien fait, fort adroit, ayant beaucoup de cœur et d'esprit, mais sacrifiant tout au plaisir.

3. Pour Villars (ci-dessus, p. 316) il n'a pas trouvé cette qualification suffisante, et y a ajouté celle de « bateleur monté sur ses tréteaux. »

4. Les mots *menteur*, *grd* ont été ajoutés après coup, le premier en fin de ligne, le second au commencement de la ligne suivante.

5. En 1677, il tenait un jeu de hocca chez lui : Depping, *Correspondance administrative sous le règne de Louis XIV*, tome II, p. 564.

6. En 1700, Ézéchiel Spanheim dit (*Relation*, p. 419) que c'est un hommé méprisé, débauché, peu riche, doué de peu d'esprit, et qu'il s'amuse à trafiquer les chevaux. C'était, en effet, un excellent cavalier, et l'un des premiers introducteurs en France, avec ses parents les princes lorrains, de la mode anglaise des courses de chevaux : *Dangeau*, tome I, p. 61. Il eût voulu, en 1679, obtenir la charge de grand veneur : *Correspondance de Bussy*, tome IV, p. 417.

temps voltigé à son retour, et ne pouvant vivre avec sa femme, en quoi il n'avoit pas grand tort, ni s'accommoder de la cour ni de Paris, il se fixa à Lyon avec du vin, des maîtresses du coin des rues, une compagnie à l'avenant, une meute, et un jeu pour soutenir sa dépense et vivre aux dépens des dupes, des sots[1] et des fils des gros marchands qu'il attiroit dans ses filets. Il y tiroit toute la considération que lui pouvoit donner là le maréchal de Villeroy par rapport à Monsieur le Grand, et il y passa de la sorte grand nombre d'années, sans imaginer qu'il y eût en ce monde une autre ville ni un autre pays que Lyon[2]. A la fin il s'en lassa et revint à Paris[3]. Le Roi, qui le méprisoit, le laissoit faire, mais ne voulut pas le voir[4], et ce ne fut qu'au bout de deux mois d'instances et de pardons[5] pour lui de tous les Lorrains qu'il lui permit enfin, en ce temps-ci, de le venir saluer[6]. Sa femme, qui étoit de tous les voyages[7], favorite de Mme de Maintenon par la forte et sale raison qu'on en a vue ailleurs[8], échoua pour lui sur Marly, où tous les maris alloient de droit et sans être nommés dès que leurs femmes l'étoient[9]. Elle s'abstint d'y aller, espérant que, pour continuer à l'y

1. Mot douteux.

2. Les détails contenus dans ces deux dernières phrases ne viennent point du *Journal de Dangeau*, qui ne dit rien du prince entre 1689 et 1702.

3. Il avait la pierre, et voulait se faire opérer.

4. *Dangeau*, tome VIII, p. 494, 6 septembre 1702 : « Le duc d'Elbeuf rendit avant-hier au Roi une lettre du prince d'Harcourt, qui est à Paris, par laquelle il demandoit à S. M., avec un extrême empressement, l'honneur de la voir et de l'entretenir. Le Roi, en sortant de chez Mme de Maintenon, dit au duc d'Elbeuf qu'il avoit lu la lettre, mais que, comme le prince d'Harcourt avoit passé seize ans sans le voir, il pourroit bien encore attendre quelque temps. »

5. De demandes de pardon. — 6. Ci-dessus, p. 362 et note 5.

7. Tome VI, p. 87. — Voyez le *Journal de Dangeau* à partir de mai 1685.

8. Tome VI, p. 74; par son père Brancas, qui « avait été longtemps plus que bien » avec Mme de Maintenon. Voyez ci-après, p. 366, note 1.

9. Ci-dessus, p. 64.

avoir, Mme de Maintenon obtiendroit la grâce entière. Elle s'y trompa : Mme de Maintenon, qui se faisoit un devoir de la protéger en tout, ne laissoit pas d'en être souvent importunée et de s'en passer fort bien. La peur qu'elle ne s'en passât tout à fait la fit bientôt retourner seule à Marly[1], et le Roi tint bon à n'y[2] jamais admettre le prince d'Harcourt[3] : cela le ralentit sur la cour ; mais il retourna peu en province, et se cantonna enfin en Lorraine[4].

1. En 1713, retirée loin de la cour, la princesse écrit à Mme de Maintenon (recueil la Beaumelle, édit. 1789, tome VIII, p. 211) : « Les absences que mes obligations m'ont engagée à faire m'ont beaucoup coûté parce qu'insensiblement cela m'a privée de certaine familiarité où j'avois l'honneur d'être admise, et où j'ai bien éprouvé que je ne tenois peut-être que trop. J'ai souvent admiré la bonté du Roi de m'avoir toujours fait l'honneur de me mener à Marly, quand j'ai pu me présenter pour y aller. Ce séjour me plaisoit uniquement parce que l'on voyoit le Roi très souvent, et, quoique l'on ait cet honneur bien moins que par le passé, l'on est cependant à portée de lui faire bien plus agréablement sa cour qu'ailleurs.... » Cette lettre est-elle authentique?

2. *N'y* corrige *ne l'y*, et, plus loin, *le P. d'Harcourt* est ajouté en interligne.

3. Le Roi le fit pourtant venir à Marly le 24 avril 1704 (*Dangeau*, tome IX, p. 494; *Sourches*, tome VIII, p. 344) : « On y vit pour la première fois le prince d'Harcourt, dont les longues absences de la cour l'avoient empêché d'y venir plus tôt, et le chevalier de Luxembourg, qui méritoit ce petit agrément pour la bonne nouvelle qu'il avoit apportée. »

4. Ce dernier membre de phrase, ajouté en interligne après coup, est une erreur. Quoiqu'on eût reconnu que le prince avait la pierre, c'est seulement un an plus tard, étant à l'extrémité, qu'il se fit opérer : *Dangeau*, tome IX, p. 2, 27, 328 et 329; dans l'intervalle, comme le prince Camille (ci-dessus, p. 109), il alla chercher fortune à la cour du duc de Lorraine, qui avait déjà reporté sur lui neuf mille livres de pension qu'il faisait au prince de Commercy, et qui le nomma capitaine de ses gardes, en avril 1703, à la place du marquis de Beauvau; mais il quitta Nancy dès le mois suivant, remit même la pension, et revint à Paris : *Dangeau*, tome IX, p. 176 et 189; *Sourches*, tome VIII, p. 69. Le reste de sa vie paraît s'être passé, non en Lorraine, mais à Lyon encore et au château de Montjeu. La *Gazette de la Régence* publiée en 1887, par feu Édouard de Barthélemy, nous le montre (p. 70) revenant de Lyon après la mort de Louis XIV. C'est là probablement qu'il avait eu de Jeanne Michon, de Mouy-de-Saint-Just, une fille naturelle,

[Add. StS. 448] Cette princesse d'Harcourt fut une sorte de personnage qu'il est bon de faire connoître, pour faire connoître plus particulièrement une cour qui ne laissoit pas d'en recevoir de pareils. Elle avoit été fort belle et galante[1]; quoiqu'elle ne fût pas vieille, les grâces et la beauté s'étoient tournées en gratte-cul[2]. C'étoit alors une grande et grosse créature fort allante[3], couleur de soupe au lait[4], avec de

Henriette de Lorraine de Saint-Just, qu'il fit légitimer, et que l'on maria, le 19 octobre 1720, à Mathieu Julien, fils de l'agent du roi de Sicile.

1. Ses charmes de beauté, plutôt que d'esprit, étaient alors généralement reconnus; on prétendit même, en 1665, que son père cherchait à la vendre au Roi : *Muse historique*, tome III, p. 515, et tome IV, p. 165, 188 et 305; *Mémoires de l'abbé de Choisy*, tome II, p. 112; Walckenaer, *Mémoires sur Mme de Sévigné*, tome III, p. 374; clef du *Dictionnaire des Précieuses*, tome II, p. 178 et 179; *Histoire amoureuse des Gaules*, tome II, p. 344; *Mémoires de Mme de Motteville*, tome IV, p. 359-360, etc. Ce qui est certain, c'est que le Roi intervint pour hâter la conclusion de son mariage, qui se fit le 21 février 1667, avec le prince d'Harcourt, qu'on appelait alors le comte de Montlaur : lettre à l'archevêque de Paris, dans le recueil du président Rose publié par Morelly, tome II, p. 193; *Gazette* de 1667, p. 224; *Gazettes en vers*, éd. Rothschild, tome II, p. 678 et 710. Mme de Caylus a dit, à propos de ce mariage (*Souvenirs*, éd. Michaud et Poujoulat, p. 500) : « M. de Brancas, chevalier d'honneur de la Reine, fameux par ses distractions, et ami intime de Mme de Maintenon, étoit le père de Mme la princesse d'Harcourt, que Mme de Maintenon avoit mariée, et à laquelle elle s'est toujours intéressée par ces raisons, nécessaires à dire pour la justifier d'une amitié qu'on lui a toujours reprochée : à quoi il faut ajouter que Mme de Maintenon n'a jamais su les histoires qu'on en a faites, et qu'elle n'a vu dans Mme la princesse d'Harcourt que ses malheurs domestiques et sa piété apparente. » Parmi les amants authentiques ou prétendus de la dame, on citait Louvois, qui l'aurait délaissée pour Mme du Fresnoy.

2. « On dit proverbialement qu'il n'y a point si belle rose qui ne devienne *gratte-cul*, pour dire qu'il n'y a point de si belle femme qui ne devienne laide en vieillissant » (*Académie*, 1718). Ci-après, p. 610.

3. Est-ce le même sens que dans la suite des *Mémoires*, tome VI de 1873, p. 168, et dans les *Lettres de Mme de Sévigné*, tome IV, p. 419 : « La bonne Troche,... toujours la bonté même, et allante et venante »?

4. Elle se fardait, dit le Chansonnier, ms. Fr. 12 619, p. 151. Voyez ci-après, p. 369, note 1.

grosses et vilaines lippes[1], et des cheveux de filasse toujours sortants et traînants comme tout son habillement sale, malpropre ; toujours intriguant, prétendant, entreprenant ; toujours querellant[2], et toujours basse comme l'herbe[3], ou sur l'arc-en-ciel, selon ceux à qui elle avoit affaire. C'étoit une furie blonde, et de plus une harpie[4] : elle en avoit l'effronterie, la méchanceté, la fourbe[5], et la violence ; elle en avoit l'avarice et l'avidité ; elle en avoit encore la gourmandise et la promptitude à s'en[6] soulager, et mettoit au désespoir ceux chez qui elle alloit dîner parce qu'elle ne se faisoit faute de ses[7] commodités[8] au

1. Comme Mme Panache : tome IV, p. 51. « Mégère écervelée et lippue, » dit-il dans l'Addition n° 448.

2. Sa mauvaise foi était connue partout : *Archives de la Bastille*, tome XI, p. 37. Mlle de Montpensier, la voyant assidue auprès de Mme de Montespan, disait à celle-ci : « Cette créature est bien accablante ; car elle est parleuse, et fort sotte, et méchante en ses manières, quoiqu'elle fasse la dévote » (*Mémoires*, tome IV, p. 488-489). Nous l'avons vue au cercle, en 1699 (tomes VI, p. 73-88, et VII, p. 43), entreprenant de prendre le haut bout sur les duchesses, puis faisant de plates excuses à Mme de Rohan-Chabot « dès qu'on lui eut lavé la tête. » C'est un des épisodes de l'envahissement des princes lorrains sur lesquels Saint-Simon s'est étendu. Hargneuse dès le temps de la Dauphine, elle avait crû en force et en audace, une fois devenue duègne de la duchesse de Bourgogne et dévote en titre.

3. Ailleurs (tome X de 1873, p. 196) : « se faire plus petit que l'herbe. »

4. Ci-dessus, p. 310. « Oiseau fabuleux, extrêmement gourmand, que les poètes feignoient avoir un visage de femme et des ongles fort crochus et fort tranchants » (*Académie*, 1718). Voyez ci-après, p. 610.

5. « La *fourbe* est le caractère du fourbe ; la *fourberie* est l'action de fourber, » dit Littré, avec force exemples du premier de ces substantifs féminins. Boileau a écrit, dans sa satire XII :

Et la fourbe passa pour exquise prudence.

6. Après *s'en*, le manuscrit porte un premier *soulag[er]*, inachevé et biffé.

7. *Ses* est en interligne, au-dessus de *leurs*, biffé.

8. *L'Académie* de 1718 ne donne pas ce terme, mais dit au mot AISEMENT : « On appelle les *aisements* les commodités d'une maison.... *Aisement* se dit aussi pour signifier un lieu de commodité pratiqué dans une maison pour y faire ses nécessités. » Ici, il faut tenir compte de la correction de *leurs* en *ses*.

sortir de table, qu'assez souvent elle n'avoit pas loisir de gagner, et salissoit le chemin d'une effroyable traînée, qui l'ont maintes fois fait donner au diable par les gens de Mme du Maine et de Monsieur le Grand. Elle ne s'en embarrassoit pas le moins du monde, troussoit ses jupes, et alloit son chemin, puis revenoit disant qu'elle s'étoit trouvée mal : on y étoit accoutumé. Elle faisoit des affaires à toutes mains[1], et couroit autant pour cent francs que pour cent mille[2]. Les contrôleurs généraux ne s'en défaisoient pas aisément[3]; et, tant qu'elle pouvoit, trompoit les gens d'affaires pour en tirer davantage[4]. Sa hardiesse à

1. C'est elle qui a négocié la nomination de M. de la Vrillière comme secrétaire d'État : tome VII, p. 144. En racontant l'affaire manquée de la donation du duché de Guise, les *Annales de la cour pour 1697 et 1698*, si souvent employées et suivies par Saint-Simon, disent (tome II, p. 69-70) : « Ce fut un coup de foudre pour la femme du prince, qui avoit épuisé là tout son savoir-faire. Cependant elle n'en est que plus louable de savoir ainsi si bien conduire le timon des affaires de sa maison, qui sont abandonnées par son mari. Il n'a soin que de se divertir, pendant qu'elle lui ramasse de l'argent pour lui payer une pension qu'elle s'est obligée de lui donner moyennant qu'il lui cédât tout son bien; mais, comme nous sommes dans un temps bien ingrat pour tirer quelque chose d'un fonds de terre, elle y seroit souvent bien empêchée, si elle ne trouvoit moyen, de temps en temps, de faire quelque affaire. Elle n'en néglige pas une, et, petite ou grosse, pas une ne lui échappe, pourvu qu'elle voie jour à la faire réussir. »

2. Elle avait conservé, comme ancienne dame du palais, la pension de six mille livres, portée au double en octobre 1686.

3. On a de nombreuses lettres d'elle à Desmaretz : Arch. nat., $G^7$541.

4. C'était une des principales solliciteuses qui se chargeaient d'appuyer les inventeurs et donneurs d'avis, comme on l'a vu au tome IX, p. 22, 23 et 37, et, quoique ces gens-là se défiassent de sa bonne foi, elle ne laissait pas d'avoir de nombreux clients; les Papiers du Contrôle général en font foi, et voici, entre autres, une lettre écrite de sa main, qui donne l'idée de ce commerce (G^7 541, s. d.) : « Unne fluction que iai sur un œuil manpeche de manretourner Monsieur mon fils a qui l'on sest adrecé pour laffaire dont jai eu lhonneur de vous parler vous maine l'home qui a les piesses justificative de ce quil dit, ie souhaite de tout mon cœur que cela soit hutile au service du roy, et vous puisse estre agreable Monsieur, ie me flatte que vous este bien persuadé de la joye bue jaurois de trouver loccasion de vous marquer que personne au monde

voler au jeu étoit inconcevable, et cela ouvertement. On l'y surprenoit : elle chantoit pouille, et empochoit ; et, comme il n'en étoit jamais autre chose, on la regardoit comme une harengère avec qui on ne vouloit pas se commettre, et cela en plein salon de Marly, au lansquenet, en présence de Mgr et de Mme la duchesse de Bourgogne. A d'autres jeux comme l'hombre, etc., on l'évitoit ; mais cela ne se pouvoit pas toujours, et, comme elle y voloit aussi tant qu'elle pouvoit, elle ne manquoit jamais de dire, à la fin des parties, qu'elle donnoit ce qui pouvoit n'avoir pas été de bon jeu, et demandoit aussi qu'on le lui donnât, et s'en assuroit sans qu'on lui répondît. C'est qu'elle étoit grande dévote de profession[1], et comptoit de

ne vous honnore si parfaitement que moi qui suis votre tres humble servante. LA PR. DHARCOUR. — A paris ce 6 xbre. — ie suis assés persuadée Monsieur de vos bontés pour moi, et de votre equité pour esperer que vous auré represanté au roy que ie ne suis point dans le cas de seux qui ont portés volontairement leurs argent à la quesse des emprunt et que ce nest quavec regrest que iai sacrifié unne bonne tairre et par respect pour le roy, iai dit a seux qui avoit les ensiens billets de lannée passée quils faloit quils eut un peux de patiance mais iai affaire a jens bien pressant et aussi mal dans leurs affaires que moi. » — Dangeau raconte (tome II, p. 442) qu'elle se fit donner en 1688 la confiscation des biens d'un homme qui s'était suicidé laissant vingt mille livres de rente. Elle fut moins heureuse dans un procès contre la duchesse de Nemours dont parlent les *Annales de la cour*, tome II, p. 66-68 ; l'équité de M. de Pontchartrain le lui fit perdre d'une seule voix. Il est parlé de deux de ses entreprises dans la *Correspondance des Contrôleurs généraux*, tome I, n°s 966 et 1692. De même que le duc de Guiche (ci-après, p. 380-381), elle profita de la déclaration de guerre de 1702 pour se faire envoyer en possession des biens que les Hervart et autres réformés fugitifs avaient laissés en Provence (*ibidem*, tome III, n° 1365). Nous verrons, en 1704, que c'était une des favorites qu'on accusait d'avoir fait inviter la princesse de Montauban à Marly moyennant finance.

1. *Relation de Spanheim*, p. 116. En 1673, on l'avait vue retirer son rouge en signe de dévotion, pour se faire donner une place de dame du palais, et, aussitôt nommée, elle n'avait eu rien de plus pressé que de « jeter le froc aux orties » (*Lettres de Mme de Sévigné*, tome III, p. 177, 347 et 377). On disait qu'en 1679 (*Correspondance de Bussy*,

mettre ainsi sa conscience en sûreté, « parce que, ajoutoit-elle, dans le jeu, il y a toujours quelque méprise. » Elle alloit à toutes les dévotions et communioit incessamment, fort ordinairement après avoir joué jusqu'à quatre heures du matin. Un jour de grand fête à Fontainebleau, que le maréchal de Villeroy étoit en quartier, elle alla voir la[1] maréchale de Villeroy entre vêpres et le salut. De malice, la maréchale lui proposa de jouer, pour lui faire manquer le salut. L'autre s'en défendit, et dit enfin que Mme de Maintenon y devoit aller. La maréchale insiste, et dit que cela étoit[2] plaisant, comme si Mme de Maintenon pouvoit voir et remarquer tout ce qui seroit ou ne seroit pas à la chapelle. Les voilà au jeu[3]. Au sortir du salut, Mme de Maintenon, qui presque jamais n'alloit nulle part, s'avise d'aller voir la maréchale de Villeroy, devant l'appartement de qui elle passoit au pied de son degré[4]. On ouvre la porte et on l'annonce; voilà un coup de foudre pour la princesse d'Harcourt[5]. « Je suis perdue, s'écria-t-elle de toute sa force, car elle ne pouvoit se retenir; elle me va voir jouant, au lieu d'être au salut! » laisse tomber ses cartes, et soi-même dans son fauteuil, toute éperdue. La maréchale rioit de tout son cœur d'une aventure si complète. Mme de Maintenon entre lentement et les trouve en cet état, avec cinq ou six personnes. La maréchale de Villeroy, qui avoit infiniment d'esprit, lui dit qu'avec l'honneur qu'elle lui faisoit, elle causoit un grand désordre, et lui montre la princesse d'Harcourt en désarroi. Mme de Maintenon sourit avec une majestueuse bonté, et, s'adressant à la princesse d'Harcourt : « Est[-ce]

tome IV, p. 286), Mme de Montespan lui avait donné pour ses étrennes une haire et une discipline, avec des heures couvertes de diamants.

1. *La* corrige *le*. — 2. *Estoit* est en interligne, au-dessus d'*est*, biffé.

3. Au jeu de petite prime, dit l'Addition n° 448.

4. L'appartement du capitaine des gardes en quartier, de plain-pied avec la cour Ovale et au bas de l'escalier du Roi et de Mme de Maintenon, dit l'Addition n° 448.

5. Il a écrit, par mégarde : *Harcour*. Elle signait ainsi.

comme cela, lui dit-elle, Madame, que vous allez au salut aujourd'hui ? » Là-dessus, la princesse d'Harcourt sort en furie de son espèce[1] de pâmoison, dit que voilà des tours qu'on lui fait, qu'apparemment Mme la maréchale de Villeroy se doutoit bien de la visite de Mme de Maintenon, et que c'est pour cela qu'elle l'a persécutée de jouer pour lui faire manquer le salut. « Persécutée! répondit la maréchale, j'ai cru ne pouvoir vous mieux recevoir qu'en vous proposant un jeu. Il est vrai que vous avez été un moment en peine de n'être point vue au salut; mais le goût l'a emporté. Voilà, Madame, s'adressant à Mme de Maintenon, tout mon crime. » Et de rire tous plus fort qu'auparavant[2]. Mme de Maintenon, pour faire cesser la querelle, voulut qu'elles continuassent de jouer; la princesse d'Harcourt, grommelant toujours et toujours éperdue, ne savoit ce qu'elle faisoit, et la furie redoubloit de ses fautes. Enfin ce fut une farce qui divertit toute la cour plusieurs jours, car cette belle princesse étoit également crainte, haïe et méprisée. Mgr et Mme la duchesse de Bourgogne lui faisoient des espiègleries continuelles[3]. Ils firent mettre un jour des pétards tout du long de l'allée qui, du château de Marly, va à la Perspective, où elle logeoit[4]. Elle craignoit horriblement tout : on attitra[5] deux

1. *Espeice*, dans le manuscrit.

2. Mais, ce grand jeu chez vous, comment l'autoriser?
Le jeu fut de tout temps permis pour s'amuser :
On ne peut pas toujours travailler, prier, lire;
Il vaut mieux s'occuper à jouer qu'à médire.
Le plus grand jeu, joué dans cette intention,
Peut même devenir une bonne action... (*Boileau*, satire X.)

3. En juillet 1700, elle reçut la duchesse de Bourgogne à sa maison d'Arcueil : *Mercure* du mois, p. 242-252.

4. Dans le principe, les pavillons destinés à loger les invités du Roi étaient reliés entre eux par un mur sur lequel les peintres Rousseau et Meusnier avaient représenté en fresque, à la manière italienne, une perspective de paysage et d'architecture. Nous verrons Mme des Ursins loger là en 1705. Le mur fut détruit en 1706 pour faire place à de nouveaux pavillons, rejoints les uns aux autres par des berceaux.

5. *Atitra* (sic), et non *attira*. Voyez le Lexique du *Corneille*, p. 88.

porteurs pour se présenter à la porter lorsqu'elle voulut s'en aller ; comme elle fut vers le milieu de l'allée, et tout le salon à la porte pour voir le spectacle, les pétards commencèrent à jouer[1], elle à crier miséricorde, et les porteurs à la mettre à terre et à s'enfuir. Elle se débattoit dans cette chaise, de rage, à la renverser, et crioit comme un démon. La compagnie accourut pour s'en donner le plaisir de plus près et l'entendre chanter pouille à tout ce qui s'en approchoit, à commencer par Mgr [et] Mme[2] la duchesse de Bourgogne. Une autre fois ce prince lui accommoda un pétard sous son siège dans le salon où elle jouoit au piquet ; comme il y alloit mettre le feu, quelque âme charitable l'avisa que ce pétard l'estropieroit, et l'empêcha. Quelquefois ils lui faisoient entrer une vingtaine de Suisses, avec des tambours, dans sa chambre, qui l'éveilloient dans son premier somme avec ce tintamarre. Une autre fois, et ces scènes étoient toujours à Marly, on attendit fort tard qu'elle fût couchée et endormie. Elle logeoit ce voyage-là dans le[3] château, assez près du capitaine des gardes en quartier, qui étoit lors M. le maréchal de Lorge. Il avoit fort neigé, et il geloit : Mme la duchesse de Bourgogne et sa suite prirent de la neige sur la terrasse qui est autour du haut du salon et de plain pied à ces logements hauts[4], et, pour s'en mieux fournir, éveillèrent les gens du maréchal, qui ne les laissèrent pas manquer de pelotes[5] ; puis, avec un passe-partout et des bougies, se glissent doucement dans la chambre de la princesse d'Harcourt, et, tirant[6] tout d'un coup les rideaux, l'accablent de pelotes de neige. Cette sale créature

1. Nous avons déjà vu (tome II, p. 182) les Princesses « se divertir à quelque pétarade » de nuit jusque sous les fenêtres de Monsieur.

2. Ayant d'abord écrit : *M. et Me*, il a ajouté *gr* sur la conjonction *et*, pour faire *Mgr*, mais en oubliant de récrire *et*.

3. *Le* corrige *ce*.

4. Guillaumot, *le Château de Marly-le-Roi*, p. 19-20 et 28.

5. Ayant commencé *plo*, il a surchargé l'*o* en *e* : ce qui fait *plelottes*.

6. *Tirent* corrigé en *tirant*.

au lit, éveillée en sursaut, froissée et noyée de neige sur les oreilles et partout, échevelée, criant à pleine tête et remuant comme une anguille, sans savoir où se fourrer, fut un spectacle qui les divertit plus d'une demi-heure, en sorte [que] la nymphe nageoit dans son lit, d'où l'eau[1], découlant de partout, noyoit toute la chambre. Il y avoit de quoi la faire crever. Le lendemain elle bouda : on s'en moqua d'elle encore mieux[2]. Ces bouderies lui arrivoient quelquefois, ou quand les pièces étoient trop fortes, ou quand Monsieur le Grand l'avoit malmenée. Il trouvoit avec raison[3] qu'une personne qui portoit le nom de Lorraine ne se devoit pas mettre sur ce pied de bouffonne, et, comme il étoit brutal, il lui disoit quelquefois en pleine table les dernières horreurs, et la princesse d'Harcourt se mettoit à pleurer, puis rageoit et boudoit[4]. Mme la duchesse de Bourgogne faisoit alors semblant de bouder aussi, et s'en divertissoit. L'autre n'y tenoit pas longtemps : elle venoit ramper aux reproches[5], qu'elle n'avoit plus de bonté pour elle, et en venoit jusqu'à pleurer, demander pardon d'avoir boudé, et prier qu'on ne cessât plus de s'amuser avec elle. Quand on l'avoit bien fait craqueter[6], Mme la duchesse de Bourgogne se laissoit toucher : c'étoit pour lui faire pis qu'auparavant[7]. Tout étoit bon de Mme la duchesse de Bourgogne auprès du Roi et de Mme de

1. *L'eu*, dans le manuscrit.

2. En 1690, à Compiègne, sa chambre, située au-dessus de celle du Roi, brûla la nuit, avec ses meubles, hardes, pierreries, et elle fut blessée à la main : *Dangeau*, tome III, p. 72-73; *Sourches*, tome III, p. 201.

3. Ces deux mots sont ajoutés en interligne.

4. Voyez, dans l'Addition 448, une anecdote qui eût pu se placer ici.

5. Comme le chien coupable et tancé par son maître. Nous avons eu plus haut (p. 215) : « venir aux reproches. »

6. Fréquentatif de *craquer*, qui signifie craquer souvent et avec petit bruit, à la façon du sel jeté sur le feu (*Académie*, 1718). Ici, c'est plutôt, comme le dit la dernière édition du *Dictionnaire*, ce cri de certains oiseaux cultrirostres, comme la cigogne, qui est produit par le claquement des mandibules heurtées l'une contre l'autre.

7. *Auparant* corrigé en *auparavant*.

Maintenon, et la princesse d'Harcourt n'avoit[1] point de ressource ; elle n'osoit même se prendre à aucune de celles qui aidoient à la tourmenter ; mais d'ailleurs il n'eût pas fait bon la fâcher. Elle payoit mal ou point ses gens, qui, un beau jour, de concert, l'arrêtèrent sur le pont Neuf. Le cocher descendit, et les laquais, qui lui vinrent dire mots nouveaux à sa portière. Son écuyer et sa femme de chambre l'ouvrirent, et tous[2] ensemble s'en allèrent et la laissèrent[3] devenir ce qu'elle pourroit. Elle se mit à haranguer ce qui s'étoit amassé là de canaille, et fut trop heureuse de trouver un cocher de louage qui monta sur son siège et la mena chez elle. Une autre fois Mme de Saint-Simon, revenant dans sa chaise de la messe aux Récollets[4], à Versailles[5], rencontra la princesse d'Harcourt à pied dans la rue, seule, en grand habit, tenant sa queue dans ses bras. Mme de Saint-Simon arrêta, et lui offrit secours : c'est que tous ses gens l'avoient abandonnée et lui avoient fait le second tome du pont Neuf, et, pendant leur désertion dans la rue, ceux qui étoient restés chez elle s'en étoient allés. Elles les battoit[6], et étoit forte et violente, et changeoit de domestiques tous les jours. Elle prit, entre autres, une femme de chambre forte et robuste, à qui, dès

1. La dernière lettre d'*avoit* corrige une *n*.

2. Il a écrit, par mégarde : *tus*.

3. Ici, il a biffé *ce*. — 4. Il a écrit : *Rocollects*.

5. Il ne s'agit pas de la première église fondée en 1671, par ces franciscains, sur le terrain actuel de la Petite-Place, mais de la seconde, construite en 1684 derrière le Grand-Commun, pour servir de paroisse aux habitants du vieux Versailles privés de leur église Saint-Julien. C'est là que Mme la duchesse de Bourgogne faisait ses dévotions, sauf à Pâques : *Dangeau*, tome XIII, p. 11. L'église reçut le vocable de Saint-Louis en 1730, et a été abattue en 1796.

6. Comme la prude et dévote Arsinoé (*Misanthrope*, acte III, scène iv) :

> Elle est à bien prier exacte au dernier point;
> Mais elle bat ses gens, et ne les paye point.
> Dans tous les lieux dévots elle étale un grand zèle;
> Mais elle met du blanc et veut paroître belle.
> Elle fait des tableaux couvrir les nudités;
> Mais elle a de l'amour pour les réalités.

la première journée[1], elle distribua force tapes et soufflets. La femme de chambre ne dit mot, et, comme il ne lui étoit rien dû, n'étant entrée que depuis cinq ou six jours, elle donna le mot aux autres, de qui elle avoit su l'air de la maison, et, un matin qu'elle étoit seule dans la chambre de la princesse d'Harcourt, et qu'elle avoit envoyé son paquet dehors, elle ferme la porte en dedans sans qu'elle s'en aperçût[2], répond à se faire battre comme elle l'avoit déjà été, et, au premier soufflet, saute sur la princesse d'Harcourt, lui donne cent soufflets et autant de coups de poing et de pied, la terrasse, la meurtrit depuis les pieds jusqu'à la tête, et, quand elle[3] l'a bien battue à son aise et à son plaisir, la laisse à terre toute déchirée et toute échevelée, hurlant à pleine tête, ouvre la porte, la ferme dehors à double tour, gagne le degré, et sort de la maison. C'étoit tous les jours des combats et des aventures nouvelles. Ses voisines à Marly disoient qu'elles ne pouvoient dormir au tapage de toutes les nuits, et je me souviens[4] qu'après une de ces scènes tout le monde alloit voir la chambre de la duchesse de Villeroy et celle de Mme d'Espinoy[5], qui avoient mis leur lit tout au milieu, et qui contoient[6] leurs veilles à tout le monde[7]. Telle étoit

1. *Journée* est ajouté en interligne.
2. *Apperceust* corrigé en *apperceut*, à l'indicatif.
3. *Elle* surcharge *l'a*.
4. *Souvient* corrigé en *souviens*.
5. Il a écrit, par mégarde : *Espinay*. Si ce n'était un *lapsus*, il s'agirait de la fille de M. d'O, et non de la princesse d'Espinoy jeune, née Lillebonne, ou bien de sa belle-mère, que nous avons vue mourir en 1698.
6. Le *c* de *contoient* surcharge une *f* effacée du doigt.
7. N'est-ce pas aussi bien à Madame qu'il aurait entendu conter cette historiette? Elle écrivait en 1721 (recueil Brunet, tome II, p. 337-338) : « Toutes les filles de Monsieur Gaston avaient la main prompte et étaient fort disposées à battre leurs gens, hommes et femmes. Ce n'est pas sans exemple en France. La princesse d'Harcourt, sœur de la duchesse de Brancas, logeait au-dessus de moi à Versailles, et je l'entendais souvent battre ses domestiques : parfois le bâton dont elle se servait lui échappait

cette favorite de Mme [de] Maintenon[1] si insolente et si insupportable à tout le monde[2], et qui, avec cela, pour ce qui la regardoit, avoit toute faveur et préférence, et qui, en affaires de finances et en fils de famille et autres gens qu'elle a ruinés[3], avoit gagné des trésors, et se faisoit craindre à la cour et ménager jusque par les Princesses et les ministres[4]. Reprenons le sérieux.

Retour brillant du maréchal de Villeroy après une dure captivité. Sa lourde

C'étoit à la reine d'Angleterre à qui le maréchal de Villeroy étoit redevable de sa liberté sans rançon[5] et [de] la permission enfin de n'être pas conduit à son retour par l'armée du prince Eugène[6]. M. de Modène, frère

des mains et roulait par terre. Elle voulait un jour maltraiter une femme de chambre, qui lui dit de prendre garde, qu'elle n'était pas habituée à être frappée, et qu'elle saurait riposter. La princesse n'en voulut pas moins aller son train; mais la femme de chambre était plus forte qu'elle : elle lui arracha le bâton, et la frappa rudement. Depuis, la princesse n'osa plus battre un seul de ses gens. Cela divertit toute la cour. » Par le *Journal de Dangeau* (tomes II, p. 449, et VIII, p. 352), on voit que, à Versailles, la princesse d'Harcourt avait un logement à côté de celui du duc de Beauvillier et de l'appartement des filles de Madame.

1. La Beaumelle a publié un certain nombre de lettres de la princesse à Mme de Maintenon, écrites entre 1709 et 1713 : tome VIII de l'édition de 1789, p. 179 et suivantes.

2. Tome IX, p. 226.

3. Ci-dessus, p. 368.

4. Mademoiselle, dans un endroit déjà cité de ses *Mémoires*, tome IV, p. 488, dit : « La princesse d'Harcourt s'attache fort à la faveur, et peu aux personnes, son amitié étant fort intéressée. Quand Mme de Montespan y étoit, elle ne bougeoit de chez elle, et elle a diminué comme la faveur.... »

5. Ci-dessus, p. 292.

6. L'Empereur avait ordonné qu'il passât par l'armée du prince Eugène pour payer sa rançon (*Journal de Dangeau*, tome IX, p. 21 et 32) : arrivant en Italie, mais encore éloigné du camp impérial, il envoya au prince, suivant les termes du cartel, un billet de cinquante mille livres : le prince le retourna au duc de Villeroy son fils, avec assurance qu'il n'avait jamais songé à prendre de rançon, et qu'il dispensait le maréchal d'une entrevue qui ne convenait ni à l'un ni à l'autre (relation du *Mercure* de novembre, reproduite en note du *Journal de Dangeau*, p. 41; *Mémoires de Sourches*, tome VII, p. 400-401).

de la reine d'Angleterre[1] et fort bien avec l'Empereur, l'avoit obtenu. Il ne se peut rien ajouter aux étranges traitements que les Allemands se plurent de[2] faire essuyer au maréchal et pendant sa prison, et par les chemins, et à Gratz, capitale de Styrie, où ils le confinèrent. La populace accabla sa maison de pierres à la nouvelle du combat de Luzzara. Ils lui firent accroire qu'ils y avoient eu une pleine victoire et que nous y avions perdu une infinité de gens de marque, qu'ils lui nommèrent. Ils eurent la cruauté de le laisser un mois dans le doute sur son fils[3]. Il voulut aussi prendre de grands airs à Gratz, qui ne lui réussirent pas. Le chemin de son retour fut par Venise et par Milan, où il s'arrêta avec le cardinal d'Estrées, et il y vit le roi d'Espagne[4]; il passa par l'armée d'Italie qu'il avoit commandée[5], et arriva à Versailles le 14 novembre[6]. Rien n'est égal à la manière dont le Roi le reçut et le traita, d'abord chez Mme de Maintenon, puis en public. Cette faveur alla jusqu'à lui parler d'affaires d'État, et à lui en faire communiquer quelques dépêches par Torcy. Le chevalier de Lorraine, son ami intime dès leur jeunesse, et ami de galanterie, d'intrigues, d'affaires, et d'alliance proche par Monsieur le Grand[7], et qui avoit infiniment d'esprit et de connoissance du Roi et de la cour, lui conseilla d'abdiquer le commandement des armées, où

et vaine méprise. Est déclaré général de l'armée en Flandres. [Add. St-S. 449]

1. Marie d'Este n'avait plus de frère depuis 1694; le duché était alors revenu au frère de son père, Renaud d'Este (1652-1737).

2. Littré cite quelques emplois de *se plaire de* avec un infinitif.

3. Voyez le *Mercure* et les *Mémoires de Sourches*.

4. Philippe V lui accorda la couverture en qualité de généralissime, ainsi qu'à son fils comme duc : *Journal du voyage d'Italie de Philippe V*, par Bulifon, p. 375; *Diario*, p. 600, 601 et 630; *Journal de Dangeau*, p. 21, 27, 29 et 32; *Gazette d'Amsterdam*, n° CXII.

5. Comme il devait sa liberté au cartel que M. de Vendôme avait signé à la fin du mois d'août (p. 228 et 292), il écrivit à ce duc une lettre de remerciement, datée de Gratz le 18 septembre, qui est transcrite dans le ms. Fr. 14177, fol. 256.

6. *Dangeau*, p. 40; *Sourches*, p. 400-401; *Gazette d'Amsterdam*, n° XCIV.

7. Tomes VIII, p. 633, 639, 640, et IX, p. 43 et note 4.

il n'étoit pas heureux, et de suivre ce rayon de faveur si singulier pour essayer d'entrer dans le Conseil. Le chevalier de Lorraine, homme de grandes vues, n'auroit pas été fâché sans doute d'y avoir un ami de peu de lumières, accoutumé à n'avoir point de secret pour lui, et à s'en laisser conduire en beaucoup de choses[1]. Il fit tout ce qu'il put pour le persuader qu'établi aussi complètement qu'il étoit, ce seroit mettre un comble solide à sa fortune, auquel nul autre portant épée n'étoit parvenu de ce règne que le duc de Beauvillier. Le maréchal en convint; il lui avoua même qu'à ce qui se passoit du Roi à lui il pouvoit se flatter que d'être admis au Conseil ne seroit pas une grâce difficile; mais il soutint que quitter le commandement des armées sur les malheurs qui lui étoient arrivés, ce seroit se déshonorer[2]. Un homme de peu d'esprit et de sens, et qui se croit beaucoup de l'un et de l'autre, s'entête aisément. Jamais le chevalier de Lorraine ne put le tirer de ce faux raisonnement. Il ne mit guères à se repentir de n'avoir pas suivi un conseil si salutaire[3]. Il fut, peu de jours après, déclaré général de l'armée de Flandres[4]; mais le chevalier de Lorraine n'en vit pas le triste succès. Il avoit eu une légère attaque d'apoplexie pendant Fontainebleau[5]: il n'en avoit pas quitté sa vie ordinaire. Jouant à l'hombre dans son appartement du

1. Plus tard (tomes X de 1873, p. 314, et XI, p. 219), Villeroy, introduit enfin dans le Conseil, se trouvera « incapable de toute affaire, même d'en rien comprendre par delà l'écorce, au point que.... le Roi étoit peiné de cette ineptie, etc. » C'est le pendant de Villars : ci-dessus, p. 312.

2. C'est exactement le contraire de ce que le duc d'Harcourt avait fait quelques mois avant.

3. En 1707 (tome V de 1873, p. 143-144), il dira que c'est la maréchale de Villeroy elle-même qui lui avoua ces faits « avec une douleur amère. »

4. Sa nomination comme général sous le duc de Bourgogne fut arrêtée dans une sorte de conseil de guerre tenu chez Mme de Maintenon le 9 décembre, et la cour en eut connaissance immédiatement; la déclaration officielle se fit le 12 : *Dangeau*, p. 61; *Sourches*, p. 420.

5. Il se trouvait alors à la campagne, mais n'avait pas voulu que personne vînt le soigner : *Dangeau*, p. 2; *Sourches*, p. 377.

Palais-Royal après son dîner, le 7 décembre [1], il lui en prit une seconde, et perdit en même temps connoissance[2]; il en mourut vingt-quatre heures après[3] sans que la connoissance lui fût revenue, n'ayant pas encore soixante ans[4]. Il étoit lieutenant général, et avoit servi sous le Roi à toutes ses conquêtes[5]. Monsieur lui avoit donné les abbayes de Saint-Benoît-sur-Loire, Saint-Père-en-Vallée à Chartres, de la Trinité de Tiron[6] et de Saint-Jean-des-Vignes à Soissons. Il les garda toute sa vie[7], et, outre ce qu'il avoit tiré de Monsieur, qui étoit immense, il avoit de grosses pensions du Roi, et souvent des gratifications très considérables[8]. Peu de gens le regrettèrent,

Mort du chevalier de Lorraine. [*Add. St-S. 450*]

1. *Dangeau*, p. 58; *Sourches*, p. 416.

2. On verra que tous les Lorrains de cette branche étaient apoplectiques. Un des frères, l'abbé d'Harcourt, était déjà mort ainsi en 1685.

3. *Dangeau*, p. 59; *Mercure* du mois, p. 278-284. « Ses dernières paroles, dit Madame (recueil Brunet, tome II, p. 22), ont été des infamies. Il a perdu soudain toute connaissance, et il est mort une heure après. Quelques années avant la mort de feu Monsieur, il m'avait demandé pardon. » Ailleurs (tome I, p. 225), elle rapporte qu'il était en train de raconter ses horribles débauches de la nuit précédente à Mme de Marey, sœur de sa bonne amie Grancey.

4. Il était né en 1643, et avait été tenu sur les fonts le 6 juin 1644, par la Reine mère et Mazarin.

5. Malgré ses beaux services militaires et sa bravoure (tome VIII, appendice XXVII, p. 664), il n'avait point passé le grade de maréchal de camp.

6. Tome VIII, p. 343, note 1, et p. 664. Il ne faut pas confondre cette célèbre abbaye avec la Trinité de Vendôme (*Moréri*, tome X, p. 515), qui appartenait au grand prieur de Vendôme.

7. Selon le *Mercure*, il avait eu du Pape une permission de posséder des bénéfices tout en portant l'épée et sans avoir fait aucun vœu à Malte. Saint-Simon dit même (Addition n° 6, dans notre tome I, p. 336) qu'il n'avait jamais été reçu dans cet ordre.

8. Tome VIII, p. 665. Et néanmoins, selon Madame (recueil Brunet, tome I, p. 225), il mourut dans un tel dénûment, que ses amis durent pourvoir aux frais de l'enterrement. « Il avait cent mille écus de rente, dit-elle; mais il était mauvais administrateur. Ses gens l'ont toujours volé. Pourvu qu'ils lui donnassent mille pistoles, quand il en avait besoin pour jouer et pour ses débauches, il les laissait dissiper et piller son bien à leur fantaisie. La Grancey lui a soutiré beaucoup d'argent. »

excepté Mlle de Lillebonne, qu'on croyoit qu'il avoit épousée secrètement depuis longtemps[1]. J'ai assez parlé ailleurs de ces personnages pour n'avoir rien à y ajouter[2].

Retour et opération du comte d'Estrées.

Le comte d'Estrées arriva de Toulon[3], et s'arrêta à Essonnes[4], où toute sa famille l'alla trouver. Ce fut, au retour, force plaisanteries à sa femme : il fut rapporté à peine[5] à Paris, où, peu de jours après, c'est-à-dire le 23 novembre, on lui fit une grande opération, qu'[on][6] n'expliqua point, mais qu'on prétendit qui l'empêcheroit d'avoir des enfants[7]. Son beau-frère le duc de Guiche obtint en

1. Déjà dit au tome IX, p. 39; sera répété encore en 1707. Deux autres liaisons du chevalier avaient fait beaucoup de bruit : la première, avec Mlle de Fiennes, fille d'honneur de Madame, de qui il aurait eu un autre chevalier de Lorraine, élevé avec tendresse par Mme d'Armagnac; la seconde, avec Mlle de Grancey, dont il se déclara l'amant en revenant de Rome, selon les lettres de Madame (recueil Brunet, tome II, p. 118-119; *Mémoires de Cosnac*, tomes I, p. 368-369, et II, p. 76-80; *Lettres de Mme de Sévigné*, tome II, p. 547, et tome III, p. 4; *les Mariages dans l'ancienne société*, par M. Ernest Bertin, p. 85-86; *Henriette-Anne d'Angleterre*, par le feu comte de Baillon, p. 165-170, etc.).

2. Voyez nos tomes I, p. 60-61, III, p. 82, V, p. 569, VIII, p. 342 et 343, IX, p. 39, 40 et 43, et surtout la notice du chevalier, dans le titre Elbeuf, au tome VIII des *Écrits inédits*, p. 68-74. Le chevalier possédait une admirable galerie de tableaux dans son pavillon du Palais-Royal. Outre ce logement, qui passa à la maréchale de Rochefort, et celui de Versailles, dont le Roi gratifia le duc d'Harcourt, il avait à Frémont ou Fromont, dans la paroisse de Ris, près Corbeil, une belle maison de campagne achetée en 1687 des héritiers de M. de Nouveau, surintendant des postes, et décorée de jardins par le Nostre. Il y recevait souvent la cour, et c'est là qu'il mourut, ayant été suppléé par ses frères la dernière fois que le Roi y avait dîné en allant à Fontainebleau (19 septembre 1702, *Gazette de Rotterdam*, n° 39 *bis*). Le comte de Toulouse la paya quatre-vingt mille livres (*ibidem*, n° 52). Le chevalier avait longtemps entretenu des meutes renommées, et il passait pour « le plus grand braconnier de son temps » (*Sourches*, tome V, p. 377).

3. Ci-dessus, p. 118 et 179.

4. A mi-chemin entre Fontainebleau et Paris.

5. Cet emploi d'*à peine*, non donné par l'*Académie* de 1718, se trouve cependant dans Bossuet, Fénelon, etc.

6. Cet *on* a été surchargé après coup de la négation élidée *n'*.

7. *Dangeau*, p. 43, 48 et 90; *Sourches*, tome VII, p. 402, 405 et

même temps[1] pour une confiscation de vingt mille livres de rente sur les biens des Hollandois en Poitou[2]. Lui et sa femme, qui étoient mal dans leurs affaires, étoient continuellement à l'affût d'en faire, et les contrôleurs généraux avoient ordre de ne leur en refuser aucune possible, ni à la maréchale de Noailles. Il est incroyable tout ce qu'ils en firent[3]. Le Roi permit aussi, en même temps[4], au comte d'Albert de sortir de la Conciergerie, où il étoit depuis deux ans, quoique le Parlement l'eût absous du duel dont il étoit accusé; mais il demeura cassé[5]. Pertuis[6], en prison aussi depuis neuf ans[7], et le marquis de Conflans aussi[8], pour s'être aussi battus, en[9] sortirent de même, mais sans rentrer dans le service[10].

Comte d'Albert*, Pertuis et Conflans sortent de prison.

406; Gazettes du P. Léonard, M 766, n° 1, 22 et 24 novembre 1702. Il n'eut point d'enfants du mariage que nous l'avons vu contracter avec une des filles du maréchal de Noailles, au commencement de 1698.

1. *Dangeau*, p. 50; *Sourches*, p. 410; *Gazette de Rotterdam*, n° 49 *bis*.

2. Don du 26 novembre : ms. Fr. 7666, fol. 106. Selon l'usage, la confiscation avait été prononcée sur ces biens dès la déclaration de la guerre. Les Hollandais avaient entrepris des desséchements de marais en Poitou et en Saintonge. M. de Guiche abandonna un quart du revenu au donneur d'avis qui lui avait indiqué cette affaire.

3. Déjà dit au tome IX, p. 22.

4. *Dangeau*, p. 52; *Sourches*, p. 410 et 414.

5. C'est-à-dire qu'on ne lui rendit pas son régiment : voyez notre tome VII, p. 184-186.

6. C'était un capitaine de cavalerie qui avait été arrêté pour duel à Courtray, en 1694 (*Dangeau*, tome V, p. 95 et 116) : Antoine-Charles de Pertuis, fils de l'ancien capitaine des gardes de Turenne devenu lieutenant général de l'artillerie, gouverneur de Courtray, Menin, etc., et d'une Raffetot-Canouville, petite-fille du maréchal de Gramont.

7. *Dangeau*, tome IX, p. 51-52; *Sourches*, tome VII, p. 410.

8. Celui dont il a été parlé comme devant épouser une fille de Mme de Jussac en 1712 : tome III, p. 336.

9. *En* est en interligne.

10. Selon un autre passage des *Mémoires* (tome IX de 1873, p. 294), « Conflans, qui n'avoit pas le sens commun, perdit sa jeunesse dans une citadelle, où il fut enfermé près de vingt ans, pour s'être battu contre le fils unique de Pertuis.... » Auparavant (tome VI de 1873,

* *C. d'Abret*, dans le manuscrit.

Chamoy et du Héron chassés de Ratisbonne et de Pologne.

Chamoy, envoyé du Roi à Ratisbonne[1], en avoit été chassé fort brusquement, il y avoit trois mois[2]. Du Héron, envoyé du Roi en Pologne[3], fut traité de même en ce temps-ci[4], et Bonnac, envoyé du Roi près du roi de Suède[5], passant[6] pays sur la foi de son caractère, fut enlevé par les Polonois[7]. On arrêta à Paris tous ceux de cette nation

p. 188), Saint-Simon dira que Conflans et Pertuis avaient été tous les deux enfermés pendant quinze ou seize ans; mais je ne vois pas que Dangeau parle de la liberté rendue au premier en 1702.

1. Il a écrit : *Charmois*. C'est Louis Rousseau, baron de Vocemain et de Sommeval, seigneur de Chamoy en Champagne, qui, après avoir fait les fonctions de secrétaire de Pomponne, avait acheté une charge de gentilhomme ordinaire, et, en cette qualité, s'était très bien acquitté de plusieurs missions, comme envoyé extraordinaire, à Stockholm (1668), à Münster et à Hanovre (1674-1678), auprès des généraux suédois en Poméranie (janvier 1680), en Saxe (février 1680). Enfin, la paix faite, il avait été nommé plénipotentiaire auprès de la diète de Ratisbonne (novembre 1697). Il mourut le 2 décembre 1711. Son portrait fut peint par Sébastien Bourdon et gravé par Louis Simonneau.

2. *Dangeau*, tome VIII, p. 454. Un décret impérial du 25 juin 1702 lui donna cinq jours pour sortir de Ratisbonne, et aucun des princes de l'Empire n'osa protester. C'était une représaille de l'enlèvement du doyen de Liège. Chamoy se retira auprès de M. de Bavière et de Ricous : Dépôt des affaires étrangères, vol. *Ratisbonne* 344, fol. 268.

3. Celui-ci, nommé en 1697 à Wolfenbüttel, était allé remplacer M. de Bonnac, en mai 1700, auprès du roi Auguste, comme envoyé extraordinaire : voyez notre tome IV, p. 278, note 1, et les *Instructions aux ambassadeurs en Pologne*, publiées par M. Farges, tome I, p. 245-263.

4. *Dangeau*, tome IX, p. 54, 55, 59 et 83. Auguste avait signé son traité avec l'Empereur dès le 16 janvier 1702; mais M. du Héron se prétendait accrédité auprès de la République, et non du souverain. Celui-ci le fit enlever dans la nuit du 10 au 11 novembre, comme il sortait de souper chez le maréchal de la cour, et l'envoya à Thorn. En réponse à cet attentat, Louis XIV ordonna d'arrêter tous les Polonais et Saxons qui se trouvaient dans son royaume, et cette mesure ne fut levée que lorsque du Héron revint en décembre. On lui donna aussitôt le grade de brigadier.

5. Tome IV, p. 282. — 6. *Pa* de *passant* surcharge *en*.

7. C'est un parti des troupes indépendantes d'Oginski (tome VII, p. 378) qui avait fait cet enlèvement alors que M. de Bonnac traversait la Lithuanie pour rejoindre son poste auprès de Charles XII, et le roi Auguste le fit relâcher : *Dangeau*, tome IX, p. 44 et 74; *Gazette* de 1703,

et tous les Saxons qui s'y trouvèrent[1], et, pour s'assurer mieux de la Lorraine, on occupa Nancy au cuisant regret de M. et de Mme de Lorraine, qui s'en allèrent pour toujours à Lunéville, d'où ils ne sont plus revenus à Nancy[2]. Le maréchal Catinat, qui ne venoit presque point à la cour, et des moments, eut une audience du Roi dans son cabinet, à l'issue de son lever, courte et honnête, et, de la part du maréchal, fort froide et réservée, après laquelle on sut qu'il ne serviroit plus[3].

Catinat, retiré, ne sert plus.

p. 1, 14, 25, 37 et 51; *Gazette d'Amsterdam*, 1702, nos XCVI et C; Flassan, *Histoire de la diplomatie française*, tome IV, p. 231-234.

1. Ci-dessus, p. 382, note 4.

2. On a vu, p. 196, que le duc Léopold avait réclamé et fait reconnaître sa neutralité de part et d'autre; mais son cousin Vaudémont ne pouvait agir de même, et avait mis ses domaines à la disposition du Roi. Celui-ci, qui avait déjà occupé Nancy en 1661 et 1670 sous prétexte d'infraction aux traités, demanda à mettre des garnisons dans les places du duché qui se trouvaient découvertes par la chute de Landau, sans d'ailleurs toucher en rien autre aux droits du souverain, et appuya sa demande d'une démonstration armée. A l'approche des troupes, la duchesse, fille de Madame, se retira à Lunéville, laissant la ville ouverte, et son mari l'y rejoignit. L'occupation se fit immédiatement (décembre), ainsi que, peu après, celle des places de la Sarre, mais avec toutes sortes d'égards : *Dangeau*, p. 54, 55, 57, 66 et 75; *Sourches*, p. 344, 414 et 418; *Gazette d'Amsterdam*, nos C et CI, de Paris; *Gazette* de 1703, p. 36; Gazettes du P. Léonard, M 766, no 1, 4 et 8 décembre 1702; *Mercure* de décembre 1702, p. 383-385; *Mémoires de Villars*, tome II, p. 44, 45 et 258-260; Pelet, *Mémoires militaires*, tome II, p. 443-445; Quincy, *Histoire militaire*, tome III, p. 727-728; *Réunion de la Lorraine à la France*, par le feu comte d'Haussonville, tome IV, p. 90-102. Léopold, faisant depuis lors sa résidence à Lunéville, y construisit un château que le feu consuma en 1719, mais que, plus tard, le roi Stanislas rebâtit.

3. J'ai reproduit plus haut, p. 306, note 3, le texte de Dangeau, à la date du 6 décembre, que notre auteur suit inexactement, et celui des *Mémoires de Sourches*, qui placent ce fait au jour suivant, mais peut-être par une erreur des éditeurs. Nous verrons Catinat refuser l'ordre du Saint-Esprit par modestie, en 1705, puis se réconcilier avec Chamillart, sur la demande pressante du Roi, en 1707, mais persister dans sa résolution de retraite définitive, sous prétexte de se faire faire la grande opération.

Mgr le duc de Bourgogne entre dans tous les conseils. [Add. S^tS. 451]

Le lundi 4 décembre[1], au sortir du conseil de dépêches, où étoit Mgr le duc de Bourgogne, le Roi lui dit qu'il lui donnoit l'entrée du conseil des finances, et même du conseil d'État, qu'il comptoit qu'il y écouteroit et s'y formeroit quelque temps sans opiner, et qu'après cela il seroit bien aise qu'il entrât dans tout[2]. Ce prince s'y attendoit d'autant moins que Monseigneur n'y étoit entré que beaucoup plus tard[3], et fut fort touché de cet honneur. Mme de Maintenon, par amitié pour Mme la duchesse de Bourgogne, y eut grand part, ainsi que le témoignage que rendit le duc de Beauvillier[4] de la maturité et de l'application de ce jeune prince[5]. Mme la duchesse de Bourgogne en parut transportée de joie, et M. de Beauvillier en fut ravi.

Ubilla assis au Conseil.

Parlant des conseils, il arriva un notable changement au cérémonial de celui d'Espagne. Les conseillers d'État, c'est-à-dire les ministres à notre façon de parler[6], y sont assis devant le roi; mais le secrétaire des dépêches universelles[7], qui y rapporte toutes les affaires, y est toujours debout au bas bout de la table, ou, à son choix, à genoux sur un carreau[8]. Je ne sais si, par similitude, cela

1. *Dangeau*, p. 56-58.

2. *Mercure* du mois, p. 167-173. Le prince avait voix délibérative au conseil des dépêches depuis 1699 : tome VI, p. 372, et tome VII, p. 231.

3. En 1691, à tout près de trente ans : tome V, p. 443-444.

4. Contre son habitude et la correction, il a écrit : *Beauvilliers*.

5. Le duc de Bourgogne, recevant les félicitations des courtisans, et particulièrement du maréchal de Boufflers, de qui le public parlait défavorablement depuis la campagne de Flandre, affecta de le remercier de ce qu'il avait beaucoup contribué à lui valoir ce témoignage de la gratitude et de l'estime de son grand-père (Arch. nat., M 766, n° 1, gazettes du P. Léonard, 7 décembre 1702).

6. Tomes VII, p. 248, 253, 260, etc., et VIII, p. 152-154.

7. Le *despacho universal :* tome VII, p. 261, note 1, et tome VIII, p. 154-155 et appendice XII, p. 536.

8. Il a dit, en 1701 (tome VIII, p. 155 et 536) : « Ils étoient.... toujours à genoux sur un petit carreau qui leur fut accordé à la fin, à cause de la longueur des conseils.... » Ici, il parle de la faculté de rester debout ou à genoux, à leur choix. Gourville raconte (*Mémoires*, p. 558)

déplut à nos secrétaires d'État, qui pourtant ne se sont jamais assis du vivant du Roi au conseil des dépêches en présence des ministres assis[1], qui ne sont jamais entrés dans les autres conseils que lorsqu'ils ont été ministres, et qui, bien que ministres, sont demeurés debout en celui de dépêches[2]; ou si le Roi le[3] fit de son mouvement en considération des services qu'Ubilla, secrétaire des dépêches universelles, avoit rendus si essentiellement lors du testament du roi Charles II[4]. Quoi qu'il en soit, ce fut à la recommandation du Roi que le roi d'Espagne, en arrivant à Madrid avec le cardinal d'Estrées[5], qui entra dans le Conseil[6], y fit asseoir Rivas au bout de la table[7]. Cette grâce fit quelque rumeur, comme font les nouveautés dans un pays qui les abhorre[8]; mais elle passa, et Rivas eut un titre de Castille et s'appela le marquis de

que « le secrétaire qu'ils appellent *universel*, seul, à genoux, dépêche tout ce que S. M. doit signer, et ne laisse pas d'avoir sa considération dans la junte. »

1. Au-dessus d'*assis*, il a biffé en interligne *pas mesme* (?); puis, avant le *qui* suivant, il a biffé une conjonction *et*.

2. Tome V, appendice I, p. 471.

3. Après *Roy*, il a biffé *d'Esp.*, surchargeant un premier *le*, et il a récrit *le* sur la marge.

4. Tome VII, p. 252, 261, etc. — 5. Il eut son audience le 6 janvier.

6. Depuis le nouvel avènement, on avait reconnu la nécessité de donner au représentant de la France, d'abord le duc d'Harcourt, puis le comte de Marcin, avant comme pendant le voyage, l'entrée du *despacho :* tomes VIII, p. 154, note 5, et IX, appendice IV, p. 350; Hippeau, *Avènement des Bourbons*, tome II, p. 451, 476, 477, 496, 503 et 504; *Mémoires de Noailles*, p. 95, 96 et 132; *Mémoires secrets de Louville*, tome I, p. 182, 221, 235; lettre de Torcy à Louville, 11 septembre 1701, dans le recueil appartenant à Mgr d'Hulst.

7. *Dangeau*, tome IX, p. 43 : « J'appris que don Antonio de Ubilla, *secretario del despacho universal*, qui a été fait marquis de Riva (*sic*) depuis quelque temps, avoit obtenu du roi d'Espagne la permission d'être assis dans le Conseil comme les conseillers d'État; il rapportoit à genoux, et les bons offices que lui a rendus le Roi ont déterminé le roi d'Espagne à lui accorder cette faveur. »

8. Cependant il y avait eu déjà une pareille dérogation, au commencement de 1686, comme je l'ai indiqué dans le tome VIII, p. 155, note 3.

Régiments des gardes espagnols et wallons. [*Add. St-S. 452*]

Rivas[1]; mais ces titres ne donnent rien ou comme rien. Une autre nouveauté fit bien plus de fracas. Le roi d'Espagne, sous prétexte des gardes que la reine son épouse avoit pris sur la fin de sa régence à propos de ces bruits dont elle s'étoit effrayée la nuit auprès de son appartement[2], déclara qu'il vouloit avoir deux régiments des gardes sur le modèle[3] entièrement, pour le nombre et le service, de ceux de France[4] : le premier, d'Espagnols ; le

1. C'est en août 1701, lorsqu'Ubilla a annoncé au roi Philippe V la signature du contrat de mariage à Turin, que ce titre a été constitué sur sa tête, et non sur une terre : Dépôt des affaires étrangères, vol. *Espagne* 91, fol. 108-109 ; *Gazette*, p. 414 ; *Gazette d'Amsterdam*, n° LXIX ; *Mémoires de Louville*, tome I, p. 236. Voyez nos tomes VIII, p. 155, note 3, et IX, p. 92, note 1. Ubilla signa dorénavant : *Joseph-Ant. de Ribas*, mais non *Rivas*, le *b* et le *v* s'employant l'un pour l'autre dans l'Espagne du Nord, comme dans notre ancien patois gascon, celui, par exemple, que d'Aubigné prête au baron de Fœneste.

2. Ci-dessus, p. 244. Là, il ne s'agissait que de six hommes.

3. Les sept derniers mots sont écrits en interligne, au-dessus de *des comp^{es} de gardes du courps* (sic), biffé. Ensuite, *de ceux* est en interligne, au-dessus de *co^{e} celles*, biffé. Puis, après *France*, il a biffé *Il n'en eut que trois*, et corrigé *la p^{re}* en *le p^{r}*; après *Espagnols*, il a biffé *la 2de d'Italiens*, et corrigé ensuite *la 3e* en *le 2^{d}*.

4. Notre auteur a déjà annoncé plusieurs fois cette assimilation de la garde du roi d'Espagne à celle de Louis XIV : tomes VIII, p. 169, et IX, p. 214. Des tentatives d'organisation de troupes semblables avaient échoué sous Charles II, par l'hostilité des peuples, en 1669, 1676 et 1697 ; mais on trouvait justement honteux que toute la populace de Madrid (plus de soixante mille hommes sur cent cinquante mille) fût armée, que tous les grands seigneurs eussent des bandes de coupe-jarrets, et que, seul, le roi manquât d'une garde sérieuse. Dès la fin de 1700, M. d'Escalona et Louville poussèrent leur maître à former sa maison sur l'ancien pied de Castille et à recruter pour sa garde, dans la première noblesse, des corps d'infanterie et de cavalerie qui fussent comme un séminaire militaire (Dépôt des affaires étrangères, vol. *Espagne* 91, fol. 104 ; Hippeau, *Avènement des Bourbons*, tome II, p. 319 ; *Mémoires de Louville*, tome I, p. 155, 156, 173, 248 et 354 ; *Mémoires de Noailles*, p. 87, 90 et 129-132). Louville demandait à M. de Torcy au moins douze cents hommes de pied et huit cents chevaux, mais surtout qu'on prît des Italiens ou des Flamands, plutôt que des Espagnols. Son plan fut adopté en juillet 1701 (lettre du duc de Beauvillier, du 13). Pour

second, de Flamands ou Wallons[1], que Mme des Ursins fit donner au duc d'Havré[2], dont elle avoit connu la

le service intérieur du palais, les hallebardiers que nous connaissons déjà furent réorganisés, à partir de 1703, en quatre compagnies de deux cents hommes à cheval, dont deux espagnoles, une flamande et une italienne, sans qu'il restât trace de compagnie allemande, et Louis XIV envoya, pour les instruire sur le modèle français, un aide-major de ses gardes du corps. Saint-Simon a parlé aussi d'une cinquantaine de misérables lanciers à cheval qui suivaient le roi au dehors : on les remplaça par des mousquetaires semblables à ceux de France, avec l'uniforme écarlate et or, et un équipement choisi par Louis XIV ; recrutés par le comte d'Ursel et par un frère de Louville dans la bonne noblesse, et dressés par deux officiers français, ces mousquetaires commencèrent leur service en Italie au mois d'octobre 1702 : voyez les *Mémoires de Sourches*, tome VII, p. 182, 183 et 236, le *Journal de Dangeau*, tome VIII, p. 267, le *Mercure* de février 1702, 2e partie, p. 446-449, et de mars, p. 278-281, la *Gazette de Rotterdam*, nos 9 *ter* et 13, le *Journal de Bulifon*, p. 370-371, une lettre au comte de Lionne, dans le ms. Fr. 22 817, fol. 46 v°, et une lettre de Louville, ci-après, appendice I, p. 444-445. Nous avons vu encore (p. 169-170) qu'un régiment de cavalerie avait été formé pendant le séjour à Naples, mais cassé tout aussitôt. C'est le 20 octobre, à Milan (*Diario*, p. 626), que Philippe V, en prononçant la suppression définitive de la garde allemande, dont l'ancien chef avait déjà trouvé emploi auprès de la reine douairière, ordonna la création des deux régiments de gardes à pied dont il est parlé ici, et qui eurent exactement la même organisation, la même instruction, le même équipement de drap bleu galonné d'argent, que nos gardes françaises. Pour ceux-là encore, comme pour les mousquetaires et pour les hallebardiers ou gardes du corps, Louis XIV régla tous les détails et envoya des instructeurs choisis avec soin. En même temps, Mme des Ursins et Orry étaient parvenus à obtenir de la junte qu'il fût créé pour la reine un régiment de gardes à cheval. Nous verrons cette organisation se compléter en 1703 ; en 1704, les régiments de gardes à pied reçurent un règlement qui se trouve dans le ms. Arsenal 3717.

1. *Dangeau*, tome IX, p. 65.

2. Charles-Antoine-Joseph de Croy, né le 15 juin 1683, devenu duc d'Havré, en Hainaut (Saint-Simon écrit : *Havrech*), en août 1694, et fait chevalier de la Toison à seize ans, en février 1699, était le premier grand d'Espagne qui fût venu saluer le duc d'Anjou à Versailles, et l avait encore paru à Fontainebleau, en octobre 1701, regagnant les Flandres (tome IX, p. 111, note 2). On parla de le marier en France, avec Mlle de Melun, avec Mlle de Fürstenberg, ou avec une Bournon-

mère à Paris[1], qui étoit demeurée fort[2] de ses amies. Ils[3] furent levés, formés, et entrèrent en service fort promptement[4]. Le marquis de Gastanaga, gouverneur des Pays-Bas sous Charles II, et qui depuis étoit demeuré en considération en Espagne, et[5] s'étoit fort bien conduit à l'avènement de Philippe V[6], eut le régiment des gardes espagnoles[7]; mais il mourut avant qu'il[8] fût en état de servir[9].

ville nièce de Mme de Noailles, ou encore avec une Rohan (*Mémoires de Sourches*, tome VI, p. 222 et 256; *Lettres de Mme des Ursins à Mme de Maintenon*, tome III, p. 218; *Lettres inédites de Mme des Ursins*, recueil Geffroy, p. 200); mais il mourut sans alliance, à la bataille perdue devant Saragosse le 20 septembre 1710, étant alors lieutenant général de l'armée espagnole. Cette branche de Croy s'habitua en France. Voyez la suite des *Mémoires*, tome X de 1873, p. 77, 81, 82 et 84-86.

1. Marie-Joséphine-Barbe d'Halluin, dite Mlle de Wailly, dernière héritière de cette maison et fille d'un capitaine des gardes de Monsieur Gaston, mariée le 29 octobre 1668 à Ferdinand-François-Joseph, duc de Croy et d'Havré, prince et maréchal de l'Empire, grand d'Espagne, chevalier de la Toison d'or, etc. (1644-1694), qui obtint la naturalité en France pour lui et ses filles en 1680. On trouvera des portraits du père et du fils dans les *Comptes rendus de la Commission royale d'histoire de Belgique*, année 1869, tome X, p. 333 et 356.

2. *Fort* surcharge *une*.

3. *Ils* est en interligne, au-dessus d'*elles*, biffé, et les deux participes qui suivent ont été changés du féminin au masculin, par suite de la correction qui porte sur toute la phrase.

4. Il a biffé ici cette phrase : « Ce fut lors que s'éleva la forte disputte sur le *banquillo* dont j'ay parlé, et qui finit co[e] je l'ay raconté en traittant cy devant des Gr[ds] d'Espagne » ; et il a ajouté en interligne : *fort promptem[t]*.

5. *Et* est en interligne. — 6. Tome VIII, p. 59.

7. Avant *eut*, il a biffé *il*, et *le reg[t] des gardes Espag.* est en interligne, au-dessus de *la comp[e] Esp[le]*. — Ce régiment fut donné à M. de Gastanaga en échange de sa charge de commissaire général de la cavalerie et de l'infanterie, en octobre 1702. Comparez le passage du *Journal de Dangeau*, tome IX, p. 45, et les *Mémoires de Noailles*, p. 129-130.

8. *Il* corrige *elle*.

9. Il mourut dès le mois suivant (*Dangeau*, tome IX, p. 45; *Gazette*, p. 521 et 569), et nous verrons ce corps passer, en 1703, sous le commandement nominatif du cardinal Portocarrero.

Orry et sa fortune. [Add. StS. 453]

Orry[1] fut, en ce même temps, renvoyé en Espagne. C'étoit une manière de sourdaud[2] de beaucoup d'esprit[3], de la lie du peuple[4], et qui avoit fait toutes sortes de métiers pour vivre, puis pour gagner : d'abord rat de cave[5], puis homme d'affaires[6] de la duchesse de Portsmouth[7], qui le trouva en friponnerie et le chassa. Retourné à son premier métier, il s'y fit connoître des gros financiers, qui lui donnèrent diverses commissions dont il s'acquitta à leur gré, et qui le firent percer jusqu'à Chamillart[8]. On eut envie de savoir plus distinctement ce que c'étoit que la consistance et la gestion des finances d'Espagne : on n'y voulut envoyer qu'un homme obscur, qui n'effarouchât point ceux qui en étoient chargés[9], et qui eût pourtant assez d'insinuation pour s'introduire, et de lumière pour voir et en rendre bon compte[10].

1. Jean Orry, seigneur de Vignory, né à Paris, et baptisé à Saint-Germain-l'Auxerrois le 4 septembre 1652, mort le 29 septembre 1719.

2. « Qui est un peu sourd... ; du style familier, ne se dit point des personnes de qui on veut parler avec respect » (*Académie*, 1718 et 1878). On écrivait, au dix-septième siècle : *sourdaut*, et : *sourdault*.

3. Le duc de Beauvillier écrivait précisément à Louville (*Mémoires secrets*, tome I, p. 172) : « M. de Chamillart s'est rabattu sur un nommé Orry. Mme de Beauvillier dit que c'est un sourdaut qui n'a guères de poids. On prétend néanmoins qu'il a de l'esprit. » Voyez, aux Additions et corrections, p. 611-613, des fragments de cette correspondance.

4. Il se prétendait issu du fameux libraire parisien Marc Orry. Voyez une notice sur la famille, dans les *Œuvres inédites de Grosley*, tome II, p. 258-272. Le père avait été contrôleur général des domaines de Flandre.

5. « On appelle *rats de cave*, parmi le peuple, certains commis des aides qui visitent le vin dans les caves » (*Académie*, 1718 et 1878). Auparavant, selon Grosley, Orry avait fait de mauvaises spéculations comme verrier, et avait été commis à la Romaine de Rouen.

6. La première lettre d'*affaires* surcharge une *l*.

7. L'ancienne maîtresse du roi Charles d'Angleterre, qui est revenue en France depuis 1685 : tome V, p. 56.

8. Il avait été fournisseur des mulets et munitionnaire des vivres de l'armée de Dauphiné et de Piémont de 1690 à 1698.

9. Il était déjà allé en Espagne à la suite d'un sien beau-frère, capitaine général des charrois de l'artillerie.

10. Nous savons, par la correspondance de Louville avec les Beau-

Orry[1] fut proposé et choisi[2]. Il étoit donc revenu depuis peu d'Espagne pour rendre compte de ce qu'il y avoit appris[3]. Mme des Ursins, qui, à l'appui de la régence de la reine, dont elle avoit saisi les bonnes grâces au dernier point, avoit dès lors projeté de la faire entrer dans toutes les affaires, et de les gouverner, elle, par ce moyen[4], Orry lui fit sa cour[5]. Son esprit lui plut; elle le trouva obséquieux pour elle, et d'humeur à entreprendre sous ses auspices. C'étoit pour elle un moyen de mettre utilement

villier (notre tome VIII, p. 575, notre tome IX, p. 352, et ci-après, Additions et corrections, p. 612), qu'ils eussent voulu absolument faire venir Desmaretz pour réorganiser les finances espagnoles, et qu'on avait ensuite espéré (tome IX, p. 18, note 7) que Rouillé du Coudray prendrait cette mission.

1. Ici, *Oury*.

2. On le fit partir, avec trois subalternes, à la fin de juin 1701; il n'avait aucun titre officiel, touchait deux mille livres par mois, et devait travailler sous la direction de l'ambassadeur. A son arrivée, les Français de la cour espagnole trouvèrent eux-mêmes que, malgré son esprit, il s'engouait un peu trop de ses projets et ne tenait pas compte des obstacles : aussi, quand il revint à Versailles une première fois, en novembre 1701, ce fut avec de très mauvaises impressions, et désespérant de pouvoir exécuter lui-même les plans de réforme qu'il soumit au Roi. Il retourna néanmoins à Madrid en juin 1702 (*Gazette de Rotterdam*, n° 29), en revint de nouveau en octobre pour prendre les ordres sur la flotte des galions, et repartit au milieu de décembre, quand Philippe V revenait d'Italie (*Dangeau*, tome IX, p. 9 et 66). Nous avons sa correspondance avec les ministres Torcy et Chamillart dans les Dépôts des affaires étrangères, de la guerre, du contrôle général, et plusieurs mémoires de lui, pour toute la période de son séjour en Espagne, dans les mss. Clairambault 1175 et 1196. La lettre de Louville publiée dans notre tome IX, p. 351-352, a fait voir que ce conseiller favori de Philippe V appréciait fort le financier et son labeur prodigieux, soutenu par une santé de fer, mais que les collaborateurs lui faisaient défaut, ou plutôt qu'il n'y eût eu qu'un seul homme capable de mener cette entreprise à bonne fin : c'était Desmaretz.

3. Pas de point au manuscrit. — 4. La phrase n'est pas finie.

5. Mme des Ursins avait cependant protesté tout d'abord qu'elle ne s'occuperait plus de rien une fois la reine remise aux mains du cardinal Portocarrero, et elle avait alors écarté impitoyablement tous placets et sollicitations (lettres du 17 juin et du 15 juillet, à Torcy).

le nez dans les finances que de l'y pousser : ils lièrent de valet à maîtresse, et [il] en apporta ici les plus fortes recommandations[1]. Chamillart, ravi qu'on se fût bien trouvé de son choix, l'appuya ici de toute sa faveur, et le fit renvoyer avec des commissions qui le firent compter[2]. Nous le verrons devenir assez rapidement un principal personnage[3]. En ce même temps Marcin, que le roi d'Espagne avoit mené jusqu'à Perpignan[4], arriva à Versailles au lever[5] du Roi, qui l'entretint dans son cabinet et, le soir, deux heures chez Mme de Maintenon[6]. Il fut reçu à merveilles : aussi n'avoit-il rien oublié pour se concilier tout ce qui le pouvoit servir[7]. Desgranges, maître des

Marcin de retour.

1. Baudrillart, *Philippe V*, tome I, p. 130-131.

2. Dangeau dit, le 15 décembre 1702 (p. 66) : « On fit partir de Paris, ces jours passés, M. Orry, qui est fort instruit du gouvernement des finances d'Espagne, et le Roi, avant que de le faire partir, lui donna une audience, dans laquelle il parla avec beaucoup d'esprit et de consistance ; mais il n'aura en Espagne nul caractère, et n'agira que par les ordres de M. le cardinal d'Estrées, à qui il donnera les mémoires sur ce qu'il croira à propos pour redresser, s'il est possible, les finances de ce pays-là, qui sont fort en désordre. » Voyez ci-dessus, p. 390, note 2.

3. Pourvu d'un office de secrétaire du Roi depuis le 30 janvier 1701, il deviendra, en 1706, président à mortier au parlement de Metz, en 1707 chevalier de l'ordre de Saint-Michel, aura de Philippe V la surintendance générale de ses troupes et le titre de *veedor*, et ne quittera définitivement l'Espagne qu'en 1715. Ses deux fils devinrent, l'un ministre, l'autre intendant des finances, et marquèrent sous le règne de Louis XV.

4. Ci-dessus, p. 235. De là, le 12 décembre, Philippe V écrivit à Chamillart, pour le remercier du bon service des troupes françaises, une lettre qui est publiée dans le recueil de l'abbé Esnault, tome I, p. 250-251.

5. *Au lever* surcharge *le 25 dec^e*, biffé.

6. *Dangeau*, p. 74, 25 décembre.

7. Voyez, dans les *Œuvres de Louis XIV*, tome VI, p. 105 et 106, le début de ses deux lettres du 29 décembre à Philippe V. Le mois suivant, Mme de Grignan, qui avait vu l'ambassadeur au passage du jeune roi, écrivait encore à Coulanges : « Rien n'est pareil à M. de Marcin et à l'admiration qu'il a laissée en ce pays. On ne sauroit faire une figure plus agréable auprès du roi catholique que celle qu'il y faisoit. Sa vivacité et son bon esprit le rendoient maître de tout auprès de S. M., et sa politesse et son attention à faire plaisir le rendoient maître encore de tous les cœurs. La magnanimité de refuser la grandesse ne nous paroît pas

cérémonies, avoit été au débarquement du roi d'Espagne à Marseille, et l'avoit accompagné jusqu'à la frontière de Catalogne pour le faire servir, et sa suite, de tout ce qu'il pourroit être nécessaire, et empêcher les cérémonies et les réceptions[1], dont il ne voulut aucune, et qui l'auroient fort importuné[2].

Dispute entre le Chancelier et les évêques pour le privilège de leurs ouvrages doctrinaux.

Il y avoit quelque temps qu'il se couvoit une querelle entre M. le Chancelier et les évêques, lorsqu'une nouvelle dispute avec Monsieur de Chartres la fit éclater tout à la fin de cette année[3]. Les évêques, en possession de faire imprimer leurs mandements ordinaires pour la conduite et les besoins de leurs diocèses, les livres d'église, quelques catéchismes courts à l'usage des enfants, sans permission et de leur propre autorité, voulurent profiter du double zèle du Roi contre le jansénisme et le quiétisme, et se donner peu à peu l'autorité de l'impression pour des livres de doctrine plus étendus sans avoir besoin de permission ni de privilège[4]. Le Chancelier ne s'accommoda

aussi récompensée qu'elle mérite : je croyois que nous le verrions du nombre des maréchaux. » (*Lettres de Mme de Sévigné*, tome X, p. 476.)

1. *Réeptions*, dans le manuscrit, corrigeant d'autres lettres.

2. C'est Dangeau qui dit cela (tome IX, p. 2, 3, 53 et 74). Desgranges avait déjà été du voyage de décembre 1700. L'instruction qui lui fut donnée le 23 octobre 1702 est au Dépôt des affaires étrangères, vol. *France* 306, fol. 101 v°. Le récit du voyage par terre se trouve dans le *Journal de Dangeau*, dans le *Mercure* de décembre, p. 322-381, dans le *Diario*, p. 649-657, et dans la correspondance de M. de Grignan ou des intendants avec les ministres. La régence prit fin aussitôt que Philippe fut arrivé à Figuières, par décret du 16 décembre ; de là, il se rendit au monastère de Monserrate, et n'entra à Madrid que le 17 janvier.

3. Ici, l'écriture change, après un arrêt.

4. Avant l'invention de l'imprimerie, le commerce des manuscrits était soumis à la triple censure du clergé, des universités et des parlements. A partir du seizième siècle, les libraires furent assujettis à l'approbation préalable pour la mise en vente de chaque livre, aux visites domiciliaires et à une pénalité rigoureuse. D'abord conférée aux parlements, cette juridiction fut ensuite réservée au seul Chancelier, et la censure, qui primitivement appartenait au clergé, fut exercée par les délégués de la chancellerie, mais sans que les parlements cessassent de

pas[1] de ces prétentions. Ils se tiraillèrent quelque temps là-dessus : les évêques alléguant qu'étant juges de la foi, ils ne pouvoient être revus ni corrigés de personne[2] dans leurs ouvrages de doctrine, ni par conséquent avoir besoin de permission pour les faire imprimer; le Chancelier maintenant son ancien droit, et que, sans prétendre s'en arroger aucun sur la doctrine, c'étoit à lui à empêcher que, sous ce prétexte, les disputes s'échauffassent jusqu'à troubler l'État, qu'il ne se glissât des sentiments qui, n'étant que particuliers, ne feroient que les aigrir, que la domination anciennement usurpée par les évêques, et sagement réduite à des bornes tolérables, ne vînt à se reproduire, enfin à veiller qu'il ne se glissât rien dans ces ouvrages de contraire aux libertés de l'église gallicane[3]. Cette fermentation dura jusqu'à ce que Monsieur de Meaux et Monsieur de Chartres vinrent à y prendre une part personnelle pour leurs ouvrages prêts à publier contre M. Simon[4], savant inquiet, auteur d'une foule d'ouvrages ecclésiastiques[5], entre autres une traduction du

poursuivre, eux aussi, les ouvrages dont les doctrines leur semblaient pernicieuses. Nous savons déjà que Pontchartrain avait mis à la tête du service de la librairie son neveu l'abbé Bignon : le Cabinet des manuscrits possède d'une part l'enregistrement des livres envoyés de la Douane, arrêtés, examinés, approuvés, etc. : mss. Fr. 21 897-21 926, 21 930-21 934, 21 939, 21 942, 21 944-21 971, etc.; d'autre part, la correspondance même du Chancelier avec les magistrats.

1. *Ne* surcharge un premier *ne*, effacé du doigt.

2. *Personnes*, avec le pluriel biffé après coup.

3. Comparez le même épisode dans la notice sur le Chancelier que nous avons donnée à l'Appendice de notre tome VI, p. 561.

4. Richard Simon, né à Dieppe le 13 mai 1638 et élevé par les oratoriens de cette ville, entra en 1662 dans leur congrégation, fut ordonné prêtre en 1670, mais, devenu suspect et considéré de toutes parts comme hérétique, quitta l'Oratoire en 1678, et se retira dans une cure de Normandie qu'il possédait depuis deux ans. Il s'en démit en 1682, pour retourner à Paris, où l'appelait l'impression de ses ouvrages, et revint enfin dans sa ville natale, où il mourut le 11 avril 1712.

5. C'est l'étude des langues orientales, particulièrement de l'hébreu, qui lui permit de se livrer à la critique du texte des livres saints, et il

Nouveau Testament avec des remarques littérales et critiques[1], que M. le cardinal de Noailles et Monsieur de Meaux condamnèrent par des instructions pastorales[2]. Il se rebéqua[3] par des remontrances; Monsieur de Meaux et Monsieur de Chartres écrivirent contre lui, et ce furent ces ouvrages qu'ils prétendirent soustraire à l'inspection et à l'autorité du Chancelier, qui fit l'éclat couvé depuis assez longtemps. Avec cet appui les évêques haussèrent le ton, et prétendirent que c'étoit à eux, chacun dans son diocèse, à donner la permission d'imprimer les livres sur la religion, et non à d'autres à les examiner, ni à en permettre ou défendre l'impression. L'affaire s'échauffa. Mme de Maintenon, de longue main assez peu contente du Chancelier pour avoir été ravie de s'en défaire aux finances et à

en tira des conclusions qui ne pouvaient être acceptées de la science ecclésiastique du dix-septième siècle, mais que les philosophes et exégètes modernes, de l'école rationaliste, ont reprises et développées.

1. Un premier ouvrage, l'*Histoire critique du Vieux Testament*, où il arrivait à conclure que le Pentateuque n'était pas l'œuvre de Moïse, mais celle de scribes du temps d'Esdras dirigés par la grande synagogue, avait été supprimé à la demande de Bossuet, en 1678, quoiqu'il fût dédié au Roi lui-même et patronné par le P. de la Chaise (Floquet, *Bossuet précepteur*, p. 403-419). Ici, Saint-Simon parle de la traduction du Nouveau Testament avec des remarques littérales et critiques, imprimée à Trévoux en 1702, et qui contenait des attaques contre les doctrines établies, non moins violentes que celles qui avaient motivé déjà une sévère réponse de Bossuet en 1692.

2. En septembre 1702. Ces instructions pastorales sont insérées au tome IV des *Œuvres de Bossuet;* sa correspondance de 1702, sur le *Nouveau Testament*, est au tome XXXVIII. Plus tard, le Chancelier réunit les pièces et les correspondances relatives à cette affaire dans un portefeuille qui se trouve actuellement à la Bibliothèque nationale, sous la cote ms. Nouv. acq. fr. 1218. Voyez aussi toute la suite des faits dans le *Journal de l'abbé le Dieu*, secrétaire de Bossuet, tome II, p. 275-335.

3. Ce verbe réfléchi, qui se rencontre au quinzième siècle, dans le jargon de Villon, sera constamment employé par Saint-Simon. C'est, selon le *Dictionnaire de l'Académie* de 1718, « répondre avec quelque fierté à une personne à qui on doit du respect. » Il existe encore dans le style familier. Écrit ici : *rebécqua*.

la marine par les sceaux[1], gouvernée d'ailleurs tout à fait par Monsieur de Chartres[2], et raccommodée avec Monsieur de Meaux par l'affaire de Monsieur de Cambray, se déclara pour eux contre lui. Le Roi, tout obsédé qu'il étoit par une partialité si puissante, et par les jésuites, qui poussoient le P. de la Chaise contre le Chancelier, qu'ils regardoient comme leur ennemi parce qu'il aimoit les règles et qu'il étoit exact et délicat sur toutes les matières de Rome, et n'oublioient rien pour lui donner auprès du Roi l'odieux vernis du jansénisme[3], le Roi, dis-je, ne laissoit pas d'être embarrassé : le Chancelier lui montroit la nouveauté de ces prétentions, et les prodigieux abus qui s'en pouvoient faire dès que tout livre de religion dépendroit uniquement des évêques, le danger que l'ambition de ceux qui tourneroient leurs vues du côté de Rome pouvoit rendre très redoutable, et celui de tout tirer comme autrefois à la religion, pour dominer indépendamment sur tout. Le Roi[4] craignit donc de juger une question qu'il eût tranchée d'un mot, mais qui auroit fâché les jésuites, et mis Mme de Maintenon de mauvaise humeur. Il pria donc les parties de tâcher de s'accommoder à l'amiable, et il espéra qu'en les laissant à elles-mêmes, de guerre lasses[5] enfin, elles prendroient ce parti, dont il les pressoit toujours[6]. En effet, toutes deux, désespérant d'une

1. Tome VI, p. 286, 299, etc.

2. Nous avons vu (tome VII, p. 177) que M. de Pontchartrain ne cachait pas son opposition à Godet des Marais et à Saint-Sulpice.

3. Ce sera une des causes de la retraite du Chancelier en 1714.

4. *Le Roy* est en interligne, au-dessus d'*Il*, biffé.

5. Littré approuve la locution ordinaire *de guerre lasse*, comme n'étant qu'une hardie transposition d'adjectif, et Saint-Simon l'emploiera ainsi; mais de nombreux grammairiens préféreraient que l'adjectif s'accordât, comme ici, avec le sujet masculin ou féminin.

6. « Le Roi, disent les *Mémoires de Sourches* (p. 407-408, 26 novembre), avoit renvoyé les prélats au Chancelier, et leur avoit dit que, s'ils ne s'accordoient pas entre eux, il les jugeroit souverainement : ce qui les avoit obligés à terminer leur différend et à finir leur contestation par beaucoup d'honnêtetés de part et d'autre. »

décision du Roi, par conséquent d'emporter tout ce qu'elles prétendoient, prêtèrent l'oreille à un accommodement dont le cardinal de Noailles et Messieurs de Meaux et de Chartres se mêlèrent uniquement pour leur parti. Les évêques avoient peut-être étendu leurs prétentions au delà de leurs espérances pour tirer davantage, et le Chancelier, peiné de fatiguer le Roi, et d'en voir retomber le dégoût sur soi par l'adresse des jésuites et le manège de Mme de Maintenon, prit aussi son parti de finir la querelle en y laissant le moins qu'il pourroit du sien. Il fut donc enfin convenu que les évêques abandonneroient la prétention, aussi nouvelle que monstrueuse, d'avoir l'autorité privative[1] à tout autre de permettre l'impression des livres concernant la religion, mais qu'ils les pourront censurer, ce qui ne leur étoit pas contesté, et qu'ils pourront faire imprimer, sans permission, les livres de religion dont ils seront les auteurs : article qui fit après une queue[2]; qu'à l'égard de leurs rituels, la matière des mariages sera soumise à l'examen et à l'autorité du Chancelier par rapport à l'État; en particulier, sur les ouvrages contre M. Simon, qu'il y seroit changé quelque chose que le Chancelier n'approuvoit pas[3]. L'affaire finit ainsi; mais le venin

1. Nous avons eu déjà : *privativement à*, dans le tome V, p. 343.

2. Ci-après, p. 397.

3. C'est à peu près le texte de Dangeau, même avec ses futurs présents (p. 56-57) : « Il y avoit quelque dispute entre M. le Chancelier et les évêques, sur l'impression des livres. La chose a été réglée à l'amiable : on est convenu que les évêques pourront faire imprimer sans permission tous les livres qu'ils voudront faire sur la religion, et que, dans les rituels où il est parlé des mariages, M. le Chancelier nommera un examinateur jurisconsulte pour lui rendre compte de ce qui peut regarder l'État. M. l'évêque de Meaux fera imprimer son livre contre M. Simon en y changeant quelque chose que M. le Chancelier n'approuvoit pas. Il est aussi convenu que MM. les évêques censureront les livres sur la religion, quand ils le jugeront à propos, mais qu'ils ne diront jamais qu'il falloit leur demander la permission de les imprimer, ce que quelques-uns avoient mis dans leurs livres; et c'est de quoi se plaignoit le Chancelier, parce que c'est lui seul qui doit donner les

demeura dans le cœur : les jésuites ni les évêques, par des vues différentes, ni[1] Mme de Maintenon à cause de son directeur, ne purent se consoler d'avoir manqué un si beau coup, ni le Chancelier de leur voir emporter[2] des choses si nouvelles et si dangereuses. C'est ce qui produisit depuis une lutte entre eux sur cet article des livres de religion que les évêques voudroient faire : ils prétendirent que cette expression enveloppoit toute matière de doctrine ; le Chancelier maintenoit qu'elle se bornoit à ce qu'on appelle livres de liturgie, missels, rituels et autres semblables. De décision, il n'y en eut point ; mais le Chancelier, qui n'avoit rien à perdre du côté des[3] jésuites, ni à regagner de celui de Mme de Maintenon, et qui étoit maître de la librairie, en vint à bout par les menus[4], et tint ferme à ne rien laisser imprimer que sous l'examen et l'autorité ordinaire. Monsieur de Meaux vieillissoit, il aimoit la paix, il n'étoit point ennemi du Chancelier ; Monsieur de Chartres, noyé dans Saint-Cyr, et toujours occupé dans l'intérieur du Roi et de Mme de Maintenon, et dans la confidence entière de leur mariage, ne fit plus guères rien au dehors ; et, des autres évêques, il n'y en avoit point, ou bien peu[5], qui, par leurs ouvrages, fussent pour entretenir la dispute. Mais, de cette affaire, le Chancelier demeura essentiellement mal avec Mme de Maintenon, qui, peu à peu, avec les jésuites[6], l'éreintèrent[7] auprès du Roi, sans toutefois lui en pouvoir ôter ni l'es-

priviléges pour l'impression. Le Roi, qui n'avoit point voulu juger leur démêlé, leur avoit témoigné aux uns et aux autres qu'ils lui feroient plaisir de s'accommoder sans qu'on fût obligé d'en venir à un jugement. »

1. Ce second *ny* est en interligne, au-dessus d'*et*, biffé.

2. *Emporté* corrigé en *emporter*. — 3. *De*, dans le manuscrit.

4. *Menus* a été biffé une première fois, puis récrit à la suite. — « *Menu* se prend aussi substantivement : compter *par le menu*, *par les menus* » (*Académie*, 1718).

5. Ces trois mots sont ajoutés en interligne.

6. Ces trois mots sont encore ajoutés en interligne.

7. *Éreinter* « signifie la même chose qu'*errener*, et il a beaucoup plus d'usage. Fouler ou rompre les reins. » (*Académie*, 1718.)

time, ni un certain goût naturel qu'il avoit toujours eu pour lui, et que le dégoût de ce refroidissement empêcha le Chancelier, aisé à dépiter, de cultiver et de ramener comme il lui auroit été aisé de faire pour peu qu'il en eût voulu prendre la peine, ainsi que cela parut depuis en plusieurs occasions qui se retrouveront dans la suite.

Chamilly de retour de Danemark; sa fâcheuse méprise; celle de d'Avaux. [Add. St-S. 454]

Chamilly, revenant de son ambassade de Danemark[1], salua le Roi à la fin de cette année, et ne fut pas bien reçu[2]. Il étoit fils d'un homme très distingué à la guerre[3] et qui, s'il eût vécu[4], auroit été maréchal de France en 1675[5], et à qui le Roi destinoit de loin une compagnie de ses gardes[6], et neveu de Chamilly que nous allons bien-

1. François Bouton, comte de Chamilly, brigadier de cavalerie depuis 1693, ambassadeur extraordinaire à Copenhague depuis la paix de 1697 : tomes II, p. 216, et IV, p. 276.

2. Dangeau dit seulement, le 11 décembre (p. 62) : « M. de Chamilly, qui étoit notre ambassadeur en Danemark, est revenu, et salua le Roi le matin. » Rien de plus dans les *Mémoires de Sourches*, p. 420.

3. Érard II Bouton, comte de Chamilly, né le 13 janvier 1630. Page et élève du grand Condé, il servit dans ses chevau-légers ; puis, l'ayant suivi aux Pays-Bas, ainsi que son propre père, il commanda le régiment de cavalerie du prince en 1654, et eut de lui, en 1658, un titre de maréchal de camp. Après l'amnistie de 1660, Louis XIV lui confirma le titre de mestre de camp-lieutenant du régiment de Condé et le grade de maréchal de camp, tandis que Condé lui confiait la lieutenance de son gouvernement de Dijon. Il passa lieutenant général en 1672, et remplaça alors le maréchal de Créquy, disgracié (Pinard, *Chronologie militaire*, tome I, p. 550). M. E. Beauvois a raconté son existence dans deux études, de 1885 et 1886, sur *les Chamilly*.

4. Il mourut à Maeseyck, dont il avait le commandement, le 8 octobre 1672, revenant des eaux de Spa : *Gazette*, p. 1063.

5. Dans la promotion dont il a été parlé p. 335.

6. Une des quatre compagnies des gardes du corps. L'annotateur des *Mémoires de Sourches* dit de même, en 1690 (tome III, p. 334, note) : « Le défunt comte de Chamilly, qui avoit servi toute sa vie avec feu Monsieur le Prince contre le Roi,... mourut en 1672, d'une ancienne blessure qui lui avoit été faite par M. de Beaujeu en se battant en duel contre lui. Quand il mourut, il commandoit en chef une des armées du Roi. Il auroit été maréchal de France, et auroit eu la charge de capitaine des gardes du corps de M. de Lauzun, au préjudice de M. le duc de

tôt voir maréchal de France[1]. Chamilly dont je parle étoit un très grand et très gros homme, qui, avec beaucoup d'esprit, de grâce et de facilité à parler, et beaucoup de toutes sortes de lectures, se croyoit, de tout cela, le[2] triple de ce qu'il en avoit, et le laissoit sentir[3]. Il se rendit odieux au roi de Danemark[4] et à ses ministres par ses grands airs et ses hauteurs, et des protections qu'il entreprit contre eux dans leur propre cour, et jusque contre l'autorité du roi de Danemark[5]; mais ce qui le perdit dans l'esprit du Roi fut la méprise d'un dessus de lettre à Torcy et à Barbezieux[6] : ce dernier, qui se croyoit de ses amis, ouvrit la lettre écrite à Torcy, y vit un portrait de soi et un espèce de parallèle si fâcheux, qu'il le perdit auprès du Roi si radicalement, qu'après la mort de

Luxembourg. Il avoit [épousé] Mlle de Nonant, de Normandie, après avoir battu le chevalier de Grancey, qui l'avoit enlevée, et il avoit eu d'elle le comte de Chamilly dont on parle ici, un abbé, et le chevalier de Chamilly, avec deux filles. » Sur les services qu'il avait rendus dans cette première campagne de Hollande, voyez l'*Histoire de Louvois*, tome I, p. 342, 355 et 403.

1. Ci-dessus, p. 119. — 2. *Le* corrige *se*.

3. Comparez l'article sur sa mort : tome XVIII, p. 438-439.

4. Il était arrivé à Copenhague le 5 juillet 1698, et avait fait son entrée sept mois plus tard, le 28 février 1699 (*Gazette d'Amsterdam*, n° xxi; *Mercure* d'avril, p. 125 167); mais, le roi Christian V étant mort le 5 août suivant, il n'eut sa première audience de Frédéric IV que le 28 février 1700. Très gravement malade à la fin de 1700, il fut chargé, en 1701, de préparer la négociation d'un traité de commerce avec les Moscovites, au détriment des Hollandais et des Anglais. Antérieurement, il avait été le médiateur de la paix de Traventhal.

5. Dans une brochure de 1868, M. Beauvois, l'historien des Chamilly, a donné des extraits d'une relation de l'émigré protestant Lacombe de Vrigny, qui rapporte plusieurs anecdotes, toutes malveillantes, sur l'ambassadeur et sur les prétentions qui le rendirent insupportable à la cour de Danemark. M. Beauvois veut bien, en outre, me signaler divers ouvrages danois, allemands ou français relatifs au règne de Frédéric IV; mais, me dit-il, ces livres donnent encore peu de chose en comparaison de ce que pourrait fournir notre Dépôt des affaires étrangères.

6. L'anecdote qui suit se retrouvera à l'Appendice du tome XI, dans la notice inédite du maréchal de Chamilly.

Barbezieux même, l'impression ne s'en put jamais effacer[1]. Pareille aventure étoit arrivée à d'Avaux[2] avec[3] les deux mêmes, leur écrivant d'Irlande, où il étoit auprès du roi d'Angleterre[4], dont il eut toutes[5] les peines du monde à se relever[6]. Il ne s'en releva même jamais parfaitement; mais il n'en fut pas perdu comme l'autre, parce qu'il n'étoit pas homme de guerre, et que Croissy, à qui il avoit écrit, et Torcy depuis, le soutinrent et le firent renvoyer en d'autres ambassades. On ne sauroit croire le nombre et le mal de pareilles méprises[7].

Mort du cardinal Cantelmi, du duc

En cette même fin d'année, trois bagatelles qui devinrent trois époques qui se retrouveront[8] : la mort du cardinal Cantelmi[9], archevêque de Naples, frère du duc de

1. Cependant l'ambassadeur, à peine arrivé, fut promu maréchal de camp, et il alla servir sous son oncle en Poitou : *Dangeau*, tome IX, p. 72 et 181; *Sourches*, tome VII, p. 435.

2. Jean-Antoine de Mesmes, le dernier ambassadeur en Hollande : tomes VIII, p. 50, et IX, p. 74-76.

3. Le commencement d'*avec* surcharge *au*.

4. En 1689-90, par conséquent du vivant de Louvois et de Croissy, avant que Barbezieux ne fût aux affaires, ni Torcy, comme d'ailleurs notre auteur le spécifiera en racontant plus longuement cette anecdote lors de la mort de d'Avaux (tome VI de 1873, p. 265-266), et comme même il va le dire quatre lignes plus bas. D'Avaux relevait à la fois de Croissy, comme ambassadeur extraordinaire, et de Louvois, pour l'ordonnancement des fonds de l'armée expéditionnaire. M. Rousset a cité ses lettres de 1689 dans l'*Histoire de Louvois*, tome IV, p. 189-216.

5. *Tous* corrigé en *touttes*.

6. Il revint en avril 1690, se croisant avec Lauzun, qui allait prendre le commandement de cette désastreuse expédition; à peine arrivé en cour, le Roi le mena à tous les voyages de Marly.

7. Il a déjà raconté une pareille méprise du premier président avec e duc de Chaulnes : tome III, p. 289-292. Nous en aurons une autre, en 1705, entre la princesse d'Harcourt et sa belle-fille.

8. On ne peut pas cependant considérer ces trois « bagatelles, » sauf peut-être la dernière, comme étant de ces « événements considérables qui marquent un point fixe dans l'histoire, » selon la définition du mot Époque dans le *Dictionnaire de l'Académie*. Voyez ci-dessus, p. 206, ligne 20.

9. Il signait : *Il card*[le] *Cantelmo*.

Popoli[1]; Brilhac[2], conseiller au parlement de Paris, fait premier président du parlement de Bretagne[3], et surtout Champflour nommé à l'évêché de la Rochelle[4]. Une autre mort qui ne vaut pas la peine d'être comptée, arrivée en même temps[5], fut celle du duc d'Albemarle, bâtard[6] du roi d'Angleterre Jacques II[7], en Languedoc, où il étoit allé tâcher de se guérir[8]. Sa naissance, si au goût du Roi, l'avoit fait, tout jeune[9], lieutenant général des armées

d'Albemarle. Champflour évêque de la Rochelle. Brilhac premier président du parlement de Bretagne.

1. Ci-dessus, p. 156. Il mourut le 11 décembre 1702 : *Dangeau*, tome IX, p. 78; *Gazette* de 1703, p. 5-6 et 17-18; *Mercure* de janvier 1703, p. 181-184. Voyez sa notice, comme cardinal, dans le ms. Italien 368, fol. 46-47. L'archevêque de Tarente, Fr. Pignatelli, lui succéda.

2. Ici, *Brillac*, et, dans la manchette, *Brilhac*, véritable orthographe.

3. Pierre de Brilhac de Nouzières, né le 26 janvier 1667, fait conseiller au parlement de Paris le 27 février 1688, nommé premier président du parlement de Rennes le 26 décembre 1702 (*Dangeau*, tome IX, p. 76; *Mercure* de janvier 1703, p. 174-178, et de décembre, p. 195-201), pourvu le 2 mars 1703, et mort à Paris, le 25 janvier 1734. Son père, aussi conseiller au parlement de Paris, membre de la Chambre de justice de 1661, est, dit-on, le magistrat qui fournit les termes de chicane pour la comédie des *Plaideurs*. Ils descendaient d'un maire de Poitiers. Saint-Simon n'aura à reparler du premier président qu'à propos de son exil sous la Régence et des succès de sa femme.

4. Étienne de Champflour, vicaire général du diocèse de Clermont, abbé de la cathédrale depuis 1682 et grand supérieur du séminaire, fut nommé évêque de la Rochelle le 31 décembre 1702 (*Dangeau*, p. 79; *Mercure* de janvier 1703, p. 136-140), et il y mourut le 26 décembre 1724, âgé d'environ quatre-vingts ans. En racontant plus tard ses attaques contre le cardinal de Noailles, Saint-Simon dira que c'était un fou ultramontain, exilé pour ce fait en 1682, mais bombardé évêque par Saint-Sulpice et les jésuites. Nombre d'études ont été publiées sur lui. Il appartenait à une famille de la Cour des aides d'Auvergne. Son prédécesseur à la Rochelle était le fils aîné de M. de la Frézelière dont il a été parlé ci-dessus, p. 145-146.

5. Le 17 décembre : *Dangeau*, tome IX, p. 74; *Mercure* de janvier 1703, p. 179-181.

6. La première lettre de *bastard* surcharge *f* [*ils*].

7. Tome VII, p. 173.

8. A Bagnols-sur-Cèze, où les Lussan, parents de sa femme, possédaient des biens. Il avait fait une grande chute à la chasse en octobre 1699.

9. Il n'avait que trente ans.

navales[1]. M. et Mme du Maine en faisoient comme de leur frère, et toutefois l'avoient marié à la fille de Lussan, premier gentilhomme de la chambre de Monsieur le Prince, et de Mme de Lussan, dame d'honneur de Madame la Princesse, qui n'avoit rien, et n'en eut point d'enfants[2].

Mariage du duc de Lorge avec la troisième fille de Chamillart.

L'année finit par le mariage de mon beau-frère[3] avec la troisième fille de Chamillart[4]. Dès l'été précédent il en avoit été parlé dans le monde[5] : en sorte que je demandai à Mme la maréchale de Lorge ce qu'il convenoit que je répondisse aux questions qu'on me faisoit là-dessus. Elle m'assura qu'il n'y avoit rien[6] de fondé en ces bruits : sur quoi, je crus pouvoir et devoir lui parler avec franchise d'un mariage si peu touchant par l'alliance et les entours, si peu réparé par le bien, si peu encore par les espérances, avec un gendre tel que la Feuillade, dont Chamillart étoit affolé[7] ; et tout de suite j'ajoutai qu'une fille du duc d'Harcourt seroit bien plus convenable par la naissance, par l'état brillant d'Harcourt, pour l'âge fort supé-

1. Cette charge, vacante par la mort de M. de Nesmond, lui fut donnée le 12 décembre 1702. « Il n'étoit pas un des plus anciens chefs d'escadre, dit Dangeau (p. 64) ; mais le Roi n'a pas voulu refuser cette grâce au roi et à la reine d'Angleterre, qui l'en pressoient fort. Il y a même apparence qu'il n'en jouira pas longtemps, car il est à l'extrémité dans une terre de la duchesse sa femme, dans le Languedoc. »

2. Déjà raconté en 1700 : tome VII, p. 173-174.

3. Guy de Durfort-Lorge, comte, puis duc de Quintin : ci-dessus, p. 66. C'était l'unique fils, et ses parents l'aimaient éperdûment, nous a raconté Saint-Simon au temps où lui-même a épousé la sœur aînée.

4. Élisabeth-Geneviève-Thérèse Chamillart, née le 24 octobre 1685, mariée le 14 décembre 1702, morte le 31 mai 1714.

5. On avait parlé aussi du vidame d'Amiens, du prince de Léon, du prince de Montlaur : tome IX, p. 313, note 4. A propos du premier, M. de Chevreuse, son père, écrivait à Fénelon, le 26 août 1701 (*Correspondance de Fénelon*, tome I, p. 113) : « Nous ne pensons plus aux filles de M. Chamillart. On les croit engagées ailleurs, et Dieu nous a déterminés sur cela par diverses raisons et inconvénients.... »

6. *Rien* est en interligne.

7. Nous avons vu ce mariage, qui devait « coûter si cher à la France, » se faire à la fin de 1701.

rieur à ses enfants qu'auroit ce gendre[1], susceptible en tout des prémices de sa faveur. Cela ne fut point goûté, et j'en demeurai là. M. de Lauzun, qui, sur la prochaine opération de M. le maréchal de Lorge, n'avoit pu éviter de se rapprocher par degrés, et qu'on[2] vit avec surprise emmener chez lui la maréchale de Lorge après ce qui s'étoit passé de si éclatant[3], et la garder chez lui[4] les premiers jours de notre perte commune, voulut en tirer parti. Il compta se faire un mérite auprès du tout-puissant ministre de presser le mariage de sa fille, et que, devenant son beau-frère, cette alliance lui ouvriroit la porte du cœur et de l'esprit de Chamillart, et le remettroit auprès du Roi dans sa première faveur. Il n'eut pas peine à persuader la maréchale, qui en mouroit d'envie, ni le jeune homme, à qui il fit accroire que tout, par là, deviendroit or entre ses mains. Tout se fit et se conclut sans que Mme de Saint-Simon ni moi en sussions rien que par le monde. J'en parlai à la maréchale, qui m'avoua l'affaire seulement fort avancée : je ne pus m'empêcher de lui dire encore mon sentiment ; j'ajoutai que, quant[5] à moi, rien ne me convenoit davantage, mais que, par plusieurs raisons, je craignois fort qu'elle et son fils ne s'en repentissent. Alors elle me parla plus ouvertement, et je vis si bien que c'étoit chose[6] faite, que je crus en devoir faire

1. Marié depuis le commencement de 1687, ce nouveau duc avait quatre fils, dont le dernier né le 2 avril 1701, et trois filles, dont l'aînée seulement, Charlotte, qui se fit visitandine à Caen vers 1707, pouvait être née avant 1690. Mais le père du duc avait aussi, de son second mariage avec la fille du maréchal Fabert, une fille âgée de douze ou treize ans. On a vu, dans une lettre de Louville (tome IX, appendice IV, p. 349), que les d'Harcourt, étant encore à Madrid, avaient songé à marier leur fille aînée au vieux Castromonte, et sa tante au prince Pio.

2. *On* semble surcharger *nous*, et ensuite *emmener* corrige *amener*.

3. Cette séparation s'était faite en 1696, dès que la santé du maréchal de Lorge l'avait forcé de renoncer au commandement des armées : tome III, p. 114-117.

4. Les cinq derniers mots sont ajoutés en interligne.

5. Il écrit : *quand*. — 6. *Chose* surcharge un premier *chose*.

compliment à Chamillart dès le lendemain. Ce qui me pressa là-dessus fut le souvenir d'un avis que, dès l'été que j'en avois parlé à la maréchale sur les bruits[1] qui couroient, Mme de Noailles m'avoit averti[2] de prendre garde à ne pas montrer de répugnance pour ce mariage, parce que les Chamillarts en étoient avertis, et qu'il n'en seroit autre chose. J'allai donc voir Chamillart, que je ne connoissois que comme on connoît les gens en place, et à qui je n'avois jamais parlé que lorsque, très rarement[3], j'avois eu affaire à lui[4]. Il quitta pour moi les directeurs des finances[5], avec qui il travailloit. La réception fut des plus gracieuses. Je me bornois aux compliments, lorsque ce ministre, avec qui je n'avois pas la plus légère liaison, se mit à me raconter les détails du mariage, et à me faire ses plaintes des procédés qu'il avoit eu à essuyer de Mme la maréchale de Lorge; que ce mariage, fait dès l'été, avoit traîné jusqu'alors par toutes sortes d'entortillements; et m'en dit tant, que, plein de mon côté, je ne pus m'empêcher de lui répondre avec la même franchise. Il m'apprit qu'une pension de vingt mille livres que le duc de Quintin avoit obtenue à la mort de son père[6] étoit uniquement en faveur du mariage, et il me montra une lettre de la maréchale qu'il avoit lue au Roi, dont les termes me firent rougir. Je pense qu'il n'y a point d'exemple d'une première conversation si pleine de confiance réciproque, mais prévenue par celle[7] de Chamillart, entre deux hommes aussi peu connus l'un à l'autre, et d'âge et d'emplois si différents. La surprise en doit être plus grande quand on verra, comme je le raconterai bientôt[8], que le ministre étoit plus qu'informé de mon éloi-

1. Ces trois mots en surchargent d'autres. La phrase est d'ailleurs incorrecte,
2. *Avertis*, au pluriel, ou bien *avertit*, corrigé en *averti*.
3. Le manuscrit porte : *res ram^t*, après l'abréviation de *que*.
4. Déjà dit ci-dessus, p. 62. — 5. Tome IX, p. 17.
6. Voyez ci-après, p. 405, note 6.
7. *Selle* corrigé en *celle*. — 8. Ci-après, p. 408.

gnement de ce mariage, et combien la maréchale de Noailles m'avoit fidèlement averti. Il produisit encore bien de la tracasserie sur l'intérêt entre ma belle-mère et moi, qui, non contente de ce que j'avois bien voulu faire, ne cessa de tenter plus, à force de propositions captieuses, qui aboutirent enfin à n'accepter ni renoncer à la communauté, et à rien faire de tout ce à quoi les lois obligent les veuves : en quoi les procédés de sa part furent encore, s'il se peut, plus étranges que le fonds[1]. Ce détail domestique pourra paroître étranger ici[2]; mais on verra par la suite qu'il y est nécessaire.

Mon intime liaison avec Chamillart, qui me demande instamment mon amitié.

Le mercredi 13 décembre[3] nous allâmes à l'Étang[4], où l'évêque de Senlis maria mon beau-frère à sa nièce[5], dont la dot ne fut que de cent mille écus, comme celle de sa sœur la duchesse de la Feuillade, et de même logés et nourris partout[6] : ce qui me procura l'usage de l'apparte-

1. Ci-dessus, p. 356, note 1, et ci-après, p. 412.

2. Il se retrouve dans la notice de la maison de SAINT-SIMON : tome XXI et supplémentaire des *Mémoires*, éd. 1873, p. 89-90.

3. *Dangeau*, p. 65; *Mercure* du mois, p. 382. Les fiançailles ayant eu lieu d'abord, le mariage fut célébré après minuit, le 14.

4. L'ancienne maison de campagne de Barbezieux, où a déjà été célébré le mariage la Feuillade : tomes VIII, p. 5, et IX, p. 314, note 6.

5. Jal a donné un extrait de l'acte de mariage du 14, signé par Saint-Simon et sa femme, Lauzun, etc. : *Dictionnaire critique*, p. 352. Le contrat, du 11, se trouve en copie dans les Insinuations du Châtelet, aux Archives nationales : ci-après, p. 613. A raison de ce qu'une Frémont et une Lorge étaient au couvent de Chaillot, la reine d'Angleterre envoya ses félicitations : *ibidem*, K 1302, n° 96.

6. Dangeau dit, le 19 novembre (p. 45) : « Le mariage du duc de Quintin, qui avoit été quasi réglé durant la vie du maréchal de Lorge, son père, avec Mlle Chamillart, fût arrêté, et le Roi l'a approuvé; mais il n'est pas encore déclaré. Nous n'en savons point les conditions. » La déclaration s'en fit le jour suivant (p. 46; *Gazette de Rotterdam*, n° 48 *bis*), et l'on sut que le Roi donnait deux cent mille livres à Mlle Chamillart, son père cent mille livres, avec le logement et la nourriture, et son oncle l'évêque de Senlis, vingt mille livres; que, de plus, le Roi continuait à M. de Quintin la pension de douze mille livres, mais en la portant à vingt mille. Le brevet de cette augmentation fut délivré

ment que M. le maréchal de Lorge avoit dans[1] le château de Versailles[2]. La noce fut nombreuse et magnifique; rien n'égaloit la joie du ministre et de sa famille, rien n'approcha des empressements de M. de Lauzun, rien ne fut pareil à ceux de Chamillart pour Mme de Saint-Simon et pour moi, de sa femme, de ses filles, et jusque de ses amis particuliers qu'il avoit conviés[3]. Si j'avois été surpris de la franchise avec laquelle il m'avoit parlé la première fois, je le fus encore davantage de la façon dont il me demanda mon amitié : la plus que politesse et l'énergie se disputèrent en ses expressions, et je vis la sincérité du desir y dominer. Je fus embarrassé; il s'en aperçut. J'en usai avec lui comme, en pareil cas, j'avois fait avec le

le 27 : ms. Fr. 7666, fol. 106. Le 8 décembre (*Dangeau*, p. 59-60), on apprit que le Roi, contre l'usage ordinaire, portait son cadeau à trois cent mille livres, pour que Chamillart n'eût rien à débourser. De son côté, Mme la maréchale de Lorge, prenant deux cent mille livres sur le brevet de retenue, abandonnait à son fils le duché de Quintin, estimé à quarante mille livres de revenu; mais la retenue, élevée à cinq cent mille livres depuis 1694, ne fut jamais payée par l'acquéreur de la charge, le maréchal d'Harcourt, et c'est seulement son successeur, le marquis d'Harcourt, qui l'acquitta en octobre 1717 : *Dangeau*, tome XVII, p. 173. Les *Mémoires de Sourches* donnent ce renseignement complémentaire, à la date du 4 décembre (p. 415-416) : « On disoit... que le comte de Chamillart, pour ne pas charger les coffres du Roi du mariage de sa fille, avoit supplié le Roi d'augmenter de deux cent mille livres le brevet de retenue qui étoit sur la charge du maréchal de Lorge, au lieu de donner à sa fille deux cent mille livres en argent comptant, et que la pension de vingt mille livres que S. M. avoit donnée au duc de Quintin fût assignée sur les revenants-bons des nvalides. » Le 15 mars suivant, Mme de Lauzun abandonna à son frère la moitié des trente mille livres qui lui revenaient sur le premier brevet : Arch. nat., Y 276, fol. 161 v°.

1. *Dans* surcharge un premier *dans*.

2. Le Roi avait conservé à la maréchale l'appartement que son mari occupait comme capitaine des gardes : *Gazette de Rotterdam*, n° 48, correspondance de Paris, 20 novembre 1702. Saint-Simon ne le rendra à son beau-frère qu'en 1709.

3. C'est à cette occasion que le généalogiste Imhof demanda à d'Hozier des renseignements sur les Chamillart : voyez notre tome VI, p. 576.

Chancelier[1] : je lui avouai naturellement mon intimité avec le père[2], ma liaison avec le fils, celle de Mme de Saint-Simon et de Mme de Pontchartrain, cousines germaines, mais plus étroitement unies que deux véritables sœurs[3], et je lui dis que, si, à cette condition, il desiroit mon amitié, je la lui donnerois de tout mon cœur. Cette franchise le toucha; il me dit qu'elle augmentoit son empressement d'obtenir mon amitié : nous nous la promîmes, et nous nous la sommes toujours tendrement et fidèlement tenue dans tous les temps jusqu'à sa mort. Il étoit outrément[4] brouillé avec le Chancelier et avec son fils, et eux avec lui; c'étoit à qui pis se feroit[5]. Je crus donc, au sortir de l'Étang, leur devoir dire ce qui s'étoit passé entre Chamillart et moi : le Chancelier me reçut comme avoit fait M. de Beauvillier en pareil cas sur lui[6], sa femme et sa belle-fille de même, son fils autant bien qu'il put être en lui. Ils eurent tous, de part et d'autre, cette considération pour moi, et toujours soutenue, qu'en ma présence, quand il y avoit quelqu'un, jamais ils ne parlèrent les uns des autres. Pour en particulier avec moi, ils ne s'en contraignirent pas tant : ils se comptoient en sûreté avec moi, et ils ne s'y trompèrent jamais. Je devins donc de la sorte ami intime de Chamillart; je l'étois déjà des[7] ducs de Beauvillier et de Chevreuse, et du Chancelier, et aussi bien avec Pontchartrain qu'il étoit possible. Cela m'initia dans bien des choses importantes, et me donna un air de considération à la cour fort différent de ceux de mon âge[8]. Chamillart ne fut pas longtemps sans me

1. Tome V, p. 376-379.
2. *Le père* est ajouté en interligne, et, quatre mots plus loin, *le* surcharge *son*.
3. Tome V, p. 376-377.
4. Cet adverbe était donné par le *Dictionnaire de l'Académie*.
5. Ils se raccommoderont en 1703 : *Sourches*, tome VIII, p. 62.
6. Tome V, p. 378.
7. *Des* corrige *du*.
8. On a vu plus haut, p. 213, note 8, qu'il était alors classé par un

donner des preuves d'amitié. Sans que j'y pensasse, il voulut me raccommoder avec le Roi[1]. Quoiqu'il n'y pût réussir, je ne sentis pas moins cette tentative. Un jour que j'en parlois à sa femme, elle prit un air de plus de confiance encore qu'à l'ordinaire, et me dit qu'elle étoit ravie que je fusse plus content d'eux que je ne l'avois cru ; et sur ce que je lui parus[2] n'entendre point ce langage, elle me dit qu'ils savoient bien que je ne voulois point du tout que mon beau-frère épousât leur fille, mais qu'elle m'avoueroit qu'elle étoit fort curieuse de savoir pourquoi. Dans ma surprise je tournai court, et je lui dis qu'il étoit vrai, et que, puisqu'elle en vouloit savoir la raison, je la lui dirois avec la même franchise. Il n'étoit pourtant pas à propos de l'avoir entière là-dessus avec elle : je lui dis que j'avois toujours pensé, sur les mariages, qu'il ne falloit jamais prendre plus fort que soi, surtout des ministres, si rarement traitables et raisonnables, pour n'être point écrasé par ce qu'on[3] a pris pour se soutenir et s'avancer; qu'un mariage égal engageoit chaque côté à mettre également du sien, et faisoit plus justement espérer[4] l'union des familles ; que, pour cette raison, je n'avois pas goûté leur mariage, et que j'avois proposé celui d'une fille du duc d'Harcourt par les raisons que j'ai ci-devant rapportées[5]; et je me rabattis à l'assurer que, si je les avois connus alors tels que je les connoissois maintenant, j'aurois pressé leur mariage, bien loin d'en dégoûter[6]. La franchise de ma réponse, et le peu qu'il avoit

bon observateur parmi les courtisans qui ne méritaient pas l'attention ; j'ai donné aussi, dans notre tome II, p. 140, note 2, le jugement que portait sur lui, en 1703, l'auteur des *Caractères* inédits du Musée britannique.

1. Le Roi lui doit garder rancune de sa démission : ci-dessus, p. 62.

2. Il a écrit : *paru*. — 3. *On* est en interligne.

4. La première *r* de ce verbe surcharge un *e*.

5. Ci-dessus, p. 402.

6. Il faut remarquer que, dans la précédente version, c'est-à-dire dans la notice sur la maison de SAINT-SIMON (tome XXI, p. 89-90), c'est

fallu pour l'attirer, plut tant à Mme Chamillart, qu'elle me répondit qu'il la falloit payer par la sienne. Elle m'apprit que, dès l'hiver précédent, le mariage s'étoit traité pour Mme de la Feuillade[1]; que, ne s'étant pu faire, et Mme de la Feuillade mariée, Mme la maréchale de Lorge avoit tout tenté pour leur dernière fille par Mme de Chamilly[2], et par Robert[3], après qu'elle fut partie[4] avec son mari pour la Rochelle[5], enfin par elle-même; qu'il étoit comme fait lorsque la maréchale me répondit, l'été précédent, qu'il n'y avoit pas le moindre fondement, qui fut l'occasion où je lui parlai contre ce mariage et pour celui de Mlle d'Harcourt; qu'aussitôt après la maréchale alla à l'Étang sous un autre prétexte, et qu'en ce voyage, que Mme Chamillart[6] me rappela par des circonstances, traitant avec elle le mariage, la maréchale lui avoit dit que[7]

avec Chamillart lui-même que cette explication eut lieu. On trouvera le texte ci-après, p. 411, note.

1. C'est-à-dire qu'on avait parlé de mariage avec la seconde fille qui devint alors duchesse de la Feuillade.

2. Ayant d'abord écrit : *la Mlle de Chamilly*, il a biffé *la* et corrigé *Mlle* en *M.*; mais la suite nous force à lire néanmoins : *Me*. — On sait déjà (tome IX, p. 7) que la femme du futur maréchal était parente de Mme Chamillart et son amie.

3. Celui-ci doit être Claude Robert, qui était procureur du Roi au Châtelet depuis près de trente ans et jouissait d'une très grande considération à la cour comme dans la magistrature. Fils d'un célèbre avocat, avocat lui-même, il avait été greffier du Parlement et commis à la recette des consignations, puis procureur général à la Chambre des poisons, en 1679, avant d'acheter la charge de procureur du Roi à l'ancien Châtelet, à laquelle fut réunie celle du nouveau, en 1684. Il céda cette charge à son petit-gendre en décembre 1713, se retira avec une pension de trois mille livres, et mourut à Paris le 24 juillet 1719, dans sa quatre-vingt-sixième année. Il était neveu de l'oratorien Chévigny.

4. Il oublie qu'il a corrigé *la Mlle* en *M.*

5. Ci-dessus, p. 119 et 398-399.

6. *Me* surcharge *elle*, et l'initiale de *Chamillart* surcharge les deux premiers jambages d'une *m*.

7. Il avait d'abord écrit : *que j'estoys entierem^t opposé*, mais a biffé les quatre derniers mots et mis *j'y estois* en interligne, puis a encore biffé ces trois mots, pour les récrire à la suite, sur la ligne.

j'y étois entièrement opposé, et voulois celui de Mlle d'Harcourt. Je laisse les réflexions sur ce trait et sur ses suites ; mais je ne l'ai pas voulu omettre pour montrer combien M. et Mme Chamillart étoient de bonnes gens d'en user après cela comme ils firent avec moi, et d'en faire toutes les avances. Cela aussi scella entièrement notre amitié et notre liaison intime. Ce mariage eut le sort que j'avois prédit à la maréchale : il fut de fer pour eux, et d'or pour moi[1], non pas en finance, par l'horreur que nous avons toujours eue, Mme de Saint-Simon et moi, de ce qu'on appelle à la cour faire des affaires, et à quoi[2] tant de gens du premier ordre se sont enrichis, mais par le plaisir de la confiance de Chamillart, des services que je fus à portée de rendre à mes amis, et d'en tirer pour moi, et, dans les suites assez promptes, par la satisfaction de ma curiosité sur les choses de la cour et de l'État les plus importantes, qui me mettoient au fait journalier de tout[3].

1. Même image que ci-dessus, p. 403, ligne 16.

2. *A quoy* est en interligne, au-dessus d'*où*, biffé.

3. Voici la première rédaction de ce passage et de la suite, dans la notice SAINT-SIMON (p. 87-90) : « S'il (M. de Saint-Simon) fut sujet à avoir des ennemis considérables, cela fut compensé par des amis qui ne l'étoient pas moins, que le hasard lui donna, et d'un âge où le sien ne le portoit pas. Outre les ducs de Beauvillier et de Chevreuse, il avoit eu toute la confiance du maréchal de Choiseul, qui avoit succédé au maréchal de Lorge dans le commandement de l'armée d'Allemagne les deux dernières campagnes de la guerre, dont il lui confioit tout le secret et toutes ses vues. Le maréchal de Boufflers, alors dans son premier brillant, avoit une alliance avec sa maison, et, dans les courts voyages qu'il faisoit à la cour, lia avec lui une amitié étroite, qui se tourna tôt après en une entière confiance. Il y avoit quelque éloignement fomenté entre les ducs de Chevreuse et de Beauvillier et lui : M. de Saint-Simon se fit une étude de les rapprocher ; il en vint à bout, au point qu'étant tous trois la fleur de la probité, ils se goûtèrent et devinrent amis jusqu'à la mort, et, dans ces temps-là, MM. de Chevreuse et de Boufflers étant personnellement choqués l'un contre l'autre pour l'affaire d'un chevau-léger, ils prirent M. de Saint-Simon pour seul arbitre, qui les accommoda, puis les réunit. La maréchale de Villeroy, qui tenoit, par son esprit et par la situation de son mari, un grand état à

Je gardai ce secret à Mme Chamillart, excepté pour son mari, avec qui je me répandis, et lui avec moi, et pour

la cour, comme on le verra au titre de VILLEROY, p. [*blanc*], n'oublia jamais que M. de Saint-Simon avoit sauvé la dignité de duc et pair dans sa maison, et l'aima tendrement toute sa vie. Il ne fut pas moins intimement avec la duchesse de Villeroy, qui, par d'autres ressorts, tenoit un grand coin à la cour. Elle étoit toujours mal avec sa belle-mère : il les raccommoda encore, et si parfaitement, qu'elles passèrent le reste de leur vie dans la plus intime union et la plus tendre. Plusieurs courtisans et plusieurs dames du plus intérieur de la cour, des plus importantes et des plus instruites, furent en étroite liaison avec lui, et les principaux ministres voulurent y être. » — Ici, je passe une première rédaction sur les origines de l'amitié intime entre le Chancelier et Saint-Simon, racontées dans notre tome V, p. 376-379. — « Le maréchal de Lorge étant mort, et son fils entêté de la dernière fille de Chamillart, alors tout-puissant ministre par ses deux places, et plus encore par sa prodigieuse faveur, il l'épousa. Chamillart, qui, dans ce brillant tourbillon, ne laissa pas de conserver de la modestie, de la raison et une singulière bonté, avoit su que le duc de Saint-Simon souffroit impatiemment cette mésalliance de son beau-frère, fort en état de réparer celle où la condition du maréchal de Lorge l'avoit forcé de tomber. Le mariage fait, où Chamillart et les siens n'oublièrent rien pour que M. de Saint-Simon fût content d'eux, il lui parla en particulier sur la peine de ce mariage : l'autre eut la franchise de ne la nier point, et de lui en dire la raison, le moins durement qu'il put. La conversation finit, de la part de Chamillart, par toutes les avances et les protestations possibles, et par lui demander son amitié. Elle fut parfaite entre eux, et réciproque jusqu'à sa mort, et on verra que celle de M. de Saint-Simon ne fut pas inutile à ces puissants ministres qui faisoient l'objet de l'adoration de la cour et qui donnoient le ton à tout. Celui-ci étoit assez à gauche avec les Pontchartrains : M. de Saint-Simon en usa pour eux, en cette occasion, avec Chamillart, comme il avoit fait avec le Chancelier sur le duc de Beauvillier, et Chamillart en usa aussi comme le Chancelier avoit fait. La brouillerie alla toujours en augmentant, et M. de Saint-Simon ne put les réconcilier comme il fit à la fin les deux autres ; mais il demeura leur ami à tous, de toutes les heures et de toute sorte de confiance, sans qu'il y ait jamais eu entre eux le plus léger ombrage à son égard, quoique, très souvent, ils ne se contraignissent en rien, devant lui, les uns sur les autres. Outre mille curiosités de cour et de chaque journée, il savoit par eux une infinité de choses les plus importantes, et quantité qui regardoient l'État et les affaires présentes, qu'ils agitoient même très souvent avec lui, dans la plus grande confiance, et qui n'a jamais foibli jusqu'à la fin de leur fortune et de leur vie. On

Mme de Saint-Simon, qu'il étoit juste qui en fût informée. Il suffit de dire que le mariage alla tout de travers entre le mari et la femme tant qu'il dura, que mon beau-frère acheva de se perdre en quittant le service aussitôt après ses noces, sans que l'offre d'être fait brigadier hors de rang le pût retenir[1], et que Mme de Saint-Simon et moi fûmes toujours les dépositaires des douleurs de Chamillart et de tout ce triste domestique. Mme la maréchale de Lorge n'avoit acquis ni leur estime ni leur amitié; elle prit le parti d'une grande retraite : c'étoit bien fait pour l'autre monde, et ne fut guères moins bien pour celui-ci. Il faut dire à sa louange qu'à la fin elle rentra en elle-même, et que sa vie fut austère, pénitente, pleine de bonnes œuvres, et parfaitement retirée[2]. Je fus bien des années à revenir pour elle : cela se retrouvera en son lieu[3]. Je le répète[4], j'aurois passé sous silence ce détail triste et peu intéressant, si je ne l'avois jugé tout à fait nécessaire à montrer l'origine et le fondement de l'intimité qui[5] se verra dans la suite entre Chamillart et moi, et qui m'a mis à portée de savoir et de faire fort au delà

s'est étendu sur cet article d'amis importants ou considérables par les raisons qu'on verra dans la suite, et par la singularité d'un homme de cet âge qui, voyant tout et sachant tout de la première main, pointoit déjà le personnage qu'il fut depuis, bien moindre qu'il sembloit alors le devoir être, tandis qu'il en étoit un effectif sous le manteau. » Nous verrons cette confiance du ministre aller jusqu'à la communication des minutes des ordres du Roi pour le maréchal de Villeroy.

1. Il avait acheté le régiment de cavalerie du prince de Rohan, pour vingt-deux mille cinq cents livres : quittance du 15 février 1702, au Dépôt des affaires étrangères, vol. *France* 1044, fol. 1081 ; ci-dessus, p. 66. Il ne le garda que jusqu'en janvier 1705.

2. Disant, en 1720, qu'elle vient d'obtenir une pension de neuf mille livres, Dangeau ajoute (tome XVIII, p. 289) qu'elle « a toujours été dans une grande retraite depuis la mort du maréchal son mari, et est femme de beaucoup de mérite. » Elle ne mourut qu'en 1727, étant alors chez son gendre, à la Ferté-Vidame. Il se vantera de lui avoir fait donner cette pension de 1720.

3. Il oubliera cette promesse. — 4. Ci-dessus, p. 405.

5. Le manuscrit ne porte que l'abréviation ordinaire de *que*.

de mon âge et de mon apparente situation, tandis que j'y étois de l'autre partie opposée, je veux dire le Chancelier et son fils, et par M. de Beauvillier, mal avec eux, mais fort ami de Chamillart. Les filles de celui-ci[1], avec qui j'étois aussi en toute confiance, me mettoient au fait de mille bagatelles de femmes souvent plus importantes qu'elles-mêmes ne croyoient, et qui m'ouvroient les yeux à une infinité de combinaisons considérables, jointes à ce que j'apprenois par les dames du palais mes amies[2], et par la duchesse de Villeroy, avec qui j'étois étroitement lié[3] ainsi qu'avec la maréchale sa belle-mère[4], que j'eus le plaisir de raccommoder intimement, et de voir durer leur union jusqu'à leur mort, après avoir été longues années on ne sauroit plus mal ensemble[5]. J'étois aussi très bien avec le duc de Villeroy, et en grande et la plus familière société avec eux; mais je ne pus m'accoutumer

Mon intimité avec la maréchale et la duchesse de Villeroy, que je raccommode ensemble.

1. Il a écrit, par mégarde : *le filles*. — Ces filles de Chamillart, « la fleur des pois chez la duchesse de Bourgogne et chez Madame la Duchesse, » étaient Mmes de Dreux, de la Feuillade et de Quintin-Lorge. Plus tard, il fera le portrait de cette dernière et racontera qu'elle était avec lui en excellents termes et lui contait chaque soir ce qu'elle avait vu ou appris dans la journée, mais qu'il n'enviait pas le sort du mari. Dans une des lettres publiées à la suite des *Mémoires* (tome XIX, p. 264), on voit qu'il lui donnait, par familiarité et affection, le sobriquet de « ma grande biche. »

2. Mmes de Nogaret, de Levis, de Roucy, du Châtelet, avec qui il a déjà dit avoir des relations suivies, sans compter la comtesse de Mailly, dame d'atour, et la duchesse du Lude, dame d'honneur. Voyez la suite des *Mémoires*, tomes IV de 1873, p. 171, et V, p. 254-255.

3. C'est cette « femme depuis fort de ses amies, et qui, quoique bien jeune, commençoit à pointer par elle-même à la cour, » dont il a raconté, en 1700 (tome VII, p. 54), la triste aventure avec le comte d'Évreux, mais sans dire son nom.

4. « La maréchale de Villeroy, dont je fus depuis ami intime, mais avec qui alors je n'étois guères encore qu'en connoissance » (tome VI, p. 67). C'est elle qui lui a raconté l'anecdote de la princesse d'Harcourt au jeu : ci-dessus, p. 370.

5. Il a seulement rapporté, en 1700 (tome VII, p. 43), que sa liaison d'enfance avec les deux fils cadets de la maréchale avait fait le raccommodement de leurs parents avec les d'Armagnac.

aux grands airs du maréchal[1] : je trouvois qu'il pompoit l'air de partout où il étoit, et qu'il en faisoit une machine pneumatique[2] ; je ne m'en cachois ni à sa femme, ni à son fils, ni à sa belle-fille, qui en rioient, et qui ne purent jamais m'y apprivoiser.

Pour ne plus revenir à un triste sujet je dirai ici d'avance que mon beau-frère prit[3], peu après son mariage, pour faire porter le nom de Lorge, si illustré par[4] son père, à son duché de Quintin[5], et qu'il porta depuis le nom de duc de Lorge.

1. Comparez le récit de la disgrâce du maréchal dans la suite des *Mémoires*, tome V de 1873, p. 138, et la notice SAINT-SIMON, au tome XXI, p. 148.

2. Connue depuis 1654 par l'invention de l'Allemand Otto de Guericke, la machine pneumatique avait été perfectionnée par l'Anglais Boyle, puis par Homberg, le familier du duc d'Orléans, et par d'autres. — Il répétera la même comparaison en ces termes (tome V de 1873, p. 138) : « Il m'étoit quelquefois arrivé, les matins, au sortir de la galerie, de dire que j'allois chercher de l'air pour respirer, parce que le maréchal, qui y faisoit la roue, en avoit fait aussi une machine pneumatique. »

3. Il faut suppléer ici *des lettres*, ou quelque autre terme de ce genre.

4. La première lettre de *par* surcharge un *a*.

5. La terre de Lorge, apportée dans la maison de Durfort par Marguerite de Montgomery, grand'mère du maréchal, se trouvait aux mains du comte de Saumery, qui était depuis longtemps en pourparlers pour la céder aux héritiers du nom (Arch. nat., G[7] 526, 3 février 1703) ; c'est seulement en 1706 que, cette même terre étant passée à un financier nommé Rouxelin de Moncourt, l'héritier du maréchal obtint qu'elle prît le nom de Moncourt, et que le nom de Lorge fût reporté sur le duché de Quintin (ci-dessus, p. 338, note 1) érigé au profit de son père en 1691 (*Journal de Dangeau*, tome XI, p. 262 ; lettres patentes de novembre 1706, dans l'*Histoire généalogique*, tome V, p. 779-780 ; voyez notre tome V, p. 31, note 4). Ce titre ducal fut relevé en 1773 par l'arrière-petite fille du maréchal. Lorge, sur la commune actuelle de l'Hermitage (Côtes-du-Nord), a encore le château qui fut construit au temps de Louis XIV, avec des dépendances dont on attribue le dessin à le Nostre, et une belle forêt.

APPENDICE

PREMIÈRE PARTIE

ADDITIONS DE SAINT-SIMON
AU JOURNAL DE DANGEAU

412. *Longepierre*[1].

(Page 5.)

4 mai 1703. — Ce Longepierre, homme de peu et bel esprit de profession, fat[2] assez désagréable, mais intriguant à tout faire, avoit mis son pied dans dans tous les souliers qu'il avoit pu, et, à force de manège, s'étoit fourré chez M. le comte de Toulouse. Il patricota avec Mme d'Armagnac de coiffer son maître de sa fille, qui s'en entêta si bien, qu'il pria le Roi de lui permettre de l'épouser. Elle étoit parfaitement belle, moins parfaitement neuve, et, quoique ce mariage fût pour le moins égal, le Roi, qui, dans ces temps, étoit encore bien loin du degré où, successivement, Mme de Maintenon parvint à le monter depuis pour ses bâtards, et qui alors avoit fort à regret marié M. du Maine et ne vouloit point marier celui-ci, le refusa tout plat. Il ne fut pas longtemps à démêler la fusée : Longepierre fut chassé, Mme d'Armagnac sourdement, mais longuement, disgraciée. Monsieur le Grand même, avec tout son ascendant sur le Roi, en fut longtemps en peine. Il[3] se coula chez M. le duc d'Orléans, où il intrigua encore, et ne réussit nulle part, sinon à être espion et rapporteur gratuit du duc de Noailles.

413. *L'abbé de Watteville*[4].

(Pages 10-11.)

4 février 1702. — Cet abbé de Watteville étoit prêtre et chartreux profès. Ennuyé de son état, il eut des habits de séculier, et, comme il étoit en besogne pour sauter les murs, son prieur, qui eut quelque

1. Dans la table de son manuscrit, Saint-Simon a noté ainsi cette Addition : « Longepierre, poète peu heureux en ses intrigues. »
2. Le copiste a lu : *fut*. — 3. Longepierre.
4. Dans la table : « L'abbé de Watteville, et sa prodigieuse histoire. »

soupçon, entra dans sa cellule avec son passe-partout, et le surprit. L'autre ne s'étonna point, le tua, et s'enfuit. Il avoit de l'argent et trouva un cheval à distance, avec lequel il tira pays. A la deux ou troisième journée, il s'arrêta pour dîner à un cabaret dans les champs, où il n'y avoit qu'un gigot et un chapon, qu'il retint. L'hôte lui voulut remontrer qu'il n'en avoit pas davantage, et que c'étoit trop pour lui tout seul; mais il se fâcha et les fit mettre à la broche. Quelque temps après arrive un autre voyageur, seul aussi, qui demande un morceau à manger : on lui dit qu'il n'y a rien du tout que ce qui est à la broche, qu'un monsieur a arrêté. Le voyageur demande combien ils sont, et, sur ce qu'il apprend que c'est un homme seul, il compte, en payant, d'en avoir sa part. L'hôte lui dit qu'il en doute à l'air de celui qui a arrêté le dîner, et là-dessus le voyageur monte, et lui propose de le partager. Watteville refuse, persiste; l'autre se fâche, et Watteville le tue d'un coup de pistolet, mange après et gigot et chapon, et tire pays. Bref, il arrive en Turquie, se fait circoncire, s'engage dans la milice, où son reniement l'avance tout d'abord; son courage achève : il devient bacha et homme de confiance en Morée contre les Vénitiens. Arrivé à ce point, il se persuade qu'il en peut tirer parti, et trouve moyen de pratiquer avec les Vénitiens, et de s'assurer bien du marché qu'il fait secrètement avec eux. Ils y gagnèrent une place ou deux, et lui, d'être absous, défroqué, restitué au siècle et dans ses biens, et rendu capable de posséder tous bénéfices. Du camp vénitien, où il étoit passé, il alla à Rome, et revint en Franche-Comté compter avec sa famille et narguer les chartreux. On voit aisément que c'étoit un homme d'intrigue. Il en eut auprès de la Reine mère pour attraper quelque chose, et peu après il eut grand part à celles qui se lièrent en Franche-Comté et qui en facilitèrent la conquête. Il y fit même sourdement une figure assez importante pour se faire promettre l'archevêché de Besançon, et il y fut effectivement nommé; mais, quand ce fut à obtenir des bulles, le Pape ne put s'y résoudre; lui n'en eut guères moins à lâcher prise. Mais, à la fin, il fallut être content de l'abbaye de Baume[1] et de beaucoup d'autres avantages pécuniers qu'on lui donna en échange. Il vécut depuis partie dans cette abbaye, partie dans ses terres, quelquefois à Besançon, en grand seigneur : grande meute, belle écurie, grosse table, force compagnie, et surtout, et sans se cacher, fort peu châtié dans ses mœurs; grand tyran chez lui, et les[2] intendants en respect et les yeux fermés par ordre de la cour. Il y venoit très rarement faire des apparitions, et y étoit reçu du Roi avec considération. Il se plaisoit à s'aller montrer quelquefois chez les chartreux. On l'appeloit l'abbé Codille parce qu'il jouoit fort bien à l'hombre et qu'il gagnoit codille tant qu'il pouvoit. Le petit-fils de son frère a épousé une sœur de M. de Maurepas secrétaire d'État, du second lit.

1. Le manuscrit porte : *l'abbaye de la Baume*.
2. Avant *les*, un correcteur a ajouté : *tenant*.

414 et 415. *Les Roque de Varengeville.*

(Page 22.)

24 octobre 1692. — Ce Varengeville s'appeloit Roque. C'étoit un homme de rien, fort riche, de Normandie, qui fut ambassadeur à Venise, où ses deux filles naquirent, qui, depuis sa mort, épousèrent le président de Maisons et le fils de Villars, qui depuis la fit maréchale, duchesse, etc.

23 janvier 1702. — Varengeville, qui s'appeloit Roque[1], étoit un Normand de rien, mais riche, qui épousa une fille de Courtin conseiller d'État et souvent ambassadeur, et le président de Rochefort, de Rennes, l'autre fille. Courtin valut à Varengeville l'ambassade de Venise. Il n'eut que deux filles. L'aînée épousa le président de Maisons, et la cadette Villars : deux femmes belles et de grande mine. Villars eut tout le bien, Mme de Maisons étant morte, et son fils unique après elle, sans enfants.

416. *Intrigues du duc d'Harcourt.*

(Pages 28-29.)

22 janvier 1702. — Le roi d'Espagne vouloit avoir M. d'Harcourt en Italie, et M. d'Harcourt, qui, sous la protection de Mme de Maintenon, se flattoit d'entrer incessamment au conseil d'État du Roi, n'oublioit rien pour rompre un voyage qui dérangeoit toutes ses mesures ou l'exposoit à un refus formel, qui avoit, même pour la cour, de grands inconvénients. C'est ce qui balança si longtemps la décision du voyage du roi d'Espagne, et Harcourt, ne le pouvant empêcher, sauta le bâton du refus. Il y auroit été maréchal de France, et il aima mieux en empêcher la promotion. Huxelles, qui le découvrit, le lui reprocha bien, et lui [dit] qu'étant duc, il plaidoit les mains garnies. Il eût été maréchal de France en même temps, comme ils le furent après ensemble.

417. *Saint-Simon quitte le service.*

(Page 52.)

10 avril 1702. — M. de Saint-Simon avoit servi avec distinction après la bataille de Nerwinde, où il étoit dans le régiment Royal-Roussillon, où le Roi lui avoit donné une compagnie. Il eut l'agrément d'un régiment de cavalerie en arrivant à Paris de l'armée, avant de saluer le Roi; il le maintint bon et beau. M. de Barbezieux, qui en eut envie pour le comte d'Uzès et d'autres amis, le réforma, et le mit par parties en incorporation dans ces régiments, et ne lui laissa seulement pas une compagnie. On ne garda nul ordre en cette réforme de la paix de Ryswyk. A la fin de janvier de cette année, on fit quatre-vingt-dix brigadiers, dont les cinq derniers de cavalerie étoient après lui. Il en

1. Ici, *Roc*, et plus haut *Rocq*.

fut piqué, quitta, montra pourquoi, et manda au Roi, par respect, que c'étoit par sa santé. Le Roi, qui ne s'y méprit pas, en fut piqué lui-même à l'excès, le témoigna; et cela dura du temps, que M. de Saint-Simon laissa paisiblement couler.

418. *Le Grand Prieur est refusé de servir.*

(Page 91.)

10 février 1702. — Le Grand Prieur avoit fait cent frasques. Il étoit d'une débauche outrée. Il se fioit sur la faveur de sa naissance et sur l'amitié du Roi pour son frère, sur lequel il avoit beaucoup d'ascendant; mais il en avoit tant fait impunément, qu'à la fin il fut châtié, et qu'il eut grand peine à en revenir.

419. *Feuquière et son caractère.*

(Page 91.)

10 février 1702. — Pour Feuquière, c'étoit un homme de qualité, et qui avoit les premiers talents pour la guerre; avec cela, beaucoup d'esprit. Il avoit épousé l'héritière d'Hocquincourt par l'événement; mais c'étoit le plus méchant homme qui fût au monde, le plus noir, le plus dangereux, qui aimoit à faire du mal pour en faire, qui étoit aussi craint et haï universellement. Il ne pouvoit vivre avec aucun général d'armée, ni compatir avec personne, et cela le perdit à la fin. Aussi M. d'Elbeuf, étant avec lui, tous deux lieutenants généraux en Italie dans l'armée du maréchal Catinat, lui dit un jour qu'il étoit le plus brave homme qui fût jamais né, puisqu'il étoit entre quarante mille de ses ennemis sans rien craindre.

420. *La maréchale de Clérambault.*

(Page 100.)

19 février 1702. — La maréchale de Clérambault étoit fille de Chavigny secrétaire d'État, sœur de l'évêque de Troyes dont il sera parlé dans la suite[1], et de bien d'autres, et une des femmes de France qui avoit le plus d'esprit et de savoir, et, avec cela, un esprit très salé et très agréable, sans montrer jamais qu'elle sût rien; du reste, riche, avare, bijoutière, et singulière à l'excès, ne se souciant de personne, n'ayant aussi besoin de personne, et toutefois considérée. Elle avoit pensé mourir de la poitrine étant jeune. On lui conseilla d'éviter tant qu'elle pourroit de parler : elle fut une année entière de suite à avoir la constance de ne pas proférer une seule parole; sa froideur et sa tranquillité naturelle y eut grand part. Tout cela ensemble l'accoutuma à ne parler presque plus le reste de sa vie; mais, quand elle étoit en

1. Un correcteur moderne a biffé les sept derniers mots, et écrit au-dessus, en interligne : *Bouthilier.*

liberté, et qu'elle s'y mettoit, personne n'étoit de plus excellente compagnie. Elle prétendoit, quoiqu'elle s'en cachât fort, trouver l'avenir par de petits points et des calculs, et cela l'avoit liée à Madame, qui se plaisoit fort à ces sortes de curiosités. Elle aimoit la cour à ne pouvoir s'en passer, quoiqu'elle y fût venue assez tard, et on ne la rencontroit jamais sans un masque sur son grand et vieux visage pâle : elle disoit pour raison que, dès que l'air la frappoit, son teint se levoit en croûtes; mais c'étoit en effet une ancienne habitude de le conserver, qu'elle n'avoit pu quitter avec la mode qui en étoit autrefois. Elle ne buvoit jamais que de l'eau, et jouoit sans mot dire les journées entières, et trouvoit fort mauvais, à deux heures après minuit, qu'on la quittât pour s'aller coucher, et encore plus qu'on voulût, les soirs, s'aller promener; et tout cela le plus plaisamment du monde. Elle étoit parente et fort amie du chancelier et de la chancelière de Pontchartrain, où elle alloit souvent avec eux et bonne compagnie; et quelquefois, sortant de la messe sur le midi, elle entroit sur le pont du jardin, n'alloit pas plus loin que le pont même, puis disoit : « Oh! Dieu merci! me voilà bien promenée et pour tout le jour. Aussi, qu'on ne m'en parle plus, et allons jouer. » Dès le matin elle tenoit des cartes, et, de partie en partie, sans intervalle, alloit tout le plus tard qu'elle pouvoit dans la nuit, et avoit grand regret encore à l'interruption du dîner et du souper. Elle avoit une sœur, fille de Sainte-Marie de la rue Saint-Antoine, qu'elle aimoit passionnément, qu'elle alloit voir sans cesse, et à qui, malgré son avarice, elle donnoit tant et plus. Cette sœur tomba fort malade : la maréchale le sut, et se garda bien de bouger de Versailles; mais elle y envoyoit à tout moment. Comme elle la sut de plus mal en plus mal : « Oh bien! dit-elle, ma pauvre sœur, qu'on ne m'en parle plus! » La sœur mourut, et la maréchale n'en parla de sa vie, non plus que de ses deux fils, qu'elle survécut longtemps; mais, pour ceux-là, elle ne les aimoit pas trop. Elle savoit à merveille tout ce qui se passoit à la cour.

421. *La comtesse de Beuvron.*

(Page 104.)

19 février 1702. — La comtesse de Beuvron étoit aussi une femme de beaucoup d'esprit, et aussi grande joueuse que la maréchale[1]. Elle s'appeloit Théobon, et fille de condition de Guyenne, d'un nom qui est éteint, mais distingué dans la province. Elle étoit veuve sans enfants, et depuis longtemps, du frère de la duchesse d'Arpajon et du marquis de Beuvron père du maréchal d'Harcourt, et fort unie avec eux. Le comte de Beuvron avoit été à Monsieur, et chassé avec le chevalier de Lorraine et le marquis d'Effiat, tous trois plus que soupçonnés du poison de la première femme de Monsieur. La comtesse de

1. La maréchale de Clérambault, dans l'Addition précédente.

Beuvron étoit entrée en beaucoup de choses avec Madame seconde femme de Monsieur, de la cour de qui la charge de son mari de capitaine des gardes l'avoit mise, et Monsieur, mécontent d'elle, lui avoit défendu de la voir et fait défendre la cour. Madame, qui ne l'en aimoit que mieux, lui donnoit beaucoup, car elle étoit pauvre, et lui écrivoit, sans y manquer jamais, tous les jours de sa vie, et lui envoyoit sa lettre par un page. C'étoit une fort aimable femme, mais qui avoit ses humeurs.

422. *M. Foucquet, évêque d'Agde.*

(Page 106.)

19 février 1702. — Cet évêque d'Agde avoit été chancelier de l'Ordre. Il perdit sa charge et son cordon à la disgrâce de son frère, fut exilé longtemps, et revint après à Agde, où il a passé sa vie.

423 et 424. *M. de Sourdis marie sa fille au fils de Saint-Pouenge.*

(Pages 110-111.)

17 mars 1689. — Ce M. de Sourdis étoit de ces hommes heureux que la fortune pousse sans aucun talent ni mérite. Sa liaison intime avec Saint-Pouenge lui avoit procuré la protection de M. de Louvois, qui ne vouloit que des créatures, et qui suppléoit au reste. C'étoit un de ses candidats pour le grand, où il le conduisit et le poussa tant qu'il put; mais Sourdis n'y put atteindre. Cette défaite fit comprendre à M. de Louvois le danger de le mener plus loin; mais, comme il ne voulut pas l'abandonner, il lui procura, peu après, le commandement en chef de la Guyenne, et ces sortes de ressources ont souvent été le port de ceux en qui la faveur a reconnu ses méprises, lorsqu'elle ne les a pas voulu armer (*sic*) tout à fait. Sourdis fut donc plusieurs années dans cet emploi facile, honorable et abondant, où il se comporta si mal, qu'à la fin il ne put être soutenu par Saint-Pouenge, qui, sous prétexte d'apoplexie, lui persuada, tant bien que mal, de le quitter. Mais, acoquiné dans cette province dans une vie honteuse, il l'y acheva fort obscurément, sans avoir pu se résoudre à la quitter, quoique réduit à une vie plus que privée et fort méprisée, même pendant sa faveur et son emploi. La fin fut qu'il maria sa fille unique au fils de Saint-Pouenge, avec beaucoup de bien, qui n'étoit pas pour espérer une telle fortune.

26 septembre 1707. — M. de Sourdis étoit Escoubleau, dont il n'y a plus, et la perte en est légère. Celui-ci n'avoit de mérite que la protection ouverte de Louvois, dont il étoit le valet à tout faire. La débauche l'avoit lié intimement à Saint-Pouenge, qui lui avoit valu cette protection, qui lui fit sa fortune. Sa triste aventure de Nuys, à l'ouverture de la guerre de 1688, ne put être palliée par ses protecteurs, qui l'en tirèrent par le commandement de Guyenne, où ils le soutinrent quelque

misérablement qu'il s'y conduisit, et où une maîtresse de bas lieu régnoit sous son nom ouvertement, avec empire. Louvois mort, il ne put se soutenir longtemps. Sa tête et son corps étoient affaiblis par ses débauches : le commandement de Guyenne lui fut ôté, et il eut la bassesse de demeurer dans cette province sans emploi et sans aucune considération. Il y vécut nombre d'années de la sorte, et jusqu'à sa mort, sans en être sorti. Il donna sa fille, unique héritière, au fils de Saint-Pouenge ; la disproportion y étoit, mais non pas infinie. Foiblesse et reconnoissance, peut-être intérêt, firent ce grand mariage.

425. *MM. de Tourreil et de la Loubère.*

(Page 115.)

25 janvier 1692. — Ce Tourreil était neveu de M. Fieubet et de la présidente de Maisons, et toutefois avoit bien voulu être, sans en avoir le nom, gouverneur du fils de M. de Pontchartrain. C'étoit un garçon savant, plein d'esprit, mais fort pédant et fort extraordinaire, qui se brouilla avec M. de Pontchartrain pour l'avoir loué, ce qui ne brouille guères avec les ministres, mais ce qui étoit en singulière horreur à celui-ci, et qui avoit fait ses conventions là-dessus tant qu'il avoit pu. Il falloit qu'il y eût aussi quelque autre chose, car cela ne s'est jamais raccommodé. Tourreil mourut d'une manière qui édifia d'autant moins qu'il ne paroissoit point en lui de vices. La Loubère, autre pédant de beaucoup d'esprit aussi, et aussi homme de quelque chose, remplit sa place auprès du jeune Pontchartrain. C'est ce la Loubère qui avoit été à Siam.

426. *Réjouissances à Paris sur la nouvelle de la prétendue mort du roi Guillaume.*

(Page 135.)

2 août 1690. — On ne se contenta pas, à Paris, de feux de joie sur la prétendue mort du prince d'Orange : ce furent des tables établies dans les rues, où les passants étoient arrêtés pour boire, et il n'étoit pas sûr de le refuser. Les carrosses et les plus grands seigneurs subissoient comme les autres cette folie, qui s'étoit tournée en fureur, dont le prince d'Orange fut encore plus flatté, quoique piqué, et que la police eut grand peine à faire cesser.

427. *Le Roi défend de porter le deuil du roi Guillaume.*

(Pages 135-136.)

5 avril 1702. — Les *Mémoires* devoient ajouter un fait certain, curieux et unique : MM. de la Trémoïlle, de Bouillon, et, par eux, MM. de Duras, sortis d'une fille du fameux prince d'Orange fondateur de la république des Provinces-Unies, et par conséquent fort proches parents

encore du roi Guillaume, demandèrent au Roi s'ils prendroient le deuil, et le Roi leur défendit d'en prendre aucun.

428. *Le comte de Chamillart.*

(Page 139.)

2 avril 1702. — Le frère de Chamillart étoit capitaine de vaisseau, et voulut servir à terre, lorsque son frère fut secrétaire d'État de la guerre. On le fit donc maréchal de camp tout d'un coup. C'étoit un fort brave homme, mais plus imbécile encore que son frère l'évêque de Senlis. Deux traits de ces Messieurs-là en feront juger. Chamillart, étant à l'armée à sa première campagne, demanda un jour à d'autres officiers généraux comment ils écrivoient à son frère. La question les surprit; mais, à la fin, ils y répondirent. « Bon! leur dit leur nouveau camarade, je n'écris point comme cela, moi; je mets le dessus : *A mon frère;* et la lettre va tout de suite. »[1]....

Jusqu'à Chamillart on avoit vu les fils et les frères des ministres se marquiser par des surnoms de terres, et plusieurs gens ajouter le *de* à leurs noms. Le frère de celui-ci, qui n'avoit point de terres, n'en fit point à deux fois : non seulement il prit le *de*, que le ministre ne se donna jamais, mais il comtisa son nom de famille, et se fit appeler le comte de Chamillart, ce qui n'avoit encore été imaginé par personne. A son exemple, Dreux, fils d'un conseiller de la grand chambre et gendre de Chamillart le ministre, marquisa aussi son nom, et devint le marquis de Dreux, et sa femme une marquise, qui, au moyen de la charge de grand maître des cérémonies dont son mari se repouilla, et par la faveur de son père, entra dans les carrosses et mangea avec Madame la Dauphine. De la cour ce même abus passa tôt aux provinces. Les présidents à mortier des parlements, qui peu à peu se sont mis sur le pied de ne pas souffrir que les gens de qualité de leur ressort fassent aucune comparaison avec eux en nul lieu de leur province, marquisèrent et comtisèrent par leur nom de famille leurs frères, et à ce titre unique d'être frères d'un président à mortier; et cela s'est établi si bien, que cela est passé en usage, et, selon eux, en droit.

429. *Le comte Bagliani.*

(Page 144.)

2 août 1701. — Ce M. Bagliani étoit un homme d'esprit, d'honneur, fort instruit, et de tant de mérite, que, malgré l'exiguïté de son emploi de résident, puis d'envoyé de Mantoue depuis longues années, il étoit fort considéré des ministres, traité avec distinction, et avoit des amis considérables et beaucoup d'amis. Il étoit aussi fort homme de bien, solidement, quoique fort mêlé dans le monde.

1. Ici se trouve une anecdote qui se rapporte à l'évêque de Senlis, et qui trouvera sa place en 1714.

430. *Le marquis de Thiange et sa femme.*

(Page 146.)

7 mai 1702. — M. de Thiange étoit Damas. Lui et M. de Montespan avoient épousé les deux sœurs. Mme de Thiange avoit suivi la fortune de sa sœur, et avoit, indépendamment d'elle, un vrai crédit sur le Roi. M. de Thiange avoit suivi, sans le vouloir, la fortune de son beau-frère, écarté de tout, méprisé de sa femme, séparé d'elle sans cause et sans effective séparation, vivant obscur dans ses terres, sans commerce à la cour, sans nul signe de vie de sa femme, qui, à l'exemple de sa sœur, avoit quitté les armes et la livrée de son mari, et ne portoit que les siennes. M. de Thiange n'avoit cependant pris aucune part aux aventures de la famille, et ne laissa pas que d'en demeurer séquestré du monde et de tout.

431. *La grandesse du comte d'Estrées.*

(Page 151.)

29 avril 1702. — La comtesse d'Estrées eut bien autant de part à cette grâce que son mari. Elle étoit jeune, hardie, étourdie, et amusoit le Roi, et même Mme de Maintenon. Son âge faisoit trouver tout bon alors dans une Noailles. Elle étoit encore plus enfant que jeune, et se baignoit d'aise dans son cortège et sa livrée. Les dames non titrées n'entrent en chaise à porteurs dans la cour réservée que par des porteurs de la livrée du Roi qui payent un tribut, et cette bigarrure, qui déparoit sa belle et nombreuse livrée, l'affligeoit. Elle en parloit sans cesse, et tant, qu'enfin le Roi lui permit des porteurs de sa livrée. Bientôt après elle n'eut plus besoin de cette grâce : son carrosse même, qui, pour cela, n'entroit point, en eut le droit par la grandesse, et elle fut assise. Ce fut Louville qui le proposa au roi d'Espagne, qui n'y songeoit pas.

432. *Les Barberins réfugiés en France.*

(Page 161.)

6 janvier 1687. —.... Ce[1] cardinal d'Aix[2] fut la cause de tout l'éclat qui arriva avec Rome sur les Barberins, qui, sous le pontificat de vingt ans d'Urbain VIII leur oncle, avoient amassé de grandes richesses et de grands établissements, et avoient, en même temps, révolté toute l'Italie contre eux, et acquis tour à tour les mauvaises grâces des puissances de l'Europe. Ils s'étoient cruellement brouillés avec la France, peu avant la mort de leur oncle, et y avoient ajouté les voies de fait contre le maréchal d'Estrées, ambassadeur, jusqu'à faire assassiner son écuyer et avouer l'assassinat, et ils en comblèrent la mesure par l'élection de

1. Le commencement de cette Addition trouvera place en 1721.
2. Le cardinal Michel Mazarin, frère du premier ministre de Louis XIV.

Pamphile, malgré la France, pour succéder à leur oncle sous le nom d'Innocent X, avec qui ils conclurent pour cela un marché fort avantageux; mais, dès qu'il fut pape, il n'en tint rien, et se mit à les persécuter avec une telle furie, qu'ils ne surent où ni comment se mettre à couvert. Le cardinal Mazarin vouloit que l'archevêque fût cardinal : le Pape l'en amusa de promesses, pour pousser les Barberins à son aise, dont la France avoit les plaintes les plus criantes à faire, et qui les voyoit aussi dans la détresse avec plaisir. Mais, quand ce vint à la promotion, et que le cardinal Mazarin vit son frère laissé, il menaça, et patienta encore, dans l'espérance d'une réparation dont il se laissa encore leurrer. Mais, quand il sentit enfin que la pique de l'exclusion, quoique inutilement donnée par la France, avoit plus de pouvoir sur l'esprit du Pape que les considérations politiques, il ne le ménagea plus, et entreprit la protection des Barberins, qu'il fit venir en France, et les combla de faveurs et de bienfaits, uniquement pour faire dépit au Pape, qui fut plusieurs fois sur le point d'en venir aux dernières extrémités contre la France. Cette situation, qui dura longtemps, finit enfin par le raffermissement solide des Barberins et la promotion de l'archevêque d'Aix en 1647, qui mourut au bout de deux ans à Rome, où il étoit allé après avoir été un an vice-roi de Catalogne, et quatre ans archevêque d'Aix.

433. *Le duc de Savoie prétend avoir un fauteuil devant le roi d'Espagne.*

(Page 171.)

28 juin 1702. — M. de Savoie ne vit le roi d'Espagne qu'en passant, et sans s'asseoir. Il attendit sur le point de l'entrevue à déclarer sa prétention d'avoir un fauteuil devant le roi son gendre. Marcin, qui l'accompagnoit comme ambassadeur, n'y trouva point de difficulté, parce que les cardinaux recevoient ce traitement des rois d'Espagne. Il ignoroit la source de cet abus, et la différence essentielle en Espagne de fauteuil à fauteuil, que M. de Savoie ne vouloit pas admettre, mais dont pourtant il se seroit peut-être contenté à la fin. Marcin étoit ignorant, étourdi, d'une civilité égale au lieutenant d'infanterie, pareille au lieutenant général, qui faisoit litière fort indécemment de son caractère d'ambassadeur et de celui de tout le monde. Louville représenta que les ducs de Savoie, ni en Espagne ni hors d'Espagne, n'avoient jamais imaginé cette prétention sous Philippe II, ni sous aucun autre roi d'Espagne, dont ils avoient épousé les filles et les sœurs; que, pour obtenir l'*Altesse Royale* de l'Empereur et des Électeurs, et le traitement à Vienne de tête couronnée pour ses ambassadeurs, ç'avoit été à condition expresse et signée de céder partout aux Électeurs avec qui il se pouvoit trouver, dont il n'avoit fait aucune difficulté, à Venise, à l'électeur de Bavière, avec lequel il s'y étoit trouvé; que ce même électeur de Bavière, qui, comme élisant l'Empereur, avoit un fauteuil devant lui, n'en avoit jamais prétendu du roi Guillaume, avec lequel il s'étoit continuellement

trouvé en Flandre, et devant qui il n'avoit jamais eu qu'un tabouret le roi Guillaume étant dans un fauteuil; qu'enfin les princes du sang ne cédoient point en lieu tiers au duc de Savoie : témoin ce qui se passa à Lyon, et qui fut répété à Paris entre le fameux Charles-Emmanuel et Monsieur le Prince, qui, s'étant rencontrés à la porte de la chambre de Henri IV, qui s'habilloit, se firent des compliments pour entrer, que Henri IV finit bientôt en disant fort haut à Monsieur le Prince : « Passez, mon cousin! M. de Savoie sait trop bien ce qu'il vous doit; » et Monsieur le Prince entra, et M. de Savoie après lui. Il en fut de même pour la chemise. Ce qu'il y avoit de grands d'Espagne auprès du roi, dont les pères avoient évité Charles-Emmanuel en Espagne, et qui, tout gendre de leur roi qu'il étoit, ne lui avoient pas cédé, s'élevèrent contre ce fauteuil. Il fut donc nettement refusé, et M. de Savoie, qui comptoit de l'avoir, et qui avoit préparé un festin au roi d'Espagne pour y en jouir avec plus d'éclat, fut outré, ne vit le roi que debout une fois et un moment, ne le pardonna point; et on prétend que cela influa beaucoup sur les partis qu'il prit dans la suite. Mais ce qui s'étoit passé auparavant sous les yeux du maréchal Catinat et sous le nez du maréchal de Villeroy, de concert avec M. de Vaudémont, pouvoit détromper qu'il eût attendu jusque-là à trahir les deux couronnes.

434. *Entrevue du duc de Bourgogne et de l'archevêque de Cambray.*

(Page 183.)

3 mai 1702. — Toute la cour étoit en attente de cette entrevue. Mgr le duc de Bourgogne aimoit passionnément son précepteur; l'absence avoit allumé plutôt qu'affoibli le goût par la contrainte. Le Roi l'avoit réglée; M. de Beauvillier étoit trop sage et trop avisé pour n'être pas en garde là-dessus sur tout ce qui lui auroit été imputé, [et] avoit bien endoctriné le jeune prince. Saumery fut un argus qui dès lors commença à se dévoiler même aux plus dupes. Tout se passa donc dans toute la précision possible; mais les yeux et tout le maintien fut si expressif, que l'archevêque eut depuis une grosse cour, et qu'il n'y eut plus personne à portée d'y atteindre qui ne fît des démarches de son côté.

435. *Marlborough.*

(Page 190.)

3 janvier 1703.— Ce comte de Marlborough, qui s'est rendu si fameux à nos dépens dans la suite, étoit Churchill en son nom, et d'une ancienne noblesse, mais sans lustre. Le duc d'York fut amoureux de sa sœur, dont il eut le duc de Berwick et une fille trop connue sous le nom de Mme de Waldegrave[1], du mari qui voulut bien l'épouser à Saint-Germain, dont elle eut Mylord Waldegrave, élevé catholique en

1. *Walgraff*, à l'allemande, dans le manuscrit.

France, et qui, vers trente-cinq ans, se fit protestant pour sa fortune, fut envoyé à Vienne, et depuis à Paris, où il succéda au frère du célèbre Walpole dans l'ambassade de France. Le duc d'York, devenu roi sous le nom de Jacques II, fit Churchill, frère de sa maîtresse, capitaine de ses gardes, auquel il se fioit entièrement lors du commencement de la révolution, et que ses mylords et ses troupes commençoient à branler. Il alloit partir pour aller dîner chez Churchill, au camp sous Londres, lorsqu'un saignement de nez l'arrêta et donna le temps au comte de Feversham, autre capitaine de ses gardes et général d'armée, frère des maréchaux de Duras et de Lorge, de l'avertir de la trahison qu'il venoit de découvrir pour le livrer de chez Churchill au prince d'Orange, qui fut vérifiée; et aussitôt Churchill se retira avec sa compagnie vers ce prince. La femme que Churchill épousa devint la plus chère favorite de la princesse de Danemark, qui, devenue reine[1], ne songea qu'à faire la fortune de son mari, que ses qualités de cour et de guerre surent porter fort au delà de celle d'un particulier.

436. *Le marquis de Varennes.*

(Page 196.)

9 août 1704. — Varennes étoit un fou glorieux et insociable, et, avec de la valeur, point homme de guerre, quoique maréchal de camp. Il étoit fort proche parent du maréchal d'Huxelles et de Monsieur le Premier[2], qui le logeoit à Paris et lui faisoit sa cour pour sa succession, car il n'étoit point marié; et ces appuis, qui le rendoient si suffisant, n'avoient pu remédier à son insuffisance, qui l'arrêta tout court. Il avoit été pris comme un animal, et fait cent autres sottises dans ce commandement, où l'on ne put enfin le laisser. Il s'appeloit Nagu, et son grand-père avoit été chevalier du Saint-Esprit en 1633, on ne sait pas bien pourquoi, et gouverneur d'Aigues-Mortes et maréchal de camp : on ne connoissoit point alors les lieutenants généraux, et les maréchaux de camp étoient rares.

437. *Le P. d'Aubercourt et les jésuites.*

(Page 200.)

30 mai 1702. — Le P. d'Aubercourt, étant sorti des jésuites plusieurs années après ses vœux, prétendit être restitué au siècle, et demanda partage à sa famille. Les jésuites, les seuls réguliers qui soient en usage de renvoyer leurs religieux en quelque temps que ce soit, quand cela leur convient, et que cela décharge fort commodément, parce que leurs sujets leur sont liés, sans l'être jamais à leurs sujets, firent leur affaire propre de celle du sieur d'Aubercourt, et le Roi les y

1. Après ce mot, un correcteur a ajouté en interligne : *en 1702*.
2. Après ce mot, un correcteur a ajouté en interligne : *écuyer Beringhen*.

favorisoit fort; mais le chancelier de Pontchartrain remontra si fermement le désordre que cette prétention apporteroit dans les familles, que l'affaire fut jugée de la sorte, le Roi ayant au moins ordonné que les familles fournissent l'aliment viager à ces jésuites renvoyés. Ce d'Aubercourt obtint après des bénéfices.

438. *Le cardinal Portocarrero nommé à l'ordre du Saint-Esprit.*

(Page 203.)

1er janvier 1703. — Ce fut une chose sans exemple qu'un prélat surnuméraire dans l'Ordre, et qui n'a pas été imitée depuis. Aussi étoit-ce un homme sans exemple que le cardinal Portocarrero, qui avoit mis, sans traité ni négociation aucune, la couronne d'Espagne sur la tête à Philippe V, et qui se conduisoit avec un parfait désintéressement. Le Roi lui envoya une croix du Saint-Esprit de diamants d'un grand prix. Pour Marcin, on en parlera ailleurs.

439. *Désertion et condamnation du prince d'Auvergne.*

(Pages 247-248.)

29 avril 1703. — Ce prince d'Auvergne n'avoit, de son aveu, nul sujet de mécontentement; bêtise, car il l'étoit fort, et son oncle le cardinal lui tournèrent la tête. Ses biens de Berg-op-Zoom, l'idée du maréchal de Bouillon gendre du prince d'Orange et fondateur de la république des Provinces-Unies, la parenté en Hollande des Wassenaer, dont étoit la seconde femme de son père, et celle de sa mère, tout cela, joint aux intrigues de son oncle, lui fit espérer qu'en faisant un coup d'éclat qui le rendît irréconciliable en France, [cela] le feroit rapidement monter au stathoudérat, que le roi Guillaume avoit laissé vacant. Il prit donc le service d'Hollande, y fut en effet très promptement et très grandement avancé, et n'oublia aucune injure, aucune insulte contre la France, pour se bien mettre avec ses ennemis. Sa famille, ne pouvant parer ici le procès criminel, fit les derniers efforts pour en tirer avantage et le faire instruire en pairie; mais elle ne put parvenir, en cela, à la moindre distinction par-dessus le plus petit gentilhomme, ni cacher ce qu'elle avoit tenté pour l'obtenir.

440. *La princesse de Bade.*

(Page 260.)

8 juillet 1689. — C'est la même princesse de Bade qui avoit été dame du palais de la reine Marie-Thérèse, sans aucune distinction des autres duchesses et princesses qui l'étoient. Elle étoit mère du prince Louis de Bade mort généralissime des armées impériales, et grand mère de la dernière duchesse d'Orléans. Le Roi n'en prit le deuil qu'à cause

de Mme de Carignan, sa mère, dernière de la branche de Bourbon-Soissons, et ce fut pour cette raison qu'elle fit part de cette mort à la maison royale.

441 et 442. *Le comte de Soissons épouse Mlle de Beauvais.*

(Page 261.)

20 novembre 1684. — Mme de Carignan étoit fille et sœur des deux seuls princes du sang qui ont porté le nom de comte de Soissons, et en elle finit cette branche ou rameau de Condé. Elle avoit épousé le prince Thomas fils, frère et oncle des ducs de Savoie, et en eut la princesse de Bade et deux fils. L'aîné, prince de Carignan, né sourd et muet avec tout l'esprit possible, entendoit tout, faisoit tout entendre, et étoit capable d'affaires. C'est de son mariage qu'il s'agit ici, dont il a eu autre prince de Carignan, qui a épousé la bâtarde de M. de Savoie, depuis roi de Sardaigne, et de Mme de Verue, dont postérité. Le cadet fut comte de Soissons, colonel général des Suisses et Grisons en France, mari d'une des cinq nièces Mancini du cardinal Mazarin, pour qui il inventa la charge de surintendante au mariage de la Reine et fit des choses si étranges à son entrée à Paris pour le comte de Soissons. Il fit, en même temps, son autre nièce Martinozzi, qui étoit princesse de Conti, surintendante de la Reine mère, puisque la jeune Reine en avoit une; et, comme tout va toujours de l'un à l'autre en France, Monsieur, en épousant la fille d'Angleterre, obtint, à cet exemple, que Mme de Monaco, qui ne fut jamais en sa vie princesse autrement que de nom, seroit sa surintendante. Madame, sa seconde femme, n'en a jamais eu, ni les deux Dauphines. Le comte de Soissons mourut à l'armée, non sans soupçon de poison de la part de sa femme, de chez qui le Roi ne bougeoit, et la fleur de la cour; mais elle entra dans tant de choses, et si étranges, qu'elle fut chassée et puis s'enfuit aux Pays-Bas, de là en Espagne, où, de concert avec Mansfeld, ambassadeur de l'Empereur, elle empoisonna la reine d'Espagne, qui prenoit trop de crédit sur le roi son mari au gré de la cour de Vienne. Elle a fini une misérable vie à Bruxelles, et laissa trois fils et deux filles, qui ne se sont point mariées et ont vécu fort étrangement à Paris, puis en Italie. Les fils furent le comte de Soissons, le célèbre prince Eugène, généralissime des armées de l'Empereur et chef de son conseil de guerre, et le prince Philippe, mort jeune chargé d'abbayes et de débauches. Le comte de Soissons épousa par amour une bâtarde de Beauvais écuyer de Monsieur le Prince, belle comme le beau jour, et sotte de même. Le désespoir que Mme de Carignan eut de ce mariage l'engagea à presser son aîné, muet et sourd, de se marier. Comme il n'y avoit que les enfants de Mme de Carignan de la maison de Savoie, le Roi fut choqué d'un mariage qui éloignoit de la succession aux États de Savoie le comte de Soissons, attaché à la France par tant de liens; mais il le[s] rompit à la fin, et fut tué au siège de Landau, dans l'armée de

l'empereur Joseph[1], et laissa des enfants, dont le prince Eugène prit soin à Vienne.

13 novembre 1717. — On a vu en son temps, dans ces notes[2] et lors du mariage du comte de Soissons, qui et quelle étoit cette comtesse de Soissons. J'ai peine à comprendre comment Dangeau a pu s'être mépris sur un fait de son temps; j'en ai encore plus à me persuader que Monsieur eût souffert que la bâtarde, bien avérée telle, d'un écuyer de Monsieur le Prince, et sans voile aucun sur sa naissance, fût fille d'honneur de Madame, je dirois même quand elle eût été légitime, vu l'état de son père, quoique ces MM. de la Cropte soient gens de bonne et ancienne noblesse, et qu'une la Cropte étoit mère de la trop fameuse Limeuil, de même maison que MM. de Bouillon d'aujourd'hui, et qui en conviennent parce qu'ils ne le peuvent nier, laquelle étoit fille d'honneur de Catherine de Médicis, employée par elle pour amuser et pomper le prince de Condé qui fut tué à Jarnac, et qui fut honteusement chassée, non pour avoir eu un enfant de lui, mais pour avoir si mal pris ses mesures, qu'elle le mit au monde à Lyon dans la garde-robe de cette reine, avec le scandale et le bruit qu'il est aisé d'imaginer[3].

443. *Canaples et son mariage.*

(Page 263.)

6 septembre 1702. — Canaples étoit frère cadet du duc de Créquy et frère aîné du maréchal de Créquy. Le duc n'avoit laissé d'enfants que la duchesse de la Trémoïlle, et son duché éteint par conséquent, qui avoit été érigé pour lui en 1663. Le maréchal avoit eu le marquis de Créquy tué à Luzzara, sans enfants d'une fille du premier lit du duc d'Aumont, et Blanchefort, mort auparavant sans avoir été marié. Le duc de Lesdiguières n'avoit point d'enfants d'une fille de M. de Duras, tous deux fort jeunes. Ce duché-pairie regardoit Canaples, fils d'un fils cadet d'un duc de Lesdiguières. Avec la branche de Lesdiguières, il ne devoit pas espérer d'en recueillir la dignité, et toutefois, en assurant son bien à ses neveux fils du maréchal de Créquy, il se voulut opiniâtrément réserver ses droits à cet égard : aussi se maria-t-il dès que la branche du maréchal de Créquy fut finie. C'étoit un vieil imbécile, qui avoit commandé à Lyon, et qui y donnoit la bénédiction dans les rues, de son carrosse, comme l'archevêque, vouloit donner des dimissoires, et user, comme commandant, de toute la jurisdiction ecclésiastique; on en rioit, et on le laissoit faire. Le cardinal de Coislin, surpris de son mariage, lui en parla; il dit qu'il vouloit avoir des enfants. « Mais, Monsieur, répliqua le cardinal, parlant de sa future, elle est bien vertueuse! » Ce mot fut trouvé d'autant [plus] plaisant qu'il sortoit de la bouche la plus pure et la plus réservée qu'il y eût peut-être dans tout l'épiscopat.

1. Alors roi des Romains. — 2. L'Addition précédente.
3. Voyez la suite des *Mémoires*, tome V de 1873, p. 88 et 94.

444. *Villars à Friedlingue.*

(Page 318.)

17 octobre 1702. — M. de Villars crut si bien la bataille perdue, que Magnac, lieutenant général, le trouva sous un arbre s'arrachant les cheveux, qui lui apprit qu'elle étoit gagnée. Il eut peine à le croire, et poussa plus d'une demi-lieue, et trouva qu'il étoit vrai. On trouva fort ridicule l'envoi du comte d'Ayen pour apporter les drapeaux pris, et qu'il en eût accepté la commission, ne s'étant pas trouvé du tout à la bataille.

445. *Louvois et le siège de Mayence.*

(Page 348.)

14 septembre 1689. — M. de Louvois fut fort accusé de la reddition de Mayence sur le point du secours parce qu'il vouloit la guerre, et l'embarquer pour longtemps : aussi y avoit-il mis le marquis d'Huxelles, sa créature très confidente, qu'il sut bien tirer d'affaires auprès du Roi.

446. *L'intendant la Fond.*

(Page 351.)

25 avril 1719. — Ce la Fond étoit un homme très capable, de beaucoup d'art et d'esprit, et un des plus grands et des plus hardis fripons de France, comme il parut sans cesse durant sa vie, et à tout le bien qu'il laissa, dont il n'avoit guères apporté au monde.

447. *La duchesse de Gesvres.*

(Page 356.)

24 octobre 1702. — La duchesse de Gesvres étoit peu de chose, et riche héritière. Son père s'appeloit Fontenay-Mareuil, qui pourtant étoit ambassadeur de France à Rome dans le temps de l'entreprise de M. de Guise sur Naples, du temps du cardinal Mazarin, et qui servit dignement dans cette ambassade. La duchesse de Gesvres étoit très extraordinaire, brouillée, et avec raison, et séparée de son mari, vertueuse et de beaucoup d'esprit.

448. *La princesse d'Harcourt.*

(Page 366.)

1er janvier 1704. — Cette princesse d'Harcourt, qui avoit été belle, et point trop cruelle, étoit devenue hideuse. C'étoit une harpie qui prenoit à toutes mains au jeu, quand elle pouvoit, qui vendoit son crédit et qui chantoit pouille à hommes et à femmes, qui ne payoit personne, qui battoit ses gens et ses femmes comme plâtre, qui en étoit quelquefois très bien rossée, qu'ils laissoient tous là de concert, et chez elle et dans les rues, sans qu'il lui en restât pas un, et qui, chez elle, tempêtoit avec tant de furie, que ses voisins à Marly n'y pouvoient durer. Avec cela, dévote incomparable et communiant tant et plus, fléau de ses enfants, et ayant fait déserter son mari. Avec ces aimables qualités, elle avoit trouvé une telle grâce auprès de Mme de Maintenon, qu'elle étoit et faisoit tout ce qu'il lui plaisoit. On ne comprenoit point un goût où il n'y avoit rien à se prendre, et ce goût a toujours été le même, sans cesser que des instants. Haute par delà l'insolence à l'ordinaire de sa vie, et plus basse que l'herbe devant quiconque elle avoit ou pouvoit avoir affaire. Il lui est arrivé d'être accablée dans son lit, à Marly, de pelotes de neige, par Mme la duchesse de Bourgogne et sa suite, et d'avoir non seulement le lit, mais la chambre noyée, et d'autres fois d'être réveillée en sursaut par tous les tambours de la garde suisse tout autour de son lit. Tantôt le chemin du pavillon du Roi chez elle se trouvoit bordé de pétards, au milieu desquels ses porteurs, avertis, l'abandonnoient toute seule. Une autre fois, elle eût sauté en l'air, par un pétard sous son tabouret, si quelqu'un n'eût averti que c'étoit de quoi l'estropier. Quelquefois cousue à son siège en jouant, et laissée à s'en dépêtrer toute seule. Elle y étoit si accoutumée, qu'étant allée en Lorraine, deux jours après son arrivée on tira des pétards pour je ne sais quelle fête; elle ne la savoit point, et, après une grande peur, elle s'écria que c'étoit par trop, et tout en furie qu'on la poursuivoit jusqu'en Lorraine, où, étant princesse du sang, elle en devoit être au moins à l'abri. On ne sut ce qu'elle vouloit dire, et on y apprit avec scandale, par cette aventure, tout ce que journellement elle essuyoit à la cour. Quand elle se fâchoit quelquefois d'être excédée, Mme la duchesse de Bourgogne étoit un mois sans lui dire un mot, et elle tournoit inutilement : enfin elle demandoit pardon, et briguoit qu'on renonçât[1] à la tourmenter. Jamais ils ne l'appeloient que *Princhipionette;* c'est ce qui la peinoit le plus, sans avoir pu les en corriger. Ce qu'elle a eu du Roi, fait d'affaires, pris et volé de force ou d'adresse, ne se peut nombrer. Deux de ses fils passèrent à l'Empereur, où ils sont morts; celui qu'elle a laissé s'est montré aussi grand maître qu'elle, et s'est étrangement enrichi. Cette mégère écervelée et lippue étoit sœur de la duchesse de Brancas; mais aussi elle étoit bien dévote, et proposoit volontiers, à la fin du jeu, qu'on se donnât réciproquement ce qui pourroit n'être pas bien légitime. Elle alloit tant qu'elle pouvoit, et plus qu'ils[2] ne vouloient, à Pontchartrain, et y jouoit jour et nuit. Les samedis ne la contraignoient pas, quand les parties étoient bonnes; elle jouoit, querelloit et ramassoit bien avant dans la nuit, s'en alloit communier le matin à la Paroisse, se venoit habiller, puis se remettoit au jeu jusqu'au dîner. C'étoit une vraie sainte. Elle alla voir, un jour de fête, la maréchale de Villeroy à Fontainebleau, dans l'appartement de quartier qui est de plain-pied à

1. Qu'on recommençât, dans les *Mémoires*.
2. M. et Mme de Pontchartrain, les maîtres de la maison.

la cour en ovale, au pied du degré du Roi, au haut duquel logeoit Mme de Maintenon. La maréchale lui proposa une petite prime : elle eut peine à la préférer à vêpres; mais elle se rabattit sur le salut. Le jeu dura, et, s'apercevant que l'heure du salut se passoit, elle vouloit y aller, et disoit que tout seroit perdu, si Mme de Maintenon savoit qu'elle y eût manqué. La maréchale se moqua d'elle, et de sa peur et de l'attention de Mme de Maintenon à sa conduite; l'autre se laissa entraîner. Comme elle continuoit à jouer de tout son cœur, d'autant plus que la maréchale n'y voyoit guères clair, arrive Mme de Maintenon en visite. A cette annonce : « Ah, je suis perdue! s'écria la princesse, qui se vouloit fourrer sous le lit; elle va voir que je n'ai été à rien. Que deviendrai-je? » Mme de Maintenon entra sur ces cris, qui trouva la maréchale pâmée de rire, et l'autre d'effroi, à qui toutefois elle ne fit pas une mine trop rassurante; mais elle avoit apparemment un talisman, sans quoi une amitié si déplacée et si étonnante ne peut jamais être expliquée.

449. *Le maréchal de Villeroy revient de captivité.*

(Pages 376-377.)

14 novembre 1702. — Rien n'est égal à la faveur que le Roi témoigna au maréchal de Villeroy en ce retour; elle fut au point de lui parler de tout, et de lui faire souvent communiquer les dépêches étrangères par Torcy. Le chevalier de Lorraine, ami de jeunesse et d'intrigues, et d'alliance proche du maréchal, et homme de beaucoup d'esprit, le pressa de se servir de ce rayon singulier de crédit pour entrer dans le Conseil, qui étoit le comble stable et assuré de toute fortune pour un homme aussi grandement établi que lui, et de quitter le commandement des armées, où il n'étoit pas heureux. L'intérêt du chevalier de Lorraine d'avoir dans le Conseil un ami intime, peu éclairé et accoutumé à être conduit par lui en beaucoup de choses, ne put le rendre assez éloquent pour le persuader. Il convenoit bien qu'à la manière dont le Roi le traitoit et à la nouveauté de lui faire communiquer les dépêches, il ne lui seroit pas difficile d'obtenir d'entrer dans le Conseil; mais il protesta toujours que quitter le commandement des armées après les malheurs qu'il y avoit essuyés, ce seroit se déshonorer, et s'en tint là. Il ne mit guères à sentir, quand il n'en fut plus temps, combien le conseil du chevalier de Lorraine lui auroit été salutaire; mais le chevalier mourut trop tôt après pour le voir.

450. *Le chevalier de Lorraine.*

(Page 379.)

8 décembre 1702. — C'étoit l'homme de France qui avoit été le mieux fait, avec un fort beau visage, et qui, jusqu'à la fin de sa vie, avoit conservé le plus grand air et le plus audacieux; aussi l'étoit-il au

dernier point, quoique poli extrêmement, mais toujours avec hauteur, et plus audacieux avec Monsieur qu'avec personne. Le goût de ce prince pour le chevalier de Lorraine a été si public, si opiniâtrement éclatant, que rien n'a été si public dans toute l'Europe, et a duré depuis leur jeunesse jusqu'à la fin de la vie de Monsieur, qu'il a toujours gouverné en maître absolu, à travers tous les mignons qui se sont succédé les uns aux autres. Il fut accusé de la mort de Madame, qui l'avoit fait exiler, et à qui ni lui ni Monsieur ne le pardonnèrent point, et le marquis d'Effiat et le comte de Beuvron furent chassés pour leur part dont on les accusa. Le chevalier de Lorraine passa son exil en Italie et à Rome, d'où on prétend qu'il envoya le poison au marquis d'Effiat. Quelques années après, Monsieur fit tant de bruit et de souplesses, qu'il les fit revenir, et ne s'en sépara plus. Personne n'avoit plus d'esprit, de vues, ni de manèges, que le chevalier de Lorraine, et il ne considéra son empire sur Monsieur que pour en tirer de quoi vivre et répandre splendidement, comme il fit, à ses dépens, toute sa vie, et pour en tirer de la considération et des ménagements du Roi : à quoi il réussit pleinement en se mettant entre les deux frères pour ployer le cadet à toutes les volontés de l'aîné et le tenir bas devant lui. Ce fut à quoi le Roi l'employa toujours avec succès, moyennant des distinctions et des grâces, et surtout beaucoup d'argent à Monsieur et au chevalier. On a vu que ce fut lui qui fit le mariage de la duchesse de Chartres, et qui en eut parole de l'Ordre avant les ducs, qu'il se fit bien tenir, et qui mit Monsieur dans l'intérêt de la maison de Lorraine, non seulement contre les ducs en toute occasion, mais encore contre son propre fils et contre les princes du sang, pour M. de Lorraine, quand il vint en France. Il vécut en cette considération, qu'il sut se conserver toute entière par l'habitude pour le peu qu'il survécut Monsieur. Sa maison se maintenoit un peu en Bohême, et sa tyrannie étoit extrême sur tous ses voisins dans ses abbayes et à Frémont, maison de chasse et de plaisance qu'il avoit sur le chemin de Fontainebleau et où le Roi dînoit souvent en y allant et venant. Il mourut subitement, jouant chez lui à l'hombre, comme la plupart de sa famille, et ne fut guères regretté que de Mlle de Lillebonne, qu'on croit qu'il avoit épousée secrètement, pour conserver ses bénéfices, qui pouvoit tout sur lui, et de laquelle il sera parlé dans la suite.

451. *Le duc de Bourgogne entre à tous les conseils.*

(Page 384.)

10 juillet 1688. — Monseigneur avoit près de vingt-huit ans qu'il n'avoit pas encore opiné, et marié depuis huit ans. Il en avoit près de trente quand il entra au conseil d'État. Monsieur n'y est jamais entré, ni au conseil des finances ; à plus forte raison, Monsieur son fils, ni pas un prince du sang, pas même MM. du Maine et de Toulouse, et si distingués en faveurs. Le Roi, en tout son règne, n'a admis au conseil

d'État et au conseil des finances que Monseigneur et Mgr le duc de Bourgogne, les duc de Beauvillier et maréchaux de Villeroy; ces trois, successivement, opinoient ensemble[1], et le premier maréchal jamais au Conseil.

452. *Les gardes du roi d'Espagne.*

(Page 386.)

16 septembre 1705. — Cette querelle dans la cour d'Espagne mérite d'être expliquée un peu au long[2]. La garde des rois d'Espagne, jusqu'à Philippe V, ne consistoit qu'en deux compagnies : l'une intérieure, à pied, de hallebardiers, dont le service et les fonctions répondent entièrement à celles des cent-suisses de la garde du Roi. C'est la plus ancienne garde des rois d'Espagne, qui subsiste aujourd'hui telle qu'elle a été toujours. Le capitaine peut être grand d'Espagne, et l'est d'ordinaire; quelquefois il ne l'est pas. Il n'a aucune place marquée auprès du roi, ni en marchant par le palais, encore moins dehors, ni en chapelle ou en aucun autre lieu. Il est assidu au palais et à la suite de la cour, et c'est tout. Ce sont ces hallebardiers qui portent les billets chez tous les grands, par ordre, non de leur capitaine, mais du majordome de semaine, pour les chapelles et autres fonctions où ils ont droit de se trouver ou d'être conviés, et qui sont très fréquentes. L'autre garde a été entièrement supprimée par Philippe V. C'étoit une cinquantaine de lanciers à cheval, avec une espèce d'armure, dont une douzaine seulement, et mal montés, et fort déguenillés, suivoient le roi, quand il sortoit en carrosse ou à cheval. Ils se tenoient au dehors du palais et sous le portique, tendant la main aux gens qui entroient ou sortoient. Philippe V les cassa, et il établit sa garde peu à peu sur le modèle de celle du Roi son grand-père, et avec les mêmes grades et les mêmes uniformes précisément. Il eut donc quatre compagnies des gardes du corps à cheval et deux régiments des gardes à pied, tous faisant le même service qu'en France, et avec le même bâton noir, aux deux bouts d'ivoire, qu'il introduisit en même temps. Les compagnies des gardes furent deux espagnoles, une italienne et une wallonne, c'est-à-dire flamande, et les deux régiments, un espagnol, l'autre wallon, avec les chefs, les officiers, et, autant qu'il s'est pu, les gardes et les soldats, de ces nations, avec chacun leur état-major, comme en France, et tout le même service. Les capitaines des gardes espagnols servoient les deux premiers quartiers, l'italien le troisième, et le wallon le dernier. On a depuis réformé une compagnie espagnole, et les quartiers mis à quatre mois.

1. Les deux mots *opinoient ensemble* ont été biffés par un correcteur, qui a aussi ajouté le mot *d'Estat* à la fin de la phrase.

2. Il s'agit de la contestation à propos du *banquillo* du capitaine des gardes en quartier, à la chapelle, dont il a été question dans notre tome IX, p. 213-215 et Addition nº 400.

Cela expliqué, il faut venir à ce qui y a donné lieu, qui est la séance de la chapelle[1]....

453. *Orry envoyé en Espagne.*

(Page 389.)

15 juin 1703. — .... Orry[2] étoit un va-nu-pieds qui avoit été homme d'affaires de la duchesse de Portsmouth, depuis son dernier retour en France, et qu'elle avoit honteusement chassé pour friponnerie; d'ailleurs, un drôle souple, hardi, entreprenant, avec de l'esprit et du génie. Après avoir frappé à bien des portes pour vivre, Chamillart l'envoya en Espagne pour des affaires de commerce et de finances. Il y crût peu à peu en s'y dévouant sans réserve à Mme des Ursins, qu'il fit après, plus d'une fois, compter avec lui. On le verra en principale figure, puis en grand danger. Il est père de celui qui porte maintenant ici le nom de contrôleur général des finances, et qui a eu le bon sens de ne l'être que malgré lui.

454. *Chamilly, ambassadeur en Danemark, et sa méprise.*

(Page 398.)

11 décembre 1702. — Chamilly, neveu de celui qu'on verra[3] maréchal de France, et fils[4] d'un autre Chamilly qui l'eût été dès 1673, s'il ne fût pas mort, étoit homme d'esprit, mais qui s'en croyoit une fois davantage, et qui se blousa[5] en Danemark par des hauteurs et des façons qui le rendirent odieux au roi de Danemark et à ses ministres. Mais ce qui le perdit plus que ses fautes fut une méprise de dessus de lettre à Torcy et à Barbezieux, où ce dernier, qui se croyoit assez de ses amis, vit un portrait de soi-même fait à Torcy en espèce de parallèle, dont il fut si outré, qu'il le perdit auprès du Roi de manière qu'il le demeura après sa mort, et n'en revint jamais. Quoiqu'il ne trouvât plus, à son retour, son ennemi en vie, rien ne le put raccrocher.

1. La fin de cette Addition a trouvé place dans notre tome IX, p. 332-335, n° 400.
2. Le commencement de cette Addition, sur Louville, trouvera sa place dans le prochain volume.
3. Ces trois mots ont été biffés par un correcteur et remplacés en interligne par *qui est devenu*.
4. Ce mot a été ajouté en interligne par le correcteur.
5. Il écrit : *belousa*, comme Voltaire.

APPENDICE

SECONDE PARTIE

I

LETTRES DU MARQUIS DE LOUVILLE[1].

1. *Au duc de Beauvillier.*

« 9 mai 1702.

« .... Il paroît que M. le duc d'Harcourt baisse dans l'esprit du Roi, à qui son caractère haut, décisif et peu mesuré a déplu. Peut-être aussi a-t-il reconnu son peu de sincérité et de capacité. On dit même qu'il y a de la diminution chez Mme de Maintenon. La nouvelle grandesse de M. le comte d'Estrées[2] va achever de le rendre furieux. Il sera enragé contre nous, nous en croyant la cause : en quoi il se trompe, car le roi l'a mandé ; et quand il fera réflexion qu'on refuse en même temps la Toison à son frère[3], il jettera les hauts cris, et toute sa cabale nous estrapassera. Je ne sais si, selon votre grande prudence et les mesures que vous savez mieux prendre que moi, il ne seroit pas à propos que M. de Torcy prévînt le Roi sur cet article, afin de parer par là tous les discours qu'ils pourroient faire, et en empêcher l'effet. J'espère que les Noailles y pourront contribuer, et ce sera batterie contre batterie ; car j'ai reçu une grande lettre de M. le maréchal de Noailles, sur la

1. Ci-dessus, p. 25, note 1. Je ne donne qu'un très petit nombre de lettres, choisies comme les plus intéressantes, et toutes, sauf une, adressées à M. ou à Mme de Beauvillier, les lettres à M. de Torcy se trouvant en original au Dépôt des affaires étrangères. Nous avons ici les minutes de cette correspondance, que Louville conservait avec soin, et que le comte du Roure a plus tard intercalées par ordre de dates avec les réponses, sans d'ailleurs utiliser plus que quelques phrases des minutes que l'on va lire dans sa publication des *Mémoires secrets de Louville*. M. Alfred Baudrillart en a cité aussi quelques fragments. On en trouvera encore ci-après, aux Additions et corrections, et je rappellerai que j'ai donné, dans le tome IX, une lettre de Louville à Torcy, dans le tome VIII deux lettres du duc et de la duchesse de Beauvillier, qui ont dû faire partie primitivement de la même collection.
2. Ci-dessus, p. 151. — 3. Ci-dessus, p. 153.

grandesse de M. le comte d'Estrées, qui me fait espérer qu'il prendroit mon fait et cause en cas de besoin, et j'en ai reçu une de M. d'Harcourt, que je vous envoie, qui ne m'embarrasse pas peu aussi, car il ne démord point de ses prétentions, et je crois qu'il faut que je lui laisse entrevoir quelque espérance dans la suite, afin de le tenir en bride et qu'il ne se déchaîne pas tout à fait. Donnez-vous bien de garde de proposer un ambassadeur pour Madrid à présent, à moins que vous ne voyiez que M. d'Harcourt soit résolu de n'y pas retourner, ou qu'on soit résolu de ne l'y pas renvoyer; car, dans l'un de ces deux cas, il seroit fort bon d'en envoyer un dans quelque temps, mais non pas sitôt, afin de fournir par là un prétexte honorable et naturel à Marcin de n'y plus retourner, comme il n'en a pas envie.... »

2. *Au marquis de Torcy.*

« A Milan, ce (20) juin 1702 (environ)[1].

« Cette lettre, Monseigneur, ne sera que pour vous et pour M. le duc de Beauvillier. C'est par cette raison que je vous l'écris à part et sans chiffre, parce que votre courrier est sûr et que je crois qu'il est bon que personne que vous ne la déchiffre. Les vapeurs du roi continuent, et nous mettent dans un embarras que je ne puis vous exprimer. Il est difficile d'en deviner la cause, car vous savez qu'on ne connoît rien à ces sortes de maux, que j'ai éprouvés souventes fois et qui produisent des effets si différents. Quant à moi, je pense, comme M. de Marcin et Mme des Ursins, que la véritable cause de son mal est une petite vérole qui a rentré en partie par une saignée qu'on lui fit fort mal à propos, lorsqu'elle sortoit, et qui la fit disparoître. Mais ce qui le prouve le plus est que S. M. m'a avoué que, depuis sa petite vérole, elle n'a jamais été en parfaite santé et qu'elle a toujours eu la tête embarrassée plus ou moins, et, en second lieu, que, depuis sa guérison prétendue, il lui a toujours sorti quelque chose, tantôt un clou et tantôt des boutons, qui suppurent continuellement par les bourses et par les oreilles. Il a continuellement des fluxions à la gorge, à la tête ou aux yeux, et on voit évidemment que c'est une humeur qui se promène, et qui, dans un mélancolique, produit des vapeurs avec d'autres incommodités. Voilà ce qu'on peut le plus raisonnablement juger de la cause de son mal.

« Quant aux effets, outre ce que je viens d'avoir l'honneur de vous dire, le roi est dans une tristesse continuelle. Il dit qu'il croit toujours qu'il va mourir, qu'il a la tête vuide et qu'elle va tomber; et ce n'est point qu'il soit effrayé de la mort, car il ne l'appréhende point du tout, mais il est occupé involontairement de cette pensée, dont il ne peut se défaire : ce qui est une marque certaine de la vapeur, qui, dans quinze jours peut-être, saisira un autre objet, comme cela arrive ordinairement. En un mot, il est dans une situation très fâcheuse, et qui ne me donne pas, en mon particulier, un petit embarras, ne pouvant le quitter en cet état,

1. Ci-dessus, p. 176 et 216-217.

et tous les détails de son service et de sa campagne roulant sur moi, car cela le rend encore bien plus taciturne que par le passé. Il voudroit toujours être enfermé et ne voir personne qu'un très petit nombre de gens auquel il est accoutumé. Il m'envoie chercher à tous moments, ou le P. Daubenton, ou son médecin, parce qu'il dit que cela le soulage, n'osant faire confidence aux autres de ce qu'il sent. De tout cela, pour couper court, nous avons conclu, M. de Marcin et moi, qu'il falloit absolument que vous lui envoyassiez un médecin, qui ne peut être autre, à ce que je crois, que l'abbé Aignan. Je sais bien que vous allez être effrayés de la proposition; mais je ne suis pas accoutumé aux ménagements, surtout quand il s'agit d'une santé qui est aussi précieuse. Ce qui me fait desirer l'abbé Aignan, c'est que les deux spécifiques qu'il a sont pour la petite vérole et les vapeurs. Il pourroit venir *incognito* ici, sans qu'il y parût, et, si la petite vérole reprend au roi, comme cela pourroit fort bien arriver, et que je vous en ai déjà averti plusieurs fois, nul autre médecin que l'abbé Aignan ne lui donnera de son remède. Après cela, s'il y en a un autre aussi bon que lui ou meilleur, à la bonne heure; mais j'en doute pour ce fait-là particulier, quoi qu'en puisse dire M. Fagon. C'est même de concert avec le roi que M. de Marcin et moi vous écrivons ceci, et nous remettons sur votre honneur et sur votre conscience ce qui en pourra arriver, car je ne puis faire autre chose que de vous représenter les faits tels qu'ils sont. Nous attendons sur cela réponse au plus tôt, ainsi que sur bien d'autres choses.

« L'affaire du fauteuil de M. de Savoie[1], dont je vous rendrai compte dans l'autre lettre, portera sur moi, et la reine m'en saura peut-être mauvais gré. C'est mon sort de me trouver en butte aux Savoyards. En arrivant à Barcelone, je fus insulté par un homme de la suite de la reine, et je fus obligé d'aller coucher dans un bordel, où les soldats me menèrent pour aller passer le reste de la nuit. J'allai ensuite porter à Fontainebleau la nouvelle de la seule mauvaise journée que la reine ait eue; j'en ai encouru l'indignation de Mme la duchesse de Bourgogne. Et j'empêche ici qu'on ne donne le fauteuil à M. de Savoie! Quoique j'aie raison, il peut fort bien arriver qu'on m'en saura mauvais gré, et S. A. R., qui a défrayé mon équipage par tous ses États, et qu'il a fait mettre à Turin dans ses écuries, me trouvera peu reconnoissant. Mais j'espère pourtant que, supposé qu'il m'en aime moins, il m'en estimera davantage; car il n'a seulement pas osé dire qu'on ait eu tort de lui refuser le fauteuil, et ce sont nos ministres qui lui donnoient *gratis* par une bonté singulière, sans qu'il osât la demander, et sans s'embarrasser s'ils irritoient par là tous les souverains du monde, et surtout ceux d'Italie, à qui le cérémonial d'Espagne ne permet pas de s'asseoir devant le roi. Mais ce que j'ai plus regardé en cela étoit l'égalité, ou plutôt la préférence qu'on lui donnoit sur M. le Dauphin et M. le duc de Bourgogne.

« M. de Phélypeaux me paroît furieusement dans les intérêts de

1. Ci-dessus, p. 172.

M. de Savoie et fort prévenu en sa faveur. Comme il me connoît peu ou point, il questionna fort Caylus sur mon chapitre et lui demanda s'il croyoit que je serois dans les intérêts de M. de Savoie, et le lui demanda en le souhaitant, comme si j'étois payé pour cela. Il est vrai qu'on ne peut pas avoir reçu plus de caresses que j'en ai reçu de ce prince, qui a assurément autant d'esprit que j'en ai jamais vu à personne; mais il ne me tromperoit pas en cent ans, car il a l'air d'un franc-filou, et je ne croirai jamais un mot de tout ce qu'il dit. Au reste, il m'a fait, à propos de rien, la confidence la plus singulière au sujet de M. le duc de Berry : il prétend qu'il est amoureux de Mme la comtesse d'Ayen et qu'il lui a écrit une lettre, qu'on a portée au Roi, qui est, à ce qu'il dit, des plus tendres, et que S. M., ayant voulu savoir de M. le duc de Berry qui avoit été son confident, il n'avoit jamais voulu lui avouer : en quoi il estimoit très fort mondit sieur de Berry. Je ne sais pas à propos de quoi il m'a fait ce petit conte, que je ne crois pas véritable. Vous m'*obligerez* fort, Monsieur, de me mander ce qui en est. M. le duc d'Harcourt est déchaîné contre nous. Il a écrit une grande lettre de plainte à M. de Marcin; mais il a beau faire : il lui en coûtera deux mille écus pour avoir la Toison, et je doute fort que nous voyions jamais M. de Sézanne revêtu du même ordre[1]. »

3. *Au duc de Beauvillier.*

« 20 juillet 1702.

«.... Nous avons une race de Chamillarts qui nous fera enrager[2]. Ils sont d'une sottise et d'une impertinence qui ne se peut comprendre, et qui nous produira certainement des tracasseries. M. de la Feuillade voudra commander l'armée et gouverner le roi. Je vois bien qu'il est fort à charge à M. de Vendôme, et il ne nous le sera pas moins. Je vous envoie une lettre que mondit sieur de la Feuillade a laissée tomber, et où vous verrez que Monsieur son beau-père l'estime être un grand général, et qu'il rend compte de tout en droiture. Pour le frère, c'est le plus impertinent monsieur que vous ayez jamais vu. Il m'a déjà demandé des lettres du roi pour le Roi son grand-père, par lesquelles S. M. lui témoigne combien elle est contente de lui, quoiqu'il ne le connoisse pas, et m'a spécifié expressément qu'il vouloit que le roi marquât qu'il l'avoit salué de bonne grâce la pique à la main. Faites part de tout ceci à M. de Torcy sur ce qui le regarde; M. de la Marvalière saura bien y donner une liaison. »

4. *A la duchesse de Beauvillier.*

« 15 septembre 1702.

« Je ne puis, Madame, avoir l'honneur de répondre à votre grande lettre par le courrier de M. de Vendôme, ayant eu trop de lettres à faire chiffrer. Je veux réparer cela aujourd'hui, et vais vous répondre

1. Voyez la lettre précédente.
2. Ci-dessus, p. 139.

par articles, et suivrai le même ordre que vous avez tenu, afin de ne rien omettre.

« Je suis bien aise que les lettres du roi soient au gré du public; mais je vous avouerai pourtant qu'il y a une très grande imprudence à les faire voir indifféremment, surtout celles dans lesquelles il loue ou blâme quelqu'un. Il étoit, par exemple, hors de propos de rendre public ce qu'il a écrit du duc d'Ossune; car, quoiqu'il n'y ait rien de plus vrai, il n'étoit pas nécessaire que tout le monde le sût, ni qu'on voie qu'un roi catholique se plaigne au Roi son grand-père de son premier gentilhomme de la chambre[1]. Il étoit également inutile qu'on sût le nom de ceux dont le roi disoit le plus de bien, parce que cela fâche les autres, et c'est ce qui a rendu le roi si retenu dans la lettre qu'il a écrite sur le combat de Luzzara, qui, je crois, aura été de votre goût[2]; en tout cas, je défie qu'on y puisse mordre. Il n'y avoit que M. de Marcin de loué, et il ne s'en pouvoit pas dispenser, tant par le caractère qu'il a auprès de lui, que parce qu'effectivement il a fort bien fait. J'ai remarqué, en cela, un bon office de M. de Torcy, et peut-être de M. le duc de Beauvillier, auprès de M. de Marcin, en lui envoyant la copie de la lettre du roi, car il m'en est venu remercier en robe détroussée, et a fait même quelque chose de bien plus fort; car, avant que de venir me trouver, il avoit fait avouer au roi qu'il ne savoit seulement pas qu'il eût bien fait, et que c'étoit moi qui l'avois[3] obligé de mettre cela dans sa lettre. Vous savez qu'il est aussi peu possible au roi de mentir que de prendre la lune avec les dents : ainsi il a été fort aisé de lui tirer la vérité, que je voudrois pourtant qu'il eût un peu plus ménagée. Je n'ai pas été fâché que M. de Marcin vît que, dans le temps qu'il me sacrifioit entièrement, et avec beaucoup de finesse, à M. d'Harcourt, pour se tirer d'affaire, je le faisois accabler de louanges dans un temps où il méritoit des réprimandes pour me laisser le roi sur les bras dans toutes les occasions comme il a fait, n'ayant point de caractère pour imposer aux Espagnols, qui m'ont pensé faire arager[4], sans seulement que ni lui ni M. de Vendôme eussent pris le moindre soin du roi d'Espagne, ni de rien ordonner par rapport à lui, et étant nécessaire de tout deviner dans un camp qu'on ne connoissoit point, et où l'on ne voyoit pas à vingt pas devant soi, le roi étant dans les postes les plus avancés, où il n'y avoit point d'infanterie, avec ses cinquante gendarmes seulement, une ville et un château au cul, que les ennemis tenoient, sans aucune retraite, non seulement par la situation où nous étions, mais parce que tous les équipages engouffroient les chemins, et que jamais le roi n'auroit pu se sauver; et la bataille presque perdue pendant toute l'action, et elle l'étoit infailliblement et sans ressource, si les ennemis avoient pu déposter le seul régiment de Piémont, et c'est de quoi ils ne purent venir à bout : à quoi, à la vérité, la mort de M. de Commercy, qui effraya

1. Ci-dessus, p. 220.
2. Ci-dessus, p. 221 et suivantes.
3. *Avoit*, dans la minute. — 4. Ainsi dans la minute.

les ennemis, ne contribua pas peu[1]. Il étoit adoré parmi les ennemis, et, quoiqu'il fût armé comme une enclume depuis les pieds jusques à la tête, un grenadier de Piémont le tua par le défaut de son casque : ce qui intimida tellement les ennemis, qu'ils poussèrent un cri horrible et demandèrent à retirer son corps, sans le nommer, ce que Médavy leur accorda, et profita même de ce temps-là pour envoyer chercher de la poudre, dont il n'avoit plus, et pria les ennemis de l'avertir quand ils voudroient qu'il recommençât. Le prince de Commercy avoit assuré le prince Eugène qu'il seroit tué, ou qu'il porteroit sa droite à Luzzara, et il lui tint parole ; et il y arriva une chose bien sinistre en mourant, c'est qu'en tombant du coup, et son bras se roidissant, il enfonça, en expirant, son épée dans le cœur de son page, qui le vouloit soutenir. Tous les ennemis disent que toute l'Italie ne vaut pas le prince de Commercy. Enfin, Madame, si j'ai l'honneur de vous voir cet hiver, et que je vous promène de miracle en miracle dans toute cette affaire, vous serez surprise de ce que la Vierge et le roi d'Angleterre[2] ont fait pour nous ; car, dans le temps que la mort du prince de Commercy et la fermeté du régiment de Piémont sauvoit la gauche, le régiment d'Albemarle-Irlandois sauva la droite en faisant des actions prodigieuses, et, sans eux, les carabiniers étoient perdus sans ressource. Ils y perdirent soixante-trois officiers. Voilà la vérité toute pure, et ce que tout le monde ne vous mandera pas.

« Pour revenir à M. de Marcin, c'est à lui seul que vous devez vous en prendre, comme j'ai déjà eu l'honneur de le mander à M. le duc de Beauvillier et à M. de Torcy, de l'*Altesse* de M. de Vendôme, donnée si mal à propos et si bassement reçue par nos grands d'Espagne ; mais il a voulu faire sa cour à la reine en donnant le fauteuil à M. de Savoie, se concilier les bâtards par l'*Altesse*, et se réconcilier avec M. de Chamillart et M. d'Harcourt en faisant clandestinement donner la Toison à Sézanne ; et le tout en me sacrifiant, car Sézanne m'a fait entendre qu'on avoit mandé à M. d'Harcourt que c'étoit moi qui ne le voulois pas. J'aimerois bien autant qu'on ne fût pas si blèche, et qu'on n'eût pas un aussi gros bréviaire à la messe. Je savois tous les défauts de M. de Marcin, et je ne les avois pas laissé ignorer à M. le duc de Beauvillier, avant même qu'il fût ambassadeur ; mais je vous avoue que je ne lui connoissois pas celui-là, et j'en ai été surpris. Pour moi, à qui Dieu n'a pas encore fait la grâce de pouvoir jamais me repentir de tout ce que je fais, j'ai fait mes compliments à M. de Sézanne sur sa blessure ; mais je ne lui en ai point fait sur sa Toison, afin que M. d'Harcourt soit encore mieux informé qu'il ne l'est que ce n'est pas mon ouvrage. Cependant, comme on m'impute que c'est pour faire plaisir au comte d'Ayen que je n'ai pas voulu que Sézanne eût la Toison, et que j'ai reçu effectivement, sur cela, de grands compliments de tous les Noailles, qui m'aiment fort à présent, il sera fort aisé de les mettre

1. Ci-dessus, p. 226-227.

2. Le roi Jacques II, mort l'année précédente en odeur de sainteté.

dans mes intérêts, en leur faisant comprendre que je suis leur martyr. Du moins est-il grandement nécessaire de leur faire savoir au plus tôt que c'est à mon grand regret que la Toison est donnée à Sézanne, et que je n'ai pu l'empêcher : sans quoi, ils croiroient que je les aurois joués, et je serois également mal avec M. d'Harcourt et avec eux. A propos de M. d'Harcourt, comment est-il possible que nous soyons également mal dans l'esprit du Roi pour le voyage d'Italie et pour les deux contraires? Il est, dites-vous, fort déplacé à la cour, et cependant il trouve le secret de m'y perdre contre deux ministres qui l'ont perdu et qui sont acharnés à me soutenir. Nous aurons bien à raisonner cet hiver au coin de votre feu; car vous saurez, Madame, que je prétends y aller, et je vous supplie très humblement de ne pas vous aviser de vous y opposer. Je ne crains point les mauvais offices dont vous me parlez, et je vous assure que je ne ferai pas grande poussière à Versailles que chez vous et dans votre famille; mais je vous assure que je permets qu'on m'accuse d'être trop vif, si j'y fais autre chose que de m'y divertir, et l'on ne se plaindra certainement pas ni de mes mémoires ni de mes conversations, et je ne songerai qu'à me délasser de toutes les fatigues que j'ai eues depuis deux ans, de corps et d'esprit. Au reste, dans la situation où je suis à présent, je vous prie de ne songer un moment à ce que je vous priois à l'égard de la maison de M. le duc de Berry; vous n'y réussiriez pas à présent, et je serois cent mille fois plus fâché de la peine que vous auriez prise, que je n'aurois de plaisir de la chose.

« Je ne puis finir ceci sans vous demander comment vous avez trouvé la sotte relation de M. de Vendôme[1]. On l'a trouvée ici détestable; elle n'est ni vraie ni vraisemblable, et si mal écrite, que cela fait pitié. Le roi d'Espagne est surtout déshonoré; on ne sait s'il s'est enfui pendant la bataille, quand on le trouve à dix heures et demie du soir dans un château, et, si je faisois le lardon de Hollande, je ferois un joli commentaire à cet article.... »

5. *Au duc de Beauvillier*[2].

« A Milan, ce 12 octobre 1702.

« J'ai reçu, Monsieur, toutes les lettres que vous m'avez fait l'honneur de m'écrire, tant en chiffre qu'autrement, à la réserve d'un *duplicata* que vous me dites m'avoir envoyé par M. de la Roche, que je n'ai point reçu; mais cela ne me surprend point, car l'irrégularité des postes de ce pays-ci est infinie. Cela fait voir cependant combien il seroit dangereux d'écrire sans chiffre des choses qu'on ne voudroit pas qui fussent sues.

« Je ne serai jamais guère plus surpris, Monsieur, que je l'ai été en recevant toutes vos lettres, non que je sois étonné de l'injustice des

1. Sur Luzzara.

2. Lettre à peine indiquée dans les *Mémoires de Louville*, tome I, p. 340-345, quoiqu'elle fût marquée en tête : LETTRE CAPITALE. Il y a une réponse intéressante de la duchesse, datée du 11 novembre.

hommes et du peu de cas qu'ils font du service qu'on leur rend, mais parce que je ne me croyois pas digne, ni dans un poste assez élevé, pour exciter contre moi tant et de si différentes cabales. Je ne m'aviserai pas non plus de me justifier, puisqu'on ne m'accuse de rien que de choses vagues et générales, qui ne peuvent qu'être réfutées; au moins je le crois ainsi, puisque vous ne m'alléguez aucuns faits particuliers, et, de plus, je suis très persuadé que, quand je serois encore plus innocent que je ne le suis, on ne chercheroit pas moins à me perdre. Je ne laisserois pas cependant d'être bien aise que vous me fissiez l'honneur de me dire si l'on m'accuse d'autre chose que d'aller trop vite ou de faire les lettres du roi, car ce sont les deux seuls crimes dont vous m'avez parlé jusqu'ici. Mais ce qu'il est de plus important de savoir est d'approfondir qui sont ceux qui ont conspiré ma perte et quelle est la raison de leur déchaînement contre moi. Voici ce que j'imagine sur cela. Le voyage d'Italie, qui n'a jamais été du goût du Roi pour certaines raisons que je devine et que je ne vous écrirai pas, et qui semble avoir été emporté de haute lutte contre son propre goût et contre le sentiment de Mme de Maintenon, de M. de Chamillart et de M. d'Harcourt[1], est la première cause des tracasseries qu'on me fait, et la Toison de M. de Sézanne, qui est venue ensuite, a fait qu'on n'a plus gardé de mesures avec moi. Le combat de Santa-Vittoria, où j'eus dispute avec d'Arène au sujet du commandement des grenadiers et de la préférence injuste qu'il avoit donnée à M. le comte de Chamillart, ayant trouvé ce ministre en des dispositions qui m'étoient peu favorables, a achevé de l'aigrir contre moi, et [il] a cru que c'étoit lui et son frère[2] que j'attaquois. Quand il a vu que le roi n'avoit rien marqué dans sa lettre de ses hauts faits et gestes dans cette action, il s'en est pris à moi, s'imaginant que j'avois quelque part aux lettres de S. M. et regardant comme un crime de ce que je n'avois pas fait passer son frère pour héros[3], lorsque, effectivement, il n'avoit rien fait. Il se sera imaginé que je lui déclarois la guerre, et je puis si peu douter de ceci, que M. de Marcin m'a dit sous le dernier secret que ledit comte de Chamillart l'étoit venu trouver pour lui dire qu'il n'avoit tenu qu'à moi qu'il ne fût brigadier, et lui montra une lettre de son frère qui lui marquoit que, si le roi catholique avoit dit un seul mot de lui dans la lettre qu'il avoit écrite au Roi son grand-père, il auroit été sûrement brigadier. Vous pouvez juger, après cela, si je dois douter de l'acharnement de M. de Chamillart contre moi, surtout lorsque je vois qu'il [le] fait éclater dans les plus petites choses, avec une petitesse qui va au delà de tout ce qu'on en peut dire : témoin ce qui vient d'arriver dans les routes qu'il a envoyées pour la compagnie des mousquetaires[4], où sont écrits ces mots que je fais transcrire par de Gueurre, mot à mot :

1. Ci-dessus, p. 26 et suivantes.
2. Voyez ci-dessus, p. 440, la lettre du 20 juillet.
3. *Héraut*, dans la minute originale.
4. Ci-dessus, p. 387, fin de note.

« Chemin que tiendra la compagnie des mousquetaires à cheval du roi « d'Espagne, composée d'un capitaine-lieutenant, un sous-lieutenant, « trois maréchaux des logis, quatre brigadiers, six sous-brigadiers, « cent mousquetaires, quatre tambours, quatre hautsbois, un aumô- « nier, un chirurgien et un maréchal des logis fourrier, pour aller en « Espagne. » Et mon frère (qui en est l'enseigne) est le seul excepté de tous ces mousquetaires : ce qui est si peu fait par omission, que, dans la seconde route, qu'il a envoyée depuis, il est encore omis, et prend par là la légère satisfaction de lui faire perdre trente pistoles, ne pouvant lui faire pis. Je peux donc compter, Monsieur, que M. de Chamillart est mon ennemi, et lui seul seroit un ennemi assez terrible, sans qu'il ait besoin du secours de M. d'Harcourt. Vous pouvez juger si l'un et l'autre ont pris soin d'aigrir Mme de Maintenon, qu'ils auront trouvée déjà très bien disposée, tant par l'opposition qu'elle a eue au voyage d'Italie, que par l'envie qu'elle a (et ne croyez pas que ce soit pour vous mettre dans mes intérêts plus que vous n'y êtes) de faire voir au Roi que tous les choix que vous avez faits en toutes espèces pour mettre auprès des princes ne valent rien. Mais ce n'est pas tout : les Espagnols, qui seroient ravis de m'ôter d'auprès du roi, ayant été avertis de ce qui se passoit à la cour de France à mon égard, et ayant vu M. de Marcin et Montviel s'en retourner, ont cru avoir trouvé le moment favorable de se défaire de tous les François qui les incommodoient, et, ayant fort bien jugé qu'un nouveau venu, tel qu'il pourroit être, qu'on mettroit auprès du roi, n'auroit de longtemps attrapé sa confiance au point que je l'ai, se sont principalement acharnés sur moi; et le bruit court aussi parmi les Espagnols qu'ils tâcheront aussi de se défaire du P. Daubenton pour les mêmes raisons, pour se défaire par là en même temps de tous les François et songer après cela uniquement à gagner la reine. Je ne vous dis pas tout cela en l'air, et je m'en vas vous en donner une belle preuve : Canillac, qui est de mes amis de tous les temps, et qui est revenu depuis peu à l'armée, a passé par Turin, et, ayant logé chez Phélypeaux, ils vinrent à parler du roi d'Espagne, qui le blâma fort sur le peu d'amitié qu'il avoit fait à M. le duc de Savoie et en jeta la faute sur M. de Marcin et sur moi, et lui dit en confiance que M. de Savoie étoit fort aigri contre moi pour l'affaire du fauteuil, que les Espagnols même en avoient été indignés, mais que je ne serois pas longtemps sans m'en repentir, et qu'il savoit de bonne part, et par la France, et par l'Espagne, qu'il y avoit de bonnes mesures prises pour m'éloigner incessamment, tant auprès de la reine que de Mme des Ursins, et qu'on avoit déjà fait entendre à la reine que j'étois un espèce de rival pour elle dans la confiance du roi, et qu'elle n'auroit jamais pleinement toute l'autorité qu'elle peut avoir sur son esprit tant que je pourrois gouverner le roi à son insu et indépendamment d'elle. Je ne peux point douter de la vérité de ce fait, que certainement Canillac, qui n'avoit ouï parler de rien, n'auroit pas pu deviner, et vous pouvez juger par là jusqu'à quel point Phélypeaux est dévoué à M. de Savoie; outre que tous les mêmes bruits se répandent ici, et qu'il me revient de toutes parts, par les canards privés que je tiens parmi les Espagnols mêmes, que l'on sera défait de moi incessamment et que le roi ne pourra jamais refuser à la reine ce qu'elle lui demandera de moi à cet égard. Je me suis même déjà aperçu de la mauvaise volonté de la reine par deux endroits : l'un, qu'étant très honnête pour tout le monde, gracieuse et d'une affabilité extraordinaire, et étant à merveille avec elle lorsque je suis parti de Barcelone, il n'est pas naturel que, m'ayant ordonné de lui écrire régulièrement, et moi l'ayant fait, elle n'ait jamais mandé au roi une seule fois qu'elle ait été contente de mes lettres et de ma régularité, ni ne m'a jamais fait dire seulement par Mme des Ursins qu'elle les avoit reçues et que je continuasse, ce qui n'est point de son caractère, car elle remercie jusqu'au dernier valet qui lui fait le moindre plaisir, et lui dit des choses obligeantes. Et l'autre endroit, qui est tout aussi remarquable, est que, depuis que nous sommes en campagne et qu'elle est à la tête du gouvernement, elle n'a pas fait donner un sol à la maison françoise, ni ici, ni à ceux qui sont à Madrid, quelque chose que le roi ait pu lui écrire de sa propre main en la lui recommandant fortement. Et tous ces indices et avis me prouvent de reste qu'il faut ou que M. de Savoie ou Mme de Bourgogne, Mme de Maintenon ou Mme des Ursins aient écrit contre moi, ou peut-être tous les quatre ensemble. Joignez à cela que, si l'on a écrit de Madrid, comme vous m'avez fait l'honneur de me le mander, que je dictois les lettres du roi, ce qui pourtant seroit très certainement plus contre lui que contre moi, ce ne peut être que la reine qui l'ait écrit, ou quelqu'un de sa part.

« Voilà, Monsieur, les principales causes que j'imagine du déchaînement que vous voyez, et je ne me trompe certainement pas; auxquelles vous pouvez ajouter la jalousie générale qu'on a contre ceux qui s'élèvent, et je me suis aperçu qu'à l'armée on en avoit beaucoup contre moi, jusqu'à me vouloir brouiller avec M. de Vendôme, M. de Vaudémont et M. de Villeroy. Mais j'ai, grâces à Dieu, paré tous ces trois coups, et, en dernier lieu, comme on a vu que je ne me voulois pas brouiller avec pas un d'eux, le comte d'Aguilar, qui est un maître fripon, me fit dire par Francine, qui est un sot dont ils se servent pour faire courir des bruits, que le prince de Vaudémont et M. de Tessé avoient écrit contre moi, en France, que je n'étois pas propre pour être auprès du roi d'Espagne; et il est vrai que cette dernière affaire est plutôt contre M. de Vaudémont que contre moi, et je crois que ce discours ne m'est revenu que parce que le comte d'Aguilar avoit vu que le coup qu'il avoit fait porter par Mahony avoit manqué, et il a voulu apparemment, par là, m'obliger à dire du mal de lui et de M. de Tessé, qu'il sait être son protecteur à la cour de France. La conduite que j'ai tenue en tout ceci a été d'aller trouver M. le prince de Vaudémont et de lui raconter tout ce qu'on m'avoit dit, sans nommer personne, en lui disant que j'étois persuadé qu'il n'étoit pas assez malhonnête homme pour desservir de gaieté de cœur un homme à qui il avoit tant fait d'honnêtetés et dont il n'avoit reçu aucun déplaisir. Il m'a fait, sur cela, bien des serments tels que vous pouvez vous les imaginer, et je crois qu'effectivement ce n'est qu'une pure friponnerie du comte d'Aguilar. Cependant, comme mesdits sieurs de Vaudémont et de Tessé ont fait de pareils tours à M. de Catinat, je ne voudrois pas jurer qu'ils ne m'eussent rendu les mêmes bons offices, surtout s'ils en avoient été requis par M. [de] Chamillart, qui est, comme vous savez, le soutien de M. le prince de Vaudémont. Il y a encore bien d'autres gens qui pourroient m'avoir rendu de mauvais offices au lieu où vous êtes, tels que pourroient être MM. de Nyert[1] et Fagon, le premier parce qu'il est méchant et fort ami de MM. d'Harcourt et de Chamillart, et le second parce qu'il auroit pu savoir que j'ai attaqué les médecins. Ainsi les deux amis de Duport ne sont pas les seuls qui m'auront pu nuire dans cette sorte d'étage de gens. Mais, pour votre Duport, il faut qu'il soit devenu enragé, car je ne lui ai jamais fait que tous les plaisirs imaginables, et, si j'ai refusé son neveu, c'est pour faire donner sa charge à son fils; il le sait bien lui-même. Jugez s'il a lieu de m'en savoir bien mauvais gré, et il faut que ce soit un grand fripon, s'il le nie, puisqu'il sait que nous en étions convenus ensemble. Vous pouvez lui demander, et je lui défie de vous le nier. Mais ne me serois-je point plutôt attiré ces MM. de la Vienne pour avoir fait ôter les perruques à Mlle Binet? Cependant j'ai un moyen bien sûr de regagner M. de la Vienne, si vous le jugez à propos, et que vous croyiez qu'il en vaille la peine, qui est, non seulement de faire pour ledit Duport ce qu'il desire, mais de faire donner la survivance de la pension de M. de Dénonville à son fils, comme la Vienne m'en a prié. Mandez, s'il vous plaît, ce que vous jugez à propos que je fasse là-dessus.

« Vous ne deviez pas craindre, Monsieur, ni vous, ni M. de Torcy, que je balançasse un moment à m'abstenir d'aller en France, quand même vous ne m'auriez pas marqué toutes les raisons que vous avez faites. Je n'ai pas un heurt[2] assez violent pour faire une démarche si impertinente dans les conjonctures présentes, surtout contre vos bons avis. Ainsi vous pouvez avoir l'esprit en repos sur cet article, et je vous donne un an tout entier, à dater d'aujourd'hui, avant que je songe à quitter l'Espagne. N'ayez pas plus d'inquiétude, je vous prie, sur tout ce qui peut arriver du renversement de ma petite fortune. Vif et sensible comme vous l'êtes, je suis persuadé qu'indépendamment de la part que vous y pouvez avoir, vous avez besoin, à chaque coup qu'on me porte, d'un verre de quinquina pour vous calmer le sang. Cependant je vous prie de ne me pas aimer davantage que je m'aime moi-même, et je vous déclare que je ne me soucie ni peu ni prou de ce

1. *Nielle*, dans la minute originale.
2. Mot douteux; on lirait plutôt : *hem*.

qu'il en peut arriver. Sans être homme de bien, je suis pourtant convaincu de deux choses : l'une, que, quoique Dieu se serve d'hommes très injustes pour vous punir, on l'est pourtant toujours très justement, et l'on n'a jamais que ce que l'on mérite ; l'autre, que, dans trente ans d'ici au plus tard, persécuteurs ou persécutés, nous serons tous de niveau. Il n'y a qu'à se donner patience. Vous ne sauriez croire combien ces deux vues-là empêchent qu'on ne s'afflige, pour peu qu'on y fasse d'attention. Après cela, je ne serois pas trop fâché de voir comme je suis fait dans l'adversité. Il me semble que je suis assez ferme pour soutenir de sang-froid de certains coups ; mais, comme je ne l'ai pas encore éprouvé, je n'oserois en répondre, et je serois bien aise de m'en convaincre. Mais, après tout, quand j'envisage qu'il ne s'agit pour moi que de m'en retourner à Paris, car je ne crois pas qu'on m'accuse encore d'avoir commis des crimes d'État, j'avoue que ma constance ne me paroît être mise qu'à petite épreuve, que je suis fort capable de soutenir, et je dirois volontiers au roi ce que ce chapelain du feu roi Charles II lui disoit : « Sire, pendant que vous exilez tout le monde, « exilez-moi aussi afin que je m'en aille à Paris. » Il n'y a qu'une chose qui pourroit pourtant m'incommoder un peu, c'est si l'on s'avisoit de m'ôter la pension que j'ai en France, et d'empêcher que je n'en eusse en Espagne, n'ayant pas plus de ressource que j'en ai d'ailleurs ; mais encore faudroit-il bien se consoler. La seule grâce que je vous demande est que[1], si on s'avisoit, au lieu où vous êtes, de prendre un parti violent contre moi, de m'envoyer un courrier en toute diligence, et de me mander en même temps quel parti j'aurois à prendre, supposé que le roi mon maître s'y opposât. Je ferai sur cela, précisément et sans hésiter, tout ce que vous me manderez ; c'est pourquoi je vous supplie de vous consulter d'avance en cas que cela arrive, car il faut que je sache bien net à qui je devrois obéir. Si, par exemple, le Roi mandoit qu'on me renvoyât, et que le roi catholique priât le Roi son grand-père de ne le pas obliger à cela, devrois-je attendre la réponse, ou devrois-je partir sur-le-champ, dès que sa volonté me seroit donnée ?

« Venons à présent à M. le cardinal d'Estrées[2]. Je dois être fort rassuré sur son chapitre, tant par ce que vous m'en mandez que par les liaisons que j'ai avec toute sa maison ; mais j'ai pourtant bien des choses à craindre, et, si certaines forces majeures frappent, y résistera-t-on pour l'amour de moi ? D'ailleurs, je devrois être fort bien avec les Noailles ; mais je n'en suis pourtant pas sûr, et vous me feriez grand plaisir de me mander ce que j'en dois attendre, aussi bien que de M. le Chancelier et de M. de Pontchartrain, que la haine que M. de Chamillart a pour moi devroit me rendre favorable. Au surplus, je tiendrai exactement la conduite que vous me marquez avec M. le cardinal d'Estrées, la reine et Mme des Ursins. Je me dois à moi-même, et à l'honneur que vous m'avez fait de me mettre auprès du roi, de ne pas

1. Ainsi dans le manuscrit. — 2. Ci-dessus, p. 234.

périr par ma faute; mais je vous déclare que, si jamais mes affaires se raccommodent, le jour où je commencerai à savoir qu'on est content de moi sera le jour où je demanderai mon congé, et que je ne m'exposerai pas une seconde fois à essuyer l'injustice des hommes ; car je vous assure que je ne saurois pas faire mieux que j'ai fait, et, s'il étoit permis de parler de soi, je vous dirois ingénûment qu'il n'y a peut-être jamais eu de roi qui ait été servi avec tant de zèle, de vivacité, de travail, de désintéressement et de succès que le roi catholique l'a été par moi, surtout depuis deux ans que je suis en Espagne. M. de Chamillart se vantoit hier, dans une lettre qu'il a écrite à M. de Marcin, que, Dieu merci ! le voyage d'Italie n'avoit jamais été de son goût, non plus que de celui de M. d'Harcourt. Je voudrois pourtant bien que ce grand ministre nous dit quel malheur il en est arrivé au roi d'Espagne, et si, au contraire, ce n'est pas la chose du monde la plus heureuse et la plus glorieuse pour lui. Il se remercie encore dans la suite, et dit que l'on voit, par la fuite de l'Amirante, ce que c'est que d'avoir maltraité les grands. Je voudrois bien encore qu'il nous dit ce que nous lui avons fait et s'il y a quelque autre que M. le cardinal Portocarrero et M. d'Harcourt qui l'ait persécuté en lui ôtant sa charge. Il continue en disant que son sentiment n'a jamais été de se mêler des affaires d'Espagne et qu'il prie M. de Marcin de bien avertir son successeur que le Roi prétend que ce soit les grands qui gouvernent le roi d'Espagne, et qu'il ne veut en rien s'en mêler. Je ne sais s'il en a l'ordre ou non. Enfin il finit par une énigme, à laquelle nous ne comprenons rien, mais que le temps nous développera sans doute. Voici ses mots : « Quant à « ce qui regarde personnellement M. de Vendôme, je ne vous en man- « derai rien ; j'aime mieux que vous l'appreniez par la *Gazette* que par « moi. » Seroit-il aussi perdu? Cela pourroit bien être, car il a été aussi pour le voyage d'Italie. Je vous demande le secret sur ceci, hors pour M. de Torcy, à qui je demande la même grâce, à cause de M. [de] Marcin. A propos de M. de Marcin, quoique vous ne m'ayez point mandé de prendre aucunes mesures avec lui sur ce qui me regarde, j'ai cru, sans lui faire aucun détail, être obligé de lui faire part de la situation où je me trouve, parce que, s'en retournant à la cour[1], il est en état de me faire du bien ou du mal, et qu'il est important que ce soit plutôt l'un que l'autre ; et comme je lui parlai hier, devant le roi, sur les mauvais offices qu'on m'avoit rendus en France, il lui dit très hardiment qu'il seroit le plus plat homme qu'il y eût dans le monde, s'il souffroit qu'on m'ôtât d'auprès de lui, et il y paroît déterminé de reste. Mais vous le connoissez. Je l'ai mis fortement en garde contre la reine à cet égard, et même contre Mme des Ursins, et il m'a promis de faire merveille. M. de Torcy ne pourroit-il point gagner Mme des Ursins et savoir par elle et par Phélypeaux cette cabale formée contre moi auprès de la reine? Mais il faudroit que cela se fît sans qu'on ne

1. Ci-dessus, p. 235.

pût jamais deviner que c'est par Canillac qu'on a su cela. Ne pourriez-vous point me mander quel service l'abbé d'Estrées m'a rendu? Je vous envoie une de ses lettres, et une du comte, qui ne sait encore rien. Vous verrez que je suis fort bien avec eux, et je suis persuadé que le dernier me servira vivement quand il saura de quoi il s'agit. Ne pourrois-je point savoir aussi qui sont les gens qui doivent prévenir M. le cardinal d'Estrées, afin de m'en garder? Il m'est venu une chose en pensée : ne jugeriez-vous point à propos d'écrire au roi de me soutenir, et de lui faire écrire par M. le duc de Bourgogne, et surtout à la reine? Si vous croyez que ce soit une chose faisable, je ne doute point que cela ne fasse un fort bon effet. Il écrit de bonne encre, quand il veut, et je vous dirai, entre nous, que le roi [est] extrêmement mortifié du refus que le Roi son grand-père a fait de permettre à M. le duc de Bourgogne de le venir voir. Il n'en peut comprendre la raison, et en a pleuré trois heures très amèrement. Pour moi, je [ne] vois pas quel plaisir on peut prendre à les chagriner dans une chose si peu importante et qui leur feroit tant de plaisir à l'un et à l'autre. Je ne sais pourquoi vous laissez venir M. de Dénonville et Candau ici. Ce sont de bonnes gens; mais ils y ravauderont : vous connoissez leur caractère. Si cependant ils y viennent, vous pourriez fort bien me faire savoir par M. de Dénonville ce qu'il y a de plus particulier et que vous n'oseriez m'écrire. Montviel s'en retourne incessamment, comme vous le desirez ; mais je ne sais si l'intention de M. de Chamillart n'est point de faire passer en Espagne ces six officiers qu'on a envoyés pour être auprès du roi, ou quelques-uns d'eux[1]. Ils ont ordre de suivre jusque sur la frontière et d'attendre là les ordres de la cour : chose très inutile, si l'on n'a pas d'autre dessein. Surtout Monchamp, à qui on vient d'ôter son emploi sans lui en donner un autre, me paroît destiné pour une chose de cette nature. Tous ces bons Messieurs-là, si je ne me trompe, sont de bons espions de M. de Chamillart, et il y en a un que je sais certainement que M. d'Harcourt y a fait venir, car il me l'a dit, qui est de Zedde[2].

« Nous attendons ici à tous moments M. le cardinal d'Estrées, et je ne sais par qui je vous envoierai cette lettre, car je me défie fort de la poste à présent. Je renvoie tous les officiers qui ont servi à nos tables, avec leurs appointements et des gratifications. Nous allons établir le grand *bolsillo*, qui sera entre les mains du marquis de Rivas, que nous avons mis, pour cela, dans nos intérêts. La maison françoise sera mise dessus, et nous serons payés très exactement. Depuis l'administration de la reine, notre troisième quartier court, ce qui n'étoit jamais arrivé sous M. le cardinal. M. de Rivas m'a fort bien fait entendre que nous ne pouvions jamais mieux prendre notre temps pour établir le grand *bolsillo* qu'à présent, et, la reine ayant fait rétablir le sien, il paroît ridi-

1. Ci-dessus, p. 177.
2. Ainsi écrit dans la minute.

eule que le roi n'ait pas le même privilège. Ce fut M. d'Harcourt qui le fit ôter, sans savoir pourquoi, parce qu'il vouloit être le maître de tout....

« Ne croiriez-vous pas que le Roi pourroit bien s'aviser quelque jour de demander à M. de Torcy à voir mes lettres, supposé qu'il eût accoutumé de les lui montrer? Et, si M. de Torcy répondoit qu'il n'en a point reçu, il ne le trouveroit pas vraisemblable : ce qui me feroit encore de nouvelles affaires. Ainsi ne croiriez-vous pas qu'il fût à propos que, dans toutes les lettres que je lui écrirai, il y eût toujours une espèce de lettre qui se pût[1] montrer, où il n'y auroit que les choses générales, et que la seconde ne seroit que pour lui?

« L'état de votre santé, dont vous me faites part dans votre lettre, me peine tout à fait. Au nom de Dieu, tranquillisez-vous et soyez quiétiste, si vous pouvez; pour moi, j'aurois un grand penchant à le devenir sur toutes les choses de ce monde, si je n'appréhendois pas d'être chassé par ce nouvel endroit. Raillerie à part, tranquillisez-vous et fuyez toutes les visites et tous les détails, non seulement inutiles, mais qui ne sont pas absolument nécessaires, comme la peste.

« .... Je ne sais si M. de Nyert ne seroit pas de mes ennemis. »

6. *Pour le duc et la duchesse de Beauvillier seuls.*

« Du 14 décembre 1702.

« M. de Marcin part dans les meilleures dispositions du monde pour moi[2]. Il est honnête homme, et je crois qu'il fera de son mieux; mais il a un flux de bouche dont je ne vous réponds pas, et il dit souvent tout le contraire de ce qu'il veut dire. Si quelqu'un tombe à causer avec lui dans un de ses moments de vivacité, il est capable de dire cent sottises d'un homme sans le vouloir, et, le lendemain, il en dira tous les biens du monde. Je suis sûr, par exemple, [que] dans le seul démêlé que j'ai [eu] à ma vie avec lui, qui étoit pour le fauteuil de M. de Savoie, où M. de Medina-Sidonia m'avertit qu'il étoit si piqué contre moi, il aura dit cent sottises devant une infinité d'officiers de ses amis, qui auront toutes fait impression, et qu'il ne pourra jamais réparer. Ainsi je ne vous garantis rien de tout ce qu'il pourra dire dans le cabinet du Roi. Tâchez, s'il vous plaît, de le prévenir et de l'exciter à bien faire tout le plus qui lui sera possible, car vous obligerez pour lors sa vivacité à se répandre, et cela ne laissera pas de faire un très bon effet.

« Le roi vous écrit sur mon compte, et de très bonne encre. Je ne sais quel usage vous pourrez faire de sa lettre; je serois pourtant bien fâché que cela ne servît à rien, car cela me paroit bien fort, et je vous assure qu'il l'a écrite avec beaucoup de plaisir et qu'il vous dit certainement ce qu'il pense, car je ne connois guère d'hommes qui osassent lui proposer de mentir. Vous me ferez plaisir, sans faire semblant de rien, de montrer à M. le duc de Saint-Simon ce qu'il vous écrit sur mon

1. *Pusse*, dans la minute originale. — 2. Ci-dessus, p. 391 et 449.

sujet. Il est d'une discrétion à toute épreuve : vous n'avez rien à risquer. Je ne le desire que par le plaisir que je sais que cela lui fera; mais qu'il paroisse que ce soit vous qui lui en fasse la confidence comptant me faire plaisir aussi[1]. Je ne compte pas non plus qu'il y ait la moindre difficulté à la faire voir à M. de Torcy; au contraire, je crois cela nécessaire. Ou je pense de travers, ou cette lettre, jointe à celle que M. le cardinal écrira par l'ordre du roi, qui le lui a expressément recommandé, doit faire un furieux effet. A propos de lettres, je suis très embarrassé de la manière dont je me conduirai à Madrid; car je ne vous ai jamais mandé que M. de Torcy a écrit à S. M. Catholique, par ordre du Roi, qu'il étoit honteux qu'on me fît faire ses lettres, et, le roi lui ayant écrit depuis qu'il y avoit des lettres qu'il ne pouvoit pas faire sans secours, on ne lui a rien répondu : de sorte que, comme le mauvais office, qui, au lieu de tourner sur moi, devoit me faire honneur, est apparemment venu de Madrid, je ne sais ce qu'il en arrivera, lorsqu'on me verra faire la même chose. J'en ai parlé à M. le cardinal, qui m'a dit que je devois toujours continuer jusques à Madrid, que la reine feroit ses lettres : ce qui ne laissera pas d'être assez plaisant. Il m'a dit aussi qu'il falloit que la reine fût au *despacho*. Cela m'a surpris, car je vous assure qu'il n'y a rien de plus convenable pour désaccréditer le roi et le déshonorer; mais vous croyez bien que je ne m'y opposerai pas. Je vous envoie une lettre que Mme des Ursins s'est avisée de m'écrire par le chevalier des Pennes, qui m'a fait des compliments de la part de la reine, qui m'ordonne, dans la dernière confiance et sous le dernier secret, de lui dépêcher un courrier en toute diligence, ou d'y aller moi-même, si je le pouvois faire, pour qu'elle surprît le roi à son arrivée, au lieu qu'elle sait qu'il veut la surprendre. Je ne sais ce que tout ceci produira.

« J'ai appris, depuis quelque temps, que c'étoit Mlle de Chastenay, devenue depuis Mme de Chenadet, chez qui on avoit publié la lettre que j'ai écrite à mon père à l'occasion de la bataille, avec les réflexions les plus malignes. Sa sœur et elle sont enragées de ce que je n'ai pas voulu l'épouser, et, comme elles croient que je suis devenu depuis un meilleur parti, leur rage augmente, et il n'y a chose qu'elles ne disent et qu'elles ne répandent contre moi.

« Je [ne] suis pas si sûr que vous paroissez l'être qu'au cas qu'on me rappelât, l'on me conservât mes pensions. On ne maltraite guère les gens à demi au lieu où vous êtes, surtout lorsqu'ils n'ont rien fait, et vous en avez un si bel exemple devant vos yeux, que je ne sais comment vous en pouvez douter. Et comptez que, pourvu que je sauve mon honneur principalement et mes pensions, je trouverai la punition légère et je serai de moitié avec mes ennemis pour me perdre; mais il ne faut pas le dire, afin de les attraper. »

1. M. de Beauvillier répondit, le 28 : « Je ferai voir en confidence à M. le duc de Saint-Simon la lettre du roi d'Espagne, ainsi que vous me le marquez. »

II

RÉCEPTION DE SAINT-SIMON AU PARLEMENT[1].

Information d'office à la requête du procureur général du Roi, faite par nous, Thomas Dreux, conseiller du Roi en la grande chambre de sa cour de Parlement, des vie, mœurs, conversation, religion catholique, apostolique et romaine, fidélité au service du Roi, valeur et expérience au fait des armes de Mre Louis, duc de Saint-Simon, gouverneur des villes, citadelle et comté de Blaye et de Senlis, poursuivant sa réception en la dignité de pair de France[2].

« Du 31 janvier 1702.

« Me Joachim de la Chétardye, prêtre, bachelier en théologie, curé de Saint-Sulpice, âgé de soixante et quatre ans, après avoir mis la main *ad pectus*,

« A dit que M. le duc de Saint-Simon, paroissien de ladite église, y fait les exercices de la religion catholique, apostolique et romaine avec beaucoup de piété et édification; qu'il sait qu'il se confesse et communie aux fêtes solennelles, et nommément qu'il s'est acquitté de son devoir pascal à la dernière fête de Pâques; qu'il a toute la sagesse et toute la vertu que l'on peut desirer dans une personne de sa naissance et de sa dignité.

« Jo. de la Chétardye,
« curé de Saint-Sulpice.

« Mre Charles-Honoré d'Albert, duc de Luynes et de Chevreuse et de Chaulnes, pair de France, chevalier des ordres du Roi, gouverneur et lieutenant général pour S. M. de la province de Guyenne, âgé de cinquante-cinq ans, après serment, etc.,

« A dit qu'il connoît particulièrement M. le duc de Saint-Simon dès sa première jeunesse, qu'il l'a toujours vu très appliqué à ses devoirs, très assidu auprès de la personne du Roi, très attaché à son service dans la dernière guerre, où il s'est distingué, tant au siège de Namur, sous les yeux de S. M., que dans les autres occasions; qu'enfin il sait, avec tous ceux qui le connoissent, qu'il est très digne par ses qualités personnelles, aussi bien que par son illustre naissance, de succéder à Monsieur son père dans la dignité de duc et pair de France, et d'être reçu en cette qualité au Parlement.

« Charles-Honoré d'Albert, duc de Chevreuse.

1. Ci-dessus, p. 47-52.

2. Arch. nat., K 623, n° 44; document publié pour la première fois dans le volume supplémentaire de l'édition de 1873, p. 345-347. Il était d'usage de prendre deux témoins pairs et deux non pairs. Saint-Simon lui-même nous révèlera, à propos de Boufflers, que les dépositions étaient portées à la signature des témoins toutes rédigées d'avance.

« Mre Paul de Beauvillier, duc de Saint-Aignan, pair de France, comte de Buzançois, grand d'Espagne, chevalier des ordres du Roi, premier gentilhomme de sa chambre, chef du conseil royal des finances, ministre d'État, premier gentilhomme de la chambre de Mgr le duc de Bourgogne, maître de sa garde-robe, ci-devant son gouverneur, gouverneur de Mgr le duc de Berry, surintendant de sa maison, premier gentilhomme de sa chambre, gouverneur et lieutenant général pour le Roi du Havre-de-Grâce et pays en dépendants, ci-devant gouverneur du roi catholique, surintendant de sa maison et premier gentilhomme de sa chambre, âgé de cinquante-trois ans, après serment, etc.,

« A dit que M. le duc de Saint-Simon a toutes les qualités nécessaires pour succéder à la dignité de pair de France, héréditaire à sa maison; qu'il joint à une haute naissance et à beaucoup de sagesse toute l'attention possible à ses devoirs; que, dans la dernière guerre, il a servi les six dernières campagnes, et qu'il s'y est distingué dans toutes les occasions, et surtout à la bataille de Nerwinde.

« PAUL DE BEAUVILLIER, DUC DE SAINT-AIGNAN.

« Mre Claude, comte de Choiseul, maréchal de France, chevalier des ordres du Roi, général de ses armées, gouverneur de la ville de Saint-Omer et commandant à Langres, âgé de soixante et neuf ans,

« A dit que M. le duc de Saint-Simon remplit très dignement le rang qu'il tient dans le Royaume; que, lors de la dernière guerre, où lui, déposant, avoit l'honneur de commander l'armée du Roi en Allemagne, il l'a toujours vu servir très assidûment à la tête de son régiment de cavalerie, et que son mérite et sa piété sont si connus, que le témoignage qu'il en rend ne peut rien ajouter à ce que tout le monde en sait. « LE MARÉCHAL DE CHOISEUL.

« Fait par nous, conseiller et commissaire susdit :

« DREUX[1]. »

Procès-verbal de réception au Parlement[2].

« Du 3 février 1702[3].

« Vu par la Cour, les grand chambre et Tournelle assemblées, l'information faite d'office, à la requête du procureur général du Roi, le 31e janvier 1702, par Messire Thomas Dreux, conseiller à ce commis,

1. A ce document devraient être jointes la requête du récipiendaire et la réponse du procureur général; mais elles manquent dans le dossier.

2. Arch. nat., X1A 8418, fol. 74, et X1B 8887 (minutes); procès-verbal publié pour la première fois dans la *Gazette des tribunaux*, le 19 septembre 1856, p. 919.

3. Le registre ne donne pas la liste des pairs et magistrats présents à la séance, comme nous l'avons eue pour la réception du duc du Maine en 1694 (tome II, appendice II, p. 443-446). Comparez le récit de la réception du maréchal de Boufflers, en 1709, dans le tome VI des *Mémoires*, éd. 1873, p. 320-324. Aux grandes occasions, on était près de trois cents sur les bancs fleurdelisés.

des vie, mœurs, conversation, religion catholique, apostolique et romaine, fidélité au service du Roi et expérience au fait des armes de Messire Louis, duc de Saint-Simon, gouverneur des villes, citadelle et comté de Blaye et de Senlis; les lettres patentes du Roi données à Paris au mois de janvier 1635, signées : Louis, et, sur le repli : « Par le Roi, Bouthillier, » et scellées du grand sceau de cire verte en lacs de soie[1], par lesquelles, pour les causes y contenues, le seigneur Roi a uni et incorporé à la terre de Saint-Simon, située au pays et comté de Vermandois, les baronnies, vicomté, terres, seigneuries, justices, châteaux, bourgs et villages de Benay, Clastres, Pont-Artemps, Avesne, Gauchy, Ugny-l'Équipée, Thorigny, Pontruet, Savy, Remigny, Pithon, Aubigny, Ivregny, Corbeny, Dury et fiefs des Halles de Saint-Quentin et de Saint-Prix[2], leurs appartenances et dépendances, et autres y jointes et qu'il pourra y joindre, et le tout créé et érigé en nom, titre et dignité de duché et pairie, veut le seigneur Roi que lesdites terres et seigneuries et baronnies soient dites et appelées le duché de Saint-Simon, pour en jouir et user du jour de ladite érection, perpétuellement et à toujours, et relever à une seule foi et hommage du seigneur Roi, par Messire Claude de Saint-Simon, chevalier des ordres du Roi, son premier écuyer, grand louvetier de France, gouverneur et lieutenant général du seigneur Roi ès ville et citadelle de Blaye, tant du seigneur Roi que de sa couronne, et, après son décès, par ses hoirs mâles, avec les honneurs, autorités, prérogatives, séance, profits et privilèges qui appartiennent à ladite dignité, et ainsi que les autres ducs et pairs en jouissent, et ce sous le ressort de la couronne, et ainsi que plus au long le contiennent lesdites lettres à la Cour adressantes; arrêt d'enregistrement desdites lettres en ladite Cour, et la réception dudit sieur Claude de Saint-Simon en la dignité de duc et pair de France du 1er février 1635; l'extrait baptistaire dudit sieur Louis de Saint-Simon, fils dudit sieur Claude, duc de Saint-Simon, et de dame Charlotte de l'Aubespine, son épouse, du 29e juin 1677, par lequel il paroît que ledit sieur Louis de Saint-Simon est né le [1]6e janvier 1675; sa requête afin d'être reçu en la dignité et qualité de duc et pair de France[3]; conclusions du procureur général du Roi; ouï le rapport dudit sieur conseiller, la matière mise en délibération;

« La Cour a arrêté et ordonné que ledit [Messire] Louis de Saint-Simon

1. Voir le texte donné dans notre tome I, p. 438-440. Depuis la publication de ce volume, l'original des lettres patentes s'est retrouvé dans les papiers laissés par la veuve du général de Saint-Simon et communiqués par M. Maxime Duval.

2. Voici comment tous ces noms de lieux sont écrits sur l'original dont il est question dans la note précédente : « Benet, Clastre, Pont-Artan, Avesne, Gauchy, Oigny, l'Esquippée, Thorigny, Ponthruel, Savy, Ruminy, Piton, Aubigny, Jargny, Corbeny, Dury, fiefs des halles de Saint-Quentin et de Saint-Pry. »

3. Il avait prêté hommage au Roi dès le 5 mars 1694 : tome I, p. 491, et tome II, p. 140, note 2.

sera reçu en la qualité et dignité de duc de Saint-Simon, pair de France, en prêtant par lui le serment accoutumé de bien et fidèlement servir, assister et conseiller le Roi en ses très hautes et très importantes affaires, et, prenant séance en ladite Cour, d'en tenir les délibérations closes et secrètes, rendre la justice aux pauvres comme aux riches, garder les ordonnances, et en tout se comporter comme un bon, sage, vertueux et magnanime pair de France doit faire.

« Et à l'instant mandé, après qu'il a eu quitté son épée, fait ledit serment et repris son épée, a été reçu[1].

« Fait en Parlement, le 3 février 1702.

« De Harlay. Dreux. »

Dans la même séance furent enregistrées trois lettres patentes autorisant le nouveau duc d'Orléans à nommer aux offices de judicature dans son apanage, à percevoir la partie des droits de la feue duchesse de Savoie sur la succession de sa mère qui avait été abandonnée par la duchesse de Lorraine en 1698, et enfin à nommer aux bénéfices consistoriaux de son apanage. Avant la réception, on avait enregistré les lettres de naturalité du prêtre Joseph Jadin, né hors du Royaume, à Saint-Hubert-en-Ardennes, et un édit de création de cent mille livres d'augmentations de gages à lever par les officiers des Cours et Compagnies.

D'ordinaire (*Mémoires de Luynes*, tome XIV, p. 88) on réservait une cause intéressante pour la fin de l'audience. Comme je l'ai dit plus haut[2], la séance de réception du 3 février fut terminée par le jugement d'un procès entre la duchesse de Lesdiguières et M. de Chamlay[3].

La séance au Parlement ayant été prise, il y avait encore à procéder à la réception de notre duc en qualité de gouverneur de la ville de Senlis et à son installation : cette dernière formalité eut lieu le 29 mars, comme Saint-Simon l'avait demandé au corps des maire et échevins par la lettre que j'ai publiée dans le volume supplémentaire de l'édition de 1873, p. 220, puis dans l'appendice IX du tome I de la présente édition, p. 545, avec le cérémonial de réception à Senlis; mais je n'ai pas donné le procès-verbal de réception au Parlement, que voici[4] :

« Du jeudi 2e mars 1702, du matin.

« M. le Premier Président.

« Ce jour, la Cour, après avoir vu l'information faite d'office à la requête du procureur général du Roi, de l'ordonnance de ladite Cour, le 27e février dernier, par Messire Thomas Dreux, conseiller commis, des vie, mœurs, conversation, religion catholique, apostolique et romaine et fidélité au service du Roi, valeur et expérience au fait des armes de

1. On peut voir les formules de réception dans le *Journal d'Olivier d'Ormesson*, tome II, p. 414-416, 2 décembre 1665.

2. Ci-dessus, p. 52, note 1.

3. Arch. nat., X1A 6719, fol. 19 v°. — 4. Arch. nat., X1A 8418, fol. 99 v°.

Messire Louis, duc de Saint-Simon, pair de France, gouverneur des ville, citadelle et comté de Blaye, pourvu de l'état et office de bailli et gouverneur de la ville de Senlis; les lettres de provisions dudit office données à Versailles le 10ᵉ mai 1693, signées : LOUIS, et, sur le repli : « Par le Roi, Phélypeaux, » et scellées du grand sceau de cire jaune; requête afin d'être reçu audit état et office; conclusions du procureur général du Roi; ouï le rapport dudit sieur Dreux, conseiller; la matière mise en délibération;

« A arrêté et ordonné que ledit Messire Louis, duc de Saint-Simon, pair de France, sera reçu audit état et office de bailli et gouverneur de la ville de Senlis en prêtant le serment accoutumé, et à la charge de ne rien entreprendre sur la jurisdiction contentieuse, mais de tenir la main à l'exécution des édits et déclarations du Roi, arrêts et règlements de ladite Cour.

« Et à l'instant mandé, a fait ledit serment, juré fidélité au Roi, et a été reçu. »

Quant au présent d'argenterie dont Saint-Simon a parlé p. 51-52, le duc de Luynes écrivait ceci en 1751 (tome XI de ses *Mémoires*, p. 56-57) :

« L'usage des présents subsiste toujours. Le pair qui veut se faire recevoir, soit qu'il soit héréditaire ou de nouvelle érection, après avoir demandé l'agrément du Roi et fait les visites ordinaires, envoie un présent au premier président et un autre à son rapporteur. Ce présent consiste en vaisselle d'argent. L'ancienne étiquette étoit d'en donner pour prix et somme de douze mille livres au premier président, et six mille livres au rapporteur; ces présents étoient acceptés sans difficultés. M. de Lamoignon, président avant M. de Harlay, fut le premier qui renvoya le présent, par considération pour celui qui le lui faisoit, qui étoit de ses parents ou de ses amis; le rapporteur, à son exemple, n'osa pas l'accepter, et depuis il a toujours été d'usage de renvoyer lesdits présents sans en rien prendre. Il n'y a eu que M. Portail, premier président, qui, pour conserver une partie du droit, prenoit une petite cuillère de sel ou à café, ou quelque pièce d'argent de cette valeur : ce qui n'a pas été imité par ses successeurs. Ainsi il n'en coûte à cet égard, à celui qui doit être reçu, que le louage de la vaisselle qui est présentée, ce qui peut monter aux environs de trois cents livres. »

Enfin, tandis que, jadis, comme je l'ai fait observer p. 51, note 6, l'avocat chargé de présenter les lettres du récipiendaire prononçait un discours en son honneur, le même duc de Luynes nous apprend (*Mémoires*, tome XV, p. 405) qu'on n'avait conservé que pour les nouvelles érections l'usage d'insérer dans le rapport du conseiller un très bref éloge du nouveau duc et pair; celui-ci répondait par un compliment, et le premier président terminait par une réplique. On en aura plusieurs exemples dans les *Mémoires*, et le discours du premier président de Harlay au duc du Maine, en 1694, est déjà imprimé dans l'Appendice de notre tome II, p. 445-446.

III

LA DÉMISSION DE SAINT-SIMON[1].

Dans la première rédaction de son autobiographie, c'est-à-dire dans la notice sur le duché-pairie de SAINT-SIMON, notre auteur avait résumé en quelques traits sa carrière militaire et les motifs de sa démission de 1702[2]. Il ne sera pas inutile de reproduire ici cette rédaction, avec la référence aux passages des *Mémoires* où figurent les même faits.

« Il[3] plut au Roi au siège de Namur[4], mousquetaire, qui lui donna une compagnie l'année suivante[5].... Il se trouva aux sièges d'Huy et de Charleroy[6], et à la bataille de Neerwinde, où il étoit à la gauche de première ligne[7]. Il y plut aussi aux troupes et aux offi-

1. Ci-dessus, p. 52-62, et Addition nº 49.

2. Tome XXI et supplémentaire de l'édition de 1873, p. 83-86.

3. On se rappelle que, dans toutes les rédactions antérieures à celle des *Mémoires*, Saint-Simon ne parle jamais de lui qu'à la troisième personne.

4. Tome I, p. 35-55, et ci-dessus, p. 453. Antérieurement (tome I, p. 30), il a attribué au chef de sa compagnie, Maupertuis, et à « ses bons offices, la première opinion que le Roi prit de lui. » Puis (p. 33) il a dit avoir monté une fois la garde chez le Roi, lors d'une revue passée à Compiègne. Pendant le siège même, il ne put se distinguer, de son propre aveu, qu'en donnant l'exemple de la docilité lorsque les compagnies rouges, gendarmes et chevau-légers, se refusaient à la corvée des sacs de grain (p. 43-45), et, comme le brigadier Marin en alla rendre compte, « ce fut, dit-il, un service qui m'attira plusieurs discours obligeants du Roi, qui chercha toujours, pendant le reste du siège, à me dire quelque chose avec bonté, toutes les fois qu'il me voyoit.... » Du reste, comme nouveau dans le corps, il ne prit part à aucune action, et reprit le chemin de Paris après la reddition de Namur et le départ de la cour. Le seul péril qu'il courut fut, en revenant, d'être tué par l'imprudence et l'enfantillage de son ami Coëtquen (p. 55-57).

5. Il l'eut sans bourse délier, en pur don du Roi, mais fort délabrée et tenant garnison à Mons. Le Roi « répondit très obligeamment » à ses remerciements : tome I, p. 113-114.

6. Avant ces sièges de 1693, il s'était borné (p. 228) à « faire sa cour aux généraux et aux princes, » ou bien à prendre l'ordre chez le maréchal de Luxembourg (p. 232) « pour aller voir ce qui se passoit et ce qui se feroit le lendemain. » Quand la cour repartit précipitamment (p. 234), le Roi lui « fit l'honneur de lui souhaiter une heureuse campagne. » Il n'aperçut que de loin l'affaire d'Heylissem, 14 juillet (p. 235-237). Du siège de Huy, pris en trois jours, il ne vit que la sortie de la garnison, le 23 juillet. Quant au siège de Charleroy, il ne fut pas du corps d'armée qui le faisait, mais de celui qui le couvrait, « assez près pour s'aller promener souvent au siège » (p. 269-271).

7. Il a pris part à cinq charges de la cavalerie, et, grâce à son refus de se mettre sur la droite de son escadron à la place du capitaine Du Puy, il en a été « quitte en tout pour la croupière du courtaud coupée et un agrément d'or de son habit bleu déchiré. » Mais son gouverneur et son gentilhomme ont eu des mésaventures burlesques (p. 249-251). Voyez ci-dessus, p. 454.

ciers[1], et, en arrivant de l'armée, il eut un régiment de cavalerie, en novembre 1693[2].... [En 1694,] il obtint de changer la destination de son régiment sur le point d'aller en Flandres, qui fut envoyé en Allemagne[3], où, sans le savoir, il se fit fort remarquer du maréchal de Lorge, qui commandoit l'armée[4]. »

Ni dans cette campagne de 1694, ni dans les suivantes, le mestre de camp du régiment de Saint-Simon ne se signala par quelque action notable. Tout ce qu'on a pu trouver sur lui, au Dépôt de la guerre, c'est[5] une forte et dure réprimande que lui attira le mauvais état de son régiment, lorsqu'il fut entré dans les quartiers d'hiver. Rien à dire des campagnes de 1696 et de 1697, faites, celles-là, sous les ordres et avec la « confiance » du maréchal de Choiseul[6], et non plus du maréchal de Lorge, dans les brigades de Harlus, du « bonhomme Lugny[7], » et de Ligondès. Sa rentrée à Paris, en 1696, un peu prématurée, fit esclandre à la cour, et put accentuer encore les mauvaises dispositions du Roi à son égard[8]. Quand finit la dernière campagne, celle de 1697, son régiment était en médiocre état[9], tout aussi médiocre, selon les apparences, que lorsque Villars en avait passé la revue le 8 juillet 1694[10]: il n'y avait donc aucun parti à en tirer du moment que la conclusion de la paix entraînait une réforme générale.

« A la paix de Ryswyk, dit-il[11], la réforme se fit sans règle[12]; le

1. Quand tout le monde avait « les dents bien longues » après cette dure journée, son convoi de victuailles et son maître d'hôtel ont été les bienvenus. Ensuite (p. 250-251) il a « pris quelques anciens officiers.... pour aller visiter le champ de bataille, » puis (p. 261) a couché en colonne avec sa brigade, et a prêté, le lendemain matin, sa lunette d'approche à l'état-major des généraux pour suivre la retraite des derniers escadrons ennemis.

2. Il avait refusé, après la bataille (p. 268), la succession de son propre mestre de camp de Royal-Roussillon, que le lieutenant-colonel et tous les autres capitaines voulaient demander pour lui. On a dit que peut-être il ne prit un régiment gris, et ne le paya au delà du taux réglementaire, que pour « faire sonner son nom et faire porter sa livrée à ses trompettes » (p. 283, note 3). Il lui fallut emprunter pour payer cet achat (tome II, p. 140, note 2).

3. Il a présenté par écrit au Roi ses raisons pour ne point servir sous le maréchal de Luxembourg, alors en procès avec les ducs et pairs, et M. de Luxembourg en a eu un dépit véritable (tome II, p. 135-136); mais le Roi, dans un long entretien (p. 140-141), lui a recommandé la sévérité à l'égard de son régiment.

4. Tome II, p. 140 et suivantes. Son équipage et son train de maison à l'armée du Rhin n'ont pas eu moins de succès qu'en Flandres (p. 146, 162, etc.). Sa connaissance de la langue allemande a rendu service à l'occasion (p. 142 et 166).

5. Tome II, p. 336, note 6. — 6. Ci-dessus, p. 454.

7. Tome III, *passim*. — 8. Tome III, p. 251-253.

9. Tome IV, p. 223, note 1. — 10. Tome II, p. 153, note 3.

11. Tome XXI de 1873, p. 85

12. Ci-dessus, p. 52-53.

régiment et la compagnie même du duc de Saint Simon furent réformées (*sic*). Barbezieux, qui les savoit bonnes, les incorpora dans ceux de son beau-frère et de ses amis, et mourut aussitôt[1]. »

C'était le sort commun de beaucoup d'autres, comme il l'a dit lui-même plus haut[2], et nous verrons, en pareille occasion, des mestres de camp se résigner au rôle de colonel réformé, par exemple ce comte de Lorge qui sut devenir maréchal de France après avoir été « à la suite » du régiment du duc de Ruffec[3]. Quand même Saint-Simon eût été en meilleurs termes avec le secrétaire d'État de la guerre, celui-ci n'eût pu lui épargner ce désagrément. Il est probable que son peu d'égards pour le mestre de camp Saint-Mauris, simple gentilhomme de Franche-Comté qu'il n'avait vu de sa vie[4], et surtout sa façon originale de passer aux eaux de Plombières les deux mois que la « pédanterie » du règlement l'obligeait à servir chaque année, achevèrent de le faire mal noter dans les bureaux.

« Chamillart[5].... voulut signaler son premier commencement par une promotion la plus étrangement nombreuse qui eût jamais été faite. Il y eut soixante brigadiers[6], et, quoiqu'on eût lieu, en toutes façons, d'être content du service du duc de Saint-Simon, il fut oublié, et la promotion comprit six[7] brigadiers moins anciens que lui, dont le comte d'Ayen, maintenant le maréchal-duc de Noailles. Il fut piqué au vif, son beau-frère de même[8]. »

A lire attentivement les *Mémoires*[9], il semble que, même sans passé plus brillant, son nom, sa dignité ducale, sa qualité de gendre du maréchal de Lorge eussent pu suffire à lui faire accorder un nouveau régiment dans la réorganisation de 1701-1702, comme à tant d'autres officiers réformés en 1697, si, d'autre part, l'esprit militaire, la volonté de bien faire l'avaient porté à reprendre du service, coûte que coûte. Mais, assidu seulement à faire sa cour[10], à recueillir quelques mots de la bouche du Roi, « qui étoit chose bien marquée et bien comptée[11], » il ne voulut point se remuer, ni mettre personne en mouvement, alors même que la promotion fut devenue chose imminente[12]. Sa place n'était

1. Comparez ci-dessus, p. 417, l'Addition n° 417.
2. Ci-dessus, page 53. — 3. Ci-dessus, p. 53-54.
4. Tome IX, p. 220, note 3. — 5. Tome XXI de 1873, p. 85.
6. Trente-neuf ou quarante seulement pour la cavalerie, quatre-vingt-dix pour les deux armes : ci-dessus, p. 47, note 3.
7. Cinq seulement : ci-dessus, p. 55.
8. Est-ce Lauzun? Les *Mémoires* ne parlent point de lui à cette occasion.
9. Ci-dessus, p. 54-55.
10. C'est un esprit qui « n'est pas du sublime, mais droit, et fait bien sa cour, » nous ont dit les *Caractères* inédits de 1703 (notre tome II, p. 140, note 2).
11. Ci-dessus, p. 54.
12. On se demande s'il en eût été autrement, neuf ou dix mois plus tard, quand le mariage de son beau-frère Quintin avec la seconde fille du ministre fut devenu une « mine d'or » pour la famille : ci-dessus, p. 403.

plus dans une armée où les « actions » seules, à l'exclusion des dignités et de la naissance, pouvaient prévaloir sur cet ordre du tableau si humiliant, si pernicieux. Le régiment n'étant pas venu de lui-même, la promotion de cinq des cadets de Saint-Simon au grade de brigadier — dont quatre étaient des « gentilshommes particuliers, » mais aussi de très braves officiers, parvenus par leur seul mérite et qui venaient de se distinguer soit en Italie, soit sur le Rhin — fut, non pas la goutte d'eau qui fait déborder le vase, mais le prétexte pour donner quelque spécieux à une retraite si inopportune. Encore eut-il l'habileté de laisser prendre les devants à ses proches et à ses amis, soit que ceux-ci fussent dépités de voir rejaillir jusque sur eux-mêmes une pareille « inconsidération, » soit qu'ils eussent jugé, en leur for intérieur, que la guerre, les camps et les combats n'étaient pas précisément le fait d'un petit et chétif seigneur, plus agité et bavard que belliqueux. Est-il vrai que ses déchirements de conscience, sa crainte d'être perdu à jamais dans l'esprit du Roi et dans l'opinion publique, le sentiment enfin qu'il manquait au premier devoir d'un fidèle vassal, le tinrent en suspens aussi longtemps qu'il le raconte dans ces trois ou quatre pages émues[1]? Je n'en suis pas bien convaincu, et croirais plutôt, pour les raisons dites plus haut, qu'il songea uniquement à dégager sa dignité de duc et pair.

Comme il sait habilement colorer sa résolution, tout en en rejetant la responsabilité sur les personnages les plus considérables! « Ils (lui et son beau-frère) ne se plaignirent point[2]; mais, par le conseil des maréchaux de Lorge et de Duras, et de M. de Beauvillier[3], sans lequel il ne faisoit rien, il écrivit au Roi que sa santé ne lui permettoit pas de continuer le service, et lui présenta sa lettre. Le Roi, piqué lui-même à son tour, comprit bien que la réforme, la promotion, la conjoncture de la paix toute récente étoient les causes véritables, et la santé le voile, et fut des années sans en revenir[4]. »

Alors même que le Roi n'eût jamais fait fonds sur ce jeune mestre de camp, il n'aimait pas que l'on quittât le service[5], et, sans refuser jamais son autorisation, il pensait, comme Dangeau[6], que c'est un malheur de prendre ce parti-là en temps de guerre. En décembre 1701, il n'avait permis à quelques vieux brigadiers de vendre leurs régiments que pour faire place à de plus jeunes mestres de camp, réformés ou non[7].

1. Ci-dessus, p. 57-60. — 2. Tome XXI de 1873, p. 85-86.

3. Dans les *Mémoires* (ci-dessus, p. 57), il ajoute le Chancelier et le duc de la Rochefoucauld, et fait tenir à ses cinq amis une sorte de conseil en forme.

4. Dans l'Addition n° 417 : « Le Roi, qui ne s'y méprit pas, en fut piqué lui-même à l'excès, le témoigna; et cela dura du temps, que M. de Saint-Simon laissa paisiblement couler. »

5. Suite des *Mémoires*, tome XII, p. 54. — 6. *Journal*, tome VIII, p. 297.

7. *Ibidem*, p. 270. En 1688, M. de Chevilly se retirant moins à cause de ses blessures que par dépit de n'avoir pas été promu brigadier, le Roi ne

Mais encore fut-il dépité de la démission de notre jeune duc jusqu'à « ne vouloir pas qu'on s'en aperçût »? Ou bien en prit-il assez facilement et promptement son parti pour marquer, dès la première occasion, qu'il n'en avait ni regrets, ni rancune? Laissons cette question au futur biographe qui aura à lire entre les lignes de l'anecdote du « bougeoir » et des pages qui suivent[1].

On pourrait citer bien d'autres démissions tout à fait analogues, et dans tous les temps : celle du duc de Rohan en 1676, parce qu'il n'avait pas été promu brigadier[2]; celle du marquis de la Fare, en 1677, pour le même motif[3], et aussi par désir de se consacrer tout entier à une vieille amie et au jeu de bassette; celle du comte de Châtillon, en 1692[4], qui était précisément mestre de camp du régiment acheté l'année suivante par notre Saint-Simon : « Le comte de Châtillon[5], mestre de camp de cavalerie, vint trouver le marquis de Barbezieux, et le pria de dire au Roi qu'il supplioit S. M. de le vouloir faire maréchal de camp, et qu'il y avoit si longtemps qu'il avoit l'honneur de le servir, qu'il ne lui étoit plus permis de le faire en qualité de mestre de camp; qu'il ne prenoit point, comme tant d'autres, le prétexte de sa mauvaise santé pour se retirer, et qu'au contraire il étoit plus que jamais en état de lui rendre service; mais que, après avoir vu passer devant lui un si grand nombre de ses cadets, il ne pouvoit plus se résoudre à devenir brigadier, et que, en cas que le Roi n'eût pas la bonté de le faire maréchal de camp, il le supplioit d'agréer qu'il lui donnât la démission de son régiment. Le marquis de Barbezieux rendit compte au Roi de ce que le comte de Châtillon lui avoit dit, et le Roi lui ordonna de recevoir sa démission : ce qu'il fit. En même temps, le prince Paul de Lorraine, qui étoit capitaine dans le régiment du comte de Châtillon, traita avec lui de son régiment[6]. » Ce comte de Châtillon agit franchement; mais il n'était pas duc et pair.

Si nombreuse que fût la promotion du 29 janvier 1702, il y eut d'autres mécontents que Saint-Simon[7] : « le comte de Vaillac, le marquis de Coëtenfao, Narbonne, et plusieurs autres brigadiers de cavalerie qui croyoient devoir être maréchaux de camp; le marquis de Montmorency, le marquis de Sébeville, Polastron, et plusieurs autres maréchaux de camp qui prétendoient devoir être lieutenants généraux; le

lui permit de vendre son régiment de dragons que la moitié de sa valeur : *Sourches*, tome II, p. 223. Saint-Simon citera encore l'exemple du marquis de Nesle (tome X de 1873, p. 184). Voyez ci-après, p. 464.

1. Ci-dessus, p. 62-63 et 417. Il semble (p. 64) que le Roi s'empressa de supprimer son nom des listes de Marly, et, quoi qu'on dise notre duc, cette privation lui dut être pénible.

2. *Lettres de Mme de Sévigné*, tome IV, p. 394.

3. Ses *Mémoires*, p. 285 286. — 4. *Dangeau*, tome IV, p. 209.

5. Dangeau le qualifie de marquis. Je ne trouve pas son nom dans l'*Histoire de la Cavalerie*, par le général Susane.

6. *Mémoires de Sourches*, tome IV, p. 148.

7. *Ibidem*, tome VII, p. 189, note 5.

marquis de Raffetot, le marquis de Tourouvre, Montmorency, et plusieurs autres colonels d'infanterie, et de même plusieurs mestres de camp de cavalerie, qui prétendoient être brigadiers. » Citons encore Montbron, Calvo et le marquis d'Arpajon, qui n'étaient pas faits brigadiers, mais qui ne donnèrent point leur démission; le dernier avait refusé d'aller servir en Italie avec son second bataillon[1]. Raffetot, Calvo et Montbron passèrent dans la promotion du 23 décembre suivant, comme Grancey, Chépy, Tillières, le chevalier de Sully, le duc de Brissac, et autres oubliés du 29 janvier[2], et le marquis d'Arpajon passa dans celle du 2 avril 1703.

Le mestre de camp du Bordage obtint permission de vendre son régiment au commencement de novembre, parce que « sa santé n'étoit pas trop bonne[3]. » Cadrieu, excellent brigadier d'infanterie, se retira aussi au mois de mai 1703, parce qu'il n'avait pas été fait maréchal de camp dans la promotion de décembre[4]. Villequier avait démissionné dans le courant de 1702, mais à cause du « mauvais état de ses affaires[5]. » Yolet, mestre de camp du régiment de Berry, obtint également de vendre son régiment au marquis de Sandricourt parce que son lieutenant-colonel Streiff avait été promu brigadier, et point lui[6]. Plus tard, sous la Régence, Saint-Simon obtint une réparation pour Yolet, et le fit nommer maréchal de camp sans avoir été brigadier[7].

Villars lui-même songea aussi à se retirer en 1702, parce qu'il ne voyait pas venir le bâton de maréchal; heureusement pour lui et pour la France, son mariage vint à propos le distraire de ce mécompte[8].

Beaucoup d'officiers de la gendarmerie, qui était commandée pour aller en Italie, se défirent de leurs grades avant la promotion, « les uns par la maladie, les autres par le mauvais état de leurs affaires, » et, quoique trouvant cela fort mauvais, le Roi le leur permit[9]. Citons, dans le nombre, Simiane, Blincourt, Chaulieu. M. Frédéric Masson a publié la lettre que le comte de Grignan écrivit, pour son gendre Simiane, à Chamillart, et la réponse de celui-ci[10].

Au nombre des mécontents de 1702, le marquis de Thors, qui se mariait, prétexta de sa mauvaise santé pour se retirer; en réalité, c'est que ses cadets étaient nommés brigadiers[11]. Ce fut aussi le motif de la retraite du vieux gascon la Devèze, mal noté pour une ancienne querelle avec son lieutenant-colonel[12]. Le comte du Luc vendit son régi-

1. *Gazette d'Amsterdam*, n° XII. — 2. *Sourches*, tome VII, p. 436-438.
3. *Dangeau*, tome IX, p. 33. — 4. Notre tome III, p. 235.
5. *Dangeau*, tome VIII, p. 385.
6. *Ibidem*, p. 396, et tome XVII, p. 343 et 344.
7. Ci-après, p. 466. — 8. Ses *Mémoires*, tome II, p. 12-13.
9. *Dangeau*, tome VIII, p. 263; *Gazette d'Amsterdam* de 1702, Extr. II.
10. *Le Marquis de Grignan*, p. 256-257. Ce marquis, beau-frère du démissionnaire, passa brigadier dans la promotion du mois suivant.
11. *Dangeau*, tome VIII, p. 373; *Mémoires de Sourches*, tome VII, p. 235, note 5.
12. *Sourches*, tome VII, p. 245, note 5.

ment d'Angoumois[1]; le marquis de Talleyrand, celui de la Marine, pour cause d'infirmités[2]; le marquis de Béon, celui de Bassigny, pour vaquer à ses affaires[3]. Deux aides-majors des gardes du corps, Sérignan et la Taste, faits maréchaux de camp le 29 janvier, furent obligés de vendre, l'un n'étant plus en état de servir, l'autre étant embarrassé dans ses affaires[4]. Enfin il est permis de croire que le dépit de n'être pas brigadier fut pour quelque chose dans la désertion du prince d'Auvergne[5].

Après la campagne, le marquis de Kerouartz, capitaine-lieutenant des chevau-légers du duc de Berry, dépité de n'avoir été fait brigadier dans aucune des deux promotions, vendit sa charge au marquis d'Illiers[6]. On répandit alors le bruit que les ducs d'Uzès et de Lesdiguières, le prince de Léon et plusieurs autres personnes des plus considérables quittaient le service[7]; mais il n'en fut rien. Le comte de Montignac, colonel du régiment du Vexin, obtint l'agrément du Roi pour vendre, sous prétexte de mauvaise santé, mais plutôt, dit l'annotateur des *Mémoires de Sourches*[8], « parce qu'on avoit fait brigadiers à Kaiserswerth le marquis de Brancas et le marquis de Marillac, moins anciens colonels que lui, quoiqu'il eût été au siège avec eux. » M. de Verue, que nous connaissons déjà par sa femme, se consola en achetant de Villars la charge de commissaire général de la cavalerie, qui le mit au-dessus de tous les brigadiers[9].

Enfin le nombre des démissions de capitaine de cavalerie était devenu assez grand dès le mois de mars 1702 pour que le Roi interdît à ceux qui vendaient leur compagnie en vue de quitter le service, et non pour acheter un régiment ou quelque autre emploi, d'en demander plus de six mille livres dans les régiments gris, et plus de dix mille dans les royaux[10].

Au milieu des mécontents, Saint-Simon passa inaperçu, quoi qu'il en dise, tandis que les contemporains ont souligné certaines démissions, comme, par exemple, celle-ci, du fils aîné du duc de la Rochefoucauld, qui était maréchal de camp depuis quelques années : « Le duc de la Rochefoucauld pria le Roi, vendredi dernier[11], que M. de la Rocheguyon, son fils, pût se retirer du service, parce qu'il ne pouvoit presque compter que sur ce fils, l'autre étant trop jeune, et que, s'il venoit à le perdre, les trois belles charges qu'il possède seroient perdues pour sa famille, se soumettant néanmoins à ce que S. M. jugeroit plus conve-

1. *Dangeau*, tome VIII, p. 374.
2. *Ibidem*, p. 396; *Sourches*, tome VII, p. 269.
3. *Sourches*, tome VII, p. 254. — 4. *Dangeau*, tome VIII, p. 350.
5. Ci-dessus, p. 248, note 4. C'est le premier motif qu'il donna de sa sortie hors du Royaume, dans sa lettre au ministre. Nous verrons qu'un autre déserteur, Langallerie, avait le même sujet de se plaindre, n'ayant pas été fait lieutenant général.
6. *Dangeau*, tome IX, p. 75 et 114. — 7. *Sourches*, tome VII, p. 398.
8. *Ibidem*, p. 434. — 9. *Ibidem*, tome VIII, p. 70.
10. Comparez ci-dessus, p. 461, note 7.
11. Le 10 mars 1702. C'est le jeudi 9 selon Dangeau.

nable pour le bien de son service. Le Roi approuva ses raisons, et même l'en loua, en lui donnant son consentement[1]. » « C'est une perte pour le service du Roi, dit Dangeau[2], car M. de la Rocheguyon est galant homme et bon officier. »

Nous verrons encore, en 1710, la promotion du 30 mars faire un « nombre effroyable » de mécontents[3], Montviel entre autres, qui se retirera de dépit de n'être pas fait maréchal de camp. En revanche, le marquis de Miroménil, qui avait été oublié dans deux promotions précédentes et s'en était allé chez lui sous prétexte de maladie, voulut néanmoins rejoindre son régiment dans Béthune menacé, et le Ro récompensa cette belle conduite par le grade de maréchal de camp[4].

On a écrit[5] que « la disgrâce de Saint-Simon fut complète » à partir de ce jour-là; mais, si cela présuppose qu'il ait jamais joui d'une faveur réelle, je demanderai quand et comment elle avait commencé. M. Amédée Lefèvre-Pontalis l'a dit[6] : « Saint-Simon était de ces hommes dont parle la Bruyère, « que la cour ne rend pas contents, mais « qu'elle empêche de l'être ailleurs. » Jusqu'ici nous ne l'avons vu se signaler que par des petitesses et des mesquineries de détail dans la vie journalière de Versailles, dont il essaie vainement de faire parade, comme si elles avaient présenté quelque importance, et, malgré son travail assidu pour se rattacher aux puissants du temps présent et du temps à venir, il ne compte littéralement point, à moins que ce ne soit comme esprit inquiet, taquin et brouillon. A l'armée, il en a été de même qu'à la cour, et son départ n'a pu laisser de regrets bien profonds ni au Prince ni au ministre.

J'ai cherché jadis, dans la correspondance de celui-ci, c'est-à-dire de Chamillart, au Dépôt de la guerre, quelque trace de relations avec notre duc au sujet de sa démission : je n'ai trouvé, pour l'année 1702, que trois minutes de lettres relatives à d'autres affaires dont les *Mémoires* parleront. Il est bon, du moins, de donner ces textes, ne fût-ce que pour caractériser les premiers rapports qu'il y eut alors entre les deux personnages avant la liaison intime, et toute de confiance, qui prit son origine dans le mariage du duc de Quintin[7].

1. *Gazette d'Amsterdam*, n° XXIV.
2. Tome VIII, p. 347 et 348.
3. *Mémoires de Sourches*, tome XII, p. 188, 192-198, 205-206 et 212.
4. *Ibidem*, p. 356.
5. Feu M. Poitou, en 1855, dans l'*Éloge de Saint-Simon* couronné par l'Académie française.
6. Dans l'*Éloge* également couronné en 1855.
7. Ci-dessus, p. 404 et suivantes. Ce jeune duc « acheva de se perdre en quittant le service aussitôt après ses noces, sans que l'offre d'être fait brigadier hors de rang le pût retenir, » et cependant le Roi venait à peine d'échanger sa compagnie de cavalerie contre un des plus beaux régiments gris (ci-dessus, p. 412). En vérité, les héritiers du maréchal de Lorge ne se montraient guère dignes de lui.

M. Chamillart au duc de Saint-Simon[1].

« A Versailles, ce 8 mai 1702.

« Monsieur,

« Le Roi avoit accordé l'agrément du régiment de cavalerie de Berry à M. le comte de Rieux. Comme il n'a pas pu trouver assez de crédit pour consommer son affaire avec M. d'Yolet[2], et même qu'il a remercié S. M., M. de Brûlart, fils de Mme la duchesse de Choiseul, a offert à M. d'Yolet les conditions portées par le mémoire que j'ai l'honneur de vous adresser. En cas qu'elles vous conviennent pour M. de Sandricourt[3], je crois qu'il obtiendroit aisément la préférence. J'attendrai votre réponse pour en parler au Roi. Je vous supplie de ne point donner connoissance à personne de ce mémoire, de vouloir bien me le renvoyer et de me croire très parfaitement, etc. »

Le même au même[4].

« A Versailles, ce 11 mai 1702.

« Monsieur,

« Le Roi veut bien donner la préférence à M. de Sandricourt pour le régiment de Berry. Je suis persuadé que vous ne vous en servirez pas pour rendre la condition de M. d'Yolet plus mauvaise qu'elle n'étoit. Je lui manderai d'avoir l'honneur de vous voir pour finir avec vous. Je suis, etc. »

Le même au même[5].

« A Versailles, ce 9 septembre 1702.

« Monsieur,

« Vous m'avez remis un mémoire par lequel vous prétendez que Monsieur votre père nommoit les officiers de milice et leur donnoit les commissions dans les paroisses dépendantes du gouvernement de Blaye[6]. Avant que j'en puisse rendre compte au Roi, je vous prie de m'envoyer copie de vos provisions du gouvernement de Blaye, afin que je connoisse si c'est un gouvernement séparé, ou s'il dépend de celui de Guyenne. Cependant je dois vous dire que M. de Sourdis prétend que Blaye a toujours été dans la dépendance du gouvernement de Guyenne. Je suis, etc. »

1. Dépôt de la guerre, vol. 1534, n° 195.
2. Ci-dessus, p. 463.
3. Le cousin, et, comme on le voit, le client de Saint-Simon. Celui-ci dira plus tard (tome XIV, p. 402) : « Yolet... vendit ce régiment au marquis de Sandricourt, c'est-à-dire à moi pour lui, qui en faisois comme de mon fils, et le marché se fit d'une façon si noble et si aisée de sa part, que j'en fus singulièrement content.... » Comparez le tome XII, p. 313-314.
4. Dépôt de la guerre, vol. 1534, n° 251. — 5. Vol. 1541, n° 220.
6. On verra plus tard, en 1711, les « grandes suites » de cette affaire.

IV

LETTRES DU MARÉCHAL DE VILLEROY[1].

A M. Chamillart[2].

« Insprück, ce 15 février 1702.

« Comme je n'ai point encore la permission d'écrire, je n'ai osé le faire, dans l'appréhension que mes lettres ne fussent interceptées et qu'on ne m'en fit un crime pour m'ôter toute sorte de liberté ; mais, Monsieur, je ne puis plus résister à l'impatience où je suis d'informer le Roi de ma malheureuse destinée, plus cruelle mille fois que je ne l'avois prévu par un pressentiment qui ne se justifie que trop ; vous vous en souvenez, Monsieur? Vous verrez dans la lettre du Roi[3] mes aventures ; ainsi, je m'épargnerai la peine et le chagrin de vous les répéter. Je compte assez sur l'honneur de votre amitié pour croire que vous compatirez à mon état, et que vous le soulagerez dans tout ce qui dépendra de vous. M. le prince Eugène, de qui j'ai reçu mille honnêtetés, a voulu m'envoyer ici. Je lui fis des instances très pressantes de me laisser à Castillion : à quoi il ne voulut pas consentir par bien des raisons dont je ne connois pas. Il me dit qu'à Insprück je serois à portée de recevoir des nouvelles de l'Empereur, qui pourroit seul décider de ma destinée, qu'il me rendroit tous les services qui dépendroient de lui, mais que je savois bien qu'il ne pouvoit rien décider sur mon état qu'après avoir reçu les ordres de l'Empereur. Enfin me voici à Insprück. Vous jugez bien, Monsieur, que tous les lieux me sont égaux, et qu'il n'y a que mon élargissement qui puisse soulager l'état où je suis. J'espère que le Roi aura la bonté de me continuer sa protection. Il y a une fatalité si suivie dans ce qui vient de m'arriver, que le témoignage de ma conscience n'adoucira jamais le souvenir d'un tel malheur. Il faut que la nécessité des affaires me fasse aller à Milan, et que je revienne à Crémone dans le moment fatal! Réflexions superflues, dont l'on est dévoré jour et nuit ; il y en a bien d'autres aussi cruelles à faire! Finissons, Monsieur. Il n'y a point de cartel de fait : ainsi ces Messieurs se serviront de ce prétexte autant qu'ils voudront, à moins que la bonté du Roi n'intervienne en ma faveur. J'écris un mot à M. de Torcy pour le prier de me rendre service. M. le maréchal de Créquy paya cinquante mille francs

1. Ci-dessus, p. 67 et suivantes.
2. Lettre donnée par les éditeurs du *Journal de Dangeau*, tome VIII, p. 336, en note, d'après l'autographe conservé au Dépôt de la guerre, vol. 1588, n° 220.
3. Voyez ci-après, p. 468, note 1.

de rançon : je suis tout prêt de donner la même somme. J'en ai les moyens sans être à charge à mes amis : des trois cent mille francs que le Roi m'a donnés, je n'en ai dépensé que cent vingt-cinq mille francs; ainsi j'ai encore cent soixante-quinze mille francs, que je me ferai avancer quand je voudrai. Vous voulez bien, Monsieur, que tout ce petit détail domestique demeure entre vous et moi. La première chose qu'il faut savoir, c'est la volonté du Roi, car je ne saurois entrer dans aucune négociation, que je ne sois informé des intentions de S. M. pour suivre ses ordres. M. le prince Eugène m'a fait toutes sortes d'offres; j'ai connu le comte de Mansfeld en France, qui est présentement président du conseil de guerre. Tout cela ne me peut être bon à rien sans la protection du Roi. Aussi, Monsieur, je vous supplie d'avoir la bonté de me faire savoir la conduite que j'ai à tenir. J'adresse mon paquet à M. de Ricous, à Munich, et le prie de vous l'envoyer par un de ses gens. Ayez la bonté de me donner de vos nouvelles, que j'attends avec bien de l'impatience, n'ayant eu avis ni nouvelle de personne depuis que je suis prisonnier. Je viens de voir dans les gazettes allemandes que nous avons quitté les postes du bas de l'Oglio : dont je suis bien affligé, car j'en connois la conséquence pour l'ouverture de la campagne. Comme je n'ai point la liberté d'écrire, il ne faut point dire publiquement qu'on ait reçu de mes lettres. Je suis, Monsieur, votre très humble et très obéissant serviteur.

« VILLEROY[1]. »

Au cardinal d'Estrées[2].

« A Insprück, le 18 février.

« Quoique je sois persuadé que ma lettre courra bien des hasards avant que d'arriver à Votre Éminence, n'ayant de particulier à lui mander que le détail de ce qui m'est arrivé, je l'expose sans scrupule à la curiosité de ceux qui auront envie de la lire. Si j'avois pu avoir l'honneur de lui écrire plus tôt, j'aurois prévenu les faux avis qu'on a peut-être répandus sur l'action qui s'est passée à Crémone le 1er de ce mois, dont Votre Éminence doit être pleinement instruite présentement.

« Je partis le 23 janvier de Crémone, laissant tous nos quartiers dans la meilleure disposition que je les pouvois desirer, notre pont sur le Pô

1. A la suite de l'autographe est une copie de la très longue lettre au Roi; celle-ci a été donnée par Pelet, dans les *Mémoires militaires*, tome II, Appendice, p. 672, comme écrite d'Insprück le 15 février, mais ne peut certainement être écrite que d'Ustiano, avant le départ pour le Tyrol.

2. Lettre insérée par Dangeau dans son *Journal*, tome VIII, p. 361-365, puis publiée par P.-A. de la Place, dans son recueil des *Pièces intéressantes et peu connues*, tome VIII, p. 75-88 (avec de nombreuses différences de texte), et par le général de Grimoard, dans les *Œuvres de Louis XIV*, tome VI, p. 528-533. C'est cette lettre-ci que Saint-Simon avait insérée dans ses Pièces, à l'appui du récit de la surprise de Crémone : ci-dessus, p. 67, note 3. Il n'y en a pas copie au Dépôt de la guerre, vol. 1588.

bien établi, avec son retranchement à la tête dudit pont en bon état et entièrement fini. Le 24, j'arrivai à Milan, et j'y demeurai le 29. Le 30, j'en repartis, et arrivai à Crémone le 31 au soir, où j'appris que M. le prince de Vaudémont, avec douze ou quinze cents hommes de pied et pareil nombre de cavalerie, marchoit sur le Taro, et que, de l'autre côté de l'Oglio, quelques troupes des ennemis s'assembloient aussi à Ustiano et à Caneto. M. le marquis de Créquy, par qui j'en avois été averti, avoit donné tous les ordres pour la sûreté de ses quartiers. Voilà la disposition générale où nous étions le 31 au soir, ayant pris toutes les précautions nécessaires pour être avertis des mouvements que les ennemis pourroient faire, tant du côté du Parmesan que dans le Crémonois, s'ils passoient l'Oglio. Toute la nuit du 31 au 1er février se passa sans que je reçusse aucun avis. A la pointe du jour, j'entendis tirer sur la gauche de ma maison, et, dans le même instant, un de mes valets entra dans ma chambre, me criant que les Allemands étoient dans la ville. Je m'habillai fort vite, et demandai un cheval. Comme j'entendois le feu s'augmenter et s'approcher de ma maison, ne doutant plus que ce ne fût une trahison et que la première chose par où les traîtres commenceroient, ce seroit de venir à ma maison, j'ordonnai, avant que de monter à cheval, qu'on brûlât tous les chiffres et tous les papiers : ce qui a été exécuté fidèlement. J'ordonnai au capitaine de ma garde d'aller à une porte de la ville qui n'étoit qu'à cent pas de mon logis, pour en fortifier le poste, ne pouvant me figurer encore que les ennemis pussent être dans la ville, mais seulement une assemblée de canailles qui cherchoient à se saisir de quelques portes pour introduire les Allemands. Comme je me trouvai le plus diligent de ma maison, je sortis seul à cheval, et poussai à toute bride sur la place, comme le premier endroit où j'étois sûr de trouver des soldats assemblés, et où je pourrois d'abord rallier du monde et établir un poste considérable, et que, de là, je me transporterois sur l'esplanade, où, suivant l'ordre général, plusieurs troupes de cavalerie et d'infanterie devoient s'assembler à la première alarme. Entre ma maison et la place, je trouvai les ennemis en traversant une rue qui étoit sur ma gauche, d'où ils me tirèrent quelques coups de mousquet : cela m'obligea de faire un plus grand tour pour aller sur la place. La certitude que les ennemis étoient dans la ville me donna plus d'impatience d'y arriver ; car le mal me parut pressant. En arrivant au corps de garde sur la place, je trouvai qu'il commençoit d'être attaqué, mais encore assez foiblement. Comme je faisois ce que e pouvois pour l'encourager et l'obliger à tenir ferme, les ennemis débouchèrent en grand nombre, par deux endroits, dans la place, et entourèrent tout le corps de garde. Je me trouvai enveloppé de sorte qu'il ne me fut pas possible de me dégager. Je fus d'abord jeté à bas de mon cheval et livré à la première fureur des soldats. Un officier vêtu de rouge, du régiment de Bagni, se jeta à moi et me retira avec bien de la peine de l'état pressant où je me trouvois. Je crois devoir le prompt secours qu'il me donna à mon habit. Peu de moments après, nous fûmes attaqués, mais assez foiblement, n'ayant pas d'officiers à la tête des soldats. Après qu'ils se furent retirés, l'officier qui m'avoit pris me mena dans la chambre du corps de garde en haut, où il songea à rétablir un peu le désordre où il m'avoit trouvé. Je n'ai qu'à me louer de sa conduite et du soin qu'il prit de moi. Je voulus le tenter par des offres considérables pourvu qu'il voulût me remettre en liberté sur l'esplanade; jamais il ne voulut y entendre, et je dois ce témoignage à la vérité que ce que je lui offrois étoit capable de le dédommager de toute la fortune qu'il pourra faire dans la suite. Nous fûmes attaqués une seconde fois, et je vis des moments où j'espérois être délivré, si nos troupes avoient été plus nombreuses, et que nos officiers eussent pu soupçonner que j'étois dans ce corps de garde; mais mon malheur a prévalu à tout : cette seconde attaque ne me fut pas plus favorable que la première. Je fis ensuite une seconde tentative auprès de cet officier de Bagni, qui n'eut pas plus de succès que la première fois, quoique j'augmentasse mes offres. Nos troupes commençoient à se rallier partout, et entendant un grand feu de toutes parts, cet officier qui me gardoit appela un major ou un lieutenant-colonel qui étoit sur la place, pour lui dire qu'il avoit un prisonnier de considération. Je le vis courre à toute bride du côté de la grande église, et, un quart d'heure après, le comte Guido Stahremberg, que mon capitaine me nomma, me vint prendre, et me conduisit dans une maison contre la porte qui avoit été livrée aux ennemis par la trahison d'un curé, dont je ne sais que très imparfaitement le détail. Votre Éminence l'aura su bien promptement par M. le prince de Vaudémont et par les lettres d'une infinité de particuliers de Crémone. Il étoit dix heures et demie lorsque le comte Guido Stahremberg vint me prendre. En traversant la ville, j'entendis que nos troupes attaquoient les ennemis de tous côtés, et je ressentis d'autant plus vivement mon malheur, que j'étois assuré que nous rechasserions les ennemis hors de la ville avec toutes sortes d'avantages. M. le prince Eugène et M. le prince de Commercy vinrent me voir dans la maison où ils m'avoient fait conduire; je reçus d'eux toutes sortes d'honnêtetés. Ils ne restèrent qu'un moment avec moi, ayant des affaires pressantes ailleurs. En sortant de mon logis, ils donnèrent ordre qu'on me menât hors de la ville, dans une cassine qui n'en étoit qu'à une demi-portée de mousquet, où je restai fort longtemps. Je vis arriver M. de Crenan, blessé, et quelques-uns de nos officiers, qui la plupart avoient été pris par l'infidélité des habitants qui les avoient livrés aux ennemis. Sur les deux heures après minuit, on me mena à Ustiano. Voilà tout ce que je puis mander à Votre Éminence, par ma connoissance particulière, de ce qui s'est passé dans Crémone, tant par rapport à l'action générale, que sur ce qui me regarde particulièrement; car, depuis que j'ai été pris, je n'ai reçu de nouvelles de personne. Je ne sais comme la trahison a commencé, ni comme quoi les ennemis ont été chassés de la ville. Je sais, en général, que nos troupes y ont fait des merveilles et que deux régiments irlandois s'y sont fort distingués.

Votre Éminence doit avoir présentement une connoissance parfaite de tout ce qui s'est passé. Je ne m'étendrai point en réflexions douloureuses sur l'état où je me trouve. J'avois fait tout ce que la prévoyance peut faire penser, et j'y avois joint toute l'activité nécessaire pour être promptement averti; j'ai été trompé et dedans et dehors. J'arrivai le 31 janvier à Crémone, et, le 1er février, à la pointe du jour, la trahison éclate, sans que pas un seul homme en soit averti auparavant d'un moment. Je répète à Votre Éminence que je ne sais rien que très confusément : ainsi bien des raisons m'empêchent de lui en dire davantage. Ce qui soulage l'état où je suis, c'est d'être bien assuré que les ennemis n'ont pas lieu de se réjouir de l'entreprise qu'ils ont faite, mais, pour moi, beaucoup de sujet de m'en affliger, par l'état où je me trouve. M. le prince Eugène m'a envoyé à Inspruck. Je n'ai lieu que de me louer du traitement que je reçois jusqu'à cette heure; je ne sais ce qui arrivera dans la suite. J'attends des nouvelles de Vienne avec bien de l'impatience; j'espère que la protection du Roi me tirera promptement de la malheureuse condition où je suis. Je demandai avec empressement au prince Eugène de m'envoyer à Venise, en lui donnant ma parole de me rendre où il voudroit dès qu'il me le demanderoit; il n'a jamais voulu me l'accorder. Ç'auroit été une prison bien douce que de la passer auprès de Votre Éminence; mais la malignité de mon étoile ne peut pas consentir à une telle consolation. La continuation de l'honneur de ses bonnes grâces y suppléera, rien ne m'étant plus cher que de pouvoir m'en flatter. Je suis toujours, avec mon respect ordinaire, le plus humble et le plus respectueux de ses serviteurs.

« VILLEROY. »

Le texte de la lettre écrite par le Roi au prisonnier et envoyée sans cachet, « pour que les ennemis n'en eussent pas de soupçon, et qu'eux-mêmes vissent quelle étoit son estime et son amitié pour lui » (ci-dessus, p. 89), a été donné par M. Wetzer, dans le tome IV des *Feldzüge des prinzen Eugen von Savoyen*, Supplément, p. 68. Elle était ainsi conçue :

« Mon cousin, je n'aurois rien à desirer pour la gloire de mes troupes et ma satisfaction, si vous aviez pu partager avec elles tout l'honneur qu'elles ont acquis à la défense de la ville de Crémone. J'ai été touché de votre destinée. Vous connoissez depuis longtemps l'amitié que j'ai pour vous : elle ne diminuera point par votre éloignement, et je n'oublierai rien de ce que vous devez attendre d'un bon maître pour vous tirer de l'état où vous êtes. Sur ce, je prie Dieu qu'il vous ait, mon cousin, en sa sainte et digne garde. A Versailles, le 13 février 1702.

« LOUIS. »

On trouvera ci-après, p. 610-611, des détails sur le traitement qui fut fait par la suite au maréchal.

V

LETTRE DU GRAND PRIEUR AU DUC DE VENDÔME[1].

« A Paris, ce 20e mars 1702.

« Ma conduite a assez fait voir jusques à présent que je n'ai jamais douté de votre amitié, puisque j'ai toujours bien plus fondé sur elle ma fortune que sur trente-cinq ans de service. J'ai su aussi par Monseigneur la manière dont vous parlâtes au Roi en ma faveur, dont vous pouvez être persuadé que je vous aurai une éternelle obligation. Je crois, tout comme vous, que la tentative à présent auprès du Roi seroit inutile, et que vous lui déplairiez sans réussir : ainsi, je saurai me servir de mon courage pour souffrir ma mauvaise fortune, plutôt que d'exiger de vous et de votre amitié des choses qui pourroient vous attirer des désagréments. Je ne puis pas non plus me flatter de servir ailleurs ; car le Roi ne m'a point nommé dans la destination qu'il vient de faire de ses armées. Je vous avoue que j'en suis bien aise ; car, à l'âge que j'ai, de la condition dont je suis, et après avoir rendu des services aussi considérables au Roi et à l'État, je ne puis desirer de servir en second qu'avec vous. Cela posé, je fais agir le peu d'amis qui me restent, dont M. du Maine est à la tête, qui m'a promis de me bien servir, pour tâcher d'adoucir un peu l'esprit du Roi sur mon chapitre, afin que, lorsque je lui parlerai, je puisse me flatter qu'il écoutera mes justifications, ou, pour mieux dire, mes raisons, s'il les trouve bonnes. Je me suis déjà expliqué qu'il étoit le maître de se servir de qui bon lui sembloit, et que je ne lui demandois que de me rendre l'honneur de son estime et de son amitié, que je croyois mériter plus qu'aucun de ses sujets, après vous, par mes services et ma fidélité et mon affection pour sa personne. Si je suis assez heureux pour le persuader, je vous en donnerai avis, et, si, par hasard aussi, en ce temps-là, comme je n'en doute point, il vous arrivoit quelque bon succès, permettez-moi de vous dire que je crois qu'alors vous pourriez sans risque reparler au Roi en ma faveur, lui faire entendre le besoin véritable que vous avez de moi pour vous soulager dans l'accablement d'affaires où vous êtes. Enfin, Monsieur, vous savez ce que je sais faire, et je m'en repose entièrement sur votre amitié et sur votre bon esprit, sur ce que vous aurez alors à dire de moi. Voilà, je crois, le seul bon parti qu'il y ait à prendre en tout ceci, n'y ayant jamais en ce monde ici que les choses

1. Ci-dessus, p. 91. L'original de cette lettre a passé dans deux ventes d'autographes faites par M. Étienne Charavay le 21 novembre 1887 et le 21 mars 1890. Il y en a une copie dans le registre de la correspondance du duc de Vendôme (ms. Fr. 14177, fol. 217 v°) dont il va être donné plusieurs extraits dans l'appendice VII.

placées qui puissent réussir. Après cela, je ne m'aperçois que trop que ma mauvaise fortune est au-dessus de toute la vertu et de toute la prudence humaine. Je la souffrirai, non patiemment, mais constamment, et, quand j'aurai fait tout ce que j'aurai dû faire, mon courage saura me soutenir à l'avenir comme par le passé. Souvenez-vous seulement, Monsieur, de mes derniers adieux, et que, quoi qu'il puisse en arriver, vous serez toujours pour moi un frère que j'estimerai et aimerai plus que tout le monde ensemble.

« Skelton part dans trois ou quatre jours pour vous aller trouver. Il espère que vous vous souviendrez que vous lui avez promis qu'il seroit payé d'aide de camp, dont assurément il ne sauroit se passer. Il se flatte aussi que, s'il arrivoit quelque action, vous voudriez bien lui en faire porter la nouvelle ici, chose, comme vous savez, qui fait la fortune de ces gens-là ; et je vous assure que vous ne la sauriez faire de personne qui en soit plus digne, et je vous proteste que je vous en aurai une éternelle obligation.

« PHILIPPES DE VENDOSME. »

VI

L'HISTOIRE MÉTALLIQUE DE LOUIS LE GRAND[1].

Le magnifique volume que Saint-Simon désigne par l'appellation courante, encore usitée aujourd'hui, d'*Histoire métallique*, mais qui, en fait, a pour titre : *Médailles sur les principaux événements du règne de Louis le Grand, avec des explications historiques par l'Académie royale des médailles et inscriptions*, est plus connu des amateurs de beaux livres que des historiens. Il se compose de deux cent quatre-vingt-six feuillets in-folio, avec préface et table. Le recto de chaque feuillet est consacré à un des événements marquants qui se succédèrent depuis la naissance du Roi jusqu'à l'avènement de son petit-fils au trône d'Espagne, et porte la gravure des deux faces de la médaille commémorative : d'un côté, l'effigie royale ; de l'autre, au revers, le type, la figuration de l'événement. L'effigie royale, dessinée par le peintre Antoine Coypel, et variant six ou sept fois, d'âge en âge, a été gravée en taille-douce par le chevalier Edelinck, et les revers traités à l'eau-forte ou au burin par les deux frères Charles et Louis Simonneau, par B. Audran et par le Picard, d'après les carrés de Joseph Roëttiers, Thomas Bernard, Jérôme Roussel et autres médailleurs, mais surtout de Jean Mauger, qui en fit, à lui seul, deux cent soixante en sept ans. Coypel avait donné le dessin de deux cents de ces revers ; le reste est de Sébastien le Clerc, qui en grava aussi quelques-uns, ou de Nicolas de Launay, directeur du Balancier des médailles depuis le 25 juin 1697.

La médaille ne tient que la partie supérieure du feuillet, dont le reste est occupé par une description ou explication historique due à la collaboration des académiciens. On a employé pour l'impression du texte le caractère gros-romain de seize points que Grandjean venait de créer pour l'Imprimerie royale. Elle ne dépasse jamais le bas du recto, et tous les versos sont blancs. Des bordures variées, de la composition de Bérain, gravées par les Simonneau et par Sébastien le Clerc, encadrent chaque feuillet, et, lorsqu'il est resté un espace blanc, Bérain y a placé un fleuron. Un petit nombre seulement d'exemplaires ont la préface, parce qu'elle fut supprimée au cours du tirage, comme on le verra plus loin. En guise de sous-titre, la première page du volume est remplie par un frontispice de la composition de Coypel, qui représente la muse Clio écrivant les fastes du règne sur les ailes du Temps et se détournant de sa tâche pour contempler un portrait de Louis le Grand que lui apportent Mercure et deux enfants ou génies ailés ; au bas, un troisième enfant figure la Numismatique. Cette planche a été gravée

1. Ci-dessus, p. 115-116.

par l'aîné des Simonneau, sauf le portrait en médaillon, traité par Nicolas Pitau d'après Rigaud.

L'historique de ce volume se confond si intimement avec celui des quarante premières années de l'existence de la Compagnie qui fut successivement la Petite académie, l'Académie royale des inscriptions et médailles, enfin l'Académie des inscriptions et belles-lettres, qu'on ne saurait détacher convenablement l'un de l'autre. Quelque jour d'ailleurs ils feront l'objet d'un mémoire dédié aux successeurs actuels des académiciens du dix-septième siècle. Ici, il suffira de rectifier certains détails, certaines expressions de Saint-Simon, qui ne présentent pas toute la clarté ou toute l'exactitude voulue.

Ainsi il dit qu'un « grand nombre de médailles frappées en toutes sortes d'occasions, où les plus communes n'étoient pas même oubliées, furent ramassées, gravées, et destinées à une histoire métallique. » Il est vrai que beaucoup de médailles avaient été frappées, soit pour le compte de particuliers, soit par ordre de Colbert, avant que la Petite académie prît naissance en 1663; mais cette compagnie fut précisément instituée pour mettre de l'ordre, de la méthode, de la science et du goût dans ces petits chefs-d'œuvre numismatiques, comme dans tous les ouvrages d'art destinés à la glorification de Louis XIV. Si, par la suite, elle adopta quelques médailles sans en avoir proposé le sujet, ni fourni le type et la légende, c'est très rarement, par exception, et sous bénéfice de correction. Sa tâche, durant les trois ministères de Colbert, Louvois et Pontchartrain qui se succédèrent de 1663 à 1700, fut de rechercher soigneusement, dans les années écoulées du règne, quels événements pouvaient et devaient être transmis à la postérité par des médailles, sous quelle forme ils seraient le mieux symbolisés, quelles légendes latines en devaient expliquer les circonstances et la date, comment les graveurs désignés par le ministre auraient à les traduire par le burin, et enfin dans quels termes nets et concis l'Académie en pouvait faire pour les siècles à venir un commentaire historique, une « description, » suivant le terme adopté par ces Messieurs.

La seconde phrase de Saint-Simon porte encore plus à faux que la première : « L'abbé Tallemant, Tourreil et Dacier, dit-il, trois savants principaux de l'Académie françoise, avoient été chargés de l'explication de chacune de ces médailles.... » Si le lecteur s'en tenait à ce texte, il serait tenté de faire honneur de l'ouvrage à l'Académie française. Or, non seulement les trois collaborateurs désignés nominativement par Dangeau, puis par Saint-Simon, avaient agi comme membres de l'Académie des inscriptions et médailles, mais, durant le long intervalle de près de quarante années qu'exigea la préparation du travail, tous les autres membres de cette compagnie y avaient pris une part active, sous la direction du ministre de qui ils relevaient, et plus immédiatement encore des intermédiaires dont il se servait auprès d'eux : Charles Perrault, l'abbé Galloys, Henri de la Chapelle-Bessé, surtout l'abbé Jean-Paul Bignon, que nous connaissons déjà pour avoir reçu de son oncle le Chancelier une sorte de surintendance des Académies. Voici, par ordre d'entrée, les noms des dix-huit savants ou hommes de lettres qui furent appelés à faire partie de l'Académie de 1663 à 1701. Elle n'avait compté d'abord que quatre ou cinq membres ; c'est Louvois qui porta ce nombre à huit.

Jean Chapelain (1663-1674);
François Charpentier (1663-1702);
l'abbé Amable de Bourzéis (1663-1672);
l'abbé Jacques Cassagnes (1663-1679);
Charles Perrault (1663?-1682);
l'abbé Paul Tallemant (1672-1712);
Philippe Quinault (1674-1688);
l'abbé Jean Galloys (1682-1683);
André Félibien (1683-1695);
Jean Racine (1683-1697);
Nicolas Boileau-Despréaux (1683-1711);
Henri Bessé de la Chapelle (1683-1694);
Pierre Rainssant (1683-1689);
l'abbé Eusèbe Renaudot(1691-1720);
Jacques de Tourreil (1691-1714);
Simon de la Loubère (1694-1729);
André Dacier (1695-1722);
Étienne Pavillon (1699-1705).

De ces dix-huit personnages, douze appartenaient à l'Académie française avant d'être appelés aux Médailles par le ministre; quatre — Boileau, Dacier, Renaudot, Tourreil — en furent élus membres presque immédiatement après avoir pris place à la seconde académie; trois seulement — la Chapelle-Bessé, Félibien, Rainssant — ne firent partie que de celle-ci, y ayant été nommés par le ministre en raison de leur expérience technique ou de leurs fonctions administratives.

Il faut ajouter à ces dix-huit noms celui du peintre Antoine Coypel, qui, en 1695, appartenant déjà à l'Académie royale de peinture et de sculpture, fut autorisé à prendre part aux assemblées de Messieurs de l'Académie des médailles, pour discuter et dessiner les types inventés par eux.

L'impression et le tirage du livre furent exécutés dans le courant de l'année 1701, après bien des tâtonnements et des modifications; Jean Anisson, alors directeur de l'Imprimerie royale, « conduisit l'édition avec une exactitude et une intelligence dignes des Manuces et des Estiennes. » L'Académie en corps, introduite par le chancelier de Pontchartrain, qui avait tenu à honneur de garder la haute main sur cette entreprise, eut l'honneur de présenter les premiers exemplaires au Roi le 9 janvier 1702, comme l'Académie française lui avait présenté son *Dictionnaire* en 1694. La *Gazette* annonça cet événement. Pour reconnaître les soins que trois académiciens entre tous les autres, ceux que nomme notre auteur, avaient donnés au travail des derniers temps et à la correction des épreuves, Louis XIV gratifia chacun d'eux d'une pension de mille livres. Comme Dangeau n'a rapporté que ce seul fait, à la date du 4 mars 1702, sans aucune mention antérieure de la présentation du 9 janvier, Saint-Simon a traduit à sa manière ce passage du *Journal*, et, par suite, beaucoup d'auteurs ont cru que les trois académiciens avaient été seuls à préparer le travail. Le fait est que, déjà pensionnés comme leurs autres confrères, l'occasion parut d'autant plus favorable pour augmenter le chiffre de leur indemnité annuelle, qu'ils avaient été les plus utiles collaborateurs. L'abbé Tallemant, particulièrement, avait droit à cette distinction, puisque, faisant partie de la compagnie depuis 1672, ayant depuis 1681 une charge d'intendant des devises et inscriptions des édifices royaux, et depuis 1694 la fonction de secrétaire de l'Académie, il était tout à la fois son organe attitré et le metteur en œuvre de ses travaux.

Quant à la compagnie, elle était déjà récompensée amplement : depuis le 16 juillet 1701, le Roi avait daigné lui accorder, sinon des lettres patentes de création ou de reconnaissance qu'elle sollicitait depuis 1696, et qui ne vinrent qu'en 1713, du moins un règlement officiel analogue à celui dont venait d'être dotée l'Académie des sciences. Comme celle-ci, et comme l'Académie française, l'Académie royale des inscriptions et médailles, portée au nombre de quarante membres, à savoir : dix honoraires, dix pensionnaires, dix associés et dix élèves, avec une rémunération régulière pour chacun, était devenue un corps officiel, sous la protection directe du Roi, et non plus seulement du secrétaire d'État de sa maison.

L'intention de Louis XIV était de faire une libérale distribution du volume des *Médailles*, revêtu d'un somptueux maroquin rouge à ses armes qui en complétait la magnificence, et l'Imprimerie royale réserva pour cet usage cinq cents exemplaires, qui, disait-on, revenaient à trois ou quatre cents livres pièce. Avant qu'il en eût été distribué plus de cinquante ou soixante, l'ordre vint de supprimer la préface, œuvre personnelle de l'abbé Tallemant, mais acceptée et approuvée par la compagnie. On se perdit en conjectures sur le motif de cette mesure. Était-ce sincère modestie de la part du Roi, qui, revenu du feu de ses premières années, avait déjà montré que les éloges outrés et les inscriptions fastueuses lui étaient importuns? Fut-il choqué que Tallemant, dans son aperçu historique sur les monuments métalliques, eût maladroitement rappelé la médaille frappée jadis pour Diane de Poitiers, avec cette devise : *Omnium victorem vici;* ou bien que son propre éloge fût suivi de celui des collaborateurs divers, jusqu'à l'imprimeur, qui avaient concouru à l'œuvre de sa glorification; ou encore que la part prise à cette œuvre par les anciens ministres, Colbert, Louvois, n'eût pas été suffisamment mise en relief? Serait-ce, d'autre part, que l'abbé Bignon voulut épargner un froissement à la minorité des académiciens qui n'avait pas approuvé que la préface parlât de son « espèce d'inspection générale »? — Il est encore une explication plus simple : l'Académie, le ministre et le Roi purent avoir honte des fautes d'ignorance que Tallemant avait commises, soit en parlant des médailles en général, soit en retraçant sommairement l'histoire de la compagnie et du livre lui-même. Quoi qu'il en soit, la préface disparut, et, aujourd'hui, nous ne la trouvons plus que dans de très rares exemplaires de premier tirage ou dans les papiers des curieux du temps, en copie manuscrite.

Mais ce n'est pas tout. Soit en France, soit à l'étranger, où l'on pense bien que les détracteurs du grand règne eurent beau jeu, la critique eut vite fait de relever dans les descriptions des médailles nombre d'erreurs plus ou moins graves, quelques-unes grossières et qui n'eussent pas dû se trouver dans l'œuvre si longuement élaborée, si souvent remaniée, par deux ou trois générations de savants. A mesure que ces fautes étaient reconnues, l'Imprimerie royale les corrigeait au moyen d'un Errata qui se trouve plus ou moins long dans certains exemplaires, selon l'état d'avancement du tirage; mais la place finit par manquer sur le verso du dernier feuillet, et ce fut sans doute pour cette raison, autant que pour les nécessités de la distribution, que l'Imprimerie fit paraître aussitôt une seconde édition, non plus in-folio, ni splendide, mais de simple format in-quarto, sans bordures, ni fleurons, et où il fut possible de faire disparaître encore certaines fautes. Il en resta cependant un assez grand nombre, et le ministre mit l'Académie en demeure de se livrer à une revision attentive tout en continuant à réunir les matériaux d'une suite métallique des événements survenus depuis l'avènement de Philippe V au trône d'Espagne, c'est-à-dire depuis le dernier mois du siècle. Cette édition nouvelle, menée jusqu'à la mort de Louis XIV, parut dans la huitième année du règne de son successeur, en février 1723. C'est la seule qui figure sur le catalogue de la bibliothèque de Saint-Simon : c'est donc à celle-là que les *Mémoires* nous renvoient, lorsqu'ils parlent d'une « médaille sèche » et unique de Louis XIII. En effet, les éditions de 1702 renferment deux fois le buste de ce prince, dessiné par Coypel, sur une première médaille consacrée à la naissance de son fils, puis sur une seconde, consacrée à l'horoscope pris lors de cette naissance, tandis que cette seconde médaille ne se retrouve plus dans l'édition de 1723, expurgée de celles que les censeurs avaient reconnues ou ridicules, ou fausses, ou inconvenantes.

Je n'ai pas encore parlé de la place occupée par Louis XIII dans ce recueil monumental destiné à la glorification de son fils : elle est si peu considérable, en vérité, que l'on comprend l'indignation de Saint-Simon et son désir de faire mieux. Les deux médailles indiquées ci-dessus et portant son effigie ne disaient mot de lui; toutefois, l'ordre des temps, comme les plus simples convenances, avaient obligé les académiciens à en imaginer tout au moins une troisième, sur sa mort, et ce n'est pas sans peine qu'ils étaient arrivés à fixer le type et arrêter la description. C'est la médaille qui figure sous le n° 3 dans l'in-folio de 1702, portant sur la face l'effigie de Louis XIV au premier âge, sur le revers une statue de son père couronnée par la Justice, avec cette légende : *Ludovico Justo, parenti optime merito.* La description avait été rédigée par Boileau, et arrêtée par l'Académie le 16 mars 1697. Après quelques lignes sur les derniers temps de la vie de Louis XIII et sur sa fin admirable, elle disait ceci : « Le 14e jour de mai, il mourut à Saint-Germain-en-Laye, regretté de tous ses sujets, dont il étoit tendrement aimé. Il s'est fait sous son règne un nombre infini d'actions à jamais mémorables, et on peut dire que c'est lui qui a jeté les premiers fondements de cette grandeur où la France est enfin parvenue. C'étoit un prince chaste, modéré, vertueux, et si ami de la justice, qu'on lui a donné par excellence le nom de *Juste*; et c'est cette qualité qu'on a eue principalement en vue dans cette médaille. » A l'impression, l'épithète « chaste » disparut, on peut deviner pourquoi, et la phrase fut modifiée ainsi : « C'étoit un prince plein de valeur, modéré, vertueux, et si ami de la justice, qu'on lui donna par excellence le surnom de *Juste*, etc. » Même dans cette seconde forme, et sans la qualité que Saint-Simon appréciait peut-être plus que les autres chez le bienfaiteur de son père, l'éloge n'était-il pas suffisant?

Sans doute Saint-Simon s'inquiéta de ce que faisait l'Académie sur ce point, et connut d'avance le texte des descriptions par M. de Pontchartrain ou par l'abbé Bignon, ses bons amis; sans doute aussi sa « juste reconnoissance » s'indigna d'un hommage si médiocre selon lui, et le porta à exprimer avec sa virulence ordinaire des sentiments d'adoration qui lui étaient exclusivement personnels, ou que bien peu de ses contemporains partageaient avec lui. Mais, que ces deux Messieurs, ou quelque académicien de sa connaissance, comme Tourreil ou la Loubère, aient pu lui proposer d'écrire soit « le morceau de la préface qui devoit regarder Louis XIII, » soit la description d'une des médailles où il y avait lieu de parler de ce prince, cela n'est pas admissible, et pour bien des raisons. La préface n'était qu'une dissertation purement scientifique et technique, où l'histoire du règne même de Louis le Grand, encore moins celle de son père, n'avaient aucune place; et quant aux descriptions, on ne voit pas qu'en aucun cas, pour aucun sujet, personne d'étranger à l'Académie se soit immiscé à cette partie de son travail, ou soit intervenu entre elle et le ministre. Rien ne désignait pour être l'objet d'une dérogation exceptionnelle un jeune homme comme Saint-Simon, qui arrivait à peine à sa vingt-cinquième année, qui représentait un nom peu illustre, à qui la cour ne faisait aucune attention, qui, malgré son titre de duc, ne marquait nulle part, dont on ne connaissait même pas l'idolâtrie pour la mémoire de Louis XIII, et qui n'avait, jusque-là, pris part qu'à quelques débats futiles de préséance et montré qu'une fâcheuse et gênante intempérance de langue, sans que personne pût prévoir en lui le futur historien du grand règne.

Ce que nous admettrons, c'est que, de lui-même, en deux ou trois heures, ou bien à tête reposée, peu importe! il écrivit une addition ou une réplique au texte académique, quelque « crayon » bref de ce panégyrique dont, cinquante ans plus tard, il devait tirer l'idée mère de son *Parallèle des trois premiers rois Bourbons;* et s'il en donna communication à des amis, je ne dis pas à l'Académie, on conçoit aisémen qu'ils furent déconcertés et se refusèrent à en tirer parti. Reste à retrouver ce morceau dans le registre du Dépôt des affaires étrangères où il a pu être intercalé lors de la dislocation de certains des portefeuilles de Saint-Simon, tout comme le texte de « l'inscription convenable, courte, mais pleine et latine, » qu'il plaça, un peu plus tard, au-dessous du tableau du *Pas-de-Suse* peint par Antoine Coypel, le collaborateur attitré du livre des *Médailles*, pour la grande cheminée de la Ferté-Vidame.

L'article XIX du règlement du 16 juillet 1701 enjoignait à l'Académie de « s'appliquer incessamment à faire des médailles sur les principaux événements de l'histoire de France sous tous les règnes depuis l'origine de la monarchie, et à composer les descriptions historiques desdits événements. » Fidèle à sa mission première, quoique le cadre s'en trouvât singulièrement élargi, la compagnie avait voulu se mettre sans retard à cette tâche, et, sur la proposition de Tourreil, elle avait chargé, le 2 août 1701, un de ses membres associés, l'abbé de Tilladet, de préparer le catalogue des divers événements du règne de Louis XIII sur lesquels on pourrait travailler. Ancien capitaine de cavalerie, puis oratorien, professeur et prédicateur, l'abbé était plus porté vers l'archéologie, les matières religieuses et la philosophie, que vers l'histoire; cependant il s'exécuta dans le plus bref délai, en trois jours : si bien que l'Académie put délibérer dès le 19 août sur deux premiers sujets ou types, le sacre de Louis XIII et le siège de la Rochelle. Mais un si beau zèle ne dépassa pas la fin de l'année, et, au delà, je n'ai plus trouvé trace, dans les procès-verbaux des séances, de cette nouvelle *Histoire métallique*, ni de celle du roi Henri le Grand annoncée en même temps, quoique Dangeau, à propos des trois pensions du mois de mars 1702, annonce encore : « On va travailler présentement aux médailles de Louis XIII, et puis à celles de Henri IV. » Si Saint-Simon connut l'abandon du projet mort-né, il dut certainement l'attribuer aux mêmes sentiments de jalousie et de crainte mesquine, à cet « esprit dominant de l'adulation, » qui n'avait pas permis qu'il prît part à l'exécution du volume de 1702 et fît resplendir au grand jour l'éclat d'un règne injustement relégué dans l'ombre et l'oubli, alors surtout que le successeur de Louis XIII arrivait au terme de ses prospérités. En tout cas, il n'a pas tenu compte de la phrase de Dangeau.

VII

FRAGMENTS DE LA CORRESPONDANCE DU DUC DE VENDÔME[1].

1. *Le Roi au duc de Vendôme*[2].

« Mon cousin, ayant appris que le maréchal de Villeroy, auquel j'avois confié le commandement de mes troupes qui, comme auxiliaires, ont passé par mes ordres en Italie, a été fait prisonnier par les ennemis, et ayant jugé ne pouvoir remettre ledit commandement en de meilleures mains que les vôtres, je vous écris cette lettre pour vous dire que vous ayez à vous rendre incessamment à la tête de mesdites troupes pour en prendre le commandement et les faire agir suivant que vous jugerez à propos pour le bien de mon service et la défense du Milanois. Au surplus, je vous adresse l'ordre nécessaire pour vous faire reconnoître en qualité de mon commandant général de mesdites troupes par les officiers généraux et autres qui servent actuellement[3]. Sur ce, je prie Dieu qu'il vous ait, mon cousin, en sa sainte et digne garde.

« Écrit à Marly, ce 9e jour de février 1702.

« LOUIS.

« CHAMILLART. »

2. *Le marquis d'Usson au duc de Vendôme*[4].

« Wolfenbüttel, le 21 février 1702.

« Monseigneur, je me flatte que Votre Altesse me fait la grâce d'être persuadée de la joie infinie que j'ai eue en apprenant que le Roi vous a envoyé prendre le commandement de l'armée d'Italie. Quand je ne vous serois pas, Monseigneur, aussi sincèrement attaché que je le suis, il me suffiroit d'être bon sujet pour m'en réjouir extraordinairement. Je ne prétends pas, par là, donner aucune atteinte aux généraux qui vous ont précédé. J'ai vu très souvent que ceux qu'on blâmoit de loin n'étoient point du tout coupables et que les affaires de la guerre dépendent de tant de circonstances, et même du hasard, que souvent on mérite des louanges, ou tout au moins d'être plaint, dans les affaires qui n'ont pas un bon succès. Mais je me ressouviens, Monseigneur, de ce que j'ai vu faire à Votre Altesse, et je ne doute point que M. le

1. Ci-dessus, p. 117 et suivantes.
2. Bibl. nat., ms. Fr. 14 177, fol. 202. La minute n'a pas été retrouvée au Dépôt de la guerre.
3. Cet ordre est au verso du même folio, et les pouvoirs pour commander, du 15 février, sont au folio 167 v°.
4. Ms. Fr. 14 177, fol. 176. — Sur le signataire de cette lettre, voyez notre tome IV, p. 151, note 5.

prince Eugène ne trouve à qui parler. Je prendrai la liberté de vous représenter, Monseigneur, qu'il est très important pour le service du Roi que Votre Altesse me fasse la grâce de me faire informer de tout ce qui se passera en Italie. Les Allemands, en général, y ont plus d'attention qu'à ce qui se fait à Ratisbonne, où il se doit délibérer de la paix ou de la guerre contre la France. Les partisans de l'Empereur y débitent avec exagération les plus petits avantages qu'ils ont remportés en Italie, et les alliés du Roi ne savent souvent qu'en croire; et il est d'une extrême conséquence que j'aie en main de quoi justifier ces bruits. Et quoique je sois assez bien informé de l'action de Crémone pour en avoir conseillé de faire traduire la relation et l'imprimer en allemand, je supplie très humblement Votre Altesse d'ordonner au plus petit de vos secrétaires de m'envoyer la plus juste et la plus exacte qui ait été faite. J'espère que j'y trouverai des moyens de justifier M. le maréchal de Villeroy, qui est plus vilipendé dans toutes les lettres qui viennent de l'armée de l'Empereur, qu'il ne l'a jamais été lorsqu'il logeoit rue Montorgueil. L'excès de sa confiance y est surtout extrêmement blâmé, avec tant de circonstances, qu'on dit qu'il avoit été au bal cette nuit-là, et défendu, comme à l'affaire de M. de Vaudémont en 1695, qu'on l'éveillât. Ce sont de grands brocardeurs, ce me semble, ces Messieurs les Impériaux; mais Votre Altesse saura les brocarder à son tour. Je lui demande comme une grâce d'avoir plusieurs secrétaires afin de faire savoir partout ce que vous savez, et de ne pas oublier de faire accompagner les dépêches du Roi d'un mot pour celui qui doit les lire à S. M.

« Je ne sais si Votre Altesse a su ce que j'avois écrit, il y a deux mois, à M. de Chamillart, sur votre sujet; elle jugeroit par là qu'elle peut me pardonner les avis trop libres que je puis prendre la liberté de vous donner, Monseigneur.

« Toutes les lettres portent également que le roi de Pologne a fait un traité avec l'Empereur, que je ne croirai point que S. M. elle-même ne me l'ait appris, après avoir vu le projet de traité que M. du Héron avoit ordre de signer avec lui. Ces bruits ne laissent pas d'être d'une grande conséquence pour le service du Roi. Je dois rendre néanmoins cette justice à MM. les ducs de Wolfenbüttel et de Saxe-Gotha qu'ils persévèrent dans l'alliance du Roi. Quoi qu'il en puisse arriver, ces deux derniers ont vingt mille hommes, qui peuvent se joindre en cinq jours par des chemins que j'ai reconnus moi-même.

« J'aurois l'honneur d'en dire davantage à Votre Altesse, si j'avois un chiffre avec elle. Je ne doute pas que M. de Chamillart ne vous en envoie un, ou la copie de celui que j'ai, si Votre Altesse le lui fait demander.

« Il ne me reste, Monseigneur, qu'à vous souhaiter de la santé, et moi des occasions de donner des marques à Votre Altesse de ma reconnoissance et du profond respect avec lequel je suis, Monseigneur, de Votre Altesse le très humble et très obéissant serviteur.

« Dusson. »

3. *M. Chamillart au duc de Vendôme*[1].

« A Versailles, ce 24 février 1702.

« Monseigneur, les différents avis que le Roi a reçus de la conduite de M. le prince de Vaudémont[2], l'amitié si étroite avec laquelle il a vécu si longtemps avec le prince d'Orange, les engagements de Monsieur son fils au service de l'Empereur, son antipathie pour M. le duc de Savoie, qui est devenu un allié nécessaire, toutes ces raisons ont déterminé S. M. à mander au roi d'Espagne qu'elle croyoit qu'il étoit du bien de son service de nommer un gouverneur du Milanois en sa place; et comme sa fidélité n'est point assez suspecte pour lui marquer par une révocation éclatante que l'on n'en est pas content, qu'au contraire il semble que, sur cet article, il n'y a point eu de preuves suffisantes pour le pouvoir convaincre d'avoir manqué à son devoir, S. M. mande au roi son petit-fils qu'il doit lui donner une récompense qui puisse, en quelque façon, le dédommager de la perte qu'il a fait[e] et le mettre à couvert des reproches que le public pourroit lui faire. J'aurois cru que l'on pourroit différer de prendre cette dernière résolution jusques à ce que vous ayez connu par vous-même si M. de Vaudémont est capable de, oui ou non, mal servir dans le Milanois[3]. L'ordre qu'il avoit donné à M. le marquis de Créquy de retourner prendre ses quartiers lui a été imputé comme un crime. La conjoncture n'étoit pas favorable; mais la chose, par elle-même, paroît de telle importance, qu'il auroit été à desirer pour beaucoup plus que les forces du Roi eussent été suffisantes pour soutenir les postes que nous avons quittés dans le bas Crémonois, sur les bords de l'Oglio. J'appréhende qu'il n'en coûte cher pour les reprendre, et que les troupes qui sont dans Sabionette n'aient la même destinée que celles qui étoient dans Canette[4].

« Je suis, avec un profond respect, Monseigneur, de Votre Altesse le très humble et très obéissant serviteur.

« CHAMILLART. »

4. *Le duc de Vendôme à M. Chamillart*[5].

s. d.

« J'ai reçu, Monsieur, votre lettre en chiffre du 24 du mois dernier[6], qui m'a donné bien du plaisir. Je vous dirai nettement ma pensée de ce

1. Ms. Fr. 14177, fol. 178. La minute est datée du 21 mars, au Dépôt de la guerre, vol. 1589, n° 84.
2. Voyez notre tome IX, appendice VII, p. 369, et ci-dessus, p. 172, note 5.
3. Dans la copie : « connu par vous-même les sentiments de M. de Vaudémont ».
4. Ici, la minute a deux pages de plus.
5. Ms. Fr. 14177, fol. 180, et double, fol. 214 v°.
6. Ci-dessus, n° 3.

que je crois du service du Roi[1]. Je commencerai donc par vous assurer d'une chose dont je me flatte que vous êtes bien persuadé, que c'est la vérité pure et l'intérêt de S. M. qui me dictent cette lettre ; il seroit à souhaiter que tout le monde en eût usé de même. Depuis que je suis arrivé en ce pays, j'ai, comme vous croyez bien, essayé de pénétrer les véritables sentiments de M. de Vaudémont. Je suis obligé de lui rendre la justice de vous dire que je n'ai rien vu qui ne fût de la dernière droiture, et, si vous étiez sur les lieux, je suis sûr que vous ne balanceriez pas un moment à penser la même chose que moi. Vous avez grande raison, Monsieur, dans votre lettre, et il seroit à souhaiter que S. M. eût différé d'écrire au roi d'Espagne pour révoquer M. de Vaudémont. Celui qu'on mettra en sa place sera sûrement un Espagnol : ils sont lents, difficultueux, avares, et peu stylés au fait de la guerre. Je crains même que, si la lettre du Roi a son effet, on ne nous envoie le marquis de Leganès, qui est la créature de M. le duc de Savoie, et à qui il faisoit faire tout ce qu'il vouloit pendant la dernière guerre. J'avoue que M. de Savoie est un allié nécessaire ; mais il faut convenir, en même temps, qu'on doit être assez incertain de sa bonne foi, pour ne pas dire qu'on devroit être sûr de sa mauvaise volonté, et j'oserois gager sur ma vie qu'il tournera casaque au Roi. Plus on lui accordera, plus il demandera. Il n'y a sorte de louanges qu'il ne donne tous les jours aux Impériaux ; cependant ils l'ont mené toujours le bâton haut et ont pillé son pays. C'est à S. M. à faire ses réflexions sur cet article, qui me paroît très important. Vous verrez, Monsieur, par la lettre que je me donne l'honneur d'écrire au Roi, que M. de Vaudémont laisse auprès de moi deux hommes qui ont ordre de m'obéir comme à lui-même, pour que le service ne soit point retardé, ce qui me paroît de la dernière conséquence, car, à présent, je puis envoyer des ordres dans tout le Milanois sans avoir besoin de m'adresser à lui. Il me semble que cette conduite est bien opposée à celle que tiendroit un homme de mauvaise foi. Je ne vous en dirai pas davantage. Je puis peut-être me tromper : je ne crois pas que ceux qui pensent sur M. de Vaudémont différemment de moi aient plus de zèle et de fidélité que moi pour le service du Roi. Je suis si convaincu de sa bonne foi, que je ne puis finir l'article qui le regarde sans que les larmes me viennent aux yeux. Je suis sûr, Monsieur, que, si vous étiez sur les lieux, et que vous vissiez les choses, vous seriez encore plus attendri que moi. J'ajouterai de plus que, selon toutes les apparences, celui que l'on envoiera à la place de M. de Vaudémont ne sera point impotent comme lui, et fera sûrement la campagne, au lieu que l'autre ne peut sortir de Milan : il me semble que ceci doit entrer en quelque considération. Le Roi me connoît assez pour croire que ce n'est que l'intérêt de son service qui m'oblige de vous faire faire cette

1. Voyez, dans la publication de M. l'abbé Esnault, tome I, p. 224-226, une autre lettre où M. de Vendôme défend ses plans, point par point, contre ceux du maréchal de Villeroy.

observation; il sait bien que je ne suis glorieux, ni difficile, et que je trouve tout aisé quand il s'agit de le servir ou de lui plaire.

« Soyez bien persuadé, Monsieur, de mon estime et de ma considération.

« LOUIS DE VENDÔME. »

5. *Le Roi au duc de Vendôme*[1].

« A Versailles, ce 13 mars 1702.

« Mon cousin, j'ai reçu les deux lettres que vous m'avez écrites de Lodi le 24, et de Crémone le 28 du mois dernier, par lesquelles vous m'informez de tout ce qui se passe et de l'attention que vous avez au rétablissement de mes troupes et à la destination des recrues. On ne peut concevoir des vues plus justes sur les projets que vous avez faits pour chasser les Allemands du Plaisantin et du Parmesan. Vous me demandez mes ordres précis pour les combattre en cas qu'ils prennent le parti de vous attendre. Je ne puis vous déterminer sur les affaires d'Italie comme je pourrois faire sur celles de Flandre : vous devez prendre sur vous une partie des entreprises que vous ferez. Vous êtes dans un pays si éloigné, et qui m'est si peu connu, que j'aurois peine à vous prescrire ce que vous aurez à faire. Votre capacité et votre valeur me donnent lieu de croire que vous ne risquerez rien mal à propos et que vous prendrez toujours les bons partis. Je vous autorise pour entreprendre ce que vous jugerez à propos. Vous pouvez exécuter vos projets, lorsque vous les trouvez bons et que vous pouvez espérer de les rendre utiles pour le bien de mon service et la gloire de mes armes. Je suis persuadé que vous chercherez toutes les occasions de profiter avec avantage des fautes que pourront faire les ennemis, et que vous vous servirez de la valeur de mes troupes pour faire une campagne plus glorieuse que la dernière. J'ose me flatter qu'elle finira la guerre d'Italie; j'ai même lieu de croire que l'Empereur fera les derniers efforts pour la terminer, et qu'il augmentera les troupes qui y sont de toutes celles qu'il y pourra joindre. J'attends avec impatience le succès des premiers mouvements que vous devez faire à la tête de mes troupes; j'espère qu'ils seront heureux. Si elles pouvoient toutes agir présentement, vous trouveriez l'occasion la plus favorable qui se présentera dans toute la guerre d'Italie. Je vous répète encore que je me repose entièrement sur vous de tout ce qui est à faire, que je vous donne un plein pouvoir d'entreprendre tout ce que vous trouverez de mieux pour le bien de mon service, et que rien ne doit vous retenir que votre sagesse, votre expérience et les difficultés que vous pourriez trouver dans les entreprises dont les événements seroient trop incertains. Le dessein que vous avez formé de marcher en avant le 21 ou 22, pour entrer dans le Plaisantin

1. Ms. Fr. 14177, fol. 181 v°. Nous donnons la copie telle qu'elle a été transcrite au registre; c'est une combinaison de deux minutes du 4 et du 13 mars qui se trouvent au Dépôt de la guerre, vol. 1589, n°s 8 et 41.

et dans le Parmesan, aura son utilité pour les subsistances, rétablira la réputation et la gloire de mes armes parmi les princes d'Italie, qui sont fort chancelants. Je ne doute pas que vos premiers mouvements ne soulagent le duc de Parme, qui, par sa fidélité, se trouve dans l'oppression depuis longtemps. J'ai tout sujet d'être content de sa conduite et de sa fermeté; vous pourrez lui faire connoître la satisfaction que j'en ai : vous le toucherez tous les jours de plus en plus, et augmenterez sa confiance à mesure que vous vous avancerez dans ses États pour en chasser les Allemands et pour les défendre de leurs entreprises. Je ne saurois trop vous recommander de faire vivre mes [troupes] dans une discipline très exacte, et de dire aux officiers qu'ils me répondront personnellement de tous les désordres qu'elles commettront. Quoique le prince de Molfetta vous assure de sa fidélité, vous ne devez prendre aucune confiance en lui. Vous pouvez le traiter avec honnêteté, mais ne lui laisser aucun pouvoir dans Sabionette. Vous prenez le bon parti de faire sentir aux petits princes d'Italie, comme à celui de Sabionette, que vous êtes en état de vous rendre le maître chez eux quand ils n'en useront pas bien, et j'approuve fort la résolution que vous avez prise de vous assurer des postes de la Sabionette; je vous laisse même la liberté entière de faire ce que vous jugerez à propos à l'égard de ces petits princes. J'ai fait savoir à Montgon qu'il n'avoit d'autre parti à prendre que celui de se remettre à la discrétion du prince Eugène, en cas qu'il insiste à le demander; quand bien même les raisons de Montgon seroient bonnes, il n'avoit pas d'autre parti à prendre que celui-là. Le grand nombre de prisonniers que les Allemands ont auroient pu souffrir de tout autre que celui-là. J'ai lu la relation que vous avez envoyée à Chamillart de tout ce qui s'est passé à Crémone le 1er février; elle est exacte et m'a fait plaisir. Je regarde comme une marque visible de la protection que Dieu donne à la justice de la cause que je soutiens le succès de cette journée. J'approuve la conduite que vous voulez tenir avec le provéditeur Molino; vous devez traiter honnêtement avec tous ceux qui agiront avec vous au nom de la République, et les engager, s'il est possible, d'en user à l'égard de mes troupes aussi bien qu'ils feront envers celles de l'Empereur. J'aurai lieu d'être persuadé de leurs bonnes intentions, qui me seront toujours suspectes tant que je verrai de leur part autant de partialité. Pour en revenir à l'objet principal, qui doit être le secours de Mantoue, j'entre volontiers dans votre pensée, et je suis persuadé, comme vous, de l'importance dont il est de reprendre l'air de supériorité, de fortifier le courage de mes troupes, et animer mes alliés : ce qui peut encore produire un bon effet pour retenir les princes d'Italie dont la volonté seroit chancelante. La lettre que vous avez écrite au comte de Tessé l'obligera à vous informer du temps qu'il peut tenir, et je suis très content que vous lui marquiez qu'il éloignera ce temps, s'il veut prendre les mesures dont il peut se servir pour cela, et je suis même étonné qu'il n'y ait pas pensé : qu'il y a dans Mantoue plus de vingt mille bouches inutiles, des femmes, des enfants, des vieillards, une infinité de moines, prêtres et religieux dont la fidélité est très suspecte, et que tout cela, étant dehors, prolonge beaucoup les subsistances. Vous avez bien pensé de lui mander tout cela, et que, si la viande manque, il peut faire manger les chevaux. La conservation de Mantoue est tellement capitale, qu'il doit tout hasarder pour cela et tenir jusqu'à la dernière extrémité. Il est de son intérêt et du vôtre qu'il vous donne du temps pour rassembler des forces suffisantes pour ne rien précipiter, afin d'assurer le succès de ce que vous entreprendrez pour le délivrer, et dont l'événement ne doit point être douteux. Si les Allemands se rendoient maîtres de cette place, la guerre d'Italie deviendroit plus difficile qu'elle n'a encore été, et je ne verrois guère d'apparence de les en pouvoir chasser. Enfin je me remets entièrement à vous de toutes les précautions que vous devez prendre [non seulement] en cette occasion, mais en toutes celles qui se présenteront de faire agir mes troupes. Et la présente n'étant pour autre fin, je prie Dieu qu'il vous ait, mon cousin, en sa sainte et digne garde.

« LOUIS.

« CHAMILLART. »

6. *M. Chamillart au duc de Vendôme*[1].

s. d.

« Monseigneur, je ne croyois pas donner au régiment de Médoc, en le demandant au Roi pour mon frère[2], un colonel tel que vous lui destinez; puisque vous voulez bien en prendre soin, je vous réponds du zèle et de la reconnoissance de votre lieutenant, qui est plein de bonne volonté, mais le plus parfait marin qui ait jamais été. Je meurs de peur qu'il ne se serve des termes de son premier métier dans les mouvements de son régiment. Vos bontés pour lui et pour moi suppléeront à ce que le temps pourra lui faire acquérir. Sans déranger rien de la distribution des recrues destinées pour les autres régiments, vous pouvez le rendre complet, et au delà, en lui donnant les traîneurs, qui sont en assez grand nombre, outre ceux qui sont restés dans les hôpitaux, que je prendrai soin de vous renvoyer. C'est pour cela qu'il doit rester un commissaire à Varèse pendant six semaines ou deux mois, afin de faire fournir aux soldats qui débarqueront tout ce qui leur sera nécessaire pour joindre l'armée. Je suis même persuadé qu'il seroit à propos d'y tenir quelques officiers. Vous voulez encore charger M. le comte de Montendre d'instruire mon frère. Vous m'acquitterez de l'obligation que je lui aurai; car j'ai peu mérité à son égard jusqu'à présent, et j'appréhende de ne pas trouver occasion de lui en marquer ma reconnoissance. Je vous ai destiné toute ma famille; c'est à vous d'en prendre soin, et, si vous en croyez M. le duc de la Feuillade, le beau-père n'est pas tout à fait indigne de votre estime et de vos bontés. Il

1. Ms. Fr. 14177, fol. 185; double, fol. 215 v°. La minute n'a pas été retrouvée au Dépôt de la guerre.

2. Ci-dessus, p. 140.

n'y a rien qu'il ne fasse pour les mériter. Il a de la droiture, du désintéressement, et aime la vérité, fait cas des honnêtes gens, et n'a jamais manqué à personne. Si vous trouvez quelque chose de bon à tout cela, choisissez; il vous met à même, et ne vous trompez pas quand vous lui aurez fait votre plan : après quoi, j'irai mon chemin avec un attachement très sincère pour tout ce que vous pourrez desirer.

« Pour revenir aux affaires du Roi, je commencerai par celle de M. le prince de Vaudémont, qui vous tient le plus à cœur. Grâces à Dieu, elle est changée tout d'un coup, et, par un retour, on lui a rendu justice. Il restera gouverneur du Milanois. Vous ne sauriez croire le chemin que cela avoit fait : il y avoit déjà un successeur désigné; il n'étoit plus question que de nommer un des deux proposés par l'Espagne; l'affaire auroit été décidée au conseil d'en haut[1]. Votre lettre, que je reçus le soir, a détrompé S. M. et vient de la confirmer dans vos propres sentiments. M. de Vaudémont vous aura toute sa vie l'obligation de rester gouverneur général du Milanois[2]. Ce sera à lui à faire naître des occasions à vous marquer combien il doit être sensible que vous l'ayez lavé de l'affront qu'il alloit recevoir par sa révocation.

« Comme le sieur Rousset, qui aura l'honneur de remettre une de mes lettres à Votre Altesse, a eu ordre de se rendre auprès de vous pour faire des cartes du pays, lever des plans des camps que vous ferez, dont il m'envoiera des copies, et généralement faire tout ce qu'il vous plaira lui ordonner, je vous supplie de vouloir bien l'honorer de votre protection.

« Comme Votre Altesse m'a demandé du remède pour la dysenterie, j'en envoie à M. Bouchu, de celui de Geofroy, plus qu'il n'en faut pour dix mille hommes; il est éprouvé et très bon. Je ferai l'impossible pour vous fournir des hommes et douze ou quinze cents chevaux vers la fin du mois d'août[3]. Pour de nouvelle cavalerie, vous ne devez pas y compter, parce que le Roi n'a pas plus de troupes qu'il lui en faut pour la Flandre et l'Allemagne, et la guerre n'est pas moins assurée pour ce pays-là que pour la Lombardie. Si vous pouvez avoir quelques avantages à faire des prisonniers, un cartel seroit bien nécessaire.

« Je suis, Monseigneur, avec un très profond respect, de Votre Altesse le très humble et très obéissant serviteur.

« CHAMILLART. »

1. *Hier au Conseil*, dans la seconde copie.

2. M. de Torcy écrivait à Louville, le 23 mars, sur le prince de Vaudémont : « Les choses sont changées. M. de Vendôme renchérit sur ceux qui l'ont précédé pour louer son zèle, sa fidélité et la facilité qu'il trouve avec lui sur toutes les choses qu'il desire. Il est persuadé que jamais on ne pourroit en envoyer un pareil. Il est plus prudent de le croire, que de se régler par l'inquiétude et par la vivacité des Espagnols qui se sont plaints.... » Cette lettre fait partie du recueil communiqué par Mgr d'Hulst.

3. L'ordre de bataille de l'armée franco-espagnole et celui de l'armée impériale furent publiés dans le *Mercure* de mai, p. 203-223.

7. *Mme de Maintenon au duc de Vendôme*[1].

« A Saint-Cyr, ce 30e avril 1702.

« M. l'évêque de Chartres, qui est un très honnête homme de mes amis, et, de plus, de Saint-Cyr, veut que je vous recommande M. des Marais, Monseigneur, et je le fais sans peine, étant persuadée que vous l'estimez par tout le bien qui est en lui, et par les marques de valeur qu'il a données dans toutes les occasions où il s'est trouvé. J'ai appris avec bien de la joie que vous lui aviez fait l'honneur de le prendre pour aide de camp, et j'espère que sa conduite vous mettra dans ses intérêts; je prendrai beaucoup de part aux obligations qu'il vous aura, par l'estime que j'ai pour lui et par ma considération pour son oncle, qui en aura sans doute auprès de vous, Monseigneur, puisqu'il est votre évêque à Anet. Je ne cesse de prier et faire prier pour vous et pour le succès de vos entreprises. Je suis assurée que votre gloire personnelle ne vous touche pas plus que la satisfaction du Roi et l'avantage de l'État. Tout le monde vous rend la même justice, Monseigneur. Nous voilà dans une terrible guerre de tous côtés. Je voudrois avoir autant de confiance que vous, car il me semble que vous croyez toujours que tout ira bien. Dieu le veuille, et que vous reveniez jouir ici de vos travaux présents! Personne n'en aura plus de joie que moi, Monseigneur, ni n'est avec plus d'estime, de sincérité et de respect votre très humble et très obéissante servante.

« MAINTENON.

« Gardez-vous bien de me répondre, Monseigneur; je n'ai pas besoin de cette marque de votre bonté pour moi: je sais une partie des affaires dont vous êtes accablé. »

8. *Le roi d'Espagne au duc de Vendôme*[2].

« De Naples, le 9e mai 1702.

« Mon cousin, j'ai appris par votre lettre, et par ce que le comte de Colmenero m'a dit, les mouvements que vous vous donnez pour entrer en campagne. Je ne m'en donne pas moins, de mon côté, pour vous aller joindre au plus tôt, et, si des affaires très essentielles que j'ai eues ne me retenoient pas, jointes à l'arrivée du légat, que j'attends, je serois déjà parti, car j'appréhende que vous ne battiez les ennemis avant que je sois arrivé. Je vous permets pourtant de secourir Mantoue; mais demeurez-en là, et attendez-moi pour le reste. Rien ne peut mieux vous marquer la bonne opinion que j'ai de vous, que de craindre que vous ne fassiez trop pendant mon absence. Je compte de

1. Ms. Fr. 14 177, fol. 228.

2. Papiers du P. Léonard : Arch. nat., K 1332, n° 1[1], fol. 174. Voyez ci-dessus, p. 217, note 2. Cette lettre a été insérée dans le *Journal de Dangeau*, dans les *Mémoires de Sourches*, dans le *Mercure* de juin 1702, p. 201-203, etc. Elle est datée du 28 mai dans le *Mercure*.

me rendre à Final à la fin de ce mois. Assurez tous les officiers françois, de ma part, de la joie que j'aurai de me voir à leur tête, et soyez bien persuadé, mon cousin, de la véritable estime que j'ai pour vous.

« LE ROI. »

9. *Mme de Maintenon au duc de Vendôme*[1].

« A Versailles, 5e juin 1702.

« En soupant, il y a quelques jours, dans le Labyrinthe, Monseigneur, Mme la duchesse de Bourgogne et sa suite burent de bon cœur la santé du libérateur de Mantoue et du restaurateur des affaires d'Italie. Vous ne doutez pas de ma joie sur les avantages des armes du Roi; mais vous ne pouvez croire, Monseigneur, celle que je ressens de ce que c'est vous qui les remportez. Nous continuerons nos prières pour la suite de votre campagne; je prétends bien que celles qu'on fait à Saint-Cyr vous ont été très favorables. Je voudrois que vous y eussiez plus de foi. En attendant, je vous supplie, Monseigneur, de ne douter jamais de l'estime, de l'inclination et du respect avec lequel je suis votre très humble et très obéissante servante.

« MAINTENON.

« En achevant ma lettre, je m'aperçois que je vous écris en billet après en avoir reçu une de vous en cérémonie; serois-je assez malheureuse pour que vous m'en fissiez, ne les aimant pas beaucoup d'ailleurs? »

10. *Le cardinal de Janson au duc de Vendôme*[2].

« A Rome, ce 26 juin 1702.

« Vous verrez, Monsieur, par ce que j'écris à M. de Marcin, toute l'infamie des projets de la cour de Vienne pour la révolte qu'ils tramoient à Naples[3]; mais Dieu confond de tous côtés leur iniquité. J'ai cru [devoir] vous donner avis de ce que les Autrichiens disent dans Rome sur le roi d'Espagne; cela me donne lieu de redoubler mes instances et de vous prier de redoubler votre vigilance et de veiller à la sûreté de la personne de S. M. C. Il faut se méfier de la malice et de la noirceur de ses ennemis, qui sont capables de toutes sortes d'excès. Ils ont écrit ici qu'ils avoient essayé de vous enlever; votre courrier m'a dit le détail de leur entreprise. Je loue Dieu qu'elle ait échoué avec leur honte. J'espère que vous achèverez de les humilier. Je vous envoie l'extrait d'une lettre de Vienne interceptée, d'une personne de considération de cette cour, que j'ai eue d'un endroit très sûr, mot pour mot :

« Par votre lettre du 17 du mois passé, j'ai appris la malheureuse
« affaire de Naples, que nous tenions inmanquable, et sur laquelle nous

1. Ms. Fr. 14177, fol. 240 v°.
2. Ms. Fr. 14177, fol. 243 v°. — 3. Ci-dessus, p. 176.

« comptions plus que sur aucune autre, parce qu'il s'agissoit d'un soulèvement presque de tout le royaume, dans lequel, à vous parler en confiance, le duc d'Anjou devoit être enveloppé, *doveva esser colto il duca d'Angio*, et le duc de Noja avoit eu plus de part qu'aucun autre à cette généreuse entreprise. Nous avons le cœur pénétré de ce qu'il est prisonnier avec tant de braves gens attachés aux intérêts de l'Empereur, qui auront au moins la satisfaction d'avoir suivi le parti de leur légitime souverain contre les violences d'un injuste usurpateur. L'Empereur est dans une très grande affliction pour cet événement douloureux; mais le roi des Romains se plaint de la malignité du sort, et il redouble son ardeur pour se faire faire raison. Je connois bien que les pertes que nous continuons de faire de ceux qui nous sont affectionnés nous portent préjudice; mais l'on doit nous excuser si nous nous servons de toutes sortes d'occasions pour tâcher de recouvrer le nôtre. Peut-être que ce qui ne s'est pas fait à Naples contre le duc d'Anjou se pourra faire à présent en Lombardie. Les François pourroient bien trouver quelque écueil, s'ils entreprenoient de forcer le prince Eugène, particulièrement si le duc d'Anjou vient à l'armée, où sa présence apportera plus de confusion que de secours. Une bataille ne nous est pas avantageuse; nous n'en voulons point, parce que notre intention et notre intérêt sont de prolonger la guerre en Italie. Nous craignons pour Brescello, ce qui nous oblige de nous mettre en bon état et d'être fort attentifs du côté de cette place. Si nous perdions cette retraite, nos affaires seroient en mauvais état. »

« Il est bon que vous soyez informé [de] ce qu'on pense à Vienne et à Rome sur le sujet de la Lombardie. Vous m'obligerez, Monsieur, d'ordonner à votre premier secrétaire de m'informer régulièrement des mouvements de votre armée et de celle des ennemis ; car les ministres autrichiens font courir ici des bruits plus faux les uns que les autres, pour amuser cette cour, et ils les envoient à Naples pour y fomenter l'esprit de sédition. Je fais des vœux continuels pour votre conservation, personne n'y prenant un intérêt plus sensible que moi. Je suis toujours, Monsieur, au delà de toute expression, attaché à votre personne avec un respect infini.

« Le cardinal de Janson Forbin. »

11. *Le Roi au duc de Vendôme*[1].

« Mon cousin,... j'espère que le parti ennemi qui se promène depuis si longtemps autour de vous ne rentrera pas dans leur camp sans que quelqu'une de vos troupes ne le fasse repentir de son audace; elle est si grande, que l'on doit tout appréhender de gens aussi entreprenants que sont ceux-là, et je ne saurois trop vous recommander d'avoir une attention toute particulière à assurer la personne

1. Ms. Fr. 14177, fol. 244 v°; Dépôt de la guerre, vol. 1590, n° 199.

du roi d'Espagne, soit dans le camp, dans les marches, ou dans les promenades qu'il pourroit faire pour visiter les différents postes de l'armée ou ceux qu'il voudra prendre ou attaquer. Je sais, par des avis certains, que le prince Eugène fera l'impossible pour l'enlever[1]; il n'y a point d'intrigue ni de trahison[2] qu'il ne mette en usage pour se tirer par quelque surprise de l'embarras où il doit être. Je vous répète encore que vous ne sauriez trop vous précautionner; je vous ai déjà mandé d'avoir la même précaution pour ce qui vous regarde[3]; vous savez combien vous m'êtes nécessaire et à l'État. Je suis persuadé que, si vous suivez ce que je vous prescris pour la sûreté du roi d'Espagne et pour la vôtre, le prince Eugène ne parviendra jamais à vous vaincre que par de pareils attentats. J'attends avec impatience des nouvelles [des] mesures que vous avez prises avec le roi mon petit-fils.... Je prie Dieu, etc.... Écrit à Marly, le 4e juillet 1702.

« LOUIS.

« Chamillart. »

12. *M. Chamillart au duc de Vendôme*[4].

« A Marly, ce 7e août 1702.

« Monseigneur, un correspondant de M. de Pontchartrain lui a donné avis qu'un nommé Bownd, gentilhomme anglois, l'avoit assuré que l'on auroit pris des mesures justes pour vous enlever. Le Roi, qui est occupé de votre conservation avec beaucoup de raison, m'a ordonné de vous en informer. Je souhaite que vous n'en ayez que ce risque-là à courre en Italie; mais j'appréhende bien plus pour vous le mauvais air et la fatigue.

« Je suis, avec un profond respect, Monseigneur, votre très humble et très obéissant serviteur.

« Chamillart. »

13. *Le Roi au duc de Vendôme*[5].

« Mon cousin, j'ai reçu la lettre du 17 que le duc de Villeroy, que vous m'avez dépêché, m'a remise. J'apprends la suite de votre marche. Je ne saurois trop louer votre vigilance et votre valeur, et les marques

1. Il y avait eu un projet de ce genre à la fin du mois de juin : *Mémoires militaires*, t. II, p. 225, note.

2. Ces trois derniers mots, de même que les deux phrases finales, à partir de : *Je suis persuadé*, manquent dans la minute du Dépôt de la guerre.

3. Ci-dessus, p. 361, note 7, et p. 490.

4. Copie au ms. Fr. 14 177, fol. 251; minute au Dépôt, vol. 1591, n° 35.

5. Ms. Fr. 14 177, fol. 254. La minute conservée sous la même date au Dépôt de la guerre, vol. 1591, n° 155, est toute différente, quoique ayant trait aussi à la victoire de Luzzara, ci-dessus, p. 227. Ce volume du Dépôt renferme nombre d'autres lettres intéressantes sur le même fait d'armes.

de l'invincible fermeté que mes troupes ont donné[es] dans cette occasion, qui doit faire craindre aux Impériaux d'en venir aux mains avec elles. J'espère que les suites de cette bataille, plus glorieuses pour la nation qu'elle n'est avantageuse, vous mettront en état d'embarrasser de plus en plus les ennemis. Vous m'avez causé une joie inexprimable en m'apprenant que vous êtes content du courage intrépide et du sang-froid du roi d'Espagne, dont je n'ai jamais douté. Il est bon qu'il soit connu des Espagnols et des Italiens. La bataille de Luzzara fera respecter les François par les étrangers qui en ont été témoins. S'ils avoient pu se mêler avec les Allemands, la déroute auroit été complète. Il est bien désagréable de faire la guerre dans un pays où l'on ne peut combattre que quand les deux partis y consentent, et de voir que la difficulté de ce pays soit pour vous un obstacle plus grand que celui que vous auriez à combattre les Allemands. Vous aviez bien raison de me dire, dans vos lettres précédentes, que la guerre est pénible et difficile en ce pays-là. Quelque nombre d'hommes qu'il y ait, on ne peut jamais s'assurer de rien. S'il étoit comme les autres, on pourroit être plus certain du succès; il n'est pas de marche qui ne produise de nouvelles difficultés. J'espère que votre sage conduite, votre valeur et la justice de la cause que je défends vous mettront en état de les surmonter. Par tout ce qui m'est revenu, il me paroît que vous vous êtes trop exposé; ne le faites plus sans nécessité. Vous savez combien vous m'êtes nécessaire et à l'État. Mandez-moi ce que vous croyez faire pour l'avenir. J'approuve que vous ayez accepté, après le combat de Santa-Vittoria, la place que le roi mon petit-fils vous a donné[e] dans son conseil suprême d'État et de guerre, avec la distinction d'y avoir séance le premier. J'ai bien voulu me rendre aux remontrances que vous m'avez faites en faveur de quelques officiers qui, par leurs longs services, et par ce qu'ils viennent de faire en dernier lieu à la bataille de Luzzara, ont mérité d'être récompensés. J'ordonne à Chamillart de vous informer de ce que j'ai fait pour eux. Je n'ai fait aucune promotion d'officiers généraux à l'occasion de cette bataille; je me souviendrai de ceux que vous me marquez pour s'être les plus distingués, et leur donnerai dans les suites des marques de ma satisfaction. Vous pouvez les en assurer de ma part. J'attends avec grande impatience que la saison des maladies se passe. Par ce que j'ai appris, vous devez avoir une infinité d'officiers et de soldats malades; j'ai lieu de croire que les Impériaux n'en ont pas moins à proportion. S'il se trouve quelque nouvelle occasion de les combattre, le comte de Marcin ne doit point quitter la personne du roi d'Espagne.

« Et la présente n'étant pour d'autre fin, je prie Dieu qu'il vous ait, mon cousin, en sa sainte et digne garde. Écrit à Marly, le 31 août 1702.

« LOUIS.

« CHAMILLART. »

VIII

LES RÉJOUISSANCES ANTI-ORANGISTES DE 1690 ET DE 1702[1].

La veille de la bataille de la Boyne, en poussant une reconnaissance, le roi Guillaume avait été effleuré de deux coups de canon, mais si légèrement, qu'il put rester à cheval toute la journée[2]. Exagérée par la voix publique, la nouvelle arriva à Paris, dans la nuit du 27 juillet, que l'Usurpateur était mort; le Roi même y croyait, et ce ne fut qu'au bout de vingt-quatre heures que la vérité fut connue[3]. Dangeau n'en dit que deux mots[4]; mais nous voyons mieux dans les *Mémoires de Sourches* et dans la *Gazette d'Amsterdam* à quels excès la population parisienne, sans distinction de classes, se livra pendant la journée du 28, et comment cet exemple fut suivi jusque dans les provinces les plus reculées.

« Le 27 au soir, disent les *Mémoires de Sourches*[5], il vint un bruit très fort de la mort du prince d'Orange, et l'on ne sauroit s'imaginer quelle fut la fureur du peuple de Paris à cette nouvelle. On ne put pas bien approfondir qui en fut l'auteur; mais il est bien certain que, dès le minuit, on commença à faire des feux de joie, à tirer des boîtes, et à donner toutes les marques de réjouissance qu'on auroit pu donner à la naissance d'un roi. Le jour, étant venu, ne fit que les augmenter: on défonça des muids de vin, les bourgeois mirent des tables et mangèrent dans les rues, et il y en eut même qui forcèrent les ecclésiastiques les plus réglés (*en note :* On força M. l'évêque de Meaux de boire à la santé du Roi, quoiqu'il protestât qu'il alloit dire la messe) et les magistrats les plus graves (*en note :* M. Talon, avocat général au parlement de Paris, et même, selon quelques-uns, M. le premier président de Harlay) à boire à la santé du Roi. Mais leur folie n'en demeura pas là : ils firent de tous côtés des représentations du prince d'Orange en différentes postures, ils le pendirent, ils le rouèrent, ils le brûlèrent, ils le traînèrent à la rivière et à la voirie, et enfin il n'y eut sortes d'impertinences qu'ils ne fissent dans le transport de joie que leur donna la mort prétendue du prince d'Orange. Les gens sages voyoient bien que leur emportement étoit ridicule, et les suites qu'il pouvoit avoir, d'autant plus que la nouvelle étoit très incertaine, et que c'étoit,

1. Ci-dessus, p. 135, et Addition n° 426.
2. Macaulay, *Guillaume III*, tome II, trad. Pichot, p. 127-134.
3. Correspondance de Louvois, dans les *Lettres pour servir à l'histoire militaire de Louis XIV*, tome VI, p. 449-452.
4. Il était alors à l'armée d'Allemagne, avec Monseigneur, et ne put rétablir la vérité que dans ses articles des 3 et 5 août, quoiqu'elle eût été connue dès le 28 ou le 29 juillet.
5. Tome III, p. 273-274. Comparez Macaulay, *Guillaume III*, tome II, p. 142.

en quelque manière, faire l'apothéose du prince d'Orange que de faire tant de réjouissances de sa mort, puisqu'on ne se réjouit pas tant de la mort d'un prince qu'on n'appréhende pas[1]. Mais, comme le peuple n'est pas capable de ces sages réflexions, la fureur de celui de Paris passa bientôt à celui de Versailles, qui vint presque dans la cour intérieure du château pour y allumer des feux, et M. le maréchal de Duras, capitaine des gardes en quartier (*en note :* Il servoit à la place de M. de Luxembourg, qui commandoit l'armée, comme M. de Luxembourg avoit servi pour lui l'année précédente, quand il la commandoit), fut obligé de se servir des gardes du Roi pour faire retirer ceux qui apportoient déjà du bois de tous côtés. Ensuite, le même bruit s'étant répandu par tout le Royaume, il n'y eut ni ville ni village où l'on ne fit à l'envi des impertinences extrêmes.... Le 28, on eut des nouvelles certaines d'Irlande, par lesquelles on apprit que M. de Schonberg avoit été effectivement tué dans la bataille, mais que, pour le prince d'Orange, il avoit été seulement effleuré de deux coups de canon, l'un à l'épaule, l'autre à la jambe, heureux de ce que le roi d'Angleterre n'avoit eu que de fort petite artillerie, car, s'il avoit été seulement touché d'un boulet de douze livres, la joie des Parisiens auroit été bien fondée. »

Le correspondant parisien de la *Gazette d'Amsterdam* lui écrivait ceci, le 31 juillet[2] :

« On a continué des feux de joie et des réjouissances extraordinaires pour la mort supposée du roi Guillaume. Le canon de la Bastille fut tiré la nuit du 27, à trois heures après minuit. Les religieux s'y sont distingués, et particulièrement les cordeliers, qui ont employé le temps de matines à tirer la nuit, dans leurs jardins, quantité de plombeaux d'épée, et faire couler le vin en abondance : ce qui s'est aussi fait à l'hôtel de ville. Trois à quatre mille personnes, s'étant attroupées à Saint-Germain, crièrent hautement qu'elles supplioient le Roi de leur faire dire si cette mort étoit certaine; et comme quelques-uns du Louvre leur dirent qu'il n'y avoit rien de si sûr, il y firent d'abord des réjouissances comme ici. Les plus grands seigneurs qui alloient par Paris dans leurs carrosses étoient arrêtés et forcés à boire à la santé du Roi et de crier : *Le prince d'Orange est mort!* La populace, se prévalant d'être attroupée, alloit chez les nouveaux convertis, attachoit le portrait de ce prince à leur porte, criant : *Il est mort!* et ceux qui ne finançoient pas couroient risque d'être pillés. Plusieurs ont été obligés de prendre

1. On fit alors ce sixain (mss. de Tallemant des Réaux, à la bibliothèque de la Rochelle, n° 673, fol. 263 v°) :

> Peuple, cette fureur si grande
> Contre le vainqueur de l'Irlande
> Bien plus qu'à lui vous fait du tort.
> Toutes ces marques d'infamie
> Qu'on lui donne le croyant mort
> Font le triomphe de sa vie.

2. Année 1690, p. 152.

chez eux des archers armés de mousquetons pour se mettre à couvert des insultes de cette populace. Cependant, comme cette nouvelle ne se confirma pas, et qu'au contraire on a su que le roi Guillaume avoit été proclamé dans Dublin, la cour est fâchée d'avoir souffert ces réjouissances sans fondement; on parle même qu'on donnera un arrêt pour désapprouver la conduite du peuple et défendre d'en faire à l'avenir sans ordre. »

Puis, dans le numéro suivant[1] :

« Jamais fausse nouvelle n'a fait plus de bruit que la mort supposée du roi Guillaume. On écrit de Languedoc, de Provence et de tous les endroits du Royaume que chacun, à l'envi des uns des autres, se sont signalés à témoigner leur joie. La ville de Montpellier a surpassé tout ce qui s'est fait à ce sujet dans ce pays-là. M. l'intendant de Bâville a tenu table ouverte pendant vingt-quatre heures, son hôtel fut illuminé toute la nuit, il fit distribuer du vin abondamment au peuple; et enfin à peine commençoit-on à être las de la fatigue de cette fête, qu'un courrier de la cour porta des dépêches à M. de Bâville pour lui apprendre que le prince d'Orange n'étoit pas mort. Le peuple continuoit encore ses extravagances, lorsque M. l'intendant fit publier à son de trompe défenses de parler de ce prince. »

Les registres du secrétariat de la maison du Roi[2] font connaître quelques-uns des désordres qui se commirent à Paris. C'est alors que la populace attaqua dans les rues le carrosse de la vieille princesse de Carignan, criant que c'était une Savoyarde (on était au lendemain de la défection de Victor-Amédée) et qu'il fallait la mener en prison. M. de la Reynie reçut des ordres précis de réprimer cette insolence; on alla même jusqu'à supprimer les réjouissances, presque l'annonce de la victoire que, vingt jours plus tard, Catinat remporta à Staffarde.

Cette méprise du premier moment et l'indécence des démonstrations auxquelles tout le monde s'était associé ne servirent qu'à rehausser la gloire de Guillaume d'Orange[3]. Dix ans plus tard, en 1700, ce prince y faisait encore allusion dans une circonstance qui d'ailleurs est toute à l'honneur de son bon sens. Un chanteur de l'Opéra de Paris nommé Du Mesnil, qui avait joué pendant deux années à Londres et reçu des témoignages de la libéralité de Guillaume, fit faire pour celui-ci une statue équestre de bronze, d'un pied et demi de haut, avec cette dédicace : *Guglielmus III voto publico Anglias oras appulit, Britanniam laborantem restauravit, fidem periclitantem sustinuit, ad Lymericas arces rebelles profligavit, auxiliarios fugavit, victor regnat.* En recevant

1. Année 1690, p. 168. — 2. Arch. nat., O[1] 34, fol. 231-232.

3. Parmi les historiens protestants, Larrey et Burnet prétendirent que les réjouissances avaient été ordonnées par la cour, pour la plus grande confusion de la France; Bruzen de la Martinière croit qu'on laissa simplement faire le peuple, qui regardait Guillaume comme un prince ambitieux, injuste, dénaturé, et que, tout au plus, on l'encouragea. Macaulay cite des détails piquants (tome II, p. 132) et indique un libelle anglais du temps intitulé : *the Follies of France.*

un envoi si extraordinaire du pays qui naguère avait fêté avec tant d'unanimité la nouvelle fausse de sa mort, Guillaume s'écria : « Un Français seul est capable de faire cela[1] ! »

On conçoit que le souvenir de 1690 engagea Louis XIV et ses ministres, en 1702, à prendre d'avance toutes les précautions nécessaires pour que de pareilles indécences ne se renouvelassent pas une seconde fois, si l'agonie de cet ennemi acharné avait une terminaison fatale. Le 22 mars, le secrétaire d'État Pontchartrain écrivit au lieutenant général de police[2] : « Vous aurez apparemment appris qu'il est venu nouvelle d'Angleterre que le roi Guillaume étoit fort malade, et, le Roi se souvenant des extravagances que le peuple fit il y a quelques années, lorsqu'on le crut mort, S. M. m'a ordonné de vous écrire que, supposé qu'il vînt encore quelque nouvelle, fausse ou véritable, de sa mort, elle ne veut pas qu'on soit assez osé pour tomber dans un pareil inconvénient, et qu'ainsi vous devez prendre des mesures sûres pour l'empêcher par tous les moyens possibles. Mandez-moi quelles seront ces mesures, après que vous y aurez fait toutes les réflexions requises, afin que j'en puisse rendre compte à S. M., qui entend que sa volonté sur cela soit totalement exécutée. »

Comme M. d'Argenson, de lui-même, avait agi ainsi que la cour le désirait, Pontchartrain l'en félicita, le 25, en ces termes[3] : « Le Roi a été fort satisfait de ce que vous aviez prévenu les ordres que je vous avois envoyés pour empêcher les démonstrations de joie et autres extravagances que le menu peuple auroit pu faire sur la nouvelle de la maladie ou de la mort du roi Guillaume d'Angleterre, et S. M. m'ordonne de vous écrire encore que vous y teniez très soigneusement la main, et avec toute la sévérité qui sera nécessaire, en sorte qu'on ne tombe point sur cela en aucun inconvénient. Les mesures que vous avez prises pour la Halle et la place Maubert sont aussi fort judicieuses, et S. M. n'est point insensible à l'exacte obéissance que ces gens de bas étage rendent aux ordres qui leur sont donnés en son nom. A l'égard des Anglois et Irlandois qui sont logés au quartier de la place Maubert, il faut les contenir par votre autorité ainsi que les autres sujets du Roi, et je ne laisse pas d'en écrire à Milord Middleton, afin que, du côté du roi et de la reine d'Angleterre, il donne quelques ordres à ceux de cette nation pour les rendre encore plus soumis et plus obéissants aux vôtres. M. d'Audiffret, aide-major des gardes, a reçu ordre de vous donner tous les secours dont vous pourriez avoir besoin pour l'entière exécution des intentions de S. M. »

La lettre pour lord Middleton, le principal ministre du roi Jacques, était ainsi conçue[4] : « Vous avez su combien le Roi désapprouva, en

1. Papiers du P. Léonard : Arch. nat., K 1301, n° 20.
2. Arch. nat., O^1 363, fol. 56.
3. *Ibidem*, fol. 61 v°.
4. *Ibidem*, fol. 62.

l'année 1689[1], les réjouissances que firent quelques gens du menu peuple sur le bruit qui se répandit alors de la mort du prince d'Orange. Les nouvelles qui sont venues en dernier lieu de la maladie de ce prince avoient commencé à exciter encore parmi eux quelques démonstrations de joie, qui ont été réprimées par le lieutenant général de police à Paris ; et comme il me mande que les Anglois et Irlandois sont ceux qu'il auroit le plus de peine à contenir en cas qu'il survînt quelque chose de nouveau, S. M. m'a ordonné de vous écrire de prendre, s'il vous plaît, les ordres du roi et de la reine d'Angleterre pour vous servir de leur autorité sur les Anglois et Irlandois afin d'empêcher parmi eux de telles réjouissances, et leur recommander d'être, à cet égard, aussi réservés que les sujets de S. M. ; et cet avis leur est d'autant plus nécessaire, que le magistrat ne pourroit pas se dispenser de les châtier, s'ils contrevenoient à ses ordres. »

D'après la *Gazette d'Amsterdam* (n° XXVII, d'Amsterdam, et n° XXVIII, de Paris) et le gazetier Gueudeville[2], ces défenses n'empêchèrent pas les jacobites de Saint-Germain de faire des feux de joie et autres réjouissances ; mais la petite cour elle-même y mit ordre. « Notre reine d'Angleterre, écrivait Madame[3], s'est montrée bien généreuse et chrétienne. Beaucoup d'Anglais, en apprenant la mort du roi Guillaume, ont voulu allumer des feux de joie ; mais la reine les a fait éteindre partout, et défendre partout de laisser éclater de la joie à propos de la mort du roi. Elle-même en a parlé sans animosité aucune. Je l'en ai fort admirée. » Il paraît toutefois que les harengères qui avaient allumé les feux de joie poursuivirent avec des tisons ardents les commissaires envoyés par la reine Marie[4].

Selon les gazettes hollandaises, il y eut aussi des feux de joie en Espagne[5] ; de même à Rome, où la vérité ne se fit jour qu'au bout de trois semaines. Comme le dit Saint-Simon[6], Guillaume fut généralement regretté dans les Province-Unies et en Angleterre[7].

Le Chansonnier de Gaignières[8] nous a conservé des complaintes imprimées, avec images sur bois, qui se vendirent par tout le Royaume dans le temps où le public croyait l'armée anglaise défaite et l'Usurpateur tué ainsi que Schonberg. A la suite, on trouve des pièces de vers et des épigrammes que firent courir les ennemis de la France et de Louis XIV, lorsque la vérité eut été rétablie.

1. Ainsi, par mégarde, dans le texte.
2. *Nouvelles des cours*, tome VI, p. 561-563.
3. Lettre du 22 avril, dans le recueil Jaeglé, tome I, p. 296.
4. Papiers du P. Léonard : Arch. nat., M 766, 29 mars 1702.
5. Moret, *Quinze ans du règne de Louis XIV*, tome I, p. 136-137.
6. Ci-dessus, p. 136-137.
7. Macaulay, *Guillaume III*, tome II, p. 132.
8. Ms. Fr. 12690, fol. 83-94.

IX

LES DREUX[1].

A deux reprises différentes, les marquis de Dreux-Brezé, descendants du gendre de Chamillart, et les comtes de Dreux-Nancré ont protesté contre les insinuations malveillantes répétées par Saint-Simon en 1699 et en 1702; dans les éditions de 1829-1830[2] et de 1856[3], ils ont établi que le marquisat de Brezé avait été acquis par le père de Thomas III Dreux et érigé de nouveau à son profit en 1685. En 1699, j'ai déjà indiqué[4] que cette érection donnait au grand maître des cérémonies tout droit de s'intituler marquis de Brezé, et que le titre et la particule furent peu à peu transportés devant le nom patronymique conformément à un usage de courtoisie qui devint très commun dans le cours du dix-huitième siècle. Mais, cette fois-ci, en revenant sur le même fait, Saint-Simon a ajouté ironiquement que le gendre de Chamillart eût dû prendre le titre de comte plutôt que celui de marquis, pour « mieux incruster cela sur les comtes de Dreux sortis de la maison royale, » c'est-à-dire pour avoir l'air de se rattacher à la lignée issue d'un fils cadet du roi Louis le Gros et continuée jusqu'en 1345, ou, si l'on veut, jusqu'en 1590[5]. Je ne vois pas que les Dreux dont parle Saint-Simon se fussent réclamés de cette origine. L'allusion maligne de notre auteur, qui eût dû pourtant sentir la vanité de ses propres prétentions au nom de Vermandois, a été inspirée probablement par le souvenir d'un personnage étranger aux Dreux de Brezé et de Nancré : je veux parler de cet Alexandre de Redon, soi-disant marquis de Montfort, Saint-Florent, Esne et Pranzac, souverain d'Argeliers, etc., qui, vers 1665, entreprit de prouver au Roi, ainsi qu'on le lui avait fait croire à lui-même, « qu'il descendoit, en droite ligne, de mâle en mâle, de la maison de Dreux, cadets de la maison royale, et que, comme tel, il avoit droit de porter au premier et quatrième quartier les armes de France, et au second et troisième, celles de Dreux, » ainsi que de s'intituler « très sérénissime prince L*** de Dreux, ajoutant néanmoins le nom de Redon, qui étoit le sien. »

1. Ci-dessus, p. 141-142, et Addition n° 428, p. 422.
2. Tome XXI, p. 375, à la suite de la Table.
3. Tome II, p. 451. — 4. Dans notre tome VI, p. 309, note 2.
5. Ci-dessus, p. 142, note 1. André du Chesne avait publié, en 1631, l'*Histoire généalogique de la maison royale de Dreux*, et, au siècle précédent, Jean du Tillet avait parlé de cette maison dans son *Recueil des rois de France*, p. 77-87. Comparez l'*Histoire de la maison de France* par les frères Sainte-Marthe, tome II (1647), p. 483-542, l'*Histoire généalogique de la maison de France*, tome I, p. 423-444, et l'*Art de vérifier les dates*, tome II, p. 670-674. La *Gazette* parle encore en 1674 (p. 958) d'un marquis de Morainville, « de l'ancienne maison de Dreux, » mort de blessures reçues à Seneffe, quoique cette branche passât pour avoir fini en 1590.

Saint-Simon a dû lire l'histoire de ce fou ou imposteur bordelais dans un des petits livres de Courtilz de Sandras qui lui ont fourni tant d'anecdotes[1]; peut-être aussi a-t-il connu les pièces mêmes du procès, la *Déduction généalogique* publiée par Pranzac contre André du Chesne et contre son *Histoire de la maison royale de Dreux*, les répliques aussi véhémentes que savantes de Jean du Bouchet, l'arrêt enfin rendu par le Parlement le 7 février 1670, qui mit bon ordre aux choses moyennant quelque amende[2]. Si un ou deux généalogistes modernes ont ressucité la même prétention au profit des Dreux actuels[3], nous n'avons pas à entrer dans l'examen de la filiation établie par eux, puisque les réclamations présentées jadis aux éditeurs des *Mémoires* ne portaient, je le répète, que sur le marquisat de 1685. Il suffira de renvoyer aux généalogies qui paraissent à l'abri de toute discussion : la notice Dreux, dans les mémoires fournis par d'Hozier au Roi et à Mme de Maintenon en 1706[4], que nous avons si souvent cités et employés ; la filiation donnée par la Chenaye des Bois en 1757, dans la 1re édition du *Dictionnaire de la noblesse;* le rapport de Chérin pour l'obtention des honneurs de la cour en 1775[5] ; le sommaire des titres de famille soumis, en 1819, à l'examen de Pavillet, successeur de Chérin[6] ; l'article Dreux, dans les *Noms féodaux* du bénédictin et académicien D. Bétencourt, dans le *Dictionnaire véridique des origines des familles nobles*, par Lainé[7], dans l'*Histoire généalogique et héraldique des Pairs de France*, par le chevalier de Courcelles, etc.

Les comtes de Dreux avaient porté, depuis la fin du douzième siècle jusqu'à la fin du quatorzième, non pas les fleurs de lis de la maison de France, mais un échiqueté emprunté aux seigneurs de Braine[8], comme celui des Saint-Simon Vermandois avait été emprunté aux Précy ou aux la Vacquerie[9]. Les Dreux du dix-septième siècle portaient pour armes : d'azur au chevron d'or, accompagné en chef de deux roses d'argent, et en pointe d'un soleil d'or.

1. *Mémoires de M. l. c. d. R (ochefort)*, 4e édition, 1691, p. 178-184.
2. Guigard, *Bibliothèque héraldique*, nos 3882-3889 ; dossier Dreux au Cabinet des titres, fol. 66-198 ; tome III de la *Correspondance des Contrôleurs généraux*, no 698, note ; *Généalogies du sieur Guillard*, dans le tome IV du *Cabinet historique*, 1re partie, p. 114.
3. Beauchet-Filleau et Chergé, *Dictionnaire historique, biographique et généalogique des familles de l'ancien Poitou*, tome II (1854), p. 29-37. Feu M. Potier de Courcy, dans le Supplément au tome IX de l'*Histoire généalogique* publié en 1890, 1er volume, p. 960, s'est borné à indiquer la jonction avec les anciens comtes de Dreux donnée par le *Dictionnaire du Poitou.*
4. Voyez le *Bulletin de la Société héraldique*, 8e année, tome VI, col. 81-84.
5. Arch. nat., MM 810, p. 715-720. Ce sont les conclusions de ce rapport que Beauchet-Filleau a combattues.
6. Original déposé aux Archives nationales, M 393 (ancien 1022).
7. Tome I (1818), p. 333-334 ; correction dans le tome II (1819), p. 493-496.
8. *Sceaux des Archives de l'Empire*, nos 720-737.
9. Notre tome I, p. 395-399.

X

LES THIANGE[1].

(Fragment inédit de Saint-Simon[2].)

« LE MARQUIS DE THIANGE, Claude[3] Damas, maréchal de camp, lieutenant général aux pays de Bresse et de Charolois, mort 26 juin 1638. De Jeanne, fille de Jean de la Chambre, comte de Montfort et baron de Ruffey, il n'eut qu'un fils, qui eut postérité, et deux filles. L'aînée épousa Gaspard d'Albon, marquis de Saint-Forgeux; la cadette fut mère du maréchal du Bourg, gouverneur d'Alsace, que nous verrons chevalier de l'Ordre, 1709. Le fils, Claude-Léonor Damas, marquis de Thiange, servit quelque temps à la tête d'un régiment. Il épousa, 1655, Gabrielle de Rochechouart, fille du premier duc de Mortemart que nous venons de voir p. [108[4]] en cette promotion, sœur du maréchal de Vivonne, de Mme de Montespan maîtresse déclarée de Louis XIV, et de l'abbesse de Fontevrault. Il n'y fut pas heureux, et passa sa vie presque inconnu dans sa province. On verra sur ces deux sœurs plusieurs choses curieuses aux *Duchés-pairies existants*, titres de MORTEMART et d'ANTIN[5]. Mme de Thiange mourut dans toutes les privances du Roi, le crédit et l'autorité qu'elle avoit su s'acquérir pendant la faveur de sa sœur et se conserver entières depuis son éloignement, 12 septembre 1693, à Paris. Elle laissa un fils brave, plein d'honneur, de religion et de singularités, pour qui elle ne fit rien et qui ne fit rien lui-même. Il mourut dans une de ses terres près de Nantes[6], 4 janvier 1708[7], étant lieutenant général et commandant à Saint-Malo, le dernier de sa branche et sans enfants de ses deux femmes : la première, dame de la Roche-Giffart, en Bretagne, morte en couche en 1686; l'autre, fille du marquis de Bréval frère de M. d'Harlay archevêque de Paris, que nous verrons commandeur de l'Ordre en 1661, laquelle avoit été fille d'honneur de Mademoiselle fille de Gaston.

« Les filles de cette sœur de Mme de Montespan et de M. de Thiange furent la mère du duc de Nevers d'aujourd'hui et la duchesse Sforze, belles et qui ont figuré, surtout la dernière[8].... »

1. Ci-dessus, p. 146-149, et Addition n° 430.
2. Extrait des *Légères notions des chevaliers du Saint-Esprit*, vol. 34 des Papiers de Saint-Simon (Dépôt des affaires étrangères, vol. *France* 189), fol. 114. Ce morceau est rédigé à l'aide de l'*Histoire généalogique*, tome VIII, p. 425.
3. Lisez : *Charles*. — 4. Fol. 113 v° de la pagination actuelle.
5. Ces notices n'ont pas été faites.
6. *Nantes* corrige le commencement de *S. Malo*, effacé du doigt.
7. *Février 1608*, dans le manuscrit. — 8. Le reste n'est que généalogie.

XI

LES CACHETS DE MADAME DE MONTESPAN[1].

La plupart des lettres de Mme de Montespan réunies aujourd'hui dans la collection d'autographes de M. Alfred Morrison, à Londres, portent un cachet simple, à initiales entrelacées et surmontées d'une couronne. Cependant la lettre nº 2 est encore munie d'un cachet armorié de trois fasces ondées ou d'un fascé ondé-enté, l'écusson ayant la forme française ordinaire; supports : deux anges. Les deux lettres nºs 13 et 14, adressées à Daniel Huet, sont cachetées aux mêmes armes; mais l'écusson est de forme ogivale à l'antique. Ces lettres ont été reproduites récemment dans le magnifique catalogue de la collection Morrison, au tome IV, p. 290-292. Comme leurs cachets sont de dimensions exiguës, l'œil de l'héraldiste le plus expert a peine à distinguer si les armes sont celles des Rochechouart : fascé ondé-enté d'argent et de gueules, ou les trois fasces ondées d'azur sur fond d'argent, armes des Pardaillan. Toutefois, comme le bisaïeul du marquis de Montespan écartelait ces dernières armes de celles de Castillon et mit sur le tout l'écusson d'Espagne-Montespan, que son aïeul y ajoutait encore les armes d'Antin, et que lui-même adopta un écu écartelé des armoiries de dix maisons différentes[2], il est probable que nous avons bien ici, comme le dit Saint-Simon, et comme il avait pu le voir sur les lettres adressées jadis par la marquise à son père et à sa mère, l'écusson simple et primordial des Rochechouart. L'examen d'un autre cachet absolument semblable et accosté des mêmes anges (sur une lettre de Mme de Montespan conservée à la Bibliothèque nationale, ms. Fr. 24988, fol. 288) me fait pencher pour cette dernière interprétation[3]. Il faut d'ailleurs réfléchir que la séparation légalement prononcée entre les deux époux, le deuil publiquement arboré par le marquis de Montespan, et le rang personnel de duchesse donné depuis le 11 avril 1670 à la dame de Rochechouart-Montespan autorisaient celle-ci à se considérer comme déliée de tout lien conjugal, encore qu'elle continuât à porter le nom de son mari, et à agir en conséquence. Saint-Simon dira que Mme de Maintenon en fit de même et, quoique veuve de Scarron, ne porta comme armes que le lion herminé des Aubigné ou Aubigny, sans y accoler la bande bretessée des Scarron, ni entourer l'écu d'aucune marque de veuvage.

1. Ci-dessus, p. 148, et Addition nº 430.
2. Écus gravés dans l'*Histoire généalogique*, tomes IV, p. 680, et V, 167, 182 et 279-282.
3. Les portraits gravés avant la séparation portent les armes de Rochechouart accolées à l'écusson Montespan écartelé comme plus haut.

XII

LE COMTE D'AYEN ET LE ROI D'ESPAGNE[1].

1. *Le roi d'Espagne à Mme de Maintenon*[2].

« Au Buen-Retiro, le 21 avril 1701.

« Je me sers, Madame, de l'occasion du retour du comte d'Ayen en France pour vous écrire. Il s'est fort bien conduit ici, et m'a si bien diverti tout le temps qu'il y a été, que je l'ai retenu plus qu'il ne vouloit, et l'aurois retenu encore plus longtemps sans le doute où on est de la guerre. Je vous prie de vouloir bien continuer toujours vos bons offices pour moi auprès du Roi et me ménager son amitié, que je regarde comme la chose la plus précieuse que j'aie au monde et que je doive conserver avec le plus de soin. Je vous prie aussi, Madame, de m'avertir aussitôt, si je faisois quelque chose qui pût lui déplaire, et de vous souvenir toujours de moi, étant bien persuadée de la confiance, de l'estime et de l'affection que j'ai pour vous.

« PHILIPPE. »

2. *Le roi d'Espagne au duc de Berry*[3].

« Haut et puissant prince, mon très cher et très aimé bon frère, afin d'effectuer l'élection que j'ai faite de la personne de mon cousin le comte d'Ayen pour l'associer en l'amiable compagnie de mon très noble et ancien ordre de la Toison d'Or, et ensuite l'honorer du collier d'icelui en considération de ses rares qualités, vertus et renommée, j'ai fait dresser mes lettres patentes de procure sur votre chef, comme chevalier confrère de mondit ordre, afin de le recevoir, en mon nom, en icelui, et lui en délivrer le collier; vous requérant et enchargeant d'en faire la fonction aux cérémonies accoutumées suivant ladite procure. A tant, haut et puissant prince, mon très cher et très aimé bon frère, Dieu vous ait en sa sainte garde. De Barcelone, le 4 de mars 1702. Votre bon frère

« PHILIPPE.

« NICOLAS MOLINET. »

3. *Le roi d'Espagne au comte d'Ayen*[4].

« Mon cousin, afin d'effectuer l'élection que j'ai faite de votre personne pour vous associer à l'amiable compagnie de mon très noble et

1. Ci-dessus, p. 152-153.
2. Original autographe au Dépôt des affaires étrangères, vol. *Espagne* mémoires et documents) 99, fol. 9.
3. Original aux Archives nationales, K 121, n° 36.
4. Copie au Cabinet des titres, dossier bleu n° 12 810 *bis*, fol. 435. A la

ancien ordre de la Toison d'or, en considération de vos rares qualités, vertus et grande renommée, j'ai fait dresser mes lettres patentes de procure, en vertu desquelles j'ai requis et enchargé à haut et puissant prince mon très cher et très aimé bon frère le duc de Berry de vous recevoir en mon nom en icelui et vous en délivrer le collier aux cérémonies accoutumées. Et, de tout ce qu'il vous dira et déclarera de ma part sur ce particulier, vous en ferez le même état comme s'il fût dit, déclaré et effectué par ma propre personne. A tant, mon cousin, Dieu vous ait en sa sainte garde. De Barcelone, le 4 de mars 1702.

« PHILIPPE.

« NICOLAS MOLINET. »

4. *Le roi de France au roi d'Espagne*[1].

« Versailles, le 24 avril 1702.

« .... Je reçois encore votre lettre du 1er de ce mois. J'apprends avec plaisir la résolution que vous avez prise d'envoyer la Toison au duc de Harcourt et au comte d'Ayen, et vous devez être bien assuré du zèle désintéressé de mes sujets pour le service de Votre Majesté.... »

5. *Lettre de Mme de Maintenon*[2].

12 août (1702).

Mme de Maintenon s'excuse de n'avoir pu encore « remercier le roi de la Toison du comte d'Ayen et de l'honneur qu'il m'a fait de me l'écrire lui-même. Il me semble que mon remerciement n'est plus de saison. J'ai espéré que la vie active de l'armée seroit bonne à ses vapeurs. Il n'y a pas un mal moins dangereux pour la vie; mais il n'y en a pas un plus fâcheux pour l'esprit et pour les suites. Il ne faut point l'écouter; il n'en faut parler que le moins qu'on peut, et il faut se dissiper par l'action et par prendre l'air. C'est un malheur, dans ces maux-là, d'être son maître, car on prend de mauvais partis en se laissant aller à sa tristesse, qui porte à s'enfermer. Je ferois des livres là-dessus, car j'ai eu des vapeurs toute ma vie; mais je vous assure que je n'en ai jamais vu à l'épreuve du plaisir. J'ai vu plusieurs fois des hommes pleurer amèrement et se vouloir jeter par la fenêtre (ceci sans exagération), se porter très bien une heure après, quand on les forçoit à s'aller promener ou à quelque autre partie de plaisir. Plût à Dieu

copie de cette lettre et de la précédente est jointe celle du diplôme, daté également du 4 mars.

1. Lettre publiée par Grimoard, dans les *Œuvres de Louis XIV*, tome VI, p. 94-96. Le premier paragraphe a trait au voyage prochain.

2. L'analyse de cette lettre a été donnée dans le *Catalogue des autographes de M. Rathery*, vente du 24 avril 1876, n° 247; je n'ai pu compléter la copie prise alors sur l'original. La date de 1701 proposée par le rédacteur du catalogue est inexacte.

que ce que je vous dis là-dessus fût bon pour [le] roi! Je m'intéresse tendrement à tout ce qui le touche.... »

6. *La duchesse de Noailles au roi d'Espagne*[1].

« Sire,

« Seroit il possible que vostre majesté pust croire que iusse negligé de luy marquer ma parfaite reconnoissance des graces quelle a bien voullu répandre dans ma famille, iy ay esté trop sancible et les ocasions de prendre la liberté d'escrire a vostre majesté me sont trop precieuses pour que ie n'aye pas proffité de celles qui me touchois de sy prais et quy me faisoient un aussy grand plaisir, iose mesme dire a vostre majesté que ie me suis flattée quelle cest souvenue de moy en honorant ma famille autant quelle la fait et quelle a bien cru que ma ioye egalleroit les bontés quelle a pour elle, ièn desire ardamment la continuation et ie la demanderois souvent a vostre majesté sy ie ne craignois de limportuner, iespere que vostre majesté voudra bien me tenir compte dune discretion qui me coute fort cher et quelle ne doutera jamais de mon attachement pour sa personne et du tres profond respect avec lequel ie suis

« de vostre majesté

« Sire

« la tres humble et tres obeissante servante

« La duchesse de Noailles. »

1. L'original de cette lettre, dont nous conservons l'orthographe, fait partie du volume des papiers de Louville qui appartient à M. le duc de la Trémoïlle. La signature indique qu'elle est antérieure au temps où M. de Noailles, abandonnant le titre de duc à son fils, prit celui de maréchal (1704). Elle semble donc avoir trait à la distinction obtenue en 1702 par le comte d'Ayen.

XIII

LA CONSPIRATION NAPOLITAINE[1].

1. *Le duc de Popoli à M. de Torcy*[2].

« A Naples, 13 juin 1702.

« Monsieur,

« Par ma dernière, j'ai rendu compte à Votre Excellence qu'on tâchoit de découvrir un nouveau complot qui se trame. [Le comte Pepoli, qui est parti pour Rome, découvrit tout. Il espéroit tirer des criminels des signatures par lesquelles ils s'obligeroient de se tenir prêts pour le service de l'Empereur; mais ces infâmes, ayant mieux réglé leurs affaires, ne voulurent pas donner une marque si sûre de leur perfidie. On en sait pourtant assez pour pouvoir les punir.] Je crois que M. le vice-roi en informera Votre Excellence, quoiqu'il ne m'en a point parlé. On a fait mettre en prison le duc de Nojà et le prince de Trebisaccia. [Il auroit mieux valu s'assurer tout à la fois des criminels.] On a envoyé ordre d'arrêter [le prince de Trigiano, gouverneur du château de Barjoul; on a envoyé gouverner cette province le duc de Miranda, quoiqu'on le soupçonne d'être mal intentionné]. Il y a quatre jours qu'on fut averti qu'il se tramoit un nouveau tumulte, qu'on dispensoit des patentes d'un officier de l'Empereur, et qu'on faisoit fond sur les garnisons du fort des Carmes et des châteaux. On y mit tout le bon ordre en changeant toutes les garnisons et tenant tout le reste sur les armes. Je ne pourrois assurer Votre Excellence que le corps des milices soit infecté. J'y veille comme je dois; mais, jusqu'à présent, je n'ai aucun document sûr. Il peut bien être qu'il en (*sic*) ait parmi eux des gens mal intentionnés. Ce même jour, on fit mettre en arrêt D. Domenico de Luna, gentilhomme de cette ville. Nous avons ici le [résident de Venise,] homme fort dangereux et très mal intentionné. Les vaisseaux commandés par M. le chevalier de Fourbin, qui sont au golfe Adriatique, font des merveilles. Nos ennemis font ce manège parfaitement bien pour eux. Ils savent bien que, dans l'état où nous sommes, nous n'avons rien à craindre, mais qu'il est bon pour eux de tenir les esprits en mouvement, ce qui désole entièrement le commerce, et de faire croire aux esprits foibles que la présence du roi ici n'a pas produit tous les bons effets qu'on croyoit. L'unique remède à ce mal, c'est de châtier très sévèrement les coupables; autrement, c'est une hydre qui revivra toujours.

« Il arrive souvent des querelles parmi les soldats françois et espagnols. J'assure Votre Excellence que, quoique les premiers n'ont pas

1. Ci-dessus, p. 166-169 et 229-230.

2. Dépôt des affaires étrangères, vol. *Naples* 15, fol. 304-306. Nous mettons entre crochets les parties écrites en chiffre.

tort, [ils] sont châtiés très sévèrement par leurs officiers, qui font garder une discipline très exacte. J'ai représenté à M. le vice-roi qu'il faut faire un ban, sur des peines sévères, qu'on ne puisse tirer l'épée, et le faire bien exécuter.

« De l'autre complot qu'on tramoit pour le château de Capoue, M. le cardinal mon frère en a écrit fort en détails à M. le cardinal de Janson, qui ne manquera pas d'en informer Votre Excellence.

« Je suis, avec un respect infini, Monsieur, de Votre Excellence

« Le très humble et très obéissant serviteur.

« Le duc de Popoli. »

2. *Lettre du marquis de Villena au roi d'Espagne*[1].

« Napoles, 23 de iunio de 1702.

« Señor,

« El conde Popoli, de cuias inteligencias en esta ciudad se halla V. M. enterado, me dio quenta de las conferencias que tenian contra el servicio de V. M. el duque de Noya, los principes de Trigiano y Trebisachia con otros muchos cavalleros de este reyno, y de que, con la direccion de el secretario de este residente de Venecia, se hacia un nuevo tratado de alianza para protestar quantos actos se han hecho en el de reconocimiento y obsequio a V. M., y armarse para turbar su quietud y apoderarse de sus fortalezas, dandose la mano con las armadas enemigas luego que se dexaren ver en estos mares; y haviendo puesto dos personas de confianza en la cassa donde se juntaban para oir lo que se descurria, passo lo que se refiere en los dos papeles adjuntos. Con cuia noticia, y las que me confirmó y añadio el mismo conde Pepóli de qué el principe de Trebisachia se havia atrevido a prorrumpir en las osadas expresiones de conspirar contra la vida de V. M., me parecio precisso pasar a prenderlos, como se ha esecutado, asi para comprovar este delicto, como para impedir la conclusion de su tratado, haviendose dispuesto con todo secreto el arresto de el secretario el dia mismo de su partencia, y con parecer de ministros de graduacion e inteligencia. A el mismo tiempo se me dió noticia segura de que pocas millas distante de esta ciudad estava un cavo superior de el Emperador que distribuia patentes de maestros de campo y oficiales subálternos para la gente que tenian unida en diferentes partes, a fin de darse la mano con la que estaba prompta en los confines de el Estado eclesiastico y en esta ciudad, suponiendo que en ella y sus cassales se juntarian mas de seis mil hombres, que havia inteligencia en el Torreon de el Carmen y castillo de Sant-Elmo con algunos capitanes de nuestras tropas de infanteria, qué tenian a su devocion doscientos cavallos, que darian el saco, empeçando por mi prision o muerte, y la de los princi-

1. Dépôt des affaires étrangères, vol. *Naples* 15, fol. 297-298 et 322-325. Comparez le même volume, fol. 309-310, et le volume coté *Rome* 427, fol. 69-74.

pales ministros, y que estaban promptos algunos cavos de el pueblo de los barrios mas inquietos a tumultuarse la noche de el dia 10/9 de el corriente para lograr su depravado intento. Con esta noticia que tube aquel dia, a las dos de la tarde, mude todas las guarniciones de los castillos, reforce las guardias, aumente las patrullas de infanteria y cavalleria, y embie a el parage donde se hallava este supuesto cavo imperial y sus principales confidentes a el mismo que me la dió, a fin de que averiguase mejor su intento y reciviese la patente de maestro de campo que le havian ofrecido (como se ejecutó) para confiar los mas y asegurar el acierto de su prision, informado de sus designios y disposiciones, y a el mismo tiempo hize prender aqui a un tendero que estaba concertado con un soldado de el Torreon de el Carmen para tomar el santo, entrar a prender a el gobernador y occupar aquel puesto, y embie con todo recato a la desfilada y por diversos caminos una partida de cavalleria y un ministro de grado y satisfaccion, con bastante gente de campaña, que asaltase la iglesia en que se hallava esta gente y los trajese pressos, pero con motivo de passar a otro cassal a juntarse[1] con los demas conjurados, no se pudo lograr la diligencia, y despues, con el aviso de haverse visto alli cavalleria y gente de la corte, se trataron de salvar y desunir huyendo precipitadamente. Y haviendose tenido noticia de el paraje a donde se encaminaban, y avisado el duque do Mariglano a el comisario de campaña, se arrestaron los tres principales en el lugar de Abella, y se han conducido a este Castillo-Nuevo, donde se han examinado, y los dos que se suponian primeros cavos de el Emperador, y entregaron la patente a el sugeto que me descubrió la conjura son personas de baxa esphera, aunque de mucha astucia y cabilacion, bien que confiesan lo mas esencial procurando disminuir su culpa, pero segun se comprueba por otras deposiciones de diferentes reos y por las diligencias hechas en varios parages, se convence que para el referido dia diez estava concertada la sublevacion en esta ciudad, moviendose a el mismo tiempo en Caserta, Juliano, Morron, Abella, Marano, Mariglano, Mayori, la Fragola, y otros muchos lugares de esta comarca, y entrando en el reyno por la parte de Sora, Ascoli y otros passos de el Abruzo y Tierra de Labor, la gente de el principe de Caserta, de el cardenal Grimani, marqués de el Vasto, y embajador cesareo (que a este fin volvió a Roma), para unirse con los vandidos y gente inquieta que tenian a su devocion y que estos havian juntado, separada y secretamente, para este intento con la promesa de grandes asistencias y de concederles el saco para facilitar se aumentase con este cevo el partido, a cuio fin estavan ajustados quantos foragidos se hallavan refugiados en las iglesias de esta provincia, fomentados de los eclesiasticos y frayles, que los protegian, siendo estos los principales promovedores de esta conspiration, y los que juntaban gente armada, y en particular dos capuchinos limosneros de este convento de San

1. Ce qui suit, à partir d'ici, se trouve aux fol. 322-325.

Efremo Nuevo, que uno de ellos passó a Caserta y a otros lugares para concluir esta negociacion y commover los animos.

« Desvanecida esta machina tan felizmente por la divina Providencia, que protege la justa causa de V. M. y ha favorecido tan visiblemente mi desseo de asegurar la quietud de este reyno, me he aplicado incesantemente a examinar el origen de tan grave mal, y logrado con las prisiones que se han hecho en diversas partes la comprovacion de quanto llevo expresado, y las inteligencias que mantienen los rebeldes ausentes con los eclesiasticos y sugetos de su devocion, conservando su partido con estos fomentos de suerte que, segun se va reconociendo, es mayor y mas profundo este daño que el antecedente; pero no dudo que, con los indicios y noticias que se van adquiriendo, se lograra su total remedio. Y consistiendo este principalmente en el castigo de los reos de tan atroz delito, cuia gravedad aumenta summamente la ingrata correspondencia a las singulares honras y beneficios que V. M. se ha dignado de concederles, debo representar a V. M. reverentemente que, si no se me permite proceder en esta causa con la justificacion y rigor que pide su importancia, se aventuran el servicio de V. M. y la quietud de el reyno, y me protesto no podre conseguir el desempeño de mi obligacion y prevenir los inconvenientes que amenazan total ruina. Siendo constante que, quando V. M. a manifestado tan liberalmente su benignidad y magnificencia, los que abusan de ellas fomentando nueva rebelion a el mismo tiempo que las experimentaban, merecen el mas severo castigo que, sobre ser tan justo y conveniente, claman por el generalmente dentro y fuera de esta ciudad quantos conocen el altivo genio de estos naturales, y desean se restablezca la quietud para gozar sin susto sus haciendas. En cuia suposizion, y con el dictamen de los ministros que mas han inclinado siempre a la piedad, estoy en animo de pasar a alguna demonstrazion prompta de castigo para quel escarmiento refrene semejantes atentados, persuadiendome que esta resolucion merecera la real aprovacion de V. M., pues, con tan nuevos y graves motivos, no parece conveniente ni acertado se de lugar a que la suavidad los haga mas insolentes y se persuadan es licito su atrevimiento, que, imaginado, pide riguroso castigo, y, repetido con tanta obstinacion, un gran exemplo que asegure la emmienda.

« Queda presso el soldado que trataba la sopresa de el Torreon de el Carmen, y otros dos con quien lo havia conferido, y solicitadose el arresto de el alferez Scalfati, que se refugió, y no se ha podido tener de el segura noticia, pero la inteligencia con los officiales de nuestras tropas no se ha podido comprobar, y se quedan haciendo las diligencias convenientes, bien que se puede recelar que, para aumentar su partido, esparcen estas y otras vozes, y para ponernos en confusion y desconfianza.

« Esto es quanto puedo por ahora poner en la real noticia de V. M., mientras de las diligencias que se practican sin la menor intermision se consigue mayor claridad, debiendo hacer presente a V. M. que, segun la aplicazion y actividad con que se procura, me prometo se romperan totalmente los designios de los enemigos de V. M., cuia C. R. P. Gª Dios como la christianidad ha menester[1]. »

3. *Gazette à la main*[2].

« A Marly, le 10 juillet 1702.

« La cour étoit hier dans la plus grande consternation du monde à l'arrivée d'un courrier qui apporta le détail sur la seconde conspiration qui devoit se faire à Naples, beaucoup plus cruelle que la première, parce qu'on en vouloit à la personne du roi d'Espagne. Le cardinal Grimani, de la faction de l'Empereur, envoya de Rome à Naples, pendant que le roi y étoit, un prêtre avec des lettres qu'il adressoit à des grands seigneurs déjà gagnés. Ce prêtre, après en avoir rendu quelques-unes, fit son possible pour voir le roi. Après l'avoir approché deux à trois fois, il ne put s'empêcher de dire que le roi avoit un air adorable. « Et « malheur, dit-il, à celui qui se fait peine d'être du nombre de ses su« jets! » Aussitôt il demanda à parler au vice-roi, et lui découvrit le dessein du cardinal Grimani, en le priant de lui procurer l'honneur de parler à S. M. en sa présence. Dès qu'il fut devant le roi, il se jeta à ses pieds, lui demanda pardon et la liberté de lui dire ce qu'il avoit sur le cœur, et que ses avis mériteroient la vie nonobstant la conspiration dont il étoit l'instrument. Il dit à S. M. que les premiers de la cour étoient convenus de l'égorger, et il en nomma plus de dix, dont il montra les lettres, qu'il avoit dans sa poche. Il assura que, le lendemain, il viendroit un moine dans la ville, portant des lettres pour les mêmes seigneurs de la part du cardinal Grimani, pour prendre l'heure et le moment de leur assassinat. Le lendemain, le religieux ne manqua d'entrer dans la ville : il fut arrêté, et on le trouva chargé de toutes les lettres. La prudence obligea le roi et le vice-roi de ne faire aucun éclat, parce que S. M. devoit partir le lendemain pour le Milanois ; mais, le jour d'après son départ, le vice-roi fit prendre prisonniers sept de ces seigneurs et cent vingt des premiers de la ville. Ce qu'il y avoit de plus fâcheux étoit que le roi, en sortant de Naples, emmenoit à sa suite trois traîtres : c'étoit trois capitaines de son nouveau régiment des gardes levés à Naples. Ils étoient convenus avec le cardinal Grimani que, si ces seigneurs napolitains manquoient leur coup, ou par crainte ou par défaut de commodité, ils mettroient S. M. C. entre les mains de quelques troupes que le prince Eugène avoit introduites dans le Milanois, déguisées de plusieurs manières, et qui avoient leur rendez-vous sur le chemin du roi d'Espagne. Mais, tout étant découvert, ces malheureux projets ont tourné au désavantage des traîtres. Le roi a continué son voyage.... »

1. Au dos : « Copia de representacion que hace a S. M., en 23 de junio de 1702, el excelentissimo señor marqués de Villena, mi señor. Para remitir a el excelentissimo señor marqués de Torcy, con carta de la misma fecha. »
2. Copie dans le ms. Fr. 17 044, fol. 35. Voyez ci-dessus, p. 166-167.

4. *Extraits de la* Gazette de Rotterdam[1].

« Samedi (10 juin), on découvrit ici une nouvelle conspiration, et, comme la plus grande partie de la garnison de la tour *del Carmine* y étoit engagée, toute la cavalerie et l'infanterie se mit sous les armes, on changea les garnisons des châteaux, et l'on redoubla les gardes de la ville. La nuit, la noblesse s'assembla au Palais pour délibérer sur cette conjoncture. On arrêta cependant, par un ordre que le roi avoit laissé ici, le duc de Noja Caraffa et le prince de Trebisaccia Pettagna; le premier fut mis dans le Château-Neuf, et l'autre dans celui de Saint-Elmo. On s'est saisi aussi du prince de Farino, de la maison de Caraccioli, de D. Dominico di Luna, de l'avocat Castelli, et de plusieurs autres; mais le comte d'Airola s'est sauvé, et l'on croit que quantité d'autres qui ont eu part au premier soulèvement se retireront aussi....

« Le vice-roi de Naples a donné avis au roi d'Espagne que trois capitaines du régiment des gardes du corps de S. M. nouvellement levé sont de la nouvelle conspiration. Voici ce qu'on mande de Naples touchant cette découverte : « Un prêtre, qu'on a su être venu en cette « ville avec le cardinal-légat, étoit chargé de rendre à plusieurs per« sonnes des lettres que le cardinal Grimani lui avoit confiées. Après « qu'il en eut rendu quelques-unes, touché d'un repentir, il se jeta aux « pieds de S. M., avec quelques-uns de ceux qui avoient reçu des let« tres, et confessa que, quelques jours après, il devoit y arriver un re« ligieux servite chargé aussi de plusieurs autres pour des personnes « considérables. Ce religieux arriva après le départ du roi, et il fut ar« rêté. Il avoua que le duc de Noja, le prince de Trebisaccia, le marquis « de Capurso, le prince de Trigiano, dom Dominique de Luna, gentil« homme napolitain, et un enseigne devoient être les chefs de cette « nouvelle conspiration; que, le 10, par l'intelligence qu'un pâtissier « avoit avec quelques soldats du régiment espagnol de miquelets qui « étoient en garnison dans le château des Carmes, les conspirés de« voient se rendre maîtres du château; qu'ensuite ils en devoient sortir « et proclamer l'Empereur; qu'ils devoient aussi se rendre maîtres du « château de Saint-Elme par l'intelligence qu'ils avoient avec des sol« dats du régiment de Pardo, espagnol, qui y étoient en garnison, et « qu'ils se promettoient que la plus grande partie des Napolitains se « joindroit à eux par la haine qu'ils ont pour la nation françoise. Dom « Dominique de Luna devoit entrer à Naples avec une troupe des habi« tants de Marano, et d'autres par le chemin de la Santé. Les chefs ont « été arrêtés, avec environ cent trente complices, entre lesquels il y a « beaucoup de religieux. Les garnisons des châteaux furent changées, « les bataillons des gardes françoises furent sous les armes toute la « nuit, et on prit toutes les précautions nécessaires[2].... »

1. N° 28 *bis*, article de Naples, 13 juin, et n° 29, article de Paris, 14 juillet.
2. Voyez ci-après, Additions et corrections, p. 614.

XIV

LA CAMPAGNE DU DUC DE BOURGOGNE EN FLANDRE[1].

Extraits du journal du duc du Maine[2].

I

« M. le duc de Bourgogne[3] ayant témoigné au Roi, dès l'année passée 1701, l'extrême envie qu'il avoit d'aller à la guerre, et S. M. ayant approuvé en lui de tels sentiments, dignes de son sang et de son âge, il l'y auroit envoyé dès la même année, si elle s'étoit faite en Allemagne, dont elle lui avoit destiné le commandement de l'armée. Mais, les actes d'hostilité n'ayant été commis contre les Espagnols nos alliés qu'en Italie, on a seulement songé des autres côtés, tant en Allemagne qu'en Flandres, à prendre ses précautions contre une rupture prochaine, de laquelle il n'étoit pas permis de douter, et qui étoit si bien résolue, que la mort du prince d'Orange, principal arc-boutant de tout ce qui se tramoit contre la France, arrivée le 19 mars 1702, n'y a pu apporter aucun changement, quelques démarches que le Roi ait pu faire, dans toutes les différentes conjonctures, pour marquer aux Hollandois qu'il ne cherchoit qu'à resserrer les liens que toute l'Europe s'étoit imposée par le traité de Ryswyk, les États étant toujours demeurés les mêmes et n'ayant fait que changer de maître. Il est vrai qu'il n'a négocié qu'avec les Hollandois; mais il étoit bien certain que, s'ils avoient pu se désunir, les autres puissances confédérées auroient été obligées de rentrer dans la tranquillité.

« L'aigreur étant augmentée dans le mois de mars de la présente année, et les Hollandois ayant fort augmenté leurs troupes et leurs préparatifs de guerre, il ne fut plus permis de douter qu'elle ne fût prochaine, et S. M., qui avoit bien prévu qu'il n'y auroit rien de digne de la présence de M. le duc de Bourgogne qu'en Flandres, et lui ayant destiné le commandement de l'armée de ce côté-là, commanda son équipage. M. le duc de Bourgogne, par une bonté singulière, avoit témoigné à S. M. qu'il seroit bien aise que j'eusse l'honneur de servir dans la même armée.

« Le 19 du mois d'avril, S. M. ayant reçu nouvelles qu'il avoit marché des troupes des ennemis à Kaiserswerth pour en former le siège, elle ordonna à M. le duc de Bourgogne de se tenir prêt à partir le 25 du même mois. Ce départ précipité déconcerta fort tous les officiers

1. Ci-dessus, p. 192-194.
2. Bibl. nat., ms. Nouv. acq. fr. 4349.
3. Pages 1-5 du manuscrit.

et tous ceux qui devoient avoir l'honneur de le suivre. Cependant il s'est exécuté.

« Quant à moi, je partis de Versailles dès le 24, à cinq heures du matin, et allai coucher à Villers-Carbonnel. »

II

« Le 10 juin[1], tout le reste de l'armée marcha, ayant ses bagages sur la gauche, et vint faire halte sur les bruyères qui sont à la hauteur de Goch, sur le bord de la forêt de Clèves. M. le maréchal prit de là le trot et le galop pour reconnoître les bords de la forêt de Clèves pour aller au vieux camp que les ennemis avoient, au commencement de la campagne, à Kessel, qui est par delà Nieuclostre, sur la Niers. Il trouva M. d'Alègre et s'avança jusqu'à un marais qui est par delà Nergena. Après quoi, ayant trouvé cette marche plus aisée qu'il ne se l'étoit figurée, il proposa à M. le duc de Bourgogne de faire avancer toute l'armée jusqu'audit château de Nergena. M. le duc de Bourgogne avoit trop d'envie de joindre les ennemis pour refuser cette proposition. Il fut même très aise qu'elle lui fût faite, et les troupes aussitôt se mirent en marche pour aller audit Nergena, où M. le duc de Bourgogne passa la nuit. Les troupes ne campèrent point. M. le maréchal continua à pousser devant lui M. le marquis d'Alègre, qu'il fortifia de quatre cents chevaux, tant pour reconnoître les chemins par où l'armée pourroit arriver aux bruyères de Moock, que pour empêcher les ennemis, s'ils décampoient, de se retirer du côté de Grave, ou pour tâcher d'inquiéter quelque reste de leur arrière-garde, supposé qu'ils se fussent retirés avec diligence. On a appris qu'après une très violente attaque de la contrescarpe à Kaiserswerth, où les ennemis avoient bien perdu quatre mille hommes, ils n'avoient jamais pu se loger que sur un angle.

« Le 11, qui étoit le dimanche de la Trinité, trente ans jour pour jour après le pass[ag]e du Rhin à Tolhuis, M. le duc de Bourgogne se mit en marche, avec toute l'armée, à deux heures du matin. M. le maréchal ayant appris, quelque temps après, tant par les rendus que par quelques avis du pays, que les ennemis étoient décampés à neuf heures du soir la veille, il crut que M. d'Alègre pourroit les rencontrer, et, desirant sur toutes choses que les ennemis fussent au moins pressés par quelqu'unes de nos troupes, il jugea à propos d'envoyer encore légèrement à M. le marquis d'Alègre les trois escadrons du Mestre-de-camp-général des dragons et les six des carabiniers. Ce détachement fut mené par M. le duc de Guiche et M. le chevalier du Rozel, tous deux maréchaux de camp. J'aurois pu demander à aller avec les troupes dudit détachement, comme étant de mon aile; mais, outre que je crus que

1. Pages 63-88 du manuscrit. Comparez les rapports de Boufflers, dans ces *Mémoires militaires*, p. 529-532, et du comte d'Athlone, dans la *Gazette d'Amsterdam*, n° XLVIII.

les ennemis se seroient retirés diligemment, et que par conséquent il n'y auroit pas grande chose à faire, je ne voulus point ôter à M. d'Alègre son commandement. Peu de temps après, environ sur les quatre heures du matin, M. d'Alègre manda qu'il étoit en présence de vingt-cinq troupes des ennemis. Sur quoi, quoique M. le maréchal crût que ce pouvoit n'être qu'une simple arrière-garde, il ne laissa pas que de prendre le trot et le galop avec M. le duc de Bourgogne, pour arriver diligemment sur les hauteurs des bruyères de Moock, qui est le lieu où on lui avoit dit que les ennemis paroissoient. Il manda ensuite aux colonnes de venir avec le plus de diligence qu'elles pourroient. L'aile gauche, à la tête de laquelle je marchois, arriva la première et se mit en bataille sur deux lignes derrière les troupes de M. d'Alègre, environ mille pas, lequel, s'étant formé devant les vingt-cinq troupes qui lui parurent d'abord, les avoit obligé[es] à se retirer, et qui, ayant ensuite occupé leur poste, avoit découvert dans la plaine d'en bas toute l'armée des ennemis en bataille, c'est-à-dire presque toute la cavalerie dans la bruyère de Moock en bas, et l'infanterie, avec la colonne du bagage, qui filoient un peu plus sur la droite. M. le maréchal prit le galop et s'avança aux gardes les plus avancées du détachement de M. d'Alègre : d'où ayant vu que, sur leur droite, ils n'avoient dans la plaine que de la cavalerie, il résolut, sans perdre de temps, d'y faire marcher toute l'aile gauche de cavalerie que j'ai l'honneur de commander et de faire attaquer la colonelle d'infanterie par la seconde ligne de son aile droite et son infanterie de la gauche, qui commençoit à arriver, ayant fait une diligence extraordinaire. Quoique je n'eusse que dix-sept escadrons de première ligne, en comptant le Mestre-de-camp-général des dragons et les six escadrons de carabiniers, qui me rejoignirent en marchant, et onze de seconde ligne, il m'ordonna de marcher à la cavalerie ennemie, qui étoit forte de quarante-cinq escadrons et sur deux lignes : ce que je fis aussitôt. Mais, comme, pendant le temps que je recevois mes ordres et que je descendois la hauteur, les ennemis, qui ne songeoient qu'à se retirer, avoient déjà commencé à marcher en arrière avec assez de précipitation, ils étoient déjà éloignés quand j'entrai dans la bruyère où ils étoient. Je pris alors le petit trot, avec mon aile, pour tâcher de les joindre, en m'étendant toujours sur ma gauche, en marchant, pour tâcher de les déborder, et ils furent vraisemblablement si effrayés de la façon dont nous marchions à eux, qu'il ne demeura jamais à portée d'être chargés par nous qu'une dizaine d'escadrons, à la tête d'un petit village dans les haies duquel il y avoit deux bataillons. M. de Gassion, lieutenant général qui commande la droite de la gauche, étoit tout prêt de leur tomber sur le corps à la tête des carabiniers, lorsque, ayant reçu un ordre positif de M. le maréchal de ne rien faire que la droite n'eût commencé, je lui mandai de s'arrêter : ce que je n'aurois peut-être pas fait, si j'avois eu de l'infanterie ou avec moi ou à portée de moi. Cette cavalerie des ennemis, voyant que l'on faisoit halte, se retira, à la faveur de son infanterie, jusque de l'autre côté dudit petit village. Après quoi, l'infanterie se retira de haie en haie, avec d'autant plus de facilité, que nous ne connoissions point le pays et que, voyant des drapeaux le long des haies, nous ne pouvions positivement juger du nombre d'infanterie qui y étoit, et n'osions même nous trop approcher desdites haies, de peur d'être obligés ensuite de faire quelque mauvais mouvement. Alors M. le duc de Guiche, voyant que je desirois de l'infanterie, me pressa fort d'envoyer demander à M. le maréchal les quatre brigades dont j'avois envie : ce que je fis. Elles me furent accordées : mais, quand elles arrivèrent, je n'avois plus d'usage à en faire, n'ayant plus de troupes devant moi, et, sur l'avis que je reçus qu'il en filoit du côté de Grave, j'étendis encore plus ma ligne sur la gauche pour pouvoir tomber sur ce qui songeroit à prendre cette route, où je ne vis rien tourner. J'appris seulement par un déserteur qu'il y avoit cinq régiments d'infanterie qui y marchoient par derrière des haies et des maisons qui étoient dans le fond sur ma gauche et assez éloignées, de façon que je n'aurois pu m'y porter sans me séparer tout à fait du reste de l'armée. Alors, ayant fait prendre les revers des haies qui étoient devant moi, on me rapporta qu'il n'y avoit personne derrière, et je reçus à peu près dans le même temps l'ordre de me rabattre sur ma droite, en m'avançant à la plaine contiguë à Nimègue, où M. le maréchal croyoit qu'il se formoit une colonne ; mais, n'en ayant point vu, toute la cavalerie, au contraire, qui m'étoit opposée étant retirée jusque sur le glacis de la contrescarpe, je m avançai seulement jusqu'à la portée du mousquet des dehors, et demeurai là en bataille sur deux lignes, où l'on me manda à plusieurs reprises que, si je jugeois à propos de charger les ennemis, j'étois maître de le faire. Mais, ayant vu l'inutilité dont cela seroit par les angles rentrants dans lesquels ils étoient postés, et que nous aurions été obligés, dans le moment, de faire un mouvement en arrière sous le feu de la contrescarpe, je ne jugeai pas à propos de marcher : dont M. le maréchal me loua fort dans la suite, quand il eut vu l'état des choses. Si j'avois eu du canon alors, je leur aurois fait bien du mal, s'étant fort entassés dans un petit fond où ils étoient à l'abri du canon de notre droite. J'en demandai sur les deux heures ; mais, comme les troupes étoient fatiguées, et que l'action avoit été poussée tout aussi loin qu'une de cette nature le pouvoit être, M. le maréchal trouva qu'il étoit temps de songer à faire reposer les troupes, et nous ordonna de faire un mouvement en arrière pour nous mettre en lieu de pouvoir passer la nuit avec un peu plus de tranquillité. Je ne suis pas en état de faire le même détail de ce qui se passa à la droite. Je sais seulement que les bagages des ennemis, passant de ce côté-là, étant lourds et plus proches de nous, ne purent faire une si grande diligence que la cavalerie : ce qui obligea les troupes des ennemis à se retirer plus lentement. Ils se formèrent même, à ce que j'ai ouï dire, deux ou trois fois avec assez d'ordre, cavalerie et infanterie, et se firent respecter, toute notre infanterie n'étant point encore arrivée, n'y en ayant qu'une petite partie, avec seulement la seconde ligne de la cavalerie de la droite. Cependant les ennemis furent obligés d'abandonner une partie du bagage. Il y eut quelques centaines de charrettes prises, et quelques escadrons des ennemis se laissèrent joindre par un escadron du régiment du Roi, où étoit M. de Broglie, dont on fut fort content, et un escadron de M. le comte de Duras, auquel il étoit et où il fit merveilles, ayant combattu contre un autre, qui fit aussi fort bien de son côté et avec lequel il se mêla. Les ennemis, de ce côté, furent aussi repoussés jusque dans leur contrescarpe, dans laquelle, quoiqu'ils rentrassent aussi avec toute la précipitation possible, ils ne purent le faire assez tôt pour ne pas être longtemps exposés à quatre brigades de canon, qui avoit fait une diligence extraordinaire, et qui tira avec beaucoup de vivacité et de succès pendant un assez long temps et fit beaucoup de désordre dans la cavalerie, aussi bien que quelques petits pelotons d'infanterie qui furent mis de ce côté dans les intervalles des escadrons, et qui firent feu sur ladite cavalerie. Quelques pièces de la place tirèrent aussi sur nos troupes, avec assez de succès. Comme il étoit environ deux heures, M. le maréchal, voyant qu'il ne restoit quasi plus de cavalerie ennemie, vint à la gauche et dit qu'il étoit temps de cesser, et approuva toutes les manœuvres que nous avions faites; et, voyant quelques bagages que les ennemis faisoient filer le long du Wahal, il y envoya M. le comte de Coigny, avec le régiment Mestre-de-camp-général de dragons et la deuxième ligne de cavalerie de la gauche; mais il n'y eut qu'une centaine de charrettes de prises. On demeura, pour passer la nuit, seulement hors de la portée du canon de la place, où l'armée coucha en bataille, les officiers généraux chacun à leur poste, avec des bivacs commandés à la tête de la ligne pour empêcher les alarmes. La nuit fut fort tranquille. Tous les bagages de l'armée étoient restés à Kessel, de l'autre côté de la Niers. Il est impossible d'avoir une meilleure contenance et de marquer plus de joie, d'ardeur et de goût pour le métier, que M. le duc de Bourgogne le fit tant que cette journée dura, ne marquant aucune fatigue, quoiqu'elle eût été très grande depuis deux jours. Il est à remarquer que les ennemis ne furent avertis de notre marche que par nos déserteurs et un courrier de M. de Brandebourg, et que c'est ce qui les empêcha de se retirer avant neuf heures du soir. Il n'est, je crois, pas permis aussi de douter que c'étoit du côté de Grave qu'ils vouloient tourner, et qu'ils n'en ont été détournés que par le détachement de M. d'Alègre et la diligence avec laquelle les troupes de l'armée arrivèrent, quoique le peu de connoissance que l'on avoit du pays eût obligé de les faire passer par un défilé fort étroit. On craignoit que les ennemis n'allassent à Grave, par les inquiétudes qu'ils auroient pu bientôt nous donner du côté de la Flandres. L'armée de M. de Tallard arriva ce jour-là à Clèves, et M. de Caraman, avec ses troupes, joignit l'armée sur les cinq heures du soir. On nous a dit que les ennemis faisoient monter leur perte à sept ou huit cents hommes, et sept pièces de canon, lesquelles dites sept pièces de canon sont apparemment cachées dans quelque endroit, puisque nous n'en avons pas eu connoissance. »

III

« Cette journée (du 25 août[1]), à la suite des deux autres où l'armée avoit extrêmement souffert, tant par la fatigue que par le manque de fourrage et de pain, fatigua extrêmement les troupes, entre autres l'infanterie, laquelle laissa plusieurs soldats comme morts dans les chemins, y en ayant plusieurs qui, depuis deux jours, n'avoient comme point pris de nourriture. Le poste des ennemis étoit excellent, leurs deux ailes étant très bien appuyées, et un ruisseau, des marais et des défilés couvrant tout leur front. Le derrière de leur poste étoit pour le moins aussi bon, par des terrains de même nature, et il étoit impossible de songer à les attaquer par aucun côté. Quand on les vit dans cette situation, on se repentit d'avoir passé les défilés pour aller à eux : ce qui étoit fort hasardeux, en ayant trouvé quelques-uns qui étoient fort étroits. M. le maréchal, que je crois, n'avoit pas de lui-même beaucoup d'envie de les passer; mais il fut obligé de céder à l'ardeur de M. le duc de Bourgogne et aux fortes instances de M. le duc de Guiche, qui ne croyoit pas les choses aussi difficiles qu'on les trouva. Cette courvée a fort coûté à l'armée; mais, aucun autre mal ne s'en étant ensuivi, on ne doit point s'en repentir, puisqu'elle a fait voir aux ennemis combien peu on les craint, et au Roi l'envie que l'on a, suivant ses ordres, de les combattre, et que nous avons connu aussi que les ennemis veulent éviter tout genre d'action. On a blâmé M. le maréchal de s'être retiré la nuit; mais on a eu tort, car, dans la situation où étoit l'armée, il auroit été très dangereux de le faire de jour. On croit que les ennemis ont fait quelque mouvement; mais on n'en est pas bien sûr. »

IV

« Le 31 août[2], M. le duc de Bourgogne a assemblé tous les lieutenants généraux de son armée pour savoir leurs sentiments sur la conjoncture présente. Ils ont tous dit qu'il ne falloit point songer à secourir Venloo, premièrement parce qu'il étoit impossible d'en faire lever le siège que par l'autre côté de la Meuse, et que l'armée des ennemis est entre les passages de cette rivière et nous; secondement, que, si l'on marchoit aux troupes qui attaquent le fort Saint-Michel, elles n'auroient qu'à se retirer de l'autre côté de la Meuse, et que l'on n'en seroit pas plus en état de sauver Venloo, sans compter que l'armée manqueroit absolument de subsistance, et qu'il ne tiendroit qu'à celle de l'ennemi ou de l'enfermer, ou de l'attaquer à son désavantage, ou de faire faire

1. Pages 223-226 du manuscrit.
2. Pages 237-240 du manuscrit.

pendant ce temps-là telles courses qu'il lui plairoit dans le Brabant; troisièmement, parce que l'armée n'est pas en état de soutenir la moindre fatigue, et que, par conséquent, en tentant le secours de cette place, il étoit certain que l'on perdroit l'armée et que l'on ne sauveroit pas Venloo, dont, au plus, quelque favorable succès que l'on pût avoir, on ne pourroit que différer la perte. Ils ont donc tous été d'avis qu'il valoit mieux chercher à faire quelque diversion sur des places que les ennemis ont du côté de la mer. »

V

« Le 20 octobre[1]..., le Roi a donné part, ce matin, par un courrier extraordinaire, que M. le marquis de Villars, ayant passé le Rhin sur le pont d'Hüningen, avoit donné bataille à M. le prince Louis de Bade, qu'il avoit trouvé en marche pour se retirer, et qu'il l'avoit entièrement défait : de quoi il nous a été ordonné de faire une réjouissance, ce qui s'est exécuté le soir.

« Le 21..., il est revenu un courrier de la cour, qui a apporté un détail de la bataille de M. de Villars, qui a marqué que nous n'y avons pas perdu plus de mille hommes, et que les ennemis y ont perdu plus de trois mille hommes sur la place, sans compter plus de quatre cents prisonniers, trente-quatre étendards, quatre pièces de canon et plusieurs paires de timbales. Ce courrier a aussi apporté mon congé....

« Le 24..., je suis parti de l'armée, et suis venu coucher à Binche. Le 25, je suis arrivé à Villers; le 26, à Sceaux. Le Roi a couché cette nuit à Villeroy. S. M. est arrivée le 27 à Versailles, où je me suis rendu le même jour. On a appris que, le 28 au soir, les ennemis avoient emporté d'assaut la citadelle de Liège et que le sieur Violaine et la garnison avoient été faits prisonniers de guerre. Fin. »

1. Pages 290 à 295 et dernière du manuscrit.

XV

LES JÉSUITES ET LE PROCÈS AUBERCOURT[1].

La législation de l'ancien régime considérait les religieux profès comme frappés de mort civile, et, par conséquent, incapables de prendre leur part d'une succession; mais, tandis que, dans les autres congrégations, la profession se faisait après un simple noviciat d'une année, le fondateur de la Compagnie de Jésus avait d'abord porté la durée du noviciat à deux ans, puis différé la profession pendant dix ans au moins, durant lesquels le jésuite n'était lié que par des vœux simples, révocables de la part des supérieurs pour de graves raisons, et qui, sans lui enlever la propriété de ses biens, en subordonnaient l'administration à l'agrément de ces supérieurs tant que durait l'effet des vœux. La loi générale ne pouvait donc l'atteindre qu'après la profession, et celle-ci, d'ordinaire, n'avait lieu qu'au bout d'un laps de douze à dix-sept ans de vie religieuse. Conformément à l'état de choses existant, et malgré les efforts du Parlement pour faire rentrer les jésuites dans la loi commune, Henri IV, par le cinquième article de l'édit de Rouen (1er septembre 1603-2 janvier 1604), maintint ceux qui seraient congédiés dans le droit de reprendre tous leurs droits civils. Et cependant, à partir de 1631, le parlement de Paris, tout particulièrement, se mit à appliquer aux jésuites congédiés avant leur profession l'article IX de la nouvelle ordonnance de 1629, qui réputait profès tout religieux en ayant porté l'habit après un an de probation et ayant résidé cinq ans dans quelque ordre que ce fût. Allant même plus loin, les juges déclarèrent le jésuite congédié incapable : 1° de bénéficier des legs qui lui étaient échus avant sa sortie; 2° de recouvrer les biens dont il avait disposé avant de revenir au monde, par testament, donation ou autrement. Telle était la situation lorsque le jésuite d'Aubercourt, congédié par ses supérieurs, et fort d'un arrêt que le parlement de Bordeaux venait de rendre dans le sens favorable[2], réclama la succession de ses parents. En première instance, le Châtelet de Paris le déclara inhabile à succéder, par une sentence du 27 novembre 1697[3]; il y eut appel au Parlement, et celui-ci, n'ayant pu se départager, sollicita le Roi lui-même d'expliquer ses intentions sur l'édit de 1603, comme le font connaître les pièces suivantes[4] :

1. Ci-dessus, p. 200-202, et Addition n° 437.
2. *Journal des Savants*, 1698, p. 200-202, article sur cet arrêt.
3. Cette période de l'année 1697 est en déficit dans les registres du Châtelet conservés aux Archives nationales.
4. Pièce imprimée du temps, dans la collection Rondonneau, aux Archives nationales, AD XVII, carton 18, pièce 19 Le P. Léonard a recueilli aussi une consultation pour Aubercourt : Arch. nat., M 243, n° 2, fol. 5-6.

« Je soussigné, assistant de France de la Compagnie de Jésus à Rome, ci-devant recteur du Noviciat des jésuites du faubourg Saint-Germain à Paris, certifie à tous à qui il appartiendra que M. André le Picard d'Aubercourt n'a jamais fait abdication de ses droits et biens à lui appartenant, ou pouvant lui appartenir dans sa famille, et qu'il n'a fait aucun vœu ni promesse capable de l'exclure de ses droits héréditaires et du domaine qu'il a toujours conservé sur ses biens; et qu'en l'interrogeant pendant les deux premières années du noviciat, je l'ai averti que les vœux simples, qui se font à la fin des deux premières années dudit noviciat, ne l'empêcheroient point de retenir le droit et le domaine de ses biens, et qu'avenant le cas du congé de la Compagnie, qui peut être donné ou accordé, il seroit, suivant les constitutions et bulles de notre Institut, aussi libre de ses vœux simples que s'il ne les avoit jamais faits, et capable de tous les effets civils et de rentrer en ses droits, suivant l'édit de rétablissement de la Compagnie en France de l'an 1603. En foi de quoi, j'ai donné le présent certificat, que j'ai signé de ma main et scellé du sceau de l'assistant de France de la Compagnie de Jésus à Rome. Fait là même, à Rome, le 8e d'octobre de l'an de grâce 1703. *Signé* : PIERRE DOZENNE, de la Compagnie de Jésus.

« Collationné : CARPOT. »

EXTRAIT DES REGISTRES DU PARLEMENT[1].

« Entre André le Picard, écuyer, sieur d'Aubercourt, appelant d'une sentence du prévôt de Paris du 27 novembre 1697 et défendeur, d'une part, et Noël Besnard, écuyer, sieur du Verger, au nom et comme se prétendant curateur à la personne et biens de François-Gabriel le Picard, écuyer, sieur d'Aubercourt, intimé et demandeur en requête du 30 juin 1699; et entre ledit André le Picard, demandeur en lettres de rescision du 30 mai 1699 et requête du 1er avril 1700[2], et ledit Besnard, audit nom, défendeur; et entre ledit Besnard, audit nom, demandeur en requête du 10, signifiée le 18 mai 1700, et ledit le Picard, défendeur; et entre ledit le Picard, demandeur en requête du 14 janvier 1701, et ledit Besnard, défendeur, d'autre.

« Le 10 mars 1701, Messieurs, en jugeant l'instance au rapport de M. le Nain, conseiller, ont été partagés en opinions :

Avis de M. le rapporteur.

« A dire :

« La Cour déclare ledit le Picard non recevable dans les lettres de rescision par lui obtenues, et, en conséquence, met l'appellation au

Avis de M. le compartiteur.

« A dire :

« La Cour, avant faire droit, ordonne que le Roi sera très humblement supplié d'expliquer son intention sur l'observation de l'arti-

1. Collationné sur la minute originale : Arch. nat., X1A 3009.

2. Ces factums se trouvent à la Bibliothèque nationale, fonds F3 in-4°, pièces 1008 et 1009.

néant; ordonne que ce dont a été appelé sortira effet, condamne ledit le Picard en l'amende de douze livres sur les demandes respectives; met les parties hors de Cour, en affirmant par ledit André le Picard, par-devant le conseiller rapporteur, qu'il n'a point le papier terrier de la terre d'Aubercourt; tous dépens compensés.

« Messieurs :
le Nain, rapporteur[2];
le Doulx;
Jolly;
Malebranche;
Bruneau;
Portail;
Lemusnier;
Mandat;
Dumouceau;
M. le Premier Président.

9.

cle vᵉ de l'édit de 1603, savoir : si ceux qui sont licenciés et congédiés par la compagnie des jésuites peuvent rentrer dans leurs droits et demander partage à leurs familles quoiqu'ils aient fait leurs premiers vœux et qu'ils aient demeuré plusieurs années depuis dans la compagnie avant d'être congédiés[1], et de prescrire le temps après lequel ceux qui auront fait leurs premiers vœux ne pourront être reçus à partage, pour le trouble qu'ils apporteroient aux familles; pour, ce fait, être ordonné ce qu'il appartiendra. Dépens réservés.

« Messieurs :
Robert, compartiteur;
Chevalier;
Portail de Chatou;
Gaudart;
le Mairat;
Hennequin;
Cadeau;
de la Grange;
Brisard.

9.

« Arrêté[3] que le Roi sera informé, au nom de la Compagnie, du sujet et de l'importance pour toutes les familles des sujets de S. M. du procès des sieurs le Picard et Besnard;

« Qu'encore que les arrêts rendus dans son Parlement, dans les années 1629 et 1631, eussent pu donner lieu de croire que le Roi avoit approuvé que l'on n'observât plus l'article vᵉ de l'édit fait par Henri le Grand pour le rétablissement des jésuites en l'année 1603, néanmoins la Compagnie avoit été bien aise que le fait particulier de l'affaire lui avoit donné lieu de la juger sans prononcer sur la question générale d'une manière qui pût être contraire aux termes de cet

1. Note en marge : « Cet arrêt emporte préjugé que l'édit de 1603 n'a encore souffert aucune dégradation ni prescription, et que le règlemen que la Cour demande ne peut regarder que l'avenir. »

2. En marge : « MM. le Nain et Portail, éta nt beaux-frères, ne font qu'une voix. »

3. Note en marge : « Cet arrêté ne fait point partie de l'avis de M. le compartiteur, ni de l'arrêt; mais c'étoit une suite et une explication ajoutée à l'avis de M. le rapporteur. »

article; mais que, comme les mêmes inconvénients qui ont troublé la famille des sieurs le Picard peuvent se présenter dans la suite à l'égard de plusieurs autres, et y causer les mêmes embarras, la Compagnie a jugé à propos de supplier très humblement le Roi, à cette occasion, de vouloir les prévenir pour toujours par une déclaration certaine de sa volonté;

« Et qu'il lui sera remontré, à cet effet, combien il est extraordinaire qu'il dépende, aux termes de cet article, de la volonté d'un provincial des jésuites de renvoyer après plusieurs années un homme qui a porté l'habit de cette société et que l'on a eu sujet de croire avoir renoncé entièrement au siècle, pour partager les biens d'une famille avec ses cohéritiers, et même les obliger, en vertu d'un titre de cette qualité, à leur rendre des biens sur la considération desquels on a contracté des mariages, fait des partages et autres actes semblables;

« Qu'aussi ce ne seroit pas un moindre embarras dans les familles de n'oser établir aucun de ceux qui auroient un frère dans les jésuites, n'y ayant point de temps certain après lequel ils ne peuvent plus rentrer dans le siècle, et n'y ayant, suivant les constitutions de cette société, aucune solennité ni preuve authentique des vœux que l'on y fait;

« Et ledit seigneur supplié, par toutes ces considérations si importantes, de vouloir bien ordonner[1] qu'à l'avenir ceux qui seront congédiés par les supérieurs de cette société dans les formes ordinaires, et après en avoir porté l'habit et vécu dans leur maison, sous la règle et discipline, durant deux, ou au plus trois années, ne pourront demander partage dans les biens et successions directes et collatérales de leurs familles échues et à échoir, mais seulement une pension alimentaire et viagère, qui ne pourra excéder la part et portion qu'il plaira audit seigneur de fixer dans le revenu qu'auroit pu produire le fonds des biens qui leur auroient appartenu. *Signé :* Dongois, avec paraphe.

« Collationné : Carpot. »

A la minute originale de cet arrêté, écrite de la main de Dongois et visée par le premier président et par le rapporteur, est jointe cette note, sur papier volant, de la main du premier président :

« S'il passe à l'avis de M. Robert, le premier président supplie la Compagnie de ne le point charger d'en parler au Roi, n'estimant pas qu'il y ait aucune obscurité, dans les termes de l'article v^e, qui puisse donner lieu de supplier le Roi d'expliquer son intention; et la deuxième partie de l'arrêté, par lequel on demande au Roi de prescrire un temps après lequel ceux qui auront fait leurs premiers vœux ne pourront être reçus à partage, ne pouvant avoir lieu que pour l'avenir, seroit entièrement inutile au jugement du procès des sieurs le Picard. »

1. Note en marge : « Que s'il est à propos de faire un règlement contraire, en fixant un certain temps, cela ne peut regarder que l'avenir. »

Et au bas est écrit :

« Ceci est de la main de M. de Harlay, premier président, et il m'ordonna de le mettre avec la minute de l'arrêt de partage.

« DONGOIS. »

Informé du partage et des considérations qui n'avaient pas permis aux juges d'aboutir utilement, le Roi évoqua l'affaire à son Conseil, et des commissaires, nommés par un premier arrêt du 8 octobre 1701[1], instruisirent l'affaire : mais elle ne passa qu'au bout de sept mois. Cette fois, le Conseil n'y consacra pas moins de trois séances, le mardi 9 mai 1702, le mercredi 10, et enfin le mardi 30. Dangeau rend compte de chaque séance. Dans la seconde, il y eut trois avis différents ; le Roi nomma alors cinq nouveaux commissaires, et chargea M. de Pontcarré, rapporteur, de les mettre au courant pendant le prochain voyage de Marly (du 17 au 27), pour qu'il pût juger à son retour.

Voici comment les *Mémoires de Sourches* racontent les faits[2] : « Le 10, le Roi eut la bonté d'accorder trois heures de son après-dînée pour entendre le rapport que Pontcarré, maître des requêtes, lui fit, dans un conseil composé du Chancelier, du duc de Beauvillier, de Daguesseau (*en note :* Pomereu n'y étoit pas parce qu'il étoit malade), des deux directeurs des finances et de quatre autres conseillers d'État (*en note :* Nommés exprès pour commissaires), d'une affaire concernant un nommé d'Aubercourt qui, ayant été jésuite pendant dix ans, étoit sorti de la Société et prétendoit revenir au siècle et jouir, au préjudice d'un de ses oncles, de tout le bien de sa famille, parce que son père, sa mère, ses frères et ses sœurs étoient tous morts en très peu de temps. L'affaire étoit importante à cause des conséquences, et le Roi ne voulut pas décider ce jour-là, quoique tous les juges eussent opiné et que le Chancelier se fût fait admirer de tout le monde ; il la remit au vendredi suivant. »

Ce jour-là, vendredi 12 mai[3], après avoir consacré au jugement de l'affaire de la primatie de Lyon deux heures de la matinée, puis deux heures et demie de l'après-dînée, le Roi nomma cinq nouveaux commissaires pour l'affaire Aubercourt, « voulant ne rien omettre pour pouvoir faire une bonne déclaration qui servît, dans tout son royaume, de règle certaine en de semblables matières. » Les *Mémoires de Sourches* ne rendent compte du jugement que le 31 mai[4] ; mais le *Journal de Dangeau* dit, le mardi 30 mai[5] :

1. Arch. nat., E 1197 ; arrêt ordonnant que les parties remettent leurs mémoires et pièces dans la huitaine.
2. Tome VII, p. 264-265.
3. *Ibidem*, p. 267-268.
4. *Ibidem*, p. 285. Comparez la *Gazette d'Amsterdam*, n°s XLII et XLVII, articles de Paris.
5. Tome VIII, p. 423.

« Outre le conseil que le Roi tint le matin à son ordinaire, il tint encore un long conseil l'après-dînée, dans lequel il termina l'affaire des jésuites. On ne leur laisse plus que deux ans de noviciat, après quoi ils ne pourront plus hériter. Le Roi révoque l'édit de Henri IV fait en 1604, et, si, après deux ans de noviciat, ils sortent de la maison où ils auront pris l'habit, ou s'ils en sont chassés, ils auront une pension de leur famille, qui sera statuée par les juges des lieux. »

Voici maintenant comment l'affaire a été résumée par le Père Léonard de Sainte-Catherine[1] :

MÉMOIRE CONCERNANT M. D'AUBERCOURT QUI A ÉTÉ SEPT ANS JÉSUITE, ET QUI, ÉTANT SORTI, A PRÉTENDU HÉRITER COMME NON RELIGIEUX.

« Le sieur d'Aubercourt, d'Amiens, fils d'un maître des comptes parent de M. Daguesseau, ayant été jésuite pendant sept années environ, en est sorti à la sollicitation de sa mère, vers l'an 1691-92. Après, il voulut rentrer dans ses biens, qui sont considérables, son père étant mort. Les autres héritiers s'y sont opposés. Procès au Parlement, à la grande chambre, qui a été au rapport de M. le Nain. Les avis ont été partagés ; M. le Nain étoit contre, et l'abbé Robert pour : ce qui fit des partis, qui ne purent convenir pour juger. Vers le mois de juin 1701, il fut résolu d'en parler au Roi pour en avoir la décision ; et cela au sujet de la déclaration du roi Henri IV en 1604[2], qui permet aux jésuites qui sortent de rentrer dans leurs biens ; mais le Parlement n'a voulu jamais enregistrer purement et simplement cette déclaration.

« M. d'Aubercourt a carrosse et vit à son aise. Sa mère lui a laissé cinq mille livres[3] de rente, dit-on.

« Les PP. jésuites sollicitent pour lui.

« Le Roi a nommé des commissaires pour examiner cette affaire, dont MM. de la Reynie, Pomereu en sont, pour rendre un jugement

1. Papiers du P. Léonard : Arch. nat., M 243, n° 1, fol. 175-176.

2. Note en marge : « D'autres disent en 1603 ; mais la seconde jussion au Parlement de l'enregistrer fut en 1604. » — Voici le texte de cet article de l'édit de septembre 1603 : « Ci-après, tous ceux de ladite société, tant ceux qui ont fait les simples vœux seulement, que les autres, ne pourront acquérir dans notredit royaume aucuns biens immeubles par achat, donation ou autrement, sans notre permission. Ne pourront aussi ceux de ladite société prendre ni recevoir aucune succession, soit directe ou collatérale, non plus que les autres religieux. Et néanmoins, au cas que ci-après ils fussent licenciés, et congédiés par ladite compagnie, pourront rentrer en leurs droits comme auparavant. Ne pourront ceux de ladite société prendre ni recevoir aucuns biens immeubles de ceux qui entreront dorénavant en leur société ; ains seront réservés à leurs héritiers ou à ceux en faveur desquels ils en auront disposé avant que d'y entrer. »

3. *50000* corrigé en *5000*.

et arrêt qui serve de règlement pour toujours et dans tous les parlements du Royaume.

« L'affaire fut rapportée le 9 mai 1702 devant le Roi, qui, ayant entendu les avis des commissaires, dit que la chose étoit assez d'importance pour y penser sérieusement et faire un règlement pour l'avenir. Ainsi le jugement a été sursis.

« Le général des jésuites à Rome a écrit au P. de la Chaise et autres jésuites de France de solliciter, dans cette affaire, en faveur d'Aubercourt, comme étant conforme à leurs constitutions; qu'autrement, ils passeroient pour des moines.

« L'affaire fut jugée vers la fin de mai 1702, et d'Aubercourt perdit et fut débouté de ses prétentions. Pendant le temps que l'on travailloit à dresser une déclaration du Roi qui feroit un règlement fixe et arrêté pour l'avenir en déclarant que les jésuites seroient incapables de succéder après leurs deux années de noviciat, etc., les jésuites, sur la fin de juin 1702, se trouvant intéressés, à cause de leurs statuts et constitutions, dans le susdit jugement rendu au Conseil, ils sont intervenus et ont présenté une requête pour pouvoir produire leurs raisons, etc. : ce qui leur a été accordé. Ainsi voilà l'arrêt suspendu.

« L'affaire fut renvoyée[1] par le Roi en la grande chambre du Parlement, et fut jugée sur la fin d'août 1704.

« M. le premier président dit que cette affaire ne regardoit pas seulement les PP. Jésuites, mais le public, et qu'il étoit besoin d'y remédier pour la tranquillité des familles. Ainsi il y eut arrêt qui déclare que les jésuites, après leurs deux années de noviciat, ne pourront succéder.

« Les jésuites disent que le R. P. de la Chaise, confesseur du Roi, n'a pris aucun intérêt dans cette affaire, et n'a point agi. Ils paroissent n'en être pas fâchés. Ils avouent néanmoins que cela attaque leurs constitutions. Leur général n'en sera pas content, d'autant plus que cet arrêt doit être suivi et confirmé par un autre du Conseil du Roi pour faire règlement par tout le Royaume.

« J'ai appris depuis que l'arrêt du Parlement ne regarde seulement que le sieur d'Aubercourt, le déclarant incapable de succéder, et qu'il ne parle en aucune manière des PP. Jésuites, d'autant plus qu'ils n'ont point paru et ne sont point intervenus dans cette cause depuis qu'elle a été renvoyée au Parlement.

« Les jésuites sont partagés sur cette affaire. Les anciens ne s'intéressent point pour maintenir le droit de succession que leur donnent leurs constitutions avant le quatrième vœu. Au contraire, ils souhaiteroient avec raison que ce droit fût abrogé pour leur Compagnie; car cela en retiendroit plusieurs qui sortent dans la vue de jouir des biens de leurs familles. Les jeunes jésuites sont d'un sentiment opposé, à cause des avantages qu'ils figurent leur pouvoir arriver par ce droit de

1. Note en marge de ce paragraphe : « On croit à la sollicitation des jésuites par le Roi. »

succession, sans envisager les troubles et les affaires que cela fait dans les familles. »

On voit donc que Dangeau, mal informé contre son ordinaire, a induit Saint-Simon en erreur sur un point qui ne laisse pas d'avoir son importance soit pour l'histoire de la jurisprudence, soit pour celle de la Compagnie de Jésus. L'affaire d'Aubercourt ne fut point terminée dans le conseil du 30 mai 1702, mais seulement en 1704, devant la grand'chambre, et cela sans que les jésuites y fussent aucunement portés comme parties intervenantes. L'édit de 1603-1604 ne fut point révoqué. Enfin, dernier détail qui vient de Saint-Simon seul, et non plus de Dangeau, le Roi ne put faire « ajouter en prononçant, et de sa pleine puissance, que les jésuites renvoyés de la Compagnie auraient une rente viagère de leur famille, » puisque le Conseil ne rendit aucun arrêt en 1702[1].

Une lettre du Chancelier au premier président de Harlay, qui paraît avoir été mal datée par Depping[2], fait connaître les dessous de cette affaire :

« Monsieur,

« Les jésuites n'ont point paru dans tout le cours de l'affaire du sieur d'Aubercourt, ni au Parlement, ni devant le Roi. Ils protestoient, au contraire, qu'ils ne prenoient point d'intérêt au règlement que le Parlement demandoit. Ceux qui savent leurs allures en pensoient différemment, et pensoient bien. Tant qu'ils ont cru pouvoir gagner sans paroître, ils se sont cachés avec art et n'ont agi que par voies souterraines; ils ont perdu, et reviennent à présent à visage découvert. Le Roi m'a fait l'honneur de me dire ce matin qu'ils lui avoient donné de grands mémoires, qu'ils lui en devoient encore donner d'autres; qu'ils disoient être perdus et déshonorés, si la déclaration paroissoit comme elle a été résolue, et qu'il étoit juste de les entendre; et, sur ce plan, le Roi veut que l'affaire soit revue de nouveau sur leurs mémoires, ou par les mêmes commissaires ou par d'autres, et discutée et opinée pour la troisième fois devant S. M. J'ai cru ne vous devoir pas laisser ignorer ce détail, qui me paroît très important, et sur lequel cependant il n'y a autre chose à faire qu'à attendre et exécuter les ordres du Roi avec le respect et la soumission que l'on doit, remettre l'événement

1. En revanche, et par une singulière coïncidence, le duc de Savoie venait de rendre, quelques semaines auparavant, un édit retirant les droits civils à tout religieux profès, jésuite ou autre, et ne laissant à tout individu qui aurait passé six ans dans un ordre quelconque, et fait ou non profession, que la faculté d'exiger de sa famille une pension alimentaire (Dépôt des affaires étrangères, vol. *Turin* 111, fol. 62-66).

2. *Correspondance administrative sous le règne de Louis XIV*, tome II, p. 435, avec la date du 11 juin (1706?). Je ne retrouve pas ce texte dans les registres de la correspondance du Chancelier que possède le Cabinet des manuscrits; Depping l'a tiré des papiers Harlay.

aux dispositions de la Providence, et se consoler intérieurement par le témoignage de sa conscience et par les principes irréprochables qui font agir un fidèle sujet et un bon citoyen. »

Ce n'est qu'en septembre 1714 qu'un autre premier président et les magistrats qui occupaient alors pour le Roi dans le Parlement donnèrent leur avis; des commissaires du Conseil furent nommés le 8 octobre suivant, et de là sortit la déclaration royale du 16 juillet 1715, dont Saint-Simon parlera longuement.

XVI

LETTRE DE LA REINE D'ESPAGNE AU ROI PHILIPPE V[1].

« de madrid, ce 1 septembre 1702.

« Grace a Dieu, mon cher mari vous aves bien batu les ennemis *sea mil uezes enorabuena* mais aussi il faut que ie vous remercie du pront courier que vous aves bien voulu m'envoyer car effectivement il a fait grande diligence puisqu'il n'est point encore arrivo et c'est mon Pere qui m'a donné cette bonne novelles que ie receu lundi vous avies grande raisons quand vous disies a barcelonne qu'assurement les almans ne seroit pas bien traités. il faut que ie vous dise le mauvais effet que fait icy le retardement de votre courier car les mal intentionnent font courir le bruit que cela n'est pas. apre vous avoir marque mon cher mari la joie ou ie suis il faut que ie vous dise une chose qui n'est pas si agreable qui est que les ennemis ont fait une desente au port S^te^ marie. ie ne vous dirai aucunes particuliarites à cause que l'on vous envoie les consultes des conseils et les resolutions prise car la prontitude que cela demande ne permetoit pas comme vous vous pouves aisement imaginer qu'on attendit vos ordres et ceux de la france a qui l'on envoie les mesmes choses. ie fus yer apres avoir tenu le matin la junte a mon ordinaire a une autre qui dura de huit heures du soir jusqu'a pres de minuit ie seroit fort fatiguée de toutes ces affaires ie vous avoüe mais etant pour vous que ie l'ay fait, cette raisons me les rent agreable vous veres encore l'envie de ces gens icy ont que vous reveniés le plus tots et meme il vouloit m'obliger a vous en écrire et aussi au Roy de france mais ie leurs repondis que, quoique i'y fusse plus interessé que personne ie ne vouloit pas le faire etant assuré que vous ne voudries pas laisser imparfait ce que vous aves si bien commence et avec grande raisons. il n'y eut dans la junte de mon sentiment que le conte de monterei et le president don manuel arias qui ne furent point contre votre passage et qui en dise tout autant. ie dois rendre justice au dernier il fait l'on ne peut pas mieux et ie sçai pourquoi l'on disoit tant de mal de lui. i'aurai mon cher Roy beaucoup de chose a vous dire mais avec votre permission ie finires cette lettre pour m'aller promener puisqu'il y a des tems infini que ie ne suis sortie Adieu donc mon cher Roy ie ne doute pas que quand la campagne sera finie vous ne vous amuseres plus mais reviendres retrouver votre petite femme qui vous aime cens fois plus qu'elle meme. »

1. Sur la bataille de Luzzara : ci-dessus, p. 222-223. Cette lettre fait partie du volume de la correspondance de Louville appartenant à M. le duc de la Trémoïlle, et a été publiée dans les *Mémoires secrets*, tome I, p. 323-325. Elle est entièrement autographe, mais non signée. Je la reproduis telle quelle.

XVII

LA DÉFECTION DE L'AMIRANTE[1].

1. *Lettre de la princesse des Ursins*[2].

« A Madrid, ce ... octobre 1702.

« Le courrier que la reine dépêche en France, Monsieur, vous confirmera le passage de l'Amirante en Portugal et son indigne procédé en tout[3]. Jamais l'on [n']a montré plus de peur qu'il en a montré, ni plus de joie de se voir hors d'Espagne, car l'on assure que, pour arriver une heure plus tôt en Portugal, voyant que ses équipages marchoient trop lentement, il monta sur une mule, et un de ses domestiques sur une autre, et se mit à courir jusqu'à ce qu'il fût arrivé à la frontière, où il dit : « Grâces à Dieu, me voilà hors des prisons ! » Il a avec lui son neveu, et unique héritier de sa maison, qui veut à toute force retourner chez son père ; mais il ne sait comment s'échapper de son oncle. L'on dit que l'Amirante a envoyé un gentilhomme au roi de Portugal, et que son dessein est de s'embarquer sur la flotte angloise ou sur quelque bâtiment particulier. Il avoit deux jésuites avec lui, dont un, qui l'a quitté, étoit son confesseur, appelé, si je ne me trompe, le P. Casani ou Casneri, Milanois, qui passe pour homme de bien. L'on prétend que l'autre l'accompagne et qu'il a son secret. Je n'ai pu savoir son nom encore. Le procédé d'un sujet aussi indigne que l'Amirante devroit, ce me semble, produire plus d'horreur qu'il ne nous en paroît ici pour lui, dans les seigneurs. Aucun de ses parents ni de ses amis n'a donné nul signe de vie en ce rencontre, si ce n'est le duc de Medina-Celi, qui m'a fait dire par son agent tout ce qu'on peut dire de mieux, assu-

1. Ci-dessus, p. 237.

2. Cette lettre autographe ne porte ni date de jour, ni indication de destinataire. Elle fait partie d'un des volumes de lettres de Mme des Ursins appartenant à M. le duc de la Trémoïlle.

3. Elle avait écrit, le 6 septembre précédent : « L'Amirante m'a dit avant-hier qu'il partiroit le lendemain de la Notre-Dame. Comme il m'assure fort qu'il veut avoir grande confiance en moi, me regardant comme une personne qu'il a connue à Rome et à Milan, je me suis servie de cela pour lui persuader de se rendre en France le plus tôt qu'il pourroit, où il devoit avoir impatience de connoître le plus grand roi du monde et qui sait le mieux rendre justice au mérite. Il dit qu'il sera content, s'il peut mériter l'estime de S. M. » — Le 13 du même mois : « L'Amirante vient de me dire adieu et m'a assuré qu'il partoit dans le même moment. J'en suis très aise, car je sais que le Roi le desiroit, et c'est ce qui m'a obligé à le presser, comme de moi-même, à aller dans une cour où il trouveroit toutes sortes d'honnêtetés et d'agréments.... »

rant qu'il ne reconnoissoit ni parents ni amis quand il s'agissoit du service du roi son maître. Le duc de Veragua m'a aussi bien parlé, et je dois cette justice au marquis de Villafranca qu'il paroît fort affligé de la mauvaise action que son neveu a faite, car il est propre oncle de l'Amirante....

« Vous verrez une lettre du prince de Vaudémont, Monsieur, écrite à l'Amirante. Le cardinal Portocarrero vouloit que la reine en envoyât une copie à M. le duc de Savoie; mais elle n'a pas voulu le faire sans savoir auparavant si le Roi l'approuvoit, voulant suivre ses conseils, et, sur le tout, sur ce qui regarde sa maison.... Cette lettre de M. de Vaudémont me fait beaucoup plus d'honneur que je ne mérite, car il parle sur mon sujet, à son ami, comme si j'étois en état de rendre de bons offices à qui je voudrois, et si il dépendoit de moi de faire venir à Madrid un ambassadeur à ma fantaisie. J'aurois bien de la peine à le trouver avec toutes les qualités que j'y trouve nécessaires. Si l'Amirante avoit suivi les conseils que je lui avois donnés, et dont M. Orry a été témoin, car il se trouva un jour en tiers, il auroit tâché, au lieu de se déshonorer, de mériter l'estime de notre Roi et celle du roi son maître. Il aura l'honneur de vous dire, Monsieur, jusqu'où va sa fausseté, et l'envie qu'il témoignoit de connoître par lui-même le plus grand monarque du monde et le plus honnête homme qui y soit. J'ai la consolation de m'être toujours défiée de lui, c'est-à-dire d'être sur mes gardes, car tout le mal que j'en avois ouï dire m'obligeoit à peser mes paroles. Ce qui est de vrai, c'est que, sur bien des choses de ce pays-ci, il m'a dit la vérité, quand il m'a parlé sans passion....

« La princesse des Ursins.

« Dans ce moment, M. de Villadarias nous a envoyé un officier pour nous confirmer ce que le chevalier des Pennes nous avoit apporté avant-hier de la flotte angloise qui n'attend qu'un vent favorable pour mettre à la voile. Il seroit à souhaiter que le calme eût toujours duré depuis le départ de cet officier, comme il le croit, car notre flotte des Indes seroit plus en sûreté à Vigo, ou pourroit aller à la Corogne ou au Passage, où je l'aimerois bien mieux, puisque les ennemis ne lui pourroient pas faire du mal. Enfin, Monsieur, il faut mettre sa confiance en Dieu, qui paroît si visiblement protéger le roi et la reine d'Espagne. En voilà assez, Monsieur, pour une femme qui est lasse à mourir. Ainsi, Monsieur, permettez-moi de finir en vous assurant que vous ne sauriez honorer personne de vos bonnes grâces qui soit plus véritablement votre amie que

« La princesse des Ursins.

« L'on dit que le prince [de] Darmstadt est très mal avec les Anglois et Hollandois à cause qu'il leur avoit promis que les provinces d'Andalousie et de Galice se soulèveroient d'abord qu'ils feroient une descente. Ils ont vu le contraire, les peuples de ces pays-là étant très fidèles et très zélés pour leur roi. »

2. *M. de Torcy à la princesse des Ursins*[1].

« A Versailles, 3 décembre 1702.

« J'ai reçu, Madame, la lettre que vous m'avez fait l'honneur de m'écrire le 15 du mois dernier, avec celle de l'Amirante au duc de Veragua et la copie d'une autre lettre qu'il écrit aussi à D. Joseph Perez de la Puente. La plainte qu'il fait dans cette dernière est si singulière, qu'on pourroit croire effectivement que la tête lui auroit tourné, s'il n'y avoit bien plus de sujet de penser que son véritable but est de se conserver un commerce de lettres à Madrid....

« Aussi, Madame, le Roi croit qu'il est du service du roi d'Espagne d'interdire au plus tôt à l'Amirante cette facilité de faire passer des écrits à Madrid, et qu'en attendant que son procès lui soit fait, il faut au moins défendre aux sujets du roi catholique d'avoir aucun commerce avec lui.... Bien des gens, dans le conseil d'État, lui sont trop attachés, et l'on ne songe guères à conserver l'autorité du roi d'Espagne dans un temps où il seroit cependant bien nécessaire de la rétablir pour la conservation de la monarchie.... »

3. *Le même à la même*[2].

« A Versailles, 19 décembre 1702.

« .... Il faut faire en sorte que le mécontentement des grands ne porte point de préjudice au service du roi leur maître, ni au bien de la monarchie. S'ils étoient capables d'entendre raison, ils verroient que tout changement entraînera leur ruine particulière aussi bien que celle de l'État. Ce n'est pas pour la maison d'Autriche seule que les alliés travaillent : s'ils lui donnent l'espérance de placer l'Archiduc sur le trône d'Espagne, ils veulent en être récompensés, et, comme les Hollandois ont gardé pour eux les places de Gueldres, ils garderoient aussi la conquête des Indes et la partageroient avec les Anglois. Si le roi de Portugal entroit dans la ligue, ce ne seroit que sous promesse de lui donner quelque part au démembrement du continent d'Espagne. Ainsi les Espagnols sont intéressés pour eux-mêmes, et non seulement par leur devoir, à faire tous leurs efforts pour maintenir les droits du roi leur maître.... »

4. *Le même à la même*[3].

« Versailles, 31 décembre 1702.

« .... Les grands d'Espagne ont témoigné, dans l'affaire de l'Amirante, beaucoup de zèle pour sauver un homme qu'ils haïssent presque tous. Il me semble, d'un autre côté, que c'est pousser la chose un peu trop loin de dire qu'il soit criminel envers la personne du roi.... »

1. Minute au Dépôt des affaires étrangères, vol. *Espagne* 110, fol. 282.
2. Vol. *Espagne* 110, fol. 574. — 3. Vol. *Espagne* 111, fol. 325.

XVIII

LE CARDINAL CIENFUÉGOS[1].

(Fragment inédit de Saint-Simon[2].)

« National[3] encore, dont il faut dire un mot. C'est ce jésuite confesseur de l'amirante de Castille, qu'il séduisit pour la maison d'Autriche, et qu'il fit passer en Portugal comme il venoit ambassadeur en France; et il l'accompagna. Ils y eurent grand part au changement de parti de cette couronne et à toutes les intrigues contre Philippe V en Espagne. L'Amirante mourut de dépit à Lisbonne, et le jésuite eut la pourpre par l'Empereur, qu'il avoit si bien servi, et qu'il continua de bien servir à Rome, où il alla demeurer. Dès que l'Empereur eut la Sicile, il lui donna le riche archevêché de Montréal. Rien n'a égalé la hauteur, les entreprises, le luxe, la magnificence, l'ambition, la superbe de cet orgueilleux jésuite, dont la politique profonde et dégagée de toute contrainte, à l'abri des mœurs, n'a démenti ni l'habit ni le parti. Après plusieurs années, son orgueil s'étant trop fait sentir jusque dans Vienne, les affaires lui ont été soustraites, et, la Sicile étant sortie des mains de l'Empereur, l'archevêché de Montréal a été saisi. Ces revers lui firent prendre un air de retraite et de partis qu'il n'a pas soutenus[4]. Le mépris a succédé à la crainte et à l'admiration de l'autorité et de la splendeur. »

1. Ci-dessus, p. 239, et suite des *Mémoires*, tome XVII, p. 149, année 1720.
2. Extrait du *Tableau de la cour de Rome en 1738 :* Dépôt des affaires étrangères, vol. *Rome* (mémoires et documents) 37, fol. 176 v° et 177.
3. Il écrit : *nationnal.* « Se dit des cardinaux qui sont d'une autre nation que l'italienne » (*Académie*, 1718 et 1878).
4. Ainsi, au pluriel, dans l'original autographe.

XIX

LE DÉSASTRE DE VIGO[1].

1. *La princesse des Ursins à M. de Torcy*[2].

« A Madrid, le 31 octobre 1702[3].

« Je ne sais que vous écrire, Monsieur, dans la douleur que me cause le malheureux événement de Vigo. Je prévois toutes les suites d'une perte si considérable, et la reine en est elle-même si affligée, que je ne sais si on peut l'être davantage. Dès la première nouvelle que nous en eûmes, la consternation nous parut si grande parmi ceux qui commandent en Galice, que je proposai aussitôt d'envoyer au plus vite des courriers pour faire transporter l'argent qui est à Vigo dans un lieu plus éloigné de la mer, et quelque personne de considération qui pût, par son crédit et par son exemple, donner du courage au peuple effrayé et l'animer à défendre au moins les passages difficiles. C'étoit l'avis aussi du duc de Medina-Celi, fondé sur ce que nous n'avions que des lettres de quelques particuliers, et qu'il pouvoit être que le prince de Barbançon, étant enfermé ou pris prisonnier, ne se trouvoit pas en état d'empêcher de plus grands désordres. Mais la junte, suivant sa lenteur ordinaire, résolut d'attendre des nouvelles plus positives, et ne se détermina à rien. C'est aujourd'hui le troisième jour que nous savons ce funeste accident, et nous ne recevons que dans ce moment des lettres du 24 et du 26, dont je vous envoie les copies. La reine a aussitôt fait avertir Messieurs de la junte, et elle se tient présentement, sans que je sache encore quel parti ils prendront. Les avis que nous avons d'ailleurs disent tous que le dessein des ennemis est de prendre des postes en Galice, où ils puissent hiverner et attendre les secours qu'ils disent qu'on leur prépare en Angleterre et en Hollande. Après ce malheur, Monsieur, que nous ne nous sommes attiré que par la complaisance que le Roi a eue pour les Espagnols en envoyant sa flotte dans les ports de Galice, permettez-moi de vous représenter que vous ne devez plus avoir d'autres ménagements pour ces gens-ci que ceux qui ne vous empêcheront point de faire tout ce que vous croirez convenir à l'intérêt des deux rois. J'ai assez bonne opinion du peuple et de la noblesse; mais, pour les grands, sûrement, Monsieur, leur dessein est de laisser former un second parti dans le royaume, pour prendre ensuite celui qui leur plaira davantage. Je n'en ai presque point vu, dans ce malheur,

1. Ci-dessus, p. 239-243.
2. Les lettres qu'on va lire sont comprises dans le recueil de copies préparé par les soins de M. le duc de la Trémoïlle.
3. Dépôt des affaires étrangères, vol. *Espagne* 109, fol. 755.

qui ait été véritablement touché d'une perte qui, dans le fonds, est plus grande encore pour eux que pour nous, et il est très sûr que nos prospérités ne leur font jamais de plaisir.

« La reine sort de la junte. On y a lu les lettres du prince de Barbançon; mais ces Messieurs n'ont pris d'autre résolution que de les envoyer aux conseils d'État et de guerre. S. M. a dit qu'il lui paroissoit que ces longueurs étoient très préjudiciables dans une conjoncture où les moindres moments étoient à compter pour beaucoup. Ils ont répondu que rien ne pressoit, et tous ont été de ce sentiment. Ainsi, Monsieur, les ennemis auront tout le temps de s'établir à Vigo, s'ils le prennent, comme je n'en doute pas, et s'ils savent profiter de l'épouvante qui est parmi la milice de ce pays-là. Si le Roi n'a la bonté d'envoyer des troupes de France, les Espagnols ne les en chasseront jamais, par la facilité que les Anglois auront de tirer de Portugal tout ce qui leur sera nécessaire, et par la peine que les autres auront à former seulement un train d'artillerie. Pressez surtout, Monsieur, le retour du roi catholique, car je crains de plus grands inconvénients encore, si le gouvernement ne devient plus vif et plus attentif aux malheurs qui menacent cet État.

« On dit l'Amirante embarqué pour passer en Hollande, et une lettre d'un particulier marque que Vigo étoit bombardé le 27. J'oubliois à vous dire qu'on dépêcha hier un courrier avec des ordres pour faire porter l'argent de Lugo plus avant dans les terres. Je vous honore, Monsieur, plus que personne du monde, et je suis bien fâchée du déplaisir que toutes ces désagréables nouvelles vous donneront.

« La princesse des Ursins. »

(*Autographe.*) « Vous attendiez-vous, Monsieur, à une disgrâce pareille à celle qui nous est arrivée? M. de Châteaurenault nous avoit préparés à toute autre chose, et ces gens-ci ne prêchoient que la bravoure de leurs Galiciens. Les François n'ont jamais cru que la flotte fût en sûreté à Vigo; mais les Espagnols se rioient de nous, quand nous leur disions nos inquiétudes. La reine m'ordonne de vous prier, Monsieur, de faire ses excuses à Mme la duchesse de Bourgogne sur ce qu'elle ne lui écrit pas : elle n'en a pu trouver le temps. »

2. *La princesse des Ursins à M. de Torcy.*

« A Madrid, le 3 novembre 1702[1].

« A peine me donne-t-on le temps de vous écrire ce billet, Monsieur. J'aurois voulu vous envoyer la copie de la lettre du prince de Barbançon; mais on a envoyé l'original au conseil de guerre, et il faudroit au moins une heure pour avoir cette copie. La junte a fait faire une relation, que je joins ici, des ordres qu'elle a donnés depuis l'arrivée de la flotte, pour se justifier. Je trouve qu'elle n'a rien fait qui vaille, et surtout en

1. Dépôt des affaires étrangères, vol. *Espagne* 110, fol. 62.

s'opiniâtrant de la faire venir dans les ports d'Espagne. Mais elle a fait pis encore depuis cette malheureuse aventure. La reine a remué ciel et terre pour qu'on envoyât quelque homme de tête en Galice, voyant que nos équipages mourroient de faim et que le prince de Barbançon se plaignoit lui-même de n'être pas obéi. Le duc de Medina-Celi a toujours appuyé son sentiment; mais tous les autres n'en ont rien voulu faire, et, après six jours de temps perdu, ils ont envoyé un courrier au roi catholique pour recevoir ses ordres sur ce qu'on a à faire. Le peuple crie contre les grands, et la noblesse dit hautement que tout périra, si le gouvernement reste plus longtemps entre leurs mains....

« LA PRINCESSE DES URSINS. »

3. *La reine d'Espagne au roi de France*[1].

« De Madrid, 6 novembre 1702.

« .... Je ne puis me consoler de la perte que vous avez faite de tous les vaisseaux qui étoient à Vigo pour le service de l'Espagne. Les Espagnols doivent être bien reconnoissants de toutes les choses que vous voulez bien faire pour eux; mais, ce que je puis vous assurer, c'est que personne ne le peut être autant que moi.... Je plains la destinée du pauvre comte de Châteaurenault de se voir dans un pareil malheur sans qu'il y ait de sa faute. Il n'y a rien qu'il n'imagine pour me rendre service, rassemblant des troupes pour défendre les passages, et faisant d'ailleurs tout ce qu'un bon et zélé sujet de Votre Majesté peut faire pour le service du roi votre petit-fils. Je voudrois que les Espagnols en eussent autant de reconnoissance que j'en ai. »

4. *Le roi de France au roi d'Espagne*[2].

« A Marly, le 10 novembre 1702.

« Je ne vous répéterai point ce que vous savez apparemment du malheur arrivé à Vigo. Je m'assure que vous en aurez reçu la nouvelle avec la soumission que nous devons avoir aux volontés de Dieu. Il est maître des événements : c'est à nous d'adorer ses jugements. Mais nous devons, en même temps, à nos peuples nos soins à prévenir les maux dont ils sont menacés. Je ne doute pas que vous ne voyiez ceux que l'Espagne peut craindre des entreprises des ennemis. Il faut y apporter un prompt remède. Le cardinal d'Estrées vous confiera ce que je crois que vous devez faire en cette conjoncture. J'y ajouterai seulement que je suis persuadé de votre fermeté, qu'elle doit être aussi grande dans toutes les actions de votre vie et dans les partis que Votre Majesté prendra, qu'elle l'a été dans les périls de la guerre. La bonne opinion que j'en ai confirme tous les jours la bonne amitié que j'ai pour vous.... Pressez votre arrivée à Madrid. »

1. Copie, vol. *Espagne* 110, fol. 105. — 2. Vol. *Espagne* 109, fol. 690.

XX

LA CONDAMNATION DU PRINCE D'AUVERGNE[1].

Lettre du Chancelier au premier président du Parlement[2].

« 23 octobre 1702.

« Monsieur,

« Le Roi veut que l'on fasse le procès à M. le prince d'Auvergne, et m'ordonne de vous le mander, et à M. le procureur général. S'il n'avoit fait que sortir du Royaume, où il manquoit de bien, pour passer où il en a beaucoup, et se le conserver par là sans manquer d'ailleurs à ses obligations et en conservant inviolablement la fidélité qu'il doit comme sujet à son prince naturel, il auroit peut-être pu espérer les effets de la clémence du Roi. Mais, quand, à sa première faute, il y joint le crime de porter les armes contre le Roi et de servir, comme il fait actuellement, dans l'armée de ses ennemis, il ne doit plus rien attendre du Roi que la sévère justice. Ce sont les dispositions dans lesquelles est S. M., et qu'elle m'a ordonné de vous faire savoir afin que vous agissiez sur ce principe, se reposant fort sur votre zèle pour son service dans la suite de cette affaire....

« PONTCHARTRAIN. »

Arrêt du Parlement[3].

« Vu par la Cour, les grande chambre et Tournelle assemblées, le procès criminel fait, de l'ordonnance de ladite Cour, à la requête du procureur général du Roi, demandeur et accusateur, contre François-Égon de la Tour-d'Auvergne, défendeur, accusé et contumax; l'arrêt du 29 novembre 1702 donné, les grande chambre et Tournelle assemblées, sur la requête dudit procureur général, contenant que ledit sieur de la Tour-d'Auvergne, oubliant ce qu'il devoit à son souverain et à sa patrie, s'étoit retiré dans les pays étrangers, où il s'étoit engagé dans le parti des ennemis de l'État, que le Roi avoit bien voulu suspendre pendant plusieurs mois le châtiment qui est dû à son infidélité, et lui donner par là le temps de reconnoître sa faute et de rentrer dans son devoir, mais qu'au lieu de profiter de la patience et de la bonté du Roi, ledit sieur de la Tour-d'Auvergne avoit consommé son crime en portant les armes contre la France pendant la dernière campagne, en sorte que ledit seigneur Roi, obligé de le livrer enfin à la sévérité de la justice,

1. Ci-dessus, p. 251-254, et Addition n° 439.
2. Imprimée par Depping, dans la *Correspondance administrative sous le règne de Louis XIV*, tome II, p. 435-436.
3. Arch. nat., registre X^{2A} 521, et minutes, X^{2B} 908.

auroit donné ordre audit procureur général de le poursuivre suivant la rigueur des ordonnances. Auroit ledit procureur général requis qu'il plût à la Cour ordonner que des faits contenus en ladite requête, circonstances et dépendances, il seroit informé par-devant tel des conseillers de la Cour qu'il lui plairoit commettre, pour, ce fait et à lui communiqué, être ordonné ce qu'il appartiendroit par raison. Par lequel arrêt la Cour auroit ordonné qu'à la requête du procureur général du Roi il seroit informé des faits contenus en ladite requête, circonstances et dépendances, par-devant Mᵉ Jean Lorrain, conseiller, pour, l'information faite, communiquée audit procureur général du Roi et vue, être ordonné ce que de raison. Information faite en conséquence par le conseiller commis, les 30 décembre, 9 et 10 janvier derniers, à la requête dudit procureur général du Roi, contre ledit sieur de la Tour-d'Auvergne; arrêt du 17 dudit mois de janvier dernier, par lequel la Cour auroit ordonné que ledit de la Tour-d'Auvergne seroit pris au corps et amené prisonnier ès prisons de la Conciergerie du Palais, pour être ouï et interrogé sur les faits résultant de ladite information, si pris et appréhendé pouvoit être, sinon assigné, ses biens saisis et annotés suivant l'ordonnance, pour, ce fait et communiqué audit procureur général du Roi, être ordonné ce que de raison; procès-verbal du 24 dudit mois de janvier dernier, et exploit de perquisition dudit sieur de la Tour-d'Auvergne, avec assignation à quinzaine, en vertu dudit arrêt portant décret de prise de corps du 17 dudit mois de janvier; défaut obtenu le 10 février dernier par ledit procureur général, demandeur et accusateur, en exécution dudit arrêt de décret de prise de corps du 17 janvier, suivant ledit exploit d'assignation du 24 dudit mois; autre exploit d'assignation audit sieur de la Tour-d'Auvergne, du 14 dudit mois de février dernier, à la huitaine, à son de trompe et cri public au-devant de son dernier domicile et autres endroits accoutumés; le défaut obtenu par ledit procureur général du Roi, demandeur en exécution dudit arrêt du 17 janvier, suivant l'exploit du 14 février, au greffe de la Cour, le 26 dudit mois de février; arrêt du 2 mars dernier, donné les grande chambre et Tournelle assemblées, par lequel la Cour auroit déclaré ledit défaut avoir été bien et dûment obtenu, et, avant d'en adjuger le profit, ordonné que les témoins ouïs ès informations, et autres qui pourroient être ouïs par addition par-devant le conseiller rapporteur, seroient récolés en leurs dépositions par-devant Mᵉ Robert Bruneau, conseiller, pour valoir confrontation contre ledit sieur de la Tour-d'Auvergne, pour, ce fait, et le tout communiqué audit procureur général du Roi, être ordonné ce que de raison; et l'exploit d'assignation donné aux témoins ouïs ès informations pour être récolés, en date du 6 dudit mois de mars dernier; deux procès-verbaux du même jour, de l'absence de deux témoins qui ne se sont pas trouvés à Paris; le récolement des témoins fait par le conseiller commis, les 7, 8 et 10 dudit mois de mars dernier; conclusions du procureur général du Roi; tout considéré;

« Ladite Cour déclare la contumace bien instruite contre ledit François-Égon de la Tour-d'Auvergne, et, adjugeant le profit d'icelle, déclare ledit de la Tour-d'Auvergne atteint et convaincu des crimes de lèse-majesté et félonie, et, pour réparation, a privé ledit de la Tour-d'Auvergne de tous états, honneurs, offices et dignités; le condamne à avoir la tête tranchée sur un échafaud par effigie, en un tableau attaché à une potence qui, pour cet effet, sera plantée en la place de Grève de cette ville de Paris; déclare ses biens féodaux, tenus et mouvants médiatement ou immédiatement du Roi, être retournés audit seigneur Roi et réunis au domaine de la couronne, et ses autres biens meubles et immeubles acquis et confisqués au profit du Roi, en quelque lieu qu'ils soient situés, sur iceux préalablement pris vingt mille livres d'amende.

« Fait en Parlement, le 18 avril 1703.

« DE HARLAY. « LENAIN.

« Prononcé et exécuté le 28 des dits mois et an.

« AMYOT. »

Le même jour, 18 avril, les mêmes grand'chambre et Tournelle condamnaient pour duel quatre mousquetaires nommés René de Villancourt, Charles du Verger, César de Linaret, Simon Guirault, et le major François de Vignes.

Le jour suivant, le fils du Chancelier vint demander à Versailles si l'intention du Roi était que la sentence fût exécutée contre le prince d'Auvergne, et représenta « le cruel chagrin que cela causeroit à sa famille, qui en seroit déshonorée, et beaucoup d'autres choses semblables. » Après avoir d'abord persisté pour l'exécution, le Roi rappela Pontchartrain et donna ordre de la suspendre jusqu'à ce qu'il eût conféré avec son père[1]. Cependant, comme le dit notre texte, elle eut lieu le 28.

Clairambault a recueilli[2] un dessin de l'effigie, avec cette inscription :

« De par le Roi et Nosseigneurs de la Cour de parlement, les grande chambre et Tournelle assemblées.

« On fait à savoir que, par arrêt de ladite Cour, la contumace a été déclarée bien instruite contre le s[r] François-Égon de la Tour-d'Auvergne; et, adjugeant le profit d'icelle, a été déclaré et convaincu des crimes de lèse-majesté et félonie, et, pour réparation, privé de tous ses états, honneurs, offices et dignités, et condamné à avoir la tête tranchée sur un échafaud par effigie à un tableau attaché à une potence qui, pour cet effet, sera plantée en la place de Grève, ses biens féodaux tenus mouvants médiatement ou immédiatement du Roi déclarés lui être retournés et remis au domaine de la couronne, et ses autres biens meubles et immeubles acquis et confisqués au profit dudit seigneur Roi, en quelque lieu qu'ils soient situés, sur iceux préalablement pris la somme de vingt mille livres d'amende. Exécuté le 28 avril 1703. »

1. *Sourches*, tome VIII, p. 67. — 2. Ms. Clairambault 1155, fol. 222.

XXI

URANIE DE LA CROPTE-BEAUVAIS, COMTESSE DE SOISSONS[1].

Lorsque feu M. Chéruel entreprit son édition des *Mémoires de Saint-Simon*, il y a de cela tout près de quarante ans, M. le marquis de Chantérac, qui a donné depuis à la Société de l'Histoire de France une excellente édition des *Mémoires de Bassompierre*[2], fit paraître dans le *Bulletin* de cette Société[3] une rectification des quelques lignes consacrées par notre auteur aux origines de la dernière comtesse de Soissons. M. de Chantérac agissait comme chef de la seule branche subsistante de la maison de la Cropte et comme descendant au septième degré du grand-père paternel de la belle Uranie. Aussi l'éditeur des *Mémoires de Saint-Simon* s'empressa-t-il d'insérer dans l'Appendice de son quatrième volume une note résumant les principaux points établis par l'intéressé. A mon tour, ayant l'honneur d'être le collègue de M. le marquis de Chantérac au Conseil de la Société de l'Histoire de France, j'ai cru devoir aller au-devant de ses désirs en lui demandant communication des pièces jadis réunies par lui, pour rédiger à l'aide de ces documents la note qui va suivre, et dont il ressortira, comme jadis M. de Chantérac l'avait fait voir, que Saint-Simon, dans cette occasion encore, s'est fait l'écho d'une légende malveillante et de basse provenance[4].

La Cropte-Beauvais, qu'il affecte de présenter comme « écuyer, » c'est-à-dire domestique du grand Condé, appartenait à une famille du pays de Périgord dont lui-même a reconnu ailleurs[5] la « bonne et ancienne noblesse. » La filiation des la Cropte, depuis le quinzième siècle, ou même le treizième, est établie dans nos recueils généalogiques, ceux de d'Hozier, de l'abbé Lespine[6], de la Chenaye des Bois, Saint-Allais, Lainé, Borel d'Hauterive, Potier de Courcy (continuateur de l'*Histoire généalogique*), etc. Leur extraction ancienne fut prouvée pour obtenir les honneurs de la cour en 1783. Au temps de Louis XIV, il exis-

1. Ci-dessus, p. 257-263, et Additions nos 441 et 442. Comparez les *Écrits inédits de Saint-Simon*, notice CARIGNAN, dans le tome VII, p. 285-288.

2. Édition en quatre volumes, publiée de 1870 à 1877. M. de Chantérac a épousé la dernière représentante du nom de Bassompierre.

3. Année 1856, p. 205-209. La même année, cette rectification fut insérée à la suite d'un *Précis sur la maison de la Cropte*.

4. Après M. de Chantérac et à l'aide des mêmes documents, ainsi que des archives du château de Crazannes, M. Denys d'Aussy a fait un article intéressant sur *la Dernière comtesse de Soissons*, dans la *Revue des Questions historiques*, octobre 1882, p. 615-623.

5. Ci-dessus, Addition no 442. — 6. Bibl. nat., ms. *Périgord* 60.

tait plusieurs branches ou rameaux distincts : Bourzac, Chassaignes, Saint-Abre, et enfin Chantérac; cette dernière branche est l'unique qui subsiste aujourd'hui. La Cropte-Beauvais, qui tirait peut-être son surnom d'un fief ou repaire noble dépendant de la commanderie de Soulet, commune de Gouts[1], était frère cadet de Louis-Joseph, seigneur de Pouquet et de Chantérac, qui fut le père de l'abbé de Chantérac, ce grand vicaire de Cambray si étroitement mêlé à toute l'histoire de Fénelon, et la mère de celui-ci était une la Cropte Saint-Abre. Un autre frère, l'archiprêtre de Chantérac, se fit connaître par sa charité, par la fondation d'une mission à Périgueux et par ses relations très étroites avec saint Vincent de Paul. Notre Beauvais, François-Paul de la Cropte, prit une part active à tous les mouvements de la Fronde, mais non pas comme simple écuyer de Condé; le passage qui suit, des *Mémoires de la Rochefoucauld*[2], indique évidemment un rôle plus considérable : « Madame la Princesse et Monsieur son fils étant enfin arrivés (dans les montagnes d'Auvergne, le 14 mai 1650), [les ducs de Bouillon et de la Rochefoucauld].... les conduisirent à Turenne, où s'étoient rendus en même temps les comtes de Meilles, de Coligny, Guitaud, le marquis de Saissac, Beauvais-Chantérac, Briole[3], le chevalier de Rivière, et beaucoup de personnes de qualité et d'officiers des troupes de Monsieur le Prince qui servirent durant cette guerre avec beaucoup de fidélité et de valeur. » Quatre mois plus tard, Beauvais fut pris par l'armée royale à l'attaque du faubourg Saint-Seurin de Bordeaux, combattant à côté des ducs de Bouillon et de la Rochefoucauld[4]. Écuyer ou non de Condé, il continua à suivre la fortune du héros rebelle. C'est ainsi qu'en 1652, nous le voyons faire fonctions de maréchal de camp dans l'armée bordelaise[5], puis, en février 1653, apporter de Stenay à Bordeaux des instructions pour les bourgeois séditieux de l'Ormée[6]. Vers la fin de cette même année, il passe par Saint-Fargeau et entretient Mlle de Montpensier au nom du prince[7].

C'est précisément dans le même temps qu'il contracta le mariage dont Saint-Simon nie obstinément l'existence. Le contrat, dont j'ai sous les yeux une expédition du temps, fut passé à Marennes, le 23 décembre 1653, par-devant Paige, notaire royal, avec l'assistance de deux témoins seu-

1. Ce nom de Beauvais apparaît alors pour la première fois dans la généalogie des la Cropte, à qui la terre retourna pendant trois générations au moins.
2. Tome II des *Œuvres*, p. 185. — 3. Briord.
4. Le 5 septembre 1650 : *Mémoires de la Rochefoucauld*, p. 202 et 493.
5. Balthazar, *Guerres de Guyenne*, éd. 1858, p. 334 et 347. Il était maréchal de camp depuis 1644, mais ne paraît pas avoir eu jamais le titre de lieutenant général que lui donnent certains actes et certaines généalogies.
6. Comte de Cosnac : *Souvenirs du règne de Louis XIV*, tome VI, p. 57 et 113, et tome VIII, p. 109.
7. *Mémoires de Mademoiselle*, tome II, p. 301. Elle fut très vexée de ce qu'en passant par Paris il se vanta de l'avoir vue. Il est parlé de ces relations dans l'*Histoire des princes de Condé*, tome VI, p. 320.

lement : Messire Jean-Louis de Cardaillac, chevalier, seigneur des baronnies de Saint-Cerné-de-Leausse, en Quercy, et de Saint-Aigulin, en Saintonge, et du château de Gillette, oncle de l'épousée; Messire Henri-Léonor de Cardaillac, son cousin germain. La teneur de cet acte est telle[1] : « Traitant le mariage de haut et puissant Mre François-Pol de la Cropte, chevalier, seigneur de Beauvais, maréchal de camp ès armées du Roi, fils naturel et légitime de haut et puissant Mre Charles de la Cropte, chevalier, seigneur de l'Hôpital, Puy-Imbert, Landry, Chantérac et autres places, et de haute et puissante dame Isabel Auzaneau, ses père et mère, d'une part, avec haute et puissante dame Charlotte Martel, veuve de haut et puissant Mre Pierre Acarie, seigneur du Bourdet et de Crazannes, lieutenant général de l'artillerie de l'Ile-de-France, aussi fille naturelle et légitime de haut et puissant Mre Gédéon Martel, chevalier, seigneur comte de l'île et bailliage de Marennes, et de haute et puissante dame Élisabeth de la Motte-Fouqué, ses père et mère, d'autre part.... Ont promis et seront tenus soi prendre et recevoir à femme et mari époux toutes fois et quantes qu'ils s'en requerront ou feront requérir, les solennités de l'Église catholique, apostolique et romaine en tel cas requises préalablement observées. En faveur duquel mariage lesdits préparlés se sont pris et prennent avec tous et chacuns leurs biens et droits..., et se sont mis et associés uns communs, et par moitié, en tous les biens qu'ils feront et acquerront pendant et constant ledit mariage, à telle condition toutefois que la préparlée aura son choix et option de se tenir à ladite société ou d'y renoncer, si bon lui semble, jusques à trois mois après le décès dudit préparlé, nonobstant l'usance du présent ressort de Saintonge.... »

Selon les documents que le généalogiste italien Litta[2] avait entre les mains, il se serait écoulé trois mois entre la passation de ce contrat et la célébration du mariage, qui n'aurait eu lieu que le 27 mars 1654, et dont l'acte aurait été produit en 1692 devant le Parlement.

Les Martel, de la branche dite de Lindebeuf, étaient de même souche que les Martel de Bacqueville et de Fontaine-Martel, en Normandie, qualifiés par notre auteur de « bonne et ancienne maison[3], » comme les la Cropte, et cette famille avait contracté des alliances avec les Balsac d'Entragues, les Malet de Graville, les Rochechouart, les la Rocheguyon, ainsi qu'on peut le voir dans l'ouvrage des continuateurs du P. Anselme[4]. Un cadet, s'étant transporté en Saintonge, y avait épousé Anne de Pons, fille unique d'un premier mariage d'Antoine, sire de Pons, cheva-

1. Il y en a une copie du siècle dernier dans les documents réunis par l'abbé Lespine sur la maison de la Cropte : ms. *Périgord* 60, fol. 77.

2. Dans le tableau des Savoie-Soissons : ci-après, p. 547 et 568.

3. Tome I, p. 91. A cette maison appartenait le dernier porte-oriflamme de France, tué à Azincourt.

4. *Histoire généalogique*, tome VIII, p. 208-212, et Supplément du tome IX, 2e partie (par P. de Courcy), p. 761-774. Il y a des erreurs dans le premier article, notamment sur Charlotte Martel.

lier des ordres de la première promotion, et sœur consanguine de la vertueuse marquise de Guercheville et de la femme d'Henri d'Albret-Miossens, aussi chevalier des ordres, grand-père du maréchal d'Albret[1]. Le père d'Anne de Pons et sa mère, qui était de cette famille de Parthenay-l'Archevêque étroitement attachée au calvinisme[2], le firent pénétrer dans Marennes ; par suite, Anne et ses descendants restèrent protestants pendant deux ou trois générations[3], quelques-uns même, on le verra plus loin, jusqu'au temps de la Révocation de 1685. Les Martel, comme les d'Albret, relevèrent également les deux titres, plus ou moins justifiés et légitimes, de sire de Pons et de comte de Marennes, et, lorsque le dernier héritier mâle d'Albret-Marennes eut péri sans postérité, en 1678, dans un guet-apens nocturne[4], les Martel ou leurs représentants restèrent seuls titulaires des droits utiles du prétendu comté de Marennes, sinon du titre même de comte, et des droits honorifiques, que l'abbaye Notre-Dame de Saintes finit par leur enlever après un long litige[5]. Du côté de sa mère[6] et des la Motte-Fouqué, famille d'origine normande comme les Martel et titulaire de la baronnie de Tonnay-Boutonne, en Saintonge[7], Charlotte Martel était aussi de bonne extraction ; mais, par là également, et malgré les termes de son contrat de mariage, il y a lieu de croire qu'elle se trouvait engagée dans le protestantisme. Elle avait un frère, qui ne vécut que jusqu'en 1657 ; deux tantes mariées, l'une à M. de Langallerie grand-père de celui que nous verrons déserter en 1706, l'autre à un Comminge de la Ferrière ; un cousin germain, Hector de la Motte-Fouqué, après qui Tonnay-Boutonne revint aux collatéraux ; enfin, quatre sœurs, Catherine, Élisabeth, Henriette et Judith, dont la première seule se maria, bien tardivement, en 1683, avec le marquis de Juigné, protestant comme elle, et mourut neuf ans plus tard[8]. Le premier époux de Char-

1. P. Anselme, *Histoire généalogique*, tome IX, p. 57 ; Cabinet des titres, dossiers bleus 13 995 et 13 999. Saint-Simon a déjà parlé de ces d'Albret et de ces Pons en 1696 : tome III, p. 214.

2. Tome V, p. 213. C'est à la cour de Ferrare qu'ils avaient adopté la nouvelle religion. Remarié à une Montchenu, Antoine redevint ardent catholique.

3. *Mémoires de la Société des archives historiques de la Saintonge*, tome XIX, 1891, article de M. Denys d'Aussy, p. 348-354.

4. Saint-Simon en parlera en 1714, à propos de Mme de Miossens.

5. *Mémoires* cités dans la note 3, et *Bulletin* de la même Société, année 1883, article de M. L. Audiat, p. 245-246.

6. Est-ce la dame Martel, d'allures assez libres, dont parlent en 1643 les *Mémoires de Mlle de Montpensier*, tome I, p. 71, et, en 1655, Bussy-Rabutin, dans sa lettre du 7 octobre à Mme de Sévigné?

7. *Mémoires de la Société de Saintonge*, tomes IV, p. 99, et XV, p. 287 ; *la France protestante*, nouvelle édition, tome VI, col. 661-671. Ces protestants émigrèrent en Prusse, et ils y ont marqué jusque dans notre siècle.

8. Cabinet des titres, dossier MARTEL 11 546, et *Dictionnaire de la Noblesse*, par la Chenaye des Bois. Ce marquis de Juigné n'abjura que le

lotte Martel, Pierre Acarie du Bourdet[1], fils d'une la Rochefoucauld-Bayers, était un bon officier d'artillerie que ses services aux sièges de Mardyck et de Dunkerque avaient fait créer maréchal de camp le 27 mars 1649[2], et qui joua alors un certain rôle dans le parti de Condé[3]; elle-même paraît avoir figuré dans la seconde Fronde, celle de Bordeaux, aux côtés de Mmes de Longueville, de la Rochefoucauld, etc.[4], et c'est l'année suivante que, devenue veuve, elle contracta alliance, dans le même parti, avec M. de la Cropte-Beauvais. A cette époque, Condé, ne pouvant plus compter sur la Guyenne et Bordeaux soumis le 3 août 1653, rappelait toutes ses troupes, tous ses partisans, passait la frontière et s'installait en terre flamande. M. de Beauvais l'y alla rejoindre en 1654 : comme conséquence de cette émigration coupable, sa femme fit prononcer leur séparation de biens par le parlement de Bordeaux, le 1er février 1655, puis obtint, le 6 juillet suivant, la permission d'exercer ses droits personnels et d'en poursuivre la liquidation sans l'autorisation de son mari, mais avec l'avis du comte de Marennes, son père, et de trois de ses parents[5]. C'est l'année suivante, selon les généalogies, que M. de Beauvais mourut, et voici comment Gatien de Courtilz de Sandras a raconté sa fin dans les *Mémoires* (apocryphes) *de M. le c[omte] de R[ochefort]*[6]; je cite le texte intégral, pour que le lecteur juge comment Saint-Simon l'a adapté :

« M. le prince de Condé étoit toujours avec les Espagnols, et ce fut pendant que j'étois dans cette ville [Bruxelles] qu'arriva la mort de Beauvais père de Mme la comtesse de Soissons, lequel étoit écuyer de ce prince. C'étoit un homme de cœur, mais qui s'en faisoit un peu trop accroire : ce qui fut cause de son malheur; car, comme il descendoit de chez M. le prince de Condé, il prit un gentilhomme de condition par le bras, qui montoit et qui avoit le haut du degré : si bien qu'il passa au-dessus de lui. Ce gentilhomme ne voulut rien dire à cause du respect qu'il étoit obligé d'avoir pour le maître de la maison; mais, étant sorti en même temps, il fut trouver un de ses amis, qu'il pria d'aller trouver Beauvais de sa part pour lui dire qu'il vouloit avoir raison de cet affront. Beauvais n'étoit pas d'humeur à rompre une partie comme celle-là : ainsi, ayant choisi un de ses amis pour lui servir de témoin,

22 décembre 1685, avec sa femme et son fils. Ils reçurent deux pensions de mille livres en 1687.

1. Appelé à tort René dans la *Chronologie militaire*, tome VI, p. 255. Voyez, au Cabinet des titres, le dossier bleu 35, fol. 18.

2. Le 10 du même mois avait été fait aussi maréchal de camp son frère, Louis Acarie du Bourdet, vaillant officier aux gardes, qui ne quitta ce corps qu'en 1657, et dont une fille épousa le marquis de Civrac.

3. *Mémoires du cardinal de Retz*, tome III, p. 86-87.

4. *Souvenirs du règne de Louis XIV*, par le feu comte de Cosnac, tome III, p. 334.

5. Dossier communiqué par M. le marquis de Chantérac.

6. Seconde édition (1688), p. 176-177.

ils se battirent deux contre deux. Il y en eut un de tué tout roide du côté de son ennemi; mais il n'eut pas le temps de se réjouir de cet avantage : il reçut un coup de pistolet dans la tête, dont il mourut quelques jours après. M. le prince de Condé, étant averti de cet accident, le fut voir avant que de mourir, et, comme il n'y avoit plus d'espérance au corps, il lui dit que, dans l'état où il étoit, il ne devoit plus songer qu'à son âme; qu'il savoit qu'il y avoit longtemps qu'il entretenoit une femme de laquelle il avoit des enfants, car c'est de celle-là que vient Mme de Soissons, Beauvais n'ayant jamais été marié; qu'il lui conseilloit de décharger sa conscience, ce qu'il pouvoit faire en l'épousant; qu'il ne pouvoit mieux lui témoigner l'estime qu'il avoit pour lui qu'en lui procurant son salut, et que, s'il le vouloit croire, il enverroit querir un prêtre à l'heure même. Beauvais avoit perdu toutes ses forces, et il y avoit déjà vingt-quatre heures qu'il ne disoit mot; mais, la parole du prince de Condé, ou, pour mieux dire, le discours qu'il avoit tenu, le ranimant : « Non, Monseigneur, lui dit-il, je ne vous croirai pas; » avec une voix haute : « Je n'ai jamais rien promis à cette femme, et je « ne vois pas que je sois obligé de lui rien tenir. » M. le prince de Condé lui dit qu'il le devoit savoir mieux que lui, et que ce n'étoit que sur le bruit commun qu'il lui avoit tenu ces paroles. A quoi l'autre ayant encore répondu la même chose, il le laissa mourir en repos. »

A part le déplacement de la scène — car on peut croire que Saint-Simon parle de l'hôtel de Condé à Paris, et non à Bruxelles[1], — l'emprunt me semble flagrant. Si, dans le dossier du Cabinet des titres[2], un généalogiste ou un curieux a inséré cette note : « On dit qu'à sa mort il déclara que la fille n'étoit de lui, » et si, dans un autre dossier[3], il est dit que cette fille fut légitimée par un arrêt du parlement de Bordeaux (procédure tout à fait incompatible avec la législation de l'ancien régime, qui n'admettait que la légitimation par les parents eux-mêmes en se mariant sous le poêle, ou par le Prince, avec enregistrement par les Cours); si enfin on trouve jusque dans les notes réunies par l'abbé Lespine des mentions comme celles-ci[4] : « On dit qu'elle étoit bâtarde, » ou bien : « On dit qu'à sa mort M. de Beauvais déclara qu'elle n'étoit de lui, » ou encore : « Il épousa Charlotte Marte la veille de sa mort, » toutes ces variantes n'ont évidemment que la même origine, dérivent de la même chronique scandaleuse.

Sans insister sur d'autres erreurs de détail qui se pourraient relever soit dans le texte des *Mémoires*, soit dans la première rédaction que nous donnent les *Écrits inédits*[5], j'ajouterai que les actes subséquents

1. Ci-dessus, p. 262. Dans la notice du duché de CARIGNAN, ci-dessous, note 5, la scène est positivement à Paris.
2. Dossier bleu LA CROPTE 5746, fol. 6.
3. Dossier SAVOYE 15908, fol. 106.
4. Ms. *Périgord* 60, fol. 70.
5. Tome VII, p. 285-286, notice CARIGNAN : « Son père, qui étoit un brave gentilhomme de tout temps à Monsieur le Prince le héros, dont il étoit

attestent encore le mariage et ne permettent point d'en discuter l'authenticité. Ce ne sont pas seulement ceux qui ont été réunis de nos jours par M. le marquis de Chantérac, mais aussi les titres conservés de tout temps dans le chartrier du château de Crazannes et inventoriés, en 1880, pour la Société des Archives historiques de la Saintonge, qui la qualifient : « Haute et puissante dame Charlotte-Marie Martel, dame en partie des comté, île et bailliage de Marennes, châtellenies de Chessoul, Broue (Brouage), Montaiglin, annexes et dépendances d'icelles, veuve de haut et puissant Messire François de la Cropte, chevalier, seigneur marquis de Beauvois (*sic*), maréchal de camp ès armées du Roi, et relicte[1] de haut et puissant Messire Pierre Acarie, chevalier, seigneur du Bourdet, Crazannes et autres places, conseiller du Roi en ses conseils d'État et privé, aussi maréchal de camp et lieutenant de l'artillerie de l'Île-de-France et Arsenac de Paris. »

On a vu plus haut que les Martel, comme les la Motte-Fouqué et les d'Albret-Pons, étoient protestants. Le signal du retour au catholicisme fut donné par le chef de la famille et par son fils, qui finirent leur vie, l'un en 1656, l'autre en 1657, dans les meilleurs sentiments. Mais les filles restaient opiniâtres, et c'est même une des raisons pour lesquelles l'abbesse de Saintes reprit alors le procès du prétendu comté de Marennes[2]. Rien ne prouve positivement que Mme de Beauvais fût protestante, et je n'ai pas retrouvé la date de son abjuration; tandis que, au commencement de 1660, celle de sa sœur Judith ne laissa pas de faire du bruit en Saintonge, et même à la cour[3]. C'est cette demoiselle Martel qui, avec sa cousine Bonne de Pons, plus tard Mme d'Heudicourt, était la commensale de leurs parents communs le maréchal et la maréchale d'Albret au temps où ceux-ci, les Richelieu et les Mornay formaient l'unique société, la seule ressource de la veuve de Scarron[4]. « Toutes deux, dit Mme de Caylus[5], aimables, mais de caractère différent, ne s'aimoient pas et ne s'accordoient guère que sur le goût qu'elles avoient l'une et l'autre pour [la future] Mme de Maintenon. » Prédi-

aimé et estimé, et qui mourut quelques années avant lui (Condé n'est mort que trente ans plus tard), ne voulut jamais légitimer cette fille en épousant la mère, qui, pour l'amour de sa fille, l'en faisoit presser par tous ses amis. Au lit de la mort, à Paris, dans l'hôtel de Monsieur le Prince, etc. » Et, dans les *Mémoires* (p. 262), il nous dit que cette fille était « une belle créature. » Or, elle ne pouvait pas avoir deux ans en 1656.

1. Veuve en premières noces.

2. Tout un dossier sur cette affaire est aux archives du département de la Charente-Inférieure, liasse H 76; analysé dans l'*Inventaire sommaire* de cette série, p. 25-27. L'origine du procès fut l'inhumation du frère de Mme de Beauvais dans la sacristie de Saint-Pierre-de-Sales en Marennes.

3. *Gazette*, p. 165; *Muse historique*, tome III, p. 167; *Dangeau*, tome I, p. 131.

4. Voyez notre tome III, p. 213-221, 482-484; suite des *Mémoires*, tome X de 1873, p. 137 et 141; *Correspondance générale de Mme de Maintenon*, tome I, p. 331-332.

5. *Souvenirs*, p. 477; *Madame de Maintenon*, par M. Geffroy, tome I, p. 85 et 114.

lection désintéressée en ce temps-là, mais qui devait plus tard profiter aux deux cousines! Judith Martel abjura donc le 29 janvier 1660, au château de Pons, sous l'influence des d'Albret et entre les mains de l'évêque de Saintes, Bassompierre, son cousin au huitième degré[1]. Celui-ci[2] avait peut-être reçu aussi l'abjuration de Mme de Beauvais; du moins c'est lui qui l'engagea à prendre retraite dans le couvent des Ursulines de Saint-Jean-d'Angely, dont une sœur de son mari, Marie de la Cropte-Beauvais, était supérieure. Là, nous la voyons, en 1664, passer un engagement avec son domestique Pierre Chauveau, à qui elle devait douze cents livres, puis céder ses droits héréditaires à ses sœurs contre une somme de vingt mille livres, et recevoir de la famille de son premier mari du Bourdet le domaine de la Barde-Fagneuse, à charge de payer une soulte de vingt-cinq mille livres, qui n'était pas encore acquittée trente-deux ans plus tard[3].

C'est là aussi qu'elle fit son testament le 4 septembre 1665[4], remerciant Dieu de « l'avoir faite catholique » et instituant pour héritière sa fille Uranie, alors âgée de onze ans, mais à condition (et même à peine de déchéance) qu'elle continuerait à être élevée chez les Ursulines, sous la direction spéciale de la supérieure, sa tante paternelle, jusqu'à dix-huit ans, à moins de mariage avant cette époque. Si elle se faisait religieuse ou mourait non mariée, la succession reviendrait au couvent qui leur servait d'asile. L'exécuteur testamentaire devait être M. de Bassompierre, évêque de Saintes. Mme de Beauvais mourut aux Ursulines vers le 10 février 1666, date de l'inventaire de ses meubles. Ce dernier acte[5] trahit une situation précaire : mobilier piteux, mêlé de quelques pièces d'argenterie; rien que des titres de dettes criardes; une seule terre, celle de la Barde[6].

L'orpheline qu'elle laissait avait reçu au baptême le nom mythologique d'Uranie, mis à la mode par Voiture, Scarron et Balzac[7]. Qu'elle ait été baptisée à l'église catholique ou bien au temple calviniste, on n'a plus guère de chances de retrouver l'acte de ce baptême. Nous

1. Il descendait, comme elle, de Pierre de Balsac, baron d'Entragues. Jean le Laboureur a introduit les seize quartiers de ce prélat, fils naturel de Bassompierre, dans ses *Tableaux généalogiques.... de nos Rois* (1683), tabl. 59.

2. Prélat d'une charité exemplaire, il s'était démis de la charge de premier aumônier de Monsieur, en 1657, pour se consacrer à son évêché, et laissa tout son bien aux pauvres et aux églises.

3. Arrêt du parlement de Bordeaux, 19 août 1695, condamnant sa fille Uranie à payer cette somme : *Bulletin de la Société de Saintonge*, 1880, p. 203. Est-ce alors qu'elle rétrocéda la terre ou marquisat de Beauvais aux comtes de Chantérac?

4. Minute originale signée. — 5. *Idem.* — 6. Uranie en porta le nom.

7. *Œuvres de Voiture*, édit. 1729, tome II, p. 109; *Œuvres de Baillet*, tome VIII, p. 394-395; *Lettres inédites de Mme de Sévigné*, tome II, p. 158, etc. Il y a aussi la « sage » Uranie de la *Critique de l'École des femmes*, empruntée par Molière au sonnet de Cotin; mais on est étonné de ne point rencontrer ce nom dans le *Dictionnaire des Précieuses*.

venons de voir qu'Uranie avait onze ans à la date du testament de sa mère : en effet, la généalogie de la maison de Savoie-Soissons dressée par le comte P. Litta[1], qui place la célébration du mariage de ses parents au 27 mars 1654, fixe, comme date de sa naissance, le 13 janvier 1655[2], et, plus tard, lors de son décès, le *Moréri* lui donnera soixante et un ans le 14 novembre 1717 : tout cela ne laisse point de lieu à une légitimation après mariage tardif. Un acte, toutefois, nous embarrasse. Perdant sa mère, Uranie eut un conseil de famille composé ainsi : Charles de la Motte-Fouqué, seigneur du lieu de ce nom, de Saint-Seurin et de la Grève, curateur; Hector de la Motte-Fouqué, seigneur de Saint-Seurin et de Tonnay-Boutonne; Renaud de Pons, marquis de Thors; Charles de Villedon, seigneur de Magezy; Louis-Henri-René Gruel, comte de Lonzac, petit-neveu d'Anne de Pons-Marennes, qui avait épousé François Martel, et mari d'Antoinette d'Albret; Henri de Comminge, seigneur de la Ferrière et de Biron, fils de Marguerite de la Motte-Fouqué. Elle fut émancipée le 12 avril 1669, à Saint-Jean-d'Angely[3]. Son curateur, qui s'opposait à cette mesure, avait demandé vainement que l'on produisît l'acte de baptême; les autres parents l'émancipèrent malgré lui, comme ayant dix-huit ans accomplis : ce qui reporterait sa naissance à 1652, mais paraît impossible à admettre.

Elle resta au couvent jusqu'en 1672. Sans doute la majestueuse beauté qui, quelque vingt ans plus tard, paraît avoir fait une si vive impression sur la première jeunesse de Saint-Simon[4], était dans son plus grand éclat et contribua à la faire bien accueillir, sous les auspices de ses tantes, dans cette société d'Albret dont les principales coryphées avaient toutes fait une grande fortune : Mme de Montespan, Mme de Maintenon, les deux sœurs Pons devenues Mmes de Miossens et d'Heudicourt[5], la duchesse de Richelieu, et tant d'autres. Il n'est même pas invraisemblable que son sort se soit décidé lors du passage de Mme de Maintenon en Saintonge, chez les d'Albret, au mois de mai 1675[6],

1. *Famiglie celebre italiane*, en 75 parties. La maison de Savoie est dans le tome V, où le rameau de Carignan-Soissons occupe le tableau XXII.

2. M. Denys d'Aussy la fait naître en 1654, à Marennes. Cette date serait tout juste conciliable avec celle que Litta attribue à la célébration du mariage des parents; celle de 1655 donne quelques semaines de marge.

3. *Bulletin de la Société de Saintonge*, 1880, p. 199-200; *Revue des Questions historiques*, p. 617. M. de Chantérac possède une expédition de cet acte.

4. Ci-dessus, p. 261-262 et 428.

5. Les *Mémoires* ont déjà parlé assez longuement de Mme d'Heudicourt au tome III, p. 213-220, et ils en reparleront en 1714. Saint-Simon l'a dite, de même que notre Uranie, « belle comme le jour. » En 1661, elle avait été choisie, avec la Chemerault et Louise de la Vallière, pour servir de manteau à la galanterie du Roi pour Madame. Selon l'expression de Saint-Simon, Mme de Miossens n'eut que les miettes de l'hôtel d'Albret, et tout fut pour sa méchante cadette, favorite du maréchal.

6. *Madame de Maintenon*, par M. Geffroy, tome I, p. 68.

ou lors du voyage suivant de 1677[1]. Les amies jugèrent Uranie, âgée alors de vingt à vingt-deux ans, digne de prendre place à la cour. Là, elle retrouva encore sa famille dans l'entourage immédiat de Monsieur : Henri Martel de Bacqueville, son premier chambellan ; le comte d'Arcy, qui fut gouverneur du duc de Chartres ; son frère Fontaine-Martel, qui fut premier écuyer de la duchesse de Chartres[2], et la marquise d'Albret-Marennes, cette fille unique du maréchal d'Albret qui se remaria en décembre 1682 avec le comte de Marsan[3]. Aussi n'eut-elle point de peine à entrer dans la chambre des filles d'honneur de Madame Palatine. Dangeau lui en donnant le titre, Saint-Simon a protesté avec vivacité : « J'ai peine à comprendre, dit-il[4], comment Dangeau a pu s'être mépris sur un fait de son temps ; j'en ai encore plus à me persuader que Monsieur eût souffert que la bâtarde, bien avérée telle, d'un écuyer de Monsieur le Prince, et sans voile aucun sur sa naissance, fût fille d'honneur de Madame, je dirois même quand elle eût été légitime, vu l'état de son père, quoique ces Messieurs de la Cropte soient gens de bonne et ancienne noblesse, et qu'une la Cropte étoit mère de la trop fameuse Limeuil[5].... » Mais l'édition de 1678 du quasi officiel *État de la France*[6] prouve d'une façon irréfutable qu'elle faisoit alors partie de la chambre des filles, et retourne par conséquent l'objection en faveur de la légitimité d'Uranie[7]. Par suite, on a reconnu Uranie dans la demoiselle de B*** dont parle un libelle de ce temps-là sur les *Amours de Mlle de Fontanges*[8]. Certain jour que celle-ci riait d'une de leurs camarades qui s'était laissée maladroitement choir de cheval, « cela donna occasion à Mlle de B***, fille d'honneur, de dire qu'elle mourroit, s'il lui étoit arrivé un pareil accident ; » qu'elle « se réservoit pour des divertissements plus tranquilles, et ne pouvoit assez admirer celles qui ne pouvoient goûter de plaisirs sans courir fortune de leur vie. » Madame, passionnée pour l'exercice du cheval, se montra vexée et répondit dédaigneusement à la demoiselle : « Je vois bien que les plaisirs de la ruelle vous toucheroient plus vivement que ceux qui se trouvent dans l'agitation ; il faut des divertisse-

1. A cette dernière date, Uranie fut reçue partie intervenante dans le procès que ses tantes soutenaient pour les droits honorifiques de Marennes.

2. Tome I, p. 91-92, et ci-dessus, p. 209.

3. Mariée en premières noces à son cousin Charles-Amanieu d'Albret, sire de Pons, elle releva le titre comtal de Marennes après la mort de son autre cousin le marquis d'Albret, tué dans un guet-apens nocturne en 1678. La mère du premier était devenue duchesse de Richelieu en secondes noces.

4. Ci-dessus, Addition n° 442.

5. Marguerite de la Cropte, de la branche de Lanquais, mariée en 1531 à Gilles de la Tour-d'Auvergne, seigneur de Limeuil, fils du vicomte de Turenne.

6. Tome I, p. 484. — 7. Voyez aussi la *Relation de Spanheim*, p. 111.

8. Réimprimée par M. Ch. Livet à la suite de l'*Histoire amoureuse des Gaules*, tome III, p. 54-55. Mlle de Fontanges n'était entrée dans la chambre des filles qu'après Uranie, le 17 octobre 1678 : *Mercure* du mois, p. 334 et 338.

ments paresseux et sédentaires à celles dont la foiblesse ne leur permet pas d'en prendre d'autres. » Mme la Dauphine coupa court à cet entretien en parlant d'un bal que le Roi allait donner.

On voit donc que Saint-Simon n'était pas fondé à dire : « Je ne sais où, dans la suite, elle fut élevée, ni où le comte de Soissons la vit. »

« Belle comme le plus beau jour[1], » il l'a complaisamment dépeinte en deux lignes : « Brune, avec ces grands traits qu'on peint aux sultanes et à ces beautés romaines, grande, l'air noble, doux, engageant. » Si, comme il l'ajoute, et comme le ferait entendre l'anecdote qu'on vient de lire, elle avait « peu ou point d'esprit[2], » sa beauté, du moins, était rehaussée par une vertu héréditaire, disait-on, dans la famille, et à laquelle une pièce de vers du temps rend hommage[3]. La cour fut « surprise par l'éclat de ses charmes. » Au milieu de cette petite troupe de filles d'honneur où l'altière Vasthi allait trouver une rivale éphémère « belle aussi des pieds jusqu'à la tête, et bonne, mais simple et de peu de jugement[4], » le Roi lui-même la distingua, si nous en croyons une lettre de Madame à la princesse de Galles[5]. Elle repoussa les hommages du royal adultère, mais non ceux du jeune comte de Soissons.

Louis-Thomas de Savoie-Soissons, né le 15 décembre 1657, était, par conséquent, un peu plus jeune qu'Uranie. Filleul du Roi et d'Anne d'Autriche[6], petit-neveu du cardinal Mazarin, son enfance avait été environnée « de tout l'éclat qu'ajoutoit aux grands biens de ses père et mère, à leurs établissements et à leur naissance, l'honneur d'une [grand']mère princesse du sang et la faveur d'un [grand-]oncle plutôt roi que premier ministre,... qui avoit mis toute sa consolation et sa grandeur en ce mariage de sa seconde nièce[7]. » Puis, son éducation s'était parfaite dans la maison de la comtesse Olympe, « cette école

1. Ci-dessus, p. 262, et Addition n° 441. L'annotateur des *Mémoires de Sourches* dit aussi (tome II, p. 110, note 6) que c'est une des plus belles femmes de son temps. Nous avons vainement cherché quelque portrait d'elle.

2. « Belle comme le beau jour, et sotte de même, » dans l'Addition.

3. Pièce en vers de Mme le Camus (Charlotte Molson, maîtresse puis femme d'un directeur des finances, mariée le 31 janvier 1664, morte le 22 juin 1702, belle-sœur de la femme de Particelli d'Hémery), publiée dans le *Recueil de vers choisis* du P. Bouhours (1701), p. 133-134 :

> La Probité, la Vertu, le Mérite,
> La Noblesse, l'Honneur, l'Esprit et la Beauté,
> Après avoir bien consulté
> Pour faire une femme d'élite, etc.
> . . . .
> L'Honneur resta près d'Uranie
> Et l'a toujours depuis fidèlement servie.

4. Mot de Madame sur Mlle de Fontanges : recueil Brunet, tome I, p. 198 et 200. L'abbé de Choisy la dit même « sotte comme un panier. »

5. Recueil Brunet, tome II, p. 220.

6. Baptême du 24 avril 1658 : *Gazette*, p. 368.

7. Article de son père dans la notice CARIGNAN, *Écrits inédits*, tome VII, p. 271.

de la galanterie, de l'esprit, des modes, des fêtes et de l'intrigue, » où le Roi lui-même commença de se former, cet « élixir de cour, » ce « centre d'où tout émanoit[1]. » Des années « de jours filés d'or et de soie » s'étaient écoulées au milieu « d'une splendeur que n'avoit pas le chef de la maison de Savoie dans le sein de la souveraineté[2]. » Le beau temps avait duré jusqu'à la mort de Madame Henriette et à la retraite de Mlle de la Vallière. Si le crédit d'Olympe avait décliné depuis lors, si la mort suspecte de son mari, en 1673, n'avait laissé aux enfants d'Eugène-Maurice aucun espoir de recueillir les « établissements » des deux générations précédentes, il ne leur en restait pas moins les plus belles parentés autour de leur mère, toujours revêtue de « cette charge inouïe de surintendante de la maison de la Reine » qui la tirait de pair d'avec les duchesses et princesses étrangères[3]. C'étaient, du côté paternel, la grand'mère, princesse de Carignan, nommée leur tutrice conjointement avec Olympe, et sa fille, la princesse de Bade, cousine remuée de germaine du Roi et tante à la mode de Bretagne de la Dauphine; du côté maternel, toute cette brillante pléiade des Mancini, la duchesse de Bouillon, la connétable Colonna, la duchesse Mazarin, leurs tantes, et leurs cousins issus de germain les princes de Conti. Le nom de Louis-Thomas, devenu comte de Soissons à quinze ans, avait même figuré, en 1674, parmi ceux des prétendants au trône de Pologne[4]. Louis XIV n'avait pu lui refuser, malgré sa grande jeunesse, un régiment d'infanterie (18 juillet 1676), et, après une première campagne comme volontaire dans la guerre de Hollande[5], il avait pris part, en qualité de colonel, aux sièges de Valenciennes, de Cambray, de Gand, d'Ypres, à la prise du pont de Strasbourg, où il fut blessé, et à cette dernière bataille de Saint-Denis[6]. La cour de Savoie venait de lui envoyer, comme proche parent, un collier de l'Annonciade (24 mars 1678). Mais bientôt un vent de disgrâce allait souffler tout autour de lui et le laisser seul, sans appuis, sans défense contre les tentations ou les difficultés de la vie. Sous le coup des accusations les plus graves, sa mère et ses tantes maternelles s'établiront en pays étranger, sans savoir si jamais elles retrouveront leur place à la cour de France. Quant à ses frères cadets[7], le prince Philippe,

1. Suite des *Mémoires*, tome X de 1873, p. 120, 125 et 195, et tome XII, p. 3.
2. *Écrits inédits*, tome VII, p. 271 et 276-277.
3. *Écrits inédits*, p. 272. Il est inexact de dire que (ci-dessus, p. 261) le jeune comte, « sans père, et ayant sa mère en situation de n'oser jamais revenir en France, » avait été élevé par sa grand'mère.
4. *Mémoires de Pomponne*, tome II, p. 426 et suivantes. C'est le duc de Savoie qui avait mis son nom en avant.
5. *Gazette* de 1675, p. 500. — 6. *Chronologie militaire*, tome VI, p. 479-480.
7. Deux d'entre eux avaient été baptisés ensemble à Vincennes, le 24 février 1661, par l'abbé le Camus, alors aumônier du Roi : Philippe, tenu sur les fonts par Monsieur et par Mademoiselle; Jules-Louis, par la Reine et par le duc de Mercœur, représentant le cardinal Mazarin (*Gazette*, p. 223).

comblé de bénéfices dès l'âge de trois ans comme héritier de Mazarin, c'est un duelliste et un débauché, qui mourra, en 1693, sans avoir pu jamais devenir autre chose que capitaine de vaisseau au service des Vénitiens; le chevalier de Savoie sert en Piémont comme gouverneur de Saluces, d'où il ira périr en 1683 dans une rencontre d'arrière-garde contre les Turcs; le chevalier de Carignan, celui qui plus tard illustrera le nom d'Eugène, n'est qu'un pauvre petit abbé de cour, incapable d'obtenir un bénéfice, non plus qu'un emploi à l'armée; enfin, Emmanuel, comte de Dreux, est mort en 1676, au service de la Savoie. Leurs deux sœurs, nées en 1665 et 1667, n'ont pu encore prendre rang à la cour : nous savons quelle fut plus tard leur indigne conduite.

Telle était la situation de Louis-Thomas, devenu chef d'une « de ces petites branches qui n'ont pas de souliers, » comme dit quelque part Mme de Sévigné[1], lorsque sa passion juvénile pour la fille d'honneur devint notoire et publique, en 1679. Aussitôt Mmes de Carignan et la Comtesse mère mirent tout en œuvre pour empêcher que cette galanterie avec une fille de si mince noblesse, et même, selon elles, suspecte de bâtardise, n'aboutît à une mésalliance : elles en parlèrent instamment au Roi et expédièrent le jeune homme, sous un prétexte quelconque, à la cour de Turin[2], comptant que l'éloignement éteindrait ses feux. Enfin, usant des grands moyens, elles firent opposition au mariage, le 9 août 1679, et obtinrent même du Parlement une défense expresse de passer outre, « avec mille procédures désagréables[3]. » Puis elles intéressèrent à l'affaire Monsieur, comme responsable des faits et gestes des filles d'honneur, et ce prince, ayant trouvé Uranie en conversation avec son galant dans la chambre même de Madame, l'expulsa et la cassa aux gages. Cela se passait dans les premiers jours de janvier 1680[4]. Uranie se réfugia alors chez la comtesse de Vibraye, cette Polyxène le Coigneux que nous connaissons déjà comme dame d'honneur de la duchesse de Guise, comme femme de vertu et de dévotion, même comme janséniste de tendances[5], et qui était, on va

1. *Lettres*, tome VI, p. 231.

2. La Comtesse mère venait de faire un long et brillant séjour à cette cour, comme le raconte le *Mercure* de septembre, octobre et novembre 1678 ; elle y avait mené avec elle ses trois fils cadets, et c'est alors que celui qu'on appelait jusque-là le chevalier de Carignan (Eugène) prit le titre d'abbé de Savoie, en attendant que le souverain de ce pays lui donnât quelque bénéfice.

3. *Correspondance de Bussy*, juin à septembre 1679, tome IV, p. 386, 393, 399, 400, 438, 467, 470 et 471.

4. *Lettres de Mme de Sévigné*, tome VI, p. 177-178; *Correspondance de Bussy*, tome V, p. 38. Voilà pourquoi Uranie ne figure plus comme fille d'honneur dans l'*État de la France* publié en 1680. Madame dit, dans une lettre du 12 septembre 1682, que son seul crime, comme celui de Mmes de Clérambault et de Théobon, était de lui être toute dévouée.

5. Voyez nos tomes III, p. 67, VIII, p. 470, etc. Elle était alors toute en dévotion : *Sévigné*, tome VI, p. 222.

le voir, cousine des la Cropte-Beauvais[1]. Apprenant le renvoi de la pauvrette et sa retraite chez Mme de Vibraye, la marquise de Sévigné, amie de celle-ci, s'écriait : « Voilà le vrai moyen de faire qu'elle épouse ce prince (Soissons), en faisant qu'elle souffre pour lui, et qu'il se fasse un honneur de ne la pas abandonner[2] ! » On en parlait beaucoup à la cour, et il faut remarquer que Bussy-Rabutin s'étonnait de cette opposition, ayant connu dans la Fronde le père de la demoiselle, ayant vu celle-ci chez Madame, et trouvant que la noblesse des la Cropte et des Martel valait, pour le moins, celle des deux dernières comtesses de Soissons, une Montafié et une Mancini[3]. Par une coïncidence qui n'est pas à négliger non plus, sans cependant que je veuille affirmer une connexité des deux faits, c'est au même moment, dans ce même mois de janvier 1680, entre le 23 et le 24, que la Comtesse mère, assignée et trompettée à trois brefs jours pour comparaître devant la Chambre ardente, quitta Paris pour toujours, nuitamment, et se hâta de passer la frontière de Flandre[4]. Laissés à eux-mêmes, les deux amants allèrent, neuf mois plus tard, se marier chez des amis, dans une petite église du diocèse de Chartres, où l'acte fut rédigé en ces termes[5] :

« L'an 1680, et le 12e jour d'octobre, après fiançailles et publications de bans par trois dimanches consécutifs aux prônes de nos messes paroissiales, et ne s'étant trouvé aucun empêchement, je, Jean Espitalier, prêtre, curé de l'église paroissiale de la Folie-Herbault, ai, en ladite église, interrogé très haut et très puissant prince Mgr Thomas de Savoie, comte de Soissons, fils de très haut et très puissant prince Eugène-Maurice de Savoie, vivant comte de Soissons, et de très haute et très puissante dame Olympe de Manchiny, de la paroisse de Saint-Eustache, à Paris, dans laquelle les bans dudit prince Mgr Thomas de Savoie ont été publiés par trois dimanches consécutifs, comme il appert par le certificat du sieur de Lamotte, curé de ladite paroisse, en date du 30e septembre 1680, et haute et puissante demoiselle Uranie de la Cropte, fille de haut et puissant seigneur Messire François-Paul de la Cropte, chevalier, seigneur de Beauvais, et de haute et puissante dame Charlotte-Marie Martel, de cette paroisse; et, leur consentement mutuel par moi pris, les ai solennellement, par parole de présent, conjoints en mariage, en présence de haute et puissante demoiselle Judith Martel, tante de ladite demoiselle Uranie de la Cropte, de Messire Gabriel le Coigneux, marquis de Bellabre[6], conseiller du Roi en ses conseils et

1. Ci-dessous, note 6. Cette parenté pouvait venir de la mère de Polyxène, Éléonore de Chaumont, fille du seigneur de Mornay en Saintonge.
2. Lettre du 5 janvier 1680, à Mme de Grignan.
3. *Correspondance de Bussy*, tome IV, p. 399, 400 et 470.
4. *Lettres de Mme de Sévigné*, tome VI, p. 213-214, 220-222, 225-226 ; *Correspondance de Bussy*, tome V, p. 43-60.
5. Peu de temps avant la Révolution, le roi de Sardaigne envoya aux Chantérac une copie de cet acte.
6. Frère de Mme de Vibraye nommée ci-dessus.

maître des requêtes ordinaire de son hôtel, cousin de ladite demoiselle; de dame Madeleine de Codony, épouse de Messire Jacques de Fesques, chevalier, seigneur d'Herbault; en présence dudit seigneur Jacques de Fesques, seigneur dudit lieu, Chanseville et autres lieux, et de Messire Pierre-Marie de la Laune, amis de mondit seigneur prince Thomas de Savoie, lesquels dits sieurs et dames témoins ont signé avec nous; et à iceux donné la bénédiction nuptiale selon la forme de notre mère sainte Église. *Signé :* Thomas de Savoye. — Uranie de la Cropte. — Judit Martel. — M. de Codony. — Le Coigneux. — De la Laune. — De Fesques d'Herbault. — Espitalier, curé[1]. »

Non seulement cet acte n'avait pas été précédé du contrat de mariage ordinaire; mais, au grand étonnement de Bussy et de sa cousine, qui, là-dessus, firent force réflexions contradictoires, l'épousée ne voulut pas qu'il y eût consommation avant l'achèvement de la vingt-cinquième année de Monsieur le Comte et sa majorité matrimoniale : ce qui n'arriva que le 16 décembre 1682. A cette date seulement, le mariage fut déclaré[2], et, le 21 décembre, un contrat passé chez Lesecq, notaire au Châtelet, dont l'étude conserve encore la minute originale. Uranie y est qualifiée ainsi : « Très haute et sérénissime princesse, fille de défunts haut et puissant seigneur M. François-Paul de la Cropte, chevalier, seigneur de Beauvais et autres lieux, et de haute et puissante dame Charlotte-Marie Martel, son épouse, » et « épouse de S. A. S. Monseigneur le comte de Soissons. »

« Disant Leurs Altesses Sérénissimes que, s'étant promis mariage, il auroit été fait et célébré dès le 12e jour d'octobre de l'année 1680, en l'église paroissiale de la Folie-Herbault, diocèse de Chartres, comme il appert par le certificat qui en a été donné ledit jour par M. Jean Espitalier, prêtre, curé de ladite paroisse, lequel est demeuré annexé à la présente minute du contrat de mariage...; et desirant régler et arrêter les clauses et conditions dudit mariage, elles ont volontairement, en la présence (*un blanc pour les noms de témoins*), fait et accordé ce qui s'ensuit. C'est à savoir que mesdits seigneur et dame comte et comtesse de Soissons seront communs en tous biens meubles et conquêts immeubles du jour de leurdit mariage.... »

Ce contrat stipulait pour l'épouse, en cas de veuvage, un douaire de

1. Cet acte a été publié en partie dans l'*Inventaire sommaire des archives du département d'Eure-et-Loir*, tome III, Supplément de la série E, p. 466. Uranie était installée depuis quelque temps à Herbault : le 27 juin précédent, elle avait été marraine d'un enfant du pays, en présence de sa tante Judith Martel, qui fut elle-même marraine d'un autre enfant le 17 septembre. Les de Fesques s'étaient mariés à Paris, en 1662, avec l'assistance de la reine d'Angleterre.

2. *Lettres de Mme de Sévigné*, tome VII, p. 198-199 : « Le Roi a fort bien reçu cette nouvelle princesse. Elle parut belle et modeste. On dit qu'elle est mariée il y a deux ans et demi, et que, de peur que la jouissance ne refroidît les feux du futur, elle n'a accordé aucune faveur que le lendemain des vingt-cinq ans, qui fut justement vendredi dernier. Sur cela il y a beaucoup à dire.... »

vingt mille livres de rente, un préciput de soixante mille livres et l'habitation, à son choix, dans une des maisons ou châteaux de son mari. De plus, elle et les enfants à naître d'eux pourraient accepter ou refuser les bénéfices de la communauté.

Aussitôt après la passation de cet acte, l'époux alla annoncer son mariage au Roi, qui écrivit le surlendemain à l'abbé d'Estrades, alors ambassadeur en Piémont et Savoie : « Le comte de Soissons vint, il y a deux jours (23 décembre), se jeter à mes pieds et me déclarer son mariage avec la demoiselle de Beauvais, me suppliant très humblement de vouloir bien permettre qu'elle jouit du rang et des honneurs qui lui doivent à présent appartenir; et comme l'âge de vingt-cinq ans qu'il a atteint rend valable ce qu'il a fait, je n'ai pu aussi lui refuser la grâce, et, en même temps, la justice qu'il m'a demandée. Vous vous en expliquerez dans ce sens à la duchesse de Savoie, au duc son fils, et aux ministres de cette cour, en cas qu'ils vous en parlent[1].... » Avant même cette reconnaissance du fait accompli, et à l'occasion de la majorité du Comte, le Roi lui avait donné « avec beaucoup d'honnêtetés[2] » une pension de vingt mille francs. Plus tard, il ajouta une pension de douze mille livres pour la nouvelle comtesse[3], qui, du reste, apportait en dot le comté de Marennes et la baronnie de Tonnay-Boutonne, ou plutôt ses droits sur cette baronnie et sur le bailliage de Marennes. On voit donc que Saint-Simon n'était pas fondé à dire, dans sa notice CARIGNAN[4] : « Le Roi, par leurs prières à tous [les Carignan], fut longtemps sans permettre à la Comtesse de se présenter à la cour; mais, à la fin, cette faute d'amour, qui ne lui parut jamais un crime, trouva grâce devant lui. »

La facilité du Roi à approuver une union contractée en secret, condamnée par toute la maison du Comte comme une mésalliance, cette facilité, dis-je, où la politique avait sans doute autant de part que le sentiment, dut produire d'autant plus d'effet, que la déclaration du mariage coïncidait avec deux scandales retentissants : l'enlèvement de Mlle Mazarin par le marquis de Richelieu, et le sot mariage, sans amour, de Mme d'Albret-Marennes, la cousine de la nouvelle comtesse de Soissons et l'une de ses protectrices déclarées[5], avec le comte de Marsan (22 décembre 1682)[6]. Cette remarque a été faite par l'auteur des *Mémoires de Sourches*[7], en consacrant aux nouveaux époux un article qu'il faut reproduire ici comme tout à fait édifiant, à la fois,

1. Dépôt des affaires étrangères, vol. *Savoie* 14, fol. 427, 25 décembre 1682.
2. *Mémoires de Sourches*, tome I, p. 160, décembre 1682.
3. *Journal de Dangeau*, tome VII, p. 84 et 159, qui, la seconde fois, porte la pension du mari à dix mille écus; brevet de pension de douze mille livres, dans le registre de la maison du Roi coté O[1] 31, fol. 96 v°, 6 mai 1687.
4. *Écrits inédits*, tome VII, p. 285. — 5. Ci-dessus, p. 548.
6. *Lettres de Mme de Sévigné*, tome VII, p. 198-200. Avide et gueux, accoutumé à ne vivre que de galanterie, M. de Marsan fut un détestable mari.
7. Tome I, p. 162-163.

sur les « médisances » dont Saint-Simon s'est fait l'écho, et sur la véritable situation que Mlle de Beauvais prit aussitôt le mariage déclaré et reconnu : « M. le comte de Soissons avoit témoigné très longtemps une violente passion pour Mlle de Beauvais, qui étoit alors fille d'honneur de Madame, et l'affaire avoit été si loin, que Mme la princesse de Carignan, grand'mère de M. le comte de Soissons, avoit obtenu de Monsieur qu'il chassât Mlle de Beauvais de la chambre des filles de Madame. Mais l'amour que Monsieur le Comte avoit pour cette belle personne, au lieu de diminuer, avoit augmenté par ces obstacles, et il l'avoit enfin épousée secrètement; mais, comme elle étoit fille d'esprit et de vertu, et qu'elle savoit que ce prince n'avoit que vingt-trois ans quand il l'épousa, elle ne voulut point souffrir que le mariage se consommât que quand il auroit vingt-cinq ans, ne voulant pas hasarder de donner lieu à le faire casser dans la suite, ce qui auroit pu se faire, suivant la disposition des lois, si l'amour de Monsieur le Comte pour elle étoit venu à se refroidir. En effet, ils furent deux ans sans coucher ensemble : au bout desquels, Monsieur le Comte étant majeur, le mariage fut consommé, et, deux jours après, M. le prince de Conti amena Mme la comtesse de Soissons au Roi et à la Reine, qui savoient la chose apparemment, et qui reçurent cette nouvelle princesse avec toutes sortes d'honnêtetés. Elle prit le tabouret le jour même, et le Roi envoya M. de Seignelay à Mme la princesse de Carignan pour lui apprendre cette nouvelle et la lui faire recevoir avec le moins de chagrin qu'il seroit possible; mais, quoique cette princesse eût plus de quatre-vingts ans, elle n'en fut pas moins vive en cette occasion, et, sans qu'elle s'échappât contre le respect qu'elle devoit au Roi, qui sembloit avoir toléré cette affaire, sa colère fut aussi grande qu'elle le pouvoit être; on espéroit que, S. M. ayant la bonté de s'en mêler, les choses s'accommoderoient avec le temps. »

C'est sur ce passage des *Mémoires de Sourches* que leur annotateur a écrit une note des plus intéressantes pour nous, puisqu'elle se rapporte aux bruits qui couraient d'une origine illégitime de Mlle de Beauvais : « Elle étoit fille d'un gentilhomme de Poitou nommé Beauvais, qui s'étoit élevé par son mérite dans les troupes de Monsieur le Prince, du temps qu'il servoit contre la France, et d'une fille de la maison de Marennes, que les médisants assuroient qu'on lui avoit fait épouser par force; aussi n'avoit-il point voulu reconnoître Mlle de Beauvais pour sa fille légitime, même à l'heure de sa mort. Elle étoit une très belle et très aimable brune. »

En annonçant la nouvelle à son cousin[1], Mme de Sévigné ajoutait : « Le Roi a donné au Comte vingt mille livres de pension, car Mme de Carignan, dans le dernier désespoir, le déshérite[2], et il y a déjà longtemps que sa mère a lancé l'exhérédation sur lui. »

Rien ne s'accommoda, et loin de suivre l'exemple du Roi, ces dames

1. *Lettres*, tome VII, p. 199, lettre déjà citée du 23 décembre 1682.
2. Première exhérédation du 3 mars 1683.

voulurent encore que le Parlement informât sur « la fréquentation de M. de Soissons avec ladite demoiselle. » Le Roi ayant coupé court à leurs requêtes, elles persistèrent, comme il vient d'être dit, à déshériter le coupable, et le jeune couple ne vécut, depuis lors, que sur ses maigres pensions, dont il se montra d'ailleurs « assez mauvais ménager[1]. »

Pour « réhabiliter, en tant que besoin seroit, la célébration du mariage faite le 12 octobre 1680, » l'abbé de Fénelon, qui était parent des la Cropte comme on l'a vu plus haut, fut chargé par l'archevêque de Paris de renouveler la bénédiction nuptiale selon les formes ordinaires, mais avec dispense de faire les trois bans, à l'église Saint-Sulpice, dans la nuit du 27 au 28 février 1683, et devant les témoins du premier mariage[2]. Les faiseurs d'épigrammes ne laissèrent pas passer inaperçue une alliance aussi disproportionnée comme naissance et qualité des deux époux[3]. Cependant la cour de Savoie se montra moins difficile, quoi que pussent en penser les dames de Carignan, et, grâce aux instances du Roi, Monsieur le Comte (on lui donnait par pure courtoisie cette qualification héréditaire[4]) put se rendre auprès de son cousin le duc Victor-Amédée, en mai 1684, avec la certitude d'y trouver un accueil bienveillant. Il y retourna encore deux mois plus tard, ou plutôt voulut y retourner pour tâcher de faire opposition au mariage du prince de Carignan, son oncle le sourd-muet, avec une princesse de Modène. C'étaient les représailles de la grand'mère, à la fois contre Louis XIV et contre son petit-fils : « Comme il n'y avoit que les enfants de Mme de Carignan de la maison de Savoie, le Roi fut choqué d'un mariage qui éloignoit de la succession aux États de Savoie le

1. *Correspondance administrative du règne de Louis XIV*, tome II, p. 196; *Lettres de Colbert*, tome VI, p. 79; Spanheim, *Relation de 1690*, p. 111-112. Selon Litta, la grand'mère ne put rien prouver à l'appui de ses accusations de bâtardise, tandis que l'on produisait d'autre part l'acte de mariage du 27 mars 1654.

2. L'acte inscrit dans les registres paroissiaux avait été jadis communiqué à Monmerqué par l'abbé de Feletz, le célèbre critique et académicien; feu M. Adolphe Regnier en a parlé dans les *Lettres de Mme de Sévigné*, tome VI, p. 177. M. le marquis de Chantérac en ayant obtenu une expédition authentique avant l'incendie de 1871, elle a pu servir à le rétablir dans les nouveaux registres de l'hôtel de ville conformément à la loi du 12 février 1872.

3. Chansonnier, ms. Fr. 12 688, fol. 363 :

Pauvre Uranie, hélas! tu n'es pas assez sotte
Pour quitter à regret le nom de ta maison.
En dépit du bon sens, sans rime ni raison,
Un prince savoyard aujourd'hui te *décrotte*.

4. Il eût pu se qualifier duc de Carignan, dit Saint-Simon (*Écrits inédits*, tome VII, p. 288), mais, en continuant la tradition, « ne fut jamais Monsieur le Comte que pour son domestique et pour le petit peuple du voisinage de l'hôtel de Soissons tout au plus,... et, s'il demeura comte, ce fut avec la queue de Soissons. » Voyez plus haut, p. 555, l'article des *Mémoires de Sourches*.

comte de Soissons, attaché à la France par tant de liens[1]. » Aussi avons-nous vu[2] que le Roi, extraordinairement mécontent de cette atteinte à ses calculs, disgracia la tante et la grand'mère du Comte pour s'y être prêtées. Sans doute ce dernier voulut témoigner de sa gratitude et de son zèle pour les intérêts français : il partit donc pour Turin, et même un accident qui lui arriva presque au terme du voyage ne l'arrêta point[3]. D'ailleurs, le mariage se fit malgré toutes ses oppositions[4]. A son retour, les princes de Conti, presque alliés de la nouvelle princesse de Carignan par la sœur de leur mère, et proches parents des Soissons par celle-ci même, prirent si vivement le Comte à partie, que le Roi dut intervenir[5]. Ce fut un temps de faveur pour lui, faveur d'autant plus grande qu'on était au lendemain de la défection de son frère le prince Eugène[6]; il parvint même à faire rentrer en grâce son cadet le prince Philippe, puis la princesse de Bade sa tante (novembre 1688)[7]. Mais ni le sentiment de ces services rendus à la famille et du bon vouloir de Louis XIV pour le jeune couple, ni l'atténuation naturelle des griefs passés par l'effet des années qui s'écoulaient, ne purent désarmer l'altière aïeule. Les *Mémoires de Sourches* nous en fournissent encore un témoignage dans ce temps-là, au mois de mars 1685[8] : « M. le comte de Soissons, étant allé chez Mme la princesse de Carignan sa grand-mère, qui n'avoit point voulu le voir depuis son mariage avec Mlle de Beauvais, se jeta aux pieds de cette princesse, la priant de lui pardonner. Elle, qui avoit quatre-vingts ans, le voyant le soir dans l'obscurité, crut que c'étoit son petit-fils le chevalier de Savoie qui lui demandoit pardon des tours de jeunesse qu'il avoit faits depuis peu en Angleterre; mais enfin, l'ayant reconnu quand il se releva, elle fut tellement frappée de cette vue, qu'elle s'évanouit. M. le comte de Soissons fut obligé de se retirer, et, quand elle fut revenue de son évanouissement, on ne put jamais la faire consentir à le voir[9]. »

Il fallait donc subsister tant bien que mal des bienfaits du Roi. Or, si le mari, avec une certaine droiture, mais peu de génie[10], était tout adonné au plaisir, dépensait et jouait sans payer, empruntait volontiers et ne rendait guère, en vrai panier percé[11], le bien d'Uranie était égale-

1. Ci-dessus, Addition n° 441.
2. Ci-dessus, p. 260. Le Roi voulait bien d'un mariage, mais en France.
3. C'est Dangeau qui nous instruit sommairement de ces péripéties, dont l'historique doit se trouver plus complet au Dépôt des affaires étrangères.
4. *Journal*, tome I, p. 11, 15, 44 et 49. — 5. *Ibidem*, p. 80 et 84.
6. Rousset, *Histoire de Louvois*, tome III, p. 284-286.
7. *Dangeau*, tome I, p. 242 et 257. — 8. Tome I, p. 195.
9. Seconde exhérédation du 16 mai 1686.
10. « L'esprit répondoit peu à la naissance de l'un et aux charmes de l'autre » (*Écrits inédits*, tome VII, p. 285).
11. Ci-dessus, p. 261. « Le jeu et la débauche avoient mis beaucoup de dettes et de désordre dans ses affaires. Les joueurs se cachoient à lui d'avoir gagné, parce qu'il leur empruntoit et [ne] rendoit point; et cela s'appeloit entre eux la forêt de Soissons. » (*Écrits inédits*, tome VII, p. 286.)

ment grevé de dettes antérieures ou postérieures au mariage secret. Un moment, à la fin de 1685, le Comte songea à aller prendre du service à Venise, comme M. d'Harcourt et tant d'autres princes ou courtisans de haute volée réduits à se faire mercenaires : le Roi lui accorda donc une gratification de douze mille livres pour mettre ses équipages en état[1]; mais il ne partit point. Au mois de septembre suivant, 1686, il fallut que le favori la Feuillade lui fit donner une nouvelle gratification de douze mille livres, vu « le mauvais état de ses affaires[2], » et c'est en mai 1687 que la Comtesse reçut son brevet de pension de pareille somme[3]. Plusieurs fois elle avait dû, avec sa tante Judith Martel, recourir aux bons offices de leur cousine Mme de Marsan pour faire des emprunts dont plus tard Uranie se reconnut seule débitrice, sans les régler d'ailleurs. Le dossier de M. le marquis de Chantérac contient deux actes de cette nature, datés du 28 mai 1680 et du 21 mai 1682, et l'on voit ailleurs que le capital des prêts, avec les arrérages non payés, formait, en 1716, un total de près de dix mille livres.

Nommé brigadier d'infanterie, en tête de la première promotion, quand éclata la guerre de la ligue d'Augsbourg (24 août 1688[4]), le Comte n'obtint pas tout d'abord la permission de rejoindre Monseigneur sur le Rhin, et les noms des jeunes seigneurs compris dans le même ostracisme : son frère le prince Philippe, Nangis, Lassay, la Ferté, semblent indiquer que le Roi ne se souciait pas d'exposer son héritier à une dissipation incompatible avec les devoirs de général[5]. Ce fut seulement comme volontaire que le mari d'Uranie assista aux sièges de Philipsbourg, Mannheim et Frankenthal. A la fin de cette année, il fut porté sur la première liste de la promotion du Saint-Esprit, mais, comme le duc d'Elbeuf, se refusa à passer derrière un prince d'origine illégitime, tel que le duc de Vendôme, et ne voulut point non plus marcher derrière les Lorrains. Ceux-ci étaient deux, le père et le fils. « Le Roi dit à Monsieur le Grand (le père) : « Accommo« dez-vous pour le rang avec le comte de Soissons.... » Monsieur le Grand parla donc au comte de Soissons. Ils proposèrent de tirer au sort. « Pourvu, dit le Comte, « que, si vous gagnez, je passe entre vous et votre fils. » — Monsieur le Grand ne l'a pas voulu, et M. le comte de Soissons n'est pas chevalier. » C'est ainsi que Mme de Sévigné raconta l'affaire à sa fille[6], et que Saint-Simon nous l'a rapportée d'après les

1. *Journal de Dangeau*, tome I, p. 279. — 2. *Ibidem*, tome I, p. 389.

3. Ci-dessus, p. 554. Cette nouvelle grâce coïncidant avec deux dons d'une pension de mille livres pour M. et Mme de Juigné (ci-dessus, p. 542, note 8), on peut croire que la nièce ne fut étrangère ni à la conversion de son oncle et de sa tante, ni aux récompenses qui en furent la conséquence. Voyez le registre de la maison du Roi $O^1 31$, fol. 103 v°, 132 v°, 188 et 207. La mère de Mmes de Marsan et d'Heudicourt se convertit aussi en avril 1686.

4. Nomination bien tardive, disent les *Mémoires de Sourches*, tome II, p. 211.

5. *Dangeau*, tome II, p. 174.

6. Lettre du 3 décembre 1688 : tome VIII des *Lettres*, p. 296-297.

registres de l'Ordre[1], tandis que Spanheim et Dangeau[2] ne parlent que du duc de Vendôme. Quoi qu'il en soit[3], si Monsieur le Comte n'eut pas son cordon, du moins sut-il s'arranger de manière qu'on ne lui en sût pas mauvais gré. Le Roi admit qu'il refusât de se prêter à une transaction rejetée jadis par son père, et qui eût achevé de le brouiller avec le duc de Savoie et les Carignan[4]. Saint-Simon a fait d'ailleurs observer que, pour recevoir l'ordre du Saint-Esprit, il lui aurait fallu renoncer à l'Annonciade, dont Victor-Amédée l'avait décoré dix ans auparavant : il y avait incompatibilité absolue entre les deux cordons.

Au printemps de 1689, nouvelle gratification de dix mille livres, pour entrer en campagne[5]. Cette année-là, placé dans l'armée du maréchal d'Humières, le Comte se distingua au combat de Valcourt en marchant, avec un de ses cadets, à la tête de l'infanterie lancée imprudemment contre les brèches de ce petit poste[6]. De la Flandre, il fut envoyé à l'armée que formait le maréchal de Lorge. Pendant ce temps, le jeune ménage avait perdu cette parente dévouée, la tante Judith Martel dont il a été parlé plus haut. Elle mourut le 23 mai 1689, léguant ses biens et droits à sa sœur la marquise de Juigné et à sa nièce Uranie[7]. Et néanmoins, lorsque se prépara la campagne de 1690, où M. de Soissons devait servir, cette fois, dans l'armée de Monseigneur, avec le grade de maréchal de camp (10 mars), sa gêne était telle que, « n'ayant pas une pistole, ni de quoi faire sortir son équipage de Paris, » non plus que l'espoir d'obtenir quelque nouvelle gratification, parce que sa femme avait refusé de se commettre avec les princesses de la maison de Lorraine à la garde du corps de Mme la Dauphine, il chercha, sans succès, à vendre son régiment avant de rejoindre l'armée. D'ailleurs, une blessure accidentelle empêcha qu'il fît grand service cette année-là, et, au retour, il se débarrassa enfin de son régiment, mais pour le prix modique de quarante mille

1. Tome I, Addition n° 6, p. 321, et tome V, appendice XII, p. 578.
2. *Relation de 1690*, p. 112; *Journal de Dangeau*, tome II, p. 221.
3. Dans le mémoire de 1711 sur les *Changements arrivés à la dignité de duc et pair* (*Écrits inédits*, tome III, p. 155-156), Saint-Simon estime qu'il était juste de donner à l'aîné de la branche de Savoie établie en France, alors que le chef de la maison avait le traitement de tête couronnée, la préséance sur les arrière-cadets d'une maison dont le chef n'était même plus en possession de la souveraineté.
4. *Mémoires de Mme de la Fayette*, édition Asse, p. 186; *Journal de Dangeau*, tome II, p. 221.
5. *Journal de Dangeau*, tome II, p. 384.
6. Le Pippre de Nœufville, *Abrégé historique de la maison militaire du Roi*, tome III, p. 519; *Journal de Dangeau*, tome II, p. 458.
7. *Journal de Dangeau*, tome II, p. 400. Judith Martel recevait une pension de trois mille livres, comme bonne convertie, depuis le mois de mars 1685. Est-ce sur sa conversion ancienne que J. de Rostagny fit alors deux très lourdes « rimailles » ?

livres[1]. La gêne empira encore pendant l'année 1691, et, en 1692, alors qu'il était en Flandre avec le Roi, sa grand'mère fut atteinte de la maladie qui l'emporta. Il revint en toute hâte, porteur d'une lettre du Roi qui ne produisit qu'un demi-effet, comme nous l'apprend cette réponse de l'archevêque de Paris :

« Ce 2 de juin 1692.

« Sire,

« J'ai reçu des mains de M. le comte de Soissons le billet que Votre Majesté m'a fait l'honneur de m'écrire de son camp le 30e du mois dernier. Comme la maladie de Mme la princesse de Carignan pouvoit l'emporter et prévenir vos ordres, je me suis acquitté par avance de ce qu'un pasteur est obligé de faire à l'égard de ses ouailles, et, de concert avec le curé de Saint-Eustache et le P. Petit, son confesseur, auquel ledit curé en a parlé de ma part, j'ai attiré à Monsieur le Comte la bénédiction qu'il demandoit. Elle le fit entrer, et lui dit, en présence de tout le monde : « Mon fils, vous êtes cause de l'état où je « suis maintenant ; je vous le pardonne, comme j'espère que Dieu me « fera la grâce de me pardonner. Je vous donne ma bénédiction ; soyez « honnête homme, craignez Dieu et servez fidèlement le Roi. » Il est vrai qu'ensuite de cela elle lui fit entendre qu'elle n'avoit rien autre chose à lui dire. J'ai dit, moi, à Monsieur le Comte, lorsque hier je louai fort Mme sa grand'mère de ce qu'elle avoit fait, et qu'après une petite exhortation je lui eus donné ma bénédiction, que je croyois qu'il falloit qu'il usât de prudence et de charité en lui donnant des marques de son esprit et de sa soumission ; mais, comme il m'a fait connoître ce matin, en me rendant les ordres de Votre Majesté, qu'il eût desiré qu'elle l'eût vu jusqu'à son dernier soupir, j'étois prêt de faire encore une tentative, lorsqu'on lui est venu dire qu'elle étoit à l'extrémité. Cependant, comme l'aumônier, nommé M. de la Borde, m'est venu demander un monastère pour retirer les princesses jusqu'à ce que Votre Majesté dispose de leur sort, je l'ai prié de faire en sorte, de concert avec le curé et le confesseur, qu'en donnant la dernière bénédiction à Messieurs ses enfants, Monsieur le Comte y participât comme les autres, et surtout qu'il fit bien savoir à M. le prince Philippe et aux princesses qu'ils ne pouvoient rien faire de plus agréable à Votre Majesté que d'en bien user envers M. le comte de Soissons et vivre ensemble en paix et en concorde. Il me rend réponse à ce moment, et m'assure de leur part que Monsieur le Comte est dans la maison, qu'il est leur aîné, qu'il y donne ses ordres, et qu'ils concourront à tout ce que leur curé, le confesseur et l'archevêque voudront leur inspirer. Ainsi je puis assurer Votre Majesté que tout se fera dans l'ordre du côté de Dieu et de la conscience, et de l'édification du côté du monde, et que chacun se veut faire honneur d'avoir

1. *Journal de Dangeau*, tome III, p. 3, 75, 88, 128, 131, 135, 143, 162, 167, 200, 201, 228, 230 et 269.

une conduite que Votre Majesté puisse approuver. Je les exhortai hier d'en user de la sorte : ils me le promirent; ils me l'ont fait confirmer par l'aumônier, qui s'est comporté sagement, et, si je n'y retourne pas, ce sera par l'avis du confesseur, du curé et de la famille, pour ne pas réveiller sans nécessité des idées qui pourroient plus nuire que profiter à la malade, car le mal augmente et diminue, et elle lutte contre la mort.

« C'est la conduite que tiendra, Sire, de Votre Majesté le très humble, très obéissant et très obligé serviteur, créature et sujet très fidèle.

« FR., archevêque de PARIS. »

Malgré tous les efforts, Mme de Carignan mourut sans avoir rien révoqué, « ayant conservé jusqu'à sa fin une grande santé, un appétit qui tenoit du prodige et toujours uniforme, toute sa tête et beaucoup d'esprit, de grandeur, de considération, et de haine très marquée pour la branche de Condé[1]. » Heureusement pour M. de Soissons, l'opinion publique, fort hostile à la vieille princesse[2], était d'accord avec la politique du Roi pour faire reviser le testament[3], et le Parlement cassa l'exhérédation par un arrêt du 1er septembre 1692, sur le vu de l'acte de mariage de M. de la Cropte-Beauvais avec Charlotte Martel[4], la défunte n'ayant donné d'autres motifs de son ressentiment que l'extraction inférieure d'Uranie et sa supériorité d'âge de deux ans. « Le 3 septembre, disent les *Mémoires de Sourches*[5], on apprit avec joie l'accommodement du comte de Soissons avec son frère le prince Philippe et ses sœurs, qui vouloient se prévaloir contre leur aîné du testament de la princesse de Carignan, leur grand'mère. On sut que les cadets avoient consenti que la grand'chambre du parlement de Paris donnât un arrêt par lequel elle cassoit l'exhérédation portée par ce testament contre le prince de Soissons, et que toutes les parties avoient nommé sept arbitres pour régler toutes leurs autres contestations. »

La faveur du Roi compta pour beaucoup dans ces heureux résultats; afin qu'elle fût plus ostensible, le Comte, qui n'alloit plus depuis deux ans à Marly, figura sur la liste du 3 novembre 1692[6]. Il est vrai que, quelques mois plus tard, sa femme commit encore une grave imprudence en refusant de paraître à la pompe funèbre de Mademoiselle,

1. *Écrits inédits*, tome VII, p. 264.

2. Elle avait été huée dans les rues de Paris, en août 1690, quand la populace avait connu la défection du duc de Savoie : Jal, *Dictionnaire critique*, p. 315; ci-dessus, appendice VIII, p. 496.

3. La Bruyère introduisit alors une allusion à l'exhérédation du comte de Soissons dans le passage des *Caractères* qui a trait aux testaments : *Œuvres*, tome II, p. 191 et 404.

4. Ces faits sont rapportés par Litta, dans la généalogie des Savoie-Soissons; ci-dessus, p. 547. L'arrêt (Arch. nat., X1A 6537, fol. 127 v°) donne les dates d'exhérédation, 3 mars 1683 et 16 mai 1686, et celle du testament de Mme de Carignan, 28 mai 1692.

5. Tome IV, p. 117. — 6. *Journal de Dangeau*, tome IV, p. 194.

comme Saint-Simon nous l'a raconté[1] : « Le Roi se fâcha, la menaça de la chasser, et la fit obéir. » On a vu plus haut qu'elle avait affiché les mêmes prétentions en 1690, peut-être pour la forme, rien de plus. Antérieurement, en janvier 1688, elle avait eu un autre démêlé avec la maréchale d'Estrées et la duchesse de Ventadour[2].

Comme de raison, les suites de l'arrangement de 1692 furent aussi compliquées que longues ; il suffira de dire que le Roi ordonna à l'agent du prince de Carignan de remettre au comte les clefs de l'hôtel de Soissons et de la maison de Bagnolet[3], et que le Parlement lui adjugea une pension alimentaire de vingt mille livres sur les biens immeubles de son aïeule, par arrêt rendu le 11 août 1694 entre lui, les princesses de Soissons et les créanciers de la succession, en attendant le partage de celle-ci[4]. Uranie et son mari avaient quitté leur demeure de la rue du Bac[5] pour le vieil hôtel patrimonial du quartier Saint-Eustache dont l'histoire a été esquissée tout dernièrement par M. C. Piton, et qui devint alors une sorte d'asile franc[6]. Déjà le Comte agissait comme duc de Carignan et ayant droit au domaine de la ville de ce nom[7]; néanmoins, il songeait à s'expatrier, à déserter le sol français, et, pour ce faire, muni d'une permission d'aller prendre du service à Venise[8], il vendit à un sieur Joseph Dorat, le 22 juillet de cette même année 1694, au prix de deux mille cinq cents livres, six tableaux de l'école italienne, qui étaient : une Descente de croix du jeune Palma, une Vierge de Louis Carrache, une Sainte-Famille de Paul Véronèse, une Vierge du Titien, un Saint-Jean d'Annibal Carrache[9]. Ce marché était fait avec faculté, pour le Comte ou pour sa femme, de reprendre les tableaux dans un délai de trois mois après qu'il serait revenu du voyage qu'il allait entreprendre, ou à toute autre époque avant son retour. Le 31 du même mois, il passa une procuration générale à sa femme, dans les termes les plus étendus, particulièrement en ce qui touchait la succes-

1. Dans notre tome I, p. 127. Il n'en est rien dit dans le *Journal*, ni dans les *Mémoires de Sourches*.

2. *Correspondance de Bussy*, tome V, p. 506.

3. Arch. nat., O^1 37, fol. 192 v° et 208 v°, 31 octobre 1693. Le 25 mars précédent (fol. 79 v°), le comte de Soissons, le prince Philippe et leurs sœurs avaient été autorisés à garder la vaisselle de vermeil de la défunte. Au commencement de 1686, les Carignan s'étaient plaints que le Comte, leur cousin, croyant prochaine la mort de son aïeule, se fût emparé d'une foule d'objets précieux (*Archives de la Bastille*, tome VII, p. 133).

4. Arch. nat., X^{1A} 6578, fol. 390 v°.

5. Ils avaient commencé par habiter dans la rue Saint-Dominique.

6. Voyez notre tome V, p. 76, fin de note.

7. Minutes originales de 1690, 1693 et 1694, passées chez le notaire Arouet, père de Voltaire.

8. *Journal de Dangeau*, tome V, p. 42-43.

9. Au dos de chacune de ces toiles, dont trois seulement avaient leur cadre de bois sculpté et doré, il fit apposer un cachet de cire rouge à ses armes, accolées de celles de sa femme.

sion de Mme de Carignan et la jouissance de l'hôtel de Soissons. Déjà toutes les mesures étaient prises pour assurer l'existence d'Uranie et de ses enfants en l'absence du chef de famille, des marchés passés avec un maître rôtisseur pour fournir l'hôtel à crédit jusqu'au dernier avril 1695, et avec le boulanger, qui était créancier d'un arriéré de près de deux mille cinq cents livres sur l'année 1693[1]. Un autre marché fu passé le 28 août, avec la blanchisseuse : « C'est assavoir que S. A. mondit seigneur comte de Soissons a, par ces présentes, accordé et concédé à Anne Poissonnet un grand grenier à côté de la chapelle de la Reine, avec une grande chambre et un petit cabinet à côté ayant vue sur le petit jardin dudit hôtel de Soissons, pour lui servir de logement, moyennant quoi ladite Poissonnet promet et s'oblige envers ladite Altesse de blanchir tant le linge du corps de S. A. Mme la comtesse de Soissons, épouse de mondit seigneur, Messeigneurs et Mesdamoiselles leurs enfants, que celui de leur maison et suite, comme aussi de fournir à ses frais et dépens et blanchir tout le linge de cuisine qu'il conviendra pour la maison de Leursdites Altesses, à la charge par S. A. de payer ou faire payer à ladite Poissonnet, par chacun mois, la somme de vingt-huit livres. » La Poissonnet s'engageait en outre, moyennant onze livres d'augmentation, à blanchir le linge de corps du prince et de ses officiers dès qu'il serait revenu du voyage qu'il était sur le point d'entreprendre.

Mais, entre les actes dont les minutes originales ont été recueillies par M. de Chantérac, le plus instructif est celui que le prince passa le 12 août avec Henri Bourdin, qui était contrôleur de sa maison depuis 1683. De cette pièce il résulte que la dépense générale du ménage en nourriture, bois, charbon, chandelles, vin de table et de commun, fruit et argent fourni pour la livrée, frais de frotteur, chaudronnier, vitrier, et autres menues dépenses journalières pour la table et la maison, y compris la ferrure et la nourriture de chevaux, s'était élevée à :

1683.	33 781^{tt} 14^{s}	1689.	21 858^{tt} 8^{s}
1684.	20 331^{tt} 0^{s}	1690.	24 622^{tt} 1^{s}
1685.	18 523^{tt} 11^{s}	1691.	17 667^{tt} 11^{s}
1686.	15 790^{tt} 9^{s}	1692.	17 145^{tt} 11^{s}
1687.	15 589^{tt} 11^{s}	1693.	16 273^{tt} 18^{s}
1688.	16 981^{tt} 8^{s}		

Depuis la seconde année, le prince réglait lui-même les fournitures des boulangers, bouchers, rôtisseurs, charcutiers et épiciers. Le total des douze années s'élevait à 226 004^{tt} 11^{s} 9^{d}, sur quoi Bourdin avait reçu, au fur et à mesure de la dépense, 208 806^{tt} 11^{s} 9^{d}; mais, depuis le 1er juillet 1693, n'ayant touché que 3 117^{tt} sur une dépense de 17 097^{tt}, il n'avait pu acquitter les billets passés aux fournisseurs et domestiques pour partie du surplus. Cet arriéré, le prince s'en chargea

1. Actes du 18 mai 1694.

lui-même, et, quant au reste, il promit d'en rembourser Bourdin trois et six mois après son retour en France.

Pour passer à l'étranger, il fallait plus de ressources que n'en avait pu produire la vente de tableaux : un arrangement conclu le 3 juillet avec le maire de Carignan, pour le recouvrement des ventes de bois, permit de toucher six mille cinq cents livres des produits de ce duché et du comté de Soissons. Le 12 août, une délégation fut passée au profit du marchand de foin sur les deux premiers quartiers à recevoir de la pension de vingt mille livres que le Parlement venait d'adjuger au Comte en attendant le partage de la succession Carignan.

Il part enfin au commencement de septembre; mais, au lieu de passer directement à Venise, la cour apprend qu'il est en Savoie, ou tout au moins que, malgré l'état de guerre, il a envoyé un gentilhomme à son cousin Victor-Amédée, pour lui présenter ses respects[1]. Cinq ou six mois s'écoulent, et, cette fois, il se rend lui-même de Venise à Milan. Là, le duc de Savoie refuse de le voir autrement qu'en présence des représentants de ses alliés, le marquis de Leganès pour l'Espagne, Ruvigny-Galway pour l'Angleterre, et il lui fait un accueil déconcertant[2]. On en glosa beaucoup à la cour de France. Le 1er mars 1695, disent les *Mémoires de Sourches*[3], « le bruit couroit que le comte de Soissons étoit venu de Venise à Milan voir le duc de Savoie et lui demander de l'emploi; que ce duc lui avoit répondu que, s'il vouloit en obtenir, il falloit qu'il commençât par renoncer à la France et par répudier sa femme; qu'après cette réponse, le comte de Soissons s'en étoit retourné à Venise, mais que le Sénat lui avoit fait dire qu'il ne pouvoit pas lui donner de l'emploi cette année : ce qui l'avoit obligé de prendre le parti de s'en aller à Vienne auprès de l'Empereur. On ajoutoit que le Roi, ayant su cette nouvelle, avoit fait dire à la comtesse de Soissons qu'elle pouvoit chercher sa subsistance ailleurs, et qu'à son égard il ne pouvoit plus lui faire payer ses pensions. » En effet, des ordres furent donnés pour la confiscation des biens que le transfuge possédait en France[4] et pour la suppression de sa pension, qui était alors de dix mille écus, comme de celle que touchait sa femme[5].

1. *Journal de Dangeau*, tome V, p. 84, septembre 1694; *Mémoires de Sourches*, tome IV, p. 388; *Gazette d'Amsterdam*, 1694, p. 338 et 342.

2. *Journal de Dangeau*, tome V, p. 157; *Gazette d'Amsterdam*, 1695, p. 61 et 74. Saint-Simon dit, dans la notice CARIGNAN (p. 286) : « Il eut plusieurs hauts et bas en sa vie, comme tout homme qui compte sur des ressources ailleurs. Ses incertitudes le mirent mal avec le Roi, sans le raccommoder avec le chef de sa maison, qui, à la fin, ne voulut de lui pour rien. »

3. Tome IV, p. 430.

4. Dépôt de la guerre, vol. 1330 : circulaire du 22 mai 1695, aux intendants, pour faire verser les revenus des terres séquestrées dans la caisse de l'extraordinaire des guerres. Du même coup, le duché de Carignan se trouvait supprimé pour félonie.

5. *Journal*, tome V, p. 159. On transporta alors la pension de douze mille livres de la Comtesse sur la tête des deux sœurs du Comte.

Les bruits les plus contradictoires circulaient toujours sur lui. Tantôt c'est son frère Eugène, c'est son cousin le prince Louis de Bade qui l'appellent à côté d'eux dans l'armée impériale; tantôt[1] les gazettes le disent arrivé à Bruxelles et destiné au commandement des troupes des Hollandais, qui lui donneront soixante-quinze mille livres de pension, et l'Électeur vingt-cinq mille livres; tantôt c'est l'armée espagnole de Catalogne qu'il commandera, avec quarante mille écus de pension[2]; puis[3], c'est comme simple volontaire qu'il a servi au siège de Namur et reçu une blessure, ou même est mort; puis encore[4], il a été fait général de cavalerie. Saint-Simon nous a déjà indiqué[5] ce lamentable exode, ces tribulations infructueuses autant qu'incessantes, ces courses du nord au midi en quête d'un emploi, d'un morceau de pain. Du moins, en passant par la Flandre, M. de Soissons put faire un accommodement avec sa mère la vieille comtesse Olympe, retirée à Aix-la-Chapelle, et alors Uranie, qui se trouvait réduite au dénûment le plus complet et qui céda la Barde à ses créanciers du Bourdet, quitta Paris, en mai 1695, pour aller prendre asile au même lieu, avec la permission du Roi et de Monsieur[6]. Mais son mari était déjà allé frapper à une autre porte, en Angleterre. Là encore, quoique le prince d'Orange lui eût, disait-on, promis une grosse pension et vingt mille pièces pour préparer son équipage, nous le voyons toujours réduit à vivre d'expédients, au jour le jour, mal traité, rebuté de droite et de gauche, arrachant avec peine quelque maigre subside à l'Usurpateur, qui finit par le diriger vers Madrid, ou du moins par se débarrasser de lui sur l'Espagne[7]. Il commençait, selon Dangeau, « à se repentir d'avoir quitté la France si légèrement, » lorsque la paix se fit, d'abord avec le duc de Savoie, qui sollicita vainement pour lui une permission de rentrer[8]. Du moins cette cessation de la guerre améliora-t-elle quelque peu l'état des finances du ménage. Revenu d'Angleterre en Flandre, et de là à Milan, auprès du prince de Vaudémont, le Comte profita de ce que son oncle le prince de Carignan passait avec sa mère et ses sœurs un accommodement transactionnel sur tous les biens situés en France[9] pour lui

1. *Dangeau*, p. 163; *Mémoires de Sourches*, tome IV, p. 436, 23 mars 1695.
2. *Sourches*, p. 441, 11 avril.
3. *Dangeau*, tome V, p. 253; *Sourches*, tome V, p. 24.
4. *Dangeau*, p. 308. — 5. Tome III, p. 278, et tome V, p. 77-78.
6. *Dangeau*, tome V, p. 200-201; *Sourches*, tome IV, p. 452; Arch. nat., O[1] 39, fol. 68. Les créanciers du Bourdet (ci-dessus, p. 546) la poursuivaient encore en 1696.
7. *Dangeau*, tome V, p. 325 et 352; *Sourches*, tome V, p. 80, décembre 1695.
8. Lettres de Tessé, dans notre tome III, p. 432 et 439.
9. Plus de quatre cent mille livres de rente, dit Dangeau (tome VI, p. 205, octobre 1697). Olympe eut quarante mille écus comptant et une pension de quarante mille livres, Mlles de Soissons et de Carignan dix mille écus comptant et une pension de vingt mille livres chacune. La copie des actes

arracher une pension de cinq mille livres[1], portée à neuf mille trois mois plus tard[2]. Ce n'était même pas la part qui eût dû lui revenir, s'il n'avait été exhérédé ainsi que son frère le prince Eugène, lequel ne fut pas mieux traité. Son odyssée continua donc, toujours mal accueilli à Turin, n'obtenant point la permission de voir son oncle et de séjourner plus de quarante-huit heures, vivant à Milan, avec sa femme, sous les auspices du prince de Vaudémont, méditant encore de passer en Espagne, mais trouvant tous les ports fermés par ordre de Charles II[3], et faisant en vain agir la cour impériale auprès de celle de Versailles[4]. Enfin la guerre s'engage de nouveau en 1701 : son frère Eugène, aussi puissant et prospère que lui est misérable, obtient que l'Empereur lui donne un emploi sur le Rhin, avec une moitié de régiment[5], et, sans emploi, un titre de général de l'artillerie. Arrivé vers le 10 juillet au siège de Landau, sous les ordres de son cousin le prince de Bade, il succombe dans une des attaques si vaillamment repoussées par Mélac[6] : fin plus honorable, en somme, que celle de tant d'autres princes étrangers ballottés sans cesse entre la splendeur des cours et les hauts et bas du condottiérisme. Dans la notice CARIGNAN, Saint-Simon dit que le comte Louis-Thomas fut « peu regretté, même des siens. »

Pour aujourd'hui, nous ne suivrons pas Uranie dans les quinze années qui lui restaient à passer en état de veuvage. Disons seulement qu'elle se trouvait à Venise, avec ses enfants, lorsque son mari mourut; qu'elle résida dans un couvent du Piémont ou à Turin jusqu'en 1707; que ses indiscrétions la firent alors expulser sur un ordre de Victor-Amédée, et qu'elle crut pouvoir venir se réclamer jusque dans Fontainebleau de son ancienne protectrice Mme de Maintenon, mais qu'on la fit rétrograder au plus vite jusqu'à Lyon, où elle passa les dernières années du règne dans une maison religieuse. La Régence lui ayant enfin rendu la liberté, elle vint s'établir à Paris dans une dépendance de l'enclos extérieur du monastère des dames religieuses de Chasse-Midi[7]; mais c'est au prieuré de Bellechasse que, le dimanche

passés entre le prince et ces deux demoiselles se trouve dans les registres des Insinuations Y 269, fol. 441-446, et 270, fol. 101-106.

1. *Journal de Dangeau*, tome VI, p. 205, octobre 1697.

2. *Gazette d'Amsterdam*, janvier 1698, n° XVI.

3. Voyez notre tome V, p. 78, note 3, le *Journal de Dangeau*, tomes VI, p. 459, et VII, p. 29, et la *Gazette de la Haye*, n° 25, article de Paris, 20 mars 1699.

4. Tome V, p. 78, note 1. — 5. *Gazette de Rotterdam*, 1702, n° 11 *bis*.

6. Ci-dessus, p. 257. Déjà blessé au pied dans la nuit du 15 au 16 août, dans la soirée suivante une balle de mousquet ou un éclat de bombe lui fracassa la main gauche, qu'il fallut couper, et la cuisse, d'où les chirurgiens ne purent retirer le projectile : *Mémoires de Sourches*, tome VII, p. 357; *Mercure*, août 1702, p. 411-412, et septembre, p. 242-246; *Feldzüge des prinzen Eugen von Savoyen*, tome IV, p. 460, 470 et 473.

7. C'est là que, le 12 mars 1717, elle passa procuration à son parent paternel le comte de Chantérac pour gérer les terres de Marennes et de Tonnay-Bou-

14 novembre 1717, elle mourut sur l'heure de midi[1], « point vieille, et belle encore comme le jour..., pauvre, malheureuse, errante, » recevant « de fois à autre quelque gratification de M. le duc d'Orléans, » estimée encore de Madame, mais absolument délaissée par le prince Eugène et ses parents d'au delà les frontières[2]. Elle ne « sera pas fort regrettée dans sa maison, » écrivait alors la duchesse de Lorraine à Mme d'Aulède[3]. Le jeune roi, par exception, porta son deuil[4]; le corps fut enterré dans l'enceinte même du couvent, puis transporté dans la sépulture des comtes de Soissons, à la Chartreuse de Gaillon, qu'un incendie détruisit le 9 août 1764.

Dans le dossier qui sert de base principale à cet article, M. le marquis de Chantérac possède une lettre écrite par la comtesse de Soissons au comte de Chantérac son cousin, probablement au cours des deux dernières années où il lui fut permis de rentrer dans Paris et de vaquer tant bien que mal au rétablissement de ses affaires. Elle cherchait alors à se débarrasser des deux terres de Marennes et de Tonnay-Boutonne, pour en faire de l'argent liquide. Marennes, disait-elle, avait été estimé trois cent soixante mille livres lors du partage entre l'oncle et les tantes dont elle avait plus tard hérité; mais, depuis cette époque, le prix des terres avait considérablement baissé, et elle se déclarait prête à faire marché avec Mme de Chevry, si celle-ci pouvait en donner deux cent quarante mille livres: cent mille livres auraient suffi pour acquitter ses dettes, et, avec le reste, elle eût pu, en raison de son âge et de ses incommodités, se faire quatorze mille livres de rente viagère[5]. Le temps, sans doute, lui manqua pour réaliser cette opération; c'est son héritière la princesse Anne-Victoire de Savoie qui, venue de Turin, en 1718, pour régler la succession au nom du comte son frère et au sien propre[6], vendit Marennes, le 10 décembre 1719, au financier Fran-

tonne et tous ses autres biens, avec permission de prélever chaque année les frais d'éducation du fils aîné de M. de Chantérac, titré marquis de Beauvais, et cinq cents livres pour la filleule de la princesse qui portait le nom d'Uranie.

1. Procès-verbal du scellé mis une heure après : Arch. nat., Y 10 972.

2. *Mémoires*, tome XIV, p. 197-198; *Journal de Dangeau* (avec erreur de date), tome XVII, p. 188 et 194; *les Correspondants de la marquise de Balleroy*, tome I, p. 226; *Gazette*, p. 564; *Mercure* du mois, p. 217; *Gazette d'Amsterdam*, n° CXV. Dans la notice CARIGNAN, p. 285, Saint-Simon la fait mourir en Piémont, et lui donne soixante-un ans. Je ne trouve ce dernier détail d'âge que dans le *Moréri* de 1740, tome VII, p. 133.

3. *Lettres* publiées en 1865, p. 76.

4. Addition de Saint-Simon au *Journal de Dangeau*, tome XVII, p. 199; *Gazette d'Amsterdam*, n° XCVI.

5. *Bulletin de la Société de l'Histoire de France*, année 1856, p. 208-209; *Mémoires de la Société de Saintonge*, tome XIX (1891), p. 353.

6. Elle vivait jusque-là à Turin, dans un couvent, soutenue par les bienfaits de Victor-Amédée. A son arrivée à Paris, l'ambassadeur de Sardaigne la reçut officiellement, et Madame la traita fort bien; mais elle resta très retirée, à Bellechasse, jusqu'en mai 1720, que le roi de Sardaigne la rappela à

çois-Marie Fargès, pour la somme de trois cent soixante-dix mille livres[1]. Celui-ci n'ayant pu payer, la terre revint à la princesse, qui, dans l'intervalle, avait perdu son frère et son neveu, et hérité d'eux; elle finit par revendre ses droits sur Broue, Chessoul et Montaiglin moyennant une certaine somme d'argent comptant et une pension viagère de treize mille livres, à un riche négociant du pays qui avait épousé l'une des bâtardes de Samuel Bernard. Cela se passa en 1744[2].

La lettre citée plus haut donne une très médiocre opinion de l'orthographe de la belle Uranie[3], comme d'ailleurs plusieurs autres lettres de sa main que nous avons dans les Papiers du Contrôle général; elle porte encore le cachet de cire noire aux armes de Savoie accolées d'un écusson écartelé de la Cropte et de Martel[4].

En finissant, notre auteur a dit[5] que tous les enfants issus du mariage d'Uranie avec le comte de Soissons étaient morts en bas âge, et qu'il ne restait que le prince Eugène de « cette branche sortie du fameux duc Charles-Emmanuel vaincu par Louis XIII en personne au célèbre Pas-de-Suse. » C'est une double erreur. Voici d'abord, d'après la généalogie Litta[6] et les dossiers du Cabinet des titres[7], l'ordre des nombreuses naissances qui s'étaient succédé depuis 1684 jusqu'en 1697 :

11 septembre 1684. — Anne-Victoire, dite Mlle de Soissons, ondoyée le 12[8].

7 octobre 1685. — Une fille, ondoyée le 9.

10 novembre 1686. — Thérèse-Anne, ondoyée le 10 avril 1687, dite Mlle de Carignan[9].

8 décembre 1687. — Thomas-Emmanuel-Amédée, dit le comte de Soissons ou le prince Emmanuel[10].

Chambéry. Pendant ce séjour, il fut quelque peu question de la marier avec le duc de Melun-Espinoy. (*Dangeau*, tomes XVII, p. 402 et 406, et XVIII, p. 284.)

1. Acte communiqué, d'après la minute notariée, par M. le vicomte de Grouchy.

2. *Bulletin de la Société de Saintonge*, année 1883, p. 245-247; *Mémoires de la Société*, tome XIX (1891), p. 354. Il avait été question que Mazarin se portât acquéreur de Marennes en 1658, puis, en 1664, le duc de Courlande.

3. Elle avait transmis ce nom à une fille du comte de Chantérac.

4. Ph. de Bosredon, *Sigillographie du Périgord*, p. 132, n° 204.

5. Ci-dessus, p. 262 et 263. — 6. Tome V, tab. XXII.

7. Dossier 15 908, Savoye, fol. 89, notes prises sur les anciens registres paroissiaux, mais qui ne se concilient pas absolument entre elles pour les dates. Il y a aussi des différences importantes avec le tableau donné par Jean Hübner (*Genealogische Tabellen* [1737], tome I, tabl. 294) et avec le *Moréri*, éd. 1740 et 1759, art. Savoie.

8. Jal, *Dictionnaire critique*, p. 1106. Le dossier du Cabinet des titres et Hübner placent d'abord une Sophie-Marie, demoiselle de Soissons, née le 13 septembre 1683; le *Moréri* de 1740 donne cette date de naissance à Anne-Victoire.

9. Hübner lui donne les noms de Louise-Victoire.

10. Entre ce fils et la fille qui précède il n'y a pas moyen de placer un

18 janvier 1689. — Une fille, morte le 21.

10 janvier 1690. — Maurice[1].

4 juillet 1692. — Eugène, ondoyé le même jour, dit le chevalier de Soissons ou de Savoie[2].

Mars 1697. — Un fils, dit le chevalier de Savoie.

Mlle de Soissons, née la première, survécut la dernière, hérita du prince Eugène en 1736, et ne se maria que le 15 avril 1738, à l'âge de cinquante-quatre ans, avec le prince de Saxe-Hildburghausen[3] qui commanda contre nous l'armée des cercles d'Allemagne levée au commencement de la guerre de la Succession d'Autriche. Elle divorça en 1752 et mourut d'apoplexie à Turin, dans la nuit du 10 au 11 octobre 1763, n'ayant jamais eu d'enfants. En 1757, elle avait institué le duc de Chablais pour son héritier. La cour de Turin porta son deuil pendant quinze jours. Elle fut inhumée chez les Pères de Saint-Philippe.

Le prince Emmanuel, héritier du titre de Soissons[4], servit l'Empereur comme son père, sous les auspices de son oncle le tout-puissant prince Eugène. Saint-Simon ne dira de lui qu'un mot, à propos d'un combat de l'année 1706 où il fut pris à la suite du duc de Savoie. Chevalier de la Toison d'or, gouverneur d'Anvers, colonel-propriétaire d'un régiment de cuirassiers, général de bataille et feld-maréchal général des armées impériales, héritier désigné du prince Eugène[5], il se maria le 24 octobre 1713 avec la très riche duchesse de Nickolsburg, fille du prince Jean-Adam-André de Liechtenstein, et mourut à Anvers, de la petite vérole, le 28 décembre 1729, laissant un fils né le 23 septembre 1714, nommé Eugène-Jean-François et titré comte de Soissons, duc de Troppau par sa mère. Cet unique espoir de la famille, considéré à son tour comme l'élève favori et l'héritier présomptif du prince Eugène, avec de l'esprit et du courage, devint colonel de cuirassiers, général-major, chevalier de l'Annonciade (1729) et de la Toison d'or (1730), enfin général de bataille (1733), mais se fit une très mauvaise réputation par ses débauches, et il mourut prématurément à Mannheim, le 24 novem-

fils qui, selon le dossier du Cabinet des titres, aurait été ondoyé le 9 avril 1687, à Saint-Sulpice. Le même dossier fait naître Emmanuel le 7 décembre 1688, à sept semaines de distance de la fille qui suit.

1. Le dossier du Cabinet des titres donne, comme date de naissance de Maurice, le 19 janvier, et dit que ce fils porta le titre de prince ou duc de Carignan. Ailleurs, il en fait une fille. Hübner le dit né le 20 janvier.

2. Hübner le fait mourir en Espagne, comme le précédent. Le *Moréri* de 1740 place cet Eugène en 1690, Maurice en 1692, et dit que le premier, titré chevalier de Soissons, reçut en 1710 une compagnie de cavalerie au régiment de son oncle le prince Eugène.

3. Le prince de Hildburghausen, âgé de dix-neuf ans de moins que sa femme, avait abjuré le protestantisme en octobre 1727, à Naples.

4. Sa naissance avait été accueillie avec joie, car il n'y avait eu que des filles jusque-là : *Sourches*, tome II, p. 110-111, décembre 1687.

5. En mai 1717, le prince Eugène, quittant Vienne, laissa un testament en faveur de ce neveu, dont la mère était à Paris (*Dangeau*, tome XVII, p. 99).

bre 1734, étant fiancé avec l'héritière de Massa et Carrare[1]. Sa mère lui survécut jusqu'au 20 février 1772, et l'immense succession retourna, par legs universel, aux Liechtenstein.

Les deux autres fils d'Uranie étaient morts avant l'aîné : le prince Maurice, joueur et duelliste effréné, à Barcelone, le 15 mars 1710, servant sous les drapeaux de l'Archiduc ; Eugène chevalier de Savoie ou de Soissons, le 7 mars 1712, à Londres, où il avait accompagné le prince Eugène[2].

Ainsi il ne resta aucune descendance des huit ou neuf enfants d'Uranie.

Après la mort d'Eugène-Jean (1734), le titre de comte de Soissons fut relevé par un des petits-fils de son grand-oncle le sourd-muet, Louis-Victor-Amédée-Joseph, prince de Carignan (1721-1778), qui laissa comme enfants la malheureuse princesse de Lamballe et Charles-Emmanuel-Ferdinand, prince de Carignan. Celui-ci eut pour fils Charles-Albert, au profit duquel eut lieu en 1831 cette réversibilité de la couronne de Sardaigne et du duché de Savoie que Louis XIV avait visée, cent cinquante ans auparavant, pour la branche française des comtes de Soissons. De notre temps enfin, en 1888, le titre de comte de Villafranca-Soissons a été ressuscité par le roi d'Italie au profit des enfants que le prince de Carignan, ancien lieutenant général du royaume, laissait d'un mariage morganatique[3].

Qu'on me permette, en terminant, de citer presque entière une lettre de Madame, datée du temps où Uranie finissait ses jours à Paris[4]. Quoique confuse et difficile à interpréter, elle aura l'avantage de présenter la suite des portraits au naturel de presque tous les personnages de la branche de Savoie-Soissons que nous avons rencontrés au cours de cette étude. Ce n'est pas d'eux toutefois que parle d'abord la Palatine, mais du bâtard du dernier comte de Bourbon-Soissons, de ce chevalier de Soissons que nous avons vu, en 1694, doté et marié avec la fille du maréchal de Luxembourg par la vieille duchesse de Nemours, et troquant son titre primitif contre celui de prince de Neuchâtel[5]. « Il est certain, dit Madame le 28 septembre 1717, il est

1. *Moréri*, éd. 1740, tome VII, p. 133, et 1759, tome IX, 2e partie, p. 197; *Gazette* de 1732, p. 340, 501 et 556, et de 1734, p. 650-651 ; *Mémoires du prince Eugène*, 1810, p. 172. « Les grandes espérances qu'on avoit conçues de lui le font universellement regretter, » dit la *Gazette*. Dans la notice CARIGNAN (p. 287) et dans les *Mémoires* (tome XIV, p. 197-198), Saint-Simon fait de ce dernier comte de Soissons un frère du précédent.

2. Selon Hübner, c'est le fils né en 1697 qui mourut en 1712, à Londres. Le défunt fut inhumé à Westminster, dans le tombeau des ducs d'Ormond.

3. Alcius Ledieu, *les Princes de Savoie-Carignan derniers seigneurs de Domart-sur-la-Luce*, p. 35.

4. Recueil Brunet, tome I, p. 323-324. M. le marquis de Chantérac a bien voulu reviser la traduction sur le texte allemand publié en 1789 par M. de Praun, conseiller privé de la cour de Brunswick, et d'après lequel avait été faite, dès l'année précédente, la version française de l'éditeur Maradan.

5. Tome II, p. 227.

certain que la comtesse de Soissons, Angélique-Cunégonde, fille de François-Henri de Luxembourg, a beaucoup de vertus et de capacité; mais, comme tout le monde, elle a aussi ses défauts. On peut bien dire d'elle que c'est une malheureuse princesse[1]. » Puis vient ce portrait : « Son mari, Louis-Henri, chevalier de Soissons, était fort laid; il avait une longue figure, les yeux très près du nez, et un nez horriblement long et fait comme un nez d'épervier; il était jaune comme un citron; il avait la bouche trop petite pour un homme et pleine de dents gâtées, et il se tenait ignoblement; il avait de grosses vilaines jambes, les genoux et les pieds en dedans comme les perroquets; il avait une très mauvaise démarche et faisait fort mal la révérence; nulle grâce dans ses manières. Il était plutôt petit que grand. Il avait de beaux cheveux, et en quantité. Tel était le comte de Soissons. Mais, lorsqu'il était enfant, il était bien beau. J'ai vu de ses portraits faits à cette époque. »

On voit que cette description s'applique, non à un comte de Soissons, mais au mari d'Angélique-Cunégonde de Montmorency-Luxembourg, qui n'avait jamais porté que le titre de chevalier de Soissons : aussi l'ai-je employée comme telle dans les Additions et corrections sur l'année 1694[2]. Cependant on en douterait à lire la suite de la lettre; à moins que l'éditeur allemand n'ait commis quelque confusion, il ne peut plus s'agir du chevalier de Soissons, devenu prince de Neuchâtel : « Si le fils de la comtesse de Soissons[3] lui avait ressemblé, dit Madame, il aurait été fort joli, car tous les traits de la comtesse sont fort beaux; les yeux, la bouche et le tour du visage ne pourraient être mieux; le nez est un peu trop gros, et la peau n'est pas fine. »

De comtesse de Soissons dont Madame pût parler en septembre 1717 au temps présent et comme ayant un fils, il n'y avait plus qu'Uranie (elle était à Paris depuis la Régence et y mourut six semaines plus tard), sa belle-mère étant morte en 1708 et la veuve du ci-devant chevalier de Soissons n'ayant jamais porté ce nom; je croirais donc que Madame parle d'Uranie et du prince Emmanuel[4], fils et héritier de notre comte de Soissons. Ce qui autorise cette interprétation, au milieu des indices contradictoires, c'est qu'il n'est plus question que des frères de Louis-Thomas dans la fin de la lettre.

« Quiconque, dit Madame, quiconque ressemble de figure au prince Eugène ne peut certes pas être beau; il est encore plus petit que son frère aîné[5]. Tous ces princes, excepté le prince Eugène, n'ont pas valu

1. En 1694 (tome II, p. 228), Saint-Simon nous a dit qu'elle « n'étoit rien moins que belle, que jeune, que spirituelle. »

2. Tome II, p. 504-505.

3. Angélique-Cunégonde, qu'elle a appelée, en commençant, comtesse de Soissons, est encore vivante en 1717, mais n'a jamais eu de fils.

4. Ci-dessus, p. 569. On trouva chez sa mère, quand elle mourut au couvent de Bellechasse, son portrait et celui du père.

5. Louis-Thomas.

grand'chose. Le prince Philippe, qui était le second frère, était auss un écervelé; il est mort à Paris de la petite vérole. Il était très blond et tout à fait laid; il avait aussi mauvaise grâce, et avait toujours l'air effaré; il avait un grand nez d'épervier[1], une grande et grosse bouche aux lèvres pendantes. Je le trouvais presque semblable à son frère aîné. Un troisième frère, qu'on appeloit le chevalier de Savoie, s'est tué en tombant de cheval. Le prince Eugène est le plus jeune de tous les frères. » Viennent enfin les deux sœurs, déjà connues de nous sous un triste jour : « Il y avait aussi deux sœurs, qui étaient très laides; l'une est morte, l'autre est encore en Savoie, dans un couvent. L'aînée était un monstre de taille, et, avec cela, une naine. Elle a, jusqu'à sa mort, mené une vie scandaleuse; elle s'est enfuie avec un abbé qui s'appelait l'abbé de la Bourlie[2], et qui était un vaurien sans cervelle. Il l'a épousée à Genève, et ils se sont bien battus; enfin elle est morte. »

Cette série de portraits, tracée d'une main qui vaut presque celle de Saint-Simon pour la vigueur, vient clore à point un mémoire déjà trop long; cependant je me reprocherais de retrancher les six dernières lignes de Madame, sur le héros et dernier survivant de la race : « Lorsque le prince Eugène était jeune, il n'était pas très laid; il s'est enlaidi en vieillissant. Il n'a jamais eu bonne mine, ni l'air noble. Il n'a pas de vilains yeux; mais son nez gâte sa figure. Il a deux grandes dents qui lui sortent de la bouche. Il est toujours malpropre, et il a des cheveux gras, qu'il ne frise jamais. »

Deux autres lettres, qui ne se trouvent que dans l'édition allemande de Stuttgart[3], fournissent ces détails complémentaires sur Eugène : « Petit et laid; lèvre supérieure si courte, que la bouche ne peut se fermer et laisse toujours voir deux larges dents; le nez un peu enrhumé, avec d'assez larges narines; les yeux vifs et point laids. » — « Eugène n'est pas ressemblant (dans son portrait gravé). Il avait un nez court et retroussé, et non point long et pointu. Je le connais bien. Je l'ai souvent tourmenté lorsqu'il était encore enfant. Comme on voulait qu'il fût d'Église, ses habits étaient ceux d'un abbé; je lui assurai pourtant qu'il ne resterait pas abbé, et cela est arrivé. » Et, après quelques détails de mœurs, que je passe : « J'ai connu toute sa famille, Monsieur son père, Madame sa mère, ses frères, sœurs, oncle et tantes. Il est impossible qu'il ait acquis ce nez pointu. Je ne sais si cela peut venir de la chute de ses dents, qui auraient fait descendre son nez camus, comme le dit Mme la duchesse d'Orléans. »

1. Comme le mari d'Angélique-Cunégonde, ci-dessus, p. 571.

2. Celui que nous verrons renégat et fauteur de l'insurrection des Cévennes.

3. Lettres du 27 avril 1709 et 30 octobre 1720, que M. le marquis de Chantérac a bien voulu également traduire pour nous.

XXII

LE PREMIER PRÉSIDENT DE NOVION D'APRÈS LE GREFFIER DONGOIS[1].

« Quoique vous ayez servi aux enquêtes[2], je crois que vous n'avez pas ouï beaucoup parler du cabinet de la première, autrefois si fameux; il y a longtemps qu'il n'en est plus de mention. C'étoit le lieu où les députés de chaque chambre s'assembloient et prenoient les premières résolutions, des affaires publiques principalement. Les députés les communiquoient ensuite à leurs chambres; puis de nouveaux députés venoient faire leurs propositions et leurs réquisitions à la grand chambre, où ils se mettoient au bureau. C'est ainsi que s'y font les propositions des enquêtes, et, en passant, je vous dirai qu'il arrivoit souvent que les enquêtes venoient consulter la grand chambre sur les difficultés qu'elles trouvoient dans des affaires : ce qui a donné lieu à ces arrêts appelés, dans les arrestographes, *consultis classibus*.

« Ce cabinet donc devint redouté et odieux pendant les troubles qui commencèrent en 1647 et durèrent jusqu'en 1652. La Fronde y régnoit, et, s'il s'y formoit quelques bons desseins pour le bien public, la cabale en faisoit avorter le fruit. Il commença à diminuer de crédit lorsque le Roi revint à Paris en 1652. Il n'avoit que trop ouï parler de ce cabinet, et c'étoit, pour ainsi dire, la bête de la cour. Vous le trouverez dans les registres de ces années : ce ne sera pas dans les originaux, qui furent supprimés chez M. Séguier, chancelier, avec des commissaires du Parlement, mais dans les copies qui sont dans la plupart des bibliothèques; je les ai aussi parmi mes manuscrits. Dieu veuille qu'après la mort du Roi il ne ressuscite pas!

« Le premier président de Novion, qui est mort dans une haine cordiale pour son prédécesseur quoiqu'ils fussent cousins germains et qu'ils eussent longtemps fait profession d'amitié, se vantoit, après sa promotion à la charge de premier président[3], qu'il avoit dit deux choses au Roi qui avoient bien fait sa cour : l'une, qu'il avoit fait mettre un cadenas à la porte du cabinet des enquêtes, dont il portoit la clef dans sa poche; l'autre, que l'on ne verroit plus de gardes à la tête du Parlement, quand il iroit hors la ville en quelque cérémonie, pour contre-

1. Ci-dessus, p. 283-284. — Extrait d'un recueil d'anecdotes sur le Parlement écrit par le greffier Dongois : Arch. nat., K 695, n° 22.

2. Ce recueil était fait pour son petit-fils Roger-François Gilbert de Voisins, qui lui succéda en 1717.

3. Sur cette promotion, voyez le *Mercure* de mai 1678, p. 157-167, et celui de juin, p. 302; M. Jules Lair, *Nicolas Foucquet*, tome I, p. 456-458.

carrer ceux du Roi. Ces gardes étoient quelques archers du prévôt de l'Ile ou du lieutenant criminel de robe courte, hardis lanciers comme vous savez. Il ne disoit pas que cela s'étoit pratiqué de mémoire d'homme, et que la Chambre des comptes, la Cour des aides et la Cour des monnoies, je crois, s'étoient toujours fait accompagner de même par les officiers dépendant d'eux (*sic*). Mais il croyoit donner de l'envie et de la haine à son prédécesseur dans l'esprit du Roi, qui, en effet, a paru jaloux de son autorité jusque dans les moindres choses. Tant y a que le Parlement ne l'a pas fait depuis : ce qui étoit néanmoins bien commode pour s'ouvrir les passages et se tirer d'embarras, comme j'ai vu depuis qu'on eût souhaité que cet usage n'eût point été changé. Je ne sais si les autres Compagnies ont aussi cessé de se faire accompagner; je n'y ai pas pris garde.

« Puisque je suis sur le chapitre de M. le premier président de Novion, il faut que je vous dise tout de suite ce que ma mémoire m'en pourra fournir.

« Il avoit été grand frondeur au commencement des troubles de 1647, aussi bien que le président de Blancménil, son cousin; mais il changea du blanc au noir, lorsque le Parlement fut transféré à Pontoise[1], où il alla des premiers. Cela lui donna la faveur de la cour, c'est-à-dire du cardinal Mazarin[2], qui donnoit toutes les grâces : de sorte que, lorsque M. Molé, premier président et garde des sceaux, se voulut démettre de la charge de premier président pour en avoir une de président pour M. de Champlâtreux, son fils aîné, M. de Novion, quoique moins ancien, eut la préférence, et il ne tint alors qu'à lui d'être premier président en donnant sa charge[3]. Madame sa femme, le président Tubeuf, de la Chambre des comptes, et ses amis particuliers, que l'on appela depuis *le Conseil bourgeois*, le détournèrent de hasarder la perte pour sa famille d'une charge qui étoit, par une vraie folie, d'un prix excessif, car on disoit, vrai ou faux, que M. de Fieubet en vouloit donner dix-huit cent mille livres. M. le président de Bellièvre eut l'agrément, au refus de M. de Novion, en donnant sa charge à M. de Champlâtreux. M. de Novion se repentit longtemps d'avoir suivi son *Conseil bourgeois*. M. le président de Bellièvre ne vécut, depuis sa promotion, que trois à quatre ans; mais, après sa mort, il ne fut pas seulement question de M. de Novion pour la première présidence. La place vaqua près de deux ans. A la fin, M. de Lamoignon, maître des requêtes, en fut pourvu.

« Il étoit fils de Chrétien de Lamoignon, président. Comme il étoit

1. En août 1652.

2. En 1651, il s'était chargé, pour le premier ministre, de garder ses perles pendant l'exil. On trouvera le résumé des services qu'il rendit, de 1645 à 1652, au Cabinet des titres, dans le dossier POTIER 14109, fol. 35.

3. Voyez les *Mémoires de Monglat*, p. 287, et le *Ministère de Mazarin*, par Chéruel, tome I, p. 414.

fort jeune lorsque son père mourut, la charge fut mise en dépôt sur la tête de M. de Nesmond, gendre du président, pour la rendre au fils, quand il seroit en âge. On ne put lui persuader qu'on étoit obligé, en ce cas, à la fidélité de sa promesse, et, avec toute la dévotion imaginable, il ne voulut jamais s'en dessaisir, et, par la promotion de M. de Lamoignon, il obtint la survivance pour son fils, qui lui a succédé.

« Quoique M. de Lamoignon ne fût que maître des requêtes, il avoit une si grande réputation de probité et de capacité, que son élévation fut reçue avec un applaudissement général[1]. Il n'avoit que quarante ans, et l'a exercée vingt années.

« Après sa mort, qui arriva le 10 décembre 1677, et qui fut fort précipitée, M. de Novion, dont le fils, qui étoit reçu à la survivance, étoit mort peu auparavant M. de Lamoignon, et qui étoit, par ce moyen, libre de disposer de sa charge, alla, le jour même, montrer au Roi ses cheveux blancs, le faire souvenir qu'il avoit été à Pontoise, et que S. M. lui avoit déjà une fois accordé l'agrément de la place. Cependant il eut bien de la peine à l'obtenir, et ce ne fut que cinq ou six mois après[2].

« M. le Tellier, chancelier de France, très accrédité auprès du Roi, ne l'aimoit pas, et même faisoit profession de le mépriser : de sorte qu'on lui suscita des traverses de tous côtés, et même de son propre domestique.

« M. Colbert s'étoit fait une si grande idée de la charge de procureur général, qu'il la vouloit faire donner à son frère, M. de Croissy, depuis secrétaire d'État, alors maître des requêtes et président à [Metz[3]], et, dans cette vue, il avoit donné espérance à M. de Harlay, procureur général, de la charge de premier président. Et je ne mentirai pas de dire que, le jour même de la mort de M. le premier président de Lamoignon, m'étant trouvé chez M. de Harlay lorsque M. Colbert en venoit de sortir, il me dit qu'il l'avoit assuré de la place de premier président de la part du Roi.

« Mais M. Colbert de Croissy crut la charge de procureur général trop difficile, et se rabattit sur celle de président : ce qui fit changer M. Colbert son frère, et, par l'entremise de Berryer, dont le fils avoit épousé la petite-fille de M. de Novion, on trouva de l'argent pour apaiser les créanciers, et principalement sa belle-fille, qui s'opposoit le plus fortement à sa promotion.

« Voilà ce qui fit M. de Novion premier président; M. Colbert l'emporta sur M. le Tellier. L'un et l'autre ont toujours marqué n'en pas faire grande estime. Ils donnoient toute leur confiance à M. de Harlay,

1. Gaillard, éditeur des *Arrêts du premier président de Lamoignon*, a inséré dans la Vie préliminaire une relation faite par M. de Lamoignon lui-même de sa promotion à la première présidence, en octobre 1658.
2. *Ibidem*, p. XLIV-XLV. La nomination est du 9 mai 1678.
3. En blanc au manuscrit.

procureur général, dont ils paroissoient épris alors. M. le Tellier fit si bien, qu'à la fin il fit sortir M. de Novion de sa place, lui faisant rendre sa charge de président par M. de Croissy, devenu secrétaire d'État, pour son petit-fils, avec d'autres récompenses si considérables[1], que, dans l'enthousiasme où fut la cour pendant quelque temps pour M. de Harlay après sa promotion[2], le Roi disoit à ceux qui lui en parloient qu'il l'avoit acheté cher, et qu'il avoit payé une grosse rançon pour l'avoir.

« M. de Novion survécut [quatre[3]] ans, se promenant dans les rues et faisant force visites.

« Il avoit une grande facilité d'esprit et une appréhension si vive, que, quelque nombre d'affaires qu'il eût vues de commissaires, il les remettoit avec une netteté et une précision surprenantes. Il ne demandoit au rapporteur que le nom d'une des parties, et aussitôt rapportoit le procès à merveille en apparence : du moins les rapporteurs en étoient très contents[4].

« Il étoit naturellement bon et compatissant; mais on ne peut pas disconvenir qu'il n'avoit point de tenue, et qu'il changeoit aisément d'amitiés et de sentiments.

« Il donnoit dans tous les panneaux que M. le procureur général lui tendoit, et, comme, par ma charge et par la confiance que l'un et l'autre me faisoient l'honneur d'avoir en moi, je portois ordinairement leurs paroles, et j'avois une application singulière à empêcher l'éclat d'une rupture publique, M. de Novion m'appeloit pour cela *le Plâtreux*, quand il étoit en bonne humeur. Je lui disois que c'étoit pour lui que j'étois *plâtreux*, et que M. de Harlay nous battroit souvent sans cela. C'est ainsi qu'il me laissoit la liberté de lui parler.

« Ce manège dura douze ans. M. le Peletier, contrôleur général, après ce temps, eut ordre de lui demander sa démission : il ne put s'y résoudre, et sut en faire donner la mission à M. de Seignelay, que l'on attendit qu'il fût de retour d'un voyage, et il s'en acquitta selon son caractère, c'est-à-dire assez durement.

« Il porta fort impatiemment l'accident qui lui arriva lorsque M. Boucherat, chancelier, vint au Parlement, à sa prière, pour assister à un *Te Deum* que la Compagnie fit chanter en actions de grâces de la convalescence du Roi. Son humeur enjouée naturelle parut changée, et on

1. Notamment le transfert au petit-fils de la pension de Pontoise, montant à six mille livres (23 octobre 1689).

2. Voyez la lettre du fabuliste la Fontaine au prince de Conti, dans le tome IX de ses *Œuvres*, p. 452.

3. En blanc au manuscrit.

4. Dans son article nécrologique, le *Mercure* de septembre 1693 dit (p. 155-56) : « Il faisoit entrer au Palais huit jours après la Saint-Martin, et donnoit si bien ses soins à expédier toutes les affaires, qu'il ne restoit presque point de causes à juger à la fin du Parlement. Aussi faisoit-il toujours la guerre aux avocats.... Il avoit un style laconique, et ne parloit presque que par sentences. »

peut dire qu'il en a conservé une véritable affliction jusqu'à sa mort. Il se piquoit de parler aisément sur-le-champ, et en effet il le faisoit avec une facilité extraordinaire; cependant sa mémoire lui manqua d'abord, et il ne put presque rien retrouver de ce qu'il avoit projeté : il eut le déboire que M. Boucherat, assurément bien moins beau parleur que lui, étala son discours avec grande emphase[1]. L'un et l'autre sont imprimés dans une relation qui est dans l'*Histoire des Chanceliers* de (*un blanc*). On n'a pas mis la douleur qu'eut M. de Novion : elle fut si grande, que l'on eut de la peine à le faire retourner au Palais, et que depuis je ne lui ai point vu cette humeur enjouée qu'il avoit naturellement, et qu'il a porté cette affliction jusqu'à la mort[2].

« Je me souviens toujours avec plaisir de sa manière de turlupiner presque les officiers du Châtelet, qui, depuis la création de la charge du lieutenant de police et l'érection d'un second Châtelet, avoient souvent des conflits entre eux. M. de Lamoignon les écoutoit longuement; car M. de la Reynie, quoique très digne magistrat, raisonnoit longuement et tâchoit de les accommoder à l'amiable, et souvent avec peu de succès. M. de Novion prit un autre parti : il les cajoloit sur leur mérite et sur l'importance de leurs emplois, et leur disoit qu'il ne falloit pas leur faire perdre un temps aussi précieux que le leur; que, dès le lendemain, il leur donneroit audience en la 6ᵉ chambre, où ils seroient réglés sur-le-champ. Il n'y manquoit pas, et je l'en ai vu rire plusieurs fois. Cela ne convint pas autrement à Messieurs du Châtelet, qui prirent le parti de s'accorder entre eux, l'audience ne leur plaisant pas. M. de Harlay, qui lui succéda, reprit les offices particuliers, et ils n'aboutissoient pas à grand chose. »

1. cette solennité eut lieu le... février 1687. Dangeau n'en parle pas; mais les *Mémoires de Sourches* (tome II, p. 20-21) rapportent tout au long la déconvenue de M. de Novion. Le mois précédent (*ibidem*, p. 6-7), on avait fait courir un bruit que, pour faire nommer son petit-fils président à mortier, il était tout prêt à remettre la première présidence aux mains du Roi et à prendre en place un archevêché, quoique ayant atteint l'âge de soixante-neuf ans « sans avoir aucune teinture des devoirs ecclésiastiques ».

2. M. de Novion, dans les années précédentes, avait été fort sensible à un affront que le duc d'Aumont lui avait fait subir dans la chambre du Roi (*Mémoires de Saint-Simon*, tome XI, p. 34), et à l'arrestation du notaire Parque, son confident, qu'il avait fait nommer échevin de Paris, et qui se trouva compromis dans le procès Harouys (*Mémoires de Sourches*, tome II, p. 226). Enfin, en juillet 1689 (*ibidem*, tome III, p. 119), il eut un vif différend d'audience avec le procureur général, dans l'affaire Brionne-Hautefort. Comme il était d'ailleurs vieux, cassé et d'oreille dure, on ne s'étonna pas de sa démissisn (*ibidem*, p. 155-156). L'abbé Testu, prononçant son éloge à l'Académie française, le 12 novembre 1693, qualifia cette retraite de « prudente abdication. »

XXIII

LA BATAILLE DE FRIEDLINGUE[1].

1. *Le marquis de Villars au Roi*[2].

« Du camp de Friedlingen, ce 14 octobre,
à cinq heures du soir.

« Sire,

« Votre Majesté vient de gagner une bataille. Nous avons beaucoup de drapeaux, d'étendards, de timbales. Votre cavalerie a fait des merveilles. Nous avons été maîtres de tout le canon des ennemis; mais la tête de votre infanterie, après avoir battu trois fois celle des ennemis, s'est renversée et m'a empêché de défaire toutes leurs troupes. Nous n'avons perdu ni étendards, ni drapeaux, et il y en a assurément quantité[3]. Ce pauvre M. des Bordes est fort blessé. M. de Chamarande a fait des merveilles. Je souhaite que Votre Majesté daigne avoir pour agréable notre zèle pour son service, aussi bien que le profond respect et la profonde vénération avec laquelle j'ai l'honneur d'être, etc.

« VILLARS.

« Je dois rendre justice aussi à M. de Magnac. »

2. *Le marquis de Villars au Roi*[4].

« Du camp de Friedlingen, 15 octobre 1702.

« Sire,

« J'avois l'honneur de rendre compte à Votre Majesté, par une assez longue dépêche du 14, de tout ce qui regardoit la prise de Neubourg, qui a coûté le sieur de la Petitière, capitaine des grenadiers de Crussol, à la valeur duquel, et à celle du sieur Jorreau, lieutenant-colonel de Béarn, est dû l'heureux succès de cette prise. M. le marquis de Biron y a fait à son ordinaire. J'y avois envoyé M. le comte du Bourg pour

1. Ci-dessus, p. 297-302.

2. Lettre publiée par les éditeurs du *Journal de Dangeau*, tome IX, p. 16, note, mais rétablie d'après l'original du Dépôt de la guerre, vol. 1582, n° 101.

3. Ces deux derniers mots sont douteux. Voyez ci-après, p. 581, ligne 3.

4. Dépôt de la guerre, vol. 1582, n° 103, copie. Cette lettre a été publiée bien des fois, dans le *Mercure* d'octobre 1702, 1re partie, p. 364-374, dans les *Pièces inédites* de Soulavie (qui en avait eu communication par MM. de Vogüé), tome I, p. 219-223, puis dans les *Mémoires de Catinat*, dans les *Mémoires militaires* du général Pelet, etc. Néanmoins, il faut la reproduire ici puisque Saint-Simon l'a classée dans ses Pièces. Feu M. Chéruel en avait de même donné le texte à la fin du tome IV de l'édition de 1856.

donner tous les ordres nécessaires : ce qui lui a causé le malheur de ne pouvoir se trouver à la bataille dont M. de Choiseul aura l'honneur de donner la première nouvelle à Votre Majesté.

« Je fus informé que l'armée de l'Empereur, commandée par M. le prince de Bade, se mettoit en marche le 14 et quittoit ses retranchements. Dès le 13, l'infanterie de Votre Majesté avoit passé le Rhin avec la brigade de Vivans sur ce que, la prise de Neubourg nous faisant voir un mouvement fort vif dans le camp des ennemis, l'on crut qu'il étoit bon de se mettre en disposition ou d'empêcher leur armée de troubler notre établissement dans notre nouveau poste, ou de l'attaquer, si l'on en détachoit quelque corps d'infanterie pour aller vers Neubourg. Votre Majesté comprendra que son armée, ayant été placée au delà du Rhin dès le 13 par les raisons que j'ai eu l'honneur de lui en dire, fut promptement en bataille dans les retranchements des ennemis. Le matin du 14, MM. des Bordes et de Chamarande s'étoient mis à la tête de l'infanterie, laquelle marcha très diligemment pour gagner la crête d'une montagne assez élevée. La cavalerie des Impériaux, plus forte de deux mille chevaux que la nôtre, étoit en bataille dans la plaine, et celle de Votre Majesté fut placée sa gauche au fort de Friedlingue, malgré un assez gros feu de l'artillerie de ce fort, et sa droite appuyée à cette montagne que l'infanterie avoit occupée.

« On aperçut, dans ce moment, que l'infanterie des ennemis faisoit tous ses efforts pour gagner la crête de la hauteur, avec cette circonstance qu'elle y montoit en bataille, et que celle de Votre Majesté traversoit des vignes et des hauteurs escarpées qui en ralentissoient l'ardeur.

« Je dois faire observer à Votre Majesté que l'on avoit envoyé à Neubourg deux mille hommes de son infanterie, parmi lesquels étoient plusieurs compagnies des grenadiers et les deux régiments de dragons de la Reine et de Gévaudan. Cependant MM. des Bordes et de Chamarande, dont la valeur pressoit les mouvements de l'infanterie, le premier peut-être avec trop d'ardeur, marchoient aux ennemis avec les brigades de Champagne, Bourbonnois, Poitou et la Reine. Ils les trouvèrent postés dans un bois assez épais. Les ennemis avoient leur canon, et, malgré une très vigoureuse résistance, ils furent renversés, et leur canon pris. Pendant ce temps-là, M. de Magnac, qui étoit dans la plaine à la tête de la cavalerie, vit celle des ennemis s'ébranler pour venir à la charge. Celle de Votre Majesté étoit dans tout l'ordre convenable : on avoit, dès le matin, recommandé aux cavaliers de ne point se servir d'armes à feu et de ne mettre l'épée à la main qu'à cent pas des ennemis; et, à la vérité, ils n'ont pas tiré un seul coup. Les Impériaux ont fait les trois quarts du chemin. M. de Magnac, suivi de M. de Saint-Mauris, qui commandoit la seconde ligne, s'est conduit en bon et ancien officier, s'est ébranlé de deux cents pas. La charge n'a été que trop rude, par la perte de très braves officiers dont j'aurai l'honneur d'envoyer une liste à Votre Majesté par le premier ordinaire.

La cavalerie impériale a été entièrement renversée, sans que les escadrons de celle de Votre Majesté se soient démentis, et l'on a mené les ennemis jusques à un défilé qui les a fait perdre de vue, sans qu'ils se soient écartés pour le pillage, ni pour faire des prisonniers.

« Les nouveaux régiments n'ont pas cédé aux anciens, et, pour nommer ceux qui se sont distingués, il n'y a qu'à voir l'ordre de bataille. M. de Vivans, commandant de la cavalerie; M. d'Auriac; M. de Massenbac, colonel réformé, commandant par son ancienneté la brigade de Condé, a fait des merveilles; M. le marquis du Bourg, colonel du Royal; M. le prince de Tarente, capitaine dans ce régiment-là; MM. de Saint-Pouenge, Fourquevaux, qui a sept étendards des ennemis dans son nouveau régiment; M. de Conflans, brigadier: en un mot, j'ose dire à Votre Majesté qu'elle peut compter que cette cavalerie s'est surpassée. Jugez de la perte des ennemis par leur avoir pris trente étendards, trois paires de timbales, et nous voyons, par des ordres de bataille pris aux ennemis, qu'ils avoient cinquante-six escadrons, et Votre Majesté trente-quatre, les six de la Reine et de Gévaudan ayant été envoyés la veille pour marcher vers Neubourg.

« Notre infanterie avoit défait par trois charges différentes celle des ennemis, et pris leur canon; mais la trop grande ardeur, jointe à la mort de M. des Bordes et de M. de Chavannes, brigadier, la porta à sortir dans la plaine après avoir chassé les ennemis du bois, et à perdre ainsi son avantage. M. de Chamarande, qui, dans le cours de cette action, s'est parfaitement bien distingué, MM. de Schelberg, de Tot, ne purent empêcher qu'elle ne revînt. Cependant on peut juger de l'avantage qu'elle a eu sur les ennemis par avoir gagné plusieurs de leurs drapeaux sans en avoir perdu un seul. Tous les jeunes colonels y ont montré une valeur infinie : MM. de Seignelay, Nangis, Coëtquen, le jeune Chamarande, le comte de Choiseul, M. de Raffetot ont été dans les plus grands périls et le plus gros feu. Les ennemis ont eu plus de trois mille hommes tués sur le champ de bataille. Ils n'ont pas de nos prisonniers. Nous savons que le général Stauffenberg y a été tué; l'on dit aussi le comte de Fürstenberg-Stühlingen. Le comte de Hohenlohe, Königsegg et deux autres colonels sont prisonniers, avec vingt-cinq autres officiers. Le comte de Hohenlohe demande de pouvoir aller à Bâle sur sa parole. Nous avons été aujourd'hui sur le champ de bataille, et les endroits où leurs bataillons ont été défaits sont marqués par quantité d'armes abandonnées. Cependant le temps qu'il a fallu pour remettre quelque ordre dans notre infanterie a sauvé celle des ennemis. Le chevalier de Tressemanes, major général, y a parfaitement bien servi, aussi bien que le sieur de Beaujeu, maréchal des logis de la cavalerie. L'on a poussé les ennemis une lieue au delà du champ de bataille, dans lequel l'armée de Votre Majesté a campé. L'on croyoit quatre petites pièces de canon égarées, lesquelles ont été retrouvées ce matin. Jusques à présent, on n'en a que deux de celles des ennemis; mais j'en ai vu sept ou huit autres derrière notre infanterie. Il est rare et heureux, dans une affaire aussi rude et aussi disputée, que l'armée de Votre Majesté n'ait perdu ni drapeaux, ni étendards, ni timbales, et que l'on en ait plus de trente-quatre de ceux des ennemis.

« Voilà, Sire, le compte que je dois avoir l'honneur de rendre à Votre Majesté d'un avantage bien ordinaire à ses armes toujours victorieuses.

« Nous apprenons, dans le moment, que le comte de Fürstenberg est mort de ses blessures. Ce seroit une grande perte pour l'Empereur et pour M. le prince de Bade, dont il étoit l'homme de confiance. »

3. *M. de Magnac au Roi*[1].

« Du camp de Weil[2], 17 octobre 1702.

« Sire,

« La cavalerie de l'armée de Votre Majesté a gagné la bataille le 14 de ce mois. J'avois l'honneur de la commander sans qu'il y eût aucun lieutenant général au-dessus de moi, pendant que M. le marquis de Villars étoit à votre infanterie, où il essuyoit de grosses décharges de celle des ennemis. Sire, je vous demande, pour récompense de quarante-six années de service en qualité d'officier dans votre cavalerie, de vous faire informer par M. de Villars si, ce jour-là, je vous ai rendu assez de services pour mériter la grâce de me faire lieutenant général. Comme je ne doute pas que ce brave homme ne vous dise vérité, lorsque vous lui ferez demander, j'espère, Sire, que vous aurez autant d'estime pour moi qu'il m'a paru d'amitié. Depuis l'âge de douze ans, Sire, je n'ai d'autre application que de vous bien servir; mais, le 14 de ce mois, ce n'a pas été inutilement. Je n'ai ni brigue ni patron à la cour, Sire; c'est pourquoi je demande encore à Votre Majesté, avec instance, de se faire informer si j'ai bonne part à la victoire que vous avez remportée contre vos ennemis. Toutes vos troupes en sont témoins : M. de Villars me l'a dit à la tête de votre armée, en me faisant l'honneur de m'embrasser devant tous les officiers.

« Il y a beaucoup de mes cadets qui sont lieutenants généraux : Votre Majesté sait que je ne m'en suis jamais plaint, par la soumission que je dois à ses volontés. M. de Villars vous envoie une relation de cette bataille : c'est pourquoi je dirai seulement à Votre Majesté que c'est une des plus belles de cavalerie qui se soit donnée il y a longtemps. Tous les officiers et cavaliers y ont été des Césars. MM. de Vivans et d'Auriac, par leur valeur, s'y sont distingués. J'ai nommé à M. de Villars tous ceux que j'ai remarqués, dans le combat, faire très

1. Ci-dessus, p. 300, note 5, et Addition n° 444. Cette lettre est donnée dans les *Mémoires militaires* du général Pelet, tome II, p. 845. M. le marquis de Courcy en a reproduit aussi le texte dans *la Coalition de 1701*, tome II, p. 537. Nous l'avons collationné sur l'original, au Dépôt de la guerre, vol. 1582, n° 107 *bis*.

2. Il écrit : *Vuile*.

bien leur devoir ; mais, Sire, l'on ne peut pas tout voir : je dirai seulement à Votre Majesté qu'il n'y en a pas un qui n'ait fait des merveilles, tant officiers que cavaliers.

« Sire, de Votre Majesté le très humble et très obéissant et très fidèle sujet et serviteur,

« Magnac d'Arnolfini. »

Parmi les contemporains qui, abondant dans le même sens que Saint-Simon, ont réclamé pour Magnac le principal honneur de la victoire[1], il faut citer Saint-Hilaire, qui toutefois n'était pas présent à la bataille. Après avoir raconté la déroute de l'infanterie, cet auteur ajoute[2] : « Pendant ce temps-là, la cavalerie françoise, première et seconde ligne, commandée par Magnac, lieutenant général et excellent officier, s'étoit mise en bataille dans le terrain que j'ai déjà décrit. L'Impériale l'y vint charger avec beaucoup de fierté, et, si elle l'eût rompue, la bataille étoit entièrement perdue pour les François.... Mais Magnac, secondé des officiers généraux et particuliers de ses deux ailes, fit si bien manœuvrer sa cavalerie, soutint l'attaque des Impériaux avec tant de justesse et de valeur, qu'ils furent rompus absolument et s'enfuirent jusqu'à Fribourg.... Ainsi l'on peut dire que Magnac gagna la bataille par sa valeur et sa bonne conduite. » Sans aller aussi loin, Feuquière[3] loue fort chaudement la manœuvre qui permit à Magnac de profiter de certaines fautes du prince de Bade et d'enfoncer la cavalerie allemande.

On a pu remarquer que, dans le rapport de Villars, un nom est prononcé à côté de celui de Magnac, celui de Saint-Mauris, qui commandait la seconde ligne de cavalerie. Cet officier, lui aussi, se plaignit que le général en chef ne lui eût pas rendu justice[4]. On me dit que sa correspondance existe encore et témoigne de son ressentiment. Comment donc se fait-il que Magnac n'ait pas dit un mot de lui ?

Mais, ce récit du principal intéressé, du général en chef, que Saint-Simon rejette si dédaigneusement, il convient de le reproduire ici[5], en passant toutefois les deux premières pages où Villars expose quel était son ordre de bataille et raconte la charge d'infanterie conduite par lui-même jusque

1. *Mémoires de Feuquière*, tome III, p. 347-350 ; Quincy, *Histoire militaire*, tome III, p. 603-604 ; Bruzen de la Martinière, *Histoire de Louis XIV*, tome V, p. 290-293 ; *Mémoires de Sourches*, tome X, p. 67, note. Monasterol, que cite M. de Vogüé (tome I, p. 174), écrivait à son maître l'Électeur : « Voilà M. de Villars au-dessus de tous les généraux de France, ayant eu affaire à un capitaine de réputation qu'il a battu en écolier. » Les *Mémoires de Catinat*, qui sont, il est vrai, une publication moderne, lui maintiennent aussi l'honneur de la victoire (tome III, p. 188-202).

2. Ses *Mémoires*, tome II, p. 286-287.

3. Ses *Mémoires*, tome III, p. 348-349.

4. *Dangeau*, tome IX, p. 68. — 5. Ses *Mémoires*, éd. Vogüé, tome II, p. 34-38.

sur la crête de la montagne, et écrasant à la baïonnette les régiments impériaux tandis que, dans la plaine, la cavalerie française renversait, avec le même succès, celle de l'Empereur :

« Après cet avantage, notre infanterie n'avoit qu'à s'établir dans le bord du bois; mais quelques soldats, ayant poussé dans la plaine, y virent quelques bataillons des ennemis, rentrèrent en désordre dans le bois, et communiquèrent ce désordre à notre infanterie, qui rentra comme eux dans le bois. Le marquis de Villars, étonné d'un désordre auquel, la bataille gagnée, il ne devoit pas s'attendre, leur cria : « A qui en avez-vous, soldats? La bataille est gagnée. Vive le Roi! » On cria : « Vive le Roi! » Mais, une terreur qu'on ne devoit pas craindre d'une infanterie qui venoit de défaire celle des ennemis continuant toujours, le marquis du Villars prit un drapeau et ramena ses troupes à la tête du bois. Cependant, comme les principaux officiers avoient été tués, et qu'il n'avoit aucune compagnie de grenadiers, qui est l'âme de l'infanterie, parce que la moitié avoit été envoyée à Neubourg dès la veille, et que l'autre avoit été placée à notre gauche de cavalerie, il craignit l'augmentation d'un désordre que les ennemis ne pouvoient pas voir, et dont, heureusement, ils ne pouvoient profiter [1]. Dans ce temps-là, il jeta les yeux sur la plaine et vit que la cavalerie, après avoir battu celle des ennemis, revenoit sur ses pas. A la vue de ce mouvement, il eut tout lieu de craindre que, si la cavalerie des ennemis rompue se reformoit, et que l'ébranlement de son infanterie continuât, il ne lui arrivât qu'une bataille entièrement gagnée n'eût une fin malheureuse. Il prit donc le parti de revenir diligemment à sa cavalerie, et, comme il descendoit avec précipitation à travers des vignes, sa bonne fortune lui envoya un soldat qui lui dit : « Où allez-vous? « Vous vous jetez dans trois bataillons ennemis qui sont à vingt pas de « vous. » A ces mots, il reprit sur sa gauche, et son secrétaire nommé d'Auteval, qui lui servoit souvent d'aide de camp, tomba parmi les ennemis, et fut le seul prisonnier que fit l'armée impériale. Le marquis de Villars joignit sa cavalerie, qui le proclama, par des cris, maréchal de France. Il la fit remarcher sur-le-champ pour suivre les ennemis. Quelques-uns de leurs escadrons commençant à se rallier, il les fit pousser par mille chevaux, et tout disparut. Mais à peine avoit-il chassé le peu d'ennemis qui paroissoient encore, que son infanterie, sans être

1. « J'ai entendu dire plus d'une fois au maréchal de Villars que, la bataille étant gagnée, comme il marchait à la tête de son infanterie, une voix s'écria : « Nous sommes coupés! » A ce mot, tous ses régiments s'enfuirent. Il court à eux, et leur crie : « Allons, mes amis, la victoire est à nous! Vive « le Roi! » Les soldats répondent : « Vive le Roi! » en tremblant, et recommencent à fuir. La plus grande peine qu'eut le général, ce fut de rallier les vainqueurs. Si deux régiments ennemis avaient paru dans le moment de cette terreur panique, les Français étaient battus : tant la fortune décide souvent du gain des batailles! » (Voltaire, *Siècle de Louis XIV*, p. 341.)

poussée, et même sans avoir vu aucune troupe des ennemis, descendit de la montagne dans la plaine avec la même terreur qu'elle avoit prise dans le bois. Elle fut bientôt ralliée, et n'eut pas un seul homme pris. Mais ce contretemps fit perdre les moments qu'on auroit pu employer à faire un grand nombre de prisonniers. On voit, dans cet événement, que les désordres peuvent arriver dans les plus braves troupes, quand elles ont perdu presque tous leurs officiers.... »

En arrivant à la fin de ce récit, M. le marquis de Vogüé a rappelé que Sainte-Beuve[1] avait fait justice du « roman » de Saint-Simon, et que, sans méconnaître l'à-propos décisif des belles charges de Magnac, on doit attribuer le succès définitif « à l'intelligence et à la vigueur avec lesquelles l'ensemble de l'opération fut conçu, préparé et conduit depuis le 30 septembre jusqu'à l'action finale. »

Les *Mémoires de Sourches* racontent[2] que les lettres particulières arrivées le 19 octobre permirent de comprendre l'action un peu plus clairement qu'on ne l'avait fait tout d'abord :

« Elles portoient que, le marquis de Villars s'étant aperçu que le prince de Bade avoit abandonné ses retranchements pour se retirer, ne laissant que trois à quatre cents hommes dans le fort de Friedlingen, il avoit en même temps marché avec toutes ses troupes et les avoit mises en bataille dans la plaine qui est à côté du même fort; que le marquis, ayant marché en cet ordre, avoit trouvé peu de temps après la cavalerie des ennemis en bataille, laquelle étoit venue la première à la charge, mais qu'elle avoit été si vigoureusement poussée, qu'elle n'avoit osé revenir, quoiqu'elle fût de beaucoup supérieure; qu'à l'égard de leur infanterie, on l'avoit aperçue dans un bois qui étoit sur le sommet d'une montagne; que l'infanterie françoise y avoit marché en même temps; qu'elle y étoit arrivée fort essoufflée, à cause de la longueur du chemin et de la vitesse de la marche; qu'aux deux premières charges qu'elle avoit faites, elle avoit été repoussée par les Allemands, qui faisoient un feu effroyable; qu'à la troisième charge, elle les avoit contraints de se retirer et d'abandonner deux pièces de canon, mais que, quelques soldats françois ayant aperçu la cavalerie des Allemands qui faisoit un mouvement, s'étant écriés qu'ils étoient coupés, tous les soldats s'en étoient enfuis malgré les officiers; que ces trois charges d'infanterie n'avoient pu se faire sans une grande perte; qu'on avoit eu au moins deux mille hommes tués ou blessés, parmi lesquels étoient beaucoup d'officiers. »

Comme en bien d'autres circonstances, les Allemands contestèrent les résultats de cette journée; ils attribuèrent même la victoire au prince

1. *Causeries du lundi*, tome XIII, p. 60-61.
2. *Mémoires de Sourches*, tome VI, p. 388-389.

Louis, et firent chanter un *Te Deum* d'action de grâces à Vienne, le 28[1]. Voici, d'après la *Gazette d'Amsterdam*[2], comment aurait fini la journée du côté des Impériaux :

« Notre cavalerie, poussée par un peu trop d'ardeur, fondit sur les ennemis le sabre à la main, et ceux-ci la reçurent à coups de feu, dont plusieurs ayant été tués, les ennemis enfoncèrent nos escadrons et les renversèrent sur les deux lignes, qui furent aussi mises en confusion, de sorte que la cavalerie se retira avec précipitation vers Fribourg. Mais l'infanterie, qui étoit aussi rangée en bataille, tomba sur celle des ennemis, qui avoit quelques canons, et, après un combat assez douteux soutenu de part et d'autre, le prince de Bade arriva, dont tous les soldats furent tellement animés, qu'ils se jetèrent sur les ennemis l'épée à la main et la baïonnette au bout du fusil, et les mirent en désordre, les poussant ainsi plus de trois quarts de lieue sans qu'il leur fût possible de se rallier : de sorte que le prince de Bade demeura six heures entières sur le champ de bataille, attendant le retour de sa cavalerie pour attaquer celle des ennemis, qui, durant tout le combat de l'infanterie, ne fit aucun mouvement ; et de cette manière il auroit pu remporter une victoire complète. Mais, aucun escadron de cavalerie n'ayant paru, le prince de Bade poursuivit sa marche vers Neubourg, sans que la cavalerie ennemie fît aucun mouvement pour le suivre. »

Nos ennemis crurent à cette singulière version, ou du moins feignirent d'y croire, et Bayle, par exemple, qui ne se renseignait jamais que sur les gazettes étrangères, refusa d'accepter le compte rendu du maréchal de Villars, lorsqu'il parvint à l'étranger[3]. Voltaire a dit avec raison que le *Te Deum* demandé par M. de Bade, « après avoir perdu trois mille hommes, son canon, son champ de bataille, après avoir été poursuivi deux lieues à travers les bois et les défilés, tandis que, pour preuve de sa défaite, le fort de Friedlingen capitulait,... » fut « plus honteux pour lui que la bataille perdue[4]. » Un autre de nos adversaires, et non le moins illustre, se montra beaucoup plus sincère que le prince Louis : c'est Marlborough, qui, peu après, s'entretenant avec le marquis de Charost pris à Liège, concluait en ces termes : « L'objet de M. de Villars a été de joindre l'électeur de Bavière ; s'il l'exécute, la victoire est de son côté. » Et le duc de Luynes, qui nous a transmis les paroles du général anglais[5], fait observer que Villars atteignit précisément son objectif, prix de la journée de Friedlingue.

1. Voyez la *Gazette d'Amsterdam*, n°s LXXXVII-XCI, et Wetzer, *Feldzüge des prinzen Eugen von Savoyen*, tome IV, p. 503-508 et 723-725. La *Gazette de Rotterdam* reconnut assez promptement (n° 44 *bis*, de Bâle) que les Allemands avaient perdu la bataille.
2. Extr. LXXXVIII.
3. *Œuvres diverses*, édition 1737, tome III, p. 598 et 634.
4. *Siècle de Louis XIV*, p. 341. — 5. Ses *Mémoires*, tome VII, p. 396.

Les lettres de félicitation durent affluer au camp de l'heureux vainqueur. Celle que lui écrivit le Chancelier[1] mérite d'être reproduite ici pour que le lecteur juge si l'emphase et la boursouflure des louanges n'y ont pas été exagérées volontairement par un homme qui connaissait le Matamore tout aussi bien que notre auteur et pouvait se permettre une affectation ironique :

« 22 octobre 1702.

« Monsieur,

« Je ne puis trop vous féliciter sur tout ce qui vient de vous arriver. Je ne vois rien qui égale votre gloire et votre bonheur : une victoire éclatante dans toutes ses circonstances, due à votre prudence et à votre valeur, et universellement applaudie, récompensée dans le moment même par tout ce que le Roi pouvoit vous donner de plus grand et de plus brillant, récompense accompagnée, de la part de S. M., de ce qu'on peut imaginer de plus agréable et de plus touchant. Quelque extraordinaires que paroissent ces événements, je vous avoue néanmoins qu'ils ne m'ont point surpris. Je n'y aperçois rien à quoi je ne me sois attendu ; vous en serez persuadé pour peu que vous vouliez repasser sur nos dernières conversations : elles vous rappelleront la parfaite estime que j'ai toujours eue pour vous, et combien j'ai toujours compté sur votre mérite. Faites, s'il se peut, des actions encore plus glorieuses et plus importantes; ajoutez de nouveaux triomphes aux premiers, ne vous lassez pas de vaincre. La main bienfaisante qui vous comble d'honneurs ne se lassera pas de vous récompenser. Elle sera toujours ouverte pour vous accorder de nouvelles grâces, et vous trouverez le public toujours disposé à redoubler ses applaudissements pour vous. Jouissez de l'état heureux où vous êtes, et soyez convaincu que personne n'est plus sensible que moi à la joie que vous devez avoir, et ne prend plus de part à tout ce qui peut vous regarder.

« Je suis,

« Monsieur,

« Votre très humble serviteur. »

1. Copie de la correspondance de M. de Pontchartrain conservée au Cabinet des manuscrits : ms. Fr. 21 121, fol. 497 v° et 498.

XXIV

LE FRÈRE JACQUES ET SON OPÉRATION.

Le frère Jacques a eu pour historiographe un chirurgien de renom, Vachez, major-consultant des armées royales, correspondant de l'Académie des sciences, etc., et la dernière édition du *Moréri* lui a consacré un copieux article. Il s'appeloit Baulot ou Baulieu, était né en Franche-Comté en 1651, fils de simples laboureurs mainmortables, et n'avait découvert son goût naturel pour la chirurgie que par occasion, à l'hôpital de Lons-le-Saunier. Ensuite, ayant fait la connaissance, dans un régiment de cavalerie où il était entré, d'un empirique qui pratiquait avec succès les diverses opérations de la taille, il le suivit pendant quelques années avant de débuter pour son propre compte en Provence. C'est alors qu'il se composa une sorte de vêtement monachal : robe descendant à mi-jambe, bas de toile blanche, souliers à courroies, et, par-dessus, un manteau analogue à celui des carmes déchaussés; point de capuchon, quoi qu'en dise Saint-Simon, mais un chapeau à larges bords. Sa réputation assise en province, il fit différentes apparitions à Paris, fut mal reçu par le premier président de Harlay, mais très bien par Fagon, Félix et Bontemps, traité de meurtrier par certains médecins, de grand inventeur par d'autres. En 1701, il voyageait en Hollande, lorsque Fagon le fit revenir, et le logea même dans son propre hôtel, avec l'intention de se faire opérer par lui; mais on s'y opposa, et ce fut, comme nous l'avons vu, Mareschal qui tailla le premier médecin. En 1702, le frère était en province, quand la famille du maréchal de Lorge le fit venir. Il fut logé dans l'hôtel même de cet illustre client, et on lui fournit vingt calculeux pour qu'il prouvât l'excellence de son procédé avant d'opérer le maréchal. Celui-ci, en mourant, recommanda qu'on le remerciât, loin de s'en prendre à lui ou à son système; mais un si retentissant insuccès lui rendit désormais impossible le séjour de Paris, et, prudemment, il passa à l'étranger, dans les Flandres, en Suisse, en Hollande, où sa méthode réussit si bien, que les magistrats d'Amsterdam, de Bruxelles, etc., firent faire son portrait et frapper des médailles en son honneur. C'est pourquoi nous avons plusieurs estampes d'origine étrangère, gravées par Schenck, Van de Berge, J. Gol, etc., qui le représentent ou en pied ou pratiquant l'opération. Les Anglais, non moins enthousiasmés, s'emparèrent du procédé, qui devint ainsi l' « opération anglaise. » Il fut appelé à Vienne

1. Ci-dessus, p. 322.

dans l'espérance qu'il saurait rendre l'empereur Joseph capable d'engendrer. Après un autre séjour, très glorieux pour lui, à Rome, il se retira à Besançon, et y mourut en 1720.

L'Anglais Lister parle longuement du frère Jacques dans la relation du *Voyage à Paris* qu'il fit en 1698[1], et voici la note que, vers le même temps, le P. Léonard de Sainte-Catherine recueillit sur ce singulier opérateur[2] :

« Frère Jacques, ermite de la Franche-Comté, chirurgien de profession, est venu à Paris il y a quelque temps, et, s'étant fait connoître, il taille présentement quantité de personnes tout d'une autre manière qu'on a accoutumé. Il se sert d'une sonde non grenelée ; il fait l'incision quatre doigts à côté et au-dessous de l'endroit ordinaire, ou raphé, tirant du côté de la fesse, et cela avec un bistouri fait comme un poignard fort long, comme sont ceux dont on s'est servi jusqu'à présent. On ne lie point le malade ; mais il le fait mettre dans la même situation que les autres qui se mêlent de tailler, et, pour le pansement, il ne met ni tentes ni canule, mais seulement un plumaceau plat trempé dans l'huile Rosard, avec une compresse par-dessus et le bandage. Il coupe le sphincter de la vessie, et il anticipe un peu sur le col, et, l'ouverture étant faite, il tire la pierre avec des tenettes figurées de même que les ordinaires, avec cette différence qu'elles sont un peu plus larges par le bout. On a remarqué, sur les cadavres où l'on a fait cette opération, que l'incision se faisoit ainsi qu'on l'a décrite ci-dessus. Le pansement se continue avec des plumaceaux et la compresse, et dure douze ou quinze, et jusqu'à vingt jours, selon le tempérament. Il n'y arrive ni fièvre, ni hémorragie, et le malade urine dès le premier jour par la verge, et fort peu par la plaie. Jusqu'à présent, 8e de ce mois 1698, il a fait plus de cinquante opérations, tant dans les hôpitaux qu'ailleurs, dont il n'est mort qu'une fille, à Versailles, qui étoit valétudinaire. Ce récit a été dressé par un habile chirurgien qui l'a vu travailler.

« Néanmoins, en juin, on publioit qu'il n'avoit pas réussi sur plusieurs personnes, mais seulement sur les enfants. Toutefois, il fut mandé à Lyon au mois de juin, où il a fait plusieurs opérations ; il devoit aller à Grenoble. »

Le mois suivant, il passa dans la Flandre espagnole précédé par cette annonce des gazettes[3] :

« Frère Jacques, opérateur, avec permission du Roi très chrétien, est arrivé à Aix-la-Chapelle le 28 juillet 1698, pour y tailler une personne de qualité. S'il y a quelque personne incommodée de la pierre, gravelle, rupture ou descente, il les traitera gratuitement pour l'amour

1. Traduction de 1873, p. 207-210.
2. Arch. nat., M 758, p. 80-81, mai 1698.
3. *Gazette d'Amsterdam*, 1698, n° LXIV.

de Dieu, les pauvres comme les riches. Il enseigne le remède pour la gravelle pareillement *gratis*, et montre aux chirurgiens la manière de son opération aussi gratuitement. Il est logé auprès du docteur Blondel le jeune. Il fait son opération d'une manière nouvelle, moins dangereuse pour la vie, et sans péril de fistule. Il en a fait plusieurs expériences à Paris et à Versailles, en présence des médecins du Roi et de la Faculté de Paris. »

La méthode du frère Jacques est décrite, non seulement dans son histoire par le chirurgien Vachez, mais aussi dans l'*Encyclopédie* de 1765, tome XV, p. 849.

XXV

LE MARÉCHAL DE LORGE[1].

(Fragment inédit de Saint-Simon[2].)

QUINTIN-LORGE.

• I. Guy-Aldonce de Durfort, comte de Lorge, maréchal de France, frère du maréchal de Duras, ci-dessus, art. de DURAS[3]. Naquit [1630][4]; servit dès l'âge de quatorze ans sous le maréchal de Turenne, dont il fut le neveu favori et comme le fils, et, dans la suite, l'officier général de toute confiance à la guerre, où il se distingua partout. L'estime et les caresses de Monsieur le Prince l'entraînèrent dans son parti; mais il rentra dès [5] en son devoir, et servit le Roi d'officier général partout. Il fut gouverneur de Wesel, investit Maëstricht, commanda en Hollande, eut grand part à la victoire d'Ensheim, à la tête de la cavalerie, et à toutes celles de M. de Turenne. Lorsqu'il fut tué, 17 juillet 1675, il cacha sa mort aux soldats, et se conduisit avec une présence d'esprit incroyable. Devenu le général de l'armée, il en releva la consternation par son courage, battit l'armée ennemie à Altenheim et fit une retraite comparable aux plus savantes et aux plus glorieuses de l'antiquité. Au lieu de la récompense qui lui étoit due, M. de Louvois, ennemi déclaré de M. de Turenne et des siens, lui fit donner le riche et beau commandement d'Alsace, sous prétexte qu'il n'avoit rien, comme il étoit vrai. Il la refusa avec mépris, et résolut d'achever la campagne et de se retirer après aux PP. de l'Oratoire[6] de l'Institution, avec deux valets. Il s'étoit enfermé presque toute l'année [7] à étudier les matières de controverses avec le célèbre évêque de Meaux Bossuet et le ministre Claude, et se convertit par conviction entière, presque en même temps que M. de Turenne et à son insu, n'ayant rien tant craint que de mêler rien d'humain[8] dans cette action. Il n'eut pas le temps d'exécuter sa retraite, ayant été fait seul maréchal de France dès le 21 février 1676, et partit aussitôt pour investir Condé. Capitaine des gardes du corps juin même

1. Ci-dessus, p. 325 et suivantes.
2. Extrait des *Duchés vérifiés existants*, vol. Saint-Simon 51 (*France* 206, fol. 95 v°), au Dépôt des affaires étrangères.
3. *Ibidem*, fol. 94.
4 et 5. Blancs dans le manuscrit.
6. *Oratoires*, par mégarde, dans le manuscrit.
7. Date en blanc. Voyez ci-dessus, p. 329, notes.
8. La préposition *de*, étant en fin de ligne, n'a pas été élidée.

année, par la mort du maréchal de Rochefort; et a toujours depuis commandé les armées en chef ou sous la personne du Roi ou de Monseigneur. Ambassadeur extraordinaire en Angleterre 1685, sur la mort de Charles II et l'avènement de Jacques II à la couronne; chevalier du Saint-Esprit 1689, et, la même année, commandant général en Guyenne, Poitou, Aunis, Saintonge et Angoumois, d'où il fut rappelé incontinent après pour commander l'armée entre la Meuse et l'Alsace[1]. L'année suivante, il commanda celle d'Allemagne sous Monseigneur, et les campagnes suivantes seul, avec beaucoup de gloire et un amour incroyable des troupes et des officiers. Défit, le 27 septembre 1692, le duc de Würtemberg, pris prisonnier et envoyé à Paris, et remporta divers autres succès jusqu'à l'année 1696, que ses infirmités ne lui permirent pas de retourner à l'armée. En 1691, il avoit été fait duc vérifié, et 1693 gouverneur général de Lorraine, des Trois-Évêchés et des pays de la Sarre. Mort de l'opération de la taille, 22 octobre 1702. Les délices de sa famille et de ses amis, de la cour et des armées, où sa justice et son désintéressement avoient singulièrement éclaté.

« Épousa 1676 Geneviève, fille de Nicolas[2] Frémont et de Geneviève Damon.

« Dont :

« II. Guy-Nicolas, comte de Quintin, frère de Marie-Gabrielle[3], duchesse de Saint-Simon, ci-dessus, art. de SAINT-SIMON, de Geneviève, duchesse de Lauzun, art. LAUZUN parmi les *Duchés éteints*, des abbesses d'Andecies[4] et de Saint-Amand de Rouen, et d'une fille de Sainte-Marie.

« Naquit [5]; devenu duc par la mort de son père, obtint des lettres patentes pour donner le nom de Lorge[6] au duché de Quintin[7].

« Épousa : 1° décembre 1702, Élisabeth-Geneviève, fille de Michel Chamillart, ministre et secrétaire d'État, contrôleur général des finances, et d'Élisabeth-Thérèse le Rebours, morte [8]; 2° (*la fin manque*[9]). »

1. *Alsace* corrige *Allemagne*.
2. *De Nic* surcharge *du s^r^*.
3. Il a écrit : *Gabriele*, comme le faisait Mme de Saint-Simon elle-même
4. Ici encore, *de*, en fin de ligne, n'a pas été élidé.
5. Date en blanc.
6. Ici, *Lorges*.
7. Voyez ci-dessus, p. 414, note 5.
8. Blanc dans le manuscrit.
9. Ce second mariage, avec une fille du premier président de Mesmes, se fit à la fin de 1720, malgré les protestations de Saint-Simon.

XXVI

PORTRAITS DU MARÉCHAL DE LORGE[1].

I

« Le maréchal de Lorge a soutenu jusqu'à la fin la haute réputation où il a toujours été. On ne peut avoir rendu des services plus importants à l'État que ceux qu'il a rendus pendant cette guerre. Quoique foible, il a toujours résisté aux efforts des Allemands sur le Rhin, et il a marché et campé de manière qu'il n'a pas manqué la moindre action ni le moindre événement. S'il avoit eu des troupes comme ceux qui ont gagné des batailles, il a eu l'occasion de remporter deux ou trois victoires dont il auroit su bien profiter; mais le ministre a toujours fait en sorte qu'il n'ait pas eu autant de troupes qu'il lui en falloit, parce que M. de Luxembourg et M. de Villeroy ont voulu tout avoir, et que l'on ne pouvoit en refuser à M. de Catinat. Le Roi n'a point eu de général plus affectionné à son service, ni plus soumis à ses volontés, que M. de Lorge l'a toujours été. Il sait la guerre autant qu'on doit la savoir, et, si les grands événements ont manqué à sa réputation, cela n'a point été faute d'intelligence et de bravoure, mais faute de moyens. Il ménage parfaitement bien un pays, et il sait en tirer un bon parti, soit pour les fourrages, soit pour les contributions, ou pour les campements. Dans le temps qu'il tomba malade, il perdit en apparence les bonnes grâces de S. M., à qui ses ennemis firent comprendre que son esprit s'étoit tellement affoibli, qu'il étoit devenu incapable de commander: ce qui détermina M. d[e] L[orge] à prévenir le Roi sur le compliment qu'il auroit fait indubitablement pour le remercier de ses services. Il dit au Roi que, ses infirmités et son grand âge ne lui permettant pas de continuer ses services, il supplioit S. M. de trouver bon qu'il se retirât : ce qui lui fut accordé avec plaisir. Dès qu'il fut déplacé, ses ennemis en dirent du bien, et firent comprendre au Roi qu'il n'avoit jamais eu de général moins intéressé que lui : ce qui obligea S. M. de lui demander s'il étoit vrai qu'il n'eût jamais rien pris des sauvegardes; et après qu'il eut répondu qu'oui, le Roi lui dit que

1. Ci-dessus, p. 325 et suivantes. Le premier de ces portraits se trouve dans la suite de Caractères jointe au manuscrit de la *Relation de Spanheim sur la cour de France*, et a été compris dans l'édition de 1882, p. 405-406. Il se place, comme date, un peu avant 1700; comparez, pour l'année 1690, les pages 334-335 de la même édition. — Le second portrait est tiré du petit livre des *Caractères de la famille royale, des ministres de l'État et des principaux personnages de la cour de France, traduits de l'anglois*, qui parut en 1702.

cela étoit beau : ce qui fit dire un jour à la maréchale de Noailles qu'elle vouloit faire son fils capitaine des gardes de M. d[e] L[orge], qu'il lui avoit laissé toujours les sauvegardes. Ce n'a pas seulement été dans cette occasion que ce général a fait paroître la beauté de son caractère et son désintéressement; car jamais on ne s'est plaint de lui sur cet article, pas même les habitants du pays où il fait la guerre. Tant de grandeur d'âme le rend fort aisé dans son ménage, et fort mauvais courtisan; et je doute qu'il parût fort à la cour, si sa charge ne l'y arrêtoit. Il étoit né sans biens, jusqu'à le rendre nécessiteux : ce qui l'obligea à se mésallier en épousant la fille d'un partisan, qui lui apporta de grands biens, avec laquelle il en a usé d'une manière si noble, que l'on ne sauroit trop l'en louer; et sa femme s'est comportée de sorte que ce mariage, si disproportionné par la qualité des personnes, s'est cependant trouvé bien assorti par la conformité des esprits. C'est une maison de paix et de règle, sur laquelle il n'y a rien à dire. Il y a un peu d'indifférence dans les sentiments que le Roi a pour lui. »

II

« Sa grandeur d'âme l'a fait admirer. Lui seul a fait la guerre avec désintéressement; il n'a jamais rampé devant aucun protecteur. Pas trop de pénétration, mais beaucoup de solide et de conduite; ne connoissant point la haine, mais jugeant bien du mérite, et répondant encore mieux à l'amitié; recevant bien tout le monde, et n'ayant jamais donné sujet à la moindre plainte. Plus de troupes en auroient fait un grand général, et, quoiqu'il ait eu le malheur de ne commander que de médiocres armées, l'on peut assurer qu'il a rendu plus de services à l'État que les héros de confidence et de nouvelle date, MM. de Boufflers et de Villeroy. Il avance tranquillement vers le tombeau, mais avec la satisfaction de n'avoir rien à se reprocher contre l'État, contre son prince, contre ses amis, ni contre sa famille. »

Dans ses *Réponses aux questions d'un provincial* (*Œuvres diverses*, éd. 1737, tome III, p. 594-596), Bayle a fait la critique de l'article nécrologique du *Mercure* de novembre 1702, mais en un sens favorable à M. de Lorge, reprochant l'omission de Pforzheim et des témoignages de promptitude intelligente donnés en 1693 et 1694, rectifiant plusieurs anachronismes, signalant, comme exacte et nouvelle, l'anecdote de la mort de Turenne, mettant hors de doute, comme un fait bien certain, le mot de Condé au Roi sur Altenheim, et ajoutant enfin que, s'il s'abstenait d'apprécier le caractère du défunt, du moins il devait constater que celui-ci avait « été loué par un des faiseurs de ces *Caractères*, homme qui, disant du mal de beaucoup de gens, ne dit du bien que de très peu de personnes. »

XXVII

LA REDDITION DE MAYENCE EN 1689[1].

Les accusations de Saint-Simon contre Louvois se retrouvent presque exactement dans le commentaire que Gaignières a fait sur les pasquils et épigrammes de l'an 1689, et ce commentaire est répété deux fois[2]. Voici le premier texte :

« Le duc de Lorraine attaqua Mayence au mois de juillet 1689, ayant avec lui les ducs de Bavière et de Saxe. Le marquis d'Huxelles, qui la défendoit, la rendit après quarante-huit jours de tranchée ouverte, sans avoir perdu un pouce de terre, et il est même vraisemblable que les assiégeants, rebutés par la longueur du siège, la valeur et le nombre des assiégés, et le mauvais temps que la saison avancée alloit amener, se seroient retirés sans la prendre. La raison que le marquis d'Huxelles apporta en public pour sa justification fut que la poudre manquoit dans sa place et que les mousquets y crevoient, sans qu'on en eût dans les magasins pour donner aux soldats; mais la véritable étoit que, si les alliés avoient levé le siège de Mayence, ils auroient infailliblement fait la paix avec la France, et que M. de Louvois étoit perdu, ayant pour ennemis à la cour Françoise d'Aubigné, marquise de Maintenon, favorite du Roi, et J.-B. Colbert, marquis de Seignelay, aussi secrétaire d'État, lesquels étoient unis contre lui. Pour rompre cette ligue, il falloit absolument la guerre, qui étoit de son ressort, et pour la conduite de laquelle on ne pouvoit se passer de lui : c'est pourquoi, persuadé que la levée du siège de Mayence auroit fait faire la paix, il mit dedans le marquis d'Huxelles, son ami, qui, lui sacrifiant son honneur, la rendit aux Impériaux selon les mesures prises avec ce ministre. »

Le second commentaire finit par ces mots :

« M. de Louvois fit rendre Mayence par son favori pour empêcher la paix, et ne perdit depuis, ni même devant, aucune occasion d'échauffer nos ennemis et de nous en faire de nouveaux par la même raison : de manière que toute la France, déchirée par cette cruelle guerre, étoit la victime de François-Michel le Tellier, marquis de Louvois, descendu en droite ligne de Jean et de Guillaume le Tellier, marchands drapiers à Paris, et de son ambition. »

De pareilles accusations, si invraisemblables qu'elles soient, valent la

1. Ci-dessus, p. 348, et Addition n° 445, p. 430.
2. Bibl. nat., ms. Fr. 12689, p. 507, 541 et 542.

peine qu'on les examine de près. C'est ce qu'a fait l'historien de Louvois, à l'aide de la correspondance ministérielle, et il est arrivé à établir précisément le contraire de ce que Saint-Simon nous a dit[1] et de ce qu'il répétera encore dans le résumé du règne[2], à savoir que c'est Louis XIV qui réserva toutes les forces disponibles pour la lutte en Flandre contre son ennemi personnel Guillaume d'Orange, et que Louvois le pressa vainement de penser à Mayence[3].

En somme, ce qui semble ressortir des relations du temps[4], plus particulièrement des chroniques journalières[5], c'est que, malgré la présence d'une armée allemande de cent dix mille hommes, on ne voulut pas croire à l'avance que personne osât assiéger Mayence : quand les généraux de M. de Lorraine s'en vantaient, les courtisans de Versailles accueillaient ce bruit avec commisération. C'est seulement le 15 juillet, au coucher, que le Roi donna la chose comme à peu près certaine, et le 21, que l'on en trouva la confirmation dans une lettre interceptée du prince d'Orange : l'investissement était commencé depuis le 17. Le premier soin du Roi fut de faire défendre à M. d'Huxelles toute imprudence, tout excès de furie française; d'autre part, l'ordre fut envoyé au maréchal de Duras de passer le Rhin dès que M. de Lorraine serait bien établi devant Mayence, et de se livrer, avec cent vingt escadrons et quinze bataillons, au même système de destruction et de dévastation par le fer et par le feu qui avait laissé si peu de choses debout à la fin de la première campagne. Dans la persuasion, d'ailleurs, que Mayence ne pouvait courir aucun risque avant deux ou trois mois, le maréchal ne devait songer à secourir M. d'Huxelles que lorsque sa petite armée serait portée à cent soixante escadrons et quarante-deux bataillons, grâce aux bons soins de Saint-Pouenge. A ce moment-là, les assiégeants, épuisés et dépéris, ne pourraient plus tenir. A partir de la fin de juillet, ne redoutant plus désormais une descente des flottes ennemies en Guyenne, ou un mouvement des huguenots mal convertis, le Roi fit filer sans bruit une partie des troupes qui y avaient été cantonnées à cette intention, sous les ordres de M. de Lorge; mais personne ne savait, disent les *Mémoires de Sourches*, si c'était pour les envoyer en Flandre et renvoyer les troupes de ce pays-là au maréchal de Duras. Le 9 septembre enfin, on apprit que M. de Lorge lui-même, rappelé de Guyenne à son tour, irait

1. Tome III, p. 113.
2. Tome XII de 1873, p. 26.
3. Rousset, *Histoire de Louvois*, tome IV, p. 256-257; comparez p. 384-387.
4. *Gazette* de 1689, p. 380-482; *Journal du siège* publié dans le *Mercure* de novembre, p. 76-264; *Relation* imprimée en 1756, avec celle du siège de Grave.
5. *Journal de Dangeau*, tome II, p. 428-472; *Mémoires de Sourches*, tome III, p. 123-179, *passim*.

seconder son frère, jugé insuffisant, dans le commandement de l'armée de secours. Or, tout était fini ce jour-là même :

« Le 9[1], les ennemis avoient donné un assaut général à la contrescarpe pendant vingt-quatre heures, sans discontinuation (*note :* On sut depuis que cet assaut n'avoit duré que deux heures et demie, et c'étoit encore assez), rafraîchissant leurs troupes de moment en moment; que cependant les assiégés l'avoient si vigoureusement défendue à coups d'épée, de hallebarde et de faux emmanchées à revers, que les ennemis avoient été obligés de se retirer après une perte très considérable, mais que, peu d'heures après, M. le marquis d'Huxelles avoit fait battre la chamade, et que M. de Lorraine, qui étoit au désespoir du mauvais succès de son assaut, n'avoit pu croire que les assiégés demandassent à capituler après s'être si vigoureusement défendus; que néanmoins, ayant envoyé savoir la vérité du fait et ayant appris que les assiégés demandoient effectivement à capituler, il avoit commencé à écouter leurs propositions malgré M. de Bavière, qui ne vouloit donner aucun quartier; qu'il avoit accordé à M. d'Huxelles la capitulation la plus honorable qu'il avoit pu souhaiter; que, le 11, il étoit sorti de la place avec sept mille hommes sous les armes, quelques pièces de canon et quelques mortiers, et qu'après avoir reçu toutes sortes d'honnêtetés de M. de Lorraine, il avoit marché à Landau, où il devoit aller par sa capitulation; qu'il avoit eu, pendant le siège, huit cents hommes de tués et douze cents de blessés, et que, de ces deux mille hommes, il y avoit deux cents officiers, mais qu'il n'avoit rendu sa place que faute de poudre[2]. »

C'était la vérité, et M. de Duras avait été avisé, peu de jours auparavant, que les assiégés n'avaient plus ni poudre, ni mousquets en état. Le bruit courut que l'approvisionnement n'avait jamais été que de trois cents milliers, ou même deux cent cinquante, quantité tout à fait insuffisante pour neuf mille hommes de bonnes troupes; le lieutenant général la Frézelière s'était opposé à ce qu'on l'augmentât. De là, un *tolle* général. Encore que la défense eût été réellement intelligente, et même glorieuse, Paris, « qui a tant d'oreilles et tant de langues, avec si peu d'yeux, » selon l'expression de Voltaire, ami de M. d'Huxelles, Paris le couvrit de huées et de lardons aussi insolents pour le ministre que pour le général. « Mayence rendue. Cette nouvelle m'a surprise. On étoit si aise de ce siège, que je me moquois toujours de M. de Lorraine! » écrivait alors Mme de Sévigné. A Meudon, où le vaincu arriva le 28 septembre, puis à Marly, où il vit le Roi chez Mme de Maintenon, on se montra moins dur, moins méfiant, mais à condition que M. d'Huxelles démontrât que la multiplicité extraordinaire des attaques d'une part, d'autre part vingt-deux sorties et la continuité incessante du feu

1. Le 8, selon Dangeau. — 2. *Mémoires de Sourches*, tome III, p. 156-157.

avaient épuisé trop tôt un approvisionnement fait selon les anciens principes. Il se trouve que chacun avait sa part de responsabilité : le Roi, pour n'avoir pas pressé les secours; Louvois, pour avoir méconnu les nécessités de la défense contre un ennemi entreprenant; son ami d'Huxelles, pour ne s'être pas montré plus clairvoyant. Mais, de là à lancer contre le ministre et contre le général les accusations où s'est complu Saint-Simon après Gaignières et les chansonniers, il y a singulièrement loin.

Du moins, Louis XIV ne voulut rejeter la faute sur personne : il déclara publiquement que M. d'Huxelles avait « défendu la place en homme de cœur, et capitulé en homme d'esprit. »

Ce que Saint-Simon ne dit pas, c'est que son oncle par alliance le maréchal de Duras eut son compte aussi d'épigrammes, de lardons[1], et fut même le plus maltraité par les chansons de l'armée et de la ville. De ce coup sa carrière militaire était terminée.

1. Chansonnier, mss. Fr. 12 689, p. 533-544, et 12 690, p. 141; *Nouveau siècle de Louis XIV*, éd. 1793, tome II, p. 318-326, et éd. Brunet, 1857, p. 121-123; *Relation de Spanheim*, p. 332-334.

XXVIII

ACTES CONCERNANT SAINT-SIMON.

De même que dans le tome VII, appendice XIX, je veux indiquer ici quelques actes d'intérêt privé qui se rapportent à Saint-Simon et pourront servir à sa biographie.

C'est d'abord l'acte de baptême qui constate sa présence et celle de sa femme à la Ferté-Vidame dans l'été de 1702[1]. Le 25 juin, ils tiennent sur les fonts de l'église paroissiale un fils du chirurgien Jacques Oubert (*Inventaire sommaire des archives du département d'Eure-et-Loir*, tome IV, Supplément de la série E, p. 341).

Le 11 août 1702, à Paris, ils signent au contrat de mariage d'un de leurs familiers ou domestiques, Charles le Quéru, écuyer, sieur des Corfins (terre sise sur la paroisse de Marcheville, au Perche), demeurant à l'hôtel de Saint-Simon, fils de feu Philippe le Quéru et de demoiselle Louise de Moucheron. Signent également : la duchesse mère, Mme de Champvallon et l'abbé Guillaume le Vasseur; deux secrétaires du duc : Jean-Antoine Fosse de Boismartin, avocat en Parlement, et Claude de Maubreuil; Jean Arnoult, son maître d'hôtel, et Pierre Berthonneau, son premier valet de chambre, qu'il a appelé Bretonneau dans le récit de Nerwinde, tome I, p. 249. (Arch. nat., registre des Insinuations coté Y 275, fol. 406 v°.)

Le 22 septembre 1702, par acte notarié, Saint-Simon cède à Jeanne Labbé, veuve de Jean Pelet, marchand de la rue Tiquetonne, pour le payement de points de Malines et dentelles fournis à la duchesse depuis le mois de novembre 1697, une somme de 1372^{lt} 18^{s}, à toucher en 1703, sur les revenus du duché de Saint-Simon (minute originale conservée dans l'étude de Me Galin, notaire à Paris).

Le 27 octobre suivant, Guillaume le Vasseur, abbé commendataire de Notre-Dame-d'Aubepierre, au diocèse de Limoges, comme procureur des directeurs et administrateurs de l'hôpital de Blaye, signe un traité avec les filles de la Charité, par lequel elles s'engagent à fournir au moins trois sœurs pour diriger cet hôpital (Arch. nat., S 6161).

Le 30 du même mois, le même abbé le Vasseur, comme fondé de la procuration du duc de Saint-Simon, signe à l'inventaire du feu maréchal de Lorge (étude de Me Galin). On verra plus loin, aux Additions et corrections, p. 613, ce qui concerne les Saint-Simon dans le contrat de mariage du duc de Quintin, 14 décembre 1702.

1. Ci-dessus, p. 207, note 6.

ADDITIONS ET CORRECTIONS

Page 3, note 1. On dit que Baron fut le type de l'histrion honoraire dans *Gil Blas*.

Page 6. Sur le succès d'*Électre*, voyez le *Journal de l'abbé le Dieu*, tome II, p. 271.

Page 8, note 1. Ajoutez : « Sur le chevalier et sa mère, voyez le dernier volume publié des *Écrits inédits*, tome VIII, p. 249-250. »

Page 17, note 3, lignes 7 et 8. Les archives de Chantilly renferment une lettre, en date du 20 juillet 1670, par laquelle Condé chargeait Gourville, alors envoyé par lui en Espagne, de solliciter la coadjutorerie de Luxeuil, c'est-à-dire la confirmation de cette coadjutorerie, pour l'abbé de Watteville.

Page 20, note 3. La maréchale de Villars fut nommée dame du palais le 10 mai 1725, avant l'arrivée de la Reine, et non en juillet.

Page 24, ligne 9 de la note 3. Un fragment de la minute autographe de la lettre de Louis XIV citée en cet endroit a passé dans une vente d'autographes faite par M. Étienne Charavay, le 30 janvier 1882, n° 118 du catalogue. Il présente quelques différences avec l'original du recueil de M. le duc de la Trémoïlle, reproduit par l'auteur des *Mémoires de Louville* d'abord, puis par M. Alfred Baudrillart. Voici les dernières phrases : « Vous gagnerez le cœur de vos sujets, et forcerez ceux qui ne vous aime (*sic*) pas à vous estimer et à vous craindre. Que je serai heureux quand je vous verrai dans ce haut point de gloire! Je vous en aimerai (beaucoup, *biffé*) davantage, et, mon estime se fortifiant, ma tendresse augmentera en vous voyant tel que vous serez. »

Page 34, note 2. Le P. Léonard a recueilli, à la date du 31 décembre 1701, cette nouvelle colportée par les gazettes (Arch. nat., M 766) : « Le bruit est à la cour que le Roi fera M. le duc d'Harcourt ministre d'État et maréchal de France en même temps, afin que, lorsqu'il ne pourra aller à la guerre, il serve dans le Conseil, surtout pour le règlement des affaires d'Espagne, desquelles il a une parfaite connoissance. Ses jambes se sont si bien raffermies, qu'il marche bien présentement. »

Page 46, note 1. La correspondance des Beauvillier avec Louville confirme ce que dit notre auteur de l'attitude hostile prise par le duc d'Harcourt. Le 4 juillet 1702, la duchesse écrivait : « J'aurois tort de ne pas trouver que le voyage d'Italie a réussi aussi parfaitement que nous l'avions cru. Tout le monde le trouve, hors M. d'Harcourt. Peut-être n'en parle-t-il plus. Il est ici, à Marly. Il a gardé plusieurs jours ici sa chambre. Le ministère n'avance, et il ne veut point commander d'armée.

A la fin d'août, c'est M. de Beauvillier qui écrit ceci en chiffre : « Le duc d'Harcourt a levé le masque contre vous, et je me suis déjà aperçu des mauvais offices qu'il vous a rendus par lui-même et par Mme de Maintenon. Le Roi nous a dit deux fois au Conseil que vous allez bien vite, etc. » Enfin, la duchesse, le 18 décembre : « M. d'Harcourt veut toujours parler de l'Espagne et s'en mêler; mais c'est une timbale retentissante, car l'on ne lui demande point son avis; mais il entretient le courtisan et fait un assez petit personnage. Par où je le crains, c'est par M. Chamillart, qui peut faire aller au Roi ce qui lui plaira. Cependant leur liaison est bien moindre qu'elle n'étoit, et j'en sais la raison. »

Page 67, note 2. Ajoutez : « les *Feldzüge des prinzen Eugen*, tome IV, p. 88-110 et 668-670, et le volume 1588 du Dépôt de la guerre. »

Page 88, ligne 7 et note 3. La duchesse de Beauvillier écrivait à Louville, le 26 février : « Aussitôt que l'on eut la nouvelle que le maréchal de Villeroy étoit pris, le Roi fit demander à M. d'Harcourt, à Marly, par M. Chamillart, s'il vouloit aller commander en Italie. Il le refusa, et dit que sa santé ne lui permettoit pas, et l'on nomma M. de Vendôme. Cela a bien ouvert les yeux aux courtisans, qui prétendent avoir par là une preuve qu'il ne veut que le ministère. » Quand il prit congé pour aller aux eaux, le Roi eut soin de lui dire qu'il achevât son rétablissement, car on aurait encore besoin de lui (*Gazette d'Amsterdam*, n° xxv).

Page 89, note 2. Une lettre de Paris, 17 février 1702, recueillie par le P. Léonard (Arch. nat., MM 828, fol. 109), porte ceci : « Le Roi, étant à table à Meudon, a dit hautement qu'il avoit toujours estimé M. le maréchal-duc de Villeroy, et même dès sa jeunesse; qu'il avoit du mérite, qu'il avoit bien servi, et que tout autre que lui auroit eu le même sort dans l'affaire de Crémone; que, quiconque en parleroit mal, il en feroit faire justice; que, quelque jour, il conviendroit avec un des principaux de sa cour pour l'éloigner de la cour pendant trois semaines ou un mois seulement, et qu'à son retour il l'instruiroit de ce qu'auroient dit de lui ceux qu'il croyoit être de ses amis. » Quand le duc de Vendôme partit pour l'Italie, le Roi lui demanda de faire en sorte que le fils de son prédécesseur ne s'aperçût pas du changement de général.

Page 103, note 4. Sur les deux Bouthillier religieuses, voyez les *Lettres du cardinal Mazarin*, tome V, p. 335.

Page 104, note 5. Il dit ailleurs (*Écrits inédits*, tome VIII, p. 382) que le cardinal de Richelieu était sans cesse « *en mesure* et en complaisance avec son beau-frère. »

Ibidem, note 8. Charles, marquis de Théobon, testa en décembre 1658.

Page 106, note 1. Louis Foucquet, comme son frère aîné, eut une charge de conseiller, mais seulement de 1653 à 1657. A cette dernière date, Mazarin empêcha qu'il ne devînt premier aumônier de Monsieur.

Page 112, note 2. Le contrat de mariage, du 23 mars 1702, se trouve actuellement dans le minutier de Me Blanchet, notaire à Paris. La lettre de félicitation que le Chancelier avait adressée à M. de Sourdis le 12 du même mois est dans le ms. Fr. 21 121, fol. 131 v°. Un des deux fils issus de ce mariage, Alexandre Colbert, dit le comte de Sourdis, s'engagea envers le marquis René-Louis de Sourdis, par acte du 25 mars 1736 (ms. Clairambault 1167, fol. 81), à quitter le surnom de Sourdis en se mariant, et il porta depuis le titre de marquis de Colbert.

Page 112, note 5. Si le maréchal de Richelieu se maria trois fois, la première à quinze ans, la troisième à près de soixante-treize, et survécut encore treize ans, son père ne convola pas moins souvent que lui et atteignit presque le même âge, grâce peut-être à cette médication singulière dont parle son amie Mme de Maintenon (lettre à Mme des Ursins, 4 février 1714) : « M. le duc de Richelieu s'est sauvé la vie par le remède du lait de femme. Il tétoit deux grandes femmes très bien faites, il y a bien quarante-cinq ans, et il en avoit presque autant; il vit encore. » Il venait d'achever sa vingtième année quand Mme de Pons, Anne Poussart de Fors, plus habile que ne le fut sa cadette du Vigean auprès du prince de Condé, se fit épouser malgré l'opposition de la tante toute-puissante, Mme d'Aiguillon, qui eût préféré Mlle de Chevreuse, malgré même les défenses de la cour. M. Ernest Bertin a raconté ce premier épisode matrimonial (*les Mariages dans l'ancienne société française*, p. 151-157), et nous avons aussi, dans les *Écrits inédits de Saint-Simon* (tome VIII, notice du duché de Richelieu, p. 392-401), un long article sur le duc et la première duchesse[1]. Anne Poussart n'était ni riche, ni belle, ni jeune (son premier mariage remontait à 1644), mais bien faite, et surtout experte aux manœuvres de la coquetterie, armes irrésistibles contre un enfant de qui l'on pouvait tout obtenir « avec de la douceur et des louanges sur sa figure, son esprit et son caractère. » Quoique la Reine montrât des répugnances, Anne parvint à être dame d'honneur, et elle se fit estimer du Roi en dépit de son passé et de ses allures « libertines. » L'amitié de Mme de Montespan, la gratitude de Mme de Maintenon, qui avait si longtemps trouvé asile à l'hôtel de Richelieu, aidèrent singulièrement la duchesse à triompher des obstacles. Quand cette « véritable dame d'honneur au pied de la lettre » mourut le 28 mai 1684, après trente-cinq ans de mariage, le duc avait déjà bien passé la cinquantaine; mais Anne Poussart ne lui avait pas donné d'enfants, et cette considération le décida, sans attendre plus de deux mois, à convoler « fort noblement et fort richement » avec la fille du comte d'Acigné, d'un âge déjà mûr, mais qui eut tout de suite, de 1685 à 1689, trois filles, et qui enfin, le 13 mars 1696, accoucha de cet héritier mâle si ardemment désiré, qui devait, pendant près d'un siècle, faire retentir de nouveau du nom de Richelieu la France et l'Europe entière. La seconde duchesse mourut en 1698, et son mari se mit tout aussitôt en campagne pour trouver une troisième femme, frappant à toutes les portes et émerveillant ses amis par cet entrain. « Si on le voyoit toutes les fois qu'il se marie, on passeroit toute sa vie avec lui, » s'écriait Mme de Coulanges (*Lettres de Mme de Sévigné*, tome X, p. 473). Il fut question

1. Je l'avais publié dès l'année 1881, dans la *Revue historique*, tome XV, p. 343-347.

d'abord de Mlle de Tourbes-Estrées, puis de Mlle de Nevers (voyez notre tome V, p. 331, note 5), puis de Mlle de Harville (*Dangeau*, tome VII, p. 26, et *Sourches*, tome VI, p. 123), puis encore de Mlle des Marets ou de Mlle de Bellefonds (*Gazette d'Amsterdam*, 1700, n° xxii); d'aucuns prétendirent que le mariage était déjà conclu et célébré avec une demoiselle ou suivante de la feue duchesse (*Dangeau*, tome VII, p. 135). Mais, cette fois, c'était un héritage, « le manger et le vivre en retour du tabouret, » et non plus un héritier, qu'il fallait au duc, et Mme de Maintenon produisit Mme de Noailles : elle imagina de marier les enfants en même temps que les parents, quelle que fût la disproportion d'âge entre le jeune Fronsac et les demoiselles de Noailles, et elle y réussit encore que le cardinal-archevêque ne montrât pas de goût pour cette alliance (*Lettres de Mme de Maintenon*, recueil de la Beaumelle, tome X, p. 184-185, lettre datée à tort du 10 février 1700, et non reproduite dans la *Correspondance générale*). Personne ne se méprenant sur le sort réservé à ce troisième mariage, on rit beaucoup de la harangue de certain bel esprit de province à la nouvelle duchesse de Richelieu, qui se terminait par cette péroraison : « Jouissez, madame, des honneurs du Louvre annexés à la dignité ducale, autant que la condition humaine le peut permettre, en santé et prospérité. C'est le souhait de l'orateur. » (Bertin, *les Mariages*, p. 160.) Dès l'année suivante, le mari, ayant épuisé les subsides mis à sa disposition, venait demander à Mme de Maintenon la permission de se séparer; cependant il attendit jusqu'en 1714 pour faire une rupture en forme : nous le verrons enfin quitter sa troisième femme à quatre-vingt-six ans, trop heureux alors de rentrer pour quelques mois dans sa demeure patrimoniale de la place Royale, grâce à la générosité de ses amis Cavoye. Mais, selon Saint-Simon, il conserva jusque dans ses dernières années « une santé singulière de corps et d'esprit, aussi vif que dans les premières. »

Page 115, ligne 6. L'abbé Paul Tallemant, dit *le Jeune*, fils d'un intendant qui s'était converti à la foi catholique et d'une fille du financier Montauron, neveu à la mode de Bretagne de Tallemant des Réaux, naquit à Paris le 18 juin 1642, et y mourut le 30 juillet 1712. Il prit le parti de l'Église, mais ne réussit que par sa précoce facilité pour les poésies légères. Un *Voyage de l'île d'Amour*, composé quand il avait dix-huit ans, lui valut, à vingt-quatre, un des fauteuils de l'Académie française. Deux ans plus tard, il perdit son père, qui ne laissait aucun bien, et se trouva sans autre ressource que l'indemnité de l'Académie et un petit prieuré du nom de Saint-Albin; mais Colbert, ayant apprécié les lectures qu'il faisait dans les séances publiques, lui fit donner par le Roi une des places de la Petite Académie, une pension de quinze cents livres, des gratifications, et enfin, en 1681, l'intendance des devises et inscriptions des bâtiments royaux et publics. De 1694 à 1706, il fut secrétaire de l'Académie des inscriptions. C'était un très médiocre écrivain, même dans ses inscriptions, qu'il fallut faire disparaître de Versailles, et dans la Préface de l'*Histoire métallique de*

Louis XIV, qui eut un sort pareil. Comme prédicateur, sa verve avait eu plus de succès, à défaut de goût et de savoir; mais il avait fini par perdre l'habitude de la chaire. On possède de lui des éloges académiques, et il collabora aux *Remarques et décisions de l'Académie françoise* (1698). Son portrait, peint par Coypel fils, a été gravé par Edelinck.

Page 115, ligne 6. Jacques de Tourreil, né le 18 novembre 1656, à Toulouse, mort le 11 octobre 1714, à Paris, était fils d'un procureur général au parlement de Languedoc (1654-1668) et d'une Fieubet. Destiné d'abord à la jurisprudence, il préféra se donner aux lettres sous le titre de chevalier de Tourreil, remporta le prix d'éloquence à l'Académie française en 1681 et 1683, entra à l'Académie des inscriptions en 1691 avec une pension de deux mille livres, pour ses traductions de Démosthène, et enfin fut reçu à l'Académie française le 14 février 1692. C'est l'énigmatique Théodote des *Caractères*. Pontchartrain l'avait attaché à l'éducation de son fils; mais c'était un homme violent, opiniâtre, présomptueux, sceptique en religion, médisant, insociable en un mot, malgré sa science, son éloquence et ses bonnes mœurs : aussi le futur chancelier le renvoya-t-il sous prétexte qu'il l'avait trop loué dans son discours de réception à l'Académie, et fit-il supprimer les passages de ce discours qui lui déplaisaient. Saint-Simon a raconté ce fait dans une Addition que nous plaçons ici, parce que les *Mémoires* ne parleront plus de Tourreil. En 1694, ayant l'honneur de présenter au Roi la première édition du *Dictionnaire de l'Académie françoise*, il avait eu beaucoup de succès dans les discours prononcés à cette occasion. Son portrait, provenant de l'Académie, est au musée de Versailles, n° 2937, et une gravure en a été placée en tête de l'édition de ses œuvres donnée en 1721 par l'abbé Massieu. Voyez *La Bruyère dans la maison de Condé*, par M. Allaire, tome II, p. 463-475.

Page 115, ligne 6. André Dacier, né à Castres le 6 avril 1651, dans la religion protestante, s'était converti en 1685, avec sa femme la célèbre traductrice d'Homère, dont les *Mémoires* feront l'éloge, et avec tous leurs concitoyens. Lui-même avait fait des traductions à l'usage du Dauphin et jouissait d'un renom d'érudit, quand il fut nommé, en 1695, membre de l'Académie des inscriptions, avec pension de deux mille livres. Le 29 décembre de la même année, il fut reçu membre de l'Académie française à la place de l'archevêque de Paris, et il eut les provisions de garde de la librairie du cabinet du Roi le 22 mars 1702. L'Académie française l'élut secrétaire perpétuel le 9 novembre 1713. Il quitta le cabinet en 1720, et mourut le 18 septembre 1722, à soixante et onze ans.

Page 134, note 1. Le beau Jean Churchill, né à Ash (Devonshire) le 24 juin 1650, d'abord page du duc d'York et enseigne aux gardes, était devenu pair d'Écosse et colonel de dragons avant que son maître ne parvînt au trône. Jusque-là, il avait servi d'intermédiaire secret entre lui et la cour de France, et était même venu combattre sous Turenne dans la guerre de Hollande; Jacques II l'envoya de nouveau à Paris, en 1685, mais comme ambassadeur extraordinaire, et le fit baron et pair d'Angleterre, puis major général, pour la part qu'il prit à la défaite du duc de Monmouth. Il entra cependant en relations avec Guillaume d'Orange, fut un des plus actifs meneurs de la révolution de 1688, et y gagna le titre de comte de Marlborough, une place au Conseil privé et la charge de premier chambellan du prince de Danemark, que jadis, en 1683, il avait amené sur le sol anglais, et de qui, en 1689, il obtint l'abandon momentané de ses droits. Après avoir utilement servi Guillaume III dans la campagne de Flandre (1689), dans celle d'Irlande (1690), et avoir gagné le titre de lieutenant général (janvier 1692), ses intrigues ou celles de sa femme auprès de la princesse Anne, et les accusations lancées contre lui à propos de la tentative sur Brest lui valurent une disgrâce momentanée. Il ne rentra en possession de ses anciennes places qu'à la fin de 1694. En décembre 1697, Guillaume III y ajouta un titre de conseiller d'État; en juin 1698, la gouvernance du jeune duc de Glocester; en 1699, le commandement supérieur de l'armée anglaise en place de Schonberg; en 1701, la mission de conclure la Grande Alliance (la Haye, 7 septembre). Il se trouvait chef du parti whig et de la majorité du nouveau Parlement, quand la couronne revint à cette princesse de Danemark pour qui il avait subi la disgrâce dix ans auparavant: aussi le choisit-elle pour aller prendre la direction de la guerre en Flandre, avec les titres de capitaine général de toutes les troupes anglaises et de grand maître de l'artillerie, et un cordon de la Jarretière. Un titre de duc le récompensa à la fin de la campagne de 1702; il deviendra de même prince de l'Empire après la campagne de 1704, jouira d'un crédit et d'une puissance sans exemple jusqu'en 1711, éprouvera alors une éclatante disgrâce, mais reprendra le premier rang à l'avènement de Georges Ier, et ne mourra que le 27 juin 1722.

Page 137, lignes 6 et 7, ajoutez cette note : « Le pensionnaire de Hollande, choisi pour sa connaissance des lois et coutumes du pays, faisait l'office de premier ministre de la province et de président ou directeur du Conseil des États. De plus, il était député perpétuel à l'assemblée des États-Généraux, et leur principal intermédiaire dans les rapports de la République avec le pays lui-même ou avec les puissances étrangères. Il se réélisait tous les cinq ans. (*Moréri*.) »

Page 141, note 4. Corrigez *second* en *premier*.

Page 144, fin de note. Le couplet cité par Voltaire est plus correctement transcrit dans certains chansonniers, par exemple dans celui de Tallemant des Réaux (ms. de la bibliothèque de la Rochelle n° 673, fol. 116 v°), où il est placé à l'année 1665 et qualifié de noël :

Chez le cadet mon frère
Le chancelier Serrant
N'est non plus nécessaire
Qu'un maréchal ferrant.
L'un a fort peu d'affaire,
L'autre n'a que son rang;
Mais le seul qui sait plaire,
C'est le sieur de Boisfranc.

Page 150, note 2. La lettre suivante de Monseigneur à son fils, qui a passé dans deux catalogues de vente dressés par M. Étienne Charavay (20 mai 1878, n° 109, et 14 juillet 1879, n° 108), ne paraît pas avoir été publiée jusqu'ici ; nous en conservons exactement l'orthographe. Saint-Simon a dit (p. 39) quels étaient les sentiments du prince.

« A Meudon, ce 21 mars 1702.

« Il y a déja quelque temps que jay receu la lettre par ou vous me mandez l'arrivée de louville je suis tres persuade que vous ne doutes pas de latention que jay a tout ce qui peut regarder vostre personne et vostre gloire. Jay este fort aise daprendre lentier retablissement de vostre sante et de ne vous avoir pas sceu malade car cela ma tire d'une grande inquietude ou jaurois esté. jay esté tres contant de voir le party que vous aves pris de ne pas mener la Reyne vostre femme en Italie je ne doute pas a voir lamitie qui est entre vous que cela ne vous ait fait beaucoup de peine a lun et a lautre. mais je crois que le parti que vous [avez] pris est le meilleur et que cela doit faire grand plaisir a toute lespagne. jen use comme vous car je ne vous mande aucune nouvelle me raportant toujours aux lettres que le Roy escrit au conte de Marsin je suis tres aise que vous fassiez quelque chose pour valouse comme vous me le marquez je ne puis assez vous temoigner la tendresse que jay pour vous je suis persuade que vous nen doutez pas.

« Louis. »

Page 152, note 1. La duchesse de Beauvillier écrivait à Louville, le 2 mai, à propos de la grandesse du comte d'Estrées : « Le Roi l'approuve, c'est le principal. Le public trouve la récompense peu proportionnée, ou, pour mieux dire, excessive pour le service, car la dépense ne roule guère qu'en partie sur lui, puisque le Roi lui a donné trois mille pistoles. Enfin c'est un grand roi, qui peut faire de grands biens ; cela tombe sur un sujet qui a du mérite, et de nos parents. Ainsi je ne vous dis que ce qu'il paroît ici, et qui paroîtra encore pis à Madrid, où ils achèveront à se persuader que toutes les grâces viendront en France, et qu'ils n'ont rien à espérer. Outre cela, M. d'Harcourt ne peut regarder que comme un affront la Toison, car il estime ses services beaucoup au delà de faire passer ce trajet au roi catholique.... »

Ibidem, note 4, ligne 11. Torcy écrivait au marquis de Louville, le 2 mai : « Il est certain que Castel dos Rios a besoin que le roi catholique lui donne de quoi vivre ; mais il pourroit se faire un peu plus de justice, et songer à ce qu'il étoit, avant que de demander conformément à ce qu'il croit être devenu. Ses prétentions me mettent en colère, et j'oublie que je vous écris pour vous le recommander. »

Page 155, note 2. Il a raconté ailleurs (*Écrits inédits*, tome VIII, p. 365) que le cardinal de Richelieu fit imposer à son frère une dispense obligatoire d'abstinence.

Page 162, note 4. L'original autographe de la lettre suivante, de Louis XIV au roi Philippe V, a passé dans la vente de la collection d'autographes de M. le marquis d'E***, faite le 20 mai 1878, n° 103 du catalogue dressé par M. Étienne Charavay :

« A Versailles, le 20e avril 1702.

« La nouvelle que vous me donnez de votre départ me fait espérer d'en recevoir bientôt de votre arrivée à Naples. Je les attends avec impatience, et je ne puis être indifférent à la gloire et à la satisfaction de Votre Majesté. Elle sait que le cardinal de Janson doit se rendre auprès d'elle. Il l'informera de l'état des affaires de Rome. Vous connoissez la liaison qu'elles ont avec celles de toute l'Italie. Je me rapporte à ce qu'il vous en dira, et je vous assurerai seulement que ma tendresse pour vous est telle que vous la méritez et que vous le pouvez desirer.

« LOUIS. »

Pages 172-174. Dans une lettre à M. de Torcy, du 20 juin environ, Louville prend sur lui toute la responsabilité du refus du fauteuil au duc de Savoie. Dans une autre, du 25 juin, il dit, comme Saint-Simon l'a raconté, que « S. A. R. a fait répandre par ses émissaires qu'il étoit fort constipé, et qu'il y avoit quinze jours qu'il n'avoit été à sa chaise. » Par la lettre que M. de Torcy répondit en chiffre, le 24 juillet suivant, on voit qu il crut devoir désapprouver le refus du fauteuil, quoique le Roi l'eût trouvé bon. Victor-Amédée se plaignait même, dans l'intimité, d'avoir été reçu froidement, ainsi que les deux duchesses, sans que son gendre songeât à lui faire quelque honnêteté, à lui donner quelque témoignage de gratitude de ce qu'il s'était exposé au feu pendant la campagne précédente. Torcy dit : « Ce que la reine d'Espagne fait de bien méritoit que vous eussiez plus de complaisance pour Monsieur son père, et que vous lui fissiez donner le fauteuil que vous accordez aux cardinaux. Je vous avoue que cette considération m'auroit déterminé. » Louville réplique, le 8 août, qu'il est stupéfait de voir le ministre s'exprimer ainsi après avoir précédemment loué sa conduite; que l'exemple des cardinaux n'engage à rien pour l'ordre laïque; que le roi d'Espagne ne donne le fauteuil ni aux Électeurs ni aux autres princes, pas même à ses frères, ni à M. de Bavière. On ne pouvait donc accorder rien de plus qu'un siège à dos.

Page 180, note 6. Ajoutez : « Au tome II, p. 206, note 4, une transposition de phrase nous a fait dire que Cayeux-Gamaches, nommé menin du duc de Bourgogne en mars 1702, fut alors aussi généralissime de l'armée de Flandres, puis lieutenant général, tandis que c'est le prince qui venait d'être désigné comme généralissime lorsque Cayeux fut attaché à son service comme menin. »

Page 184, note 3. Argus est ainsi défini dans le *Dictionnaire de Furetière* : « Ce mot est venu en usage dans la langue pour signifier un homme prudent et clairvoyant, qui voit de loin des yeux du corps, et qui prévoit de loin des yeux de l'esprit; » et dans le *Dictionnaire de Trévoux* : « Ce mot est devenu en usage pour signifier, dans un sens figuré, un espion domestique très vigilant et très clairvoyant. »

Page 188, note 8. Saint-Simon a fait en cet endroit une singulière confusion. Ce n'est pas un Hugues Bertrand, mais un Hugues du Guesclin, grand-oncle du connétable Bertrand, qui, au commencement du quatorzième siècle, « selon Favyn (dans son *Théâtre d'honneur et de chevalerie*), porta la bannière de la Croisade pour les rois de Castille et de Portugal contre les Infidèles à la bataille de Salado, s'établit en Espagne, et y épousa, selon quelques auteurs, l'héritière de la Cueva, dont on fait descendre les marquis de Bedmar. » Les continuateurs du P. Anselme (tome VI, p. 185), qui s'expriment ainsi, renvoient le lecteur à l'*État présent de l'Espagne*, par l'abbé de Vayrac, tome III, p. 26, et à Imhof, *Genealogiæ XX illustrium in Hispania familiarum*, p. 75. C'est de ce dernier ouvrage et du texte français des *Grands d'Espagne*, du même Imhof, p. 11, qu'est partie l'erreur répétée par ledit abbé de Vayrac et adoptée par Saint-Simon. Il n'y a point d'Hugues Bertrand dans la généalogie de cette famille normande donnée par les continuateurs du P. Anselme. Elle s'éteignit à la fin du quatorzième siècle, et feu M. Siméon Luce a raconté les destinées d'une partie de son magnifique héritage dans le dernier mémoire qu'il ait fait pour l'Académie des inscriptions : *Jeanne Paynel à Chantilly* (1892), p. 6-7. — Les armes de la maison de la Cueva, en Vieille-Castille, ont été décrites par Imhof, p. 13; elles sont remarquables par leur chef de France, d'azur à trois fleurs de lis d'or. Les du Guesclin portaient une aigle éployée, et les Bertrand (voyez la note 8), un lion couronné.

Page 199, note 2, dernière ligne. Au lieu de *Calixte II*, lisez : *Calixte III* (1457).

Page 205, note 8. Le P. Léonard a recueilli (Arch. nat., K 1332[1], n° 1[1], fol. 262) le texte de la lettre qui suit. L'original de la réponse, dont nous conservons l'orthographe, est dans le volume de papiers de Louville appartenant à M. le duc de la Trémoïlle.

Le roi d'Espagne au duc de la Rochefoucauld.

« A Barcelone, ce 3 mars 1702.

« Mon cousin,

« Vous avez trop de respect pour moi, et je m'en plains, s'il vous a empêché de m'écrire; je vous conseille donc de le retrancher à l'avenir, et de me donner des marques de votre souvenir en toute liberté : ce sera le moyen de m'obliger à vous tenir la parole que je vous ai donnée. Je ne désespère pas de me retrouver encore à la queue de vos chiens. Je vous assure que l'idée seule m'en fait plaisir, et que je rêve encore quelquefois aux sentiers d'Avon, aussi bien qu'aux chasses de la Boissière. Mais, en attendant que je me trouve dans ce cas, j'ai une autre chasse à faire, qui m'occupera pour quelque temps. Je me flatte que vous vous y intéresserez autant, pour le moins, qu'à toutes les vôtres, et que vos vœux, sur ce qui me regarde, sont aussi sincères que l'amitié que j'ai pour vous.

« PHILIPPE. »

Le duc de la Rochefoucauld au roi d'Espagne.

« Ce 25 may.

« Sire,

« Je ne scaurois exprimer a vostre maiesté leeces de la joye que m'a donné la lettre dont elle a bien voulu m'honorer mais sire j'ose vous asseurér que quoy que je sois sensible comme je le dois aux tesmoignages de vostre bonté ce qui me regarde en particulier n'est pas ce qui me touche le plus Je me suis touiours bien atendu Sire que nous vous verrions comme vous nous paroisses auiourdhuy mais javoue que je ne laisse pas d'estre surpris que vous y soies sy fort parvenu tout ce qui nous revient de vostre personne et de vos desseins confirme glorieusement toutes nos predictions mais pour me renfermer entierement dans les termes de cette precieuse lettre que j'ay recue et qui m'a tant charmé, je diray a vostre Majesté Sire que la chasse ou vous vous preparés en atendant celles de fontainebleau donne une sy grande idée de vostre courage et de vostre elevation qu'en verité on ne vous scauroit trop admirer, Dieu veuille benir de sy grandes et de sy justes entreprises, tout sy dispose ce me semble a souhait et la mort du prince dorange vous vient au moins de faire perdre le plus dangereux et le plus irreconsiliable de vos ennemis et de ceux de la france, Jouisses long temps de vostre bonheur Sire et permettes moy quelquefois de vous faire souvenir de moy.

« Je suis

« de Vostre Maiesté

« le tres humble et tres obeissant serviteur

« La Rochefoucauld. »

Page 224, note 4. Ajoutez : « Wetzer, *Feldzüge des prinzen Eugen*, tome IV, p. 212-220, 293-310 et 690-692. »

Page 226, note 1. Le Chansonnier (ms. Fr. 12 688, p. 245, 246, 251, 461) renferme des pièces et des notes très dures pour le marquis de Créquy au point de vue des mœurs ; mais toutes les dames ne l'en trouvaient pas moins adorable.

Ibidem, note 5. La *Gazette* de 1703 indique (p. 625) le fils Vaudémont comme étant au camp impérial en novembre.

Page 230. La fin de l'alinéa : « et plusieurs complices punis », semble ajoutée après coup dans le blanc, ainsi que l'ont été, en même temps et de la même encre, à la fin de l'alinéa suivant, p. 233, les mots : « et qui estoit avec eux », et, à la fin encore de l'autre alinéa suivant, p. 235, toute la phrase : « A Gennes, etc. »

Page 235, note 1. Louville écrivait à M. de Beauvillier, le 31 mai : « Plus je vais, et moins je trouve Marcin propre au métier qu'il fait. Il fait faute sur faute, et toujours par le même principe, qui est de n'en avoir aucun et d'agir toujours par bonds et par secousses,... parce, dit-il, que, ou un homme a de l'esprit, ou il n'en a point : s'il en a, il voit tout d'un coup tout ce qu'il y a à voir dans une affaire, et, s'il n'en a point, il penseroit cent ans, qu'il ne le verroit jamais.... Il change de sentiment quarante fois par jour, avec un babil si continuel, qu'il n'y a pas moyen de le soutenir.... Tout ce que je vous dis là est pour M. de Torcy et pour vous, non pas comme ministre, mais comme ses amis.... Très honnête homme, brave, désintéressé et bien intentionné, poli, honnête, obligeant, officieux, toujours prêt à vous faire plaisir, très sociable, et, en un mot, propre à mille bonnes choses à la guerre et à la cour; il n'y a qu'à ne le point charger d'affaires. »

Page 254, ligne 3. Ajoutez cette note : « La Tournelle criminelle, depuis le règne de Charles VII, connaissait des appels au criminel et des procédures intentées contre les prêtres, gentilshommes et autres personnes d'état privilégié, avec le concours de la grand'chambre. Ses audiences se composaient de quatre ou cinq des présidents à mortier, de six ou neuf conseillers lais de grand'chambre, servant de six mois en six mois, et de deux conseillers de chacune des chambres des enquêtes, servant aussi tour à tour, mais par trimestre. Louis XIV avait créé en 1667 et 1669 une autre tournelle pour juger les appels en matière civile, et qui se composait d'un seul président, de quatre conseillers de grand'chambre et de quatre conseillers de chaque chambre des enquêtes, changeant de trois en trois mois; mais elle avait cessé de fonctionner depuis 1697 ou 1698, et ne fut rétablie qu'en 1735. Quand on disait qu'une affaire était renvoyée à la Tournelle, cela s'entend de la Tournelle criminelle, qui infligeait, non pas de simples dommages-intérêts comme dans une affaire civile, mais quelque note infamante ou une peine afflictive du ressort du grand criminel : bannissement, galères, mort. L'article XXXVIII de l'ordonnance de Moulins, 1566, avait ordonné que les procès criminels des personnes privilégiées portés en première instance au Parlement fussent jugés par la grand'chambre, si les accusés le requéraient et que la chose fût possible; sinon, la grand'-chambre renverrait instruction et jugement, pour plus de promptitude, à la chambre de la Tournelle. Saint-Simon nous dira que la grand'-chambre avait cessé de se joindre en corps à la Tournelle, afin d'exclure ainsi les princes et les pairs. »

Page 276, note 1. Dans l'anecdote racontée par Amelot de la Houssaye, la scène se passe à la thèse d'un gentilhomme normand : l'abbé d'Harcourt, au nom de la maison de Lorraine, veut enlever la première place à l'abbé de Bouillon; mais celui-ci, quoique serré du coude, se refuse à reconnaître ce droit à la préséance, et alors un ecclésiastique de la suite du premier fait poser un fauteuil de velours tout contre les genoux de l'abbé de Bouillon, qui, n'ayant plus la liberté de bouger, est contraint d'aller se mettre sous la chaire du professeur.

Page 310, note 1. Un couplet de 1727, dans le *Chansonnier Maurepas* publié par M. Raunié (tome V, p. 111), commence ainsi :

> Pour toi, fanfaron de Villars,
> Que barbouilla de gloire

Un des plus fortunés hasards
Et jeux de la victoire....

Page 317, note 3. Couplet de 1733, *ibidem*, tome VI, p. 62 :

Que de festons, d'emblèmes délicats
Consacrés aux faits héroïques
Villars tapisse ses portiques,
Cela ne me surprend pas.

Page 328, ligne 20. En 1661, on voit Turenne donner à son neveu la terre de Cléran, en Périgord : Arch. nat., Y 200, fol. 337.

Page 335, note 1. Ajoutez : « Dès le 30 novembre précédent, Bussy-Rabutin écrivait (*Correspondance*, tome II, p. 408) : « Je crois bien que « MM. de Luxembourg, de Duras et de Rochefort pourroient être maré- « chaux de France cet hiver; mais je ne pense pas qu'ils en aient parole : « ce n'est pas la manière du Roi que d'en donner pour ces choses-là. « Ce qui me feroit douter de la promotion de ces Messieurs, c'est qu'on « ne nomme point la Feuillade, qui est de meilleure maison que « Rochefort, qui n'a jamais servi contre le Roi comme lui, et qui en sait « au moins autant à la guerre. »

Page 340, note 5. La cense d'Urtebise-en-Ostrevent appartint plus tard à Claude-Henri de Rouvroy de Saint-Simon, fondateur du saint-simonisme, qui la vendit en l'an VI.

Ibidem, note 6. Ajoutez, comme indication de textes contemporains, la relation par Colbert lui-même, reproduite par Pierre Clément, tome VI, p. 461-462, et suivant laquelle Louis XIV reconnut, à son grand regret, que les ennemis étaient dans une posture inattaquable.

Page 366, note 2. Dans la notice Heudicourt, des *Grands louvetiers* (vol. *France* 200, fol. 182 v°), Saint-Simon dit de l'amie de Mme de Maintenon : « La rose qui devient gratte-cul est un proverbe fait pour elle. »

Page 367, note 4. Pour justifier la comparaison de la princesse d'Harcourt avec les harpies, voici la description de ces oiseaux fabuleux par Virgile (*Énéide*, liv. III, vers 214-218) :

Tristius haud illis monstrum, nec sævior ulla
Pestis et ira deum Stygiis sese extulit undis.
Virginei volucrum vultus, fœdissima ventris
Proluvies, uncæque manus, et pallida semper
Ora fame....

Et l'abbé Delille a paraphrasé ces vers comme il suit :

La terre ne vit pas de fléau plus terrible,
L'enfer ne vomit pas de monstre plus horrible.
Leurs traits sont d'une vierge. Un instinct dévorant
De leur rapace essaim conduit le vol errant;
Une horrible maigreur creuse leurs flancs avides,
Qui, toujours s'emplissant, demeurant toujours vides,
Surchargés d'aliments sans en être nourris,
Dans un fluide infect en rendent les débris
Et de l'écoulement de cette lie impure
Empoisonnent les airs et souillent la verdure.

Page 377, lignes 2 et suivantes. Les détails suivants, réunis dans le recueil de gazettes à la main du P. Léonard (Arch. nat., M 766, n° 1, 25 septembre et 15 novembre 1702), concordent avec ceux que Saint-Simon donne sur la captivité du maréchal : « M. de Villeroy le maréchal a couru risque d'être assassiné à Gratz, à l'occasion de la prise d'Ulm. Aussitôt que la nouvelle en fut apportée dans cette ville, la populace en fut si troublée, que, sans aucune considération, elle s'en alla en troupe à l'hôtel de ce maréchal, dans le dessein de l'assommer; ce qu'elle auroit fait, sans le gouverneur et les magistrats de la ville, qui, étant venus sur l'avis de ce désordre, interposèrent leur autorité pour la faire retirer. » — « M. le maréchal de Villeroy s'est trouvé au souper et au coucher de S. M., qui lui parla et le questionna toujours. Il lui a rendu compte d'une partie de ce qui lui est arrivé depuis la perte de sa liberté. Il se loue fort de l'Empereur et des ordres qu'il donnoit pour son traitement; mais il se plaint de ce qu'ils ont été mal exécutés. Il a conté à S. M. qu'il y avoit de certains jours que les gens de qualité de l'un et l'autre sexe s'assemblent à Gratz, dans de certaines maisons, et y passent des après-dînées en espèces de fêtes. Il a dit avoir été invité de se trouver à une; qu'il y avoit été, et parfaitement bien reçu, mais que deux ivrognes l'avoient si fort insulté, qu'il n'y étoit pas retourné depuis. Le Roi lui a demandé si on le gardoit et si on lui avoit ôté son épée. Il a répondu qu'il étoit le seul des prisonniers à qui on eût permis de la porter; qu'on ne le gardoit point dans sa maison, mais que, lorsqu'il vouloit sortir, il en avertissoit celui qui étoit chargé de sa garde. Il a dit au Roi qu'il n'avoit jamais senti une si vive douleur que celle qu'il ressentit à l'arrivée du courrier de M. le prince Eugène qui alloit à Vienne porter la nouvelle du combat. Il dit que, dans ce pays, l'usage est, lorsque les courriers apportent de bonnes nouvelles, de sonner, en passant dans les villes, d'une espèce de cornet, et qu'en ayant ouï passer un sous ses fenêtres, il avoit prié son gardien de lui dire de quoi il s'agissoit, et qu'après bien du mystère, il lui avoit dit enfin que le prince Eugène venoit de gagner une bataille la plus complète, que M. de Vendôme et presque tous les officiers avoient été tués, qu'il ne restoit plus qu'un petit corps de cavalerie qui fuyoit, et qui seroit dissipé en très peu de temps. Il dit que l'Empereur lui avoit envoyé dire qu'il lui renvoyoit la liberté sans d'autres conditions que de retourner par l'Italie et de passer par son armée; qu'il n'avoit pas laissé d'envoyer au prince Eugène un billet de cinquante mille livres pour sa rançon, mais que ce prince l'avoit renvoyé à M. le duc de Villeroy, l'assurant qu'il n'avoit jamais songé à tirer aucune rançon de Monsieur son père. M. le maréchal a aussi dit à S. M. que le logement du roi d'Espagne, dans le palais de Milan, étoit de la dernière magnificence. »

Page 389, note 4, et Addition n° 453, p. 435. Je n'ai pas retrouvé, dans les lettres des Beauvillier à Louville, le passage publié par M. du Roure, et où Saint-Simon doit avoir pris l'expression de « sourdaud; » mais j'ai relevé quelques autres passages relatifs à l'envoi d'Orry. De la duchesse de Beauvillier, post-scriptum du 30 avril 1701 : « Presque aussitôt après vous avoir écrit par du Tillet, j'appris que l'on avoit enfin déterminé d'essayer de l'une des deux personnes que vous aviez proposé (*sic*). J'en suis très aise, car celle sur qui l'on a jeté les yeux conviendroit fort par son esprit, sa complaisance et sa politesse. Rien n'étoit moins indifférent que cela. » De la même, 15 mai : « M. de Beauvillier et M. de Torcy font ce qu'ils peuvent pour que l'on vous envoie quelqu'un pour les finances. Celui que vous proposiez (*Desmaretz*), l'on n'en veut point : ce que je vous dis ici, c'est sous le secret et pour vous tout seul. Un autre que l'on vouloit y envoyer (*Rouillé du Coudray*) n'y veut pas aller. L'on est pourtant résolu à en envoyer un, et il y en a de proposés ; mais que le roi d'Espagne ait recours au Roi et en reparle souvent. » Par la lettre de M. de Torcy datée du 25 mai, on voit qu'il regrettait de n'avoir pas eu gain de cause pour son cousin Desmaretz. Dans l'original de la lettre insérée aux *Mémoires de Louville*, tome I, p. 172, il dit seulement : « Je crois, comme vous, que M. Desmaretz étoit le seul qui pût rétablir vos finances ; mais c'est une chose dite que vous ne l'aurez point. Après une idée qui a manqué, M. de Chamillart s'est rabattu sur un nommé Orry (c'est ici que, dans les mêmes *Mémoires*, est ajouté le passage : *Mme de Beauvillier dit que c'est un sourdaut qui n'a guère de poids ; on prétend même qu'il a de l'esprit*). Il emmènera avec lui trois subalternes, et le tout sera aux ordre de l'ambassadeur. » De la duchesse, 3 juin : « Personne ne voulant y aller, on en a cherché un moins considérable, qui a refusé aussi, et l'on en est revenu à un qui est si fort subalterne, qu'il n'a point de nom, au moins connu. » Elle ajoute qu'on va revenir à la charge pour Desmaretz, mais que le duc d'Harcourt ne veut qu'un inconnu de rang inférieur. Du duc de Beauvillier, le 12 juin : « On dit qu'il (Orry) est habile et laborieux ; je ne le connois point du tout, et ce n'est qu'un subalterne.... On n'a pas trouvé de sujet un peu distingué qui ait pu se résoudre à quitter la France et aller cultiver un champ si plein d'épines. » Jean Orry ayant été choisi, M. de Torcy l'annonça à Madrid le 22 juin. Le 27, Mme de Beauvillier écrit : « Pour l'homme qui va pour les finances, il est fort opscur (*sic*) ; mais l'on dit qu'il a beaucoup d'esprit. M. de Beauvillier en a été assez content, le peu qu'il l'a vu. Il ne le connoissoit point. Avec de l'habilité et de l'esprit, l'opscurité fera qu'il se ménagera moins, n'ayant point de prétention qui lui fasse rien craindre. Ne vous rebutez pas pour la surdité. » Torcy, n'ayant vu le financier que deux fois, et recevant sans doute des rapports défavorables sur son passé, écrit, le 29 juillet : « Je ne sais pas trop quelle a été la vocation de M. Orry. Je sais seulement qu'il ne manque pas d'esprit. Pour les cinquante mille livres, je n'en avois pas entendu parler : c'étoit peut-être les appointements de la charge de chancelier. Je doute cependant que sa surdité l'empêchât d'entendre le son d'une pareille somme. Mme de Beauvillier ne m'avoit point confié la tendre amitié qu'elle a pour lui, et j'aurois juré qu'elle ne le connoissoit pas. Il vaut peut-être mieux ne le pas tant définir, que de raconter les malheurs de sa vie et les caprices d'une fortune ennemie qu'il a cependant surmontée. » Une lettre de la duchesse, datée du 26 février 1702, après le séjour d'Orry à Versailles, fait voir que l'on avait fini par l'apprécier réellement. « Enfin, dit-elle, Orry part. Il a fallu que M. de Beauvillier ait fort agi pour cela. Enfin il l'a emporté. Orry espère travailler utilement, si il est aidé. » — J'ai inséré dans l'Appendice du tome IX une lettre de Louville à M. de Torcy où il se loue fort (p. 351-352) d'Orry et de son travail acharné. Dans le volume précédent (tome VIII, p. 574-575), nous avions eu également une lettre de la duchesse de Beauvillier relative à Desmaretz et à Rouillé, mais non à Orry, comme je l'ai cru et dit alors. Le volume de lettres originales que possède M. le duc de la Trémoïlle en renferme une très importante de la princesse des Ursins à Torcy, en date du 6 septembre 1702, où elle dit qu'Orry paraît avoir un esprit profond, solide, résolu, fait à point pour les circonstances et le pays; que la reine l'a fait entrer dans la junte pour expliquer le plan de formation de son régiment, et que tout le monde a été convaincu; qu'il a fait aussi un plan pour avoir une armée qui garantisse le roi contre les lenteurs des consultes, et qu'il ira soumettre ce plan à Versailles. — M. François Rousseau vient de publier, en 1892, une étude sur Orry intitulée : *Un réformateur français en Espagne au XVIII*e *siècle.* On y trouve, p. 2-19, des renseignements sur la mission du financier de 1701 à 1704.

Page 405, note 5. D'après le recueil de gazettes du P. Léonard (Arch. nat., M 766, n° 1), on voit que les conditions principales du contrat de mariage avaient été connues dès le 19 novembre, mais que, après plus mûr examen, la famille jugea qu'il fallait remanier cet acte. « Il étoit nul, dit la gazette du 14 décembre. M. le duc de Lauzun et M. le duc de Saint-Simon ont cédé à M. le duc de Quintin chacun vingt-cinq mille livres sur leurs partages. Les demoiselles qui sont en concurrence auront leur part. » Voici, d'après l'acte lui-même (Arch. nat., registres des Insinuations, Y 276, fol. 303), les stipulations relatives au jeune Quintin. En outre de ses biens propres et de ses droits sur la succession paternelle, il recevait tous les droits et actions de sa mère sur ladite succession, avec la même faculté qu'elle d'accepter le bénéfice de la communauté ou d'y renoncer, plus sa part de l'hôtel de Lorge et de la maison contiguë où habitait la grand'mère Frémont, ainsi que des hôtels de Saint-Germain, Versailles et Fontainebleau, et les droits d'usufruit à venir sur les terres des Frémont substituées au duc lui-même, et encore la part de la maréchale dans le brevet d'assurance de trois cent mille livres sur la charge de capitaine des gardes du corps (la nue-propriété du second brevet, de deux cent mille livres, lui appartenait exclusivement); le tout avec réserve, pour la mère, d'une somme de trois cent mille livres, de son habitation dans lesdits hôtels (en cas de vente de celui de Paris, elle aurait droit à une indemnité annuelle de deux mille livres), et d'une rente annuelle de six mille livres sur les revenus du duché de Quintin : moyennant quoi la maréchale devait payer la pension de Mme de Lorge, sa fille, religieuse au couvent de Conflans, et les parts et portions d'une autre fille, Mlle de Lorge, novice à Chaillot, et de la dernière, Mlle de Quintin. On a vu que Mme de Lauzun avait cédé la moitié de sa part du brevet à son frère. Les deux sœurs cadettes renonçaient à rien lui demander, ni rien prétendre contre lui. « Le surplus de tous lesdits biens donnés et remis appartiendra dès à présent à mondit seigneur duc de Quintin, à la charge d'acquitter jusqu'à la somme de soixante-quinze mille livres les dettes de la succession de mondit seigneur maréchal-duc de Lorge, frais funéraires, de scellés, inventaires et deuil, plus la pension de quatorze mille livres par an due à Mme de Mortagne, et de tout en acquitter madite dame maréchale-duchesse de Lorge; ensemble, des actions et prétentions que peuvent avoir Mmes les duchesses de Saint-Simon et de Lauzun contre ladite succession et pour le brevet de retenue de trois cent mille livres, et encore de payer la dot de ladite damoiselle de Lorge, novice du monastère de Chaillot, en cas qu'elle se fasse religieuse, jusqu'à la somme de trente mille livres; et, si tant ne se monte, ce qui s'en défaudra appartiendra à mondit seigneur, et, si elle n'est religieuse, mondit seigneur ne sera tenu de lui payer que ladite somme de trente mille livres pour sa part dudit brevet de retenue. » La maréchale se réservait la valeur de quarante mille livres sur la vaisselle d'argent. On a vu ci-dessus, p. 356, note 1, quelles furent les mesures prises par M. et Mme de Saint-Simon à l'égard de la succession du maréchal. Notre duc racontera, en 1720 (tome XVII, p. 157), qu'il finit par abandonner ce qui eût dû revenir à Mme de Saint-Simon sur le brevet de retenue.

Page 414, note dernière. En 1704, M. de Saumery fils, servant sur mer, portait le nom de Lorge (*Mémoires de Villette*, p. 353).

Page 476, ligne 25. Supprimez : *Renaudot*.

Page 511, appendice XIII, et plus haut, p. 168-169, 176 et 229. Sur les projets violents tramés contre la personne de Philippe V jusque dans le régiment des gardes napolitaines, et qui amenèrent le licenciement, ainsi que sur les mesures de précaution prises par ordre exprès de Louis XIV, il faut voir encore la publication de M. Wetzer : *Feldzüge des prinzen Eugen von Savoyen*, 1re série, tome IV (Vienne, 1877), p. 344-346. Cet auteur insiste à plusieurs reprises pour dégager le prince Eugène et l'Empereur de toute participation à ces projets. Il déclare n'avoir pas retrouvé le texte de la lettre de protestation dont j'ai cité un fragment p. 176, note 5. Il dit aussi, mais sans indiquer son autorité, que le « malheureux » baron de Chassinet avait été remplacé par un certain baron Lisola dans la direction du complot nouveau, et que ce Lisola se prétendait autorisé par la cour impériale.

Page 520, note 2. Ajoutez : « D'autres factums se trouvent à Bibliothèque, dans le recueil Thoisy, vol. 414, fol. 124-168. »

Page 531, note 3. Au lieu de : *vol.* 111, lisez : *vol.* 105.

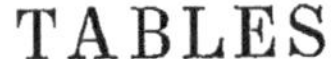

TABLES

I

TABLE DES SOMMAIRES

QUI SONT EN MARGE DU MANUSCRIT AUTOGRAPHE.

(1702.)

II

TABLE ALPHABÉTIQUE

DES NOMS PROPRES

ET DES MOTS OU LOCUTIONS ANNOTÉS DANS LES *MÉMOIRES*

N. B. Nous donnons en italique l'orthographe de Saint-Simon, lorsqu'elle diffère de celle que nous avons adoptée.

Le chiffre de la page où se trouve la note principale relative à chaque mot est marqué d'un astérisque.

L'indication (Add.) renvoie aux Additions et Corrections.

A

B

D

E

G

H

I

J

K

L

M

N

Q

R

S

T

U

W

Z

III

TABLE DE L'APPENDICE

PREMIÈRE PARTIE

ADDITIONS DE SAINT-SIMON AU *JOURNAL DE DANGEAU*.

(Les chiffres placés entre parenthèses renvoient au passage des *Mémoires* qui correspond à l'Addition.)

SECONDE PARTIE

I

II

III

IV

V

VI

VII

VIII

IX

X

XI

XII

XIII

XIV

XV

TABLE DES MATIÈRES

CONTENUES DANS LE DIXIÈME VOLUME.

FIN DU TOME DIXIÈME.

24 063. — IMPRIMERIE LAHURE.
9, rue de Fleurus, à Paris.

www.ingramcontent.com/pod-product-compliance
Ingram Content Group UK Ltd.
Pitfield, Milton Keynes, MK11 3LW, UK
UKHW021900260726
13966UKWH00006B/70

9 782011 939883